研究生教学用书

Statistical Methods for Biomedical Research

生物医学研究的统计方法（第2版）

Shengwu Yixue Yanjiu de Tongji Fangfa

主　编　方积乾

副主编　宇传华　张岩波　郝元涛　顾　菁　徐天和

编　者　(以姓氏拼音为序)

方　亚(厦门大学)	方积乾(中山大学)	高　永(滨州医学院)
顾　菁(中山大学)	韩耀风(厦门大学)	郝　春(中山大学)
郝元涛(中山大学)	胡松波(南昌大学)	李　霞(哈尔滨医科大学)
李彩霞(中山大学)	李长平(天津医科大学)	林爱华(中山大学)
凌　莉(中山大学)	刘　芳(滨州医学院)	刘　静(山东大学)
刘　裕(中山大学)	刘清海(中山大学)	刘相佟(首都医科大学)
柳伟伟(军事科学院)	罗艳虹(山西医科大学)	罗艳侠(首都医科大学)
祁爱琴(滨州医学院)	施学忠(郑州大学)	石德文(滨州医学院)
石福艳(潍坊医学院)	王　玖(滨州医学院)	王素珍(潍坊医学院)
王肖南(首都医科大学)	吴少敏(中山大学)	徐　娟(哈尔滨医科大学)
徐　琳(中山大学)	徐天和(滨州医学院)	闫世艳(中国中医科学院)
杨　珉(四川大学)	杨永利(郑州大学)	余红梅(山西医科大学)
宇传华(武汉大学)	喻　勇(湖北医药学院)	张晋昕(中山大学)
张菊英(四川大学)	张岩波(山西医科大学)	张云权(武汉科技大学)
周　蕾(厦门大学)	周旭毓(中山大学)	朱艳科(华南农业大学)

秘　书　吴少敏

高等教育出版社·北京

内容简介

本书分为4篇32章,配合生物医学领域研究生的4门统计学课程,即统计学基础、研究设计与实施、多变量分析和现代统计方法简介。第1篇为统计学基础篇,从描述性统计、参数估计、假设检验到简单相关与回归;第2篇为医学研究设计与实施篇,从抽样调查、干预性研究、观察性研究、诊断研究、数据预处理到论文撰写;第3篇为常用统计分析方法篇,从复杂方差分析、多重线性回归到经典多元分析;第4篇为高级统计学专题篇,从meta分析、时间序列、条目反应理论、结构方程模型、多水平模型、生物信息、遗传统计到数据挖掘。沿用第1版体例,每章正文之后均设有"结果报告"(中英文对照)"案例辨析""电脑实验""常见疑问与小结"和"思考与练习"5个栏目。配套数字课程中包括常用统计软件简介,"案例辨析"和"思考与练习"参考答案,"电脑实验"的全部程序、数据和输出,自测题及常用统计用表和名词索引。本书可作为研究生、本科生教材,也可作为医生、护士、教师、编辑和管理者的自学用书。

图书在版编目(CIP)数据

生物医学研究的统计方法 / 方积乾主编 . --2版 .
-- 北京 : 高等教育出版社,2019.8(2023.5 重印)
ISBN 978-7-04-052277-8

Ⅰ. ①生… Ⅱ. ①方… Ⅲ. ①生物医学工程 – 统计方法 Ⅳ. ① R318

中国版本图书馆 CIP 数据核字(2019)第 150506 号

策划编辑 瞿德竑   责任编辑 瞿德竑   封面设计 张 楠   责任印制 韩 刚

出版发行	高等教育出版社	网　　址	http://www.hep.edu.cn
社　　址	北京市西城区德外大街4号		http://www.hep.com.cn
邮政编码	100120	网上订购	http://www.hepmall.com.cn
印　　刷	北京印刷集团有限责任公司		http://www.hepmall.com
开　　本	889 mm×1194 mm　1/16		http://www.hepmall.cn
印　　张	34.5	版　　次	2007 年 6 月第 1 版
字　　数	1020 千字		2019 年 8 月第 2 版
购书热线	010-58581118	印　　次	2023 年 5 月第 4 次印刷
咨询电话	400-810-0598	定　　价	74.80 元

本书如有缺页、倒页、脱页等质量问题,请到所购图书销售部门联系调换
版权所有　侵权必究
物 料 号　52277-00

数字课程（基础版）

生物医学研究的统计方法

（第2版）

主编　方积乾

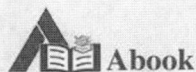

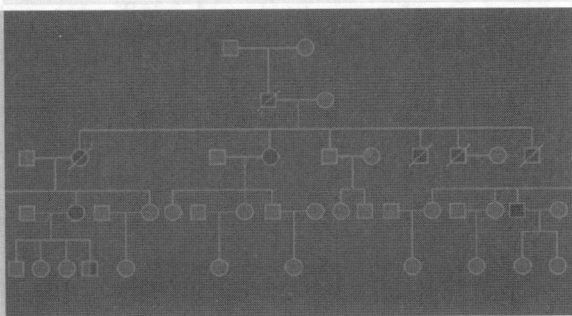

Abook

生物医学研究的统计方法（第2版）

生物医学研究的统计方法（第2版）数字课程与纸质教材一体化设计，紧密配合。数字课程包括"案例辨析"参考要点，电脑实验程序、数据与输出，"思考与练习"参考答案及自测题，丰富了知识的呈现形式，拓展了教材内容。在提升课程教学效果的同时，为学生学习提供思维与探索的空间。

| 用户名： | 密码： | 验证码： | 5360 | 忘记密码？ | 登录 | 注册 |

http://abook.hep.com.cn/52277

扫描二维码，下载 Abook 应用

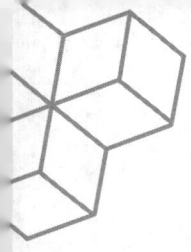

第 2 版前言

本书的第 1 版历时 10 年,伴随着生物医学领域数以万计研究生的成长,深受业界厚爱。尤其,研究生导师们比以往任何时候更重视统计学课程,他们希望其研究生更扎实地掌握统计学基础知识,将统计思维渗入科学研究;要求我们传授统计设计的规则与艺术,干预性研究和观察性研究并重;师生们十分重视多变量分析,以厘清事物规律。可喜的是,随着大数据时代的到来,研究生们已经开始自学和应用第 1 版尚未涵盖的理论、模型和方法,以提升学位论文的水准。

亲受这一发展趋势之激励,本书的作者们纷纷在各自的学校里尝试了研究生课程的革新。基于十余所高等院校的实践,我们共同建议,为生物医学领域的研究生开设 4 门短期课程:统计学基础(必修)、研究设计与实施(选修 1)、多变量分析(选修 2)和现代统计方法简介(讲座)。本书的第 2 版正是为此服务的。

本书的第 1 篇为统计学基础篇,从描述性统计、参数估计、假设检验到简单相关与回归,共 9 章,可作为统计学基础课程的教材,理论课和实习讨论课各需 27 学时。要求掌握参数估计和假设检验的基本概念和思维逻辑,掌握常用单变量分析方法及其前提条件;学会入门统计软件的基本操作,并用以解决简单的实际问题。第 1 篇是培养研究生良好统计学素养的必修课,也是进一步选修高层次统计学课程之必要准备。

第 2 篇为医学研究设计与实施篇,从抽样调查、干预性研究、观察性研究、诊断研究、数据预处理到论文撰写,共 8 章,可作为研究设计与实施课程的教材,理论课和实习讨论课各需 24 学时。要求懂得统计学设计的原则,并能主动地将所学方法和技巧运用于学位论文的设计。

第 3 篇为常用统计分析方法篇,从复杂方差分析、多重线性回归到经典多元分析,共 7 章,可作为多变量分析课程的教材,理论课和实习讨论课各需 24 学时。重点在于统计方法的选择和软件的操作,宜加强实习讨论;作为考试,可要求学生撰写一篇小论文,运用所学多变量方法和软件重新分析前人数据,或综合处理一批真实数据。

第 4 篇为高级统计学生题篇,从 meta 分析、时间序列、条目反应理论、结构方程模型、多水平模型、生物信息、遗传统计到数据挖掘,共 8 章,可作为现代统计方法简介课程的教材,理论课和实习讨论课各需 24 学时。不必考试,重在应用,鼓励尝试有用的统计学新工具。术有专攻,只需了解新工具的思路与功能,以便"为我所用"。好似进入餐馆,需看懂"菜谱",善于"点菜",请统计学家帮助"烹调";最后,还要善于"吃菜",与统计学家共同"品尝"新工具产出的"菜肴"。

我们沿用了第 1 版读者喜爱的体例,每章正文之后,均设有"结果报告"(中英文对照)"案例辨析""电脑实验""常见疑问与小结"和"思考与练习"5 个栏目。

得益于高等教育出版社关于纸质教材与数字课程一体化设计,拓展教材内容的设想,第 2 版共设 ABCD 四个附录。附录 A 除 SPSS 和 Excel 外,增加了 R 语言简介;附录 B,除读者"忍不住时偷看一眼"的各章"案例辨析"和"思考与练习"参考答案外,还有"自测题"及"电脑实验"的全部程序、数据和输出;附录 C 和 D 是常用统计用表和名词索引。附录置于数字课程网络平台上,读者可随时查阅和下载。

研究生是科学研究的后备队,他们的统计学素养实为其学术造诣的重要组成部分。我们,来自十余所院校的数十位作者,谨以此第 2 版教材为生物医学领域研究生的快速成长奉献绵力。

方积乾

2018 年 12 月,广州

第 1 版前言

在中国,医学统计学或生物统计学被公认为医学和生命科学教育的重要课程。20 世纪 90 年代以来,这类课程的教学改革进展神速,教学内容和方式发生了巨大的变化;以电脑实验展现统计理论已深入人心;传统的习题课逐渐被课堂讨论所取代。然而,继续推进医学统计学或生物统计学教学改革仍然十分必要,何以见得? 让我们从国际上发生的事情说起。

Nature Medicine 2005 年发表过一篇社论,题目为 *Statistically significant*,一开头就说:"去年 *Nature* 和 *Nature Medicine* 因为登载的某些文章统计分析欠佳而遭到公众批评。这些批评促使我们密切关注文章中的统计方法学"。这事起始于 *BMC Medical Research Methodology* 2004 年 5 月发表的一篇文章,作者是西班牙 Girona 大学 Emili García-Berthou 和 Carles Alcaraz。他们查阅了 2001 年 *Nature* 登载的 181 篇研究论文,发现 38% 的文章至少有一处统计学错误;此后,国际性刊物出现了一系列报告,其中之一是 Robert Matthews 为 *The Financial Times* 写的文章,他分析了 2000 年 *Nature Medicine* 论文中的统计方法学,发现 31% 的作者错误地理解 P 值的含义,甚至有人以可笑的精度报告 P 值(例如,$P = 0.002\,387$)。为了弄清楚问题到底有多严重,*Nature Medicine* 请了两位哥伦比亚大学的专家对该杂志的文章进行独立的"统计学审计",尤其是要求评价 2003 年发表的以人为对象的 21 篇论文的统计学方法。这两位专家按照公认的统计学标准,运用一个清单评价这些文章,发现有的文章几乎没有定量分析,有的却使用了非常复杂的统计学和数学方法;大部分文章用了少量统计检验,但往往叙述不完整,很难评价其是否恰当。

不言而喻,统计学错误同样普遍存在于中国国内的生物医学论文中。许多人对国内具有权威性的医学杂志乃至硕士论文作过调查,发表过不少调查报告,一致认为,中国生物医学论文的统计学问题主要表现为概念错误、方法不当和表达缺陷。

面对这样的"国际、国内形势",我们合作编写了这本新型的教科书,旨在切实帮助生物医学领域的研究生、科研人员以及期刊编辑人员学好统计学,领会概念,掌握技能,善于表达。

我们瞄准国际上生物医学科研设计和论文的要求精选内容,以实际问题为中心来组织统计概念和方法的教学,切实满足科研实践的需要。全书分基础篇、应用篇和专题篇。基础篇介绍统计学的思维逻辑与基本方法,如描述、比较、关联和回归等;应用篇在概括了研究设计的统计学原则与技术之后,进一步传授全面解决实际问题的本领,如复杂设计下资料的分析、分类变量、寿命变量的影响因素分析以及多个分类变量间关联性分析;专题篇则介绍当前生物医学研究的几个热点领域常用的统计方法,如遗传统计、生物信息和 meta 分析等。

本书凝聚了作者们长期从事教学研究的成果和为杂志审稿的心得,在教学方法上更具有如下特点:

除最后一章为"医学论文的统计学报告要求"专题外,每章在传授统计学知识之后,均设一节中英文对照的"结果报告",为生物医学论文中统计学内容的撰写提供示范。

除"苦口婆心"地正面阐述统计学理论与方法外,每章均设一节"案例辨析",将作者们审稿中常见的、似是而非的案例提供给读者,使读者在"辨析"中领悟正确的理论,在迎接挑战中成长。

每章都有一节"电脑实验",用国际通用的统计软件 SPSS 实现所学的统计学计算,使读者从复杂公式和数值计算中解脱出来;用十分普及的软件 Excel 实现精心设计好的实验,生动地展现统计学概念。有条件的读者,不难亲自动手;若条件不具备,可由教师演示。

　　从正反两方面学了主要内容后,读者不免还有些许"疑惑"挥之不去,每章都设有"常见疑问与小结",拾遗补缺,梳理归纳。

　　每章最后的"思考与练习"以相当数量的选择题、思考题、计算题和综合题供读者实战演练、自我测试。

　　本书的附录中有统计软件 SPSS 和 Excel 的简介,读者借此足以入门;学习各章统计知识的同时,反复使用这两种软件,不知不觉中也就得心应手了。

　　随书附送一片光盘,内有各章"电脑实验"的程序和详尽的输出、"案例辨析"以及"思考与练习"的参考答案。读者要克制自己,轻易不看,必要时才去"偷看"一眼;待大彻大悟,方揭开谜底,看是否"英雄所见略同"。

　　本书的作者们长期投身科研,酷爱教学,常年战斗在第一线;为写好这本书,我们横向将 26 章分成 5 个模块,分别由专人牵头撰写;纵向按照正文主体、结果报告、案例辨析、电脑实验、常见疑问与小结以及思考与练习分成 6 条线,分别由专人统一协调;我们通过电子邮件群发稿件,互赐评语,彼此修改,经历了一次真正意义上的集体创作。令人难忘的是,余红梅帮助每一章修改了中英文对照的"结果报告",宇传华、高永为好几章无私奉献了自编的电脑实验 Excel 程序,祁爱琴带领其同事统一编排了全部书稿;更有许多同事以各种方式热情相助,他们是曾芳芳、朱淑明、刘裕和蒋丽丽等。谨代表编委会全体同仁对上面提到的和未及列出的所有朋友一并鸣谢。

　　我们衷心希望本书有助于普及医学统计学或生物统计学知识,有助于提升生物医学领域研究生、科研人员以及期刊编辑人员的统计学素养,有助于改善生物医学研究论文的统计学水准。有人说,电影是"遗憾的艺术",写书何尝不如此,自认周密周到,难免缺点缺陷,一旦问世,顿生"遗憾";好在书可重印和再版,尚有挽回的机会。愿广大读者见错必纠,不吝指正,共同打造一本好的教科书。

方积乾

2006 年 11 月,广州

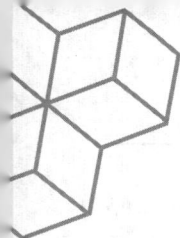

目录

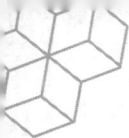

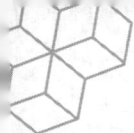

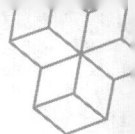

数字课程目录

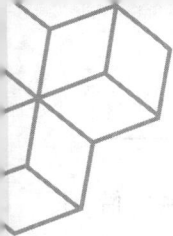

0 绪 论

什么是统计学(statistics)？韦伯斯特国际词典说,她是"一门处理大量数据的收集、分析、解释和表达的科学"。原文如下:"A science dealing with the collection, analysis, interpretation, and presentation of masses of numerical data."(Webster's Third New International Dictionary,1961)流行病学词典说,她是"收集、综合与分析随机变异性数据的科学与艺术"。原文如下:"The science and art of collecting, summarizing, and analyzing data that are subject to random variation."(John M. Last. A Dictionary of Epidemiology,4th ed. 2000)

正因为数据和变异性无处不在,统计学充满了人类生活的方方面面。随着科技的进步,计算机的普及,统计学显得越来越重要。为了总结经验、获得信息、发掘知识,科学管理和精准决策,几乎所有科学技术都需要统计学的帮助。英国统计学家 Francis Galton(1822—1911)曾说过,"当人类科学家在探索问题的丛林中遇到难以逾越的障碍时,唯有统计学工具可以为其开辟一条前进的道路"。

什么是医学统计学(medical statistics)？她是将统计学知识与方法应用于医学与生命科学研究的学科。在学科分类目录中,她既是统计学的一个分支,也是医学的一个分支;可见,医学统计学是一门介于统计学与医学之间的交叉学科。

0.1 为什么要学习统计学

回顾历史,不难发现,统计学一开始就与医学、遗传学、优生学以及生物学密切联系。作为循证医学的奠基人,Pierre CA Louis(1787—1872)很早就探索将数值方法应用于医学。为评价当时热门的放血疗法,将 52 例重伤寒病员分成两组,39 例放了血,平均生存时间是 25.5 天;13 例没有放血,平均生存时间却是 28 天;从而宣布放血疗法对伤寒无效。针对碎石术的争论,他统计了传统手术的死亡率 1 237/5 715 = 21.6% 和碎石术的死亡率 6/257 = 2.3%,表明外科的碎石术优于一般的手术治疗。此后,Karl Pearson(1857—1936)则是通过优生和遗传问题的研究奠定了生物统计学基础,并称之为 Biometrics。Ronald A. Fisher(1890—1962)既是公认的现代统计科学的奠基人,又被誉为自达尔文之后最伟大的生物学家。

如今,医学统计学已成为医学研究不可分离的得力工具。为了证实新药的有效性和安全性,世界各国均有类似法律或法规,规定必须进行严格的临床试验,要求一系列重要问题必须事先在统计分析计划书中考虑周详。一流医学杂志联合发布种种统计学指南,聘请统计学专家审稿,过不了统计学关口,不予登载。科研基金申请,鼓励团队包含强有力统计学成员……凡此等等。正因为医学统计学的重要性已成共识,医学院校临床医学、护理、检验、康复、放射和公共卫生等各类专业,大专、本科和研究生等各级学生,都要学习医学统计学课程。

0.1.1 发现不确定现象背后隐藏的规律性

相同父母所生子女(即使是双胞胎)的身高、体重、性格等各不相同,相同老师同一教室里学习的同学考试成绩各有千秋。差异是自然界存在的普遍现象,具有可比性的对象之间的差异称为变异(variation)。变异使得观察研究或实验研究的结果具有不确定性,统计学正是发现不确定(变异)现象背后所隐藏规律的一门科学。例如,某研究者发现精神科护士与妇产科护士的出勤率各不相同,两科室出勤率真的不同吗？有两种可能:实际上两科室出勤率相同,观察得到的差异只是偶然现象;实际上两科室出勤率不同,精神科护士的出勤率确实低于妇产科护士的出勤率,观察得到的差异不是偶然的。那么哪一种情况是实际的规律呢?借助于统计学推断可回答这一问题。

0.1.2 用统计学思维方式考虑有关研究中的问题

期刊研究论文中的结果部分,常常是统计分析的结果,批判性地理解和对待这些结果十分重要。

0.1.2.1 "阳性"结果是否是虚假联系?

例如,一批感冒患者用某药治疗 1 周后,治愈率为 90%,能否说该感冒药十分有效?仅从治愈率 90% 来看治疗效果较好,但感冒 1 周的自愈率很高,那么治愈率 90% 是因为感冒药的效果,还是自身免疫功能导致自愈的效果呢?要回答这一问题涉及建立统计学对照组问题。如果将足够的受试对象随机分成两组,一个组使用该感冒药,而另一组不使用,此时两组治愈率之间的差异存在统计学意义,方能说明这种感冒药有治疗效果,否则这种"阳性"结果就值得怀疑。

0.1.2.2 "阴性"结果是否真是阴性?

有人曾对发表在 *Lancet*、*JAMA*、*N Engl J Med* 等著名医学杂志上 71 篇阴性结果的论文做过分析,发现其中有 62 篇(93%)可能是由于样本含量不足造成的假阴性。回到感冒药的例子,假使感冒药的确有效,但由于存在变异,用药者效果有好有差,未用药者效果也有好有差,当接受观察的人数不多时,两总体之间的差异有可能显不出来,这时就不能认为用药和不用药效果一样。此时的"阴性"结果乃样本含量不足所引起的。

0.2 生物医学研究与数据密不可分

0.2.1 常见的数据源

0.2.1.1 实验记录

实验记录包括实验室记录和临床试验记录。它是生物医学研究的主要数据来源。例如,在药理实验中,将实验动物分配到不同剂量组中,观察动物的反应,然后计算出半数有效量或半数致死量;在新药临床试验中,详细记录被观察病人的用药及病情变化,作为新药疗效评价的依据;长期随访新药临床试验的对象,积累的数据更有研究价值。这类干预性研究设计与分析的统计方法较为成熟。

0.2.1.2 现场调查记录

当从常规保存记录中得不到所需数据时,可采用现场调查方法搜集数据。例如,为了解某地区糖尿病的患病情况,由于有的糖尿病病人并不住院治疗,甚至有的病人尚未被发现,医院保存的住院病历不能满足研究需要,必须进行现场调查与观察。这类观察性研究设计与分析的统计方法也较为成熟。

0.2.1.3 常规保存的电子文档

一般业务机构都有常规保存的电子文档。例如,医院病案信息系统长期保存有住院病人的病案和病案首页;医疗保障部门保存有病人报销数据;体检部门保存有一般人群的体检报告等。研究者可根据自己的研究兴趣,从这些数据中获取有关信息。例如,为了研究某病历年来的治疗效果,可利用住院病人病案首页数据库来分析该病的治愈率、并发症发生率及住院天数等。

常规保存的电子文档数据相对真实可靠,若能充分利用,将省时,省力,省经费。此类数据可以为众多课题服务,但由于不是专门为特定课题所设立的,研究者需要借助较多统计方法才能达到预期目的。

0.2.1.4 广泛存在的大数据

广泛存在的大数据也是利用统计方法进行生物医学研究的重要资源。例如,每 10 年进行的人口普查数据、中国卫生统计年鉴、历次国家卫生服务调查分析报告等。此外,还有公开发表的有关报告,商业性数据库、专题研究文献以及互联网数据等。本书的第四篇有助于这类大数据的挖掘与分析。

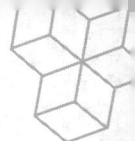

0.2.2 实例

为了研究住院天数、分娩方式、妊娠结局是否与年龄、身高、体重、职业、文化程度有关,某妇产科医生利用常规保存的病案首页数据,在某医院搜集了 2004—2005 年共计 1 402 名妊娠分娩妇女的资料(全数据见附录 B 电脑实验中 data0 - 1. xls),按住院号排序后,前 10 名妇女的数据见表 0 - 1。职业、文化程度、分娩方式、妊娠结局等变量的分类见表 0 - 2。

表 0 - 1　10 名妊娠分娩妇女的数据

住院号	年龄/y	身高/cm	体重/kg	职业	文化程度	住院天数/d	分娩方式	妊娠结局
20040001	25	162	76.0	其他	中学	9	顺产	其他
20040002	32	153	60.0	其他	小学	7	剖宫产	足月
20040003	28	158	64.0	其他	中学	10	顺产	足月
20040004	29	162	68.0	工人	大学	8	剖宫产	足月
20040005	27	158	68.0	农民	小学	6	顺产	其他
20040006	39	158	66.5	工人	中学	8	剖宫产	其他
20040007	23	162	68.0	其他	小学	11	剖宫产	其他
20040008	20	162	70.5	管理人员	大学	4	顺产	足月
20040009	27	160	71.5	其他	中学	3	顺产	其他
20040010	22	162	70.0	工人	大学	7	剖宫产	足月

表 0 - 2　分类变量的类别

变量	类别
职业	工人、农民、管理人员、知识分子、商业服务、其他
文化程度	文盲、小学、中学、大学及以上
分娩方式	顺产、先兆早产、助产、剖宫产
妊娠结局	足月、其他

原始数据一般按照表 0 - 1 的格式排列,表头为变量名;每一行代表一个研究个体(基本分析单位)的资料;第一列为每一研究个体的标识编号,其他各列代表各变量的观测记录。这样陈列的数据可以认为是一种"标准格式",采用国际标准统计软件进行数据分析,无需变换格式。

0.2.3 变量的类型

数据由具有若干变量的观察个体所组成。观察个体(individual)是指研究的基本单位,如病案首页数据库中的每个病人、实验动物中的每只动物等。变量(variable)就是可以反映个体特征或属性的量,如实例中的住院号、年龄(y)、身高(cm)、体重(kg)、职业、文化程度、住院天数(d)、分娩方式、妊娠结局都是变量。不同个体可能有不同的取值才能称为变量,否则称为常量(constant)。例如,实例研究对象是妊娠分娩妇女,在此研究中"性别"不是变量,而是常量。统计学涉及的变量实为随机变量(random variable),可分为定量变量和定性变量两大类。

0.2.3.1 定量变量

定量变量(quantitative variable)也称为数值变量(numerical variable)。这是统计分析中最常见的变量。

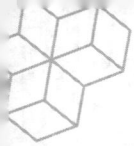

根据变量可能取值之间有无"缝隙"(gap),常将定量变量分类为连续变量(continuous variable)和离散变量(discrete variable)。前者可以在某一区间内取任何数值,如年龄(y)、身高(cm)、体重(kg);后者不能取任何数值,数值之间存在"缝隙",如家庭人口数、脉搏搏动次数等。

0.2.3.2 定性变量

定性变量(qualitative variable)也称为分类变量(categorical variable)。根据变量类别之间是否有顺序、等级、大小,定性变量又划分为有序变量(ordinal variable)和名义变量(nominal variable)。前者如文化程度(文盲、小学、中学、大学及以上),疾病严重程度(轻、中、重)等。后者的类别之间无顺序、等级、大小,各类别只代表名义或标签,没有数量意义,如职业、分娩方式、妊娠结局等。

无论是有序变量还是名义变量均可根据类别数分为二项分类变量(binary variable)(如性别为男或女,考试成绩为及格或不及格,病人随访结果为生存或死亡)和多项分类变量(polynomial classification variable)(如职业的"取值"可以是工人、农民、管理人员、知识分子、商人或其他,血型的"取值"可以是 A、B、AB 或 O)。

0.2.4 变量的转化与编码

0.2.4.1 定量变量转化为定性变量

根据研究的需要,有时可以将定量变量转化为定性变量。例如,成年人的血压实际测量值为定量变量,临床上将舒张压 <80 mmHg 定为正常血压,80~90 mmHg 定为高血压前期,90~100 mmHg 定为高血压 1 期,100 mmHg 及以上定为高血压 2 期,以此对血压实际测量值进行整理得到的结果就是有序分类变量;如果进一步按舒张压是否高于 90 mm Hg,将研究个体分类为正常或异常两类,则血压这一定量变量就转化为二项分类变量了。

但是,由定性变量无法再转化为原来的定量变量,因此在搜集数据阶段应尽可能搜集定量值。定量变量所含信息比定性变量更加丰富。

0.2.4.2 定性变量的数字编码

为了对定性变量进行统计学分析,往往需要进行编码。二项分类变量可以采用 0-1 编码。例如,将男性用 sex =0 表示、女性用 sex =1 表示;这样获得的变量 sex 也可以称为女性的指示变量(indicator variable)。通常情况下,以 1 表示关注的类别,以 0 表示不太关注的类别。如果对"妊娠结局"变量的足月更加感兴趣,可定义足月的指示变量 outcome:足月用 outcome =1 表示,其他用 outcome =0 表示。

对于名义变量,为了让计算机识别其分类,可以输入任何代码。每一个代码或数字只起名称或标识作用,无数值的含义。但是,在多因素分析中,为了将名义分类变量置于数学模型之中参与计算,需要进行哑变量(dummy variable)编码。例如,职业分类为工人、农民、管理人员、知识分子、商业服务、其他 6 类,则可定义 5 个哑变量(比总的分类数 6 少 1 个),分别记为 J_1,J_2,J_3,J_4,J_5。编码方法见表 0-3:

表 0-3 哑变量编码方法

职业(J)	哑变量的水平标识				
	J_1	J_2	J_3	J_4	J_5
工人	1	0	0	0	0
农民	0	1	0	0	0
管理人员	0	0	1	0	0
知识分子	0	0	0	1	0
商业服务	0	0	0	0	1
其他	0	0	0	0	0

如果某个体的职业为农民,则 J_1,J_2,J_3,J_4,J_5 的取值分别为 $0,1,0,0,0$;如果某个体的职业为知识分子,则 J_1,J_2,J_3,J_4,J_5 的取值分别为 $0,0,0,1,0$;如果某个体的职业为其他,则 J_1,J_2,J_3,J_4,J_5 的取值分别为 $0,0,0,0,0$。这样,这 5 个哑变量 J_1,J_2,J_3,J_4,J_5 分别为工人、农民、管理人员、知识分子、商业服务这些职业的指示变量,而以"其他"为参照。大多数统计软件,只要说明变量属于分类变量,并告知类别数,都可以自动产生类似上述的哑变量。

对于有序分类变量,可按从小到大顺序编码为 $1,2,3,\cdots$。也可根据实际情况给以相应的得分。例如,对于"文化程度",可将文盲、小学、中学、大学及以上分别编码为 $1,2,3,4$,或按读书年数编码为 $0,6,12,16$。

变量的类型与转化可总结为图 0-1。

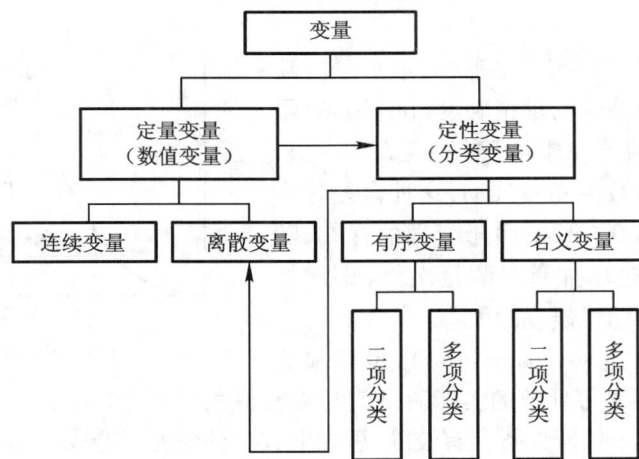

图 0-1   统计数据中的变量类型与转化

0.3   常用的基本概念

0.3.1   同质与变异

具有相同属性的个体,称为同质(homogeneity)。但是,即便同质,个体之间也可能有所区别,称为变异(variation)。例如,双胞胎的性格、身高、体重等可以认为同质,但是,在同质基础上,个体之间还会有变异。变异是统计学研究的基础,没有变异就无需统计学,统计学正是处理数据变异的科学。

0.3.2   总体与样本

根据研究目的确定的、同质研究对象的全体称为总体(population)。总体通常很大,如研究武汉市东湖水质是否有污染,其总体就是整个东湖水;为了估计"某地正常成年人"白细胞数,则所有"该地正常成年人"就是总体。总体可分为有限总体(finite population)与无限总体(infinite population)。

我们不会因为研究东湖水质而抽取整个东湖的水,也不会因为研究"某地正常成年人"白细胞数而抽取所有"该地正常成年人"的所有血液,而是从总体中抽取一部分来进行分析。这种从总体中抽取的部分研究对象构成一份样本(sample)。随机抽样(random sampling)使得总体中的每个个体具有相同机会成为样本的成员,有助于保证样本的可靠性和代表性。

一般来说,如果样本个体数远小于总体个体数(比如,总体中个体数为 10 000 人,样本中个体数为 450 人,样本个体数小于总体个体数的 5%),则可近似地视该总体为"无限总体"。

0.3.3 参数与统计量

描述总体统计特征的数量称为参数(parameter)。总体一旦确定下来,参数便是固定不变的常量(constant),习惯用希腊字母表示,如均数(mean)、标准差(standard deviation)和概率(probability)等总体参数分别记为希腊字母 μ(读作 mu)、σ(读作 sigma)和 π(读作 pi)。

描述样本统计特征的数量称为统计量(statistic)。统计量是通过样本获得的,个体的变异性使得从不同样本所得到的统计量会有所不同。由此,可以认为统计量也是一个变量,它是在总体参数附近变动的随机变量,习惯用英文字母表示,如均数、标准差和概率等样本统计量分别记为 $\bar{X}$、S 和 P。

0.3.4 误差

误差(error)泛指实测值与真实值之差,一般可分为随机误差和系统误差。随机误差受测量精确度(precision)限制,重复测量获得的实际测量值往往并不能稳定在同一值,而是无方向性地围绕某一个数值左右波动,这种误差称为随机误差(random error)(图 0-2)。由于变异的存在,随机误差不可避免,但可以通过增加重复测量次数(即增加样本含量)求平均值,来降低随机误差的大小。

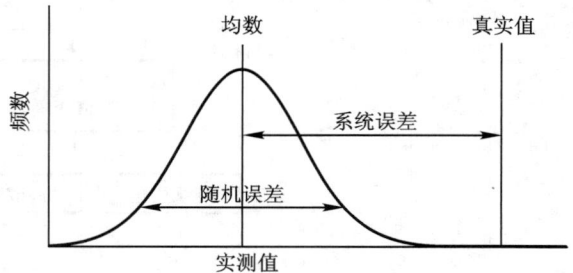

图 0-2 误差图示

另一种误差为系统误差(systematic error),也叫偏倚(bias),是测量仪器或人为因素等导致的实际测量值与真实值之差(图 0-2),理论上这种误差贯穿于整个研究过程。这种误差通常由于仪器设备没有校准、思想上有某种偏见而造成。如果能克服上述问题,可以避免这种误差。通常用准确度(accuracy)来描述实测值与真实值之间的接近程度。

此外还有过失误差(gross error),在实验过程中由研究者偶然失误而造成。例如,仪器失灵、抄错数字、点错小数点、写错单位等,这类错误不在误差分析之列,在研究中必须杜绝这类过失误差的产生。

0.3.5 随机事件

根据某一研究目的,在一定条件下对某一随机现象(不确定性现象)所进行的观察或试验称为随机试验(random trial)。随机试验的结局事先是不确定的,称为随机事件(random event),简称事件(event)。与随机事件相反的,有必然事件和不可能事件。统计学主要研究的是随机事件。

0.3.6 概率与频率

事件发生的可能性大小称为概率(probability),一般用大写的 P 表示,取值在 0 到 1 之间。必然事件的概率为 1,不可能事件的概率为 0,随机事件的概率 $0 < P < 1$。

当随机事件发生的概率 $P \leq 0.05(5\%)$ 或 $P \leq 0.01(1\%)$ 时,统计学上习惯地称之为小概率事件(small probability event)。由于事件发生的概率很小,在一次抽样中不太可能发生;实践中,人们往往把"不太可能"当"不可能"处理;于是,在一次抽样中,一旦小概率事件发生了,人们不禁要问"怎么回事?这么巧?会不会哪里出了问题?"。统计学正是基于这样的思维来实现统计学推断。

实际问题中,随机事件的总体概率往往是未知的,人们常用样本中事件的实际发生的频率(frequency)来估计总体概率。设在相同条件下,独立重复进行 n 次试验,事件 A 出现 f 次,则事件 A 出现的频率为 f/n。

样本频率与总体概率之间存在如下联系:样本频率总是围绕总体概率随机地左右波动;样本含量 n 较大时,样本频率波动幅度较小,此时样本频率接近于总体概率。

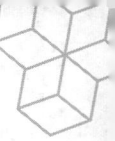

0.4 统计工作贯穿生物医学研究的全过程

医学研究中的统计工作包括研究设计、数据搜集、数据整理、统计分析、结果报告等。

0.4.1 研究设计

在从事疾病调查、临床试验、实验室实验等研究工作之前，要事先作好研究设计(research design)。根据对研究对象是否施加干预措施，可将研究分为实验性研究和观察性研究两大类。实验性研究包括动物实验和临床试验(后者研究对象为人)；实验研究需要对研究对象施加干预措施，其相应的设计称为实验设计(experimental design)，实验设计应遵循随机(randomization)、对照(control)、重复(replication)和均衡(balance)四个基本原则。观察性研究对研究对象不施加任何干预措施，主要通过现场调查获取数据；调查之前，需要事先对研究目的、对象、内容、方法、进度、预期结果等做出周密的计划，称为调查设计(survey design)。

统计工作必须从研究设计开始。统计学先驱 Fisher 曾在他的著作中多次强调，统计学家与科学研究者的合作应该从设计阶段开始，而不是在需要数据处理的时候。试验完成后再找统计学家，无异于请统计学家为试验进行"尸体解剖"，统计学家或许只能告诉他试验失败的原因。本书第二篇的有关章节将要专门介绍研究设计的方法与艺术。

0.4.2 数据搜集

数据的主要来源已在前面作了介绍。不管是实验数据还是现场调查数据或常规保存的电子档案，搜集时均应遵循准确、完整、及时三个原则。为此，数据搜集(data collecting)人员应该整体素质好、工作热情高、责任心强，并接受过统一严格的培训。

0.4.3 数据整理

数据整理(data sorting)也称为数据清理(data cleaning)，其目的是将搜集到的原始数据系统化、条理化，以便进一步进行统计分析。

所谓清理，是指对原始数据的检查、核对和纠错，以及对数据进行预处理。对于定量变量，可计算最大值、最小值、平均值，考察这些值是否与实际相冲突。例如，发现年龄最大值超过 150 岁或存在负值，就需要查看原始数据，是记录有误还是计算机输入有误。对于定性变量，可计算每一类别出现的频率，如果发现有与实际不符的分类，就应该进行检查、核对并纠正。

所谓系统化和条理化，是指根据研究目的，将原始数据进行合理分组、归纳汇总等，以便进一步进行分析。

0.4.4 统计分析

统计分析(statistical analysis)是统计学的核心组成部分，主要有统计描述和统计推断两大类。

统计描述(statistical description)包括平均值、发生率及其变异指标(如标准差、变异系数)的计算，统计图表的绘制等。

统计推断(statistical inference)是由样本数据对其相应总体作出估计或决策的过程，包括置信区间估计和假设检验等。

本书的第三篇将介绍常见的多变量分析，包括多重线性回归、logistic 回归、Cox 模型等；第四篇将介绍十分有用的现代统计模型和方法，包括结构方程模型、多水平模型、条目反应理论，以及生物信息研究、遗传研究中的统计方法和数据挖掘技术等。通常计算量很大，我们将帮助读者借助 SPSS、R 程序包等统计学软件，将这些先进而复杂的方法应用于自身的课题。

0.5　结果报告

计算机时代统计分析的大多数任务可以交给计算机完成,正确领悟统计学思想以及统计软件所输出的结果,并在论文中作出适当的解释与表达,显得越来越重要。以往教材对这一统计学步骤强调不够,致使专业杂志中频频出现统计学表达错误。

在结果报告中,一般需要明确指出所使用的统计学设计与分析方法、使用的统计学软件、统计量的估计值和相应的概率值,并结合各学科专业知识对统计分析结果作合理的解释。

下面的一段中英文是对 0.2.2 实例数据的简要总结和描述。

数据来自某医院常规保存的病案首页,目的是研究妊娠妇女分娩方式、妊娠结局的影响因素。该研究的总体是所有妊娠分娩妇女,样本是某一医院 2004—2005 年两年内 1 402 名妊娠分娩妇女。年龄(y)、身高(cm)、体重(kg)、住院天数(d)是定量变量,其中年龄、身高、体重属于连续变量,住院天数属于离散变量;职业、文化程度、分娩方式、妊娠结局是定性变量,其中妊娠结局是二分类变量,职业、分娩方式是名义变量,文化程度是有序变量。

In order to study the risk factors of delivery ways and pregnancy outcome, primary medical records were used which came from routinely kept records of a hospital. The population was the whole pregnancy women and the sample consisted of 1 402 pregnant women in a hospital within 2 years from 2004 to 2005. Age(y), height(cm), weight(kg) and days of hospitalization are quantitative variables which include continuous variables (age, height and weight) and discrete variable (days of hospitalization); occupation, educational attainments, delivery ways and pregnancy outcome are qualitative variables which include binary variable (pregnancy outcome), nominal variables (occupation and delivery ways), and ordinal variable (educational attainments).

0.6　案例辨析

案例 0 - 1　某研究者的论文题目为"大学生身心健康状况及其影响因素研究",以某地职业技术学院理、工、文、医学生(三年制)为研究对象。分别挑选了理、工、文、医学生 60、38、19 和 46 人,以问卷方式调查每位学生的一般健康状况、焦虑程度和抑郁程度等。得出的结论是:"大学生身心健康状况不容乐观,学业问题、就业压力、身体状况差、人际交往不良和社会支持不力为主要影响因素"。请问其结论合理吗? 为什么? 应该如何?

案例 0 - 2　两种药用于同一种病,A 药治疗 5 例,4 例好转;B 药治了 50 例,36 例好转。结论是:A 药优于 B 药。请问其结论合理吗? 为什么? 应该如何?

案例 0 - 3　某研究者为了探讨高血压患者肾小管早期损害的监控指标,选取尿常规蛋白定性检查阴性,血肌酐、尿素氮均在正常范围内的高血压患者 74 例作为病例组。其中男 43 例,女 31 例,平均年龄 61 岁(40 ~ 73 岁)。根据高血压的病程将患者分为三组,Ⅰ组高血压病期 < 10 年,Ⅱ组高血压病期 10 ~ 20 年,Ⅲ组高血压病期 > 20 年。另选取 53 名体检健康的职工为对照组。观测两组尿 RBP、mALB、β_2-MG 和 NAG 四项定量指标的取值。结论为:尿 RBP、mALB、β_2-MG 和 NAG 是高血压患者肾小球、肾小管早期损害的敏感指标。请辨析这样设计存在什么问题? 正确的做法是什么?

案例 0 - 4　某部队共有 1 200 人,在某段时间内患某病的人数有 120 人,其中男性 114 人,女性 6 人。某卫生员进行统计分析后说:经假设检验,该病的两性发病率(114/120 = 95% 与 6/120 = 5%)之间的差别有

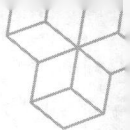

统计学意义,由此得出结论:"该病男性易得"。你对这个结论有何看法? 若结论是错误的,那么,错误的实质是什么? 正确的做法是什么?

0.7　电脑实验

实验0-1　用 SPSS 调用 Excel 文件

数据文件 data0-1. xls 存放在"D:\data\"子目录下,学习 SPSS 调用该文件的方法。

实验0-2　用 SPSS 对数据进行自动编码

SPSS 有多种定性变量编码方法,本实验学习简单的自动编码。

因为 SPSS 数据分析时,有时不显示字符变量名(如 Analysis——>Compare Means——>One-way ANO-VA);进行回归分析时也需要定性变量数字化,所以需要对变量进行编码。SPSS 有多种编码方法,本实验仅介绍较为简单的自动编码。

0.8　常见疑问与小结

0.8.1　常见疑问

(1) 研究总体与"目标总体"是一回事吗?

不是一回事。研究总体也叫抽样总体或抽样框,而目标总体是根据研究目的确定的、同质的研究对象的全体。他们有时一致,有时不一致,存在研究总体是否完全覆盖和遗漏问题。如要对某城区住户进行抽样调查,如果使用名录框(从派出所获取住户名单)即这份名单就是研究总体,这时研究总体和目标总体可能完全一致,也可能比目标总体大(如存在虚设空户头情况),也可能比目标总体小(如有些住户还没来得及到派出所登记)。

(2) 红细胞计数属于连续变量还是离散变量?

属于离散变量,因为红细胞计数的数值之间存在"缝隙"。但是,由于数值较大,数值之间的"缝隙"相对较小,实践中,常近似地视为连续变量。

(3) 不同的编码方式,所得结论相同吗?

以上提到可将"文化程度"中的文盲、小学、中学、大学及以上(假定为有序变量)分别编码为1、2、3、4,或按读书年数编码为0、6、12、16。不同编码所得统计学分析的结论通常是一致的,但获得的某些统计量可能不相同(参见第20章 logistic 回归的常见疑问)。

0.8.2　小结

(1) 统计学是关于研究设计与数据分析的学问,是从特定环境中获取数据并从数据中提取信息、知识的一门科学与艺术。

(2) 根据结果(效应)变量的类型、分析目的和资料的属性等,选择不同的统计学分析方法。变量可分成定量变量与定性变量两大类。定性变量也叫分类变量,根据类别之间有无大小顺序,可将定性变量分为有序(等级)分类变量和无序(名义)分类变量。定量变量有离散和连续之分,定性变量只能是离散变量。

(3) 变量与随机变量、同质与变异、总体与样本、参数与统计量、误差、随机事件、频率与概率等常用的基本概念将不断出现在以后各章,读者需不断深化对它们的理解。

(4) 统计工作贯穿于医学研究的全过程,包括研究设计、数据搜集、数据整理、统计分析和结果报告等,切不可将统计工作仅仅局限于"数据分析"。

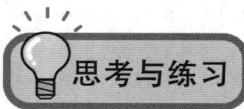

💡 思考与练习

一、名称解释

1. 变量与随机变量　　2. 同质与变异　　3. 总体与样本

4. 参数与统计量　　5. 误差　　6. 随机事件

7. 频率与概率

二、思考题

1. 医学统计学与其他统计学有什么区别和联系？

2. 某年级甲班、乙班各有男生50人。从两个班各抽取10人测量身高，并分别求平均值。如果甲班的平均身高大于乙班，能否推论甲班全体同学的平均身高大于乙班？为什么？

3. 某地区有10万个发育正常的7岁男孩。为了研究这些发育正常的7岁男孩身高和体重，在该人群中随机抽取200个发育正常的7岁男孩，测量他们的身高和体重，请回答下列问题。

（1）该研究中的总体是什么？

（2）该研究中的身高总体均数的意义是什么？

（3）该研究中的体重总体均数的意义是什么？

（4）该研究中的总体均数与总体是什么关系？

（5）该研究中的样本是什么？

（方积乾　宇传华）

统计学基础篇

1 统计描述

统计分析包括统计描述(statistical description)和统计推断(statistical inference)。对搜集到的资料进行统计描述,可以选用统计图、表或统计学指标。

1.1 定量变量的统计描述

1.1.1 定量变量的频率表

1.1.1.1 频率表和频率直方图

欲了解定量变量的分布形式,可在总体中随机抽取足够多的个体,通过进一步整理,编制频率分布表,简称频率表(frequency table)。

例1-1 某妇产科医生观察 1 402 名临产母亲的体重(kg)资料如下(完整数据见数据文件 data1 – 1. xls 或 data1 – 1. sav)。

76.0	60.0	64.0	68.0	68.0	66.5	68.0	70.5	71.5	70.0	57.0	68.0	65.5	58.0
63.0	65.0	71.5	74.0	56.5	64.0	60.0	64.5	68.0	65.0	68.0	65.0	63.0	62.0

$\vdots$

59.5	62.0	76.5	61.0	75.0	56.0	73.0	69.0	53.5	65.0	60.0	69.0	65.0	66.0
72.0	55.0												

通过以下步骤得到形如表 1 – 1 的频率表。其中,第 1 列把数据所在范围分成若干组段(通常取 10 ~ 15 个组段),第 1 个组段要包括最小值,最后一个组段要包括最大值,习惯上将各组段设为左闭右开的半开区间,如第一个组段[48,52)。第 2 列组中值是各组段的代表值,由本组段的上、下限相加除以 2 得到。第 3 和 4 列是频数和频率,频数是落在各组段内的个体数,频率是频数在个体总数中所占的百分比,又称相对频数。第 5 列是累计频率。

表 1 – 1 1 402 名临产母亲体重(kg)的频率表

组段 (1)	组中值 X_i (2)	频数 (3)	频率 $f_i/\%$ (4)	累计频率/% (5)
48 ~	50	6	0.4	0.4
52 ~	54	54	3.8	4.2
56 ~	58	162	11.6	15.8

续表

组段 （1）	组中值 X_i （2）	频数 （3）	频率 f_i/% （4）	累计频率/% （5）
60 ~	62	293	20.9	36.7
64 ~	66	359	25.6	62.3
68 ~	70	298	21.3	83.6
72 ~	74	140	10.0	93.6
76 ~	78	70	5.0	98.6
80 ~	82	17	1.2	99.8
84 ~ 88	86	3	0.2	100.0
合计	—	1 402	100.0	—

若以体重为横轴，各组段的频率密度（频率与组距之比，其中频率为表 1 - 1 第 4 列，组距为 4 kg）为纵轴，表 1 - 1 的资料可绘制成频率直方图（图 1 - 1）。

由图 1 - 1 可以看出，图形中间的直条最高（高峰在中央），左、右两边基本对称地减少。每一直条的面积就是相应各组段的频率，所有组段的频率之和就是相应各直条的面积之和，整个直方图面积之和为 1。

1.1.1.2 频率分布的两个特征

从频率表和频率分布图可以看到频率分布的两个重要特征：集中趋势（central tendency）和离散趋势（tendency of dispersion）。如由表 1 - 1 可见，1 402 名临产母亲的体重有高有低，但服从一定的分布规律：①体重值越靠近中

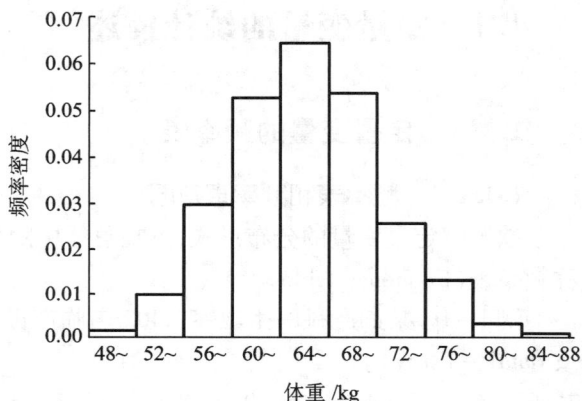

图 1 - 1　1 402 名临产母亲体重（kg）的频率分布

央部分，频率越高，为集中趋势；②绝大多数个体值并不与平均水平完全重合，而是不同程度地偏离平均水平，为离散趋势。集中趋势和离散趋势是频率分布的两个重要方面，它们可以较全面地概括定量资料蕴涵的信息。

1.1.2 定量变量的统计描述指标

用统计指标对定量变量进行统计描述，常从集中趋势（即平均水平）和离散趋势（即变异程度）两个方面进行。

1.1.2.1 集中趋势

（1）算术均数（arithmetic mean）　简称均数（mean）。总体均数用希腊字母 μ 表示，样本均数用 $\bar{X}$ 表示。样本均数是总体均数的估计值，它是一组分布呈对称的观测值在数量上的平均水平。计算公式为

$$\bar{X} = \frac{X_1 + X_2 + \cdots + X_n}{n} = \frac{\sum X}{n} \tag{1-1}$$

（2）中位数（median, M）　总体中，变量取值居中的那个数值，称为中位数。将样本观测值从小到大排序，居中的那个值便是中位数的估计值。

统计学中有一个常用的位置指标百分位数（percentile），以 P_x 表示（读作第 x 百分位数）。P_x 将总体（或

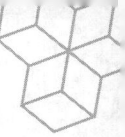

样本)的全部数值分为两部分,有 $x\%$ 的数值比它小,其余 $(100-x)\%$ 的数值比它大。据此, P_{50} 就是中位数,即中位数乃是一个特殊的百分位数。

（3）几何均数（geometric mean, G）　医学研究中的有些资料,如抗体的滴度、细菌的计数等,均大于 0,其频率分布明显为非对称分布,但对观测值取对数后的数据近似一个对称分布,此时可以用几何均数描述其平均水平。

其计算方法是,将 n 个观测值 $X_1, X_2, X_3, \cdots, X_n$ 的乘积开 n 次方。

$$G = \sqrt[n]{X_1 \cdot X_2 \cdot X_3, \cdots, X_n} \qquad (1-2)$$

或写成对数形式为

$$G = \lg^{-1}\left(\frac{\lg X_1 + \lg X_2 + \lg X_3 + \cdots + \lg X_n}{n}\right) = \lg^{-1}\left(\frac{\sum \lg X}{n}\right) \qquad (1-3)$$

式中, $\lg^{-1}$ 表示以 10 为底的反对数,并要求各观测值 $X > 0$。如有负数则各观测值先同时加一正数。

例 1-2　5 人的血清抗体滴度为 $1:2, 1:4, 1:8, 1:16, 1:32$,求平均滴度。

本例对滴度的倒数值做统计描述,它们是 2,4,8,16,32。

受最大值的影响,其算术均数为 12.4,不能代表这 5 个观测值的平均水平。其几何均数为

$$G = \sqrt[5]{2 \times 4 \times 8 \times 16 \times 32} = 8$$

或

$$\lg G = \frac{\lg 2 + \lg 4 + \lg 8 + \lg 16 + \lg 32}{5} = 0.903$$

$$G = \lg^{-1} 0.903 = 10^{0.903} = 8$$

故平均抗体滴度为 $1:8$。

1.1.2.2　离散趋势

（1）标准差（standard deviation）　用于反映变量取值的变异程度。

个体偏离总体平均水平的程度 $X - \mu$ 被称作离均差（deviation from average）,但是 $X - \mu$ 的平均水平不能反映总体中个体值的变异程度,这是因为 $X - \mu$ 有正有负,总和为 0。然而,离均差平方 $(X - \mu)^2$ 可以同等对待正的和负的变异情形,为此,人们将离均差平方的平均值作为总体中个体值偏离平均水平的概括性指标,称作总体方差（population variance）,记为 σ^2。

方差的量纲是原始数据量纲的平方,为了用原量纲表示变异程度,把总体方差开方,称为总体标准差（population standard deviation） σ。标准差越大,说明个体间变异越大。

实际工作中往往不能算出总体均数 μ,只能用样本均数 $\bar{X}$ 来估计 μ。若用 $\bar{X}$ 代替 μ,样本中的个体偏离 $\bar{X}$ 的程度比其偏离 μ 的程度缩小一些,以致离均差平方的平均值也缩小一些。英国统计学家 W. S. Gosset 提出用 $n-1$ 代替 n 来计算样本中离均差平方的平均水平,即样本方差（sample variance）

$$S^2 = \frac{\sum(X - \bar{X})^2}{n-1} \qquad (1-4)$$

上式的算术根就是样本标准差（sample standard deviation）,式中的 $n-1$ 称为自由度（degree of freedom）,例 1-1 可由 SPSS 基于原始数据求出 $S = 6.07 \, \text{kg}$。

自由度是统计学术语,其意义是随机变量能"自由"取值的个数;本例中 $\bar{X}$ 被作为已知条件使用,导致观测值中只有 $n-1$ 个是可任意取值的,概括描述样本中的变异度时应以 $n-1$ 为分母。

（2）全距（range, R）　是一组观测值中最大值与最小值之差,概略地反映个体取值的变异程度。

用全距来说明变异程度的大小,简单明了,故广为采用,如用于说明疾病的潜伏期。但缺点是:①只利用了最大值和最小值提供的信息,不能概括资料中其他个体的变异程度。②由于抽样误差的影响,全距的计算结果容易波动,不够稳定。③样本含量比较大时,抽取到更极端观测值的可能性也较大,导致全距较大,故样本含量相差悬殊时不宜比较全距。

（3）四分位数间距（interquartile range）　四分位数（quartile，Q）可看成特定的百分位数，如 P_{25} 表示全部观测值中有四分之一的个体取值比它小，称为下四分位数（lower quartile），记作 Q_L；而 P_{75} 表示全部观测值中有四分之一的个体取值比它大，称为上四分位数（upper quartile），记作 Q_U。四分位数间距即上四分位数 Q_U 与下四分位数 Q_L 之差，其间覆盖了全部观测值的一半。其数值越大，说明变异程度越大；反之，说明变异程度越小。如某项关于沙门菌食物中毒的研究中，求出 $P_{25}=15.3(\mathrm{h})$，$P_{75}=36.1(\mathrm{h})$，四分位数间距为 $Q_U-Q_L=36.1-15.3=20.8(\mathrm{h})$，这个数值反映了此类型沙门菌食物中毒患者潜伏期的变异程度。有些应用场合，需要指明 Q_L 与 Q_U 的位置，以具体说明 50% 位次居中个体的取值范围，这时宜直接报告四分位数范围，记作 $(Q_L,Q_U)=(15.3,36.1)(\mathrm{h})$。

（4）变异系数（coefficient of variation，CV）　是标准差与均数之比，用百分数形式表示。基于样本信息的变异系数计算公式为

$$CV=\frac{S}{\bar X}\times100\% \tag{1-5}$$

标准差、四分位数间距和全距都是有量纲的指标，量纲与原始观测值相同。而变异系数是相对数，没有量纲。它常用于：①比较几个量纲不同的变量之间的变异程度。②比较量纲相同但是均数的数量级相差较大的变量之间的变异程度。

1.2　定性变量的统计描述

与定量变量一样，定性变量也可以通过频率表描述其分布特征，还可以利用一些常用的相对数指标进行统计描述。

1.2.1　分类变量的描述——频率和频率分布

1.2.1.1　二分类变量的描述——频率

当事物只有两种可能的结局时，常用频率（relative frequency，英文亦常作 frequency）来描述结局的规律性。医学科研中两种可能的结局十分普遍，如皮肤试验结果之阳性与阴性、生存状态之存活与死亡等，这时，研究者往往关注其中一种结局（称其为此项研究的阳性事件）的频率，例如，生存状态的研究中可能关注死亡频率，患病状态的研究中可能关注患病频率。

例1-3　某妇产科医生记录了 1 402 名临产母亲的妊娠情况，结果足月产者 1 148 例。如果研究者关心的阳性事件是足月产，可算出足月产频率为 1 148/1 402 × 100% = 81.9%。

一般地，在一项具体的研究中，需先确定感兴趣的阳性事件，然后按下式计算阳性事件频率，简称阳性率（positive rate）。

$$阳性率=\frac{被观察者中实际发生阳性事件的个体数}{被观察者中所有可能发生阳性事件的个体总数}\times K \tag{1-6}$$

其中，分子是分母的一部分。K 是比例基数，通常取 100%，也可以取 1 000‰、1 万/1 万和 10 万/10 万等，习惯上保证计算结果有 1～2 位整数。如将患病率 0.075‰ 化为 7.5/10 万，表示每 10 万人中 7 人之多患有某种疾病。阳性率的本质是频率，它是对总体中阳性事件发生概率的估计。

有时研究者不仅关心足月产频率（前已算得 81.9%），也关心非足月产频率（1 402 − 1 148）/1 402 × 100% = 18.1%，而足月产频率与非足月产频率之和必为 100%。已知其中之一，另一个也就知道了。由此，二分类变量只需要一个频率已足以描述各结局的分布特征。

1.2.1.2　多分类变量的描述——频率分布

当事物有多于两种可能的结局时，常用频率分布（distribution of frequency）来描述结局的规律性。

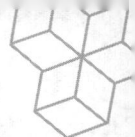

例1-4　某妇产科医生记录了1 402名临产母亲的职业情况,整理结果如表1-2中第2列。计算出各类职业的频率分布见第3列。

表1-2　某妇产科医生调查临产母亲职业的频率分布

职业	人数	频率/%
工人	208	14.8
农民	102	7.3
知识分子	206	14.7
管理人员	141	10.1
服务业	208	14.8
其他	537	38.3
合计	1 402	100.0

1.2.2　人时资料的描述——强度

在流行病学随访中,不同个体被观察的时间长度各不相同,常用人时总和表示被观察的人和时间的总量。例如,某人被观察半年,他被观察的总量是0.5年×1人＝0.5人年;另2个人分别被观察了1年,他两人被观察的总量是1年×2人＝2人年。

例1-5　某医院对同一疾病开展甲、乙两种手术治疗,分别随机抽取100名患者评价复发率。已知手术完成时间各不相同,而未复发患者的最后随访时间均为2018年1月1日。限于篇幅,在表1-3中仅给出部分数据,以说明此类资料的统计描述方法。

表1-3　两种手术方案的复发率比较(部分数据)

手术方案	手术完成时间	复发情况	复发前被观察人年数
甲	2002年1月1日	2017年1月1日复发	15.0
	2003年7月1日	未复发	14.5
	2008年1月1日	未复发	10.0
	合计	——	39.5
乙	2006年1月1日	2007年1月1日复发	1.0
	2016年1月1日	未复发	2.0
	2016年7月1日	未复发	1.5
	合计	——	4.5

如果忽略人时资料的特点,按公式(1-6)计算,就误以为两种方案的复发率相同,均为1/3。正确做法是,先算出每位患者术后未复发状态的被观察人年数,见表1-3中最后一列,再用复发者人数除以被观察人年数即为复发这一阳性事件的发生强度(intensity)。一般公式为

$$人时阳性率 = \frac{被观察者中发生的阳性数}{所有个体尚处于阴性状态的人时之和} \times K \qquad (1-7)$$

其中,分子为阳性个体数,分母为所有个体被观察的人时数总和,比例基数 K 的选择同式(1-6)。

将表1-3资料代入式(1-7),甲方案:$1/39.5 \times 100\% = 2.53\%/$年,乙方案:$1/4.5 \times 100\% = 22.22\%/$年,分别表示接受甲方案的患者中,平均每年有 2.53% 的个体复发;接受乙方案的患者中,平均每年有 22.22% 的个体复发,两种方案具有不同的阳性事件发生强度。此例中,阳性事件是复发,时间单位是年,故可称为人年复发率。

1.2.3 复合指标——比

人们有时将两个有关联的变量 A 与 B 之比(ratio)作为一个复合指标来描述事物的状况。

$$相对比 = \frac{A}{B} \qquad (1-8)$$

其中,A 与 B 本身可以是绝对数,也可以是相对数;A 与 B 的量纲可以不同,也可以相同。若 A 和 B 的量纲不同,相对比是一个有量纲的指标,例如,反映卫生资源配置的指标每千人口的医师数、每千人口的病床数;若 A 和 B 的量纲相同,相对比就是一个无量纲的指标,例如,人口学中的男女性别比、暴露于某危险因素的发病率与未暴露于该危险因素的发病率之比,即流行病学中常用的相对危险度(relative risk,RR)。

1.2.4 相对数应用中需注意的问题

(1) 防止概念混淆　相对数的计算是两部分观察结果的比值,根据这两部分观察结果的特点,就可以判断所计算的相对数属于前述何种类型。不过,实际工作中沿袭的一些术语在字面上不能确切反映其所属类型,例如,人工流产率 = 年内人工流产次数/同年育龄妇女数 $\times 100\%$,计算结果是形似阳性率的百分数,其实质却是相对比。因此,讨论一个具体相对数的类别时,需从分子和分母的定义出发,不可望文生义。

(2) 计算相对数时分母不宜过小　一般而言观察单位足够多时,相对数的计算结果比较稳定,能正确反映实际情况。例如 A 方案治疗某病患者 100 人,其中 60 人有效,B 方案治疗同种疾病患者 5 人,其中 3 人有效。两种方案有效率的计算结果都是 60%,但是,后者的计算基于较小的样本含量,抽样误差较大,不能保证样本有效率接近总体的实际水平。实际工作中样本含量较小时直接报告绝对数为宜,如对 B 方案的疗效宜写作"治疗 5 例,3 例有效"。

(3) 观察单位数不等的几个相对数,不能直接相加求其平均水平　例 1-5 中,A、B 两种方案的观察人年数不等,平均的复发率不能用 $(2.53\% + 22.22\%)/2 = 12.38\%$ 计算。正确的做法是将分子和分母分别合并,再用合并后的分子除以合并后的分母,即 $(1+1)/(39.5+4.5) = 4.55\%$。

(4) 相对数间的比较须注意可比性　决定相对数取值大小的因素是多方面的,相对数之间互相比较时,除了研究因素外,其余的重要影响因素应具有相同或相近的水平。

1.3　常用统计图表

统计表和统计图是对资料蕴涵的信息进行统计描述的重要工具。在科研报告中,常把统计分析的内容用表格列出,称为统计表(statistical table)。统计图(statistical graph)是用点的位置、曲线的走势、直条的长短或面积的大小等形式,直观地呈现所研究事物的数量关系。统计表和统计图在揭示资料所蕴涵的信息方面各有千秋,前者精准定量,后者形象直观。不过,在科技期刊中,为了节省篇幅,已经用统计表给出的结果,不宜用统计图重复表达,反之亦然。

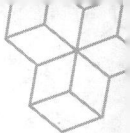

1.3.1 统计表

（1）统计表的结构　从形式上看,每张统计表都有一个标题说明表的名称;有横标目说明各横行数字的意义、纵标目说明各纵列数字的意义,必要时横(纵)标目可以进一步细分,如表 1−3 的横标目"方案甲、乙"又各自细分出 100 位患者(出于篇幅考虑,仅列举其中 3 例);表中有数字、线条,有时还在紧随表格的下方用不同于正文的字体附上文字说明或注释。

从内容上看,每张表都有主语部分和谓语部分。主语部分是被说明的对象,如表 1−2 的"职业",通常列在表的左侧,谓语部分则用以阐述主语具备的特征,如表 1−2 中"职业"之后的各列,一般列在表的右侧。

（2）统计表的种类　统计表分为简单表和复合表。简单表(simple table)只按单一特征分组,如表 1−2,按职业分为 6 组。复合表(combinative table)是将两个或两个以上特征结合起来分组,如表 1−4 将产妇的职业与住院天数结合起来分组,分析不同职业、不同住院天数产妇的剖宫产率。

表 1−4　某妇产科医生调查不同职业、不同住院天数产妇的剖宫产率

职业	住院天数 ≤7 天			住院天数 >7 天		
	调查数	剖宫产数	剖宫产率/%	调查数	剖宫产数	剖宫产率/%
工人	169	57	33.7	39	26	66.7
农民	75	25	33.3	27	17	63.0
知识分子	148	41	27.7	58	35	60.3
管理人员	119	32	26.9	22	10	45.5
服务业	168	37	22.0	40	24	60.0
其他	425	102	24.0	112	71	63.4
合计	1 104	294	26.6	298	183	61.4

（3）编制统计表的原则和一般要求　列表原则之一是重点突出,简洁明了。在一张表中只包含一个主题,使读者一目了然;原则之二是主谓分明,层次清楚。主语和谓语的位置准确,标目的安排及其进一步的细分符合专业考虑。其一般要求是:

1）标题:概括性地阐明表的内容,写于表的上方。

2）标目:文字简明,有量纲的需注明量纲。

3）线条:不宜过多,除顶线、底线以及纵标目下面与合计上面的横线外,其余尽量省去,不使用竖线和斜线。

4）数字:表中一律采用阿拉伯数字,同类指标的小数位数一致,纵向位次对齐。表内不留空白,有尚未观察的内容可用"…"表示;不存在的内容可用"−"表示;观察结果为"0",需写出"0"。

5）注释:表中需要注释的地方标出"＊"或其他符号,具体解释内容写在表的下方。

以上要求是对所有统计分析报告通用的。不同的学术期刊有时给出自己的特别规定,必要时查阅其具体要求(例如期刊的"稿约")。

1.3.2 统计图

医学科研报告中常用的统计图有条图、百分条图、饼图、线图、散点图、箱式图、热图等。制图的基本要求是:①根据资料的性质和分析的目的选择最合适的图形。②在图形的下方写出标题,内容要求同统计表的标

题。③同一张图中涉及不同事物的比较时,应以不同的图案或颜色区分,并在恰当的位置(常于图形的右侧、图形的下方或图形的右上空白部分)给出图例。④用到坐标轴的统计图(条图、线图等),横轴的取向自左向右,纵轴的取向自下而上,各自均有标目。坐标轴对应于定量变量时,需标注原点、量纲及合适的刻度;坐标轴对应于定性变量时,需注明组别。出于美观考虑,一般取统计图的幅面以高:宽=5:7为宜(近似于黄金分割的比例)。

不同的统计图有各自的适用情形和制图要点,分别说明如下:

(1) 条图(bar chart) 用等宽直条的高度来表示几个对比组被研究指标的取值大小,有单式条图(仅有单个分组指标)和复式条图(至少有2个分组因素,如图1−2含有细菌类别与抗生素类别两个因素)。条图高度方向的数轴(常为纵轴)尺度须从0开始,否则容易歪曲指标取值的对比关系。

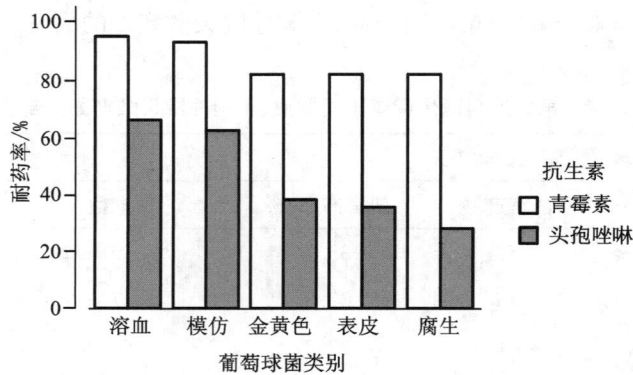

图1−2 1986—1995年某儿童医院5种葡萄球菌对两种抗生素的耐药率

(2) 百分条图(percent bar chart) 用于频率分布资料,表示各类别的频率。例如,图1−3中两个直条各自总长度均表示100%,条中的各段长度则对应其频率。

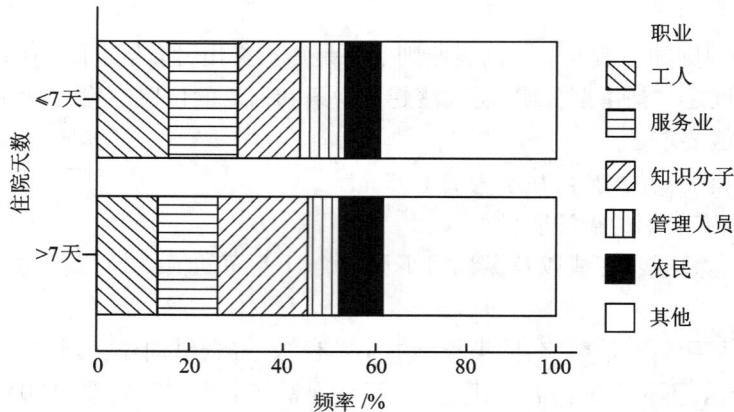

图1−3 产期不同住院天数的母亲职业的频率分布

(3) 饼图(pie chart) 适用情形与绘制各部分的顺序同百分条图,饼内扇形的面积(或其圆心角)对应于各类别的频率,整个饼的面积(或圆心角360°)表示100%。第1组的频率分布从时钟12点的位置开始,如专业上无特殊考虑,通常按取值从大到小顺时针排列。

(4) 线图(line chart) 在平面直角坐标系中用线条的升降表示某事物随时间的变动情况,或者随另一事物的有序变化而发展演变的水平。普通线图的横、纵轴均为算术尺度。

（5）箱式图（box plot）　用于多组数据平均水平和变异程度的直观分析比较。每一组数据均可呈现其最小值、Q_L、M、Q_U、最大值，M 表示其平均水平所在位置，最小值、最大值形成的间距和 Q_L、Q_U 形成的间距都可以反映数据的变异程度。图 1-4 用箱式图显示了两种不同蛋白质含量饲料喂养后大鼠体重的增加量。

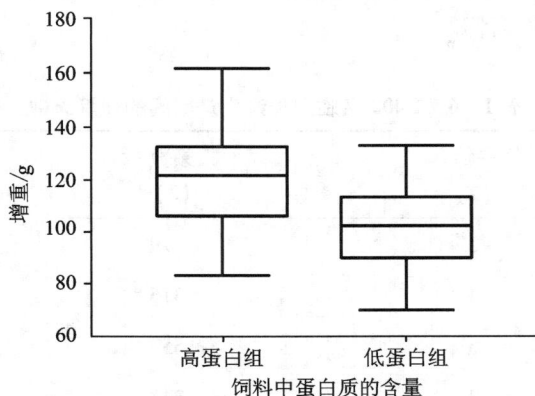

图 1-4　两种不同蛋白质含量饲料喂养后大鼠体重的增加量

1.4　结果报告

对于定量变量的统计描述，常需报告以下分析内容：

（1）根据研究目的，明确总体或样本的性质。

（2）资料的分布特点。

（3）选择恰当的统计指标说明平均水平和变异程度。

（4）为了更好地说明问题，有时需辅以统计表或统计图。

（5）给出必要的专业解释。

以下中英文报告为例 1-1 中 1 402 名临产母亲体重（kg）的分析结果。

例 1-1 数据来自对临产母亲的观察，据其得到频率分布表（表 1-1）和直方图（图 1-1）。可见被观察临产母亲的体重呈对称分布，宜选用算术均数和标准差进行统计描述。

Data in Example 1-1 were collected from parturient mothers, according to which the frequency table (Table 1-1) and histogram (Fig. 1-1) were obtained. It showed that the weight of the parturient mothers followed a symmetric distribution. Arithmetic mean and standard deviation were suggested for statistical description.

基于 1 402 位临产母亲的观察资料，体重的取值范围为 48.0～87.0kg，平均体重 ± 标准差为（65.66 ± 6.07）kg（表 1-5）。

Based on the data of 1 402 parturient mothers, the range of weight were 48.0～87.0kg, the mean ± standard deviation were (65.66 ± 6.07) kg (Table 1-5).

表 1-5　1 402 名临产母亲体重（kg）的统计描述

Table 1-5　Descriptive statistics for weight (kg) of 1 402 parturient mothers

Variable (unit)	N (sample size)	Minimum	Maximum	Mean	Standard deviation
weight (kg)	1 402	48.0	87.0	65.66	6.07

1.5 案例辨析

案例1-1 本章的例1-1中,该医生同时还观察了1 402名临产母亲的住院天数如表1-6,并得到平均住院天数为6.6天。请对此发表评论。

表1-6 1 402名临产母亲生产期间的住院天数

组段 (1)	组中值 X_i (2)	频数 (3)	频率 f_i (4)
1 ~	2	79	5. 63
3 ~	4	316	22. 54
5 ~	6	559	39. 87
7 ~	8	243	17. 33
9 ~	10	89	6. 35
11 ~	12	57	4. 07
13 ~	14	23	1. 64
15 ~	16	19	1. 36
17 ~	18	9	0. 64
19 ~	20	1	0. 07
21 ~	22	2	0. 14
23 ~	24	2	0. 14
25 ~	26	3	0. 21
合计	——	1 402	1

可求出平均住院天数

$$\bar{X} = 2 \times 0.056\,3 + 4 \times 0.225\,4 + \cdots + 24 \times 0.001\,4 + 26 \times 0.002\,1 = 6.6(\text{天})$$

案例1-2 某人编制了一张统计表,你认为哪些需要改进?

表1-7 1976—1979年吉林市各型恶性肿瘤的死亡率

疾病 \ 年龄组	0 ~	15 ~	35 ~	55 ~	75 ~
胃癌	无	1.13/10万	19.92/10万	150/10万	313.44/10万
食管癌	无	0.1/10万	2.18/10万	35.20/10万	73.56/10万
肝癌	0.34/10万	1.64/10万	25.30/10万	97.51/10万	134.33/10万
肺癌	无	0.41/10万	20.21/10万	125.10/10万	137.53/10万

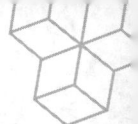

案例1-3 某人绘制了一张统计图,你认为哪些需要改进?

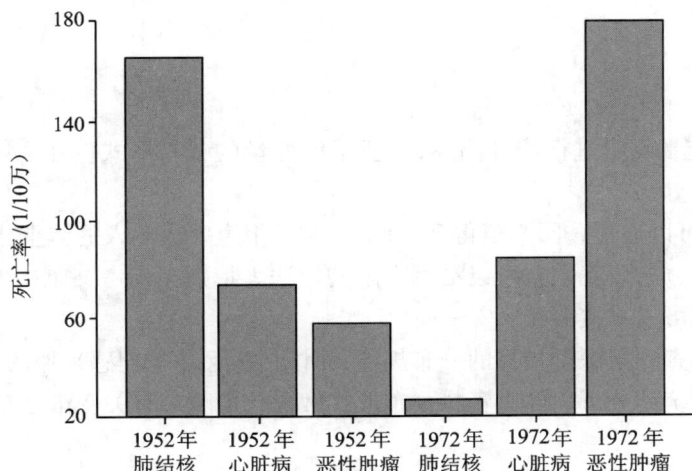

图1-5 1952年与1972年某地肺结核、心脏病和恶性肿瘤的死亡率

案例1-4 以病死率为考察指标,对两所医院某病的治疗水平进行比较,结果见表1-8,由合计的病死率得出结论为乙医院治疗水平优于甲医院,请评述这个结论。

表1-8 2000年两所医院某病的病死率比较

病情严重程度	甲医院			乙医院		
	出院人数	病死数	病死率/%	出院人数	病死数	病死率/%
轻	100	8	8.0	650	65	10.0
中	300	36	12.0	250	40	16.0
重	600	90	15.0	100	18	18.0
合计	1 000	134	13.4	1 000	123	12.3

1.6 电脑实验

实验1-1 定量变量的统计描述

对例1-1的资料绘制直方图,基于原始数据求出算术均数、标准差、中位数、四分位数间距等统计指标。

实验1-2 定性变量的统计描述

按例1-4的要求,算出职业变量的频率分布。

实验1-3 绘制百分条图

采用数据文件:data1-2.sav,按住院天数≤7天和住院天数>7天分组后,绘制如图1-3之百分条图。

实验1-4 不同形式的资料中位数与算术均数的关系

本实验以数据库data1-3.sav为例介绍频率表资料统计量的计算实现。并比较对称分布(详细分析见例1-1)与非对称分布的资料,中位数和算术均数各自有怎样的关系。

1.7 常见疑问与小结

1.7.1 常见疑问

（1）用恰当指标对定量变量进行统计描述,需要了解变量的分布形式。在实际工作中,是怎样明确变量的分布形式的?

变量的分布形式,常可以通过查阅文献得到。例如,文献报道中成年人的体重、肺活量服从对称分布,其发硒含量则为正偏峰分布,那么,我们就可以沿用文献的做法。特别当参考文献中的研究是基于大样本时,一般认为变量的分布形式可以直接参照。

如果在相关文献中未查到某医学指标的分布规律,而该指标又是我们感兴趣的变量。那么,就可以在大样本基础上,借助 SPSS 等统计分析软件对资料分布形式做统计检验。有关变量分布的知识读者可进一步学习第 2 章概率分布。

（2）呈现事物的发展变化速度时,为什么要用半对数线图,而不能用普通线图?

在用普通线图表示事物随时间变化而变动的情形时,线条纵向波动的位置,仅反映了被研究指标在相应时间点上取值的大小。例如指标取值发生"10→100→1 000"的变化时,给读者的提示是,第一阶段增加幅度为 90,第二阶段增加幅度为 900,第二阶段的增加幅度大于第一阶段。但是,有时研究者欲传达事物演变的变化速度,例如前述指标在第一阶段发生了"增大到原来的 10 倍"的变化,而第二阶段也发生了"增大到原来的 10 倍"的变化,两个阶段变化的速度相同。普通线图可以直观反映变化的"增量",却不能描述变化的"增速"。

这时需借助半对数线图,将纵轴的尺度进行对数变换,使得"10→100→1 000"的变化成为"1→2→3",两个阶段的增量均为 1,准确地传达了"变化的速度相同"这一信息。

1.7.2 小结

（1）根据一定研究目的搜集到的资料蕴涵着丰富的信息,统计描述的目的就是用恰当的手段(编制统计表、绘制统计图或计算统计指标)概括地呈现出主要信息。

（2）明确变量的类型,采用不同指标进行统计描述。

1）定量变量:描述平均水平可以依据分布特点选用算术均数、几何均数、中位数,描述变异程度可以选用全距、标准差、方差、四分位数间距或变异系数(表 1-9)。

表 1-9 定量变量统计描述常用的统计指标及其适用场合

描述内容	指标	意义	适用场合
平均水平	均数	个体的平均值	对称分布
	几何均数	平均倍数	取对数后对称分布
	中位数	位次居中的观测值	①非对称分布。②半定量变量。③末端无确切数值。④分布不明
变异程度	全距	观测值取值范围	不拘分布形式,概略分析
	标准差(方差)	观测值平均离开均数的程度	对称分布
	四分位数间距	居中半数观测值的全距	①非对称分布。②半定量变量。③末端无确切数值。④分布不明
	变异系数	标准差与均数的相对比	①不同量纲的变量间比较。②量纲相同但数量级相差悬殊的变量间比较

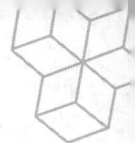

2）定性变量:根据数据特点与欲阐述的问题,计算阳性事件的频率、频率分布、强度和相对比(表1-10)。

表 1 - 10 定性变量统计描述常用的统计指标及其适用场合

指标	计算公式	适用场合
频率	n/N	估计总体中某一结局发生的概率
频率分布	$n_1/N, n_2/N, \cdots, n_k/N$	估计总体中所有可能结局发生的概率
强度	阳性人数/总观察人时数	估计总体中单位时间内某一结局发生的概率
比	A/B	估计两个指标的相对大小

（3）合理使用统计图表是高质量研究报告的基本要求,在应用中不仅应注重其内容与正文部分相映生辉,也需注意形式的规范简洁(表1-11)。

表 1 - 11 常用统计图的适用资料及实施方法

图形	适用资料	实施方法
条图	组间数量对比	直条高度表示数量大小
直方图	定量变量的频率分布	直条的面积表示各组段的频率
百分条图	频率分布	直条分段的长度表示各部分的频率
饼图	频率分布	圆饼的扇形面积(或其张角)表示各部分的频率
线图	定量变量变动的增量	采用横坐标和纵坐标均为算术尺度的坐标系
箱式图	定量变量的分布特征	用箱体、线条标志四分位数间距及中位数、全距
热图	定量变量的变动状态	用2维或3维空间上各单元的颜色展示取值高低

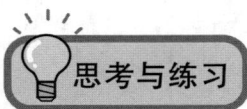

思考与练习

一、简答题

1. 对定量变量进行统计描述时,如何选择适宜的指标?
2. 举例说明频率和频率分布的区别和联系。
3. 应用相对数时应注意哪些问题?
4. 常用统计图有哪些? 分别适用于什么分析目的?

二、计算分析题

1. 某内科医生调查得到 100 名 40 ~ 50 岁健康男子总胆固醇(mg/dL),结果如下:

227	190	224	259	225	238	180	193	214	195	213	193	209	172	244
199	155	208	203	199	253	181	196	224	210	220	255	257	216	249
235	220	190	203	197	149	175	236	202	209	174	184	174	185	167
235	167	210	171	248	201	266	189	222	199	197	214	199	198	230

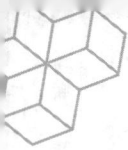

246	209	202	186	217	206	200	203	197	161	247	138	186	156	195
163	273	178	190	207	259	186	194	246	172	234	232	189	172	235
207	208	231	234	226	174	199	278	277	181				

（1）请编制频率表，绘制直方图，讨论其分布特征。

（2）根据（1）的讨论结果，用恰当的统计指标描述资料的平均水平和变异程度。

（3）计算百分位数 P_{25}，P_{75} 和 P_{95}。

2. 某地对 120 名微丝蚴血症患者治疗 3 个疗程后，用 IFA 间接荧光抗体试验测得抗体滴度如下，求抗体滴度的平均水平。

抗体滴度	1:5	1:10	1:20	1:40	1:80	1:160	1:320
例数	5	16	27	34	22	13	3

3. 某地 1975～1980 年出血热发病和死亡资料如表 1-12，设该地总人口数在此 6 年间基本保持不变。

表 1-12　某地 6 年间出血热的发病与死亡情况

年份	发病数	病死数
1975	32	4
1976	56	5
1977	162	12
1978	241	13
1979	330	10
1980	274	5

试分析

（1）粗略判断发病率的变化情况怎样？

（2）病死率的变化情况怎样？

（3）上述分析内容可用什么统计图绘制出来？

（4）试评述该地区出血热防治工作的效果。

（张晋昕）

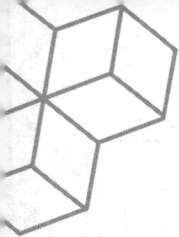

2 概率分布

在第 1 章,已经采用频率分布表和频率分布图描述了某一变量的分布,但这只是对样本资料的分布描述。由于个体差异的存在,即使在同一总体中抽取两份样本,每份样本的频率分布也会有所不同。因此,首先有必要知道具有普遍意义的、样本所在的总体分布的情况。本章介绍生物医学研究中常见的三个总体概率分布,即连续随机变量的正态分布、离散随机变量的二项分布及 Poisson 分布。

2.1 正态分布

2.1.1 概念

对于连续取值的随机变量来说,用什么方式可以了解其总体的概率分布情况呢? 实际上,第 1 章介绍的频率密度直方图就近似地反映了一个变量的分布。当样本含量 n 越来越大,而组距越来越小时,就得到该连续变量所在总体的概率分布。

现仍以表 1-1 临产母亲体重分布的例子来说明以上过程。图 2-1 的直条部分是与表 1-1 相对应的频率密度直方图。

现在,将各直条顶端的中点顺次连接起来,得到一条折线(频率密度折线,见图 2-1)。当样本含量 n 越来越大时,各组段的频率越稳定地接近于相应的概率;如果再将组距缩小,组段分细,此时直方渐进直条,这条折线就越来越接近于一条光滑的曲线(图 2-2),中间高,两边低,左、右基本对称,呈"钟形",因为纵坐标相当于概率密度,故称为概率密度曲线(probability density curve)。

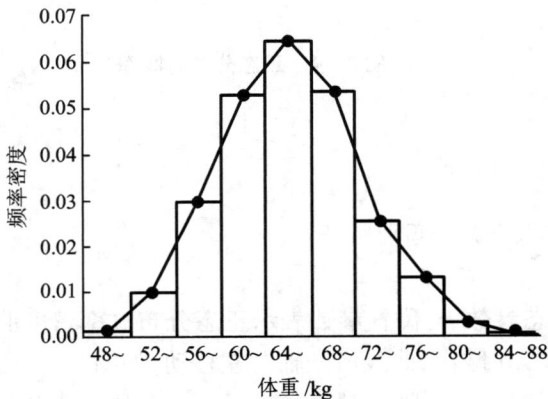

图 2-1 体重频率密度图

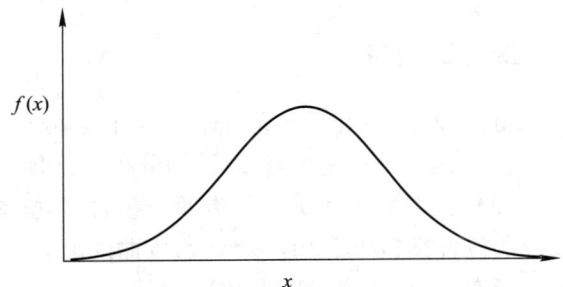

图 2-2 概率密度曲线示意图

如果连续随机变量 X 的概率密度曲线所对应的函数表达式为:

$$f(X) = \frac{1}{\sigma\sqrt{2\pi}} e^{-\frac{(X-\mu)^2}{2\sigma^2}}, \quad -\infty < X < +\infty \tag{2-1}$$

则称随机变量 X 服从总体均数 μ 和总体方差 σ^2 的正态分布(normal distribution),记为 $X \sim N(\mu, \sigma^2)$。

正态分布最早是德国数学家高斯(C. F. Gauss, 1777—1855 年)研究误差理论时发现的,故又称为高斯分布。

由上述分析可知,连续变量体重近似服从正态分布。随机抽取一名临产母亲,由表 1-1 数据容易算出体重落在各组段的频率或近似概率(即相应的直方条面积),例如

$$P(体重 < 64\ kg) \approx 0.004\ 3 + 0.038\ 5 + 0.115\ 5 + 0.209\ 0 = 0.367\ 3$$

是体重落在 48 kg $\leqslant$ 体重 $<$ 52 kg、52 kg $\leqslant$ 体重 $<$ 56 kg、56 kg $\leqslant$ 体重 $<$ 60 kg、60 kg $\leqslant$ 体重 $<$ 64 kg 这 4 个组段的直方条面积的和,正好等于密度曲线下($-\infty$, 64 kg)部分的面积,也就是累积频率(近似概率)0.367 3。

一般地,若连续随机变量 $X \sim N(\mu, \sigma^2)$,设其概率密度函数为 $f(x)$,则 X 取值落在区间($-\infty, x$)内的累积概率为概率密度曲线下位于($-\infty, x$)的图形面积,等于其概率密度函数 $f(x)$ 在 $-\infty$ 到 x 的积分,记作 $F(x)$,即

$$F(x) = P(X < x) = \frac{1}{\sigma\sqrt{2\pi}} \int_{-\infty}^{x} e^{-\frac{(t-\mu)^2}{2\sigma^2}} dt \tag{2-2}$$

$F(x)$ 称为正态分布 $N(\mu, \sigma^2)$ 的分布函数(distribution function)。其值表示变量 X 落在区间($-\infty, x$)内的概率,对应于从 $-\infty$ 到 x 概率密度曲线下的阴影的面积(常称为左侧尾部面积),见图 2-3。

于是,利用分布函数 $F(x)$ 可以计算正态分布变量取值在任意区间[a, b]的概率为

$$P(a \leqslant X < b) = F(b) - F(a) \tag{2-3}$$

式(2-3)的几何意义见图 2-4 中的阴影部分。由图 2-4 可以得到

$$P(X \geqslant b) = 1 - P(X < b) = 1 - F(b) \tag{2-4}$$

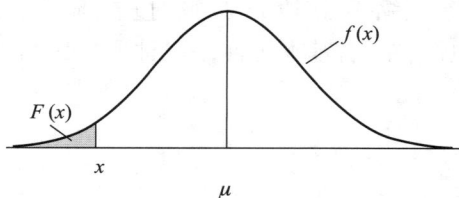

图 2-3　正态分布的概率密度函数与分布函数　　　　图 2-4　正态分布的概率

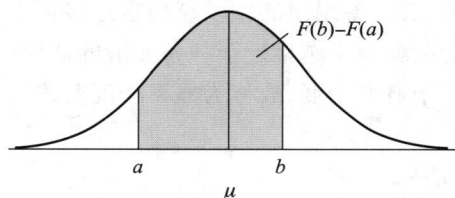

2.1.2　特征

由式(2-1)和图 2-3 可以看出,正态分布 $N(\mu, \sigma^2)$ 具有以下几个重要特征:

(1) 正态分布是单峰、对称的分布,对称轴在 $x = \mu$ 处。

(2) 正态分布 $N(\mu, \sigma^2)$ 有两个参数,即位置参数 μ 和形态参数 σ:位置参数表示正态分布概率密度曲线峰的位置;当 σ 固定时,μ 增大,则曲线沿 x 轴向右移动;反之,μ 减小,曲线沿 x 轴向左移动,如图 2-5 所示。形态参数(或变异度参数)σ 表示正态变量取值的离中程度。当 μ 固定时,σ 愈大,表示 X 的取值愈分散,曲线愈"矮胖";σ 愈小,X 的取值愈集中在 μ 附近,曲线愈"瘦高",如图 2-6 所示。

(3) 概率密度函数 $f(X)$ 在 $X = \mu$ 处达到最大值:$f(\mu) = \frac{1}{\sigma\sqrt{2\pi}}$。

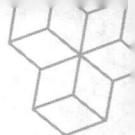

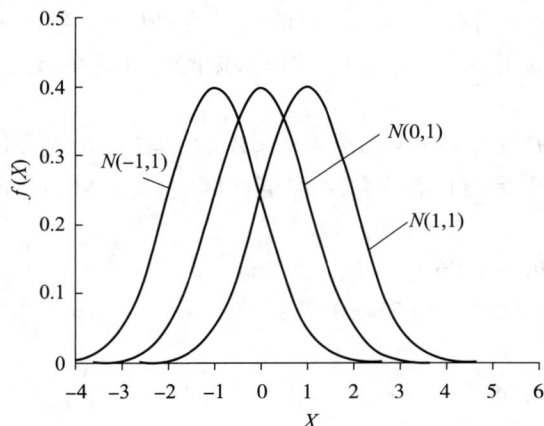

图 2-5 不同 μ 下正态分布概率密度曲线图

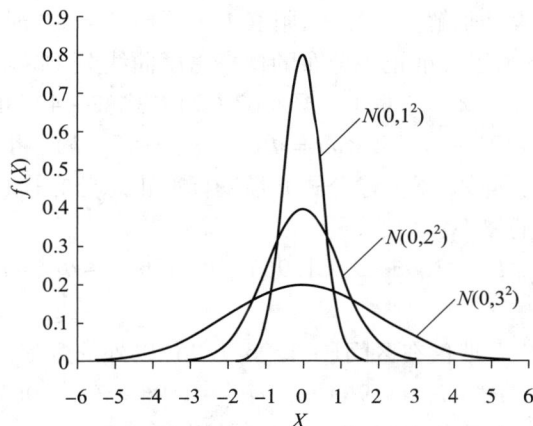

图 2-6 不同 σ 下正态分布概率密度曲线图

2.1.3 标准正态分布

当正态分布 $N(\mu, \sigma^2)$ 的均数 μ 和方差 σ^2 已知时, 依据公式(2-2)、(2-3)及(2-4), 正态变量取值落在各个区间的概率就可以算出; 都归结为正态分布概率密度曲线下的面积, 只需知道分布函数 $F(x)$ 在区间端点处的函数值。但要通过式(2-2)计算 $F(x)$ 是困难的。实际应用中我们要把服从一般正态分布 $N(\mu, \sigma^2)$ 的随机变量 X 作如下标准化变换:

$$Z = \frac{X - \mu}{\sigma} \qquad (2-5)$$

可以证明, 经式(2-5)变换后新的随机变量 Z 服从均数 $\mu = 0$、方差 $\sigma^2 = 1$ 的正态分布, 即

$$Z \sim N(0, 1)$$

我们称 $N(0, 1)$ 为标准正态分布(standard normal distribution)。式(2-5)中的 Z 称为标准正态离差(standard normal deviation)。

标准正态分布的概率密度函数及分布函数分别记作 $\varphi(z)$ 和 $\Phi(z)$, 在式(2-1)及(2-2)中, 令 $\mu = 0$, $\sigma = 1$ 得

$$\varphi(z) = \frac{1}{\sqrt{2\pi}} \mathrm{e}^{-\frac{z^2}{2}} \qquad (2-6)$$

$$\Phi(z) = \int_{-\infty}^{z} \varphi(t) \, \mathrm{d}t \qquad (2-7)$$

标准正态分布的概率密度曲线如图 2-7 所示, 图中阴影部分的面积[表示标准正态变量 Z 落在 $(-\infty, z)$ 内的概率]即为分布函数 $\Phi(z)$ 的值。

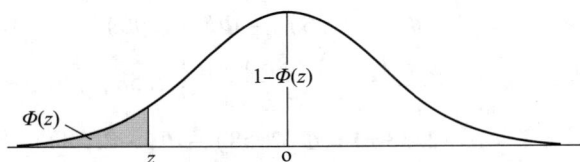

图 2-7 标准正态分布的概率密度曲线与分布函数示意图

按式(2-7), 统计学家对不同的 z 值编制了标准正态分布概率密度曲线下面积表(附表1), 从中可查到标准正态变量落在区间 $(-\infty, z)$ 内的概率, 即对应的 $\Phi(z)$ 值。由于任一正态分布都可以通过标准化变换转化为标准正态分布, 一般正态分布 $N(\mu, \sigma^2)$ 的概率计算问题, 便可借助于标准化变换公式(2-5), 以及查

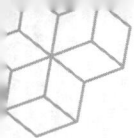

附表 1 来解决。注意,附表 1 只给出了 $Z \leqslant 0$ 时标准正态变量 Z 落在 $(-\infty, z)$ 内的概率值 $\Phi(z)$。当 $Z > 0$ 时,由于标准正态分布的概率密度曲线关于纵轴 $(\mu = 0)$ 是对称的,$\Phi(-z) = 1 - \Phi(z)$,据此可得到 $\Phi(z)$。

设 $Z \sim N(0,1)$,据式 (2-2) ~ 式 (2-4),相应地得到:

$P(-\infty < Z < b) = \Phi(b)$,$P(a \leqslant Z < b) = \Phi(b) - \Phi(a)$,$P(Z \geqslant b) = 1 - P(-\infty < Z < b) = 1 - \Phi(b)$。

例如,据上述公式并借助标准正态分布表(附表 1)可算出标准正态变量 Z 取值在区间 $(-1.96, 1.96)$ 内的概率:

$$P(-1.96 < Z < 1.96) = \Phi(1.96) - \Phi(-1.96) = [1 - \Phi(-1.96)] - \Phi(-1.96)$$
$$= (1 - 0.025) - 0.025 = 0.95;$$

Z 取值在区间 $(-1.96, 1.96)$ 以外的概率:

$$P(|Z| > 1.96) = 1 - P(-1.96 < Z < 1.96) = 1 - 0.95 = 0.05;$$

Z 取值在 $(1.96, +\infty)$ 的概率:

$$P(Z > 1.96) = 1 - P(Z < 1.96) = 1 - \Phi(1.96)$$
$$= 1 - [1 - \Phi(-1.96)] = \Phi(-1.96) = 0.025。$$

这说明标准正态分布概率密度曲线下从 $(-\infty, -1.96)$ 及 $(1.96, +\infty)$ 与水平轴所围的双侧尾部面积为 0.05;而 $(1.96, +\infty)$ 单侧右尾面积为 $\dfrac{0.05}{2} = 0.025$。注意 1.96 这个值的意义,这是后面假设检验常用的临界值之一。2.58 也是常用的临界值,其意义为标准正态分布概率密度曲线下从 $(-\infty, -2.58)$ 及 $(2.58, +\infty)$ 与水平轴所围的双侧尾部面积为 0.01;而 $(2.58, +\infty)$ 单侧右尾面积为 $\dfrac{0.01}{2} = 0.005$,参见图 2-8(将图中的 μ 取为 0,σ 取为 1)。

例 2-1 已知 $X \sim N(\mu, \sigma^2)$,试计算

(1) X 取值在区间 $(\mu - 1.64\sigma, \mu + 1.64\sigma)$ 内的概率。

(2) X 取值在区间 $(\mu - 1.96\sigma, \mu + 1.96\sigma)$ 内的概率。

(3) X 取值在区间 $(\mu - 2.58\sigma, \mu + 2.58\sigma)$ 内的概率。

解: 先按式 (2-5) 将变量 X 作标准化变换,转换为标准正态分布,再借助标准正态分布表(附表 1)查表得到概率。

(1) $Z_1 = \dfrac{(\mu - 1.64\sigma) - \mu}{\sigma} = -1.64$,$Z_2 = \dfrac{(\mu + 1.64\sigma) - \mu}{\sigma} = 1.64$,

所求概率 $\quad P(\mu - 1.64\sigma < X < \mu + 1.64\sigma) = \Phi(1.64) - \Phi(-1.64)$
$$= [1 - \Phi(-1.64)] - \Phi(-1.64) = (1 - 0.05) - 0.05 = 0.90。$$

(2) $Z_1 = \dfrac{(\mu - 1.96\sigma) - \mu}{\sigma} = -1.96$,$Z_2 = \dfrac{(\mu + 1.96\sigma) - \mu}{\sigma} = 1.96$,

所求概率 $\quad P(\mu - 1.96\sigma < X < \mu + 1.96\sigma) = \Phi(1.96) - \Phi(-1.96)$
$$= [1 - \Phi(-1.96)] - \Phi(-1.96) = (1 - 0.025) - 0.025 = 0.95。$$

(3) $Z_1 = \dfrac{(\mu - 2.58\sigma) - \mu}{\sigma} = -2.58$,$Z_2 = \dfrac{(\mu + 2.58\sigma) - \mu}{\sigma} = 2.58$,

所求概率 $\quad P(\mu - 2.58\sigma < X < \mu + 2.58\sigma) = \Phi(2.58) - \Phi(-2.58)$
$$= [1 - \Phi(-2.58)] - \Phi(-2.58) = (1 - 0.005) - 0.005 = 0.99。$$

例 2-1 表明:正态分布概率密度曲线下面积有如下规律(图 2-8):

● 正态分布概率密度曲线与横轴所夹的面积为 1。

● 位于 $(\mu - 1.64\sigma, \mu + 1.64\sigma)$ 内的面积为 0.90,说明正态变量在 $\mu \pm 1.64\sigma$ 范围内取值的概率为 0.90,在该区间以外取值的概率(两侧的阴影面积之和)为 0.10,左、右两侧各 0.05。

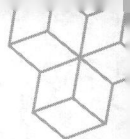

- 位于$(\mu-1.96\sigma,\mu+1.96\sigma)$内的面积为0.95,说明正态变量在$\mu\pm1.96\sigma$范围内取值的概率为0.95,在该区间以外取值的概率(两侧的阴影面积之和)为0.05,左、右两侧各0.025。

- 位于$(\mu-2.58\sigma,\mu+2.58\sigma)$内的面积为0.99,说明正态变量在$\mu\pm2.58\sigma$范围内取值的概率为0.99,在该区间以外取值的概率(两侧的阴影面积之和)为0.01,左、右两侧各0.005。

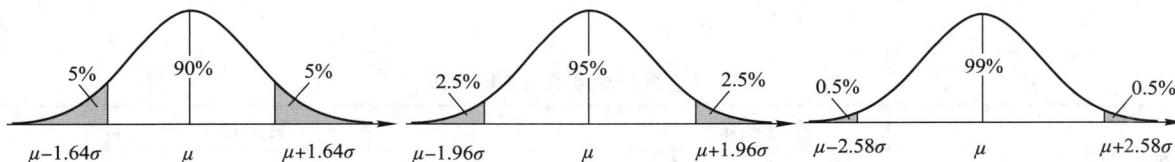

图2-8 正态分布概率密度曲线下面积分布规律示意图

此外,类似例2-1可算出,对于任意正态分布$N(\mu,\sigma^2)$,在区间$\mu\pm\sigma$内概率密度曲线下的面积为68.27%;在区间$\mu\pm2\sigma$内概率密度曲线下的面积为95.45%;在区间$\mu\pm3\sigma$内概率密度曲线下的面积为99.73%。

例2-2 已知某地正常成年女子的血清总蛋白服从正态分布,调查了该地110名正常成年女子,得样本血清总蛋白均数为72.8(g/L)、标准差为3.8(g/L),试估计该地正常成年女子血清总蛋白介于66.0~75.0(g/L)之间的比例。

解: 本例是大样本,可用样本均数和样本标准差作为总体μ、σ的估计值,即将该地正常成年女子的血清总蛋白(记作X)近似看作服从$N(72.8,3.8^2)$的正态分布。作如下标准化变换:

$$Z_1=\frac{66.0-72.8}{3.8}=-1.79,\quad Z_2=\frac{75.0-72.8}{3.8}=0.58$$

查标准正态分布表(附表1)得:$\Phi(z_1)=0.0367$,$\Phi(z_2)=1-\Phi(-0.58)=1-0.281=0.719$,于是

$$P(66.0<X<75.0)=\Phi(z_2)-\Phi(z_1)=0.719-0.0367=0.6823=68.23\%$$

故估计该地区正常成年女子血清总蛋白介于66.0~75.0(g/L)之间的比例为68.23%。

2.1.4 正态分布的应用

正态分布是一种重要的连续型概率分布。许多生物医学现象服从或近似服从正态分布,例如,同性别、同年龄儿童的身高,同性别健康成人的红细胞数、血红蛋白含量、脉搏数等。再如正常情况下生产的产品尺寸:直径、长度、重量等也都近似服从正态分布。许多统计分析方法是以正态分布为基础的。此外,还有不少随机变量的概率分布在一定条件下以正态分布为其极限分布。因此在统计学中,正态分布无论在理论研究还是实际应用中,均占有重要的地位。

2.1.4.1 制定医学参考值范围

医学参考值范围(reference range),指包括绝大多数正常人的某指标观测值的波动范围。这里所谓"正常人",并非指没有任何疾病的人,而是指在同质的前提下排除了足以影响所测指标的因素(包括疾病)的个体。"绝大多数"习惯上包括正常人的90%、95%、99%等。参考值范围曾经被称为"正常值范围",现已废弃了这个称呼。

制定观测指标的参考值范围的一般步骤如下:

(1)依据观测指标的特点、背景和已知的影响因素,确定抽样的入选标准和排除标准(例如,在制定正常成年女子血红蛋白含量的参考值范围研究中,要排除贫血的成年女子;而在制定肺通气量的参考值范围研究中,要排除患有呼吸道疾病的个体进入样本),并抽取一定含量的样本(一般要求100以上)。

(2)根据指标特点决定单侧或双侧:若某指标过高或过低均属异常,则相应的参考值范围应既有上限又有下限,即取双侧;若某指标仅过高(如血铅,发汞)属异常,应采用单侧参考值范围,制定上侧界值(上

限);反之,若某指标仅过低属异常(如肺活量),应制定下侧界值(下限)。医学参考值范围应采用单侧还是双侧界值,通常需根据专业知识确定。

(3) 确定范围:一般以95%参考值范围为最常用。也可根据需要确定90%或99%参考值范围。

(4) 按资料特点选取不同方法计算正常值范围的上、下限:常用的有正态分布法和百分位数法两种(见表2-1)。

表2-1 常用参考值范围的制定

参考值范围 /%	正态分布法			百分位数法		
	双侧	单侧		双侧	单侧	
		下限	上限		下限	上限
90	$\bar{X} \pm 1.64S$	$\bar{X} - 1.28S$	$\bar{X} + 1.28S$	$P_5 \sim P_{95}$	P_{10}	P_{90}
95	$\bar{X} \pm 1.96S$	$\bar{X} - 1.64S$	$\bar{X} + 1.64S$	$P_{2.5} \sim P_{97.5}$	P_5	P_{95}
99	$\bar{X} \pm 2.58S$	$\bar{X} - 2.33S$	$\bar{X} + 2.33S$	$P_{0.5} \sim P_{99.5}$	P_1	P_{99}

采用正态分布法前需对资料进行正态性检验(参见本书第5章);且样本含量要求足够大($n \geq 100$),可用样本均数 $\bar{X}$ 与样本标准差 S 分别作为总体 μ 与 σ 的估计值。

对于分布不对称或不知道分布类型的指标,宜采用百分位数法计算。要注意的是,百分位数法利用的样本信息是不充分的,如果已知指标服从正态分布(或经适当的变换后近似服从正态分布),那么用正态分布法定出的范围比用百分位数法可靠。

例2-3 估计例2-2中该地正常成年女子的血清总蛋白($\bar{X} = 72.8 \text{g/L}, S = 3.8 \text{g/L}$)的95%参考值范围。

解: 由于该地正常成年女子血清总蛋白近似服从正态分布,可用正态分布法计算。因为血清总蛋白过多或过少均属异常,所以应取双侧,即计算95%参考值范围的上、下限。

$$下限为:\bar{X} - 1.96S = 72.8 - 1.96 \times 3.8 = 65.35 (\text{g/L})$$
$$上限为:\bar{X} + 1.96S = 72.8 + 1.96 \times 3.8 = 80.25 (\text{g/L})$$

故该地正常成年女子血清总蛋白的95%参考值范围为 65.35 ~ 80.25g/L。

2.1.4.2 质量控制

若实验误差仅由随机误差引起,不存在某些影响较大的因素导致的误差(称为系统误差),则观测值的波动应服从正态分布。根据这一原理,可以实现观测过程的质量控制。

进行质量控制的一种形象而有效的方法是绘出质量控制图(图2-9)。控制图的横轴表示时间;纵轴上 $\bar{X}$ 所在的水平线为中心线,$\bar{X} \pm 2S$ 为上、下警戒限,$\bar{X} \pm 3S$ 为上、下控制限。依时间顺序记录观测数据,在控制图上依次描点并连线。各数据点及连线显示被观测值在时间上的变化。若各数据点随机地分布在中心线的两侧,则说明观测过程处于控制状态;若有数据点越过上、下控制线,表示出现异常情况,质量失控。因为根据正态分布概率密度曲线下的面积规律,落在($\bar{X} - 2S, \bar{X} + 2S$)区域的概率约为95%,而落在($\bar{X} - 3S, \bar{X} + 3S$)区域的概率约为99%,在一次测量中落在($\bar{X} - 3S$,

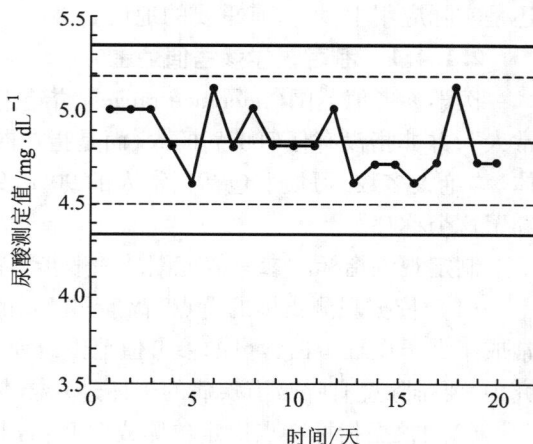

图2-9 血清尿酸测定值控制图

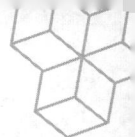

$\overline{X}+3S$)区域以外的概率几乎为0,可以认为是不可能事件。若某一观测值落在控制限以外,则有理由认为数据的波动不仅仅是由随机误差引起的,可能存在某种非随机的系统误差,需要对观测过程采取措施,消除异常因素。

例如,某实验室对同一控制血清作尿酸定量测定,连续观测20天,得20个数据如下(mg/dL):

5.0　5.0　5.0　4.8　4.6　5.1　4.8　5.0　4.8　4.8

4.8　5.0　4.6　4.7　4.7　4.6　4.7　5.1　4.7　4.7

其中 $\overline{X}=4.83$ mg/dL,$S=0.17$ mg/dL。下警戒限 $\overline{X}-2S=4.49$ mg/dL,上警戒限 $\overline{X}+2S=5.17$;下控制限 $\overline{X}-3S=4.32$ mg/dL,上控制限 $\overline{X}+3S=5.34$ mg/dL;20个观测值(X)的质量控制图如图2-9所示。

从图2-9中看出,各测定值均在警戒限以内,且随机地分布在中心线的两侧,可以认为该测定过程处于控制状态。

2.1.4.3　统计方法的理论基础

后面各章讨论的许多统计方法如 t 检验、方差分析、回归分析等都要求变量服从正态分布。对属于非正态分布的资料,实施统计处理的一个重要途径是对其进行变量变换,使得变换后的资料近似服从正态分布,然后按正态分布的方法作统计学处理。

另外,关于统计量的分布如 t 分布、χ^2 分布、F 分布等都是在正态分布的基础上推演出来的。下面要介绍的二项分布和 Poisson 分布,当样本含量足够大时均接近正态分布。可见,正态分布在统计学中占有重要的地位。

2.2　二项分布

2.2.1　概念

在生物医学研究中,许多情形下我们需要进行这样一类"试验"(或观察):

(1) 每次试验只有两种互斥的结果。如对病人治疗的结果(有效或无效)、生化检验的结果(阳性或阴性)、毒性试验的结果(存活或死亡)、产品检验的结果(合格或不合格)等。或者在每次试验中我们只关心某事件 A 是否发生,则每次试验要么事件 A 发生,要么事件 A 不发生(即 A 的对立事件 $\overline{A}$ 发生)。

(2) 为了找到这些试验结果的规律性,通常需要在相同条件下独立、重复做 n 次。例如,对 n 个病人用完全相同的治疗方案进行治疗;在完全相同的条件下对 n 个病人进行生化检验;对 n 只动物进行剂量相同的毒性试验等。

所谓"独立"指的是各次试验结果互不影响;"重复"指的是各次试验条件相同,每次试验我们所关心的事件 A 发生的概率都相同。

(3) 我们关心的是 n 次试验中阳性结果的数目 X。例如,n 个病人治疗后的治愈数,n 个病人生化检验的阳性结果数,n 只动物毒性试验的存活数,n 个产品中的合格数等。

一般地,对于 n 次独立、重复试验,如果每次试验只出现两种对立的结果(对立事件 A 与 $\overline{A}$ 之一),在每次试验中事件 A 发生的概率都是 π(因而其对立事件 $\overline{A}$ 发生的概率都是 $1-\pi$),则称这一串独立、重复试验为 n 重伯努利试验,简称伯努利试验(Bernoulli trials)。

在 n 重伯努利试验中,事件 A 可能发生 $0,1,2,\cdots,n$ 次,下面通过简单的例子说明事件 A 恰好发生 $k(0 \leqslant k \leqslant n)$ 次的概率。

例2-4　假设注射某种免疫疫苗会有10%的人出现不适反应。问3人接种后各种可能后果的概率是多少?

解:记事件 A 表示"出现不适反应"。现有3人接种,每个人接种疫苗后要么出现不适反应(A 发生),要么不出现不适反应(A 不发生或 $\overline{A}$ 发生);结果是独立的,彼此互不影响,并且对每个人来说事件 A 发生的概率是相同的,都等于0.1,$\bar{A}$发生的概率都为$1-0.1=0.9$。

用甲、乙、丙代表3人,则3人接种这个试验就是三重伯努利试验。令X表示A事件("不适反应")发生的次数,则X全部可能的取值为0,1,2,3,具体试验结果以及各种试验结果发生的概率见表2-2。

表2-2　接种3人可能出现不适反应的人数及其概率

出现不适反应人数 X	对应的结果 甲　乙　丙			每种结果的概率	X取各个可能值的概率 $P(X=k)=C_3^k\pi^k(1-\pi)^{3-k}$
0	$\bar{A}$	$\bar{A}$	$\bar{A}$	$0.9\times0.9\times0.9$	$C_3^0 0.1^0(1-0.1)^{3-0}=0.729$
1	A	$\bar{A}$	$\bar{A}$	$0.1\times0.9\times0.9$	$C_3^1 0.1^1(1-0.1)^{3-1}=0.243$
	$\bar{A}$	A	$\bar{A}$	$0.9\times0.1\times0.9$	
	$\bar{A}$	$\bar{A}$	A	$0.9\times0.9\times0.1$	
2	A	A	$\bar{A}$	$0.1\times0.1\times0.9$	$C_3^2 0.1^2(1-0.1)^{3-2}=0.027$
	A	$\bar{A}$	A	$0.1\times0.9\times0.1$	
	$\bar{A}$	A	A	$0.9\times0.1\times0.1$	
3	A	A	A	$0.1\times0.1\times0.1$	$C_3^3 0.1^3(1-0.1)^{3-3}=0.001$

以$X=1$(表示甲、乙、丙3人中有1人出现了不适反应)为例,则可能是甲、乙、丙3人中的任何1个,对应的排列结果为$A\bar{A}\bar{A}$、$\bar{A}A\bar{A}$或$\bar{A}\bar{A}A$,因为各次试验是独立的,所以由概率乘法公式

$$P(A\bar{A}\bar{A})=P(A)P(\bar{A})P(\bar{A})=0.1\times0.9\times0.9=0.1\times0.9^2=0.1\times(1-0.1)^2$$

同理

$$P(\bar{A}A\bar{A})=P(\bar{A}\bar{A}A)=0.1\times0.9^2=0.1\times(1-0.1)^2$$

而3人接种试验结束,若有1人出现不适反应(即$X=1$),则必定且只能发生上述3种排列结果之一,也就是说上述3种排列结果是互不相容的,从而由概率的加法公式,3人中任何1人出现不适反应这一事件的概率为

$$P(X=1)=P(A\bar{A}\bar{A}+\bar{A}A\bar{A}+\bar{A}\bar{A}A)=P(A\bar{A}\bar{A})+P(\bar{A}A\bar{A})+P(\bar{A}\bar{A}A)$$
$$=C_3^1 0.1^1\times(1-0.1)^2=0.243$$

于是得到,在这个三重伯努利试验中,事件A恰好发生$k(k=0,1,2,3)$次的概率为

$$P(X=k)=C_3^k 0.1^k 0.9^{3-k} \qquad k=0,1,2,3$$

而它恰好是二项展开式

$$(0.1+0.9)^3=C_3^0 0.1^0 0.9^3+C_3^1 0.1^1 0.9^2+C_3^2 0.1^2 0.9^1+C_3^3 0.1^3 0.9^0 \qquad (2-8)$$

中对应的各项,于是称这种概率分布为二项分布。由于对于这个三重伯努利试验而言,其全部可能的结果为4种:$X=0,1,2,3$,并且3人接种完毕必定会有其中一种结果发生,所以表2-2中最后一列的累加值为1[注意到式(2-8)的左端为1]。

一般地,在一个n重伯努利试验中,令X表示事件A发生的次数,则随机变量X所有可能的取值为0,1,2,$\cdots$,n,且其概率函数为

$$P(X=k)=C_n^k\pi^k(1-\pi)^{n-k} \qquad k=0,1,2,\cdots,n \qquad (2-9)$$

称随机变量X服从参数为n和π的二项分布(binomial distribution),记为$X\sim B(n,\pi)$。其中,

$$C_n^k=\frac{n!}{k!(n-k)!}$$

显然,二项分布是一种离散型概率分布。参数n称为离散参数,只能取正整数;参数π是事件A发生的总体概率。

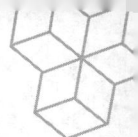

2.2.2　特征

2.2.2.1　二项分布的概率

假设 $X \sim B(n, \pi)$，由式（2-9）可以得到如下二项分布的概率 $P(X)$ 表（2-3）。

表 2-3　二项分布的概率

X	0	1	...	k	...	n
$P(X)$	$C_n^0 \pi^0 (1-\pi)^{n-0}$	$C_n^1 \pi^1 (1-\pi)^{n-1}$	...	$C_n^k \pi^k (1-\pi)^{n-k}$	...	$C_n^n \pi^n (1-\pi)^{n-n}$

且有

（1）二项分布的概率之和等于 1，即 $\sum\limits_{k=0}^{n} C_n^k \pi^k (1-\pi)^{n-k} = [\pi + (1-\pi)]^n = 1$

（2）单侧累积概率

至多有 m 例阳性的概率（下侧累积概率）

$$P(X \leqslant m) = \sum_{k=0}^{m} C_n^k \pi^k (1-\pi)^{n-k}$$

至少有 m 例阳性的概率（上侧累积概率）

$$P(X \geqslant m) = 1 - P(X \leqslant m-1)$$

2.2.2.2　二项分布的图形

二项分布的概率分布示意图见图 2-10。

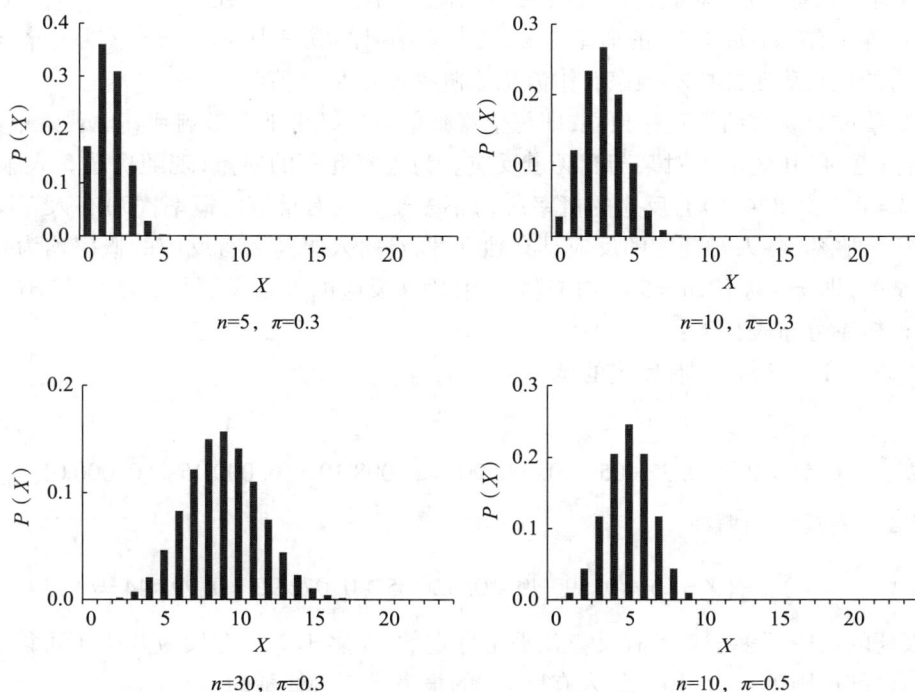

$n=5$，$\pi=0.3$　　　　$n=10$，$\pi=0.3$

$n=30$，$\pi=0.3$　　　　$n=10$，$\pi=0.5$

图 2-10　二项分布的概率分布示意图

2.2.2.3　二项分布的均数与标准差

设 $X \sim B(n, \pi)$，则阳性结果发生数 X 的总体均数为 $\mu = n\pi$；总体方差为 $\sigma^2 = n\pi(1-\pi)$；总体标准差为 $\sigma = \sqrt{n\pi(1-\pi)}$。

2.2.2.4　二项分布的正态近似

据中心极限定理，在 n 较大，$n\pi$ 与 $n(1-\pi)$ 均大于或等于 5 时，二项分布接近于正态分布；当 $n \to \infty$ 时，二项分布 $B(n, \pi)$ 的极限分布是总体均数为 $\mu = n\pi$，总体方差为 $\sigma^2 = n\pi(1-\pi)$ 的正态分布 $N[n\pi, n\pi(1-\pi)]$（图 2-11）。

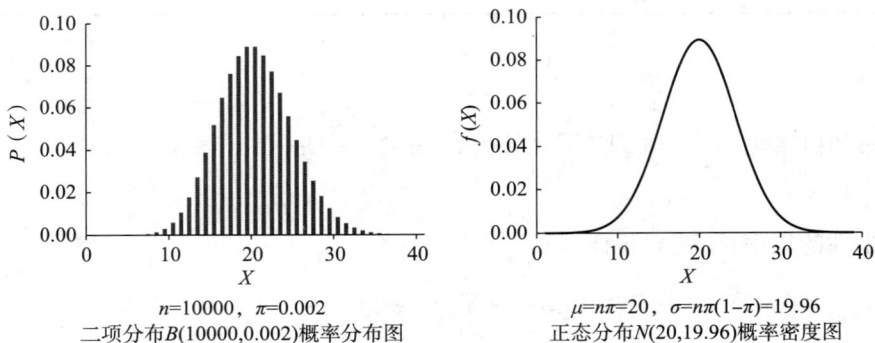

$n=10000$，$\pi=0.002$
二项分布 $B(10000, 0.002)$ 概率分布图

$\mu=n\pi=20$，$\sigma=n\pi(1-\pi)=19.96$
正态分布 $N(20, 19.96)$ 概率密度图

图 2-11　当 $n \to \infty$ 时二项分布逼近正态分布示意图

2.2.3　应用

在应用二项分布时必须注意要满足二项分布的 3 个应用条件：

(1) 各观察单位只具有互相对立的两种结果，如阳性或阴性，生存或死亡等。

(2) 已知发生某一结果（如死亡）的概率为 π，其对立结果的概率则为 $1-\pi$。实际中若 π 未知，可以用从大量观察中获得的比较稳定的样本频率 p 作为总体概率 π 的估计值。

(3) n 个观察单位的观察结果互相独立，即每个观察单位的结果不会影响到其他观察单位的结果。

例 2-5　据报道，有 10% 的人对某药有肠道反应。为考察此药的质量，现随机选 5 人服用此药，试求：(1)其中 k 个人（$k=0,1,2,3,4,5$）有反应的概率；(2)不多于 2 人有反应的概率；(3)有人有反应的概率。

解：随机选 5 人服药，各人对药物的反应具有独立性，且每人服药后有反应的概率均为 0.10，这相当于做 5 次独立重复试验，即 $\pi=0.10$，$n=5$ 的伯努利试验，因而反应的人数 X 服从二项分布 $B(5, 0.10)$。按二项分布公式计算得概率分布表如下：

(1) k 个人（$k=0,1,2,3,4,5$）有反应的概率

$X = k$	0	1	2	3	4	5
$P(X=k)$	0.590 49	0.328 05	0.072 90	0.008 10	0.000 45	0.000 01

(2) 不多于 2 人有反应的概率

$$P(X \leqslant 2) = \sum_{k=0}^{2} P(X=k) = 0.590\ 49 + 0.328\ 05 + 0.072\ 90 = 0.991\ 44 = 99.14\%$$

这就是说，服药的人中不多于 2 人有反应几乎是肯定的，而多于 2 人有反应几乎不可能。因此，如果试验结果超过 2 人有反应，则可认为"10% 的人有反应"的报道是值得怀疑的。

(3) 有人有反应的概率

$$P(X \geqslant 1) = 1 - P(X=0) = 1 - 0.590\ 49 = 0.409\ 51$$

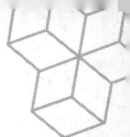

2.3　Poisson 分布

2.3.1　概念

若随机变量 X 的可能取值为 $0,1,2,\cdots$，且其概率函数为

$$P(X=k)=\frac{\lambda^{k}}{k!}e^{-\lambda}, \quad k=0,1,2,\cdots \tag{2-10}$$

此处 $\lambda>0$，是某一常数；$e=2.718\,2\cdots$是自然对数的底数，则称 X 服从参数为 λ 的 Poisson 分布（Poisson's distribution），记为 $X\sim\Pi(\lambda)$。

现以玻片上血细胞计数为例来说明 Poisson 分布产生的机制。设规定面积上血细胞的平均个数为 λ，取一个很大的自然数 n，将此面积等分为 n 个小格子（图 2-12），则每个小格子上血细胞的平均个数为 λ/n。①因 n 很大，以至于在每个小格子上或有 1 个血细胞或无血细胞，有两个或更多个血细胞是不可能的；②每个小格子上出现血细胞的概率都相等，均为 λ/n（小概率）；③不同小格子上是否出现血细胞是互相独立的。那么，在这 n 个小格子上血细胞出现的个数 X 应服从二项分布 $B(n,\lambda/n)$，X 的概率函数为

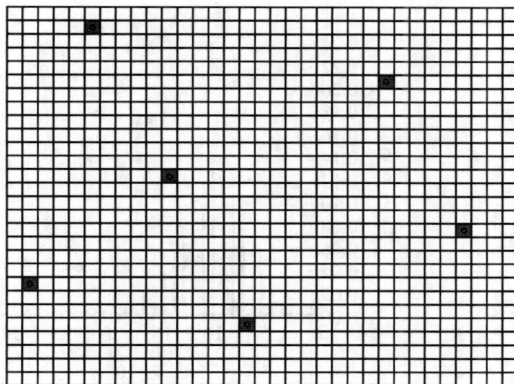

图 2-12　玻片上的血细胞计数

$$P(X=k)=C_{n}^{k}\left(\frac{\lambda}{n}\right)^{k}\left(1-\frac{\lambda}{n}\right)^{n-k}$$

可以证明，当 $n\to\infty$ 时，

$$\lim_{n\to\infty}P(X=k)=\lim_{n\to\infty}C_{n}^{k}\left(\frac{\lambda}{n}\right)^{k}\left(1-\frac{\lambda}{n}\right)^{n-k}=\frac{\lambda^{k}}{k!}e^{-\lambda}$$

由上述推导看出：Poisson 分布可作为二项分布的极限而得到。换言之，如果 $X\sim B(n,\pi)$，当 π 很小，而 n 很大时，可以认为 X 近似服从 $\lambda=n\pi$ 的 Poisson 分布 $\Pi(\lambda)$。

2.3.2　特征

2.3.2.1　Poisson 分布的图形

λ 是 Poisson 分布的唯一参数，它表示单位时间（或单位面积、单位空间）内某随机事件的平均发生数，即总体均数。给定总体均数 λ，按照 Poisson 分布的概率计算公式（2-10）可以求得概率 $P(X=k)$，$k=0,1,2,\cdots$，从而得到对应的 Poisson 分布图形（图 2-13）。由图 2-13 看出 λ 值愈小分布愈不对称，随着 λ 的增大，Poisson 分布趋于对称。

2.3.2.2　总体均数与总体方差相等

总体均数与总体方差相等，即 $\lambda=\sigma^{2}$。这是 Poisson 分布的一个重要特征。利用这一特征，可以初步判断一个离散随机变量是否服从 Poisson 分布。

2.3.2.3　Poisson 分布的正态近似

当 $\lambda=20$ 时 Poisson 分布接近于正态分布；当 $\lambda=50$ 时，可以认为 Poisson 分布呈正态分布。所以在实际工作中，当 $\lambda\ge20$ 时就可以用正态分布来近似地处理 Poisson 分布的问题。

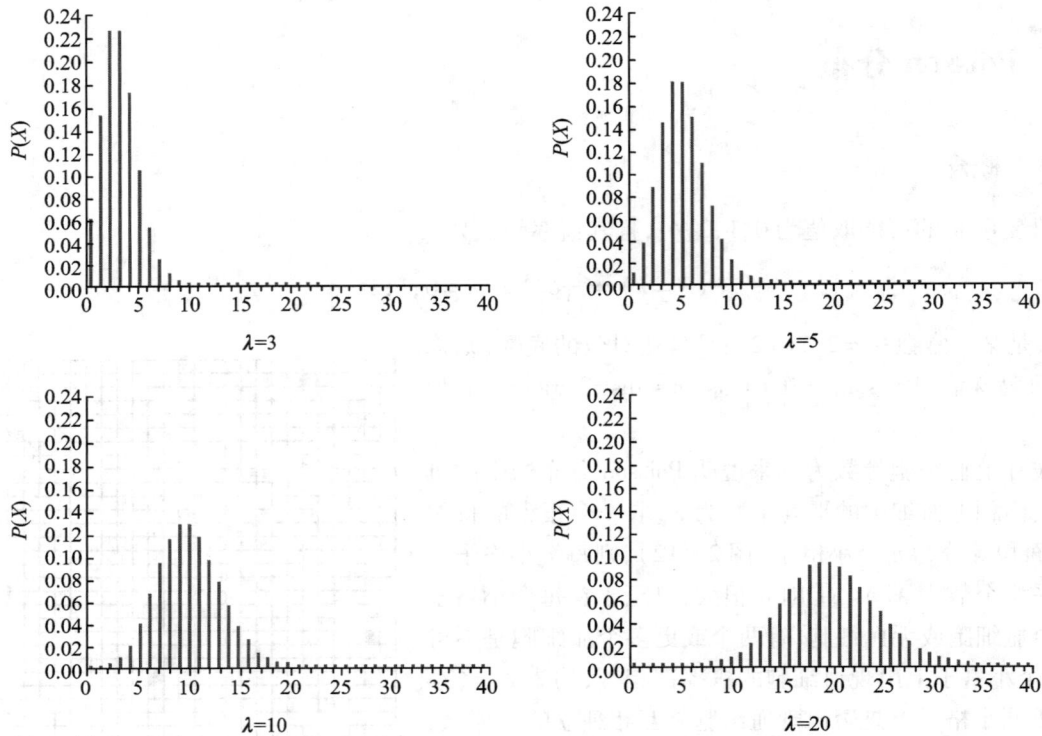

图 2-13 Poisson 分布的概率分布示意图

2.3.2.4 Poisson 分布具有可加性

若 m 个互相独立的随机变量 $X_1, X_2, \cdots, X_m$ 分别服从参数为 $\lambda_1, \lambda_2, \cdots, \lambda_m$ 的 Poisson 分布,则其和 $X_1 + X_2 + \cdots + X_m$ 服从均数为 $\lambda_1 + \lambda_2 + \cdots + \lambda_m$ 的 Poisson 分布。应用中常利用 Poisson 分布的可加性,将若干个互相独立的小观察单位合并成一个大观察单位,从而使均数 $\lambda \geqslant 20$,以便将服从 Poisson 分布的资料按正态近似处理。

例如,已知放射性物质平均每分钟放射的粒子数近似服从 Poisson 分布。设某放射性物质平均每分钟放射的粒子数为 5,则有 $X \sim \Pi(5)$,现连续观察 10 min,考虑其放射的粒子数的分布情况。因第 i 分钟放射的粒子数 $X_i \sim \Pi(5)(i=1,2,\cdots,10)$,且各 X_i 互相独立,据 Poisson 分布的可加性,可得 $\sum_{i=1}^{10} X_i \sim \Pi(50)$,即 10 min 放射的粒子数仍服从 Poisson 分布,且均数为 50。

2.3.3 应用

2.3.3.1 Poisson 分布的应用条件

由于 Poisson 分布可以看作二项分布的极限分布,二项分布的应用条件也是 Poisson 分布的应用条件。此外,Poisson 分布还要求试验次数 n 很大,而所关心的事件发生的概率 π 很小。

Poisson 分布是一种重要的离散型概率分布,用于描述在单位空间或时间内某稀有事件发生的次数。在生物医学研究中,服从 Poisson 分布的随机变量是常见的。例如,人群中某种患病率很低的非传染性疾病患病数或死亡数;每升饮水中大肠杆菌数;计数器小方格中的血细胞数;单位空间中的粉尘数;医院门诊单位时间内就诊的患者数等。此外,放射性物质单位时间内放射的粒子数,地震、火山爆发、特大洪水等天灾事故,交换台的电话呼唤次数等,也都服从 Poisson 分布。要注意的是,一些具有传染性的罕见疾病的发病数,因为首例发生之后可成为传染源,会影响到后续病例的发生,所以不符合 Poisson 分布的应用条件,不能视为

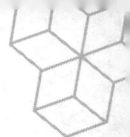

Poisson 分布。对于在单位时间、单位面积或单位容积内,所观察的事物由于某些原因分布不均匀(如细菌在牛奶中成集落存在)时,亦不呈 Poisson 分布。

2.3.3.2 概率计算

据式(2-10)可知,只要参数 λ 确定了,即可求得 Poisson 分布的各项概率。但是在大多数服从 Poisson 分布的实例中,分布参数 λ 往往是未知的,通常从所观察的随机样本中计算出相应的样本均数作为 λ 的估计值,将其代替式(2-10)中的 λ,进而计算出 $k = 0, 1, 2, \cdots$,时的各项概率。

例 2-6 为监测饮用水的污染情况,现检验某社区每毫升饮用水中细菌数,共得 400 个,记录如表 2-4:

表 2-4 某社区每毫升饮用水中细菌数

1 ml 水中细菌数	0	1	2	3	合计
次数 f	243	120	31	6	400

试分析饮用水中细菌数的分布是否服从 Poisson 分布。若服从,按 Poisson 分布计算每毫升水中细菌数的概率及理论次数并将次数分布与 Poisson 分布作直观比较。

解:经计算得每毫升水中平均细菌数 $\bar{X} = 0.500$,方差 $S^2 = 0.496$。两者很接近,故可认为每毫升水中细菌数服从 Poisson 分布。以 $\bar{X} = 0.500$ 代替式(2-10)中的 λ,得

$$P(X = k) = \frac{0.5^k}{k!} e^{-0.5}, \quad k = 0, 1, 2, \cdots$$

计算结果如表 2-5 所示。

表 2-5 细菌数的 Poisson 分布

细菌数	实际次数	频率	概率	理论次数
0	243	0.607 5	0.606 5	242.60
1	120	0.300 0	0.303 3	121.32
2	31	0.077 5	0.075 8	30.32
3	6	0.015 0	0.014 4	5.76
合计	400	1.000 0	1.000 0	400.00

可见细菌数的频率分布与 $\lambda = 0.5$ 的 Poisson 分布是相当吻合的,进一步说明用 Poisson 分布描述单位容积(或面积)中细菌数的分布是适宜的。

2.4 结果报告

(1) 医学参考值范围估计 通常医学参考值范围估计主要报告以下基本内容:

1) 研究的目标人群、性质及样本含量。

2) 观测值的分布情况(正态或非正态)及基本统计描述。

3) 参考值范围,单侧或双侧,估计方法及计算结果。

以下为例 2-3 某地正常成年女子血清总蛋白参考值范围估计的结果报告。

调查了某地 110 名正常成年女子的血清总蛋白,得血清总蛋白样本均数为 72.8(g/L),标准差为 3.8(g/L)。按照正态分布法,该地正常成年女子血清总蛋白的双侧 95% 参考值范围为 65.35 ~ 80.25 g/L。

The serum total protein of 110 normal adult women in a district were measured. The sample mean and standard deviation were 72.8 g/L and 3.8 g/L respectively. Based on normal distribution, the two-sided 95% reference range of serum total protein of normal adult women in this district was estimated as 65.35 to 80.25 g/L.

(2) 应用各种分布进行概率计算　应用三种分布可计算所关心事件的概率,通常需要报告以下内容:

1) 观测值的分布情况(包括分布的类型及分布参数)。

2) 研究者所感兴趣的事件发生的概率,以及由此得到的结论。

以下是例 2-6 Poisson 分布应用的结果报告。

据表 2-4 数据计算得每毫升水中平均细菌数 $\bar{X} = 0.500$,方差 $S^2 = 0.496$。按照 Poisson 分布 $\Pi(0.5)$ 计算的细菌数的频率分布如表 2-5 所示,可见用 Poisson 分布描述单位容积(或面积)中细菌数的分布是适宜的。

According to the data in Table 2-4, the mean and variance for number of bacteria per milliliter of water were 0.5 and 0.496 respectively. The corresponding frequency distribution based on Poisson distribution $\Pi(0.5)$ was showed in Table 2-5. It indicated that Poisson distribution fitted the data well.

2.5　案例辨析

案例 2-1　为估计某地居民尿汞值的参考值范围,测得某地 200 名正常成人的尿汞值如表 2-6。

表 2-6　某地 200 名正常成人的尿汞值(μg/L)

尿汞值	0 ~	4 ~	8 ~	12 ~	16 ~	20 ~	24 ~	28 ~	32 ~	36 ~	40 ~	44 ~	48 ~
例数	45	30	41	20	15	12	13	5	4	6	3	4	2

试根据该样本资料估计该地居民尿汞值的 95% 参考值范围。

下面给出了多种解法,请辨析正误,并讲出道理。若有正确的,请指出;若没有正确的,请补充。

解法一:

计算得该样本资料的均数 $\bar{X} = 13.78$(μg/L),标准差 $S = 11.71$(μg/L),据正态分布法,于是估计该地居民尿汞值的双侧 95% 参考值范围为 $(\bar{X} - 1.96S, \bar{X} + 1.96S) = (-9.17, 36.73)$ μg/L。

解法二:

计算得该样本资料的均数 $\bar{X} = 13.78$(μg/L),标准差 $S = 11.71$(μg/L),因尿汞过高属异常,只需求出单侧上限即可。据正态分布法,估计该地居民尿汞值的单侧 95% 参考值范围为 $(\bar{X}, \bar{X} + 1.64S) = (13.78, 32.98)$ μg/L。

解法三:

计算得该样本资料的均数 $\bar{X} = 13.78$(μg/L),标准差 $S = 11.71$(μg/L),因尿汞过高属异常,且不可能取负值,下限应该为 0,只需求出单侧上限即可。据正态分布法,估计该地居民尿汞值的单侧 95% 参考值范围为 $(0, \bar{X} + 1.64S) = (0, 32.98)$ μg/L。

案例 2-2　某地区 10 万人口中出现了 20 例流行性腮腺炎病例,有人希望据此推断该地区 10 万人口中不少于 20 人患流行性腮腺炎的概率。于是,有几位爱动脑筋的学生给出了自己的解法。请辨析他们的解法之正误,并讲出道理。

解法一: 随机抽取该地区中一人,患流行性腮腺炎的概率为 $20/10^5$,认为该地区 10 万人中的患病数 X 服从二项分布 $B(10^5, 0.000\,2)$,按二项分布概率公式计算患该病例数不少于 20 人$(X \geqslant 20)$的概率为

$$P(X \geqslant 20) = 1 - P(X < 20) = 1 - (C_{100\,000}^0 0.000\,2^0 0.999\,8^{100\,000} + C_{100\,000}^1 0.000\,2^1 0.999\,8^{99\,999}$$

$$+ \cdots + C_{100\,000}^{19} 0.000\,2^{19} 0.999\,8^{99\,981}) = 0.529\,75$$

解法二: 流行性腮腺炎患病率为 $20/10^5$,很低,认为患病数 X 服从 $\lambda = n\pi = 20$ 的 Poisson 分布。因当 $\lambda = 20$ 时 Poisson 分布近似正态分布,于是患该病例数不少于 20 人$(X \geqslant 20)$的概率近似为

$$P(X \geqslant 20) = 1 - P(X < 20)$$

$$= 1 - \left(\frac{20^0}{0!}e^0 + \frac{20^1}{1!}e^1 + \frac{20^2}{2!}e^2 + \cdots + \frac{20^{19}}{19!}e^{19} \right)$$

$$\approx 1 - \varPhi\left(\frac{20 - 20}{\sqrt{20}} \right) = 1 - \varPhi(0) = 1 - 0.5 = 0.5$$

解法三: 同解法二,认为患病数 X 服从 $\lambda = n\pi = 20$ 的 Poisson 分布。据 Poisson 分布的概率公式,于是患该病例数不少于 20 人$(X \geqslant 20)$的概率为

$$P(X \geqslant 20) = \frac{20^{20}}{20!}e^{20} + \frac{20^{21}}{21!}e^{21} + \cdots + \frac{20^{100\,000}}{100\,000!}e^{100\,000} = 0.529\,74$$

2.6 电脑实验

实验 2 - 1 用 SPSS 计算例 2 - 2 血清总蛋白介于 66.0 ~ 75.0g/L 的比例
学会采用 SPSS 函数获得正态分布某区间所占比例的方法。

实验 2 - 2 用 SPSS 计算例 2 - 5 的概率
学会采用 SPSS 函数求概率的方法。

实验 2 - 3 用 Excel 演示正态分布
理解正态分布均数(μ)与标准差(σ)两个参数的意义。

实验 2 - 4 用 Excel 演示二项分布
理解二项分布参数的意义。

实验 2 - 5 用 Excel 演示 Poisson 分布
理解 Poisson 分布参数的意义。

2.7 常见疑问与小结

2.7.1 常见疑问

(1) 如何判定一组数据是否符合正态分布?

判定一组数据是否符合正态分布通常有如下几种方法:①根据文献报道。例如,文献报道中学生的体重、肺活量服从正态分布,那么我们可以沿用文献的做法。②根据经验或专业知识判断。例如根据专业知识,同性别健康成人的红细胞数、血红蛋白含量、脉搏数等都近似服从正态分布,而正常成人的血铅含量近似对数正态分布,经对数转换后应近似服从正态分布。③可以借助统计软件对资料作正态性检验(见第 5 章)。

（2）为什么将"医学参考值范围"称为"正常值范围"是不妥当的？

医学参考值范围是指特定的"正常"人群（排除了影响所研究指标的疾病和有关因素的同质人群）的生理、生化指标等数据中大多数个体的取值所在的范围。如95%医学参考值范围仅表明某特定人群中，95%的个体该指标测定值在此范围内，但并不表示凡在此范围内都"正常"，也不表示凡不在此范围内都"不正常"。故将"医学参考值范围"称为"正常值范围"是不妥当的。

2.7.2 小结

（1）正态分布是一种重要的连续型分布。很多医学现象近似服从正态分布，正态分布是许多统计方法的理论基础。正态分布 $N(\mu,\sigma^2)$ 由均数 μ 和方差 σ^2 确定。μ 决定正态概率密度曲线在横轴上的位置，μ 增大，则曲线沿 X 轴向右移动；反之，μ 减小，曲线沿 X 轴向左移动。σ 决定曲线的形状，当 μ 固定时，σ 愈大，表示数据愈分散，曲线愈"矮胖"；σ 愈小，数据集中在 μ 附近，曲线愈"瘦高"。服从正态分布 $N(\mu,\sigma^2)$ 的随机变量在某个区间内取值的概率即为其概率密度曲线下的面积。X 取值落在区间 $\mu\pm1.64\sigma$、$\mu\pm1.96\sigma$、$\mu\pm2.58\sigma$ 的概率分别是90%、95%、99%，或者说在理论上 $\mu\pm1.64\sigma$、$\mu\pm1.96\sigma$、$\mu\pm2.58\sigma$ 三个范围内的观察数分别占总观察数的90%、95%、99%。应用正态分布概率密度曲线下的面积分布规律，可估计某些医学参考值范围、进行质量控制等。

总体均数为0，总体方差为1的正态分布称为标准正态分布，记作 $N(0,1)$。服从任意正态分布 $N(\mu,\sigma^2)$ 的变量 X 都可以通过标准化变换 $Z=\dfrac{X-\mu}{\sigma}$ 转化为标准正态分布，进而利用标准正态分布表解决一般正态分布的概率计算问题。

（2）二项分布是一种重要的离散型分布。用于描述二分类结局（结果只能出现两种情况）的 n 次独立重复试验中，发生 X 次某种阳性结果的概率分布。二项分布 $B(n,\pi)$ 的总体均数 $\mu=n\pi$，总体标准差 $\sigma=\sqrt{n\pi(1-\pi)}$。当 n 较大，π 不接近0也不接近1，且 $n\pi$ 与 $n(1-\pi)$ 均大于5时，二项分布 $B(n,\pi)$ 近似正态分布 $N[n\pi,n\pi(1-\pi)]$。

（3）Poisson 分布也是一种重要的离散型分布。用于描述单位时间或空间内某稀有事件发生数的概率分布。Poisson 分布 $\Pi(\lambda)$ 的总体均数和总体方差相等，都为其参数 λ。当 $\lambda\geq20$ 时 Poisson 分布 $\Pi(\lambda)$ 与正态分布接近，有关概率可以采用正态分布来近似，以简化计算。

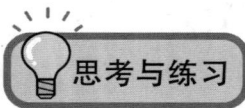

思考与练习

一、思考题

1. 服从二项分布及 Poisson 分布的条件分别是什么？
2. 二项分布、Poisson 分布分别在何种条件下近似正态分布？

二、计算题

1. 已知某种非传染性疾病的常规疗法的有效率为80%，现对10名该疾病患者用常规疗法治疗，问至少有9人治愈的概率是多少？
2. 据以往的统计资料，某地新生儿染色体异常率为1%，问100名新生儿中染色体异常不少于2名的概率是多少？
3. 调查某市2010年110名20岁男性青年的身高（cm）资料如下：
173.1　166.8　172.9　175.9　172.8　170.5　174.1　174.2　175.7　173.5　173.8

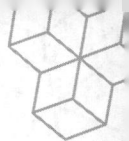

168.2　173.7　184.4　174.8　172.5　174.9　174.9　174.2　173.8　176.2　180.7

170.9　165.0　176.3　174.2　179.8　174.5　180.5　171.5　178.9　171.5　176.3

166.7　170.8　168.8　177.5　174.5　183.5　182.0　170.9　173.5　177.5　177.5

181.2　177.1　172.3　176.5　174.0　174.3　174.6　172.6　171.3　173.1　178.3

176.9　170.5　174.2　177.5　176.6　182.3　172.1　169.9　179.5　175.8　176.0

178.6　180.6　175.6　173.3　168.7　174.5　178.5　171.3　172.0　173.2　174.8

168.8　176.0　182.6　169.5　177.5　180.6　181.5　175.1　165.2　168.0　180.8

175.4　169.2　170.0　171.9　176.6　178.8　177.2　173.4　168.5　177.6　176.5

175.8　164.8　175.6　180.0　176.6　176.5　177.7　174.1　180.8　170.6　179.2

（1）试估计当年该市 20 岁男性青年中，身高在 175.0～178.0 cm 内的比例？

（2）估计当年该市 95% 及 99% 的 20 岁男青年身高范围。

（3）若当年在该市随机抽查 1 名 20 岁男青年，试估计其身高超过 180 cm 的概率。

（祁爱琴　高　永　石德文　刘　芳）

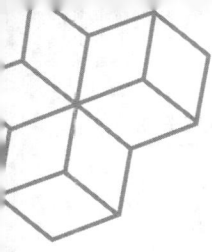

3 参数估计

通常情况下,感兴趣的研究总体很大,甚至总体是假想总体(例如,研究总体是将要接受治疗的所有病人)。对整个总体进行研究,费时,费力,甚至无法进行。因此,一般情况下是收集可以代表总体的样本数据,来对总体参数进行估计。在第 1 章已经学习了采用样本均数 $\bar{X}$、样本频率 p 等样本统计量,估计总体均数 μ、总体概率 π 等总体参数,这些属于对参数的点估计(point estimate)。点估计没有充分利用样本的信息,不能反映抽样误差的大小,而区间估计(interval estimate)恰好克服了这些缺点。本章首先介绍抽样分布与抽样误差的概念,紧接着介绍几个常用的抽样分布,然后介绍总体均数、总体概率的区间估计。

3.1 抽样分布与标准误

从同一总体中,随机抽取相同含量样本,由重复抽取的每一份样本均可计算获得一个样本统计量(如样本均数 $\bar{X}$)。例如,从某一总体中随机抽取 n 例样本,可根据公式

$$\bar{X} = \sum_{i=1}^{n} \frac{X_i}{n}$$

计算获得一个样本均数,重复地从同一总体中随机抽取 n 例样本 m 次(通常假定 m 为无穷大),可获得 m 份样本、m 个样本均数,m 个样本均数的分布称为样本均数的抽样分布(sampling distribution)。样本均数与其总体均数之间完全相同的可能性很小,为了测量样本均数与其总体均数之间的接近程度,抽样分布起了重要的作用,抽样分布是统计学推断的基础。下面将分别介绍样本均数、样本频率的抽样分布与标准误。

3.1.1 样本均数

下面以投骰子为例,说明抽样分布的含义。骰子是一个正方体,有六个面,其点数分别为 1、2、3、4、5、6。

令随机变量 X 表示每次抛出骰子落地后的点数($X = 1,2,3,4,5,6$),假定骰子质地均匀,由此得到每一点数可能出现的概率 $P(X)$ 均为 1/6。变量 X 的分布呈均匀分布(图 3 - 1)。

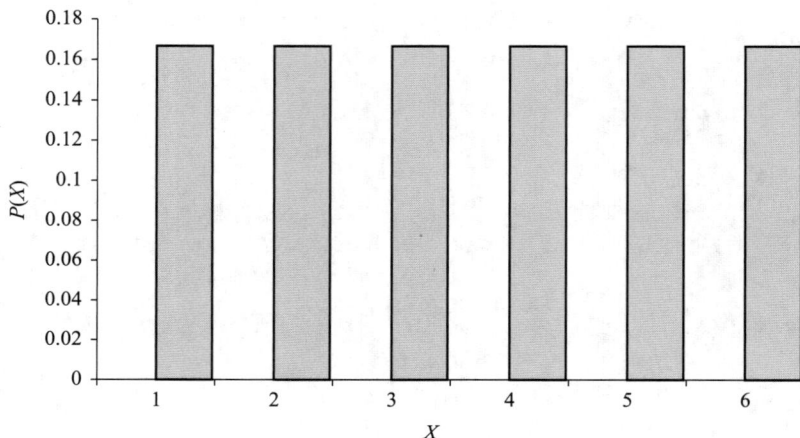

图 3 - 1 随机变量 X 的概率分布

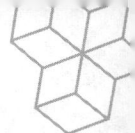

在无限次投掷骰子后,由统计学原理可以确定 X 的总体均数为

$$\mu = \sum XP(X) = 1\left(\frac{1}{6}\right) + 2\left(\frac{1}{6}\right) + 3\left(\frac{1}{6}\right) + 4\left(\frac{1}{6}\right) + 5\left(\frac{1}{6}\right) + 6\left(\frac{1}{6}\right) = 3.5$$

总体方差为

$$\sigma^2 = \sum (X - \mu)^2 P(X) = (1 - 3.5)^2\left(\frac{1}{6}\right) + (2 - 3.5)^2\left(\frac{1}{6}\right) + (3 - 3.5)^2\left(\frac{1}{6}\right)$$

$$+ (4 - 3.5)^2\left(\frac{1}{6}\right) + (5 - 3.5)^2\left(\frac{1}{6}\right) + (6 - 3.5)^2\left(\frac{1}{6}\right) = 2.92$$

总体标准差为 $\sigma = \sqrt{\sigma^2} = \sqrt{2.92} = 1.71$。

下面独立地投掷 2 次,样本含量为 2,计算样本均数。如此重复进行,所有可能的样本均数 $\bar{X}$ 见表 3 - 1,均数 $\bar{X}$ 对应的概率分布见表 3 - 2(由表 3 - 1 整理而得),其相应图形见图 3 - 2。

表 3 - 1 样本含量为 2 的所有可能样本均数

骰子 1	骰子 2					
	1	2	3	4	5	6
1	1.0	1.5	2.0	2.5	3.0	3.5
2	1.5	2.0	2.5	3.0	3.5	4.0
3	2.0	2.5	3.0	3.5	4.0	4.5
4	2.5	3.0	3.5	4.0	4.5	5.0
5	3.0	3.5	4.0	4.5	5.0	5.5
6	3.5	4.0	4.5	5.0	5.5	6.0

表 3 - 2 表 3 - 1 中所有样本均数 $\bar{X}$ 的概率分布

$\bar{X}$	1.0	1.5	2.0	2.5	3.0	3.5	4.0	4.5	5.0	5.5	6.0
$P(\bar{X})$	1/36	2/36	3/36	4/36	5/36	6/36	5/36	4/36	3/36	2/36	1/36

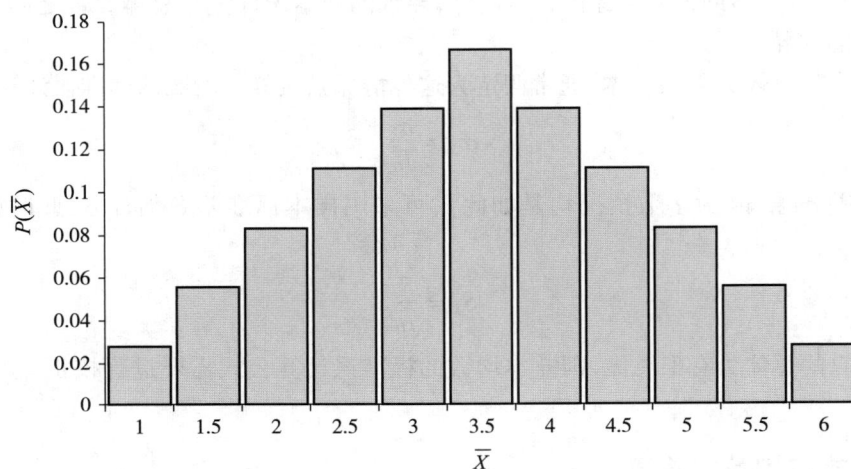

图 3 - 2 样本均数 $\bar{X}$ 的概率分布

由表 3 – 1 可见,样本含量为 2 共有 36 种可能组合,每一种可能出现的概率均为 1/36。但 $\bar{X}$ 仅有 11 个可能的取值,即 1.0、1.5、…、6.0,这些取值中以 3.5 出现的频数最多(为 6),其次为 2.5 与 4.0(为 5),最少为 1.0 与 6.0(为 1)(见表 3 – 2)。比较图 3 – 2 与图 3 – 1 可见,$\bar{X}$ 的抽样分布图形与 X 的概率分布图形完全不同。

样本含量为 2 的 $\bar{X}$ 抽样分布的均数为

$$\mu_{\bar{X}} = \sum \bar{X} P(\bar{X}) = 1.0\left(\frac{1}{36}\right) + 1.5\left(\frac{2}{36}\right) + \cdots + 6.0\left(\frac{1}{36}\right) = 3.5$$

样本含量为 2 的 $\bar{X}$ 抽样分布的方差为

$$\sigma_{\bar{X}}^2 = \sum (\bar{X} - \mu_{\bar{X}})^2 P(\bar{X})$$
$$= (1.0 - 3.5)^2\left(\frac{1}{36}\right) + (1.5 - 3.5)^2\left(\frac{2}{36}\right) + \cdots + (6.0 - 3.5)^2\left(\frac{1}{36}\right) = 1.46$$

样本均数抽样分布的标准差为

$$\sigma_{\bar{X}} = \sqrt{\sigma_{\bar{X}}^2} = \sqrt{1.46} = 1.21$$

由此可见,$\bar{X}$ 抽样分布的均数等于 X 概率分布的均数,即 $\mu_{\bar{X}} = \mu$;但 $\bar{X}$ 抽样分布的方差($\sigma_{\bar{X}}^2 = 1.46$)不等于 X 概率分布的方差($\sigma^2 = 2.92$),且有 $\sigma_{\bar{X}}^2 = \dfrac{\sigma^2}{2}$。

如果将样本含量 $n = 2$ 修改为 $n = 5$,$n = 10$,$n = 30$,则仍可获得 $\bar{X}$ 抽样分布的均数 $\mu_{\bar{X}} = \mu = 3.5$;方差分别为 $2.92/5 = 0.584$、$2.92/10 = 0.292$ 和 $2.92/30 = 0.0973$,样本均数的标准差分别为 $\sqrt{2.92/5} \approx 0.7642$、$\sqrt{2.92/10} \approx 0.5404$ 和 $\sqrt{2.92/30} \approx 0.3120$。可见,所获得的抽样分布的方差小于总体方差,并有 $\sigma_{\bar{X}}^2 = \dfrac{\sigma^2}{n} < \sigma^2$,样本含量越大,$\sigma_{\bar{X}}^2$ 越小。不仅如此,当有足够的样本含量(如 $n \geq 30$)时,从任何总体中抽取随机样本的样本均数近似地服从正态分布,样本含量越大,$\bar{X}$ 抽样分布越接近于正态分布。这种现象统计学上称为中心极限定理(central limit theorem)。

实际上,如果总体原本就是正态分布,那么对于所有 n 值,抽样分布均为正态分布。如果总体为非正态分布,仅在 n 值较大情况下,$\bar{X}$ 近似服从正态分布。一般说,$n \geq 30$ 时的 $\bar{X}$ 抽样分布近似为正态分布;但是,如果总体分布极度非正态(如双峰分布,极度偏峰分布),n 值很大很大时,$\bar{X}$ 才近似服从正态分布。

为了与一般随机变量的标准差相区别,样本统计量(如 $\bar{X}$,p)所对应的标准差习惯上称为标准误(standard error),如样本均数的标准差简称为均数的标准误(standard error of the mean,SEM)。标准误反映了抽样误差的大小,即反映了因个体间差异的原因,由抽样所导致的样本统计量与总体参数之间、样本统计量与样本统计量之间存在的差异。

如果样本所来自的总体为无限总体(通常假定为这种情况),则样本均数的标准误计算公式为

$$\sigma_{\bar{X}} = \frac{\sigma}{\sqrt{n}} \tag{3 – 1}$$

如果总体标准差 σ 未知(大多数情况均是如此),可采用样本标准差 S 估计 σ,此时标准误 $\sigma_{\bar{X}}$ 的估计值为

$$S_{\bar{X}} = \frac{S}{\sqrt{n}} \tag{3 – 2}$$

如果样本所来自的总体为有限总体,则样本均数的标准误计算公式需要进行校正,参见 3.7.1 "常见疑问" 的第 4 点。

3.1.2 两个样本均数间差值

分别从两个正态总体 $N(\mu_1, \sigma_1^2)$ 和 $N(\mu_2, \sigma_2^2)$ 中,独立随机地抽取样本,所得样本均数分别记为 $\bar{X}_1$、$\bar{X}_2$。

因为 $\bar{X}_1$、$\bar{X}_2$ 分别服从正态分布 $N(\mu_1,\sigma_1^2/n_1)$ 和 $N(\mu_2,\sigma_2^2/n_2)$，所以两个样本均数间差值 $\bar{X}_1-\bar{X}_2$ 同样服从正态分布，$\bar{X}_1-\bar{X}_2$ 抽样分布的均数为

$$\mu_{\bar{X}_1-\bar{X}_2}=\mu_1-\mu_2 \qquad (3-3)$$

标准误为

$$\sigma_{\bar{X}_1-\bar{X}_2}=\sqrt{\frac{\sigma_1^2}{n_1}+\frac{\sigma_2^2}{n_2}} \qquad (3-4)$$

如果原总体为非正态，那么当样本含量较大（如每组 $n\geqslant30$）时，根据中心极限定理，有两个样本均数 $\bar{X}_1$ 和 $\bar{X}_2$ 分别近似地服从正态分布 $N(\mu_1,\sigma_1^2/n_1)$ 和 $N(\mu_2,\sigma_2^2/n_2)$，差值 $\bar{X}_1-\bar{X}_2$ 的抽样分布也为近似正态分布，公式(3-3)和(3-4)仍然成立。

（1）$\sigma_1^2\neq\sigma_2^2$　如果总体方差未知，在假定两总体方差不相等的情况下，两个样本均数间差值 $\bar{X}_1-\bar{X}_2$ 的标准误近似地等于

$$S_{\bar{X}_1-\bar{X}_2}=\sqrt{\frac{S_1^2}{n_1}+\frac{S_2^2}{n_2}} \qquad (3-5)$$

（2）$\sigma_1^2=\sigma_2^2=\sigma_c^2$　如果总体方差未知，在假定两总体方差相等，且有 $\sigma_1^2=\sigma_2^2=\sigma_c^2$ 的情况下，两个样本均数间差值 $\bar{X}_1-\bar{X}_2$ 的标准误近似地等于

$$S_{\bar{X}_1-\bar{X}_2}=\sqrt{\frac{S_c^2}{n_1}+\frac{S_c^2}{n_2}}=S_c\sqrt{\frac{1}{n_1}+\frac{1}{n_2}} \qquad (3-6)$$

其中，S_c 为合并标准差，其值介于样本标准差 S_1 与 S_2 之间，采用样本方差 S_1^2 与 S_2^2 的加权平均值的平方根来计算，其计算公式为

$$S_c=\sqrt{\frac{(n_1-1)S_1^2+(n_2-1)S_2^2}{(n_1-1)+(n_2-1)}} \qquad (3-7)$$

3.1.3　样本频率

如果所处理的数据为二项分类变量，那么感兴趣的参数就是"成功"的概率。记"成功"的总体概率为 π，样本中"成功"的频率 p 是参数 π 的估计值。n 次独立重复试验中，出现"成功"的次数记为 X，X 服从二项分布，记为 $X\sim B(n,p)$，则有样本频率

$$p=\frac{X}{n}$$

样本频率 p 的总体均数为

$$\mu_p=\pi \qquad (3-8)$$

样本频率 p 的总体方差为

$$\sigma_p^2=\frac{\pi(1-\pi)}{n} \qquad (3-9)$$

总体标准差（即样本频率的标准误）为

$$\sigma_p=\sqrt{\frac{\pi(1-\pi)}{n}} \qquad (3-10)$$

样本频率 p 的标准差也称为样本频率的标准误，可用来描述样本频率的抽样误差。

在一般情形下，总体概率 π 往往并不知道。此时若用样本资料计算样本频率 $p=X/n$ 作为 π 的估计值，则 σ_p 的估计值为

$$S_p=\sqrt{\frac{p(1-p)}{n}} \qquad (3-11)$$

实践中,当 n 足够大,样本频率 p 不接近于 0 与 1 时[满足 np 和 $n(1-p)$ 均大于 5],p 的抽样分布接近正态分布。

3.1.4 两个样本频率间差值

两个"成功"事件数 X_1 与 X_2 分别服从二项分布 $B(n_1, \pi_1)$ 与 $B(n_2, \pi_2)$,两个样本频率间差值 $p_1 - p_2$ 的总体均数为

$$\mu_{p_1-p_2} = \pi_1 - \pi_2 \tag{3-12}$$

(1) $\pi_1 \neq \pi_2$ 时 $p_1 - p_2$ 的总体方差为

$$\sigma^2_{p_1-p_2} = \frac{\pi_1(1-\pi_1)}{n_1} + \frac{\pi_2(1-\pi_2)}{n_2} \tag{3-13}$$

若用样本资料来估计,则 $p_1 - p_2$ 的标准差为

$$S_{p_1-p_2} = \sqrt{\frac{p_1(1-p_1)}{n_1} + \frac{p_2(1-p_2)}{n_2}} \tag{3-14}$$

(2) $\pi_1 = \pi_2 = \pi_c$ 时 $p_1 - p_2$ 的总体方差为

$$\sigma^2_{p_1-p_2} = \pi_c(1-\pi_c)\left(\frac{1}{n_1} + \frac{1}{n_2}\right) \tag{3-15}$$

若用样本资料来估计,则 π_c 的估计值为

$$p_c = \frac{X_1 + X_2}{n_1 + n_2} \tag{3-16}$$

此时 $\sigma_{p_1-p_2}$ 的估计值为

$$S_{p_1-p_2} = \sqrt{p_c(1-p_c)\left(\frac{1}{n_1} + \frac{1}{n_2}\right)} \tag{3-17}$$

不论 π_1 和 π_2 是否相等,当 n_1 与 n_2 均足够大,p_1 与 p_2 均不接近于 0 与 1 时[满足 $n_1 p_1$、$n_1(1-p_1)$ 及 $n_2 p_2$、$n_2(1-p_2)$ 均大于 5],两个样本频率间差值 $p_1 - p_2$ 的抽样分布接近正态分布。

3.2 Z 分布与 t 分布

在第 2 章已经学习了正态分布、二项分布、Poisson 分布等常见的概率分布,常见的抽样分布有 Z 分布(即标准正态分布)、t 分布、F 分布、χ^2 分布等,本章只介绍 Z 分布和 t 分布,F 分布和 χ^2 分布将在后面相关章节中介绍。

3.2.1 Z 分布

根据中心极限定理,即使样本统计量所来自的总体不服从正态分布,当样本含量 n 足够大时,样本均数也近似地服从正态分布。第 2 章介绍正态分布时,提到了标准正态变换,由公式

$$Z = \frac{X - \mu}{\sigma}$$

可将一般正态分布 $N(\mu, \sigma^2)$ 转化为标准正态分布 $N(0,1)$。同样,如果样本均数 $\bar{X}$ 的分布服从一般正态分布 $N(\mu, \sigma_{\bar{X}}^2)$ 或 $N(\mu, \sigma^2/n)$,则

$$\frac{\bar{X} - \mu}{\sigma/\sqrt{n}} \sim Z \text{ 分布} \tag{3-18}$$

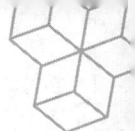

3.2.2 t 分布

总体标准差 σ 在实际研究中通常未知,若用样本标准差 S 来代替总体标准差 σ,则有 $\dfrac{\overline{X}-\mu}{S/\sqrt{n}}$ 不再服从 Z 分布,而是服从 t 分布,记为

$$\frac{\overline{X}-\mu}{S/\sqrt{n}} \sim t(\nu)$$

其中 ν 为自由度,自由度决定了 t 分布的形状。

英国统计学家 Gosset 于 1908 年以笔名"Student"发表了一篇论文,提出了 t 分布的理论,因此 t 分布又称为斯蒂顿特 t 分布(Student's t-distribution)。t 分布的概率密度函数为

$$f(t) = \frac{\Gamma[(\nu+1)/2]}{\sqrt{\pi\nu}\,\Gamma(\nu/2)}\left(1+\frac{t^2}{\nu}\right)^{-\frac{(\nu+1)}{2}}, \quad -\infty < t < \infty$$

其中,$\Gamma(\cdot)$ 为伽玛函数符号,它是已知函数;$\pi \approx$ 3.141 6,为圆周率;ν 表示自由度。如果以 t 为横坐标,$f(t)$ 为纵坐标,可绘制出 t 分布的概率密度曲线(图 3-3)。

图 3-3 不同自由度 t 分布的概率密度曲线

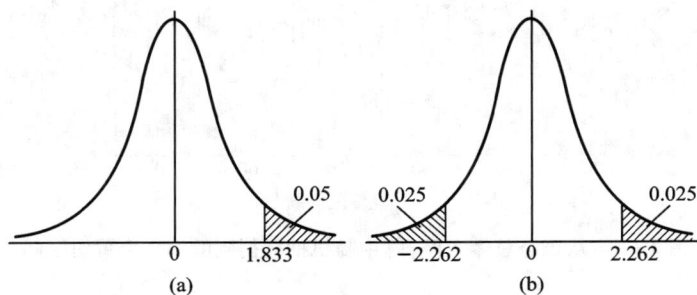

由图 3-3 可见,对于不同的自由度,t 分布有不同的概率密度曲线,其特点如下:

(1) t 分布的概率密度曲线呈单峰,曲线在 $t=0$ 处最高,并以 $t=0$ 为中心左、右对称。t 值可以是正数,也可以是负数。

(2) 与标准正态分布相比,曲线最高处较矮,两尾部较高。

(3) t 分布的概率密度曲线是一簇曲线,其形态变化与自由度的大小有关,自由度一旦确定,则其概率密度曲线的形状也就确定。自由度越小,则 t 值越分散,曲线越低平,尾部越高;随着自由度的增大,t 分布曲线逐渐逼近标准正态分布概率密度曲线,t 分布的极限分布为 Z 分布(即标准正态分布)。

(4) t 分布的概率密度曲线下面积有一定的规律性。例如,自由度 $\nu=9$ 时,$t \leqslant -1.833$ 或 $t \geqslant 1.833$(单侧)的曲线下面积为 0.05,见图 3-4(a);$t \leqslant -2.262$ 和 $t \geqslant 2.262$(双侧)的曲线下面积之和也为 0.05(左、右尾部面积各 0.025),见图 3-4(b)。

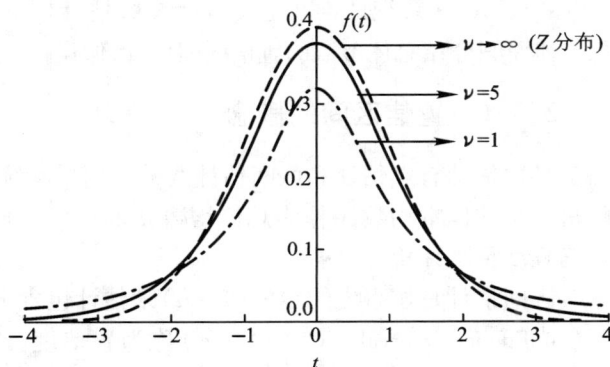

图 3-4 自由度 $\nu=9$ 时单侧(a)与双侧(b)t 分布曲线下尾部面积

令 α 为一个事先确定的小概率,通过查 t 分布界值表(附表 2),可以得到不同自由度 ν 的单侧或双侧 α 值对应的 t 界值,分别记为 $t_{\alpha,\nu}$ 或 $t_{\alpha/2,\nu}$。α 是样本统计量 t 的数值大于等于 $t_{\alpha,\nu}$ 的曲线下面积,即

$$\alpha = P(t \geqslant t_{\alpha,\nu})$$

也等于 t 的绝对值大于等于 $t_{\alpha/2,\nu}$ 的曲线下面积,即

$$\alpha = P(|t| \geqslant t_{\alpha/2,\nu})$$

在第4章假设检验中,将采用 t 分布界值表(附表2)获得检验统计量 t 值与自由度对应的近似 P 值。α 值与 P 值都是概率值,都是抽样分布曲线下尾部面积的大小。但它们是有区别的,α 值是事先人为确定的小概率(通常情况下,习惯地令 $\alpha = 0.05$),而 P 值是在零假设成立条件下样本统计量所对应的概率(随机变量);α 值是认为有统计学意义的最大 P 值(恒量),也就是说 P 值小于等于 α 就可以认为具有统计学意义。

3.3 总体参数的估计

根据以上所介绍的抽样分布规律,可以对样本统计量($\bar{X}$、p)相应的总体参数(μ、π)作出统计推断(statistical inference),统计推断主要包括参数估计(parameter estimation)和假设检验(hypothesis testing)两个方面。本章只介绍总体参数的置信区间估计,假设检验将在下一章及以后有关章节中介绍。

3.3.1 置信区间的概念

参数估计有点估计和区间估计两种。用样本统计量直接作为总体参数的估计值就是点估计,如直接用随机样本的样本均数 $\bar{X}$ 作为总体均数 μ 的点估计值。点估计方法简单,但未考虑抽样误差的影响,估计的正确程度很难评价。

区间估计是按事先给定的 $(1-\alpha)$ 来估计包含未知总体参数的一个区间范围,该范围称为参数的置信区间(confidence interval,CI)。$(1-\alpha)$ 称为置信度(confidence),也可表示为 $100(1-\alpha)\%$,常取95%(也取90%、99%)。置信区间通常用两个数值即两个置信限(confidence limit,CL)表示,较小者称为置信下限(lower confidence limit,LCL),较大者称为置信上限(upper confidence limit,UCL)。

总体均数的95%置信区间的实际涵义是:如果从同一总体中重复抽取100份样本含量相同的独立样本,每份样本分别计算1个置信区间,在100个置信区间中,将大约有95个置信区间覆盖总体均数,大约有5个置信区间并不覆盖总体均数(图3-5)。对于某一次估计的置信区间,我们总是宣称这个区间覆盖了总体均数,但不一定是真的覆盖了总体均数,于是,我们补充一句:置信度为95%。

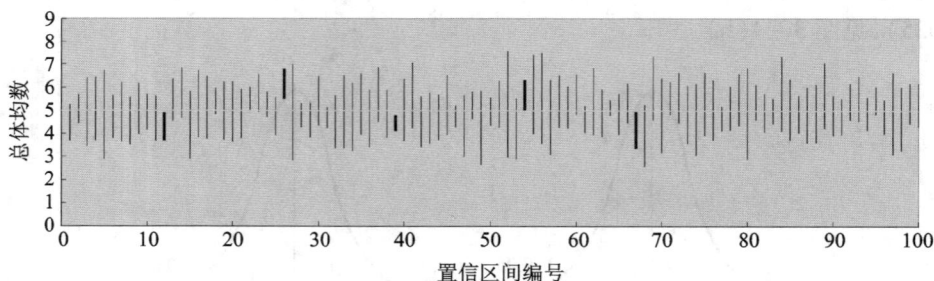

图 3-5 从正态总体 $N(5,1)$ 中随机抽样得到的 100 个置信区间

3.3.2 总体均数的置信区间

如果总体标准差 σ 已知,或 σ 未知但样本含量足够大,可按标准正态分布估计总体均数 μ 的置信区间;如果总体标准差 σ 未知,采用样本标准差 S 取代总体标准差 σ,则可按 t 分布估计总体均数 μ 的置信区间。

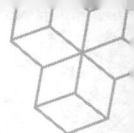

3.3.2.1 σ 已知

σ 已知,在一般正态分布概率密度曲线下,$(1-\alpha)$ 置信区间的范围可表示为图 3-6 的中间部分。

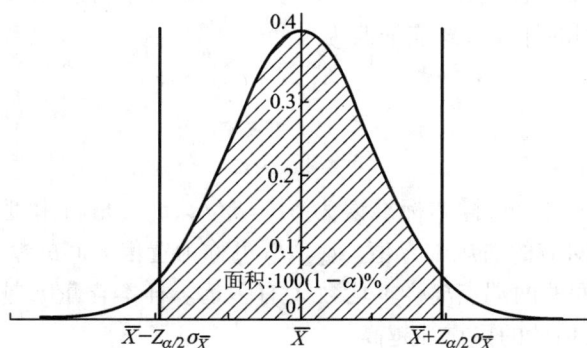

图 3-6 总体均数 μ 的双侧 $(1-\alpha)$ 置信区间

总体均数 μ 的双侧 $(1-\alpha)$ 置信区间计算公式为

$$(\bar{X}-Z_{\alpha/2}\sigma_{\bar{X}}, \bar{X}+Z_{\alpha/2}\sigma_{\bar{X}}) \tag{3-19}$$

或简写为

$$\bar{X} \pm Z_{\alpha/2}\sigma_{\bar{X}}$$

其中,$\bar{X}$ 为样本均数,$Z_{\alpha/2}$ 为标准正态分布概率密度曲线下两侧尾部面积各占 $\alpha/2$ 的右侧临界值(正数),$\sigma_{\bar{X}}=\sigma/\sqrt{n}$,$n$ 为样本含量。

令 $\alpha=0.05$,$Z_{0.05/2}=1.96$,总体均数 μ 的双侧 95% 置信区间为

$$(\bar{X}-1.96\sigma_{\bar{X}}, \bar{X}+1.96\sigma_{\bar{X}})$$

其中,$\sigma_{\bar{X}}=\dfrac{\sigma}{\sqrt{n}}$。

σ 已知,总体均数 μ 的单侧 $(1-\alpha)$ 置信区间可分别表示为图 3-7 的左图与右图。

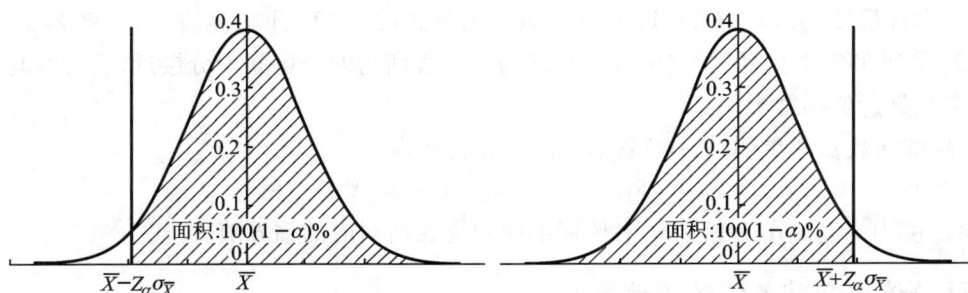

图 3-7 总体均数 μ 的单侧 $(1-\alpha)$ 置信区间

总体均数 μ 的单侧 $(1-\alpha)$ 置信区间为

$$(\bar{X}-Z_{\alpha}\sigma_{\bar{X}}, +\infty) \quad \text{或} \quad (-\infty, \bar{X}+Z_{\alpha}\sigma_{\bar{X}}) \tag{3-20}$$

其中 $\bar{X}$ 为样本均数,Z_{α} 是标准正态分布概率密度曲线下右侧尾部面积为 α 的界值。

令 $\alpha=0.05$,$Z_{0.05}=1.645$,总体均数 μ 的单侧 95% 置信区间为

$$(\bar{X}-1.645\sigma_{\bar{X}}, +\infty) \quad \text{或} \quad (-\infty, \bar{X}+1.645\sigma_{\bar{X}})$$

其中,$\sigma_{\bar{X}}=\sigma/\sqrt{n}$。

σ 未知但 n 足够大(如 $n > 30$)时,公式(3-19)和(3-20)中的 $\sigma_{\bar{X}}$ 可近似用 $S_{\bar{X}}$ 代替。

3.3.2.2 σ 未知

当 σ 未知,采用样本标准差 S 替代 σ 时,由于 $(\bar{X} - \mu)/(S/\sqrt{n})$ 不再服从 Z 分布,而是服从 t 分布,总体均数 μ 的双侧 $(1-\alpha)$ 置信区间的计算公式应修改为

$$(\bar{X} - t_{\alpha/2,\nu} S_{\bar{X}}, \bar{X} + t_{\alpha/2,\nu} S_{\bar{X}}) \tag{3-21}$$

或简写为

$$\bar{X} \pm t_{\alpha/2,\nu} S_{\bar{X}}$$

其中 $\bar{X}$ 服从自由度 $\nu = n - 1$ 的 t 分布,样本标准误为 $S_{\bar{X}} = S/\sqrt{n}$,$t_{\alpha/2,\nu}$ 是自由度为 ν 的 t 分布概率密度曲线下,两侧尾部面积各占 $\alpha/2$ 所对应的右尾临界值。$t_{\alpha/2,\nu} S_{\bar{X}}$ 可称为置信区间的精确度(precision),它等于置信区间宽度的一半,意指置信区间的两端点离样本均数 $\bar{X}$ 有多远。样本含量 n 越大,$t_{\alpha/2,\nu} S_{\bar{X}}$ 越小,置信区间宽度越小,其估计精确度,也就是估计的可靠性越高。

通常的情况是 σ 未知,因此公式(3-21)比公式(3-19)更常用。

当总体标准差 σ 未知时,无论样本含量 n 是否足够大,总体均数 μ 的置信区间估计均可采用公式(3-21),即应该采用 t 分布的 t 界值,而不应该采用标准正态分布(即 Z 分布)的界值计算置信区间。实际上,如果总体标准差 σ 未知,则其抽样分布为 t 分布,即使样本含量 n 足够大,采用 t 界值计算置信区间应更加确切。

例3-1 随机抽取某地 200 名成年男性的红细胞数,均数为 $5.00 \times 10^{12}/L$,标准差为 $0.60 \times 10^{12}/L$,试估计其样本均数的标准误和总体均数的 95% 置信区间。

解: 根据公式 3-2,样本均数的标准误为

$$S_{\bar{X}} = \frac{S}{\sqrt{n}} = \frac{0.60}{\sqrt{200}} = 0.042 \, (10^{12}/L)$$

因为总体标准差未知,所以采用公式(3-21)计算总体均数的 95% 置信区间为

$$5.00 \pm t_{0.05/2,199} S_{\bar{X}}$$

$\nu = n - 1 = 200 - 1 = 199$,$\alpha$ 取双侧 0.05,查 t 界值表(附表2),得 $t_{0.05/2,199} = 1.972$。将 $S_{\bar{X}} = 0.042$ 代入上式,得该地成年男性红细胞数均数的 95% 置信区间为 $(4.916, 5.084)(10^{12}/L)$。

因为本例样本含量较大,$n = 200$,所以也可近似采用公式(3-19)计算置信区间,将 $Z_{0.05/2} = 1.96$ 替换 $t_{0.05/2,199} = 1.972$,得到 95% 置信区间为 $(4.917, 5.083)$。计算所得两个区间十分接近,后者区间范围更窄,但后者的计算结果只是近似的结果。

σ 未知时,总体均数 μ 的单侧 $(1-\alpha)$ 置信区间计算公式为

$$(\bar{X} - t_{\alpha,\nu} S_{\bar{X}}, +\infty) \quad 或 \quad (-\infty, \bar{X} + t_{\alpha,\nu} S_{\bar{X}}) \tag{3-22}$$

其中 $t_{\alpha,\nu}$ 是在自由度为 ν 的 t 分布曲线下,右侧尾部面积为 α 所对应的临界值。

3.3.3 两总体均数间差值的置信区间

两个总体均数间差值 $(\mu_1 - \mu_2)$ 的双侧 $(1-\alpha)$ 置信区间计算公式为

$$(\bar{X}_1 - \bar{X}_2) \pm t_{\alpha/2,\nu} S_{\bar{X}_1 - \bar{X}_2} \tag{3-23}$$

$t_{\alpha/2,\nu}$ 可查阅附表 2 获得。

当两个总体方差相等时,$S_{\bar{X}_1 - \bar{X}_2}$ 可由公式(3-6)和公式(3-7)计算获得。自由度等于两样本自由度之和,即

$$\nu = (n_1 - 1) + (n_2 - 1) = n_1 + n_2 - 2 \tag{3-24}$$

当两个总体方差不相等时,$S_{\bar{X}_1 - \bar{X}_2}$ 应采用公式(3-5)计算。必须注意,由附表 2 对应的 t 界值 $t_{\alpha/2,\nu}$ 中的

自由度计算公式应改为

$$\nu = \frac{(S_1^2/n_1 + S_2^2/n_2)^2}{\dfrac{(S_1^2/n_1)^2}{n_1-1} + \dfrac{(S_2^2/n_2)^2}{n_2-1}} \tag{3-25}$$

同样,也可得到两总体均数之差的单侧$(1-\alpha)$置信区间,其计算公式为

$$[\ (\bar{X}_1 - \bar{X}_2) - t_{\alpha,\nu}S_{\bar{X}_1-\bar{X}_2},\ +\infty\ ] \quad \text{或} \quad [\ -\infty,\ (\bar{X}_1 - \bar{X}_2) + t_{\alpha,\nu}S_{\bar{X}_1-\bar{X}_2}\ ] \tag{3-26}$$

当两样本的样本含量均较大时(如 n_1 和 n_2 均大于 30),上述计算置信区间公式(3-23)和(3-26)中的 $t_{\alpha/2,\nu}$ 和 $t_{\alpha,\nu}$ 可用相应的 $Z_{\alpha/2}$ 和 Z_α 代替。

例3-2　为了解甲氨蝶呤对外周血 IL-2 水平的影响,某医生将61名哮喘患者随机分为两组。其中对照组30例(n_1),采用安慰剂;实验组31例(n_2),采用小剂量甲氨蝶呤进行治疗。测得对照组 IL-2 的均数为 20.00 IU/mL($\bar{X}_1$),标准差为 8.00 IU/mL(S_1);治疗组 IL-2 的均数为 16.00 IU/mL($\bar{X}_2$),标准差为 7.50 IU/mL(S_2)。问两组总体均数差值是否有统计学意义?

解:将两组方差视为相等,按公式(3-7)计算合并方差

$$S_c^2 = \frac{(30-1)\times 8.00^2 + (31-1)\times 7.50^2}{30+31-2} = 60.0593$$

根据公式(3-6)得到

$$S_{\bar{X}_1-\bar{X}_2} = \sqrt{60.0593\left(\frac{1}{30} + \frac{1}{31}\right)} = 1.9848$$

令 $\alpha = 0.05$,$\nu = n_1 + n_2 - 2 = 30 + 31 - 2 = 59$,据 $\nu = 60$ 查 t 界值表(因附表 2 中无 $\nu = 59$,只有采用 $\nu = 60$ 代替),得 $t_{0.05/2,60} = 2.000$,再按公式(3-23)计算两总体 IL-2 均数之差($\mu_1 - \mu_2$)的双侧 95% 置信区间为 $(20.00 - 16.00) \pm 2.000 \times 1.9848$,即两组治疗前基线的 IL-2 总体均数之差的 95% 置信区间为 $(0.0304, 7.9696)$(IU/mL)。该区间下限值大于 0,即区间没有包括 $\mu_1 - \mu_2 = 0$,所以在 $\alpha = 0.05$ 水准,治疗组与对照组之间外周血 IL-2 的差异有统计学意义,可认为甲氨蝶呤对外周血 IL-2 水平有影响。

3.3.4　总体概率的置信区间

根据样本频率,也可以对总体概率做出点估计和区间估计。我们用样本频率 p 作为总体概率 π 的点估计值。与总体均数的点估计同理,总体概率的点估计亦未考虑其抽样误差大小,而总体概率的区间估计克服了点估计的缺点。

利用样本资料可估计二项分布总体概率的 $(1-\alpha)$ 置信区间,α 一般取 0.05 或 0.01。对于 $n \leqslant 50$,且 p 接近于 0 或 1 时,可直接查附表 3(概率的置信区间,此表根据第 2 章介绍的二项分布概率计算公式获得),得到总体概率的 $(1-\alpha)$ 置信区间。

例3-3　2003 年 4—6 月某医院重症监护病房收治重症 SARS 患者 38 人,其中死亡 12 人,求 SARS 病死概率的置信区间。

解:查附表 3,$n = 38$,$k = 12$,$n - k = 26$,在 k 与 n 的纵横交叉处,得到 SARS 病死概率的 95% 置信区间为 $(18\%, 49\%)$($1-\alpha = 0.95$),99% 置信区间为 $(14\%, 54\%)$($1-\alpha = 0.99$)。

当 n 较大、p 和 $1-p$ 均不太小时[如 np 和 $n(1-P)$ 均大于 5],可利用样本频率 p 的分布近似正态分布来估计总体概率的 $(1-\alpha)$ 置信区间。计算公式为

$$(p - Z_{\alpha/2}S_p,\ p + Z_{\alpha/2}S_p) \tag{3-27}$$

当 $\alpha = 0.05$ 时,$Z_{0.05/2} = 1.96$,S_p 的计算见公式(3-11)。

例3-4　某县卫生防疫站 2006 年对其辖属某乡镇 200 名小学生进行贫血的检测,结果发现有 80 名贫血者,检出率为 40%,求总体贫血检出率的 95% 置信区间。

解： 本例 $n = 200$ 比较大，$p = 0.40$，且 $np = 80$ 及 $n(1-p) = 120$，均大于 5，所以可用公式（3−27）估计总体概率的置信区间。

$$p \pm Z_{\alpha/2}S_p = p \pm Z_{0.05/2}\sqrt{\frac{p(1-p)}{n}} = 0.400 \pm 1.96\sqrt{\frac{0.400(1-0.400)}{200}} = (0.332, 0.468)$$

即该乡镇小学生贫血检出率的 95% 置信区间为（33.2%，46.8%）。

3.3.5　两总体概率间差值的置信区间

设两样本频率分别为 p_1 和 p_2，当 n_1 与 n_2 均较大，且 p_1、$1-p_1$ 及 p_2、$1-p_2$ 均不太小，如 n_1p_1、$n_1(1-p_1)$ 和 n_2p_2、$n_2(1-p_2)$ 均大于 5 时，可利用两样本频率总体分别近似服从正态分布，则两样本频率差值也服从正态分布的性质，采用正态近似法对两总体概率差值进行 $(1-\alpha)$ 置信区间估计，其计算公式为：

$$\left[(p_1 - p_2) - Z_{\alpha/2}S_{p_1 - p_2}, (p_1 - p_2) + Z_{\alpha/2}S_{p_1 - p_2}\right] \qquad (3-28)$$

其中 $S_{p_1 - p_2}$ 的计算见公式（3−14）或公式（3−17）。

例 3−5　某医院口腔科医生用某药物治疗牙本质过敏症，以双氟涂料作对照，进行 1 年的追踪观察后，所得研究结果见表 3−3。试估计两总体有效率差值（$\pi_2 - \pi_1$）的 95% 置信区间。

表 3−3　某药物治疗牙本质过敏症的疗效

组别	总牙数	有效数	有效率/%
实验组	80	60	75.0
对照组	70	40	57.1

解： $n_1 = 80$，$X_1 = 60$，$p_1 = 75.0\%$；$n_2 = 70$，$X_2 = 40$，$p_2 = 57.1\%$。

（1）因两组有效率差别较大，所以用公式（3−14）计算两有效率之差的标准误，即

$$S_{p_1 - p_2} = \sqrt{\frac{p_1(1-p_1)}{n_1} + \frac{p_2(1-p_2)}{n_2}} = \sqrt{\frac{60/80(1-60/80)}{80} + \frac{40/70(1-40/70)}{70}} = 0.076$$

（2）用公式（3−28）计算两总体有效概率差值的 95% 置信区间为

$$(p_1 - p_2) \pm Z_{\alpha/2}S_{p_1 - p_2} = (0.750 - 0.571) \pm 1.96 \times 0.076 = (0.029, 0.328) = (2.9\%, 32.8\%)$$

（3）推断　该区间下限值大于 0，即区间没有包括 $\pi_1 - \pi_2 = 0$，所以两总体有效概率不同，即 $\pi_1 \neq \pi_2$。结合样本频率，可认为该药物治疗有效。

3.4　结果报告

这一章是后面章节的基础，后面章节中除了总体均数和总体概率需要给出置信区间外，回归系数、相关系数等也有必要给出置信区间的结果报告。下面以例 3−2 为例说明置信区间的结果报告方法。

结果显示，治疗组（$n = 31$）IL−2 的均数 ± 标准差为 16.00 IU/mL ± 7.50 IU/mL，对照组（$n = 30$）的均数 ± 标准差为 20.00 IU/mL ± 8.00 IU/mL；两组均数间差值为 4.00 IU/mL，两总体均数之差的 95% 置信区间为（0.030 4，7.969 6）（IU/mL）。

The results show that the mean ± SD of IL−2 for the experimental group ($n = 31$) was 16.00 IU/mL ± 7.50 IU/mL and for the control group ($n = 30$) was 20.00 IU/mL ± 8.00 IU/mL; the mean difference between the two groups was 4.00 IU/mL, and the 95% CI of the difference of two population means was (0.030 4, 7.969 6) (IU/mL).

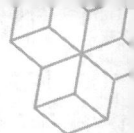

结果报告有几点值得注意:

(1) 95% CI 即 95% confidence interval(置信区间),95% 为置信度,也可选其他置信度。

(2) 两组间均数差值 4.00 IU/mL 是总体参数的点估计值。

(3) 如果获得的置信区间较宽,则表示参数估计的精确度较低,置信区间较窄则表示参数估计的精确度较高。

(4) 当 95% CI 不包括假设的总体参数时,则在 $\alpha = 0.05$ 水准,其结果有统计学意义。具体到例 3 - 2,如果两组均数比较时差值对应的 95% CI 不包括 0(假设两总体参数相等,其差值为 0),则两组间差异有统计学意义;在后面章节将要学到的优势比、相对危险度的 95% CI 不包括 1(假设两总体参数相等,其比值为 1),则表示结果有统计学意义(详见以后有关章节)。

3.5 案例辨析

案例 3 - 1 某研究者测得某地 120 名正常成人尿铅含量(mg/L)如下:

尿铅含量	0 ~	4 ~	8 ~	12 ~	16 ~	20 ~	24 ~	28 ~	32 ~	36 ~	合计
例数	14	22	29	18	15	10	6	3	2	1	120

试据此资料估计正常成人平均尿铅含量的置信区间及正常成人尿铅含量的参考值范围。

由表中数据得到该例的 $n = 120$,$S = 8.003\ 1$,$S_{\bar{X}} = 0.730\ 6$,某作者将该数据代入公式(3 - 20),即采用 $\bar{X} + Z_\alpha S_{\bar{X}}$ 计算得到正常成人尿铅含量$(1 - \alpha)$置信区间为$(-\infty, 14.068\ 4)$;采用公式 $\bar{X} + Z_\alpha S$ 计算得到正常成人尿铅含量$(1 - \alpha)$参考值范围为$(-\infty, 26.030\ 6)$。请问这样做是否合适?为什么?应当怎么做?

案例 3 - 2 在 BiPAP 呼吸机治疗慢性阻塞性肺疾病的疗效研究中,某论文作者为了描述试验前的某些因素是否均衡,在表 3 - 4 中列出了试验前患者血气分析结果。由于作者觉得自己数据的标准差较大,几乎和均数一样大,将标准差放在文中显得不雅观,于是他采用"均数 ± 标准误"$(\bar{X} \pm S_{\bar{X}})$,而不是"均数 ± 标准差"$(\bar{X} \pm S)$来对数据进行描述。问在研究论文中以表 3 - 4 方式报告结果正确吗?为什么?

表 3 - 4 试验组和对照组治疗前血气分析结果$(\bar{X} \pm S_{\bar{X}})$

组别	例数	年龄/y	pH	PaCO₂/kPa	PaO₂/kPa	SaO₂/%
试验组	12	63.00 ± 4.33	7.36 ± 0.05	63.00 ± 4.33	9.25 ± 0.55	85.12 ± 1.73
对照组	10	62.50 ± 3.95	7.38 ± 0.06	63.00 ± 4.33	9.16 ± 0.62	86.45 ± 2.25

案例 3 - 3 某市往年的 12 岁男孩平均身高为 140.00 cm。现在从该市的 12 岁男孩中随机抽得 120 名作为研究对象,得到平均身高为 143.05 cm,标准差为 6.25 cm。请估计该样本对应总体均数的 95% 置信区间,并确定该均数是否与往年不同。

某学生的回答如下:"该例 12 岁男孩平均身高的点估计值为 143.05 cm,按公式(3 - 21)计算得到该点估计值的 95% 置信区间为(141.92,144.18) cm。因为往年 12 岁男孩平均身高为 140.00 cm,没有落在所计算的 95% 置信区间以内,所以可以认为现有男孩平均身高与往年身高有差异"。

请指出学生回答中的不恰当之处,并给出正确说法。

3.6 电脑实验

实验 3 - 1 用 SPSS 计算例 3 - 1 置信区间

数据文件:无(为了避免计算机提示"Open Data File⋯",应在 SPSS 数据编辑窗任意输入一个数)。

实验 3 - 2 用 SPSS 计算第 4 章的例 4 - 2 置信区间

采用数据文件:data3 - 1. sav,可得到总体均数 95% 置信区间为(20. 27,21. 70)。

实验 3 - 3 用 SPSS 计算两样本总体均数间差值的置信区间

数据文件:无。采用 Analyze—— > Compare Means—— > Independent-Samples T Test⋯进行独立样本 t 检验,或采用 Analyze—— > Compare Means—— > Paired-Samples T Test⋯进行配对样本 t 检验,均可得到均数间差值的置信区间,具体参见第 5 章"两组均数比较"的电脑实验。

实验 3 - 4 用 Excel 演示 t 分布与 Z 分布

采用 Excel 文件:program3 - 4. xls,理解 t 分布的含义,掌握 t 分布与 Z 分布之间的联系。

实验 3 - 5 用 Excel 演示置信区间的概念

采用 Excel 文件:program3 - 5. xls,理解 95% 置信区间的含义。

3.7 常见疑问与小结

3.7.1 常见疑问

(1) 何谓置信区间的准确度与精确度?

置信区间有准确度(accuracy)与精确度(precision)两个要素。准确度由置信度 $(1 - \alpha)$ 的大小确定,即由"此区间包含总体参数"这句话可信程度 $(1 - \alpha)$ 的大小来反映,从准确度的角度看,置信度愈接近 1 愈好,如置信度 99% 比 95% 好;精确度是置信区间宽度的一半(即 $t_{\alpha/2,\nu}S_{\bar{X}}$、$Z_{\alpha/2,\nu}S_p$),意指置信区间的两端点值离样本统计量(如 $\bar{X}$、p)的距离。从精确度的角度看,置信区间宽度愈窄愈好。在抽样误差确定的情况下,两者是相互矛盾的。若提高了置信度,即 α 减小,则统计量界值(如 $t_{\alpha/2,\nu}$、$Z_{\alpha/2}$)增大,置信区间变宽,从而导致精确度下降;反之,降低置信度,即降低准确度,可适当增加置信区间的精确度。为了同时兼顾置信区间的准确度与精确度,可适当增加样本含量;在置信度确定的情况下,增加样本含量可降低抽样误差,从而缩小置信区间范围,提高参数估计的精确度。

(2) 置信区间与参考值范围有什么区别?

总体均数的置信区间与个体值的参考值范围无论在含义、用途还是计算上均不相同。实际应用时,不能将两者混淆,详见表 3 - 5。

表 3 - 5 置信区间与参考值范围的区别

	置信区间	参考值范围
含义	估计可能包含未知总体参数的一个范围,范围内包括总体参数的置信程度为 $(1 - \alpha)$	大多数个体观测值的范围,通常用 95% 或 99% 表示"大多数",有 5% 或 1% 的个体除外;一般地记为 $(1 - \alpha)$,有 α 的个体除外
范畴	统计推断	统计描述
用途	估计未知总体参数所在范围	供判断观察个体某项指标是否"正常"时参考
计算公式*	正态分布,σ 未知:$\bar{X} \pm t_{\alpha/2,\nu}S_{\bar{X}}$ 非正态分布,但 $n \geq 30$,有 $\bar{X} \pm Z_{\alpha/2}\sigma_{\bar{X}}$ 或 $\bar{X} \pm Z_{\alpha/2}S_{\bar{X}}$	正态分布:$\bar{X} \pm Z_{\alpha/2}S$ 非正态分布:$[P_{100\alpha/2}, P_{100(1-\alpha/2)}]$

* 这里只是双侧的计算公式,单侧的计算公式详见课文中的有关内容。

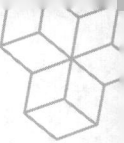

（3）标准差与标准误有什么区别与联系？

标准差反映个体观测值围绕均数的散布程度，即反映个体值彼此之间的差异。本章所介绍的标准误反映样本统计量（如样本均数）围绕总体参数（如总体均数）散布的程度。

根据公式（3−1），标准误小于标准差；样本含量越大，标准误越小；但标准差不随样本含量的改变而有明显方向性改变，随着样本含量的增大，标准差有可能增加，也有可能减少。如果需要反映个体的变异程度大小，应采用标准差；如果需要反映由样本统计量估计总体参数的精确程度，应采用标准误或95%置信区间。其联系与区别小结为表3−6。

表3−6　标准差与标准误的区别与联系

		标准差	样本均数的标准误
区别	含义	描述个体观测值的变异程度。标准差越小（大），个体观测值的变异（或离散）程度越小（大）	反映总体特征被估计的精确程度，度量抽样误差大小。标准误越小（大），用样本均数推断总体均数的精确度越高（低）
	范畴	统计描述指标	统计推断指标
	用途（假定服从正态分布）	与均数结合，用于描述观测值的分布范围，常用于医学参考值范围的估计	与均数结合，在一定置信度下，估计覆盖或包括总体均数的一个范围值，即置信区间
	与 n 的关系	n 越大，标准差越趋于稳定	n 越大，标准误越小
联系		标准误的大小与标准差成正比	
		n 一定时，标准差越大，标准误也越大	

（4）如果样本来自有限总体，如何做统计推断？

前面讲到，统计学推断建立在无限总体的基础之上，如果样本所来自的总体为有限总体（如样本含量 n 大于5%的总体含量 N），则前面的标准误计算公式应作适当修改，如样本均数的标准误计算公式（3−1）应改为

$$\sigma_{\bar{X}} = \frac{\sigma}{\sqrt{n}} \sqrt{\frac{N-n}{N-1}} \tag{3-29}$$

样本频率的标准误计算公式（3−10）应改为

$$\sigma_p = \sqrt{\frac{\pi(1-\pi)}{n}} \sqrt{\frac{N-n}{N-1}} \tag{3-30}$$

其中 N 为总体中个体的含量，$(N-n)/(N-1)$ 称为有限总体校正因子。当样本含量 n 接近有限总体含量 N 时，$(N-n)/(N-1)$ 接近于0，相应的标准误也接近于0。在绝大多数情况下，目标总体是有限总体，如果总体含量 N 相对样本含量 n 很大，此时有限总体校正因子十分接近于1，因此通常情况下可忽略此项。仅当样本含量 n 大于5%的总体含量 N 时，才采用上述公式进行计算。

3.7.2　小结

（1）从同一总体中，随机抽取相同含量的样本，由重复抽取的每一份样本均可计算获得一个样本统计量，样本统计量的分布就是抽样分布。本章重点介绍了 Z 分布与 t 分布。

（2）样本统计量所对应的标准差统计学上习惯地称为标准误，标准误反映抽样误差的大小，即反映总体特征被估计的精确程度。

（3）样本均数和样本频率的标准误与样本含量的平方根成反比，样本含量越大，抽样误差越小。

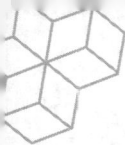

（4）统计推断是根据抽样分布规律,采用样本统计量对相应总体参数所做的非确定性的推断,主要包括参数估计和假设检验两种。参数估计有点估计和区间估计两种。区间估计是按事先给定的置信度 $(1-\alpha)$,估计可能包含未知总体参数的一个范围,该范围称为总体参数的 $(1-\alpha)$ 置信区间。

（5）本章重点介绍了总体均数、两总体均数差值、总体概率、两总体概率差值的置信区间估计。

思考与练习

一、思考题

1. 简述标准误与标准差的区别。

2. 什么叫抽样分布的中心极限定理?

3. 简述置信区间与医学参考值范围的区别。

4. 何谓置信区间准确度与精确度? 如何协调两者间的关系?

二、计算题

1. 随机抽取了 100 名一年级大学生,测得空腹血糖均数为 4.5 mmol/L,标准差为 0.61 mmol/L。试估计一年级大学生空腹血糖总体均数的 95% 置信区间。

2. 调查某地蛲虫感染情况,随机抽样调查了 260 人,感染人数为 100。试估计该地蛲虫感染率的 95% 置信区间。

（宇传华）

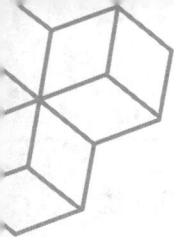

4 假设检验

前一章介绍的置信区间估计是根据样本统计量(如 $\bar{X}$ 或 P 等)的抽样分布,来估计总体参数(μ 或 π 等)的大概范围。假设检验与区间估计在统计学推断上考虑问题的角度不同。本章以例 4–1 为例讨论假设检验(hypothesis testing)的统计学推断方法。

例 4–1 一般中学男生的心率平均值 $\mu_0 = 75$ 次/分,标准差 $\sigma = 5.0$ 次/分(大规模调查获得)。通过抽样调查,我们获得经常参加体育锻炼的某中学 100 名男生的心率平均值为 $\bar{X} = 65$ 次/分,问经常参加体育锻炼的中学男生的心率是否与一般中学男生不同?

解析 本例的目的是比较经常参加体育锻炼的中学男生的心率(μ)与一般中学男生心率(μ_0)是否不同,即是否拒绝 $\mu = \mu_0$ 的假定。本例经常参加体育锻炼的某中学 100 名男生为样本,$\bar{X} = 65$ 次/分与 $\mu_0 = 75$ 次/分的不同可能是抽样误差引起,即经常参加体育锻炼的中学男生的心率(μ)可能与一般中学男生心率(μ_0)相同;也可能经常参加体育锻炼的中学男生的心率(μ)与一般中学男生心率(μ_0)的确不同。究竟 μ 是否等于 μ_0?

我们可以用假设检验来解决这样的问题。首先假设样本对应的总体参数与某个已知总体参数相同,然后根据某样本统计量的抽样分布规律,判断样本信息是否支持这种假设,并对假设作出取舍抉择。

4.1 假设检验的步骤

下面以检验样本均数 $\bar{X}$ 对应的总体均数 μ 是否等于某一给定总体均数 μ_0 为例,说明假设检验的基本步骤。一般情况下假设检验按三个步骤进行。

4.1.1 建立检验假设,确定检验水准

零假设 H_0:$\mu = \mu_0$,即两个总体均数相等,$\bar{X}$ 和 μ_0 的差异仅由抽样误差所致。

对立假设 H_1:$\mu \neq \mu_0$(包括 $\mu < \mu_0$ 与 $\mu > \mu_0$,所以为双侧),即 $\bar{X}$ 和 μ_0 的差异不仅仅由抽样误差所致,两个总体均数本身也存在差异。

确定检验水准 $\alpha = 0.05$。

根据专业知识及数据特征,对立假设 H_1 也可以设为如下形式:

H_1:$\mu < \mu_0$,单侧

H_1:$\mu > \mu_0$,单侧

选用双侧检验还是单侧检验需要根据数据的特征及专业知识来确定。若比较甲、乙两种方法有无差异,研究者只要求区分两方法有无不同,无需区分何者为优,则应选用双侧检验。若甲法是从乙法基础上改进而得,已知如此改进可能有效,也可能无效,但不可能改进后反不如以前,则应选用单侧检验。没有特殊专业知识支持的情况下,一般应采用双侧检验。

4.1.2 选择检验方法和计算检验统计量

根据资料的类型和分析目的等确定相应的检验统计量,并进行计算。例如,总体方差已知情况下,

比较两样本均数间的差异常采用 Z 统计量;总体方差未知情况下,比较两样本均数间的差异常采用 t 统计量。

4.1.3　根据检验统计量的结果作出统计推断

主要有两种方法:

(1) 采用统计软件(如 SPSS、SAS)进行假设检验时,通常直接输出具体的 P 值。

如果 $P \leqslant \alpha$,则结论为:按所取的检验水准 α 拒绝 H_0,接受 H_1,认为差异有统计学意义(statistical significance);

如果 $P > \alpha$,则结论为:按所取的检验水准 α 不拒绝 H_0,认为差异无统计学意义(no statistical significance),即拒绝 H_0 的证据不足,不拒绝 H_0 假设。

(2) 确定 P 值的传统方法是:在事先规定的检验水准 α 下,通过自由度等其他信息,由书后附表查找某种抽样分布(如标准正态分布、t 分布)中的临界值(如 $Z_{\alpha/2}$、$t_{\alpha/2}$ 等),然后将样本检验统计量的数值与之比较。

如果样本统计量绝对值 $\geqslant$ 临界值,则 $P \leqslant \alpha$,拒绝 H_0,接受 H_1,认为差异有统计学意义。

如果样本统计量绝对值 $<$ 临界值,则 $P > \alpha$,不拒绝 H_0,认为差异无统计学意义,即拒绝 H_0 的证据不足,不拒绝 H_0 假设。

过去在计算机比较少的情况下,通常采用后者做出统计推断;现在为计算机时代,作出统计推断常采用前者。实际工作中只需采用这两种判断方法中的一种即可。

最后根据统计推断结果,结合相应的专业知识,给出一个专业的结论。

4.2　单组样本资料的假设检验

如果总体标准差 σ 已知,采用 Z 检验(Z-test),如果总体标准差未知,在 $H_0: \mu = \mu_0$ 成立时,用样本标准差 S 取代总体标准差 σ,统计量服从 t 分布,采用 t 检验(t-test)。

4.2.1　单组样本均数的 Z 检验

如果总体标准差 σ 已知,为了检验某一总体均数 μ 是否与某一给定总体均数 μ_0 不同,应采用单组样本均数的 Z 检验。

下面对前面的例 4-1 进行 Z 检验。

解析　按照假设检验的思想用双侧检验对本例进行假设检验。令经常参加体育锻炼的中学男生心率的总体均数为 μ。

(1) 建立检验假设,确定检验水准

H_0:经常参加体育锻炼的中学男生的平均心率与一般中学男生的平均心率相同,即 $\mu = \mu_0$。

H_1:经常参加体育锻炼的中学男生的平均心率与一般中学男生的平均心率不同,即 $\mu \neq \mu_0$。

$\alpha = 0.05$

(2) 计算检验统计量　可以证明,在零假设成立的前提下,统计量

$$Z = \frac{\bar{X} - \mu_0}{\sigma / \sqrt{n}} \tag{4-1}$$

服从标准正态分布。

本例,$\bar{X} = 65$,$\mu_0 = 75$ 次/分,标准差 $\sigma = 5.0$ 次/分,样本含量 $n = 100$。

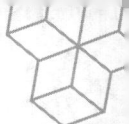

$$Z = \frac{65 - 75}{5.0/\sqrt{100}} = -20.000$$

（3）确定 P 值,判断结果　查 Z 界值(附表 2 的 t 分布界值表中 ν 为 ∞ 的一行),得 $P < 0.001$。按 $\alpha = 0.05$ 检验水准,拒绝 H_0,接受 H_1: $\mu \neq \mu_0$。这时我们说,样本 $\bar{X}$ 和 μ_0 的差别具有统计学意义; μ 的 95% 置信区间为 $\bar{X} \pm 1.96\sigma_{\bar{X}} = 65 \pm 1.96 \times 5/\sqrt{100} = (64.02, 65.98)$,由于 95% 置信区间的上限低于 75 次/分(μ_0),可以推断经常参加体育锻炼的中学男生人群的心率低于一般中学男生人群的心率(75 次/分)。专业结论是:经常参加体育锻炼有助于增强中学男生的心脏功能。

4.2.2　单组样本均数的 t 检验

通常情况下,总体标准差 σ 是未知的。如果采用样本标准差 S 取代总体标准差 σ,样本均数标准化变换后,抽样分布就不再是标准正态分布,而是 t 分布。为了检验样本均数 $\bar{X}$ 所代表的某一总体均数 μ 与某一给定总体均数 μ_0 间是否不同,应采用单组样本均数的 t 检验(one sample t-test)。

例 4 - 2　某药物 100 mg 在某溶剂 1 L 中溶解后的标准浓度为 20.00 mg/L。现采用某种测定方法进行溶解实验,研究者按照该测定方法把这个药物溶解实验重复 11 次,每次实验将这个药物 100 mg 溶解在 1 L 的该溶剂中,测量后得到的结果如下:20.99、20.41、20.10、20.00、20.91、22.41、20.00、23.00、22.00、19.89、21.11。请问:用这种测定方法所获的药物总体平均浓度是否与标准浓度值相同?

解析　已知:标准浓度 $\mu_0 = 20.00$ mg/L,样本例数 $n = 11$。

由样本测量值计算得:样本平均浓度 $\bar{X} = 20.98$ mg/L,标准差 $S = 1.068$ mg/L。

（1）建立检验假设,确定检验水准

H_0:该方法测量的药物总体平均浓度 μ 与标准浓度 μ_0 相等,即 $\mu = \mu_0$

H_1:该方法测量的药物总体平均浓度 μ 与标准浓度 μ_0 不等,即 $\mu \neq \mu_0$

$\alpha = 0.05$

（2）选择检验方法和计算检验统计量　因为总体标准差 σ 未知,所以采用单样本 t 检验。其检验统计量为

$$t = \frac{\bar{X} - \mu_0}{S/\sqrt{n}} \qquad (4 - 2)$$

在 H_0 成立时,这个统计量服从自由度为 $\nu = n - 1$ 的 t 分布。

对于本例,算得

$$t = \frac{20.98 - 20.00}{1.068/\sqrt{11}} = 3.056, \quad \nu = 11 - 1 = 10$$

（3）确定 P 值,判断结果　据 $\nu = 10$,查 t 分布界值表(附表 2),得 $0.01 < P < 0.02$。按 $\alpha = 0.05$ 水准,拒绝 H_0,接受 H_1,差别有统计学意义。样本均数与总体均数之差为 0.98 mg/L,该测定方法所获得的药物总体均数 μ 的 95% 置信区间为 $\bar{X} \pm t_{0.05/2, \nu}S_{\bar{X}} = 20.98 \pm 2.2228 \times 1.068/\sqrt{11} = (20.26, 21.70)$ mg/L;由于 95% 置信区间的下限高于标准浓度(20.00 mg/L),可以认为这种方法测定的药物总体平均浓度高于标准浓度。专业结论是:认为该方法测量的药物总体平均浓度 μ 高于标准浓度 μ_0,该测量方法不准确。

当样本含量较大,即自由度 ν 足够大时,有 $t_{\alpha/2, \nu} \approx Z_{\alpha/2}$,如 $t_{0.05/2, 100} = 1.98 \approx Z_{0.05/2} = 1.96$,此时可近似地采用标准正态分布的界值。

上面介绍的是双侧检验,如果例 4 - 2 中已知该测定方法的总体平均浓度不低于标准浓度,研究问题是:用该方法测定的药物总体平均浓度 μ 是否高于标准浓度值? 则应采用单侧检验,此时对立假设为 $H_1: \mu > \mu_0$;反之,对立假设为 $H_1: \mu < \mu_0$。

注:单侧 t 检验 P 值与 α 值的意义

以 H_0 成立为前提条件,在自由度为 10 的 t 分布曲线下,样本统计量 t 值与单侧 P 值的意义见图 4－1。

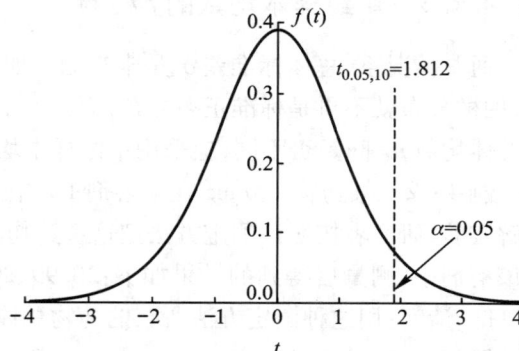

根据 t 分布界值表(附表 2)查找 t 分布单侧临界值 $t_{0.01,10} = 2.764$,$t_{0.005,10} = 3.169$,因为样本统计量绝对值 $t = 3.056$,$t_{0.01,10} < t < t_{0.005,10}$,所以 $0.005 < P < 0.01$,拒绝 H_0,接受 H_1,差别有统计学意义。专业结论是:该方法测定药物总体平均浓度高于标准浓度值。

以 H_0 成立为前提条件,在自由度为 10 的 t 分布曲线下,单侧 t 临界值与 α 值的意义见图 4－2。本例检验水准 $\alpha = 0.05$,因为是单侧,且 $H_1:\mu > \mu_0$,所以 t 分布曲线右侧大于等于 t 临界值的曲线下面积为 0.05。

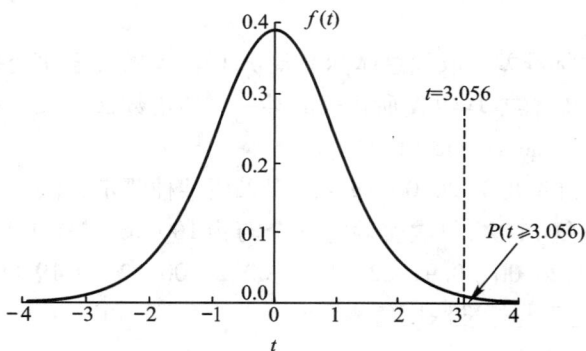

图 4－1　样本统计量 t 值与单侧 P 值的意义　　　　图 4－2　单侧 t 临界值与 α 值的意义

4.2.3　单组样本频率的假设检验

对于服从二项分布 $X \sim B(n,\pi)$ 的随机变量 X,通常可计算累计概率函数

$$P(X \leqslant k) = \sum_{X=0}^{k} P(X) = \sum_{X=0}^{k} \frac{n!}{X!(n-X)!}\pi^X(1-\pi)^{n-X} \tag{4-3}$$

或

$$P(X \geqslant k) = \sum_{X=k}^{n} P(X) = \sum_{X=k}^{n} \frac{n!}{X!(n-X)!}\pi^X(1-\pi)^{n-X} \tag{4-4}$$

直接计算概率 P 值来进行假设检验(详见第 2 章)。

当 n 较大、π 和 $1-\pi$ 均不太小,如 $n\pi$ 和 $n(1-\pi)$ 均大于 5 时,可利用样本频率 p 的分布近似正态分布来进行单组样本频率的 Z 检验。

例 4－3　某地区随机抽取传染科工作人员 150 名作关于乙型肝炎的血清学检查,其中阳性者共 35 名。已知当地一般人群中的阳性概率为 17.00%。问当地传染科工作人员的阳性概率是否高于一般人群的阳性概率?

解析　由专业知识可知:当地传染科工作人员的阳性概率不会低于一般人群中的阳性概率,所以应用单侧检验。已知总体概率 $\pi_0 = 0.17$,$n = 150$,样本频率:

$$p = \frac{X}{n} = \frac{35}{150} = 0.2333$$

因该例的 $n\pi_0$ 和 $n(1-\pi_0)$ 均大于 5,所以可以采用 Z 检验。

(1) 建立检验假设,确定检验水准

$H_0:\pi = \pi_0 = 0.17$,即传染科工作人员乙肝阳性概率与一般人群相等。

$H_1:\pi > \pi_0 = 0.17$,即传染科工作人员的乙肝阳性概率高于一般人群。

$\alpha = 0.05$(单侧)

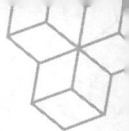

（2）计算检验统计量

$$Z = \frac{p - \pi_0}{\sigma_p} = \frac{p - \pi_0}{\sqrt{\pi_0(1 - \pi_0)/n}} \qquad (4-5)$$

在 H_0 成立时,这个统计量近似地服从标准正态分布。

本例计算得到:

$$Z = \frac{p - \pi_0}{\sqrt{\pi_0(1 - \pi_0)/n}} = \frac{0.233\,3 - 0.170\,0}{\sqrt{0.17(1 - 0.17)/150}} = 2.056$$

（3）确定 P 值,判断结果　查 Z 界值(附表 2 的 t 分布界值表中 ν 为 ∞ 的一行),得 $0.01 < P < 0.025$。按 $\alpha = 0.05$ 水准,拒绝 H_0,p 和 π_0 的差别有统计学意义,可以认为传染科工作人员乙肝总体阳性率高于一般人群的总体阳性率。专业结论是:传染科工作人群的乙肝血清阳性率高于一般人群。

4.3　假设检验的两类错误

尽管假设检验可回答 μ 与 μ_0 是否不相等的问题,但无论是拒绝零假设 H_0(接受对立假设 H_1),还是不拒绝零假设 H_0,都有可能犯错误。

4.3.1　第一类错误

如果检验假设 H_0 实际是正确的,由样本数据计算获得的检验统计量得出拒绝 H_0 的结论,此时就犯了错误,统计学上将这种拒绝了正确的零假设 H_0(弃真)的错误称为第一类错误(type I error),犯第一类错误的概率用 α 来限制,即犯第一类错误的概率不得超过 α。

为了限制这种错误发生的可能性大小,统计学上通常事先规定一个小的概率 α 作为检验水准进行统计学推断,如果比样本检验统计量更极端的概率(即 P 值)小于等于 α,则认为零假设的事件在某一次抽样研究中不大会发生,因此拒绝 H_0,推断差异具有统计学意义,此时犯第一类错误的概率小于等于 α;如果比检验统计量更极端的概率(即 P 值)大于 α,则不能拒绝 H_0,推断差异无统计学意义。

4.3.2　第二类错误

假设检验的另一类错误称为第二类错误(type II error),即检验假设 H_0 原本不正确(H_1 正确),由样本数据计算获得的检验统计量却得出不拒绝 H_0(纳伪)的结论,此时就犯了第二类错误。犯第二类错误的概率用 β 来限制,即犯第二类错误的概率不得超过 β。

4.3.3　检验功效

拒绝不正确的 H_0 的概率,在统计学中称之为检验功效(power of test)。检验功效的意义是:当两个总体参数间存在差异时(如对立假设 $H_1: \mu \neq \mu_0$ 成立时),所使用的统计检验能够发现这种差异(拒绝零假设 $H_0: \mu = \mu_0$)的概率。检验功效用 $1 - \beta$ 来限制,即检验功效不得低于 $1 - \beta$。一般情况下要求检验功效不得低于 0.8。

在假设检验时,应兼顾犯第一类错误的概率(α)和犯第二类错误的概率(β)。如果把犯第一类错误的概率定得很小,势必增加犯第二类错误的概率,从而降低检验功效;反之,如果把犯第二类错误的概率定得很小,提高检验功效,势必增加犯第一类错误的概率。要想同时减小 α 和 β,只有通过增加样本含量,减少抽样误差来实现。

以上关于两类错误的内容可总结为表 4-1 和图 4-3。

表 4 - 1 　两类错误的意义

真实情况	样本假设检验的结论	
	拒绝 H_0	不拒绝 H_0
H_0 正确	第一类错误 犯错误的概率低于检验水准 α	推断正确
H_0 不正确	推断正确 正确的概率(检验功效)高于 $1-\beta$	第二类错误 犯错误的概率低于 β

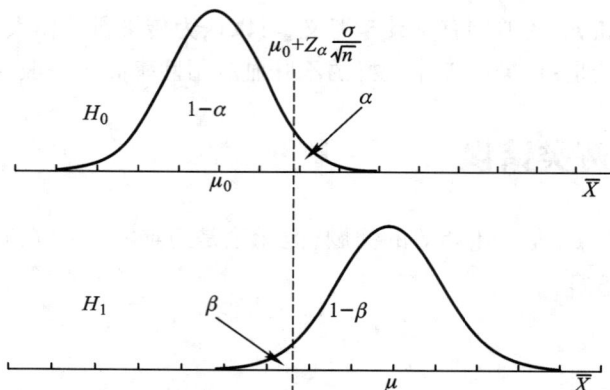

图 4 - 3 　两类错误示意图(以单侧 Z 检验为例)

4.3.4 　影响检验功效的因素

实践中,有时试验新药不仅起效快,而且有效率比已知总体常规药提高许多(如 15%),但由于样本含量很小,也可能获得较大的 P 值(即差异无统计学意义),而不能支持试验新药优于常规药的结论。为什么会这样呢? 原来这与检验功效的影响因素有关。下面以单组样本均数 Z 检验公式

$$Z = \frac{\bar{X} - \mu_0}{\sigma / \sqrt{n}}$$

为例,分析影响检验功效的四个因素。

(1) 总体参数间差异越大,检验功效越大　在单组样本均数 Z 检验中,记 $\delta = \mu - \mu_0$。$|\delta|$ 越大,越有可能在抽样中获得较大差别的样本均数与某个已知总体均数的差值 $\bar{X} - \mu_0$。在其他条件相同的情况下,$|\delta|$ 越大,从概率意义上讲有 $|\bar{X} - \mu_0|$ 也越大,样本统计量 Z 越大,越有可能拒绝 H_0 得到样本均数与某个已知总体均数差别有统计学意义的结论。图 4 - 4 表明了其他条件相同的情况下,若 $\delta_2 > \delta_1$,便有 $(1 - \beta_2) > (1 - \beta_1)$。

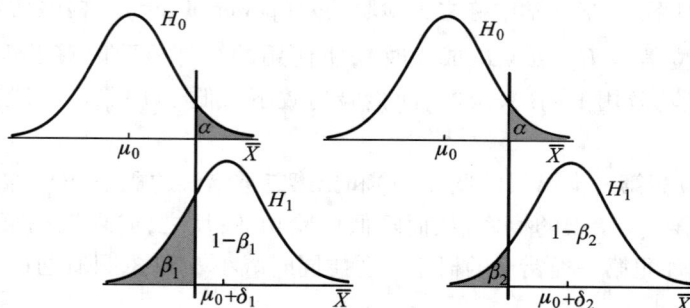

图 4 - 4 　检验功效与总体均数间差异的关系

（2）个体差异（标准差）越小，检验功效越大　若比较的总体内部个体差异越小，即个体间标准差 $\sigma = \sigma_0$ 越小，Z 检验公式中的分母 $\sigma_{\bar{X}}$ 就越小，统计量 Z 越大，越有可能拒绝 H_0 得到样本均数与某个已知总体均数差别有统计学意义的结论。图 4-5 表明了其他条件相同情况下，个体差异（标准差）越小，导致 $\sigma_{\bar{X}}$ 越小，最终导致了检验功效越大。

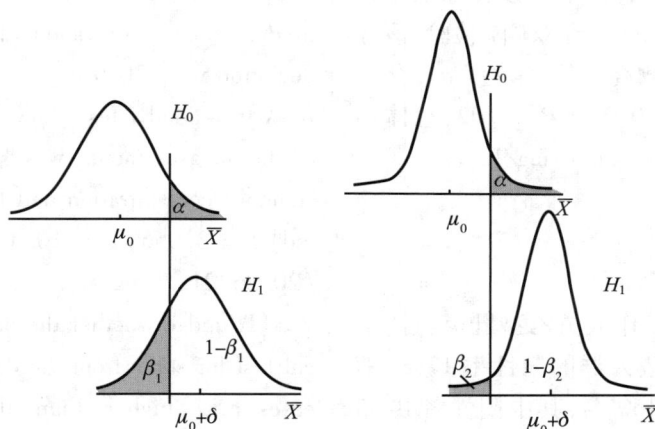

图 4-5　检验功效与标准误的关系

（3）样本含量越大，检验功效越大　在单组样本均数 Z 检验中，样本例数 n 与 σ 成反比。在其他条件相同的情况下，n 越大，$\sigma_{\bar{X}}$ 越小，样本统计量 Z 越大，越有可能拒绝 H_0 得到两个总体间有差别的结论。同样参见图 4-5。

（4）检验水准 α（即第一类错误的概率）定得越大，检验功效越大　$\alpha = 0.05$ 时的检验功效大于 $\alpha = 0.01$ 时的检验功效。因为 α 定得越大，Z 检验的检验界值越小，假设检验越容易拒绝 H_0。图 4-6 表明了其他条件相同情况下，检验水准 α 定得越大，检验功效越大。即 $\alpha_2 > \alpha_1$ 情况下，有 $(1 - \beta_2) > (1 - \beta_1)$。

在以上影响检验功效的四个因素中，总体参数的差异 δ、总体标准差 σ、检验水准 α 通常是相对固定的，可以人为调整的因素主要是样本含量 n_1、n_2。所以如果检验功效不够大，一个较好方法就是增加样本含量。

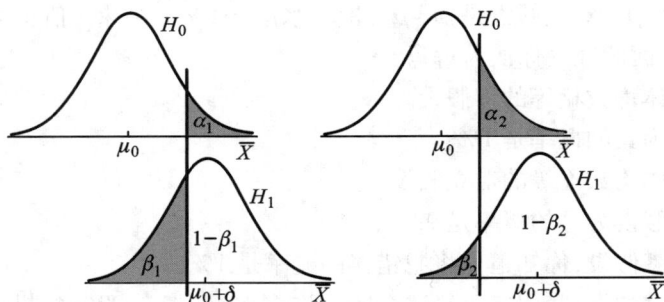

图 4-6　检验功效与检验水准 α 的关系

4.4　结果报告

单组样本的假设检验，主要报告以下基本内容：

（1）样本基本统计描述。

（2）假设检验的目的和实验设计方法。

（3）假设检验方法、单侧或双侧检验、检验水准、检验统计量及其 P 值。

（4）总体参数的95%置信区间。

以下中英文报告为例4-2单组样本均数 t 检验和例4-3单组样本频率 Z 检验的分析结果。

某药物溶解液的标准浓度值20mg/L，采用某种方法测量该药物溶解液11次，样本均数和标准差分别为20.98mg/L和1.068mg/L。经双侧 t 检验，该方法测量结果所对应总体均数高于标准浓度 μ_0，存在系统误差 $[t=3.056, \nu=10, 0.01 < P < 0.02$，总体均数的95%置信区间为(20.26, 21.7)mg/L]。

The standard concentration of the solution of the drug was 20mg/L. The solution of the drug was measured 11 times with a method, the mean and the standard deviation were 20.98mg/L and 1.068mg/L respectively. A two-sided t-test showed that the population mean of the measurements was statistically higher than the standard concentration and that a systematic error existed $[t=3.056, \nu=10, 0.01 < P < 0.02$, 95% CI (20.26, 21.7) mg/L].

为了判断当地传染科工作人员乙型肝炎血清学检查的阳性率是否高于一般人群的阳性率17%，随机抽取了传染科工作人员150名，其中阳性者共35名，样本阳性率23.33%。经单侧 Z 检验，$Z=2.056$，$0.01 < P < 0.025$。按 $\alpha = 0.05$ 水准，样本频率与一般人群阳性率的差别具有统计学意义。可以认为其总体频率高于一般人群阳性率。当地传染科工作人员乙肝血清阳性概率的95%置信区间为(18.23%, 28.38%)。

To judge whether the positive rate of HBV serological test for staffs from the departments of infectious diseases was higher than that of general population (17%), 150 staffs were randomly selected to have the serological tests which resulted in 35 positives with the sample positive rate 23.33%. A one-sided Z-test showed that the positive rate for staffs of the departments of infectious diseases was statistically higher than that of the general population $[Z=2.056, 0.01 < P < 0.025$, 95% CI (18.23%, 28.38%)].

4.5　案例辨析

案例4-1　为了比较一种新药与常规药 μ_0 治疗某种病人的疗效，某医生随机抽取25名病人，计算得到 $\overline{X}$，进行 t 检验，零假设是 $\mu = \mu_0$，对立假设是 $\mu \neq \mu_0$，检验水准 $=1\%$。结果 t 值很大，拒绝了零假设。"拒绝了零假设"意味着什么？下面的说法你认为对吗？

（1）你绝对否定了总体均数相等的零假设。

（2）你得到了零假设为真的概率是1%。

（3）你绝对证明了总体均数不等的对立假设。

（4）你能够推论对立假设为真的概率是99%。

（5）如果你决定拒绝零假设，你知道你将犯错误的概率是1%。

（6）你得到了一个可靠的发现，假定重复这个实验许多次，你将有99%的机会得到具有统计学意义的结果。

提示：就类似的问题，Haller 和 Kruss（2002）在德国的6个心理系询问了30位统计学老师、44位统计学学生和39位心理学家。结果所有的统计学学生、35位心理学家和24位统计学老师认为其中至少有一条是正确的；10位统计学老师、13位心理学家和26位统计学学生认为第4题是正确的［见 *Statistical Science*，2005, 20(3): 223-230］。

案例4-2　某工厂生产的某医疗器械的合格率多年来一直是80%。最近从该厂一次抽取20个该器械检测，合格13个，计算得到合格率为65%；一周后又抽取15个器械检测，合格10个，计算得到合格率为

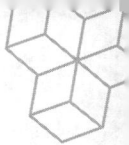

66.7% ,对这两次结果分别进行与总体合格率为80%比较的 Z 检验,结果为不拒绝零假设,结论为合格率没下降;合并两次抽检结果,再次进行与总体合格率为80%比较的 Z 检验,结果为拒绝零假设,结论为合格率下降了。请对这两个不同的结论发表你的意见。

4.6　电脑实验

实验4-1　单组样本均数的假设检验
用 SPSS 实现例4-2的计算。
实验4-2　单组样本频率的假设检验
用 SPSS 实现例4-3的计算。
实验4-3　假设检验的综合性实验
统计学推断分为区间估计与假设检验,假设检验是统计学的基本问题和核心问题。通过本次实习,使学生领悟假设检验的基本思想和基本步骤,掌握假设检验中的两类错误与检验功效的概念。数据文件:program4-3. xls。

4.7　常见疑问与小结

4.7.1　常见疑问

(1) 假设检验中 P 与 α 有何不同?
所谓 P 值,是指在 H_0 成立的前提下,出现目前样本数据对应的统计量(如 Z、t、F 值等)数值乃至比它更极端数值的概率。P 值也是一个随机变量,即不同的样本可得到不同的 P 值。
α 为决策者事先确定的一个小概率(例如0.05),作为控制第一类错误的界值。如果 P 比 α 还小,则认为零假设成立可能性十分小,某一次事件中不大会发生目前的状况,此时有理由拒绝 H_0,即推断差异具有统计学意义。
(2) 通过假设检验得到 $P>\alpha$,能否说明接受 H_0 时犯错误的可能性很小?
不能,因为假设检验时,只是限定了犯第一类错误的概率 α,$P>\alpha$ 时,不能拒绝 H_0,但不知道犯第二类错误的概率有多大。
(3) 通过假设检验得到 P 值很小,能否说明总体均数间差异很大?
P 值不但与均数实际值的差距有关,还与抽样误差的大小有关,所以不能单从 P 值的大小判断总体均数差距的大小。

4.7.2　小结

(1) 假设检验是依据样本提供的有限信息对总体作统计推断的逻辑过程,是对研究总体的两种对立的假设作出选择。
(2) 假设检验的步骤为:建立假设→计算统计量→确定 P 值→作出推断结论。
(3) 假设检验的基本逻辑是:鉴于“小概率事件在某一次抽样中不太可能出现”,一旦出现,便以一定的风险拒绝前提条件 H_0;犯错误的机会不超过那个小概率 α。
(4) 假设检验存在第一类错误和第二类错误。
(5) 根据假设检验的推断结果下结论时不能绝对化,并要注意结合专业知识。

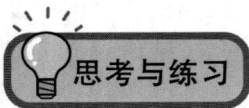

💡 思考与练习

一、思考题

1. 试述假设检验中 α 与 P 的联系与区别。
2. 试述假设检验与置信区间的联系与区别。
3. 怎样正确运用单侧检验和双侧检验？
4. 试述两类错误的意义及其关系。
5. 试述检验功效的概念和主要影响因素。
6. 简述假设检验的基本思想。

二、计算题

1. 一般正常成年男子血红蛋白的平均值为 140 g/L，某研究者随机抽取 25 名高原地区成年男性进行检查，得到血红蛋白均数为 155 g/L，标准差 25 g/L。问高原地区居民的血红蛋白是否比一般正常成年男子的高？

2. 一般而言，对某疾病采用常规治疗，其治愈率为 45%。现改用新的治疗方法，并随机抽取 180 名该疾病患者进行了新疗法的治疗，治愈 117 人。问新治疗方法与常规疗法的效果是否有差别？

（林爱华 宇传华）

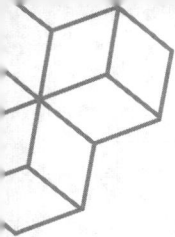

5 两样本定量变量的假设检验

医学研究中,常要进行两组比较。例如,为研究北京小学生和广东小学生的平均体重是否相同,从两个地区各随机抽取一个样本,计算得到两个样本均数。据此能否直接推断北京和广东两地区小学生的平均体重是否相同呢?此类问题涉及两样本定量资料的比较。从设计类型上看,可分为两独立样本和配对样本;从数据分析方法上看,分为参数检验和非参数检验。本章将介绍如何对两样本定量资料进行统计推断。

5.1 两组独立样本的假设检验

5.1.1 两组独立样本 t 检验

例 5 – 1 为研究某种新药治疗贫血患者的疗效,经伦理委员会批准和患者知情同意后,将 20 名贫血患者随机分成两组,一组用新药治疗,另一组用常规药物治疗,测得血红蛋白增加量(g/L)见表 5 – 1(数据文件见 data5 – 1. sav)。问新药与常规药治疗贫血患者后的血红蛋白平均增加量有无差异?

表 5 – 1 两种药物治疗贫血患者后血红蛋白增加量

治疗药物	血红蛋白增加量/(g/L)								
新药组	30.5	21.4	25.0	34.5	33.0	32.5	29.5	25.5	24.4	23.6
常规药组	19.5	19.0	13.0	24.7	21.5	22.0	19.0	15.5	24.5	23.4

解析 该例目的在于比较用新药治疗的人群和用常规药治疗的人群的血红蛋白平均增加量(g/L)有无差异,即 $\mu_1 = \mu_2$ 是否成立。由于抽样误差的存在,即使两组对应的总体均数相同,样本均数也往往不同。因此,应该进行均数差异的假设检验。

在研究设计上,该例属于两组独立样本;在资料类型上,属于定量资料。对于两独立样本定量资料的比较:①当两样本均来自正态总体且方差齐时,选择 t 检验;②当两样本均来自正态分布但方差不齐时,采用校正 t 检验,即 t' 检验;③当任何一个样本不满足正态分布时,采用秩和检验。

5.1.1.1 正态性检验

当每组 $n \geq 50$ 时,可以认为样本均数近似服从正态分布。当每组 $n < 50$ 时,如例 5 – 1,需要对每组资料进行正态性检验。常用的正态性检验方法是矩法检验和 W 检验(Shapiro-Wilk W test),矩法检验比较保守,W 检验比较灵敏。此外,还有 $K – S$ 检验(Kolmogorov-Smirnov test)和 D 检验(D test)等。无论哪一种正态性检验方法,计算都比较复杂,常借助于软件来实现。下边结合例 5 – 1 介绍正态性检验的过程。

(1) 建立假设,确定检验水准

H_0:样本来自正态分布总体,H_1:样本来自非正态分布总体

$\alpha = 0.10$

在正态性检验和方差齐性检验中,我们更希望得出"不拒绝零假设"的结论,因此检验水准 α 可以适当

大一些,如取 0.10。本教材中,凡牵涉正态性检验和方差齐性检验,检验水准统一取 0.10,后边不再赘述。

(2) 计算检验统计量

新药组 $W = 0.928$, $P = 0.431$

常规药组 $W = 0.933$, $P = 0.479$

(3) 确定 P 值,判断结果   按 $\alpha = 0.10$ 的检验水准不拒绝 H_0,即可以认为新药组和常规药组的数据均来自正态分布的总体。

5.1.1.2 方差齐性检验

方差齐性检验的统计量为 F,公式为

$$F = \frac{S_1^2}{S_2^2}, \quad \nu_1 = n_1 - 1, \quad \nu_2 = n_2 - 1 \tag{5-1}$$

式中 S_1^2 为较大的样本方差,S_2^2 为较小的样本方差,ν_1 为分子的自由度,ν_2 为分母的自由度,相应的样本例数分别为 n_1 和 n_2。

例 5-1 方差齐性检验基本步骤如下

(1) 建立假设,确定检验水准

$H_0: \sigma_1^2 = \sigma_2^2, H_1: \sigma_1^2 \neq \sigma_2^2$

$\alpha = 0.10$

(2) 计算检验统计量

$$F = \frac{S_1^2}{S_2^2} = \frac{4.56^2}{3.82^2} = 1.426, \quad \nu_1 = 10 - 1 = 9, \quad \nu_2 = 10 - 1 = 9$$

(3) 确定 P 值,判断结果 $P = 0.261$,按 $\alpha = 0.10$ 水准,不拒绝 H_0,可以认为两总体方差相等。需指出,软件输出结果能提供确切的 P 值,而查界值表只能获得 P 值的大概范围,如该例查 F 分布界值表(附表 5-3)可以得到 P 值的大概范围。为了满足统计报告的需要,后边例题中我们将依据软件输出结果报告确切 P 值。

除 F 检验,Levene 检验和 Bartlett 检验也是常用的方差齐性检验方法。F 检验和 Bartlett 检验要求数据服从正态分布;Levene 检验不依赖于总体的分布类型,更为稳健。此外,F 检验仅能用于两总体方差齐性检验,而 Levene 检验和 Bartlett 检验还可用于多个总体的方差齐性检验。SPSS 软件默认的方差齐性检验是 Levene 检验,与公式(5-1)计算的结果略有不同。

5.1.1.3 两组独立样本的 t 检验

例 5-1 满足正态性和方差齐性的条件,因此可以采用两独立样本 t 检验。两独立样本 t 检验的统计量为

$$t = \frac{\bar{X}_1 - \bar{X}_2}{\sqrt{S_c^2\left(\frac{1}{n_1} + \frac{1}{n_2}\right)}} \tag{5-2}$$

其中,

$$S_c^2 = \frac{S_1^2(n_1 - 1) + S_2^2(n_2 - 1)}{n_1 + n_2 - 2}$$

(5-2)式中,$\bar{X}_1$ 和 $\bar{X}_2$ 分别是两样本均数,分母是两个样本均数之差 $\bar{X}_1 - \bar{X}_2$ 的标准误。S_c^2 是两样本合并方差,S_1^2 和 S_2^2 为两样本方差,n_1 和 n_2 为两样本含量。可以证明,H_0 为真时,统计量服从 t 分布,自由度为 $n_1 + n_2 - 2$。

例 5-1 t 检验基本步骤如下

(1) 建立假设,确定检验水准

$H_0: \mu_1 = \mu_2, H_1: \mu_1 \neq \mu_2$

$\alpha = 0.05$

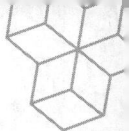

（2）计算检验统计量

$$t = \frac{\bar{X}_1 - \bar{X}_2}{\sqrt{S_c^2\left(\frac{1}{n_1} + \frac{1}{n_2}\right)}} = \frac{27.99 - 20.21}{\sqrt{\frac{4.56^2(10-1) + 3.82^2(10-1)}{10+10-2} \times \left(\frac{1}{10} + \frac{1}{10}\right)}} = 4.137$$

（3）确定 P 值，判断结果　自由度 $\nu = 18$，查附表 2 t 分布界值表，得 $t_{(0.05/2,18)} = 2.101$，本例中 $t = 4.137$，所以 $P < 0.05$。也可参考软件输出 $P = 0.001$。按 $\alpha = 0.05$ 水准拒绝 H_0，可以认为新药和常规药治疗贫血患者后血红蛋白增加量不同；又根据样本均数的信息 $\bar{X}_1 > \bar{X}_2$，可以认为 $\mu_1 > \mu_2$，即服用新药后血红蛋白含量平均增加量高于服用常规药后的平均增加量。结合 $\mu_1 - \mu_2$ 的 95% 置信区间（3.829，11.731）g/L，也可推断用新药治疗的患者血红蛋白平均增加量高于常规药治疗的患者。

5.1.2　两组独立样本校正 t 检验

数据的正态性和方差齐性是 t 检验的前提条件。如果两样本所属总体均正态，但方差不齐，需采用 t' 作为检验统计量，此时自由度也要进行校正。

例 5 – 2　为探讨硫酸氧钒对糖尿病性白内障大鼠血糖的影响，研究人员将已诱导糖尿病模型的 100 只大鼠随机分为两组，实验组给予硫酸氧钒治疗，对照组不给任何治疗（数据文件见 data5 – 2. sav）。结果如下：

硫酸氧钒治疗组　　　　　　　$n_1 = 50, \bar{X}_1 = 6.5 \text{ mmol/L}, S_1 = 1.35 \text{ mmol/L}$

对照组　　　　　　　　　　　$n_2 = 50, \bar{X}_2 = 13.2 \text{ mmol/L}, S_2 = 4.20 \text{ mmol/L}$

试问两种处理疗效的总体均数是否相同？

解析　此例涉及两独立样本均数的比较，每组 $n = 50$，可以直接认为样本均数近似服从正态分布；但方差齐性检验结果显示方差不齐（$F = 9.679, P < 0.001$），因此应采用 t' 检验，其计算公式为：

$$t' = \frac{\bar{X}_1 - \bar{X}_2}{\sqrt{\frac{S_1}{n_1} + \frac{S_2}{n_2}}} \tag{5-3}$$

其中，分母是 $\bar{X}_1 - \bar{X}_2$ 的标准误。校正自由度 ν 的计算公式如下：

$$\nu = \frac{\left(\frac{S_1^2}{n_1} + \frac{S_2^2}{n_2}\right)^2}{\frac{\left(\frac{S_1^2}{n_1}\right)^2}{n_1 - 1} + \frac{\left(\frac{S_2^2}{n_2}\right)^2}{n_2 - 1}} \tag{5-4}$$

校正 t 检验基本步骤如下：

（1）建立假设，确定检验水准

$H_0: \mu_1 = \mu_2, H_1: \mu_1 \neq \mu_2$

$\alpha = 0.05$

（2）计算检验统计量

$$t' = \frac{\bar{X}_1 - \bar{X}_2}{\sqrt{\frac{S_1^2}{n_1}} + \sqrt{\frac{S_2^2}{n_2}}} = \frac{13.2 - 6.5}{\sqrt{\frac{4.20^2}{50} + \frac{1.35^2}{50}}} = 10.745$$

$$\nu = \frac{\left(\frac{S_1^2}{n_1} + \frac{S_2^2}{n_2}\right)^2}{\frac{\left(\frac{S_1^2}{n_1}\right)^2}{n_1 - 1} + \frac{\left(\frac{S_2^2}{n_2}\right)^2}{n_2 - 1}} = 59.02 \approx 59$$

（3）确定 P 值，判断结果　$P < 0.001$，按 $\alpha = 0.05$ 水准拒绝 H_0；根据 $\overline{X}_1 < \overline{X}_2$，可以认为用硫酸氧钒治疗的大鼠平均血糖含量较低。由 $\mu_1 - \mu_2$ 的 95% 置信区间 $(5.452, 7.948)\ \text{mmol/L}$，也可推断用硫酸氧钒治疗的大鼠平均血糖含量较低。

5.1.3　两组独立样本秩和检验

5.1.3.1　非参数检验概述

在统计推断方法中，凡是在已知总体分布的前提下对总体参数进行估计或检验的方法，称为参数检验（parameter test）。但在实际工作中，有时总体的分布不易确定，或不符合参数检验的条件，则需要应用一种不依赖于总体分布类型的统计推断方法，称为非参数检验（nonparameter test）。Wilcoxon 秩和检验属于基于秩次的非参数检验，可以用于两组独立样本定量资料或等级资料的比较。

基于秩次的非参数检验的基本思想：一组数据的最基本信息是次序，将数值按大小次序排队，每个数值在整个数据中均有相应的位置和次序，称为该数据的秩（rank）。在一定的假设下，这些秩及其统计量的分布是可以求出来的，且与原来的总体分布无关。据此可进行所需要的统计推断。

5.1.3.2　Wilcoxon 秩和检验

例 5 - 3　为研究肺炎患者和正常人血铁蛋白含量有无差异，某医师随机选取 10 名肺炎患者和 16 名正常人测得血铁蛋白（μg/L）含量（数据文件见 data5 - 3. sav）。问肺炎患者与正常人平均血铁蛋白含量有无差异？

肺炎患者　31　68　237　174　457　492　199　515　599　238

正常人　177　172　34　47　132　54　47　52　47　294　68　43　277　44　43　95

解析　肺炎患者组数据正态性检验结果：$W = 0.919$，$P = 0.345$，服从正态分布；然而，正常人组数据的正态性检验结果：$W = 0.748$，$P = 0.001$，却不服从正态分布。该例不满足 t 检验的适用条件，可采用 Wilcoxon 秩和检验。

基本步骤如下：

（1）建立假设，确定检验水准以 M_1 和 M_2 分别表示两总体的中位数。

H_0：肺炎患者与正常人的血铁蛋白总体分布相同，$M_1 = M_2$

H_1：肺炎患者与正常人的血铁蛋白总体分布不同，$M_1 \neq M_2$

$\alpha = 0.05$

（2）计算检验统计量

1）编秩：将两组数据合起来由小到大统一编秩，即从小到大编秩，最小的数据对应的秩次为 1，第二小的数据对应的秩次为 2，依此类推。样本资料中常出现不同个体的观测值相同的情形，称为相持（tie）。编秩时如遇有相持，且处于不同组，要取其平均秩次，例如，本例中有两个数据均为 68，应编秩次分别为 11 和 12，取平均秩次 $(11 + 12)/2 = 11.5$。若相持处于同一组内，就不必取平均秩次，如本例同一组中有 3 个 47，可编秩次 6、7 和 8（详见表 5 - 2）。

2）Wilcoxon 秩和检验的基本思想：秩次在一定程度上反映了等级的高低；秩和在一定程度上反映了等级的分布位置，这样，对观测值的分析就转化为对秩次的分析。当 H_0 为真时，两个样本来自相同的总体，对于样本含量为 n_1 和 n_2 而言，每个数据的秩均有相同的机会取值为 $1, 2, \cdots, n_1 + n_2$，因此每个数据的秩次期望值为 $(n_1 + n_2 + 1)/2$。可以证明，H_0 为真时，第一组的秩和 T_1 在其期望值 $n_1(n_1 + n_2 + 1)/2$ 处呈对称分布，并且当样本含量较大时，秩和 T_1 近似服从均数为 $n_1(n_1 + n_2 + 1)/2$，方差为 $n_1 n_2(n_1 + n_2 + 1)/12$ 的正态分布；H_0 非真时，在大多数情况下秩和 T_1 将远离其期望值 $n_1(n_1 + n_2 + 1)/2$，因此利用秩和 T_1 和 Wilcoxon 秩和检验的临界值表或近似正态分布的检验统计量可以实现假设检验（同理可以证明，第二组的秩和 T_2 也有类似上述性质）。本例中肺炎组的秩和 T_1 为 183.5，样本含量 $n_1 = 10$；正常人组的秩和 T_2 为 167.5，样本

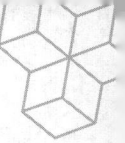

含量 $n_2 = 16$。理论上,任取一组样本的秩和都可以进行秩和统计检验,但为了方便,一般取样本含量较小的一组资料的秩和作为检验统计量的数值(两组样本含量相同,则任取一组的秩和为检验统计量的数值)。本例肺炎组的样本含量较小,故选取肺炎组的秩和 183.5 为检验统计量的数值。

（3）确定 P 值,判断结果

1）查表法:查附表 7 配对样本符号秩和检验 T 界值表,先从左侧找到较小的样本含量,本例较小的样本含量为 $n_1 = 10$;再从表上方找两组例数的差,本例, $n_2 - n_1 = 6$;在两者纵横交叉处即为 T 的界值。将检验统计量 T_1 值与 T 界值相比,若 T_1 值位于界值范围内,其 P 值大于相应的概率;若 T_1 值等于界值或在界值范围外,其 P 值等于或小于相应的概率。本例 $P = 0.011$,按 $\alpha = 0.05$ 水准拒绝 H_0,可以认为肺炎患者与正常人血铁蛋白的总体分布不同。

2）正态近似法:如果 n_1 或 $n_2 - n_1$ 超出了 T 界值表的范围,则可利用大样本时秩和近似服从正态分布的性质进行检验,统计量计算公式为:

$$Z = \frac{|T - n_1(N+1)/2| - 0.5}{\sqrt{n_1 n_2 (N+1)/12}} \tag{5-5}$$

式（5-5）中 $N = n_1 + n_2$, 0.5 为连续性校正数。若 Z 值超过标准正态分布的临界值,则拒绝 H_0。

式（5-5）是在没有相持或相持不多的情况下使用的,但当相持较多(比如超过 25%)时, Z 值偏小,应按式（5-6）进行校正。

$$Z_c = Z / \sqrt{c} \tag{5-6}$$

其中, $c = 1 - \sum(t_j^3 - t_j)/(N^3 - N)$, t_j 为第 $j (j = 1, 2 \cdots)$ 个相持所含的个体数。如表 5-2 中 43 有 2 个,68 也有 2 个,即 $t_1 = 2, t_2 = 2$。将本例数据代入式（5-5）得 $Z = 2.52$,再代入式（5-6）,得 $Z_c = 2.53$, $P = 0.011$。

表 5-2　正常人与肺炎患者血铁蛋白检测结果与编秩

肺炎患者		正常人	
血铁蛋白	秩次	血铁蛋白	秩次
31	1	177	17
68	11.5	172	15
237	19	34	2
174	16	47	7
457	23	132	14
492	24	54	10
199	18	47	7
515	25	52	9
599	26	47	7
238	20	294	22
		68	11.5
		43	3.5
		277	21
		44	5
		43	3.5
		95	13
秩和 $T_1 = 183.5$		秩和 $T_2 = 167.5$	

5.2 配对设计定量变量的假设检验

为了控制可能存在的非处理因素,增加两组的可比性,有时采用配对设计。配对设计有两种类型:①异源配对,将受试对象按一定条件配成对子(同种属、同体重、同年龄、同性别等),再随机分配每对中的两个受试对象到不同的处理组。②同源配对,同一受试对象不同部位某变量的比较,如肿瘤患者癌组织和癌旁组织蛋白表达水平的比较。此外,同一受试对象处理前后的比较,如高血压患者服药前后血压的变化,其本质上属于同源配对,但该种设计有时间因素的混杂,一般不单独使用。

配对设计下的资料并不是两个独立样本,对子内部相减之后,得到的差值实际上是一个样本;可通过检验差值的均数或中位数是否等于0来判断两组平均水平有无差异。对于配对设计定量资料的统计分析,若差值服从正态分布,则采用配对 t 检验(paired t test);否则,采用配对资料的符号秩检验(signed rank test)。

5.2.1 配对 t 检验

配对 t 检验的统计量为:

$$t = \frac{\bar{d}}{S_d/\sqrt{n}}, \nu = n-1 \tag{5-7}$$

式中 $\bar{d}$ 为样本中各对子差值 d 的均数,S_d 为样本差值的标准差,n 为对子数。

例5-4 为研究某种抗癌新药对小白鼠移植性肉瘤 S_{180} 的抑瘤效果,将 20 只小白鼠按性别、体重和窝别配成对子。每对中随机抽取一只服用抗癌新药扶正消瘤汤,另一只作为阴性对照,服用生理盐水,观察其对小白鼠移植性肉瘤 S_{180} 的抑瘤效果;经过一定时间,测得小白鼠瘤重如表5-3所示(数据文件见 data5-4. sav)。问小白鼠服用抗癌新药和生理盐水后平均瘤重有无不同?

表5-3 不同组别抑瘤效果(瘤重,g)

配对号	1	2	3	4	5	6	7	8	9	10
对照组	0.80	0.74	0.31	0.48	0.76	0.65	0.72	0.68	0.39	0.53
新药组	0.47	0.42	0.38	0.44	0.38	0.43	0.39	0.71	0.32	0.41
d	0.33	0.32	-0.07	0.04	0.28	0.22	0.33	-0.03	0.07	0.12

解析 本例目的在于比较新药扶正消瘤汤和对照生理盐水治疗后的小白鼠平均瘤重,也是两总体均数的比较,但与例5-1有所不同,例5-1是两独立样本,本例是配对样本。通过正态性检验,可以认为差值服从正态分布,$W=0.893$,$P=0.185$,因此采用配对 t 检验,其基本步骤如下:

(1) 建立假设,确定检验水准

$H_0: \mu_d = 0, H_1: \mu_d \neq 0$

$\alpha = 0.05$

(2) 计算检验统计量

$$t = \frac{\bar{d}}{S_d/\sqrt{n}} = \frac{0.171}{0.165\,8/\sqrt{10}} = 3.262, \nu = 10-1 = 9$$

(3) 确定 P 值,判断结果 $P = 0.010$,按 $\alpha = 0.05$ 水准拒绝 H_0,可以认为小白鼠服用抗癌新药和生理盐水后平均瘤重不同。均数之差的 95% 置信区间为 $(0.052, 0.290)$ g,不包含0,由此也可以说明用新药治疗后平均瘤重较低。

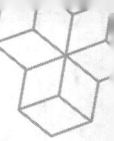

5.2.2 Wilcoxon 符号秩检验

例 5 – 5 留取 12 名在医用仪表厂工作的工人尿液,分成两份,一份用离子交换法,另一份用蒸馏法,测得尿汞含量如表 5 – 4(数据文件见 data5 – 5. sav)。问两种方法测得的平均尿汞含量有无差异?

表 5 – 4　两种方法测得的尿汞含量(mg/L)

编号	离子交换法	蒸馏法
1	0.200	0.320
2	0.020	0.015
3	0.010	0.030
4	0.382	0.424
5	0.723	0.789
6	0.876	0.721
7	0.035	0.014
8	0.023	0.020
9	0.940	0.051
10	1.201	1.115
11	0.408	0.612
12	1.256	1.078

解析　本资料属于配对设计的定量资料,首先判断其是否符合配对设计 t 检验的适用条件,即差值是否服从正态分布。通过正态性检验,发现差值不服从正态分布,$W = 0.703$,$P = 0.001$,所以选用配对资料的符号秩检验(Wilcoxon paired-samples signed rank test)。

配对资料符号秩检验的基本思想:如果两种检测方法的平均效应相同,这些配对数值之差应服从以 0 为中心的对称分布;这相当于把差值按绝对值大小编秩并标上原来的符号后,正秩和与负秩和在理论上应相等[都等于 $n(n+1)/4$,n 为有效对子数];如果正秩和与负秩和之间的差异是一些随机因素造成的抽样误差,这些差异一般不会太大;如果差异太大,超出了规定的范围,就拒绝 H_0,认为差值的总体中位数 M_d 不等于 0。

配对资料符号秩检验的基本步骤如下:

(1) 建立假设,确定检验水准

$H_0: M_d = 0$,$H_1: M_d \neq 0$

$\alpha = 0.05$

(2) 计算检验统计量

1) 求差值:见表 5 – 5 的第(4)列。

2) 编秩:将差值按绝对值大小从小到大编秩,并按差值的正负给秩次加上正负号。若差值的绝对值相等,则取其平均秩次,编秩时如遇差值为 0,则舍去不计。

3) 求秩和:分别求出正、负秩次之和,正秩和以 T_+ 表示,负秩和以 T_- 表示,取两者中较小的秩和为统计量 T 的数值,本例取 $T = 33$。

表 5 - 5　两种方法测得的尿汞含量和编秩用表

配对号 （1）	离子交换法 （2）	蒸馏法 （3）	差值 d （4）=（2）-（3）	$\lvert d \rvert$ 的秩次 （5）	带符号的秩次 （6）
1	0.200	0.320	-0.120	8	-8
2	0.020	0.015	0.005	2	2
3	0.010	0.030	-0.020	3	-3
4	0.382	0.424	-0.042	5	-5
5	0.723	0.789	-0.066	6	-6
6	0.876	0.721	0.155	9	9
7	0.035	0.014	0.021	4	4
8	0.023	0.020	0.003	1	1
9	0.940	0.051	0.889	12	12
10	1.201	1.115	0.086	7	7
11	0.408	0.612	-0.204	11	-11
12	1.256	1.078	0.178	10	10
					$T_+ = 45$；$T_- = 33$

（3）确定 P 值，判断结果

1）查表法：查附表 7 配对样本符号秩和检验 T 界值表，若检验统计量 T 的数值在上、下界值范围内，其 P 值大于表上方相应概率水平；若 T 的数值在上、下界值范围外或恰好等于上、下界值，则 P 值等于或小于相应的概率水平。本例 $n=12$，$T=33$，$P=0.638$，按 $\alpha=0.05$ 水准不拒绝 H_0，尚不能认为差值的总体中位数不等于 0，可以认为两种方法测得尿汞值含量平均水平无差异。

2）正态近似法：若 $n>25$，超出 T 界值表的范围，可用正态近似法作 Z 检验。统计量 Z 的计算公式为：

$$Z = \frac{\lvert T - \mu_T \rvert}{\sigma_T} = \frac{\lvert T - n(n+1)/4 \rvert}{\sqrt{n(n+1)(2n+1)/24}} \tag{5-8}$$

当 $n<50$ 时，统计量需做如下连续性校正：

$$Z = \frac{\lvert T - \mu_T \rvert - 0.5}{\sigma_T} = \frac{\lvert T - n(n+1)/4 \rvert - 0.5}{\sqrt{n(n+1)(2n+1)/24}} \tag{5-9}$$

相持较多时（不包括差值为 0 者），用公式（5-9）求得的 Z 值偏小，应改用公式（5-10），计算校正的 Z_c。

$$Z_c = \frac{\lvert T - n(n+1)/4 \rvert - 0.5}{\sqrt{\dfrac{n(n+1)(2n+1)}{24} - \dfrac{\sum(t_j^3 - t_j)}{48}}} \tag{5-10}$$

式中 t_j 为第 $j(j=1,2,\cdots)$ 个相持的个数。

5.3　两组 Poisson 分布资料的假设检验

医学研究中常涉及对两个 Poisson 分布总体均数的比较，当每个样本的观测值之和都大于 20 时，Poisson

分布近似正态分布,可考虑应用 Z 检验对其总体均数进行推断。

5.3.1　观察单位相等时两组 Poisson 分布资料的假设检验

例 5-6　两种培养液配方各在 3 个平皿中制成固体培养基,各放入 1 ml 含幽门螺杆菌充分混匀的胃液。培养 72 小时后清点幽门螺杆菌菌落数如下,问两种培养基菌落数差异有无统计学意义?

$$\text{甲}\quad 14,21,16 \qquad \text{乙}\quad 12,10,8$$

解析　幽门螺杆菌菌落数服从 Poisson 分布。决定 Poisson 分布的参数为总体均数 λ,研究表明,当 $\lambda \geqslant 20$ 时,Poisson 分布近似于均数和方差都是 λ 的正态分布 $N(\lambda, \lambda)$;若观测值 X_1 和 X_2 均较大,就可以认为 X_1 所属的 Poisson 分布近似于 $N(\lambda_1, \lambda_1)$,X_2 所属的 Poisson 分布近似于 $N(\lambda_2, \lambda_2)$,$X_1 - X_2$ 近似地服从正态分布 $N(\lambda_1 - \lambda_2, \lambda_1 + \lambda_2)$。

当 $H_0: \lambda_1 = \lambda_2$ 成立时,$(X_1 - X_2)$ 近似地服从正态分布 $N(0, \lambda_1 + \lambda_2)$,从而 $(X_1 - X_2)/\sqrt{\lambda_1 + \lambda_2}$ 近似服从标准正态分布 $N(0,1)$。然而,λ_1 和 λ_2 是未知的,我们只能用样本中的观测值 X_1 和 X_2 近似地取代 λ_1 和 λ_2。所以,当两个 Poisson 分布观察单位相等时,统计量为:

$$Z = \frac{X_1 - X_2}{\sqrt{X_1 + X_2}} \tag{5-11}$$

(1) 建立假设,确定检验水准

$H_0: \lambda_1 = \lambda_2$,$H_1: \lambda_1 \neq \lambda_2$

$\alpha = 0.05$

(2) 计算检验统计量　甲培养基 3 个平皿共有 51 个细菌,乙培养基 3 个平皿共有 30 个细菌。根据 Poisson 分布的可加性原理,可知这两个总数本身也呈 Poisson 分布。因此,可把两种培养基 3 个平皿各看成一个单位,用式(5-11)进行检验。

$$Z = \frac{X_1 - X_2}{\sqrt{X_1 + X_2}} = \frac{51 - 30}{\sqrt{51 + 30}} = 2.333$$

(3) 确定 P 值,判断结果　$P = 0.020$,按 $\alpha = 0.05$ 水准拒绝 H_0,可以认为两种培养基幽门螺杆菌菌落数有差异,甲培养基培养的幽门螺杆菌菌落数多于乙培养基。

5.3.2　观察单位不等时两组 Poisson 分布资料的假设检验

例 5-7　用放射性核素方法独立地测量两份标本的放射性,标本的制备方法相同,但测量时间不同,第一份标本测量 10 分钟,测得质点数为 1 500,第二份标本测量 20 分钟,测得质点数为 2 400。假如在相同时间长度内测量,两份标本发放质点的总体均数是否相等?

解析　由于两份标本的观察时间单位不同,不能采用上述方法进行比较。

设两份标本测量值 X_1 和 X_2 分别服从 Poisson 分布 $\prod(\lambda_1)$ 和 $\prod(\lambda_2)$。当 λ_1 和 λ_2 较大时,X_1 和 X_2 近似地服从正态分布 $N(\lambda_1, \lambda_1)$ 和 $N(\lambda_2, \lambda_2)$;两份标本测量时间分别记为 n_1 和 n_2,则

$$\frac{X_1}{n_1} \sim N\left(\frac{\lambda_1}{n_1}, \frac{\lambda_1}{n_1^2}\right), \frac{X_2}{n_2} \sim N\left(\frac{\lambda_2}{n_2}, \frac{\lambda_2}{n_2^2}\right)$$

两者之差的分布　　　　$$\frac{X_1}{n_1} - \frac{X_2}{n_2} \sim N\left(\frac{\lambda_1}{n_1} - \frac{\lambda_2}{n_2}, \frac{\lambda_1}{n_1^2} + \frac{\lambda_2}{n_2^2}\right) \tag{5-12}$$

我们要检验的假设是:　　　$$H_0: \frac{\lambda_1}{n_1} = \frac{\lambda_2}{n_2}; H_1: \frac{\lambda_1}{n_1} \neq \frac{\lambda_2}{n_2}$$

由式(5-12),当 H_0 成立时,　　$$\frac{X_1}{n_1} - \frac{X_2}{n_2} \sim N\left(0, \frac{\lambda_1}{n_1^2} + \frac{\lambda_2}{n_2^2}\right)$$

由于 λ_1 和 λ_2 是未知的,我们只能用 X_1 和 X_2 近似地取代 λ_1 和 λ_2,从而近似地有:

$$\frac{X_1}{n_1} - \frac{X_2}{n_2} \sim N\left(0, \frac{X_1}{n_1^2} + \frac{X_2}{n_2^2}\right) \text{ 或 } \bar{X}_1 - \bar{X}_2 \sim N\left(0, \frac{\bar{X}_1}{n_1} + \frac{\bar{X}_2}{n_2}\right)$$

所以,若两个 Poisson 分布观察单位不等,当 H_0 成立时,近似地有检验统计量:

$$Z = \frac{\bar{X}_1 - \bar{X}_2}{\sqrt{\frac{\bar{X}_1}{n_1} + \frac{\bar{X}_2}{n_2}}} \sim N(0,1) \tag{5-13}$$

(1) 建立假设,确定检验水准

$$H_0: \frac{\lambda_1}{n_1} = \frac{\lambda_2}{n_2} \qquad H_1: \frac{\lambda_1}{n_1} \neq \frac{\lambda_2}{n_2}$$

$$\alpha = 0.05$$

(2) 计算检验统计量

$$\bar{X}_1 = 150, n_1 = 10; \bar{X}_2 = 120, n_2 = 20$$

$$Z = \frac{\bar{X}_1 - \bar{X}_2}{\sqrt{\frac{\bar{X}_1}{n_1} + \frac{\bar{X}_2}{n_2}}} = \frac{150 - 120}{\sqrt{\frac{150}{10} + \frac{120}{20}}} = 6.547$$

(3) 确定 P 值,判断结果 $P < 0.001$,按 $\alpha = 0.05$ 水准拒绝 H_0,认为在相同观察单位时间内,两份标本发放质点的总体均数不等;结合 $\bar{X}_1 > \bar{X}_2$,可以判断在相同观察单位内,第一份标本发放的质点数高于第二份。

5.4 结果报告

两样本定量资料假设检验的统计报告一般包括统计描述和统计推断。统计描述:正态分布数据报告 $\bar{X} \pm S$,偏峰分布数据报告 $M(P_{25} - P_{75})$;统计推断:报告检验水准、统计量、P 值和置信区间。下面以例 5-1 为例,介绍两独立样本 t 检验结果报告的书写格式。

新药组和常规药物组血红蛋白增加量均服从正态分布(S-W 检验:$P_1 = 0.431, P_2 = 0.479$)且总体方差齐($F = 1.345, P = 0.261$),因此采用两独立样本的 t 检验:$t = 4.137, P = 0.001$。结果表明:在 $\alpha = 0.05$ 检验水准下,新药治疗的患者血红蛋白平均增加量高于常规药。$\mu_1 - \mu_2$ 及 95% 置信区间为 7.780g/L,(3.829, 11.731)(表 5-6),也表明新药治疗的患者血红蛋白平均增加量高。

The data of two samples came from normal distribution(Shapiro-Wilk test: $P_1 = 0.431$, $P_2 = 0.479$) and the two population variances were equal ($F = 1.345$, $P = 0.261$), so two independent samples t test was used ($t = 4.137$, $P = 0.001$). The results indicated a statistically significant difference between the two groups at significant level of $\alpha = 0.05$ and the average increase of concentration of Hb was higher in new drug group, which could also be observed from the $\mu_1 - \mu_2$ and 95% CI 7.780g/L, (3.829, 11.731)(Table 5-6).

表 5-6   不同组别血红蛋白增加量($\bar{X} \pm S$)

Table 5-6   Average increase of concentration of Hb in two groups($\bar{X} \pm S$)

groups	n	the increase of concentration of Hb/(g/L)
new drug group	10	27.99 ± 4.56
routine drug group	10	20.21 ± 3.82

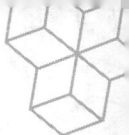

5.5 案例辨析

案例 5-1 为研究不同药物对肥胖患者的疗效,参照 $BMI \geqslant 28 \text{ kg/m}^2$ 的标准,选取 20 名肥胖患者,随机分成两组,每组 10 人,测得他们服药前及服药 2 个月后体重的变化(表 5-7)。

表 5-7 两组肥胖患者服药前后体重变化(kg)

编号		1	2	3	4	5	6	7	8	9	10
A	服药前	75.6	61.2	67.8	77.2	73.2	65.4	80.0	74.4	82.6	68.6
	服药后	71.0	60.2	63.6	72.0	74.6	60.8	69.4	77.4	75.1	59.3
B	服药前	69.4	89.9	66.8	63.4	70.0	86.6	90.4	74.8	67.4	84.4
	服药后	60.8	90.2	56.7	60.3	69.4	78.4	77.5	76.6	58.2	75.4

(1) 作者采用配对 t 检验,分别比较了 A 组患者和 B 组患者服药前后体重的变化,结果:A 组患者服药前后比较 $t = 30.76$,$P = 0.013$;B 组患者服药前后比较 $t = 3.701$,$P = 0.005$,由此得出结论,两种药物均有效。

(2) 作者还采用两独立样本 t 检验,比较治疗后两组体重的差异,结果 $t = 0.490$,$P = 0.630$,从而得出结论:A、B 两种药物的疗效差异无统计学意义。

你认为上述处理过程是否合适,结论是否可信?

案例 5-2 为探讨缺氧对滋养细胞 HIF-1α、BNIP3 mRNA 和蛋白表达有无影响,作者通过实验研究收集如下资料(表 5-8)。采用 t 检验比较常氧组和缺氧组各变量的差异。该表在统计分析方面有无不妥之处?

表 5-8 缺氧条件下滋养细胞 HIF-1α、BNIP3 mRNA 和蛋白的表达

组别	n	HIF-1α mRNA	BNIP3 mRNA	HIF-1α 蛋白	BNIP3 蛋白
常氧组	3	1.014 ± 0.204	1.015 ± 0.216	0.576 ± 0.035	0.890 ± 0.055
缺氧组	3	1.118 ± 0.067	1.885 ± 0.455	0.814 ± 0.042	1.321 ± 0.076
t		2.921	1.700	0.518	0.765
P		0.449	0.040	0.002	0.001

5.6 电脑实验

实验 5-1 两独立样本 t 检验的 SPSS 实现

实验 5-2 校正 t 检验的 SPSS 实现

实验 5-3 两独立样本秩和检验的 SPSS 实现

实验 5-4 配对资料 t 检验的 SPSS 实现

实验 5-5 配对资料符号秩和检验的 SPSS 实现

5.7 常见疑问与小结

5.7.1 常见疑问

（1）进行两样本均数比较的 t 检验时，P 值越小，则说明两个总体均数相差越大吗？

假设检验中，P 是指 H_0 成立时出现目前样本情形的概率最多是多大，P 值越小，越有理由拒绝 H_0，认为两个总体均数间存在差异，但并不能认为两总体均数相差大。P 值不仅受两样本均数实际差异的影响，还受样本含量的影响，样本含量越大，t 值就越大，相应的 P 值就越小。

（2）单侧检验较双侧检验更易检验出差异，所以在假设检验中尽量选用单侧检验，对吗？

当自由度和检验水准一定时，单侧界值小于双侧界值，所以更容易得出具有差异性的结论，但并不能因此就选用单侧检验。单双侧的选择要结合专业知识，在研究设计时就应确定。如果研究者有充分的证据支持只可能出现某一单侧情形，如确有根据认为，试验药的疗效不可能比安慰剂对照药的疗效差，则可以采用单侧检验，否则采用双侧检验。

（3）t 检验能否用于多组间均数的比较？

t 检验用于两组间均数的比较，多组间均数的比较不能用 t 检验。原因在于：一方面违背了实验设计的初衷，无法对多个总体间的差异进行整体判断；另一方面，多次进行两组比较，会增大犯第一类错误的概率。

5.7.2 小结

在进行两独立样本均数比较时，应根据模型假设的要求选择合适的统计方法。如果两样本均满足正态性和方差齐性，采用 t 检验；如果满足正态性，但方差不齐，采用校正 t 检验；如果有任何一组数据不服从正态分布，则应采用秩和检验。

对于配对设计的定量资料，关键看差值是否符合正态分布，如果差值满足正态分布，可以采用配对 t 检验，否则，采用配对资料的符号秩检验。

应注意区分差异的统计学意义和差异的专业意义，两者的概念完全不同。假设检验中我们通常采用检验水准 $\alpha = 0.05$，如果在某次抽样研究中，基于目前样本统计量得到较小的 P 值，如 $P < 0.05$，那么我们可以认为差异非零，具有统计学意义。差异的专业意义是指我们发现的差异在基础医学/临床医学/生物学上的实际意义，即这一差异能够反映一定的实际问题，或者能够区别出两类不同的病人或病程阶段。简单地说，这一差异不仅非零，而且在专业上有用。

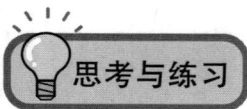

思考与练习

一、思考题

1. 如何对两独立样本定量资料进行比较？

2. 为什么在秩和检验编秩次时，相同数据出现在不同组时要计算"平均秩次"，相同数据出现在同一组时却不必计算"平均秩次"？

二、计算题

1. 表 5-9 是尸体解剖时称得的左、右肾的重量，问左、右肾平均重量有无不同？

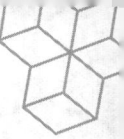

表 5 − 9 16 例尸体解剖标本左、右肾的重量（g）

编号	左肾	右肾	编号	左肾	右肾
1	170	150	9	105	125
2	155	145	10	145	135
3	130	120	11	155	150
4	115	100	12	110	125
5	235	222	13	140	150
6	125	115	14	145	140
7	130	120	15	95	115
8	105	100	16	136	126

2. 某实验室观察局部温热治疗小鼠移植性肿瘤的疗效,以生存日数作为观察变量。实验结果如下,试比较两组的平均生存日数有无差异。

实验组　10　12　14　15　15　17　18　20　26　80

对照组　　2　 3　 6　 7　 8　 9　10　12　12　13　30

（杨永利　施学忠）

6 多样本定量变量的假设检验

在实际工作中常遇到两组以上定量资料的比较,多组定量资料的比较不可用第 5 章的 t 检验、Wilcoxon 等方法,需要用本章的单因素方差分析、Kruskal-Wallis 检验。其中单因素方差分析为参数检验;Kruskal-Wallis 检验为非参数检验,可视为 Wilcoxon 秩和检验的拓展。

6.1 单因素方差分析

6.1.1 实例及解析

例 6 - 1 为研究茶多酚保健饮料对急性缺氧的影响,将 60 只 Wistar 小白鼠随机分为低、中、高三个剂量组和一个对照组,每组 15 只小白鼠。对照组给予蒸馏水 0.25 mL 灌胃,低、中、高剂量组分别给予 2.0 g/kg、4.0 g/kg、8.0 g/kg 的饮料溶于 0.2 ~ 0.3 mL 蒸馏水后灌胃,每天一次。40 天后,对小白鼠进行耐缺氧存活时间实验,结果如表 6 - 1 所示。试比较不同剂量的茶多酚保健饮料对延长小白鼠的平均耐缺氧存活时间有无差别。

表 6 - 1 各组小白鼠耐缺氧存活时间(min)

组别	耐缺氧时间(X_{ij})								n_i	$\bar{X}_i$	S_i
对照组 ($i=1$)	21.31 23.46	23.14 20.34	27.48 26.98	19.54 19.56	18.03 17.39	24.03 24.37	22.82 16.01	18.72	15	21.545	3.427
低剂量组 ($i=2$)	20.16 26.13	24.49 25.24	21.32 20.23	19.46 22.47	25.63 29.38	28.81 20.16	18.74 22.51	18.42	15	22.877	3.556
中剂量组 ($i=3$)	35.07 24.33	28.11 33.97	24.74 21.86	29.79 28.65	22.68 25.13	23.01 34.44	28.32 31.69	29.04	15	28.055	4.381
高剂量组 ($i=4$)	30.23 38.47	36.84 35.10	38.61 28.01	27.13 23.37	28.79 28.44	33.24 34.22	31.68 35.08	28.29	15	31.833	4.537
合计									60	26.078	5.698

例 6 - 2 某人研究北京机关工作人员血脂水平,明确定义老、中、青三个年龄段后,随机抽取不同年龄段男性各 10 名受试者,检测他们的总胆固醇(TC)的含量(mmol/L),其结果如下:

青年组 5.00 4.85 4.93 5.18 4.95 4.78 5.18 4.89 5.07 5.21
中年组 5.12 5.13 4.89 5.20 4.99 5.14 5.16 4.98 5.16 5.25
老年组 5.24 5.26 5.23 5.10 5.31 5.23 5.21 4.98 5.15 5.19
请问:三个年龄组的总胆固醇平均含量之间是否有差别?

解析 在研究设计类型上,例 6 - 1 为完全随机分组的实验性研究,是将研究对象随机地分配到不同的

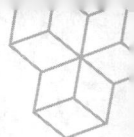

处理组,四组资料可以看成代表不同总体的四个样本,欲推断它们处理效应的总体均数是否相等;例 6-2 为观察性研究,是从三个人群分别随机抽取一定数量的观察资料,测量某项指标进行比较,欲推断它们的总体均数是否相等。

对于类似例 6-1、例 6-2 的多组定量资料的比较能否用第 5 章两组资料 t 检验或 Wilcoxon 秩和检验进行两两比较而得出结论? 不能! 因为 t 检验每次只能比较 2 个均数,每次比较时犯第一类错误的概率被控制在规定的水平上(即事先给定的 α 值,如 $\alpha = 0.05$),每次不犯第一类错误的概率为 $(1 - 0.05) = 0.95$。如欲反复使用 t 检验来比较 4 个组,则需要作 $C_4^2 = 6$ 次 t 检验;当这些检验独立进行时,6 次比较均不犯错误的概率为 $0.95^6 = 0.735\,1$,相应犯第一类错误的概率为 $1 - 0.735\,1 = 0.264\,9$,远大于设定的 0.05。理论上,随着比较次数的增多,犯第一类错误的总概率将不断增大,并趋向于 1。因此,多个均数比较不宜多次使用 t 检验。用 Wilcoxon 秩和检验存在同样的问题。

科研设计中,只含一种处理因素的设计称为单因素设计,借助随机化选择对象的单因素设计即为完全随机设计。如果单因素设计实验所得单变量资料满足方差齐性,并且每组资料服均从正态分布,则可以用方差分析(analysis of variance,ANOVA)方法处理数据。方差分析名目繁多,有单因素方差分析(one-way ANOVA),两因素方差分析(two-way ANOVA)和多因素方差分析(multivariate ANOVA)等。本节介绍的单因素方差分析即针对完全随机设计,检验按单一因素各水平分组所对应的总体均数是否相同。

6.1.2 方差分析的基本思想

各类型方差分析的基本思想是一致的,下面结合单因素完全随机设计情况介绍方差分析的基本思想。

设完全随机设计中将全部试验对象随机分成 g 组,第 i 组的试验对象接受第 i 种处理($i = 1, 2, \cdots, g$),第 i 个处理组的样本含量为 n_i,各处理组的样本含量之和记为 $N(N = \sum n_i)$。用 X_{ij} 表示第 i 个处理组的第 j($j = 1, 2, \cdots, n_i$)个观测值。$\bar{X}_i$ 表示第 i 个处理组的均数,$\bar{X}$ 表示所有观测值总的均数,实验结果表达方式如表 6-2。

表 6-2 完全随机设计实验结果表达方式

处理水平	X_{ij}			
第 1 处理组	X_{11}	X_{12}	$\cdots$	X_{1n_1}
第 2 处理组	X_{21}	X_{22}	$\cdots$	X_{2n_2}
$\vdots$	$\vdots$	$\vdots$	$\vdots$	$\vdots$
第 g 处理组	X_{g1}	X_{g2}	$\cdots$	X_{gn_g}

(1) 变异的分解 方差分析的基本思想是把全部观测值间的变异——总变异按设计和需要分解成若干个组成部分,再作分析。现就表 6-1 及表 6-2 中的数据 X_{ij} 进行分析。

1) 总变异:60 只 Wistar 小白鼠经灌胃后耐缺氧存活时间各不相同,这种变异称为总变异(total variation)。该变异既包含随机误差(小白鼠的个体差异和测量误差),又包含处理的不同(四组不同剂量茶多酚保健饮料)对 Wistar 小白鼠耐缺氧存活时间的影响,反映了全部个体观测值之间总的变异情况,其大小用总离均差平方和 $SS_{总}$ 表示,计算公式为

$$SS_{总} = \sum_{i=1}^{g} \sum_{j=1}^{n_i} (X_{ij} - \bar{X})^2 \tag{6-1}$$

由式(6-1)可看出,$SS_{总}$ 的大小与资料的离散程度有关,资料离散程度越大,$SS_{总}$ 越大;同时,$SS_{总}$ 还与

样本例数有关,确切地说,与样本总的自由度(total degree of freedom)$\nu_\text{总} = N - 1$ 有关,总的自由度大,$SS_\text{总}$ 也大。

2)组间变异:由于四组小白鼠接受处理的水平不同,四组耐缺氧存活时间之间可能不同(各组的样本均数 $\bar{X}_i$ 各不相同),这种变异称为组间变异(variation between groups)。它反映了四组处理的不同(若处理确实有作用),同时也包括了随机误差(含个体差异和测量误差)。其大小可用各组样本均数 $\bar{X}_i$ 与总的均数 $\bar{X}$ 的离均差平方和 $SS_\text{组间}$ 表示,计算公式为

$$SS_\text{组间} = \sum_{i=1}^{g} n_i (\bar{X}_i - \bar{X})^2 \tag{6-2}$$

组间自由度 $\qquad\qquad\qquad\qquad\qquad \nu_\text{组间} = g - 1$

由式(6-2)可看出,当四组对应的总体均数相同时,四组资料来自同一总体,总体均数相同,各组样本均数和总的均数 $\bar{X}$ 都是同一总体均数的点估计,彼此之间的差异较小并且仅属于抽样误差,故组间变异 $SS_\text{组间}$ 较小;当四组对应的总体均数不全相同时,各组样本均数分别是各自总体均数的估计值,而总的均数 $\bar{X}$ 是四组总体均数的加权平均数,因此各组的样本均数与总的均数 $\bar{X}$ 之差不仅含有抽样误差,而且含处理效应的估计值,故当四组总体均数不同时,组间变异 $SS_\text{组间}$ 会增大。

3)组内变异:各组内小白鼠间耐缺氧存活时间各不相同,与本组的样本均数 $\bar{X}_i$ 也不相同,这种变异称为组内变异(variation within groups)。组内变异仅反映随机误差,故又称误差变异。组内变异可用组内各测量值 X_{ij} 与所在组均数 $\bar{X}_i$ 的差值的平方和 $SS_\text{组内}$ 表示,计算公式为:

$$SS_\text{组内} = \sum_{i=1}^{g} \sum_{j=1}^{n_i} (X_{ij} - \bar{X}_i)^2 = \sum_{i=1}^{g} (n_i - 1) S_i^2 \tag{6-3}$$

组内自由度 $\quad \nu_\text{组内} = N - g$

4)总变异的分解

$$SS_\text{总} = \sum_{i=1}^{g} \sum_{j=1}^{n_i} (X_{ij} - \bar{X})^2 = \sum_{i=1}^{g} \sum_{j=1}^{n_i} (X_{ij} - \bar{X}_i + \bar{X}_i - \bar{X})^2$$

$$= \sum_{i=1}^{g} \sum_{j=1}^{n_i} \left[(X_{ij} - \bar{X}_i)^2 + (\bar{X}_i - \bar{X})^2 + 2(X_{ij} - \bar{X}_i)(\bar{X}_i - \bar{X}) \right]$$

$$= \sum_{i=1}^{g} \sum_{j=1}^{n_i} \left[(X_{ij} - \bar{X}_i)^2 + \sum_{i=1}^{g} \sum_{j=1}^{n_i} (\bar{X}_i - \bar{X})^2 \sum_{i=1}^{g} \sum_{j=1}^{n_i} 2(X_{ij} - \bar{X}_i)(\bar{X}_i - \bar{X}) \right]$$

现证明第 3 项为零:

$$\sum_{i=1}^{g} \sum_{j=1}^{n_i} 2(X_{ij} - \bar{X}_i)(\bar{X}_i - \bar{X}) = 2 \sum_{i=1}^{g} \left[(\bar{X}_i - \bar{X}) \sum_{j=1}^{n_i} (X_{ij} - \bar{X}_i) \right]$$

然而,其中 $\qquad\qquad \sum_{j=1}^{n_i} (X_{ij} - \bar{X}_i) = \left(\sum_{j=1}^{n_i} X_{ij} \right) - n_j \bar{X}_i = n_j \bar{X}_i - n_j \bar{X}_i = 0$

从而有

$$SS_\text{总} = \sum_{i=1}^{g} \sum_{j=1}^{n_i} (X_{ij} - \bar{X})^2 = \sum_{i=1}^{g} \sum_{j=1}^{n_i} (X_{ij} - \bar{X}_i)^2 \sum_{i=1}^{g} \sum_{j=1}^{n_i} (\bar{X}_i - \bar{X})^2$$

$$= \sum_{i=1}^{g} \sum_{j=1}^{n_i} (X_{ij} - \bar{X}_i)^2 \sum_{i=1}^{g} n_i (\bar{X}_i - \bar{X})^2$$

由此可见,总离均差平方和可以分解为两部分:

$$SS_\text{总} = SS_\text{组间} + SS_\text{组内} \tag{6-4}$$

相应的总自由度分解为组间自由度和组内自由度两部分

$$\nu_\text{总} = \nu_\text{组间} + \nu_\text{组内} \tag{6-5}$$

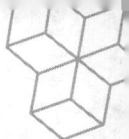

（2）变异的比较　组间变异和组内变异与自由度有关，所以不能直接比较离均差平方和。为减小自由度的影响，将各部分的离均差平方和除以各自的自由度，得到相应的平均变异指标——均方（mean square, MS），组间均方和组内均方计算公式为：

$$MS_{组间} = \frac{SS_{组间}}{\nu_{组间}} \tag{6-6}$$

$$MS_{组内} = \frac{SS_{组内}}{\nu_{组内}} \tag{6-7}$$

由式（6-3）和式（6-7）可知：当只有两组时，组内均方 $MS_{组内}$ 正好是两独立样本 t 检验中的合并方差，因此组内均方可以理解为各个样本联合估计的方差，与 H_0 是否成立无关。

将组间均方除以组内均方即得方差分析的统计量 F

$$F = \frac{MS_{组间}}{MS_{组内}} \tag{6-8}$$

当 $H_0: \mu_1 = \mu_2 = \cdots = \mu_g$ 成立时，各处理组的样本来自同一总体，无处理因素的作用，则组间变异和组内变异一样，只反映随机误差作用的大小，$MS_{组间}$ 与 $MS_{组内}$ 比较接近，故在大多数情况下 F 在1附近随机波动。可以证明，当 H_0 成立时，F 服从分子自由度 $\nu_1 = g-1$ 和分母自由度 $\nu_2 = N-g$ 的 F 分布。相反，当 H_0 不成立时，不同处理的作用不同，即 g 个总体均数不全相同时，在大多数情况下 $MS_{组间}$ 会较大或很大，$MS_{组内}$ 与 H_0 是否为真无关而不会有明显变化，故对应的 F 值会较大或很大。F 值多大才有统计学意义，需要查 F 分布界值表得到相应的 P 值，然后根据检验水准 α 作出推断结论。

在 F 分布界值表（附表5）中，纵标目为分子自由度 ν_1，横标目为分母自由度 ν_2，表中分别给出了 $\alpha = 0.01$ 和 $\alpha = 0.05$ 时供方差分析用的单侧 F 界值（F 分位数），用 $F_{\alpha(\nu_1,\nu_2)}$ 表示。若计算的 F 值 $\geqslant F_{\alpha(\nu_1,\nu_2)}$，则 $P \leqslant \alpha$，在 H_0 成立时，这是一个小概率事件，一次随机抽样一般是不会发生的，因此拒绝 H_0，接受 $H_1: \mu_1, \mu_2, \cdots, \mu_k$ 不全相等；相反，若 $F < F_{\alpha(\nu_1,\nu_2)}$，则 $P > \alpha$，不拒绝 H_0。

6.1.3　方差分析的步骤

现用例6-1具体介绍单因素方差分析的步骤。

（1）建立假设，确定检验水准

H_0：四个总体均数相等，H_1：四个总体均数不全相等

$\alpha = 0.05$

（2）计算检验统计量　根据式（6-1）~（6-8）即表6-3中的公式和表6-1右侧部分数据计算，也可用统计软件 SPSS 等直接获得表6-4的方差分析表。

表6-3　完全随机设计资料方差分析的计算公式

变异来源	离均差平方和（SS）	自由度（ν）	均方（MS）	F 值
组间变异	$\sum\limits_{i=1}^{g} n_i(\bar{X}_i - \bar{X})^2$	$g-1$	$\dfrac{SS_{组间}}{\nu_{组间}}$	$\dfrac{MS_{组间}}{MS_{组内}}$
组内变异	$\sum\limits_{i=1}^{g}\sum\limits_{j=1}^{n_i}(X_{ij} - \bar{X}_i)^2$	$N-g$	$\dfrac{SS_{组内}}{\nu_{组内}}$	
总变异	$\sum\limits_{i=1}^{g}\sum\limits_{j=1}^{n_i}(X_{ij} - \bar{X})^2$	$N-1$		

$$SS_{总} = (21.31 - 26.078)^2 + (23.14 - 26.078)^2 + \cdots + (35.08 - 26.078)^2 = 1\,915.800$$

$$\nu_{总} = 60 - 1 = 59$$

$$SS_{组间} = 15 \times (21.545 - 26.078)^2 + \cdots + 15 \times (31.833 - 26.078)^2 = 1\,017.410$$

$$\nu_{组间} = 4 - 1 = 3$$

$$SS_{组内} = 1\,915.800 - 1\,017.410 = 898.390, \quad \nu_{组内} = 60 - 4 = 56$$

列出方差分析结果,见表 6 - 4。

表 6 - 4　例 6 - 1 的方差分析结果

变异来源	SS	ν	MS	F	P
组间	1 017.41	3	339.14	21.14	<0.01
组内	898.39	56	16.04		
总	1 915.80	59			

(3) 确定 P 值,判断结果　以 $\nu_1 = 3$, $\nu_2 = 56$,查 F 分布界值表(附表 5),因为表中没有 $F_{0.01(3,56)}$ 的对应值,采用自由度较小而又最接近 56 的临界值来代替,$F_{0.01(3,50)} = 4.20$,$P < 0.01$。按 $\alpha = 0.05$ 水准,拒绝 H_0,接受 H_1,可认为不同剂量的茶多酚保健饮料对延长小白鼠的平均耐缺氧存活时间有差别。

6.1.4　方差分析的前提条件

从理论上讲,进行方差分析的数据应满足如下两个基本假设:

(1) 各样本是相互独立的随机样本,均服从正态分布。

(2) 各样本的总体方差相等,即方差齐性(homogeneity of variance)。

各样本是否均服从正态分布,要分别对各组样本数据进行正态性检验(检验方法见第 5 章)。当样本含量较大时,无论资料是否来自正态分布总体,样本均数的抽样分布仍然服从或接近服从正态分布。但如果总体极度偏离正态,则需作数据转换,使其接近正态分布。对方差齐性的判断通常采用方差齐性检验(test for homogeneity of variance)。

6.1.5　方差齐性检验

第 5 章介绍了两个总体方差齐性的 F 检验。当多个总体方差齐性检验时可用 Bartlett 检验或 Levene 检验,前者要求资料服从正态分布,否则偏差较大;Levene 检验不依赖于总体分布的具体形式,故近年来更多采用该法。在此仅介绍 Levene 检验方法。

Levene 检验法既可用于两总体方差齐性检验,也可用于多个总体方差齐性检验,所分析的资料可不具正态性。该法是将原始观测值 X_{ij} 转换为相应的离差 Z_{ij},然后按式(6 - 9)、式(6 - 10)进行单因素方差分析,以相应自由度查 F 分布界值表(附表 5)得到结论。

$$F = \frac{(N - g)\sum_{i=1}^{g} n_i(\bar{Z}_i - \bar{Z})^2}{(g - 1)\sum_{i=1}^{g}\sum_{j=1}^{n_i}(Z_{ij} - \bar{Z}_i)^2} \quad \nu_1 = g - 1 \quad \nu_2 = N - g \quad (6-9)$$

式中 $N = \sum n_i$, g 为组数。离差 Z_{ij} 常用式(6 - 10)计算:

$$Z_{ij} = |X_{ij} - \bar{X}_i| \quad (6-10)$$

式中 $\bar{X}_i$ 为第 i 组的算术均数。

例 6 - 3　请用 Levene 法对例 6 - 1 资料作方差齐性检验。

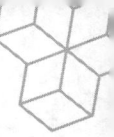

（1）建立假设，确定检验水准

$H_0: \sigma_1^2 = \sigma_2^2 = \sigma_3^2 = \sigma_4^2$，即四个总体方差全相等

$H_1:$ 四个总体方差不全相等

$\alpha = 0.10$

（2）计算检验统计量　首先将例 6 - 1 原始观测值 X_{ij} 用式（6 - 10）转换为相应的离差 Z_{ij}，然后再作单因素方差分析。具体计算步骤在此省略，仅列出最终计算结果 $F = 0.76, P = 0.5253$。

（3）作出推断结论　$F = 0.76, P = 0.5253$，按 $\alpha = 0.10$ 水准，不拒绝 H_0，可以认为四个总体方差齐。

6.1.6　考察前提条件的残差图法

对方差分析的两个基本假设，尤其是方差齐性最简单、直观和有效的判断方法是考察残差图（residual plot）。不同设计方案资料的方差分析，其残差计算的具体公式不同。如完全随机设计资料的方差分析，从式（6 - 3）$SS_{组内} = \sum_i \sum_j (X_{ij} - \bar{X}_i)^2$ 可看出，其残差的计算公式为

$$e_{ij} = X_{ij} - \bar{X}_i \tag{6 - 11}$$

图 6 - 1 为例 6 - 1 资料用计算机 SPSS 软件所作的残差图，纵轴表示残差，图 a 横轴表示组别，图 b 横轴表示 X 的预测值。

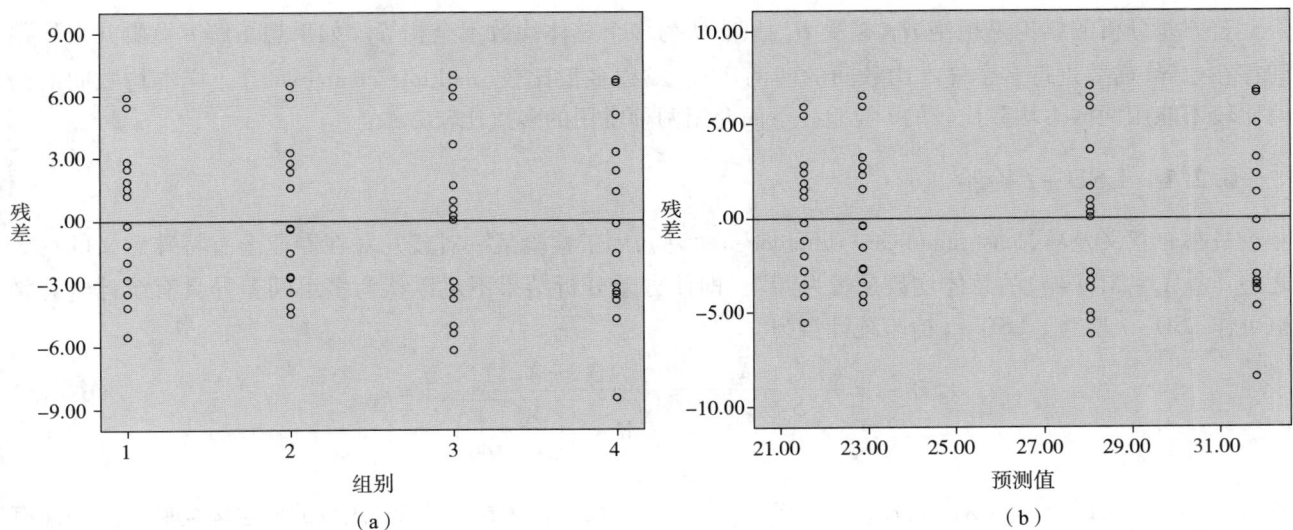

图 6 - 1　例 6 - 1 资料的残差图

从残差图判断数据是否符合方差分析条件的标准是：若散点随机地在残差为 0 的横线上下，且无任何特殊的结构，不存在异常点，则可认为符合要求。由图 6 - 1 可大致判断例 6 - 1 的资料满足方差分析的前提条件。

6.1.7　数据变换

对于一些明显偏离正态性和方差齐性条件的资料，可以通过某种形式的数据变换使之满足方差分析、t 检验或其他统计方法对资料的要求。数据变换（data transformations），即对原始数据作某种函数变换，它虽然改变了资料分布的形式，但未改变各组资料间的关系，其缺点是分析结果的解释欠直观。常用的数据变换方法有：

（1）对数变换（logarithmic transformation） 对数变换是将原始数据取自然对数或常用对数。其变换公式为

$$X' = \ln(X + a) \qquad (6-12)$$

a 为零或正数。该变换适用于：

1）对数正态分布资料,如抗体滴度资料,疾病潜伏期,食品、蔬菜、水果中农药的残留量等。

2）标准差与均数成比例,或变异系数接近甚至等于某一常数的资料。

（2）平方根变换（square root transformation） 平方根变换是将原始数据开平方根。其变换公式为

$$X' = \sqrt{X} \quad \text{或} \quad X' = \sqrt{X+0.5} \qquad (6-13)$$

该变换适用于方差与均数成比例的资料,如服从 Poisson 分布的资料。

（3）平方根反正弦变换（arcsine square root transformation） 又称角度变换（angular transformation）,是将原始数据开平方根再取反正弦。其变换公式为

$$X' = \text{arcsine}\ \sqrt{X} \qquad (6-14)$$

该变换适用于百分比的数据资料。例如,$X = 0.46$,则由式（6-14）变换为 $X' = \text{arcsine}\ \sqrt{0.46} = 0.75$。

6.2 多个样本均数的两两比较

若方差分析的结论是拒绝 H_0,接受 H_1,只能认为多个总体均数不全相等。如果想了解究竟哪几个均数间存在差异,需要进行多个样本均数间的两两比较,或称多重比较（multiple comparison）。样本均数间的两两比较不能用两样本均数比较的 t 检验。下面介绍两种常用的多重比较方法。

6.2.1 LSD–t 检验

最小有意义差异（least significant difference）t 检验,用于检验某一对或几对在专业上有特殊意义的均数之差 $\bar{d}_{ij} = \bar{X}_i - \bar{X}_j (i \neq j)$ 的总体均数是否为"0"。即使方差分析结果不足以认为多组间差异具有统计学意义也可作 LSD–t 检验。LSD–t 检验统计量为

$$\text{LSD} - t = \frac{(\mid \bar{X}_A - \bar{X}_B \mid)}{S_{\bar{X}_A - \bar{X}_B}} = \frac{\mid (\bar{X}_A - \bar{X}_B \mid)}{\sqrt{MS_{误差}\left(\dfrac{1}{n_A} + \dfrac{1}{n_B}\right)}}, \nu = \nu_{误差} \qquad (6-15)$$

若 $\text{LSD} - t \geq t_{\alpha, \nu}$,即 $\mid (\bar{X}_A - \bar{X}_B \mid) \geq t_{\alpha/2, \nu} \sqrt{MS_{误差}\left(\dfrac{1}{n_A} + \dfrac{1}{n_B}\right)}$ 时,可认为按 α 水准,比较的两总体均数 μ_A 与 μ_B 有差别。$t_{\alpha/2, \nu} \sqrt{MS_{误差}\left(\dfrac{1}{n_A} + \dfrac{1}{n_B}\right)}$ 称为最小有意义差异,记作 LSD。显然,当各组样本含量相等时,$\text{LSD} = t_{\alpha/2, \nu} \sqrt{\dfrac{2MS_{误差}}{n}}$。

上述各式中,$\bar{X}_A$、$\bar{X}_B$ 分别为两比较组的样本均数,$MS_{误差}$ 为方差分析中的误差均方,n_A、n_B 分别为两比较组的样本含量,ν 为方差分析中的误差自由度,$t_{\alpha/2, \nu}$ 为在 α 水准上,误差自由度为 ν 时,由 t 界值表查得的 t 临界值。当两个均数之差大于或等于其 LSD 时,在 α 水准上,认为差异有统计学意义。

例 6 – 4 用 LSD 法对例 6 – 1 资料作均数间的两两比较。

$H_0: \mu_A = \mu_B$,即任两对比组的总体均数相等

$H_1: \mu_A \neq \mu_B$,即任两对比组的总体均数不等

$\alpha = 0.05$

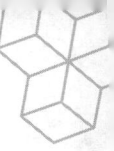

本例各组样本含量相等,故

$$LSD_{0.05} = t_{0.05/2,56}\sqrt{\frac{2MS_{误差}}{n}} = 2.000 \times \sqrt{\frac{2 \times 16.043}{15}} = 2.925$$

$$LSD_{0.01} = t_{0.01/2,56}\sqrt{\frac{2MS_{误差}}{n}} = 2.660 \times \sqrt{\frac{2 \times 16.043}{15}} = 3.890$$

各比较组均数差值的绝对值与 LSD 进行比较,结果如下:

$$|\bar{X}_{对照组} - \bar{X}_{低剂量组}| = |21.545 - 22.877| = 1.331 < LSD_{0.05}, P > 0.05$$

$$|\bar{X}_{对照组} - \bar{X}_{中剂量组}| = |21.545 - 28.055| = 6.510 > LSD_{0.01}, P < 0.01$$

$$|\bar{X}_{对照组} - \bar{X}_{高剂量组}| = |21.545 - 31.833| = 10.288 > LSD_{0.01}, P < 0.01$$

$$\bar{X}_{低剂量组} - \bar{X}_{中剂量组}| = |22.877 - 28.055| = 5.179 > LSD_{0.01}, P < 0.01$$

$$\bar{X}_{低剂量组} - \bar{X}_{高剂量组}| = |22.877 - 31.833| = 8.957 > LSD_{0.01}, P < 0.01$$

$$\bar{X}_{中剂量组} - \bar{X}_{高剂量组}| = |28.055 - 31.833| = 3.778 > LSD_{0.05}, P < 0.05$$

按 $\alpha = 0.05$ 水准,除低剂量组与对照组外,其他各比较组之间对延长小白鼠耐缺氧生存时间的差别均具有统计学意义。

$LSD - t$ 检验与两独立样本 t 检验的不同是,在 $LSD - t$ 检验中,合并均方为方差分析中的误差均方,自由度为方差分析中的误差自由度。最小有意义差异法计算简单,但存在一定的缺点,即用此法进行两两比较的次数越多,其犯第一类错误的概率就越大。

6.2.2 Bonferroni 校正

若每次检验水准为 α',共进行 m 次比较,则当 H_0 为真时,犯第一类错误的累积概率 $\alpha'' \leqslant m\alpha'$。令 $m\alpha' = \alpha$,取

$$\alpha' = \frac{\alpha}{m} \tag{6-16}$$

就可以使多次比较后犯第一类错误的累积概率不超过 α。这就是多重比较的 Bonferroni 校正。Bonferroni 校正是两两比较方法中最为保守的,适用于所有的两两比较,包括多个均数比较和多个频率比较。当比较次数 m 不多时,该法效果较好;当比较次数 m 较多时(如 $m > 10$),由于其检验水准选择得较低,结论偏于保守。

例 6 - 5 请对例 6 - 1 资料经方差分析后认为有统计学意义的四总体均数进行两两比较。

(1)建立检验假设,确定检验水准

$H_0 : \mu_A = \mu_B$,即任两对比组的总体均数相等

$H_1 : \mu_A \neq \mu_B$,即任两对比组的总体均数不等

对 4 个总体均数做两两比较,总的比较次数 $m = C_4^2 = 4(4-1)/2 = 6$,每次比较的检验水准为 $\alpha' = \alpha/m = 0.05/6 = 0.0083$

(2)计算检验统计量 根据式(6-17)和例 6-1 的结果列出表 6-5。

$$t = \frac{\bar{X}_A - \bar{X}_B}{S_{\bar{X}_A - \bar{X}_B}} = \frac{\bar{X}_A - \bar{X}_B}{\sqrt{MS_{误差}\left(\frac{1}{n_A} + \frac{1}{n_B}\right)}} \qquad \nu = \nu_{误差} \tag{6-17}$$

其中,$MS_{误差} = 16.04$ 和 $\nu_{误差} = 56$ 取自方差分析表(表 6-4)。

(3)确定 P 值,判断结果 以上述 t 值和自由度 56 查 t 分布界值表(附表 2)得各对比组的 P 值,将其列于表 6-5 最后一栏(以 t 分布界值表中自由度 60 的对应值近似)。

表 6 - 5　例 6 - 1 的两两比较

对比组 A 与 B (1)	两均数之差 $\overline{X}_A - \overline{X}_B$ (2)	标准误 $S_{\overline{x}_A - \overline{x}_B}$ (3)	t (4)	P (5)
1 与 4	- 10.288 0	1.462 5	7.03	< 0.001
1 与 3	- 6.510 0	1.462 5	4.45	< 0.001
1 与 2	- 1.331 4	1.462 5	0.91	0.20 ~ 0.40
2 与 4	- 8.956 6	1.462 5	6.12	< 0.001
2 与 3	- 5.178 6	1.462 5	3.54	< 0.001
3 与 4	- 3.778 0	1.462 5	2.58	0.01 ~ 0.02

按 $\alpha' = 0.008\ 3$ 水准,检验 1 与 4、1 与 3、2 与 4、2 与 3 均拒绝 H_0,表明高剂量组与对照组、中剂量组与对照组、高剂量组与低剂量组、中剂量组与低剂量组的差异有统计学意义;而低剂量组与对照组、高剂量组与中剂量组的差异尚无统计学意义。

例 6 - 6　对例 6 - 2 的资料进行方差分析和两两比较。

首先经方差齐性 Levene 检验,$F = 1.94$,$P = 0.16$,方差齐;残差图的散点没有任何特殊的结构,符合方差分析的前提条件,故可行方差分析。分析结果见表 6 - 6。

表 6 - 6　例 6 - 2 资料北京机关男性工作人员各年龄组总胆固醇含量(mmol/L)

组别	例数	$\overline{X} \pm S$	F 值	P 值
青年组	10	5.00 ± 0.15		
中年组	10	5.10 ± 0.11	5.90	0.008
老年组	10	5.19 ± 0.09		

三个年龄组的总胆固醇平均含量之间的差别有统计学意义($F = 5.90$,$P = 0.008$),进一步两两比较,青年组与老年组有统计学差异(Bonferroni 校正 $P < 0.01$,LSD - t 检验 $P = 0.002$),而青年组与中年组之间、中年组与老年组之间差异无统计学意义。

6.3　Kruskal-Wallis 检验

6.3.1　多个样本的比较

方差分析时数据需满足 6.1.4 部分所述的两个基本条件。然而,实际科研中的数据常常不能满足这些条件,如许多数据为偏峰分布、多个组中有一个组的方差太大或太小、观察指标是有序分类变量等,此时不能使用方差分析,可采用非参数的 Kruskal-Wallis 检验。该方法类似 Wilcoxon 秩和检验,可视作是 Wilcoxon 秩和检验的拓展,用来检验多个样本所来自的总体分布是否相同。

Kruskal-Wallis 检验解决多样本问题的思路是,把大小为 $n_1, n_2, \cdots, n_k$ 的样本混合成为一个数据集,将数据按从小到大顺序编秩,每一个观测值在混合数据集中都有自己的秩,如果有相同的数值,则取秩的平均值。

记观测值 X_{ij} 的秩为 R_{ij},对同一组所有观测值的秩求和,得到 $R_i = \sum_{j}^{n_i} R_{ij}$,$i = 1, \cdots, g$;再计算每组中的平均秩

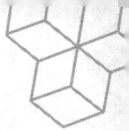

次 $\bar{R}_i = \dfrac{R_i}{n_i}$，如果零假设（$H_0$：$g$ 个总体分布相同）成立，g 个处理组的秩应当均匀分布，每个处理组实际的平均秩 $\bar{R}_i$ 与所有数据的平均秩 $(N+1)/2$ 的偏差应该很小；若这些 $\bar{R}_i$ 差异很大，就可以拒绝零假设。基于上述原理，K – W 检验构建的检验统计量为

$$H = \frac{12}{N(N+1)} \sum_{i=1}^{g} n_i (\bar{R}_i - \bar{R})^2 = \frac{12}{N(N+1)} \sum_{i=1}^{g} \frac{R_i^2}{n_i} - 3(N+1) \qquad (6-18)$$

其中，

$$N = \sum_{i=1}^{g} n_i, \bar{R} = \frac{1}{N} \sum_{i=1}^{k} R_i = \frac{N+1}{2}$$

R_i 是处理组 i 的秩和；g 是待比较的组数；N 是所有样本个体总数；n_i 是处理组 i 的个体数。

可以验证，两组的 Wilcoxon 秩和检验是 Kruskal-Wallis 统计量 H 在两样本时的特例。

当存在较多秩次的相持时，检验统计量 H 可以修正为 H_c。

$$H_c = \frac{H}{1 - \sum (t_j^3 - t_j) / (N^3 - N)} \qquad (6-19)$$

式中，t_j 为第 j 个相持的个体数。

当样本含量较大时，若 H_0 成立，H 近似服从自由度为 $g-1$ 的 χ^2 分布；当样本较小时可查秩和检验 H 界值表（附表6），若 H 值超过界值，可以拒绝 H_0。

例 6 – 7 对同种检品采用四种脱水方法，每种方法重复 5 次，其结果见表 6 – 7，问四种脱水方法的脱水率有无差别？

表 6 – 7　四种脱水方法的脱水率

方法一		方法二		方法三		方法四	
脱水率/%	秩次	脱水率/%	秩次	脱水率/%	秩次	脱水率/%	秩次
1.6	9.5	1.5	6	1.4	5	1.0	1
1.7	14	1.6	9.5	1.6	9.5	1.1	2
1.9	17	1.6	9.5	1.6	9.5	1.2	3
1.9	17	1.7	14	1.7	14	1.3	4
2.0	19.5	2.0	19.5	1.9	17	1.6	9.5
R_i	77		58.5		55		19.5
n_i	5		5		5		5
$\bar{R}_i$	15.4		11.7		11		3.9

因本例为百分率资料，不符合正态分布，不宜用方差分析，采用 Kruskal-Wallis 检验。

（1）建立检验假设

H_0：四种脱水方法的脱水率总体分布相同

H_1：四种脱水方法的脱水率总体分布不全相同

$\alpha = 0.05$。

（2）编秩　将各组数据混合，由小到大编秩，若有相等数值则取平均秩次。四组统一排序的秩次及秩和见表 6 – 7。

（3）计算统计量　按式（6 – 18）得：

$$H = \frac{12}{20(20+1)} \left[\frac{77^2}{5} + \frac{58.5^2}{5} + \frac{55^2}{5} + \frac{19.5^2}{5} \right] - 3(20+1) = 9.89$$

因存在较多秩次相持,依式(6-19)检验统计量 H 修正为 H_c,

$$H_c = \frac{H}{1 - \sum (t_j^3 - t_j)/(N^3 - N)} = \frac{9.89}{1 - \frac{(6^3-6)+(3^3-3)+(3^3-3)}{20^3-20}} = 10.23$$

$$\nu = 4 - 1 = 3$$

(4)确定 P 值,判断结果　查 χ^2 分布界值表(附表4)得 $P < 0.05$,按 $\alpha = 0.05$ 水准,拒绝 H_0,接受 H_1,故可认为四种脱水方法的脱水率总体分布不同或不全相同。

6.3.2 多个样本间的两两比较

用 Kruskal-Wallis 秩和检验后,当推断结论为拒绝 H_0 时,若要对每两个总体分布做出有无不同的推断,需要做组间的多重比较。

例6-8　对表6-7四种方法的脱水率作两两比较。

(1)建立检验假设

H_0:第 i 组与第 j 组脱水率总体分布相同

H_1:第 i 组与第 j 组脱水率总体分布不同

$\alpha = 0.05$

(2)计算检验统计量并确定 P 值　设 R_i 与 R_j 分别为比较的第 i 组与第 j 组样本的秩和,其平均秩分别为 $\bar{R}_i$ 与 $\bar{R}_j$。平均秩差数的绝对值用 $|\bar{R}_i - \bar{R}_j|$ 表示,其平均秩差数的标准差为

$$\sigma_{\bar{R}_i - \bar{R}_j} = \sqrt{\frac{N(N+1)}{12} \left(\frac{1}{n_i} + \frac{1}{n_j} \right)} \qquad (6-20)$$

用正态近似法,其检验统计量为

$$Z_{ij} = \frac{|\bar{R}_i - \bar{R}_j|}{\sigma_{\bar{R}_i - \bar{R}_j}} \qquad (6-21)$$

当相同秩次较多时,按式(6-22)校正

$$Z_{ij} = \frac{|\bar{R}_i - \bar{R}_j|}{\sqrt{\frac{N(N+1)}{12} \left(\frac{1}{n_i} + \frac{1}{n_j} \right) \left[1 - \frac{\sum (t_j^3 - t_j)}{(N^3 - N)} \right]}} \qquad (6-22)$$

将表6-7有关数据代入式(6-22),分别求得所有比较对的 Z_{ij} 值为

$$Z_{1,2} = \frac{|\bar{R}_i - \bar{R}_j|}{\sqrt{\frac{N(N+1)}{12} \left(\frac{1}{n_i} + \frac{1}{n_j} \right) \left[1 - \frac{\sum (t_j^3 - t_j)}{(N^3 - N)} \right]}} = \frac{|15.4 - 11.7|}{\sqrt{\frac{20(20+1)}{12} \left(\frac{1}{5} + \frac{1}{5} \right) \left[1 - \frac{(6^3-6)+(3^3-3)+(3^3-3)}{20^3-20} \right]}}$$

$$= 1.006$$

$$Z_{1,3} = 1.196, \quad Z_{1,4} = 3.126, \quad Z_{2,3} = 0.190, \quad Z_{2,4} = 2.120, \quad Z_{3,4} = 1.930$$

(3)检验水准的调整　对4个处理组进行两两比较,需要作 Bonferroni 校正。

比较的次数 $m = 4(4-1)/2 = 6$;给定检验水准 $\alpha = 0.05$,校正后检验水准 $\alpha' = 0.05/6 = 0.0083$。

由附表1得该多重检验的界值为 $Z_{0.0083/2} = 2.64$。当所求得的 $Z_{ij} \geqslant 2.64$ 时,判断第 i 和 j 两组的差异具有统计学意义。

对表6-7资料进行两两比较的结果见表6-8,除方法一与方法四之间差异有统计学意义外,其他方法之间差异尚无统计学意义。

表 6 - 8　四个处理组秩和的两两比较

对比组 （1）	$\lvert \bar{R}_i - \bar{R}_j \rvert$ （2）	$\sigma_{\bar{R}_i - \bar{R}_{j_i}}$ （3）	z_{ij} （4）	P 值 （5）
方法一与方法二	3.7	3.679	1.006	0.315
方法一与方法三	4.4	3.679	1.196	0.232
方法一与方法四	11.5	3.679	3.126	0.002
方法二与方法三	0.7	3.679	0.190	0.849
方法二与方法四	7.8	3.679	2.120	0.034
方法三与方法四	7.1	3.679	1.930	0.054

6.4　结果报告

多组定量资料比较的结果表达时，通常报告以下内容：

（1）各组统计描述结果。

（2）设计类型以及假设检验的目的。

（3）检验水准以及单侧或双侧检验。

（4）多样本定量资料假设检验的方法、检验统计量及其 P 值。

（5）多重比较方法及其结果。

现以例 6 - 1 为例介绍结果报告的书写。

为研究茶多酚保健饮料对急性缺氧的影响，将 60 只 Wistar 小白鼠随机分为对照组、低剂量、中剂量和高剂量四个组，每组 15 只小白鼠。40 天后，测定小白鼠耐缺氧存活时间（表 6 - 1）。四个组的（均数 ± 标准差）分别为（21.55 ± 3.43）min，（22.88 ± 3.56）min，（28.06 ± 4.38）min 和（31.83 ± 4.54）min；4 组总体均数的 95% 置信区间分别为（19.47，23.62）min，（20.81，24.95）min，（25.98，30.13）min 和（29.76，33.91）min。

由方差分析得 $F = 21.14$，$P < 0.01$；进一步经 LSD - t 检验，除低剂量组外，其他任何两组间在延长小白鼠耐缺氧生存时间上的差异均具有统计学意义（$P < 0.05$）。

In order to study the effect of tea polyphenol beverage on acute lack of oxygen, sixty Wistar mice were randomly assigned to one of four treatment groups: control, low-dose, medium-dose and high dose, 15 for each. After 40 days, the tolerable length of time for lack of oxygen was measured (Table 6 - 1). The means ± standard deviations of the 4 groups were (21.54 ± 3.43) min, (22.88 ± 3.56) min, (28.06 ± 4.38) min and (31.83 ± 4.54) min respectively. 95% CI for means were (19.47, 23.62) min, (20.81, 24.95) min, (25.98, 30.13) min, (29.76, 33.91) min respectively.

One-way ANOVA showed $F = 21.14$, $P < 0.01$; further analysis with LSD-t test revealed that except length of time of low-dose group was not significantly greater than that of control group, the differences on prolonging the tolerable length of time for lack of oxygen between any other two groups were statistically significant ($P < 0.05$).

6.5 案例辨析

案例 6-1 某医院妇科测定几种卵巢功能异常患者血清中促黄体素的含量(IU/L),结果如下:

卵巢发育不良　42.50　38.31　35.76　33.60　31.38

丘脑性闭经　　6.71　3.32　4.59　1.67　10.51　2.96　11.82　3.86　8.26　2.63　2.20

垂体性闭经　　4.50　2.75　11.14　5.98　1.90　5.43　11.05　22.03

研究者运用 t 检验进行两两比较,共比较了 3 次。结论是卵巢发育不良者血清中促黄体素的含量高于丘脑性闭经和垂体性闭经者。这样做是否妥当? 为什么? 正确的做法是什么?

案例 6-2 某研究人员将 15 只小白鼠随机分为 3 组,比较小白鼠接种 3 种不同的细菌后存活的天数是否有差别,实验数据如下:

A 细菌　2　4　5　7　9

B 细菌　4　5　7　8　12

C 细菌　8　9　10　17　23

该研究者对数据进行了方差分析(表 6-9);进而经 LSD-t 检验,C 细菌与 A 细菌、C 细菌与 B 细菌之间差异均有统计学意义,而 B 细菌与 A 细菌之间差异无统计学意义。

请问该研究者所做统计处理是否合理? 为什么? 正确的做法是什么?

表 6-9　小白鼠接种 3 种不同的细菌后存活的天数

细菌类别	例数	$\bar{X} \pm S$	F 值	P 值
A 细菌	5	5.40 ± 2.70		
B 细菌	5	7.20 ± 3.11	4.53	0.034
C 细菌	5	13.40 ± 6.43		

案例 6-3 某地用三种药物杀灭钉螺,每次用 200 只活钉螺,用药后清点每批钉螺的杀灭率(%)如下:

甲　46.5　39.5　40.5　32.5　49.5　30.0

乙　36.0　29.0　20.5　22.5　16.5　26.0

丙　24.0　8.5　9.2　6.5

研究者直接对数据进行了方差分析,得 $F = 17.06, P < 0.001$;进而经 Bonferroni 校正,这三种药物的效果两两间均有差别($P < 0.05$)。

请问该研究者所做统计处理是否合理? 为什么? 正确的做法是什么?

6.6 电脑实验

实验 6-1 用 SPSS 实现例 6-1 资料的处理

学会用 SPSS 实现多样本定量资料的方差分析和均数的两两比较。

实验 6-2 用 SPSS 实现例 6-3 资料的处理

学会用 SPSS 实现多样本定量资料的 Kruskal-Wallis 秩和检验。

实验 6-3 用 Excel 演示多重比较的第一类错误

验证用两两比较 t 检验对多组均数检验会增加第一类错误。

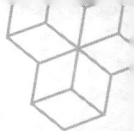

6.7 常见疑问与小结

6.7.1 常见疑问

（1）为什么不宜直接对多样本定量资料进行方差分析？

进行方差分析的数据应满足两个前提：①各处理组是相互独立的随机样本，均服从正态分布；②各处理组的总体方差相等，即方差齐性（homogeneity of variance）。因此，对多样本定量资料进行方差分析首先要进行方差齐性及各处理组的正态性检验，符合方差分析的条件再行方差分析及必要时进一步的两两比较。否则，若不满足方差分析条件，则需作数据变换，使其满足方差分析的条件；或选 Kruskal-Wallis 秩和检验。

（2）若三个样本均数的比较经 ANOVA 有统计学意义，在多重比较中出现了"不拒绝 $\mu_1 = \mu_2$，也不拒绝 $\mu_1 = \mu_3$，但拒绝 $\mu_2 = \mu_3$"的结果，该结果应如何解释？为什么？

按假设检验的基本原理，该结果可解释为：有理由认为 $\mu_2 \neq \mu_3$，但还没理由认为 $\mu_1 \neq \mu_2$ 及 $\mu_1 \neq \mu_3$。因为统计结论在一定概率意义下成立，不能按确定性的数学方式进行递推。该结果既不能解释为：μ_1 介于 μ_2 和 μ_3 之间；也不能递推为：$\mu_2 = \mu_1$，同时 $\mu_1 = \mu_3$，那么 $\mu_2 = \mu_3$。

（3）是否一定要经 ANOVA 发现有统计学意义后，再作均数间的两两比较？

一般地说，经 ANOVA 发现有统计学意义后，再作均数间的两两比较，但不是绝对的。ANOVA 发现有统计学意义后，再做均数间的两两比较属于事后未计划的比较。均数间两两比较的方法很多，有十余种之多，并且也不很成熟。有些统计学专家提出某些多重比较可不依赖方差分析的结果。另外，在分析资料时有时会出现 ANOVA 有统计学意义而两两比较均无统计学意义，或 ANOVA 无统计学意义而两两比较某些均数间有统计学意义的现象，这两种现象往往发生于算得的 P 值在规定的检验水准 α 附近，下结论时需特别谨慎。

（4）多重比较的方法很多，可否各种方法都用一用，哪个方法给出的 P 值好，就报告哪个方法的结果？

多重比较的方法很多，多重比较时甚至会出现某些方法间统计结果不一致现象，这实际上涉及多样本均数两两比较方法选择的问题。各种方法都用一用，选择性报告 P 值的做法是不妥的，要根据研究目的选择两两比较的方法。证实性研究时，最好在设计阶段根据研究目的或专业知识计划好某些均数间的两两比较，例如，可选用 LSD 法或 Dunnett 检验。LSD 法灵敏度比较高，但第一类错误可能会增大，适用于组数 g 较小且仅对某些特定的组间比较感兴趣时；Dunnett 检验适用于 $k-1$ 个实验组与一个对照组均数差别的多重比较。

当在研究设计阶段未预先考虑或预料到，经假设检验得出多个均数不等的提示后，才决定进行多个均数两两比较时的探索性研究常选用 Bonferroni 校正方法或 SNK-q 检验。SNK-q 检验常用于多个样本均数间每两个均数的比较；Bonferroni 法比较简单，广泛应用于不同场合的两两比较，但结论比较保守。

6.7.2 小结

（1）三个或三个以上均数间的比较可以采用方差分析，以检验多个样本是否来自相同总体；其实也可用于两个均数间的双侧检验，此时结果与 t 检验完全等价；本章介绍了方差分析中最简单的单因素方差分析，可以用于完全随机设计的实验性研究和多总体随机抽样的观察性研究。

（2）方差分析的基本思想：即将处理间平均变异与误差平均变异比较。就完全随机设计的资料而言，将全部观测值总的离均差平方和及其自由度分解为组间变异和组内变异两个部分，两者分别由处理因素和随机误差的作用加以解释。通过比较不同变异来源的均方，借助 F 分布做出统计推断，从而推论处理因素对实验结果有无影响。

（3）多组定量资料比较的思路：首先进行方差齐性及各样本的正态性检验。若方差齐，且各处理组样本均服从正态分布,选单因素方差分析。对于明显偏离正态性和方差齐性条件的资料,通常有两种处理方式:一是通过某种形式的数据变换以进行方差分析;二是改用非参数统计方法 Kruskal-Wallis 秩和检验。若方差分析或秩和检验结果有统计学意义,则需选择合适的方法(如 Bonferroni,LSD 法等)进行两两比较。

💡 思考与练习

一、思考题

1. 方差分析的基本思想和应用条件是什么?
2. 多组定量资料比较时,统计处理的基本流程是什么?

二、计算题

1. 根据表 6 – 10 资料说明大白鼠感染脊髓灰质炎病毒后,再做伤寒或百日咳接种是否影响生存天数? 若结论为"有影响",请做多重比较(与对照组比)。

表 6 – 10　各组大鼠接种后生存天数

组别	生存天数								
对照组	8	9	10	10	10	11	12	12	14	16
伤寒组	5	7	8	9	9	10	10	11	11	12
百日咳组	6	6	7	8	8	9	9	10	10	11

2. 将 18 名流行性乙型脑炎(乙脑)患者随机分为三组,分别用单克隆抗体、胸腺肽和利巴韦林(病毒唑)三种药物治疗,观察指标为治疗后的退热时间,结果见表 6 – 11。问三组治疗结果是否有差异?

表 6 – 11　三组乙脑患者的退热时间

治疗分组	退热时间/天					
单克隆抗体组	0	2	0	0	5	9
胸腺肽组	32	13	6	7	10	2
利巴韦林组	0	11	15	11	3	1

(王　玖　徐天和　高　永　孙红卫)

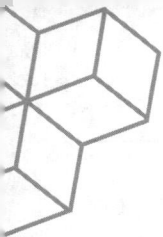

7 定性变量的假设检验

定性变量是指关于分类变量的观察资料。如血型（A、B、O、AB）、性别（男、女）等为无序分类变量，疗效（治愈、好转、无效、死亡）、使用的药物剂量（高剂量、中剂量、低剂量）等为有序分类变量。在生物医学的研究过程中，经常要对这些定性变量进行比较。本章节介绍定性变量常用的比较方法。

7.1 χ^2 检验基本思想

7.1.1 案例

例 7−1 某医生欲比较文拉法辛与氟西汀治疗老年期抑郁症的疗效，将病情相近的 60 名患者随机分成两组，分别用两种药物进行治疗，结果见表 7−1。

表 7−1 文拉法辛与氟西汀治疗老年期抑郁症的疗效比较

分组	疗效		合计
	有效例数（百分率/%）	无效例数（百分率/%）	
文拉法辛组	19(63.33)	11(36.67)	30
氟西汀组	15(50.00)	15(50.00)	30
合计	34(56.67)	26(43.33)	60

解析 表 7−1 中涉及一个定性变量，即治疗效果，取值为有效和无效。我们现在要解决的问题是两种药物治疗所代表的总体有效率是否相同。本类问题通常选用 χ^2 检验来解决。

例 7−2 采末梢血与静脉血检查乙型肝炎抗原，欲比较两个样本血液检验结果的总体阳性率有无差异，检查结果见表 7−2。

表 7−2 末梢血与静脉血检查乙型肝炎抗原结果（例数）

静脉血	末梢血		合计
	阳性	阴性	
阳性	47	3	50
阴性	7	243	250
合计	54	246	300

解析 例 7−2 资料是对每个患者分别采取末梢血与静脉血进行乙型肝炎抗原检查的结果，属于配对设计，为比较两个样本血液检验结果的总体阳性率有无差异，本类问题通常选用配对 χ^2 检验来解决。

例7-3 用磷霉素的三种制剂治疗皮肤软组织感染,欲比较三种制剂对总体的治愈率是否相同,其疗效结果见表7-3。

表7-3 磷霉素不同制剂对皮肤软组织感染的疗效

制剂	痊愈人数	未愈人数	合计	痊愈率/%
软膏	47	19	66	71.21
油膏	24	1	25	96.00
粉剂	159	44	203	78.33

解析 表7-3涉及一个定性变量,其可能取值有两个:痊愈和未愈。而分组为软膏组、油膏组和粉剂组,多于两组。对分组变量多于两个的情形通常采用 χ^2 检验进行多组比较,有差异的情况下再根据具体情况进行适当的两两比较。

例7-4 某研究者欲研究汉族、回族和满族居民的职业分布情况,按3个民族分别抽样,分别调查了145、97和99人,共341人,调查结果见表7-4。

表7-4 三个民族的职业分布(例数)

民族	职业				合计
	干部	工人	农民	其他	
汉族	20	56	62	7	145
回族	14	40	32	11	97
满族	18	28	45	8	99
合计	52	124	139	26	341

解析 表7-4中数据,定性变量"职业"有4个取值:干部、工人、农民和其他,有汉族、回族和满族三个组的职业频数分布。目的是比较不同民族居民的职业分布是否相同。表7-4为无序多分类变量,通常采用无序多分类变量 χ^2 检验完成比较。

7.1.2 χ^2 分布

χ^2 分布是一种连续型随机变量的概率分布。如果随机变量 $X_1, X_2, \cdots, X_n$ 相互独立且服从标准正态分布,则随机变量 $Y = \sum_{i=1}^{n} X_i^2$ 所服从的分布是自由度为 n 的 χ^2 分布,记作 $Y \sim \chi^2(n)$。χ^2 分布的形状依赖于自由度的大小(图7-1)。自由度为 ν 的 χ^2 分布右侧尾部面积为 α 的临界值记为 $\chi^2_\alpha(\nu)$ 或 $\chi^2_{\alpha,\nu}$(图7-2),列于附表4中。

7.1.3 χ^2 检验基本思想

χ^2 检验是1899年统计学家 K. Pearson 提出的,又称为 Pearson χ^2 检验,是以 χ^2 分布为基础的一种假设检验方法。目的是检验

H_0:变量服从某个已知的概率分布。

H_1:变量不服从某个已知的概率分布。

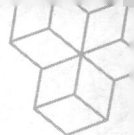

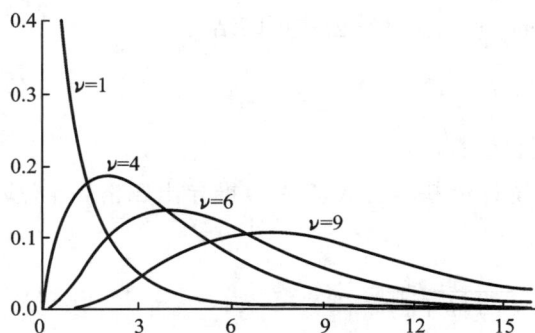

图 7 − 1　χ^2 分布的概率密度曲线 $(v=1,4,6,9)$

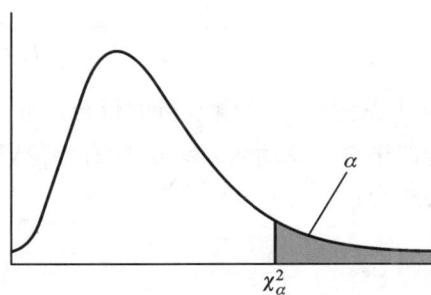

图 7 − 2　χ^2 分布的临界值示意图

用 χ^2 统计量来度量实际观察频数与 H_0 成立条件下的理论频数之间的偏差

$$\chi^2 = \sum_{i=1}^{k} \frac{(A_i - T_i)^2}{T_i} \tag{7 − 1}$$

其中,$i = 1, 2, \cdots, k$ 表示理论分布的 k 个类别,A_i 表示第 i 个类别的实际频数,T_i 表示第 i 个类别的理论频数。

当 H_0 为非真时,实际频数与理论频数之间的差异应较大,因此 χ^2 统计量也较大;当 H_0 为真时,实际频数与理论频数之间的差异应较小,因此 χ^2 统计量也较小。可以证明,H_0 为真时,χ^2 统计量近似服从 χ^2 分布。

7.2　两组二分类定性变量比较

7.2.1　独立的两组二分类定性变量比较

通过观察我们发现,例 7 − 1 最基本的数据只有 4 个:19、11、15、15(表 7 − 1),其余数据都可以用这 4 个数据推算出来。我们将这样的数据形式称为 2×2 列联表(contingency table),也称为四格表(fourfold table),其一般形式见表 7 − 5。

表 7 − 5　二分类四格表一般形式

处理	属性		合计
	阳性	阴性	
A	a	b	$n_1 = a + b$
B	c	d	$n_2 = c + d$
合计	$m_1 = a + c$	$m_2 = b + d$	$n = a + b + c + d$

事实上,在前面章节已经介绍过在大样本情况下,根据两组独立样本的频率 p_1 和 p_2 来检验两个二项分布的概率 π_1 和 π_2 是否相等。这里只是换个角度重新来处理这个问题。

表 7 − 5 是两个样本频率的数据,比较两个总体概率的差异,首先假设

H_0:两组的总体概率相同,都是某一个理论分布,即 $\pi_1 = \pi_2 = \pi$。

H_1:两组的总体概率不相同,即 $\pi_1 \neq \pi_2$。

在 H_0 假设下,两组的总体概率应近似地等于合并估计的频率 $\pi \approx m_1 / n$。由此,可以得到第 i 组的阳性期望人数 $T_{i1} = n_i \pi = n_i m_1 / n$ 和阴性期望人数 $T_{i2} = n_i (1 - \pi) = n_i m_2 / n$,可计算得到在 H_0 为真的情况下四格

表中每个格子的期望人数,亦称理论频数(theoretical frequency)T_{ij},其计算公式可归结为

$$T_{ij} = \frac{n_i m_j}{n} \qquad (i = 1, 2; j = 1, 2) \tag{7-2}$$

其中,n 为总例数,n_i 为第 i 行的行合计数,m_j 为第 j 列的列合计数。

若四格表中总例数 $n \geq 40$,所有理论频数 $T_{ij} \geq 5$,由 χ^2 统计量基本公式(7-1)推导出四格表 χ^2 检验的专用公式为:

$$\chi^2 = \frac{(ad - bc)^2 \cdot n}{(a+b)(c+d)(a+c)(b+d)} \tag{7-3}$$

若四格表中总例数 $n \geq 40$,但是有一个格子的理论频数 $1 \leq T_{ij} < 5$,英国统计学家 F. Yates 提出 χ^2 检验连续性校正公式,推导出四格表专用 χ^2 检验连续性校正公式为:

$$\chi^2 = \frac{(|ad - bc| - 0.5n)^2 n}{(a+b)(c+d)(a+c)(b+d)} \tag{7-4}$$

若四格表中总例数 $n < 40$,或至少存在一个 $T_{ij} < 1$,需用根据 R. A. Fisher 提出的 Fisher 确切概率法(Fisher's exact probabilities)直接计算出有利于拒绝 H_0 的概率。此方法不属于 χ^2 检验的范畴,但可作为四格表 χ^2 检验应用的补充。在四格表周边合计数固定不变的条件下,用

$$P_i = \frac{(a+b)!\ (c+d)!\ (a+c)!\ (b+d)!}{a!\ b!\ c!\ d!\ n!} \tag{7-5}$$

计算表内 4 个实际频数变动时的各种组合之概率 P_i;Fisher 确切概率法的检验,P 值就是"出现目前状况和更极端状况的概率",其计算办法就是将小于或等于"样本观测值概率"的所有可能结局的概率求和。

例 7-1 中,由式(7-2)得:$T_{11} = 17$,$T_{12} = 13$,$T_{21} = 17$,$T_{22} = 13$,满足总例数 $n \geq 40$,所有理论频数 $T_{ij} \geq 5$ 的条件,故可用式(7-3)计算 χ^2 统计量。

例 7-1 的 χ^2 检验过程

(1)建立检验假设,确定检验水准

$H_0: \pi_1 = \pi_2$,即两药的总体有效率相同

$H_1: \pi_1 \neq \pi_2$,即两药的总体有效率不相同

$\alpha = 0.05$

(2)计算检验统计量 计算例 7-1 的 χ^2 统计量为:$\chi^2 = 1.086$,自由度 $\nu = 1$。

(3)确定 P 值,做出推断结论 查附表 4,自由度 1 对应的临界值 $\chi^2 = 3.84$。由于 χ^2 值越大,概率 P 值越小,本例 $\chi^2 = 1.086 < \chi^2_{0.05, 1}$,因此,$P > 0.05$。

在 $\alpha = 0.05$ 检验水准下,不能拒绝 H_0,差别无统计学意义。因此,尚不能认为文拉法辛与氟西汀治疗老年期抑郁症的有效率有差别。

7.2.2 配对的两组二分类变量比较

例 7-2 的表达形式虽然也是一个 2×2 表,但其含义完全不同于表 7-5。目的是比较两个样本血液检验结果的总体阳性率有无差异。我们将这样的数据形式称为配对四格表,其一般形式见表 7-6。

在对配对设计变量进行总体率差异性比较时,由于设计方法与随机设计不同,检验假设 χ^2 统计量的计算也有相应的专用 χ^2 检验公式。

下面借助例 7-2 说明配对设计 2×2 列联表总体率差异性检验的方法和过程。

(1)建立检验假设,确定检验水准 从表 7-6 可以看出,a 和 d 两个位置的频数是两个检测样本的检验结果一致数,b 与 c 两个位置的频数是两个检测样本的检验结果不一致数。因此,在检验两个检测样本检测结果代表的总体阳性率有无差异时,只要比较 b 与 c 两个位置的数据是否总体相同即可。

表7-6 配对设计 2×2 列联表形式

变量1 结果	变量2 结果		合计
	+	-	
+	a	b	$n_1 = a + b$
-	c	d	$n_2 = c + d$
合计	$m_1 = a + c$	$m_2 = b + d$	$n = a + b + c + d$

H_0：两总体 $b = c$，即末梢血与静脉血检查的阳性率相同。

H_1：两总体 $b \neq c$，即末梢血与静脉血检查的阳性率不同。

$\alpha = 0.05$

（2）计算检验统计量 配对设计 2×2 列联表总体率差异性检验 χ^2 统计量的计算公式仍用式（7-1）。因只考虑 b、c 两个位置，当 H_0 为真时，其理论频数均为 $\dfrac{b+c}{2}$，因此式（7-1）可整理成式（7-6）形式。

当 $b + c \geq 40$ 时应用公式

$$\chi^2 = \frac{(b-c)^2}{b+c} \qquad \nu = 1 \qquad (7-6)$$

式（7-6）又称 McNemar 检验（McNemar's test for correlated proportions）。

当 $b + c < 40$ 时应用连续校正公式

$$\chi^2 = \frac{(|b-c|-1)^2}{b+c} \qquad \nu = 1 \qquad (7-7)$$

表7-2 中的 $b = 3$，$c = 7$，$b + c = 3 + 7 = 10 < 40$，应选用式（7-7）计算统计量：

$$\chi^2 = \frac{(|b-c|-1)^2}{b+c} = \frac{(|3-7|-1)^2}{3+7} = 0.90 \qquad 自由度 \nu = 1$$

（3）确定 P 值，做出推断结论 查附表4，自由度1对应的临界值 $\chi^2_{0.05,1} = 3.84$。本例 $\chi^2 = 0.90 < \chi^2_{0.05,1}$，因此，$P > 0.05$。

在 $\alpha = 0.05$ 检验水准下，不能拒绝 H_0，差别无统计学意义。尚不能认为采末梢血与静脉血检查乙型肝炎抗原的阳性率有差异。

7.3 独立的多组二分类定性变量比较

例7-3 资料的目的是解决这三组频数分布所对应的总体痊愈率是否相同的问题。这类问题是分组变量多于两组的二分类变量，可整理成一个 $R \times 2$ 列联表。其一般形式见表7-7。

表7-7 完全随机设计 $R \times 2$ 列联表形式（频数）

组别	属性		合计
	1	2	
1	A_{11}	A_{12}	n_1
2	A_{21}	A_{22}	n_2
$\vdots$	$\vdots$	$\vdots$	$\vdots$
R	A_{R1}	A_{R2}	n_R
合计	m_1	m_2	n

本类问题通常进行 χ^2 检验进行多组间的比较,有差异的情况下再根据具体情况进行适当的两两比较。

例 7-3 列出了用三种制剂治疗皮肤软组织感染的治疗结果(表 7-3),试分析三种制剂治疗皮肤软组织感染的效果是否相同?

现借助例 7-3 介绍这类问题的一般检验步骤。

(1) 建立检验假设,确定检验水准

H_0:$\pi_1 = \pi_2 = \pi_3$,即三种制剂的总体治愈率相同

H_1:π_1、π_2、π_3 不等或不全相等,即三种制剂的总体治愈率不同或不全相同

$\alpha = 0.05$

(2) 计算检验统计量 H_0 成立时,各组的总体治愈率相同,均应近似地等于合并计算的治愈率。$R \times 2$ 列联表的检验统计量仍用式(7-1),其中理论频数的计算用式(7-2)。

为计算方便,$R \times 2$ 列联表的检验统计量计算公式(7-1)可等价地整理成如下形式:

$$\chi^2 = n\left(\sum_{i=1}^{R} \sum_{j=1}^{2} \frac{A_{ij}^2}{n_i m_j} - 1 \right) \tag{7-8}$$

其中 n 为总例数,A_{ij} 为每个格子的实际频数,n_i 为第 i 行的合计数,m_j 为第 j 列的合计数,R 为列联表的行数。该式的应用条件是理论频数小于 5 的个数不超过总格子数的 1/5。

自由度的计算可归结为

$$\nu = (\text{行数} - 1)(\text{列数} - 1) \tag{7-9}$$

例 7-3 满足式(7-8)的应用条件,按式(7-8)计算统计量为 $\chi^2 = 6.454$,自由度 $\nu = (3-1)(2-1) = 2$。

(3) 确定 P 值,做出推断结论 查附表 4,自由度 2 对应的临界值 $\chi^2_{0.05,2} = 5.99$。

本例 $\chi^2 = 6.545 > \chi^2_{0.05,2}$,因此,$P < 0.05$。

在 $\alpha = 0.05$ 检验水准下,拒绝 H_0,接受 H_1,差别有统计学意义,可以认为三种制剂的总体治愈率有差异。

对于比较多组独立样本的 χ^2 检验,拒绝假设 H_0,只能说明各组的总体治愈率不全相同,并不能得出多组总体治愈率均不相同的结论。若要明确具体哪两组间不同,还需进一步做多组间的两两比较。

如果直接对两组比较的每种情况作四格表的 χ^2 检验,将会增大犯第一类错误的机会。为此,在进行多组率的两两比较时,需要用 Bonferroni 方法校正检验水准。校正方法为:设检验水准为 α,如果 R 组间的两两比较需要进行 k 次[k 最大取值为 $R(R-1)/2$,即 R 组中的每两组间均进行比较],则两两比较的检验水准应取为 $\frac{\alpha}{k}$。如果此时例数较少不宜作 χ^2 检验,应计算确切概率。

例 7-3 中 3 个处理组,需进行 3 次两两比较。原来检验水准为 $\alpha = 0.05$,两两比较的检验水准应取为 $\alpha = 0.05/3 = 0.0167$,比较结果见表 7-8。

表 7-8 三种制剂总体治愈率间的两两比较

对比组	四格表		χ^2 值	P 值	检验结果
软膏组与油膏组	47	19	6.497	0.011	*
	24	1			
软膏组与粉剂组	47	19	1.409	0.236	-
	159	44			
油膏组与粉剂组	24	1	3.345(校正)	0.067	-
	159	44			

注:表中"-"表示差别无统计学意义,"*"表示差别有统计学意义。

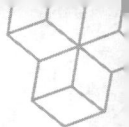

从结果看,软膏组和油膏组的总体治愈率比较有统计学意义,而它们与粉剂组比较均无统计学意义。

7.4 独立的多组多分类定性变量比较

7.4.1 无序多分类定性变量比较

例 7-4 为无序多分类变量,像这样如果一个定性变量具有 C 个可能"取值",有 R 组独立样本的频数分布,这样的数据一般整理成表 7-9 形式,称为 $R \times C$ 列联表。

表 7-9 $R \times C$ 列联表的一般形式

处理分组	属性(水平)				合计
	1	2	⋯	C	
第 1 组	A_{11}	A_{12}	⋯	A_{1C}	n_1
第 2 组	A_{21}	A_{22}	⋯	A_{2C}	n_2
⋮	⋮	⋮	⋮	⋮	⋮
第 R 组	A_{R1}	A_{R2}	⋯	A_{RC}	n_R
合计	m_1	m_2	⋯	m_C	n

按照 $R \times C$ 表中分组变量的类型,以及分析的目的可以分为:无序列联表、单向有序列联表和双向有序列联表。不同类型的变量或不同的分析目的,采用不同的分析方法。

例 7-4 研究了汉族、回族和满族居民的职业分布情况,目的是比较不同民族居民的职业分布是否相同。例 7-4 比较的定性变量为职业,是无序变量,应采用本节介绍的无序多分类变量的 χ^2 检验。

对于无序列联表,可以进行多个样本频数分布的差异性检验。其选用的统计方法应与处理变量的分组和反应变量的顺序或大小无关,仅与列联表中总频数,以及行合计、列合计有关。

假设检验采用的计算统计量公式仍为式(7-1),其自由度沿用式(7-9)。

式(7-1)适合于一般的 $R \times C$ 列联表的检验,对应的检验问题为列联表代表的总体频数分布是否有差异,故式(7-1)也称为列联表假设检验的基本公式。

式(7-1)也可以通过变形,得到无序列联表差异性检验的通用公式(7-10)。

$$\chi^2 = n\left(\sum_{i=1}^{R} \sum_{j=1}^{C} \frac{A_{ij}^2}{n_i m_j} - 1 \right) \tag{7-10}$$

式中的 n 表示总例数,n_i 表示第 i 行合计,m_j 表示第 j 列合计,A_{ij} 表示第 i 行第 j 列的实际频数。

以下对例 7-4 采用 χ^2 基本公式进行检验。

(1) 建立检验假设,确定检验水准

H_0:三个民族职业的概率分布相同

H_1:三个民族职业的概率分布不相同或不全相同

$\alpha = 0.05$

(2) 根据式(7-10)计算检验统计量 $\chi^2 = 8.80$,自由度 $\nu = (3-1)(4-1) = 6$。

(3) 确定 P 值,做出推断结论 查附表 4,自由度 6 对应的临界值 $\chi^2_{0.05,6} = 12.59$。本例 $\chi^2 = 8.80 <$ $\chi^2_{0.05,6}$,因此,$P > 0.05$。

在 $\alpha = 0.05$ 检验水准下,不能拒绝 H_0,差异无统计学意义。尚不能认为三个民族的职业总体构成不相同。

列联表 χ^2 检验要求理论频数小于 5 的个数不能太多，一般要求理论频数小于 5 的个数，不超过总格子数的 1/5，本例的理论数分别为 22.1，52.7，59.1，11.1，14.8，35.3，39.5，7.4，15.1，36.0，40.4 和 7.5。所有理论频数均大于 5，可以应用列联表 χ^2 检验。如果该条件不满足，处理的最好方法是增加样本例数，其他方法主要有：根据问题实际情况将相邻的频数较小的行或列合并，或根据问题实际情况去掉频数较小的行或列，或采用确切概率法。

7.4.2 有序多分类定性变量比较

例 7-5 某研究者为了观察治疗某病的三种疗法的疗效，将病人随机分为三组，对三组病人分别采用三种治疗方法，并将疗效进行分组统计，数据整理结果见表 7-10 的(1)至(5)列。试对三种疗法疗效的优劣进行比较。

表 7-10 某病三个治疗组疗效的比较

疗效 等级 (1)	例数				秩次 范围 (6)	平均 秩次 (7)	秩和		
	A 组 (2)	B 组 (3)	C 组 (4)	合计 (5)			A 组 (8)	B 组 (9)	C 组 (10)
无效	18	22	20	60	1~60	30.5	549	671	610
好转	22	28	24	74	61~134	97.5	2 145	2 730	2 340
显效	52	30	24	106	135~240	187.5	9 750	5 625	4 500
治愈	96	36	28	160	241~400	320.5	30 768	11 538	8 974
合计	188	116	96	400	80 200	–	43 212	20 564	16 424

解析 本例题涉及三个样本，分组变量没有顺序，而反应变量疗效分为无效、好转、显效、治愈，是有顺序的，属于单向有序列联表。欲对三种治疗方法的疗效进行比较，应采用多组有序多分类变量的秩和检验。

对于多组有序多分类变量，其秩和检验首先需要对数据统一编秩，求其秩和，接下来要计算的检验统计量为 H 值，按式(7-11)进行计算。

$$H = \frac{12}{N(N+1)} \sum \frac{R_i^2}{n_i} - 3(N+1) \tag{7-11}$$

式中 n_i 为各组观察例数，$N = \sum n_i$ 为各组观察例数之和，R_i 为各组的秩和。式(7-11)用于无相持或相持不多的情形；若相持较多，应采用式(7-12)计算校正 H_c 值。

$$H_c = \frac{H}{c} \tag{7-12}$$

式中 $c = 1 - \sum (t_j^3 - t_j)/(N^3 - N)$，其中 t_j 为第 j 次相持时相同秩次的个数。

若处理组数 $k = 3$，每组 $n_i \leq 5$，可查 H 界值表得到概率 $P = 0.05$ 和 $P = 0.01$ 的 H 临界值；若 $k \geq 4$，最小样本例数不小于 5，则 H 近似服从 $\nu = k - 1$ 的 χ^2 分布，可查附表 4 得到 χ^2 临界值。

例 7-5 的秩和检验过程如下：

(1) 建立检验假设，确定检验水准

H_0：三个治疗组的总体疗效相同。

H_1：三个治疗组的总体疗效不相同或不全相同。

$\alpha = 0.05$

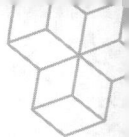

（2）计算检验统计量 三组秩和的计算见表 7 – 11 的（6）至（10）列。由式（7 – 11）计算检验统计量：$H = 23.01$。因为各等级的合计数即为平均秩次的个数，相持较多，应利用式（7 – 12）计算校正 H_c 值：$c = 0.91$，$H_c = 25.29$。

（3）确定 P 值，做出推断结论 本例处理组数 $k = 3$，但每组例数 n_i 均大于 5，故 H_0 成立时，近似服从 $\nu = k - 1 = 3 - 1 = 2$ 的 χ^2 分布。查 χ^2 界值表 $\chi^2_{0.05,2} = 5.99$。本例 $\chi^2 = 25.29 > \chi^2_{0.05,2}$，因此，$P < 0.05$。

按 $\alpha = 0.05$ 水准拒绝 H_0，接受 H_1，差异有统计学意义，可以认为三种治疗方法的治疗效果不全相同。要知道具体是哪些组间不同，需要进行两两比较。

7.5 分层定性变量比较

例 7 – 6 欲研究吸烟对心脑血管疾病的影响，采用病例对照研究方法调查了 665 名心脑血管疾病患者与 480 名对照者吸烟情况。考虑到年龄是混杂因素，按照年龄分层后结果见表 7 – 11。试分析排除了年龄因素的影响后，病例组和对照组总体吸烟概率是否有区别。

表 7 – 11 按年龄分层的心脑血管疾病与吸烟的病例对照研究结果

年龄	分组	吸烟		合计
		是	否	
< 50 岁	病例	144	81	225
	对照	56	43	99
	小计	200	124	324
≥ 50 岁	病例	176	264	440
	对照	120	261	381
	小计	296	525	821
合计		496	649	1 145

解析 例 7 – 6 涉及两个定性变量，即年龄和吸烟，年龄取值为 < 50 岁和 ≥ 50 岁，吸烟取值为是、否两个，其目的是分析排除年龄的混杂效应后，心脑血管疾病是否与吸烟有关。

此类分层四格表问题的分析，通常采用 Cochran Mantel Haenszel χ^2 检验（简称 CMH χ^2 检验）。该方法应用较广，但计算复杂，需借助统计软件完成。下面简述其计算过程。设 $h = 1, 2, \cdots, q$ 表示分层变量及其取值，第 h 层的四格表一般形式见表 7 – 12。

表 7 – 12 分层变量中第 h 层的四格表一般形式

处理	属性		合计
	阳性	阴性	
A 组	a_h	b_h	n_{h1}
B 组	c_h	d_h	n_{h0}
合计	m_{h1}	m_{h0}	n_h

其中,a_h,b_h,c_h,d_h 为第 h 层四个格子的实际频数。

则 CMH 统计量计算如下:

$$\chi^2_{CMH} = \frac{\left\{ \sum\limits_{h=1}^{q} [a_h - E(a_h)] \right\}^2}{\sum\limits_{h=1}^{q} Var(a_h)}, \nu = 1 \qquad (7-13)$$

式中,$E(a_h)$ 和 $Var(a_h)$ 分别为基于 H_0 的第 h 层四格表第一行第一列格子对应的理论频数及其方差,计算如下:

$$E(a_h) = \frac{n_{h1} \cdot m_{h1}}{n_h} \qquad (7-14)$$

$$Var(a_h) = \frac{n_{h1} \cdot n_{h0} \cdot m_{h1} \cdot m_{h0}}{n_h^2(n_h - 1)} \qquad (7-15)$$

例 7-6 的 CMH χ^2 检验过程:

(1) 建立检验假设,确定检验水准

H_0:各年龄组心脑血管疾病组与对照组的总体吸烟概率相同。

H_1:至少有一个年龄组心脑血管疾病组与对照组的总体吸烟概率不同。

$\alpha = 0.05$

(2) 计算检验统计量　按式(7-14)和式(7-15)分别计算第 $h(h=1,2)$ 层的 $E(a_h)$ 和 $Var(a_h)$:

$$E(a_1) = \frac{225 \times 200}{324} = 138.89, Var(a_1) = \frac{225 \times 99 \times 200 \times 124}{324^2 \times (324-1)} = 16.29$$

$$E(a_2) = \frac{440 \times 296}{821} = 158.64, Var(a_2) = \frac{440 \times 381 \times 296 \times 525}{821^2 \times (821-1)} = 47.13$$

按式(7-13)计算 CMH 统计量:

$$\chi^2_{CMH} = \frac{\left\{ \sum\limits_{h=1}^{q} [a_h(E - a_h)] \right\}^2}{\sum\limits_{h=1}^{q} Var(a_h)} = \frac{[144 \times (138.89 - 144) + 176 \times (158.64 - 176)]^2}{16.29 + 47.13} = 59.78$$

(3) 确定 P 值,做出推断结论　按 $\nu = 1$ 查 χ^2 界值表,得 $P < 0.001$。按 $\alpha = 0.05$ 的检验水准拒绝 H_0,接受 H_1,可认为控制了年龄的影响后,心脑血管疾病组与对照组的总体吸烟概率不同。

此外,对于分层病例对照研究或队列研究资料,通常应用 Breslow-Day 检验对各层的效应值(OR 或 RR)进行齐性检验。若不拒绝齐性假设,才可依据 CMH χ^2 检验的结果推断出不同疾病状态的暴露因素分布不同。如果无差别,可进一步用 Mantel-Haenszel 法估计 OR 或 RR 值及其置信区间。若经 Breslow-Day 检验拒绝齐性假设,则提示分层变量与暴露因素间存在交互作用,此时 CMH χ^2 检验的结果不能说明问题,可进行多元 logistic 回归分析。

例 7-6 中,Breslow-Day 检验的结果为 $P = 0.833$,可认为两年龄组吸烟对心脑血管疾病的总体 OR 值同质;用 Mantel-Haenszel 法估计 OR 及其置信区间为 1.43,(1.12,1.83)。

7.6　结果报告

定性变量的比较一般报告如下内容:

(1) 定性变量基本统计描述。

(2) 假设检验的目的和实验设计类型。

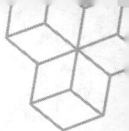

（3）假设检验方法、检验水准、单侧或双侧检验、检验统计量及其 P 值。

以下为例 7-1 中英文结果报告。

欲研究文拉法辛与氟西汀治疗老年期抑郁症的疗效是否相同，将病情相近的 60 名老年期抑郁症患者随机分成两组，分别用两种药物做治疗，治疗结果见表 7-1。

χ^2 检验结果表明，两药有效率差异无统计学意义（$\chi^2 = 1.086, \nu = 1, P = 0.297\,4$）。

To compare the effects of venlafaxine and fluoxetine in patients with senile depressions, 60 patients with senile depressions who had similar state of the illness were randomly assigned into two groups. The result of the treatment was shown in Table 7-1.

Chi-square test showed that the difference between the effective rates of two groups was not statistically significant ($\chi^2 = 1.086, \nu = 1, P = 0.297\,4$).

7.7 案例辨析

案例 7-1 某单位调查了 4 类人员的乙型肝炎表面抗体（HBsAb）的阳性率，想比较 3 种病人与健康人群的阳性率有无差别，数据见表 7-13。

表 7-13 4 类人员的乙型肝炎表面抗体（HBsAb）的阳性率

组别	阳性人数	阴性人数	合计	阳性率/%
肝癌病人	17	159	176	9.66
肝炎病人	18	160	178	10.11
食管癌病人	5	142	147	3.40
健康人	3	151	154	1.95
合计	43	612	655	6.56

请对本案例讨论如下问题：

（1）若看成一个 4×2 列联表进行 1 次 χ^2 检验，是否能达到分析目的？

（2）若将每一种病人与健康人群的 HBsAb 的检查结果分别组成四格表，进行 3 次四格表 χ^2 检验，对否？怎样达到分析目的？

案例 7-2 在论文《果糖二磷酸钠治疗新生儿缺氧缺血性脑病的疗效观察》中，为研究果糖二磷酸钠治疗新生儿缺氧缺血性脑病的疗效，将患者随机分为观察组和对照组，观察组用果糖二磷酸钠，对照组用胞二磷胆碱。治疗效果分为无效、有效和显效三种结果（表 7-14）。

表 7-14 治疗新生儿缺氧缺血性脑病的两组疗效比较

组别	疗效/例数			合计
	显效	有效	无效	
观察组	58	44	18	120
对照组	56	43	35	134
合计	114	87	53	254

原作者采用列联表的专用 χ^2 检验公式,结果是: $\chi^2 = 4.74, P < 0.05$,认为两组疗效之间的差异有统计学意义。

请对本案例讨论如下问题:

(1) 原作者的分析目的是什么?选用 χ^2 检验的问题在哪里?

(2) 本问题应选用的统计分析方法是什么?为什么要选择这样的方法?

7.8 电脑实验

实验 7-1 独立的两组二分类变量比较:完成例 7-1 的计算

通过实验完成两组二分类变量的比较。根据数据输入的是频数数据还是原始数据,相应地有两种操作方法。

实验 7-2 配对的两组二分类变量比较:完成例 7-2 的计算

利用数据文件 data7-2.sav,完成配对四格表变量的比较。

实验 7-3 独立的多组无序多分类变量比较:完成例 7-4 的计算

利用数据文件 data7-3.sav,完成多组多分类变量的比较。

实验 7-4 独立的多组有序多分类变量比较:完成例 7-5 的计算

利用数据文件 data7-4.sav,完成多组有序多分类变量的比较。

实验 7-5 分层的独立两组二分类变量比较:完成例 7-6 的计算

利用数据文件 data7-5.sav,完成分层的独立两组二分类变量的比较。

7.9 常见疑问与小结

7.9.1 常见疑问

(1) 配对设计资料能否利用普通四格表 χ^2 检验公式完成差异性检验?

由于两者的设计不同,配对设计资料在整理时只能整理成表 7-6 形式,而不能随意转化为完全随机设计的数据格式,如将例 7-2 中表 7-2 的数据转化为表 7-15,是不对的。因为配对设计两组样本并不是独立的样本,而完全随机设计要求是两组独立样本。如果这样整理将违背实验设计,并可能得出错误结论。

相应配对设计的差异性检验,用四格表 χ^2 检验公式,这种做法同样是错误的。在对配对四格表进行差异性检验时,只能用配对设计的 χ^2 检验公式,即式(7-6),式(7-7)。

表 7-15 末梢血与静脉血检查乙型肝炎抗原结果(例数)

检测样本	检测结果		合计
	阳性	阴性	
静脉血	50	250	300
末梢血	54	246	300
合计	104	496	600

(2) 对于多组二分类变量和无序多分类变量,能否通过转化为多个四格表资料分别进行检验?

对于多组二分类变量和无序多分类变量,若转化为多个四格表分别进行检验,割裂了原来的设计,更重

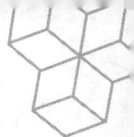

要的是会增加犯第一类错误的概率。例如对于 3×3 列联表,检验水准取 $\alpha = 0.05$,若转化为多个四格表分别进行检验,应进行 9 次检验,这样犯第一类错误的概率将达到 $1 - (1 - 0.05)^9 = 0.37$,远远大于 0.05。

因此,对于多组二分类变量和无序多分类变量,不能通过转化为多个四格表分别进行检验。当多组二分类变量和无序多分类变量检验结果拒绝假设 H_0 时,可以进一步做两两比较,但 α 水平需要按 $\alpha/$ 比较次数进行校正。

7.9.2 小结

(1) 对于定性变量,我们经常将它整理成列联表的形式。

(2) 最简单的列联表是 2×2 表,即通常所说的四格表。按照设计类型,资料整理成相应的四格表格式,统计分析时选用相应的统计分析方法。

(3) 在选用 χ^2 检验时,一定要考虑其对总例数和理论频数的要求。

(4) 当多个独立样本频率或频率分布比较的 χ^2 检验,结论为拒绝检验假设时,只能认为各总体频率或频率分布之间不全相同,若想了解其差别的具体情况,需要进行多个样本频率或频率分布的两两比较。

(5) 分层定性变量比较可采用 CMH χ^2 统计量检验,注意应用前提条件为满足齐性假设;若拒绝齐性假设,则提示分层变量与暴露因素间存在交互作用,此时 CMH 检验的结果不能说明问题,可进行多元回归分析。

(6) 列联表变量统计分析的 χ^2 检验不是万能的。例如,对于有序分类变量,最好选用秩和检验。对于双向有序列联表变量,可以选择 χ^2 检验、线性趋势检验等方法;对于高维列联表变量,相应地有对数线性模型和 logistic 回归模型等。

> 💡 思考与练习

一、思考题

1. 简述 χ^2 检验适用的数据类型。
2. 两组二分类变量的设计类型有几类？其相应的检验方法是什么？
3. 什么变量适合用秩和检验进行检验？简述秩和检验步骤。

二、分析计算题

1. 某医院观测了 28 例肝硬化患者和 14 例再生障碍性贫血患者血清中抗血小板抗体,结果是:肝硬化患者中有 2 例阳性,再生障碍性贫血患者中有 5 例阳性,问:两类患者血清抗血小板抗体阳性率有无差别？

2. 对 100 名钩端螺旋体病患者同时用间接免疫抗体试验和显微镜凝集试验进行血清学诊断,结果见表 7-16。试比较用两种方法检验的阳性率有无差别？

表 7-16　两种方法的检验结果比较(例数)

间接免疫荧光	显微镜凝集		合计
	+	−	
+	66	11	77
−	6	17	23
合计	72	28	100

3. 研究两种不同的治疗训练方案对肥胖症患者的减肥效果情况,结果见表7-17。问这两种治疗训练方案对肥胖症患者的减肥效果是否相同?

表7-17 两种治疗训练方案对肥胖症患者的减肥效果(例数)

治疗方案	效果较好	效果一般	效果较差	合计
甲	16	22	8	46
乙	28	17	5	50
合计	44	39	13	96

4. 比较三种中药方剂对骨质疏松症的治疗效果,结果见表7-18。三种方剂的治疗效果是否有差异?

表7-18 三种中药方剂对骨质疏松症的治疗效果(例数)

分组	有效	无效	合计
A 方剂	18	6	24
B 方剂	12	14	26
C 方剂	11	15	26
合计	41	35	76

（罗艳侠　刘相佟　王肖南）

8 关联性分析

在医学研究中经常要分析两个随机变量之间的关系,如身高与体重、体温与脉搏次数、血压与年龄之间是否存在线性联系,联系的程度如何?本章将讨论两个定量变量间的线性联系和两个分类变量间的关联问题。一般地,两个连续随机变量间的线性联系称为线性相关,也称为简单相关(simple correlation),两个分类变量间的联系称为关联(association)。

8.1 概述

8.1.1 儿童身高与体重关系的研究

例8-1 表8-1为一项关于儿童健康和发展的研究中,10名学龄儿童的身高和体重资料,试对学龄儿童的身高(cm)和体重(kg)进行相关分析。

表8-1 10名学龄儿童的身高和体重

编号	1	2	3	4	5	6	7	8	9	10
身高 cm(X)	149.35	167.64	146.30	170.69	161.54	164.59	155.45	158.50	149.35	152.40
体重 kg(Y)	30.84	42.64	33.11	44.00	36.29	40.82	32.66	35.38	33.11	31.75

本研究的目的在于探讨学龄儿童的身高(X)和体重(Y)的关系。

两个变量间的线性关系基本上可以分为两种:一是两个变量间"关联性"如何?有无线性联系?若有,联系程度如何?如果两个连续型变量 X 和 Y 都随机变动且关系是平等的,可通过线性相关(linear correlation)分析来刻画它们之间可能存在的线性联系的方向与程度。二是它们之间的"依存性"如何?即一个变量的变化将引起另一个变量多大的变化?可通过下一章的线性回归(linear regression)分析来描述。

8.1.2 相关的种类

(1) 正相关(positive correlation) 一般地,若 Y 有随 X 增大而线性上升的趋势,则称为正相关[图8-1(a)]。

(2) 负相关(negative correlation) 若 Y 有随 X 增大而线性下降的趋势,则称负相关[图8-1(b)]。

(3) 零相关(zero correlation) 在图中若 Y 或 X 不随另一变量的改变而改变[图8-1(c~e)],则称零相关。

(4) 非线性相关(nonlinear correlation) 若散点呈曲线形状[图8-1(f)],则变量间可能呈曲线关系,不宜做线性相关。

8.1.3 关联强度指标

用散点图判断两变量的线性相关,只能大致判断是否呈线性相关或曲线相关的趋势,如果单凭散点图中各点呈直线趋势而认为有线性相关,多少受主观意识的制约,而相关性有多强就更难确定。两个连续型随机

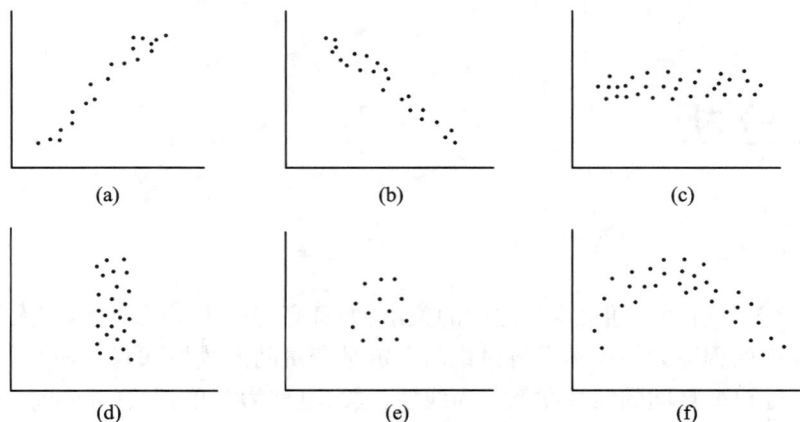

图8-1 常见的典型散点图

变量间联系的强度用相关系数(correlation coefficient)来描述。若就总体而言,则称为总体相关系数,记为ρ;若计算数据取自样本,则称为样本相关系数,记为r。相关系数值最大为1,最小为-1;联系越紧密则相关系数越接近于1或-1,没有线性联系则相关系数为0。相关系数为正数,称正相关;相关系数为负数,称负相关;相关系数为0,称零相关。

8.2　两个连续型随机变量间的相关分析

8.2.1　解析

线性相关是两变量间最简单的关系。以例8-1为例,通常从以下三个方面进行分析:

(1) 统计描述　学龄儿童的身高和体重有联系吗? 是线性联系还是非线性关系?

　　　　　　　若两者有线性联系,联系的程度如何? 两者是正相关还是负相关?

(2) 统计推断　两者的线性联系有统计学意义吗?

　　　　　　　就总体而言,两者相关的程度如何?

(3) 统计应用　如何根据相关系数的大小与方向,结合专业知识,解释两变量的联系?

8.2.2　Pearson 相关

两变量分别以X,Y表示,如果X与Y均是随机变量,呈双变量正态分布,散点图呈线性趋势,各观测值间相互独立,则可用 Pearson 积矩相关系数(Pearson's product-moment correlation coefficient)来描述两者之间的关系,简称相关系数。

8.2.2.1　Pearson 积矩相关系数的计算

Pearson 样本积矩相关系数的计算公式见(8-1)式。

$$r = \frac{\sum(X-\bar{X})(Y-\bar{Y})}{\sqrt{\sum(X-\bar{X})^2 \sum(Y-\bar{Y})^2}} \qquad (8-1)$$

如果两个变量密切相关,则两变量各观测值离均差的乘积之和(协方差)不接近于0;若两变量不相关,则两变量各观测值离均差的乘积之和较小或接近于0,因此两变量各观测值离均差的乘积之和体现了它们的相关程度。由于离均差乘积与X,Y的量纲有关,在X与Y分别标准化之后计算协方差,所得结果就是样本相关系数的数值。

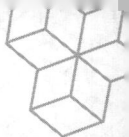

8.2.2.2 Pearson 总体积矩相关系数的假设检验

上述样本相关系数是理论上两变量总体相关系数 ρ 的估计值。总体相关系数的特点：

（1） ρ 是一个无量纲的数值，且 $-1 \leqslant \rho \leqslant 1$。

（2） $\rho > 0$ 为正相关，$\rho < 0$ 为负相关。

（3） $|\rho|$ 越接近于 1，说明相关性越好，$|\rho|$ 越接近于 0，说明相关性越差。

从同一总体抽出的不同样本会产生不同的样本相关系数，样本相关系数之间也存在变异性（抽样误差），所以，样本相关系数 r 是一个随机变量；计算出样本相关系数 r 的数值后，通常还应作总体相关系数 ρ 是否为 0 的假设检验。其零假设与对立假设分别为：

$H_0: \rho = 0, H_1: \rho \neq 0$

（1） 采用 t 检验对相关系数进行检验：统计量为

$$t = \frac{r - 0}{S_r} = \frac{r}{\sqrt{(1 - r^2)/(n - 2)}}, \nu = n - 2 \tag{8-2}$$

H_0 成立时，式（8-2）服从自由度为 $\nu = n - 2$ 的 t 分布。以样本相关系数的数值 r 代入式（8-2）后，得到 t 的数值。

（2） 根据自由度 $\nu = n - 2$ 查 t 界值表（附表 2）或从统计软件获得 P 值。$|t|$ 越大，概率 P 越小；$|t|$ 越小，概率 P 越大。若 $P \leqslant 0.05$，拒绝 H_0，接受 H_1，即认为两变量间线性相关有统计学意义；若 $P > 0.05$，不能拒绝 H_0，即根据目前的数据尚不能认为两变量呈线性相关。

8.2.2.3 Pearson 积矩相关系数的区间估计

我们可采用下面的办法，估计总体相关系数 ρ 的置信区间。

样本相关系数 r 的数值限定于区间 $[-1, 1]$ 之内，不服从正态分布。因此估计置信区间前，我们先对样本相关系数 r 作反双曲正切变换：

$$z = \tanh^{-1} r \quad \left(= \frac{1}{2} \ln \frac{1 + r}{1 - r} \right), -\infty < z < +\infty \tag{8-3}$$

可以证明，z 近似服从正态分布 $N\left(\tanh^{-1} \rho, \dfrac{1}{\sqrt{n - 3}}\right)$。得到样本相关系数的观测值 r 后，我们有 $\tanh^{-1} \rho$ 的 $(1 - \alpha)$ 置信区间

$$\tanh^{-1} \rho: \left(\tanh^{-1} r - Z_{\alpha/2} \frac{1}{\sqrt{n - 3}}, \tanh^{-1} r + Z_{\alpha/2} \frac{1}{\sqrt{n - 3}} \right) \tag{8-4}$$

或简记为
$$\tanh^{-1} \rho: (z_1, z_2)$$

其中，
$$z_1 = \tanh^{-1} r - Z_{\alpha/2} \frac{1}{\sqrt{n - 3}}, z_2 = \tanh^{-1} r + Z_{\alpha/2} \frac{1}{\sqrt{n - 3}} \tag{8-5}$$

令
$$\tanh^{-1} \rho_1 = z_1, \tanh^{-1} \rho_2 = z_2$$

从而有
$$\rho_1 = \frac{e^{2z_1} - 1}{e^{2z_1} + 1} \qquad \rho_2 = \frac{e^{2z_2} - 1}{e^{2z_2} + 1} \tag{8-6}$$

由此，得到总体相关系数 ρ 的 $(1 - \alpha)$ 置信区间为

$$\rho: (\rho_1, \rho_2) \tag{8-7}$$

8.2.2.4 实例分析结果

（1） 绘制散点图 从图 8-2 可见，学龄儿童身高和体重呈线性趋势。从总的趋势来看，身材高的人，体重也重一些，说明学龄儿童身高和体重之间存在联系且方向相同；从专业上可认为两变量线性相关。

（2） 按公式计算得 Pearson 相关系数，$r = 0.929$。

（3） 假设检验 作总体相关系数等于 0 的假设检验

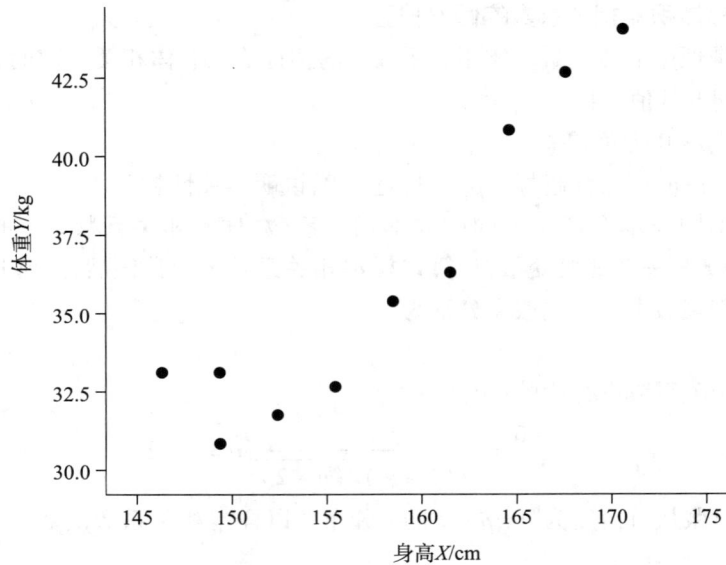

图 8 - 2　例 8 - 1 中数据的散点

$H_0: \rho = 0, H_1: \rho \neq 0, \alpha = 0.05$

检验统计量 $t = 7.10$，查 t 分布界值表（附表 2），得到 $t_{0.001/2,8} = 0.5041$，$t > t_{0.001/2,8}$，$P < 0.001$，说明学龄儿童身高和体重之间呈正相关。

（4）计算 95% 置信区间　经反双曲正切变换后，据式（8 - 4），$\tanh^{-1}\rho$ 的 95% 的置信区间为（0.910，2.392）；又据式（8 - 6）的反变换计算，得相关系数 ρ 的 95% 置信区间为（0.721，0.983）。

8.2.3　Spearman 秩相关

如果 X, Y 不服从双变量正态分布，或总体分布类型未知，或数据本身有不确定值，或为等级资料，则不宜利用原始数据直接计算 Pearson 积矩相关系数，可采用秩相关（rank correlation），或称等级相关来刻画两个变量间相关的程度与方向。

8.2.3.1　Spearman 秩相关系数的计算

例 8 - 2　10 名病人参加家庭计划的时间长度（天）和每名病人每天的费用（元）见表 8 - 2。请问参加的时间长度和费用是否相关？

表 8 - 2　10 名病人参加家庭计划的时间和每名病人每天的费用

病人编号	时间(X)	秩次(p_i)	费用(Y)	秩次(q_i)	两等级之差(d_i)
1	10	1	516	10	-9
2	150	10	122	3	7
3	143	9	82	1	8
4	25	2	262	7	-5
5	132	8	135	4	4
6	65	3	300	9	-6
7	118	6	86	2	4
8	129	7	268	8	-1
9	70	4	203	6	-2
10	92	5	164	5	0

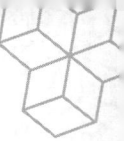

秩相关的基本思想是将原始数据转换为秩次。将两变量 X,Y 成对的观测值分别从小到大排序编秩,以 p_i 表示 X_i 的秩次,q_i 表示 Y_i 的秩次,观测值相同的取平均秩;计算的公式仍采用 Pearson 相关系数的公式(8-1),但以秩次 p_i、q_i 代替原始数据 X_i 与 Y_i。用秩次计算得的相关系数称为 Spearman 秩相关系数或等级相关系数,用统计量 r_S 表示。

8.2.3.2 Spearman 秩相关系数的假设检验

由样本算得的秩相关系数是否有统计学意义,需要作假设检验。与积矩相关系数相似,关于秩相关系数的检验假设为:

$$H_0 : \rho_S = 0, H_1 : \rho_S \neq 0, \alpha = 0.05$$

当 $n \leqslant 50$ 时,可查等级相关系数检验界值表(附表9),若秩相关系数超过临界值,则拒绝 H_0;$n \geqslant 50$ 时,也可采用公式(8-2)作 t 检验。

8.2.3.3 实例分析结果

(1)该资料时间长度和费用均不服从正态分布,因此选用 Spearman 秩相关来分析两者的相关程度。将时间长度和费用分别转化为秩次后计算秩次的 Pearson 相关系数 r_S,得 $r_S = -0.770$。

(2)假设检验:做总体 Spearman 相关系数等于 0 的假设检验,查 r_S 临界值表,$r_{0.05,10} = 0.648$,$|r_S| > r_{0.05,10}$,$P < 0.001$;或作 t 检验,$t = 3.410$,$P = 0.007 < 0.001$,可以认为,参加家庭计划的时间长度和每天的费用之间具有负相关关系。

8.2.4 相关的解释——应注意的问题

(1)如果从散点图可见两随机变量呈线性相关的趋势,假设检验也拒绝了总体相关系数为 0 的假设,则我们可以推断两变量是"线性相关"的;但我们不能因此推断两变量在生物学上有任何联系,甚至认为呈因果关系。我们仅对两变量的数字特征进行了分析,而没有对两变量发生时间的先后及生物学上的联系等进行分析。相关有可能仅是伴随关系,两变量都随其他变量的变化而发生变化。

(2)如果经检验后,不能拒绝总体相关系数 $\rho = 0$,我们不能轻易下结论认为两变量"无关"。此时,我们应首先看样本含量是否足够(也即检验的功效是否足够大),其次还要观察散点图,看两变量是否呈曲线关系,是否应对资料进行分层分析等。如果不能进行深入的分析,结论应为"根据目前的数据,尚不能认为两变量呈线性相关"。

(3)在相关分析时,可能会遇到观测值中有异常点的问题。如图8-3,有一个远离众散点的特殊点。遇到此种情况,首先是要对原始记录的数据和数据库进行核对,如原始记录和数据输入皆无误,则保留该点作一次分析,剔除该点再作一次分析,并在报告结果时特别说明对异常点所作的处理,慎重地下结论。

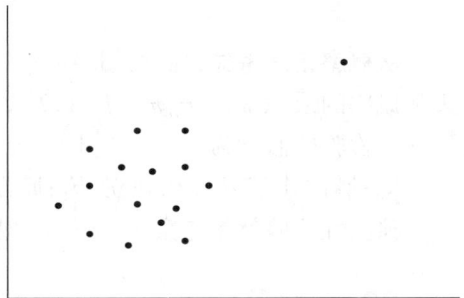

图8-3 异常值慎用相关的情形

8.3 两个分类变量间的关联分析

两个分类变量之间的联系与连续性变量不同,其计算与检验的思路皆不同于连续型随机变量的线性相关分析,但其目的和意义是一致的。对分类变量间的联系,可作关联分析,即对两个分类变量交叉分类,对计数所得的频数资料(列联表)作关于两种属性独立性的 χ^2 检验。

8.3.1 交叉分类 2×2 表的关联分析

对样本含量为 n 的一份随机样本同时按照两个二项分类的特征(属性)进行交叉分类,形成一个 2×2

交叉分类资料表,也称为 2×2 列联表（2×2 contingency table）。

例 8 - 3　为观察行为类型与冠心病的关系,某研究组收集了 3 154 例冠心病患者的观察资料,研究者将观察对象按行为类型分为 A 型（较具野心、进取心和有竞争性）,B 型（较沉着、轻松和做事不慌忙）。对每个个体分别观察是否为冠心病患者和行为类型两种属性,2×2 种结果分类计数如表 8 - 3 所示。试分析两种属性的关联性。

表 8 - 3　行为类型与冠心病 2×2 种结果分类计数

行为类型(属性 A)	冠心病(属性 B)		合计
	有(1)	无(2)	
A 型(1)	178	1 411	1 589
B 型(2)	79	1 486	1 565
合计	257	2 897	3 154

这是一份随机样本,同时按两种属性分类,样本含量为 3 154。如果一种属性的概率分布与另一种属性的概率分布无关,则称这两种属性相互独立（independence）;否则称这两种属性之间存在关联性。我们可以把表 8 - 3 改为概率表达的形式表 8 - 4。表中 A_{ij} 为同时具有属性 (A_i, B_j) 的频数,π_{ij} 为相应的联合概率;n_i 为属性 A_i 的频数,π_{ri} 为相应的边际概率;m_j 为属性 B_j 的频数,π_{cj} 为相应的边际概率。

表 8 - 4　2×2 交叉分类频数表的一般形式及概率表达形式

属性 A	属性 B		合计
	1	2	
1	$A_{11}(\pi_{11})$	$A_{12}(\pi_{12})$	$n_1(\pi_{r1})$
2	$A_{21}(\pi_{21})$	$A_{22}(\pi_{22})$	$n_2(\pi_{r2})$
合计	$m_1(\pi_{c1})$	$m_2(\pi_{c2})$	$n(1.0)$

从概率角度考虑,独立是指在交叉分类表中每一格子中同时具有两种属性的联合概率等于相应属性的边际概率的乘积 $\pi_{ij} = \pi_{ri}\pi_{cj}, ij = 1, 2$。

欲检验的假设为

H_0:属性 A 与 B 互相独立,H_1:属性 A 与 B 互相关联。

独立性检验就是考察 $\pi_{ij} = \pi_{ri}\pi_{cj}$ 成立与否,仍采用拟合优度检验的 χ^2 统计量:

$$\chi^2 = \sum_{i,j} \frac{(A_{ij} - T_{ij})^2}{T_{ij}}$$

其中,A_{ij} 为观察频数,T_{ij} 为理论频数。当 H_0 成立时,这个统计量服从 χ^2 分布。

关于理论频数的计算如下:

在 H_0 成立的条件下,必有 $\pi_{ij} = \pi_{ri}\pi_{cj}$。由于 π_{ri} 和 π_{cj} 未知,只能用样本中的频率近似地代替,

$$\pi_{ri} \approx \frac{n_{ri}}{n}, \pi_{cj} \approx \frac{n_{cj}}{n}$$

于是,

$$\pi_{ij} = \pi_{ri}\pi_{cj} \approx \left(\frac{n_{ri}}{n}\right)\left(\frac{n_{cj}}{n}\right), ij = 1, 2$$

在 H_0 成立的条件下,理论频数 T_{ij} 的估计公式为:

$$T_{ij} = n\pi_{ij} \approx \frac{n_{ri} \cdot n_{cj}}{n}, ij = 1, 2$$

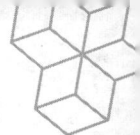

这个公式同第 7 章式(7-2)完全一样。在计算理论频数的过程中,我们用样本估计值代替了两个独立参数 π_{r1} 和 π_{c1}(π_{r2} 和 π_{c2} 不是独立参数,因为 $\pi_{r2}=1-\pi_{r1}$,$\pi_{c2}=1-\pi_{c1}$),所以前述 χ^2 分布的自由度 $\nu=4-1-2=1$ 或 $\nu=(2-1)(2-1)=1$。

由上可见,交叉分类资料独立性检验与比较两独立样本频率的假设检验所用的 χ^2 检验公式、理论频数计算公式和自由度的计算公式完全相同,第 7 章中的 2×2 表简化公式(7-3)仍然适用。

$$\chi^2 = \sum \frac{(A-T)^2}{T} \qquad (8-8)$$

$$\chi^2 = \frac{(ad-bc)^2 \cdot n}{(a+b)(c+d)(a+c)(b+d)} \qquad (8-9)$$

其中,A 为观察频数,T 为理论频数。H_0 成立时,统计量服从 χ^2 分布。

现就例 8-3 的数据作两种属性的关联性分析。

H_0:行为类型与冠心病之间互相独立,H_1:行为类型与冠心病之间有关联,$\alpha=0.05$

将表中各数据代入公式(8-9)

$$\chi^2 = \frac{(178 \times 1\,486 - 79 \times 1\,411)^2 \times 3\,154}{1\,589 \times 1\,565 \times 257 \times 2\,897} = 39.900$$

查附表 4 χ^2 分布界值表 $\chi^2_{0.005,1}=7.879$,$\chi^2 > \chi^2_{0.005,1}$,$P<0.005$,说明行为类型与冠心病之间存在着关联性。

行为类型与冠心病之间存在着关联,但这种关联程度如何? 表示两种属性交叉分类的相关程度的指标有多种,我们可以采用关联系数(association coefficient,r)度量关联程度:

$$r = \sqrt{\frac{\chi^2}{\chi^2+n}} \qquad (8-10)$$

本例,关联系数为

$$r = \sqrt{\frac{\chi^2}{\chi^2+n}} = \sqrt{\frac{39.90}{39.90+3\,154}} = 0.112$$

对于 2×2 列联表而言,关联系数 r 介于 0 和 $\sqrt{0.5}$ 之间,其数值越大,关联程度越高;总体关联系数是否等于 0 的假设检验与上述关于两种属性独立性的检验等价。

8.3.2 2×2 配对资料的关联性分析

例 8-4 假设有研究者对 103 例病人进行了影像学检查(A)和生化检验(B),结果均分为疾病(+)和正常(-)两类,数据如表 8-5,现欲分析 A、B 两法检查结果的关联性。

表 8-5 两种检查结果的 2×2 列联表

A 方法	B 方法		合计
	B +	B -	
A +	50	15	65
A -	8	30	38
合计	58	45	103

本例的设计与数据格式和前面配对设计 χ^2 检验中的数据格式是一样的,在第 7 章中用 McNemar 检验解决了两种方法的阳性率是否相等的问题。但若要了解两种方法的结果之间是否有关联,则需作两种属性的关联性分析。

$$\chi^2 = \frac{(50 \times 30 - 15 \times 8)^2 \times 103}{65 \times 38 \times 58 \times 45} = 30.43$$

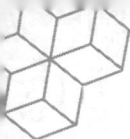

本例 $\chi^2 = 30.43$，查 χ^2 界值表得 $\chi^2_{0.05,1} = 3.84$，本例 χ^2 值远大于临界值，$P < 0.05$，认为两种方法间存在关联。

进一步计算关联系数 $\qquad r = \sqrt{\dfrac{\chi^2}{\chi^2 + n}} = \sqrt{\dfrac{30.43}{30.43 + 103}} = 0.477$

值得注意的是，配对设计的此种资料类型既可进行频率的比较，又可进行关联分析，资料的整理完全一致，但由于分析目的不同，计算方法也不同：进行频率的比较时，McNemar 检验法仅对配对中不一致的数据进行检验（见第 7 章）。

8.3.3 多分类资料的关联分析

例 8 - 5　有研究表明，不同国籍人的血型分布是不同的。现有 2 500 例不同国籍人的血型分布资料（表 8 - 6），请问国籍与血型是否有关？

表 8 - 6　不同国籍人的血型分布资料

国籍	血型				合计
	O	A	B	AB	
美国人	450	410	100	40	1 000
中国人	300	250	350	100	1 000
挪威人	190	250	40	20	500
合计	940	910	490	160	2 500

现在的"关联"和以前的"比较"是两类不同的问题和设计。我们遇到过多组频率分布的资料比较，其设计是，首先确定三种国籍人群，调查其血型分布资料，分析三种国籍的血型分布是否不同。本例的 2 500 例是一次调查的结果，可看作是总体中的一份随机样本，按两种属性（国籍和血型）交叉分类，统计频数，分析的是两种属性间是否有关联。经过类似于 2×2 交叉分类的推导，χ^2 统计量的计算与第 7 章多组比较时的公式一样。

$$\chi^2 = n\left(\sum_{i=1}^{R}\sum_{j=1}^{C}\frac{A_{ij}^2}{n_i m_j} - 1\right), \quad \nu = (R-1)(C-1) \tag{8-11}$$

其中，n 为总例数，A_{ij} 为各个格子的实际观察频数，n_i、m_j 为 r 行 j 列对应的行合计和列合计，R、C 为行数和列数。

现将例 8 - 5 做关联分析如下：

H_0：国籍与血型无关联，H_1：国籍与血型有关联，$\alpha = 0.05$

将表 8 - 6 的数据代入公式（8 - 9）计算 χ^2 值，得：$\chi^2 = 332.97$

由 $\nu = (3-1)(4-1) = 6$，查 χ^2 临界值表，$\chi^2_{0.05,6} = 12.59$，$\chi^2 > \chi^2_{0.05,6}$，$P < 0.05$，拒绝零假设，说明血型与国籍之间有关联性。

同样也可计算关联系数，但关联系数的范围为 0 与 $\sqrt{1 - \dfrac{1}{\min(R,C)}}$ 之间，其中 R 为列联表的行数，C 为列联表的列数。

$$r = \sqrt{\frac{\chi^2}{\chi^2 + n}} = \sqrt{\frac{332.97}{332.97 + 2500}} = 0.343$$

需要提醒的是，如同多个频率比较的 χ^2 检验一样，要求列联表不能有 1/5 以上的理论频数（不是观察频

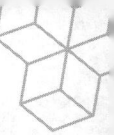

数)小于 5,或者不能有 1 个格子的理论频数小于 1,否则这种检验不适用。如遇此情况,可适当合并属性中最为接近的类别,但会丢失部分信息。

对于两个有序的多分类变量,我们可以用 Spearman 秩相关法进行分析。

8.4 结果报告

相关性分析结果报告内容:

(1) 各指标的描述性统计内容,如样本含量、连续资料的均数与标准差、分类资料的频数与比例等。

(2) 相关或关联分析的过程,如散点图是否显示线性相关趋势、相关系数的大小及其95%置信区间、假设检验方法、检验统计量和 P 值等。若进行了数据变换,则应说明变换的理由和方法。

(3) 统计学结论(是否相关及相关性的强弱)。

连续型随机变量的 Pearson 相关系数的结果报告以例 8-1 为例,中英文报告如下:

为探讨学龄儿童身高与体重的关系,搜集了 10 名学龄儿童身高与体重数据。10 名儿童身高均数为 157.58 cm,标准差为 8.39 cm;体重均数为 36.06 kg,标准差为 4.76 kg。从散点图(图 8-2)可见,学龄儿童身高和体重呈线性趋势,Pearson 积矩相关系数 $r=0.929$($t=7.10$,$P<0.001$),总体相关系数的 95% 置信区间为(0.721,0.983)。结果表明学龄儿童身高和体重间呈线性正相关。

Data from 10 school-age children were collected to investigate the correlation between heights and weights. The average height of 10 school-age children was 157.58 ($S=8.39$) cm, and the average weight of them was 36.06($S=4.76$) kg. Linear trend was found from the scatter plot(Figure 8-2). Pearson's product-moment correlation coefficient $r=0.929$[$t=7.10$,$P<0.001$, 95% CI(0.721,0.983)]. It indicated that the heights of school-age children positively correlated with their weights.

分类变量关联性分析的结果报告以例 8-3 为例,中英文报告如下:

为观察行为类型与冠心病的关系,研究搜集了 3 154 例冠心病患者与行为类型的资料。A 类型对象中患有冠心病的患者 178 名,B 类型对象中患有冠心病患者 79 名。2×2 列联表见表 8-3。采用 Pearson χ^2 检验,$\chi^2=39.900$,$P<0.001$,$r=0.112$。结果表明,是否患冠心病与不同行为类型存在一定联系。

Data from 3 154 participants were collected to investigate the association between behavior type and coronary heart disease. There were 178 coronary heart disease patients among type A participants and 79 patients among type B participants(Table 8-3). Pearson's chi-squared test were conducted to explore the association, $\chi^2=39.900$,$P<0.001$,$r=0.112$. It indicated that there is association between different behavior types and coronary heart disease.

8.5 案例辨析

案例 8-1 有人研究血糖、血脂、脂肪肝患病率与糖尿病分级(即正常血糖、糖耐量减低和 2 型糖尿病三级)的关系。以正常血糖者、糖耐量减低者和 2 型糖尿病病人为研究对象。指标以均数 ± 标准差表示,统计分析采用两组独立样本比较的 t 检验。结果发现,三组病人的血糖、三酰甘油、总胆固醇和脂肪肝患病率差别有统计学意义(数据及统计结果见表 8-7)。结论,随着正常血糖向糖耐量减低及 2 型糖尿病发展,血糖、三酰甘油、总胆固醇及脂肪肝患病率等指标值皆升高并逐渐加重,差异有统计学意义,认为血糖水平、三酰甘油、总胆固醇、脂肪肝患病率与糖耐量减低和 2 型糖尿病等呈正相关。

表 8 −7　三种血糖水平人群的血生化指标及脂肪肝患病率

组别	例数	血糖/（mmol/L）		三酰甘油/（mmol/L）	总胆固醇/（mmol/L）	脂肪肝患病率/%
		空腹	餐后			
正常血糖	87	5.0±0.5	5.6±1.0	0.9±0.3	3.0±0.9	48.3
糖耐量减低	62	6.5±0.5	8.2±1.3	2.1±1.0	4.6±0.8	69.4
2 型糖尿病	68	8.3±2.6	12.5±3.4	2.6±1.5	5.1±0.8	83.8

经 t 检验,正常血糖组、糖耐量减低组、2 型糖尿病组的各指标两两比较的 P 值均 <0.05。

请问:该研究的目的与设计方法吻合吗? 该研究设计属于何种类型? 有无更好的设计方案? 本设计最适合采用哪种统计分析法? 本例的统计分析方法有何不妥? 本例的统计分析结果能推出本例的结论吗? 若否,则可以推出什么结论? 本例的统计表达有何不妥吗?

案例 8 −2　有研究者欲评价两种量表对某疾病的严重程度得分的一致性,评分者 A 用量表 1,评分者 B 用量表 2,对同一批病人(5 人)进行了评分,结果见表 8 −8。研究者在 Excel 中采用 Pearson 函数计算了两次评分的相关系数,结果两者相关系数非常之高($r = 0.8663$),因此认为,两种量表是一致的。

表 8 −8　两种量表评分的结果

量表	评分人	患者 1	患者 2	患者 3	患者 4	患者 5
1	A	86	90	73	88	78
2	B	45	47	39	42	40

请问:1)　该研究的目的与设计方法吻合吗? 就本例的设计而言,存在任何不妥吗?

2)　本例可否采用 Pearson 相关系数进行计算? 计算的结果正确吗? 推论正确吗?

案例 8 −3　有研究者欲研究某药口服量与血药浓度的关系,把口服药物量设定为 1,2.5,5,7.5,10,15,20,30mg,每档各取 3 只动物(共 24 只)进行试验,于服药后 1h 抽血检验血药浓度(表 8 −9)。在 SPSS 中作散点图(图 8 −4),计算得口服药物量与血药浓度的 Pearson 相关系数 =0.979,经假设检验 $P < 0.001$,认为口服药物量与血药浓度呈线性正相关。

表 8 −9　不同口服量与相应血药浓度

口服量/mg	血药浓度/（mmol/L）	口服量/mg	血药浓度/（mmol/L）
1.0	0.3	10.0	2.8
1.0	0.4	10.0	3.0
1.0	0.3	10.0	3.0
2.5	0.6	15.0	4.5
2.5	0.6	15.0	4.5
2.5	0.7	15.0	4.3
5.0	1.0	20.0	8.3
5.0	1.0	20.0	8.0
5.0	1.1	20.0	7.8
7.5	1.8	30.0	15.2
7.5	1.9	30.0	14.2
7.5	2.0	30.0	13.8

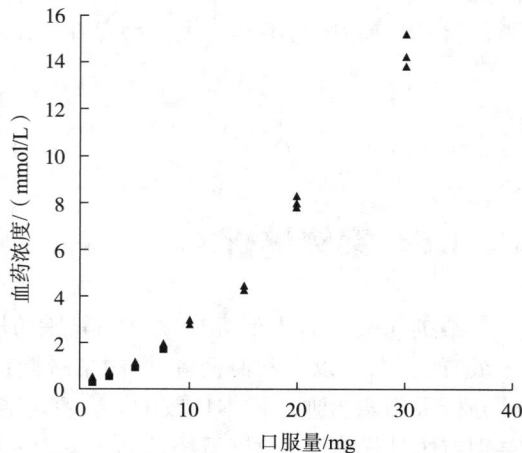

图 8 −4　药物口服量与血药浓度关系的散点图

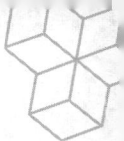

请问:本例的两个变量各有何特征? 可以计算 Pearson 相关系数吗? 若可以,则计算的方法与步骤有何不妥吗? 计算结果正确吗? 可以推出本例的结论吗?

8.6 电脑实验

实验 8-1 Pearson 积矩相关系数的计算

利用数据文件:data8-1. sav(以本章例 8-1 为原始数据)绘制散点图,计算 Pearson 积矩相关系数。

实验 8-2 Spearman 等级相关系数的计算

利用数据文件:Data8-2. sav(以本章例 8-2 为原始数据)计算 Spearman 等级相关系数。

实验 8-3 多分类资料的关联性分析

利用数据文件:Data8-3. sav(以本章例 8-5 为原始数据)进行多分类资料的关联性分析。

实验 8-4 经济收入与幸福感的相关性——散点图的分层与合并

利用数据文件:Data8-4. sav 计算农村来源年收入与幸福感的 Pearson 相关系数,做散点图,并比较三种散点图和相关系数的大小及其 P 值。

实验 8-5 两组率比较的资料做关联性检验的实验

将例 8-3 中的设计改为两组比较,冠心病组和非冠心病组,在总合计人数不变情况下改变两组人数,两组类型 A 和 B 的比例不变,利用 Excel 即改即看效果来观察关联系数的变化。

8.7 常见疑问与小结

8.7.1 常见疑问

(1) 是否所有资料皆可做相关分析?

相关分析要求两变量皆为随机变量,如果 X 是人为取值,则不宜计算相关系数。计算 Pearson 相关系数还要求资料为双变量正态分布。请注意,资料类型不同,所采用的刻画相关或关联的方法也不同。

(2) 程序中自动给出了相关系数值和假设检验结果,为什么还要作散点图呢?

的确,有些研究不做散点图就给出相关系数和假设检验的结果,但这样做可能会出现两变量间实际没有线性关系而作出线性相关的决定,也可能不容易发现资料有异常值或有分层的情况等。因此相关分析必须先做散点图,确认有线性关系时才计算相关系数,并进行检验。

(3) 若两组比较某指标的均数不同,是否可以说明该指标与分组因素相关?

要注意"相关"是一个专业用语,有特定的含义。仅均数不同不能认为相关,若各组均数差别有统计学意义,可以认为不同组间总体水平不同。通常所说的"某指标的均数与分组有关"和统计学所说"某指标与分组变量间线性相关"是两个不同的概念。线性相关的结论必须通过相关分析或关联分析才可得到,而分组因素常人为划定,非随机变量,不可做相关。

(4) 经统计检验得出总体相关系数不为 0,且 P 值很小,是否可以认为变量间关系很密切?

统计检验的 P 值是指总体相关系数为 0 时,得到等于或大于目前这个样本相关系数绝对值的概率大小。若 P 值小,说明总体相关系数为 0 时,不大可能得到目前这个样本相关系数,从而怀疑总体相关系数是否为 0。不论 P 值多么小,结论只能是总体相关系数不为 0 而已。样本含量小时,样本相关系数值很大也可能得出没有统计学意义的结果;反过来,样本含量大时,很小的样本相关系数值也可以拒绝零假设。如样本含量大于 50 时,$r=0.279$ 就可以得到 $P<0.05$ 的结果,而样本含量为 5 时,即使 $r=0.870$ 时仍得到 $P>0.05$ 的结果。

(5) 既然等级相关对资料性质没有要求,是否所有资料皆可用 Spearman 等级相关?

文献确有把 Spearman 等级相关当成万能相关方法。不管什么样的资料都可用 Spearman 等级相关方法,但这样做的结果会损失信息,降低功效。因此,应根据资料类型和适用条件选用相关强度指标。当两变量为连续型随机变量时,通常采用积矩相关系数。

(6) 计算 Spearman 等级相关系数采用公式 $r_S = 1 - (6\sum d_i^2)/[n(n^2-1)]$ 正确吗?

实际上,无相同秩次时,此公式与利用秩次采用 Pearson 相关系数的公式计算时完全等价,但有相同秩次时一般不宜用此公式。此公式为过去计算机不甚普及时推算出的无相同秩次的简便计算公式,有相同秩次时需要校正。

(7) 多组比较的 $R \times 2$ 表或 $R \times C$ 表和本章的 $R \times C$ 表在设计上有区别吗?

多组比较的 $R \times 2$ 表或 $R \times C$ 表,属于完全随机设计资料,其设计是,首先设定组别(如三种国籍人群),各组例数的调整不受其他组别的影响,然后调查各组的频率分布(血型分布)情况,分析三组(三种国籍)频率分布(血型分布)是否不同。本章的 $R \times C$ 表资料是一次调查的结果,可看作总体中的一份样本,样本含量是固定的,某属性之一(如国籍中美国人)的例数变动必使该属性其他分类(如国籍中中国人和挪威人等)的例数反向变动,统计时按两种属性(国籍和血型)交叉分类统计频数,得到两种属性是否独立的结果。

8.7.2 小结

(1) 相关是测量变量间相互关联或联系的指标。相关研究的两个变量均为随机变量。

(2) 在分析相关时必须先做散点图,以核实其是否具有线性关系以及是否有异常点或应分层等情况,建议在报告结果时,也提供散点图和说明散点图的特征。

(3) 两连续变量间的相关分析方法主要有 Pearson 积矩相关和 Spearman 秩相关。前者要求两个变量皆为随机变量,呈双变量正态分布,样本间独立,变量间有线性趋势;当资料不满足正态分布条件或为等级资料时,采用 Spearman 秩相关方法。两者的计算思想是一致的,但秩相关不使用原始数据,而使用秩次进行计算。计算出相关系数后,还应进行假设检验,甚至计算总体相关系数的置信区间。

(4) 分类资料的关联分析有两分类和多分类两种情形,检验都采用 χ^2 检验。若检验结果拒绝两变量独立的假设,则可计算关联系数。

(5) 相关和关联是两变量间相互关联或联系数量上的关系,不能据此推论两变量有生物学的联系,或有因果关系。相关有可能只是伴随关系。

(6) 分类资料的关联性研究应与率的比较研究相区别。两者目的不同,设计不同,意义不同。

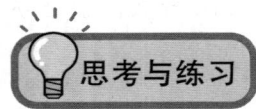

思考与练习

一、计算分析题

1. 某学校随机抽取 18 名学生,测定其智商(IQ)值,连同当年数学和语文两科总成绩如表 8-10。试计算数学成绩与智商、语文成绩与智商以及数学与语文成绩的相关系数,并检验总体相关系数是否为零。能否认为数学好的原因是语文好,或者语文好的原因是数学好?

表 8-10 18 名学生的智商得分、数学成绩和语文成绩

编号	1	2	3	4	5	6	7	8	9
数学成绩 X	78	84	61	52	93	89	98	98	65
语文成绩 Y	83	76	70	58	82	78	89	95	61
智商得分 Z	95	100	100	75	105	97	110	120	76

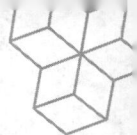

续表

编号	10	11	12	13	14	15	16	17	18
数学成绩 X	73	48	45	67	75	95	88	99	81
语文成绩 Y	75	53	43	70	78	97	92	92	88
智商得分 Z	92	61	60	88	96	125	113	126	102

2. 10 份研究生院的入学申请让两位老师排序(表 8 – 11)。请问两人的排序是否相关?

表 8 – 11　两位老师对 10 份入学申请书的排序

申请书编号	1	2	3	4	5	6	7	8	9	10
A 老师的排序	6	10	5	1	7	2	8	9	3	4
B 老师的排序	7	8	5	4	6	3	9	10	1	2

3. 关于丈夫和妻子关节炎的患病率分析中,100 对中年夫妇的患病情况见表 8 – 12,试分析丈夫和妻子关节炎的患病有无关联?

表 8 – 12　100 对中年夫妇的患病情况

中年妻子	中年丈夫		合计
	有病	无病	
有病	16	24	40
无病	24	36	60
合计	40	60	100

二、思考题

1. 1988 年某地抽查 0~7 岁儿童营养不良患病情况如表 8 – 13,某医师要想了解年龄与营养不良患病率是否有关,你认为应选用什么统计方法,为什么?

表 8 – 13　某地 0~7 岁儿童营养不良患病情况

年龄/岁	0 ~	1 ~	2 ~	3 ~	4 ~	5 ~	6 ~7
患病人数	98	278	86	29	59	82	34
患病率/%	15.7	11.7	12.9	7.4	8.9	7.3	5.1

2. 请查找最近三年主题为相关分析或关联分析的国内已发表医学文献,至少认真阅读其中 3 篇(建议分别选取 Pearson、Spearman 相关分析和关联分析各 1 篇),找出其中不妥之处。

3. 在讲散点图时,曾提到分层应慎重,有可能出现分层与总体分析大相径庭的结果,请举一两个实例说明这种现象。

（凌　莉　刘清海）

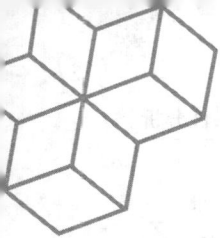

9 简单线性回归

生物医学现象的发生、发展和变化是多种因素在一定条件下相互制约和影响的结果。例如，引起高血压的原因很多，有年龄、性别、家族史、饮食、吸烟、酗酒、心理等。再如，在青春发育期，人的身高除随年龄增长外，还受到父母身高、营养状况等因素的影响。在这些因素中，哪些是主要原因，其作用大小如何是我们关心的问题。本章通过只含一个影响因素的简单线性回归模型，介绍回归分析的基本思想，在第19章中将进一步介绍多因素回归分析方法。

9.1 概述

9.1.1 空气污染物一氧化氮浓度的影响因素研究

例9-1 为研究大气污染物一氧化氮（NO）的浓度是否受到汽车流量、气候状况等因素的影响，在24个工业水平相近的城市各选择一个交通点，统计单位时间内过往的汽车流量（千辆），同时测定了该时间段在低空相同高度的平均气温（℃）、空气湿度（%）、风速（m/s）及空气中一氧化氮（NO）的浓度（$\times 10^{-6}$），数据如表9-1所示。

表9-1 24个城市交通点空气中 NO 浓度监测数据

NO 浓度 （Y）	车流量 （X_1）	气温 （X_2）	空气湿度 （X_3）	风速 （X_4）	NO 浓度 （Y）	车流量 （X_1）	气温 （X_2）	空气湿度 （X_3）	风速 （X_4）
0.066	1.300	20.0	80	0.45	0.005	0.948	22.5	69	2.00
0.076	1.444	23.0	57	0.50	0.011	1.440	21.5	79	2.40
0.001	0.786	26.5	64	1.50	0.003	1.084	28.5	59	3.00
0.170	1.652	23.0	84	0.40	0.140	1.844	26.0	73	1.00
0.156	1.756	29.5	72	0.90	0.039	1.116	35.0	92	2.80
0.120	1.754	30.0	76	0.80	0.059	1.656	20.0	83	1.45
0.040	1.200	22.5	69	1.80	0.087	1.536	23.0	57	1.50
0.120	1.500	21.8	77	0.60	0.039	0.960	24.8	67	1.50
0.100	1.200	27.0	58	1.70	0.222	1.784	23.3	83	0.90
0.129	1.476	27.0	65	0.65	0.145	1.496	27.0	65	0.65
0.135	1.820	22.0	83	0.40	0.029	1.060	26.0	58	1.83
0.099	1.436	28.0	68	2.00	0.099	1.436	28.0	68	2.00

数据来源：选自方积乾主编，《卫生统计学》第5版，人民卫生出版社。

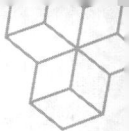

本研究目的在于探讨与一氧化氮(NO)浓度相关的影响因素,为控制空气污染提供依据。与第8章关联性分析的不同之处在于,不是讨论"关联性"如何,而是研究一个变量(如空气中NO浓度)如何受另外一个或一些变量(如车流量)的影响。这类问题在统计学中采用线性回归模型(linear regression model)来进行分析。

采用回归模型考察车流量对空气中NO浓度的影响,通常从下面三个方面分析:

(1) 统计描述　应用回归方程定量描述两个变量间的关系。

1) NO浓度随车流量的增加而增加吗?

2) 这种变化是直线趋势还是曲线趋势?

3) 如何采用回归方程定量地描述车流量对大气中NO浓度的影响?

4) 车流量每增加1 000辆,NO浓度平均会增加多少?

(2) 统计推断　通过假设检验推断NO平均浓度是否随车流量变化而变化。

1) 车流量对NO浓度的影响有统计学意义吗?

2) 车流量对NO浓度的影响(贡献)有多大?

(3) 统计应用　利用模型进行统计预测或控制。

1) 如何由车流量预测大气中NO的平均浓度?

2) 如何通过控制车流量达到控制空气中NO浓度的目的?

9.1.2　基本概念

线性回归模型在统计分析方法中的地位非常重要,起到承前启后的作用。所谓承前是指回归模型中对影响因素的分析采用了前面讲到的方差分析的思想;启后则指很多统计方法,如多重回归、logistic回归等皆以此为基础发展而来。

9.1.2.1　回归分析与简单线性回归

回归分析是研究一个变量和另外一些变量间关系的统计分析方法。如身高随着年龄增长而增长,在同一年龄段不同个体的身高或高或低,在某一平均水平上波动,但总趋势是向该平均身高"回归",一般不会偏离太远。如果我们将各年龄段的平均身高连成一条线,即成为一条"回归线"。"回归"一词源于英国统计遗传学家Francis Galton在研究遗传特征时提出的"向均值回归现象",两者意思相近,含义不同。在回归分析中,最简单的情形是模型中只包含两个有"依存关系"的变量,一个变量(反应变量)随另外一个变量(解释变量)的变化而变化,且呈直线变化趋势,称之为简单线性回归(simple linear regression)。当涉及多个自变量时称为多重线性回归(multiple linear regression)。

9.1.2.2　解释变量与反应变量

回归分析中,若Y随$X_1, X_2, \cdots, X_m$的改变而改变,则称Y为反应变量(response variable),又称为因变量(dependent variable);$X_1, X_2, \cdots, X_m$为解释变量(explanatory variable),又称为自变量(independent variable),通常我们把影响因素(factors)看作自变量。Y是按某种规律变化的随机变量;X可以是随机变量,也可以是人为控制的或选择的变量。如年龄与身高的关系,年龄即为自变量,身高为因变量。例9-1中,NO浓度为因变量,车流量、气温、气湿、风速等为可能影响NO浓度的自变量。

9.2　简单线性回归分析步骤

9.2.1　如何定量地描述两变量间关系?

9.2.1.1　散点图

绘制散点图(scatter plot)是进行回归分析的第一步,可以直观地考察两个变量间的关系,其目的在于:

考察两变量间是否有某种趋势,是直线还是曲线趋势;是否存在偏离直线趋势的异常值(outlier)。以例 9 - 1 中车流量(X)为横轴、空气中 NO 浓度(Y)为纵轴绘制散点图,见图 9 - 1。

图 9 - 1 可见,NO 浓度随车流量的增加呈直线增长趋势,但在车流量相近时,NO 浓度有时相差很大,说明 NO 浓度除了受车流量的影响之外,可能还受到其他一些已知或未知因素的影响,如风速、气温等。因此,回归分析所描述的两个变量间的关系,不是我们所熟悉的一一对应的函数关系,而是一种不确定关系。

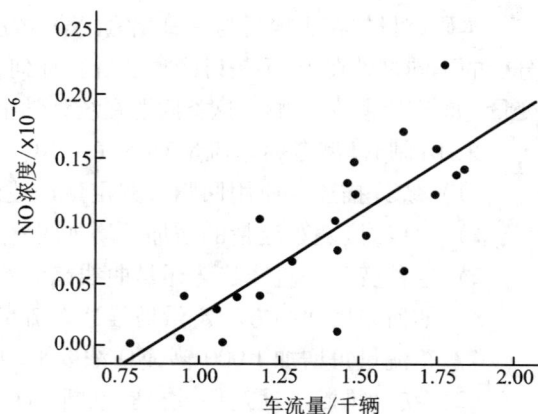

图 9 - 1　NO 浓度与车流量的散点图

9.2.1.2　简单线性回归模型

实际应用中采用简单线性回归模型(simple linear regression model)来定量描述因变量与自变量之间的关系。总体线性回归方程的一般表达式为

$$\mu_{Y|X} = \beta_0 + \beta X \tag{9-1}$$

$\mu_{Y|X}$ 为 X 取某一定数值时相应 Y 的均数。β_0 为回归直线在 Y 轴上的截距(intercept),其统计学意义为 X 取值为 0 时,Y 的平均水平。截距的解释一定要符合实际,比如婴幼儿年龄与身高的回归方程,截距即表示出生婴儿(年龄为 0)的平均身长;对于体重对身高的回归分析,不能把截距解释为身高为 0 时的平均体重。

β 为总体回归系数(regression coefficient),即直线的斜率。β 的统计学意义是 X 每增加(或减少)一个单位,Y 的均数 $\mu_{Y|X}$ 改变 β 个单位。

$\beta > 0$,表明 Y 与 X 呈同向线性变化趋势。

$\beta < 0$,表明 Y 与 X 呈反向线性变化趋势。

$\beta = 0$,表明 Y 与 X 无线性回归关系(但并不表明没有其他关系)。

对于固定的 X 取值,个体观测值 Y 与其总体均数 $\mu_{Y|X}$ 的关系如下:

$$Y = \mu_{Y|X} + \varepsilon \tag{9-2}$$

式中,ε 为残差(residual),$\varepsilon \sim N(0, \sigma^2)$。

由于在线性回归模型中 β_0 和 β 均未知,需要根据样本进行估计,设 β_0 和 β 的估计值为 b_0 和 b,则可得到样本的线性回归方程如下:

$$\hat{Y} = b_0 + bX \tag{9-3}$$

$\hat{Y}$ 表示 X 取某一定数值时相应 Y 的均数 $\mu_{Y|X}$ 的点估计值,b_0 为样本截距,b 为样本回归系数,$Y - \hat{Y}$ 称为残差。

9.2.1.3　模型参数的最小二乘估计

当两变量间有线性趋势时,虽然可用目测法穿过这些散点绘得一条直线,但主观性大。我们可通过最小二乘估计(least squares estimation,LSE)求得一条"最优"的直线。其想法是找一条直线,使得实测点至该直线的纵向距离($Y - \hat{Y}$)的平方和最小,此平方和称为残差平方和,记为 $SS_{残差}$。残差平方和越小,该直线对散点趋势的代表性越好。该方法以最小二乘估计为理论依据,故又称普通最小二乘回归(ordinary least-squares regression,OLS 回归)。用微积分中求极值的办法可以得到 β_0 和 β 的估计值(b 和 b_0)为

$$b = \frac{\sum (X - \bar{X})(Y - \bar{Y})}{\sum (X - \bar{X})^2} \qquad b_0 = \bar{Y} - b\bar{X} \tag{9-4}$$

式(9 - 4)中,分母为 X 的离均差平方和;分子为 X 与 Y 的离均差乘积和。

经计算,例 9 - 1 的 β_0 和 β 最小二乘估计结果为

$$b = 0.158\ 4,\ b_0 = -0.135\ 3$$

于是,简单线性回归方程的估计为

$$\hat{Y} = -0.135\ 3 + 0.158\ 4X$$

依据简单线性回归方程可进一步在散点图上获得回归直线,回归直线可由统计软件直接生成(见图 9－1),且该直线通过 $(\bar{X}, \bar{Y})$,即 $(1.403\ 5, 0.087\ 1)$。

拟合结果可见,$b = 0.158\ 4$,说明空气中 NO 浓度随汽车流量的增加而增加,车流量每增加 1 000 辆,空气中 NO 浓度平均可能增加 0.158 4 ppm。

9.2.2　线性回归分析的前提条件

线性回归分析要求数据满足线性、独立、正态、等方差的前提假设。

(1) 线性(linear)　指反应变量 Y 与自变量 X 呈直线变化趋势时,X 依次增加或减少一个单位,Y 的平均改变量保持不变。反之,随着 X 的增加,Y 的平均改变量加大或减小,这时需拟合曲线方程。一般可通过散点图来考察两变量是否呈线性趋势。

(2) 独立(independence)　指任意两个观测值相互独立,一个个体的取值不受其他个体的影响。在医学研究中,存在着大量的非独立数据(non-independent data),如纵向观察数据、重复测量资料、家系研究资料等。数据是否满足独立假设一般可通过专业知识和经验来判断,也可依据统计量作出推论。对于不满足独立条件的数据,需采用非独立数据的统计分析方法,如本书后面章节介绍的重复测量资料的方差分析、多水平模型等。

(3) 正态(normal)　指在给定 X 值时,Y 的取值服从正态分布,与此正态性要求等价的是残差服从正态分布。可以通过残差图或正态概率图来考察残差是否服从正态分布。

(4) 等方差(equal variance)　是指对应于不同的 X 值,Y 值的总体变异相同。判断数据是否满足等方差性也可以通过残差图实现。

为便于叙述,简单线性回归模型的线性、独立性、正态性与等方差性假设,可用它们的英文首字母缩写简记为 LINE。图 9－2 是这些假设的示意图。

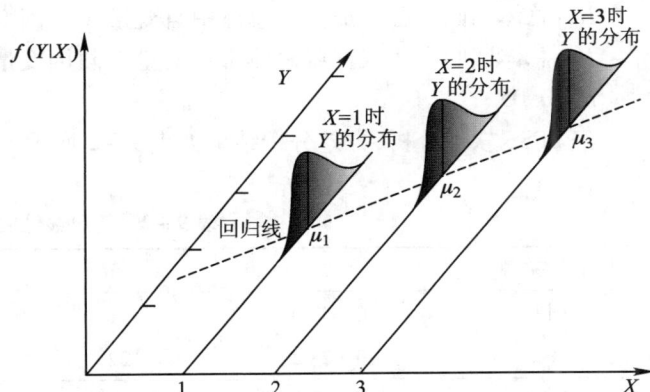

图 9－2　回归模型前提假设立体示意图

9.2.3　回归方程有统计学意义吗?

上述回归方程以及所绘回归直线只是对样本中两个变量间关系的统计描述,是否有统计学意义还需进一步进行假设检验。假设检验包括两个方面,即检验回归模型是否成立的模型检验(model test)和检验总体回归系数 β 是否为零的参数检验(parameter test)。前者采用方差分析,后者采用 t 检验。

9.2.3.1　回归方程的假设检验

如同多组均数比较的方差分析,回归分析中 Y 的总离均差平方和可分解成两个部分:

$$\sum (Y - \bar{Y})^2 = \sum (\hat{Y} - \bar{Y})^2 + \sum (Y - \hat{Y})^2 \tag{9－5}$$

上式可表示如下:

$$SS_{总} = SS_{回归} + SS_{残差} \tag{9－6}$$

相应的自由度及彼此间的关系为

$$\nu_{总} = n - 1,\ \nu_{回归} = 1,\ \nu_{残差} = n - 2,\ \nu_{总} = \nu_{回归} + \nu_{残差}$$

式(9-6)中的三个离均差平方和,分别代表不同含义:

$SS_总:\sum(Y-\bar{Y})^2$,为 Y 的离均差平方和(total sum of squares),表示因变量 Y 的总变异。

$SS_{回归}:\sum(\hat{Y}-\bar{Y})^2$,为回归平方和(sum of squares for regression),表示当 X 引入模型后总变异的减少部分,反映在 Y 的总变异中可以用 Y 与 X 的线性关系解释的那部分。回归平方和越大,说明回归效果越好。

$SS_{残差}:\sum(Y-\hat{Y})^2$,为残差平方和(sum of squares for residuals),反映 X 以外因素对 Y 的影响,也就是在总变异中无法用 Y 与 X 的线性关系所解释的部分,表示考虑回归之后 Y 的随机误差。如在最小二乘法中所述,散点图中各实测点离回归直线(纵向距离)越近,残差越小,$SS_{残差}$ 也就越小,回归的效果就越好。

三类变异对应的方差或均方为:

$$MS_总=SS_总/\nu_总,\ MS_{回归}=SS_{回归}/\nu_{回归},\ MS_{残差}=SS_{残差}/\nu_{残差}$$

如果总体中 X 对 Y 没有贡献,由样本所获得的 $MS_{回归}$ 与 $MS_{残差}$ 应相近。反之,如果总体中 X 对 Y 有贡献,$MS_{回归}$ 所反映的就不仅仅是随机误差,即 $MS_{回归}$ 必然要远大于 $MS_{残差}$,那么大到何种程度时才认为有统计学意义?可依据 F 统计量作出推断结论。

$$F=\frac{SS_{回归}/\nu_{回归}}{SS_{残差}/\nu_{残差}}=\frac{MS_{回归}}{MS_{残差}} \tag{9-7}$$

在 H_0 成立时,统计量 F 服从自由度为 $(\nu_{回归},\nu_{残差})$ 的 F 分布。求得 F 值后,查 F 界值表,得到 P 值,按所取检验水准(α)作出推断结论。

对例 9-1 的回归方程进行方差分析,步骤如下:

H_0:总体回归方程不成立或总体中自变量 X 对因变量 Y 没有贡献

H_1:总体回归方程成立或总体中自变量 X 对因变量 Y 有贡献

$\alpha=0.05$

经 SPSS 软件分析,方差分析结果如表 9-2 所示。

表 9-2　简单线性回归模型方差分析表

变异来源	SS	df	MS	F	P
回归	0.053 0	1	0.053 0	41.376	<0.000 1
残差	0.028 2	22	0.001 3		
总变异	0.081 2	23			

由表 9-2 可见,$P<0.0001$,按 $\alpha=0.05$ 水准,可认为 NO 浓度与车流量之间的回归方程具有统计学意义。

9.2.3.2　回归系数的假设检验

即使总体回归系数 β 为零,由于抽样误差的存在,其样本回归系数 b 也不一定为零,尚需作 β 是否为零的假设检验,回归系数的检验通常采用 t 检验。

$H_0:\beta=0$

$H_1:\beta\neq0$

$\alpha=0.05$

$$t=\frac{b-0}{S_b},\ \nu=n-2 \tag{9-8}$$

$$S_b=\frac{S_{Y\cdot X}}{\sqrt{\sum(X-\bar{X})^2}} \tag{9-9}$$

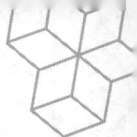

$$S_{Y \cdot X} = \sqrt{\frac{SS_{残差}}{n-2}} \tag{9-10}$$

式中，$S_{Y \cdot X}$ 为回归的残差标准差（standard deviation of residuals），S_b 为样本回归系数标准误。在零假设（H_0）成立时，式（9-8）的 t 统计量服从自由度为 $n-2$ 的 t 分布。

在简单线性回归模型中，由于只有一个自变量，回归模型的方差分析等价于对回归系数 t 检验，且 $t = \sqrt{F}$。接上例，经计算得：

$$S_{Y \cdot X} = 0.035\,8, S_b = 0.024\,6, t = 0.158\,4/0.024\,6 = \sqrt{41.376} = 6.432, \nu = n-2 = 22$$

由统计量 t 得 $P < 0.000\,1$，按 $\alpha = 0.05$ 水准，拒绝 H_0，故可认为该回归系数具有统计学意义。

注意：对于服从双变量正态分布的同样一组资料，若同时做了相关分析和回归分析，则相关系数的 t 检验与回归系数的 t 检验等价，且 $t_r = t_b$。

9.2.3.3　总体回归系数的区间估计

以上所求得回归系数为样本估计值，尚需进一步估计总体回归系数 β 的置信区间。已知 S_b 为样本回归系数 b 的标准误（见公式 9-9），由此得到总体回归系数 β 的双侧（$1-\alpha$）置信区间为

$$b \pm t_{\alpha/2, \nu} S_b \tag{9-11}$$

上例中，计算得到样本回归系数 $b = 0.158\,4$，$S_b = 0.024\,6$。$\nu = 22$，$t_{0.05/2,22} = 2.074$，其总体回归系数的双侧 95% 置信区间为

$$0.158\,4 \pm 2.074 \times 0.024\,6 = (0.107\,4, 0.209\,5)$$

置信区间也可以回答假设检验问题，当（$1-\alpha$）置信区间不包括 0 时，则说明在此 α 检验水准下，总体回归系数 β 不等于 0。

9.2.4　车流量对 NO 浓度的影响有多大？

一种错误的理解认为，回归系数越大，则自变量对因变量的影响也就越大。回归系数大小和 X 与 Y 两个变量的单位或大小有关，但并不完全表明影响大。为描述这种影响的大小，在此引入决定系数（coefficient of determination）来考察在 Y 的总变异中，由 X 所引起的变异占多大的比重。

决定系数是回归分析中重要的统计量，定义为回归平方和与总平方和之比，记为 R^2

$$R^2 = \frac{SS_{回归}}{SS_{总}} \tag{9-12}$$

因为 $SS_{回归} \leqslant SS_{总}$，所以 R^2 取值在 0 到 1 之间。它的数值大小反映了自变量对回归效果的贡献，也就是在 Y 的总变异中回归关系所能解释的百分比。决定系数也反映了回归模型的拟合效果，人们常将之作为反映拟合优度（goodness of fit）的指标。读者可以自行证明，当 X 与 Y 均为随机变量时，决定系数等于相关系数（r）的平方。

接上例，$SS_{总}$、$SS_{回归}$、$SS_{残差}$ 的数值见表 9-2，由此得：

$$R^2 = \frac{SS_{回归}}{SS_{总}} = \frac{0.053\,0}{0.081\,2} = 0.652\,7 = 65.27\%$$

说明在空气中 NO 浓度总变异的 65.27% 与车流量有关。

9.2.5　统计应用

9.2.5.1　均数的置信区间

当 X 为某定值 X_i 时 Y 的均数 $\mu_{Y|X}$ 的（$1-\alpha$）置信区间（confidence interval）：

$$\hat{Y} \pm t_{\alpha/2, (n-2)} S_{\hat{Y}} \tag{9-13}$$

式中 $S_{\hat{Y}}$ 为 $\hat{Y}$ 的标准误,按下式计算:

$$S_{\hat{Y}} = S_{Y \cdot X} \sqrt{\frac{1}{n} + \frac{(X_i - \bar{X})^2}{\sum(X - \bar{X})^2}} \tag{9-14}$$

例如,当车流量为 1 300 辆时,由回归方程得 $\hat{Y} = 0.070\,7$,空气中一氧化氮平均值的 95% 置信区间为

$$0.070\,7 \pm 2.074 \times 0.035\,8 \sqrt{\frac{1}{24} + \frac{(1.3 - 1.403\,5)^2}{2.112\,4}} = (0.054\,65, 0.086\,75) \times (10^{-6})$$

9.2.5.2　个体值 Y 的预测区间

预测是回归分析的重要应用之一,医学上常用在给定 X 值(预报因子)时,计算个体 Y 值的可能范围。个体值 Y 的 $(1-\alpha)$ 预测区间(predictive interval)按下式计算

$$\hat{Y} \pm t_{\alpha/2,(n-2)} S_Y \tag{9-15}$$

式中,S_Y 为 Y 的标准差,按下式计算:

$$S_Y = S_{Y \cdot X} \sqrt{1 + \frac{1}{n} + \frac{(X_i - \bar{X})^2}{\sum(X - \bar{X})^2}} \tag{9-16}$$

当 n 相当大,X_i 离 $\bar{X}$ 非常接近时,$S_Y \approx S_{Y \cdot X}$。

例如,当车流量为 1 300 辆时,由回归方程得 $\hat{Y} = 0.070\,7$,空气中一氧化氮 95% 预测区间为

$$0.070\,7 \pm 2.074 \times 0.035\,8 \sqrt{1 + \frac{1}{24} + \frac{(1.3 - 1.403\,5)^2}{2.112\,4}} = (0.000\,0, 0.146\,7)(\times 10^{-6})$$

注意:均数的置信区间与个体值的预测区间意义不同,前者是 X 取某一定值时,Y 的总体均数 $\mu_{Y|X}$ 的所在范围;后者是 X 取某一定值时,Y 的可能范围。图 9-3 显示了回归线(实线)、均数的置信区间带(短虚线)与个体值预测区间带(长虚线)。由图可见,个体值预测区间带要宽于均数的置信区间带。

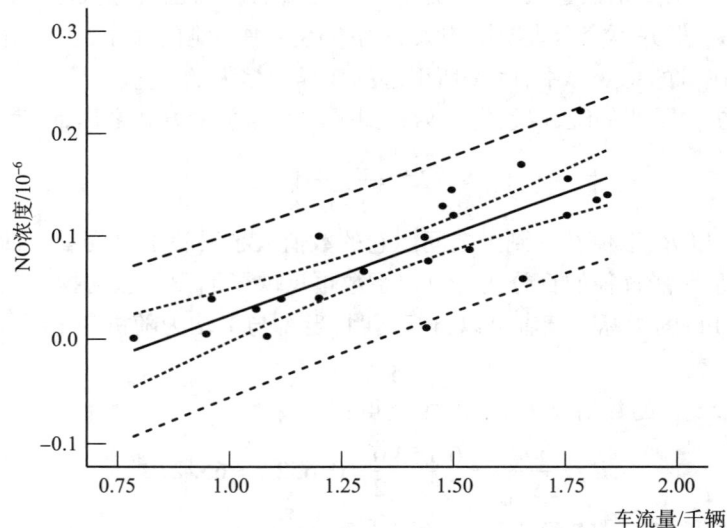

图 9-3　回归直线、均数的置信区间与个体值预测区间图

9.2.5.3　统计控制

根据空气污染指数分级,当空气质量状况不超过 II 级时,要求空气中氮氧化物含量不超过 $(0.100 \sim 0.150) \times 10^{-6}$。该城市为降低空气中 NO 的含量,拟对车流量做适当控制。

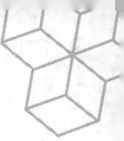

依据回归方程 $\hat{Y} = -0.135\,3 + 0.158\,4X$ 和以上标准,分别计算得:

$$Y_1 = 0.100 \times 10^{-6} \text{时},X_1 = (Y_1 - b_0)/b = (0.100 + 0.135\,3)/0.158\,4 = 1.485(\text{千辆})$$

$$Y_2 = 0.150 \times 10^{-6} \text{时},X_2 = (Y_2 - b_0)/b = (0.150 + 0.135\,3)/0.158\,4 = 1.801(\text{千辆})$$

该城市单位时间内车流量应控制在 1 500 辆以内,超过此限可能导致轻度污染;当车流量大于 1 800 辆时,可能导致空气中度污染。当然,污染程度可能还受到风速、气温等因素的影响,采用多重线性回归模型进行预测或控制,精度会更高。

9.3 结果报告

简单线性回归分析通常需要报告以下内容:

(1) 分析目的。

(2) 拟合简单线性回归方程的估计方法。

(3) 是否符合前提条件。

(4) 参数估计结果。

(5) 模型的拟合优度及其假设检验。

(6) 对结果的专业解释。

现以 NO 浓度与车流量的分析为例,介绍报告的书写。

表 9 – 3 为描述空气中一氧化氮浓度(Y)与车流量(X)简单线性回归的参数估计结果,包括回归系数、回归系数的标准误、标准化系数及假设检验结果。

Table 9 – 3 showed the result of the parameter estimation of linear regression model between nitric oxide in the air(Y) and motor vehicle flowrate(X), including regression coefficients, standard errors, standardized coefficient and the results of hypothesis tests.

表 9 – 3 回归模型的参数估计结果

Table 9 – 3 Parameter estimation of regression model

Model	Unstandardized Coefficients		Standardized Coefficients	t	P
	b	Standard. Error			
Intercept	– 0.135 3	0.035		– 3.829	< 0.001
X	0.158 4	0.025	0.808	6.432	< 0.000 1

* $F = 41.376, R^2 = 0.652\,7$。

表 9 – 7 表明,随着车流量的增加,空气中一氧化氮的平均浓度也随之增加($R^2 = 0.652\,7, P < 0.000\,1$)。车流量与一氧化氮浓度的回归直线见图 9 – 1。

Table 9 – 7 suggested that the average density of nitric oxide may increase with the motor vehicle flow rate($R^2 = 0.652\,7, P < 0.000\,1$). The regression line of NO concentration versus motor vehicle flow was plotted in Figure 9 – 1.

9.4 案例辨析

案例 9 – 1 年龄与身高预测研究

某地调查了 4 ~ 18 岁男孩与女孩身高,数据见表 9 – 4,试描述男孩与女孩平均身高与年龄间的关系,并预测 10.5 岁、16.5 岁、19 岁与 20 岁男孩与女孩的身高。

表 9 - 4　某地男孩与女孩平均身高与年龄的调查数据

年龄/岁	平均身高/cm		年龄/岁	平均身高/cm		年龄/岁	平均身高/cm	
	男孩	女孩		男孩	女孩		男孩	女孩
4.0	102.1	101.2	8.0	126.8	126.3	14.0	162.5	157.1
4.5	105.3	104.5	9.0	132.2	131.8	15.0	166.1	157.7
5.0	108.6	107.6	10.0	136.6	137.9	16.0	169.0	158.7
5.5	111.6	110.8	11.0	142.3	144.1	17.0	170.6	158.9
6.0	116.2	115.1	12.0	147.2	150.0	18.0	170.7	158.9
7.0	122.5	121.1	13.0	156.3	155.1			

数据文件：案例 data9 - 1. sav。

采用 SPSS 对身高与年龄进行回归分析，结果如表 9 - 5 和表 9 - 6 所示。

表 9 - 5　男孩身高对年龄的简单线性回归分析结果

	估计值	标准误	t	P
Constant	83.736 3	1.882 4	44.483 9	< 0.000 1
AGE	5.274 8	0.167 6	31.479 8	< 0.000 1

$F = 990.98, R^2 = 98.5\%$。

表 9 - 6　女孩身高对年龄的简单线性回归分析结果

	估计值	标准误	t	P
Constant	88.432 6	3.280 0	26.961 1	< 0.000 1
AGE	4.534 0	0.292 0	15.529 0	< 0.000 1

$F = 241.15, R^2 = 94.1\%$。

经拟合简单线性回归模型，t 检验结果提示，具有统计学意义。R^2 结果提示，拟合效果非常好，故可认为：

（1）男孩与女孩的平均身高随年龄线性递增，年龄每增长 1 岁，男孩与女孩身高分别平均增加 5.27 cm、4.53 cm，男孩生长速度快于女孩的生长速度。

（2）依照回归方程预测该地男孩 10.5 岁、16.5 岁、19 岁和 20 岁的平均身高依次为 139.12 cm、170.77 cm、183.96 cm 和 189.23 cm；该地女孩 10.5 岁、16.5 岁、19 岁和 20 岁的平均身高依次为 136.04 cm、163.24 cm、174.58 cm 和 179.11 cm。

针对以上分析结果，请思辨：

1）分析过程是否符合回归分析的基本步骤？

2）回归模型能反映数据的变化规律吗？

3）依据回归方程进行预测的结果是否合理？

4）男孩生长速度快于女孩的生长速度的推论是否符合实际？

案例 9 - 2　贫血患者的血清转铁蛋白研究

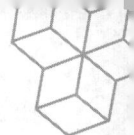

为研究某种新药治疗贫血患者的效果,将 20 名贫血患者随机分成两组,一组用新药,另一组用常规药治疗,测得血红蛋白增加量(g/L)。问新药与常规药治疗贫血患者后的血红蛋白增加量有无差别?

张医生用 t 检验比较新药与常规药治疗贫血患者后的血红蛋白增加量,计算得:新药血红蛋白增加量均值 $\bar{Y}_1 = 27.99$,常规药血红蛋白增加量均值 $\bar{Y}_2 = 20.21$,$\bar{Y}_1 - \bar{Y}_2 = 7.78$,$t = 4.137$。

王医生认为,可以作线性回归分析。在该数据中涉及了两个变量,一是观察效应变量(连续型变量),即血红蛋白增加量,将之作为回归分析中的因变量 Y;另外一个变量为处理因素(二分类变量),即影响因素,将之作为自变量 X,其中新药组 $X = 1$,常规药组 $X = 0$。数据变换为双变量资料形式(表 9-7)。经分析得回归方程 $\hat{Y} = 20.21 + 7.78X$,$t = 4.137$。

表 9-7　两种药物治疗贫血患者结果的双变量资料

编号	Y	X	编号	Y	X	编号	Y	X	编号	Y	X
1	19.5	0	6	22.0	0	11	30.5	1	16	32.5	1
2	19.0	0	7	19.0	0	12	21.4	1	17	29.5	1
3	13.0	0	8	15.5	0	13	25.0	1	18	25.5	1
4	24.7	0	9	24.5	0	14	34.5	1	19	24.4	1
5	21.5	0	10	23.4	0	15	33.0	1	20	23.6	1

数据文件:data9-2.sav。

根据两位医生的分析结果,请思辨:

(1) 张医生和王医生的分析方法是否正确?

(2) 回归分析能代替两个体均数 t 检验吗?

(3) 通过这个案例的实践,你发现回归分析和 t 检验有什么关系?

9.5　电脑实验

实验 9-1　用 SPSS 实现例 9-1 计算

绘制散点图,观察有无线性趋势和异常值;拟合简单线性回归模型,写出回归方程与检验结果。解释方差分析表与参数估计结果。

实验 9-2　用 SPSS 实现案例 9-1 计算

根据散点图判断线性趋势;对比线性与非线性拟合结果与拟合优度;选择合适曲线类型,作出合理解释和应用。

9.6　常见疑问与小结

9.6.1　常见疑问

(1) 如何识别与处理异常值?

在实践中,科研工作者鉴别数据中的异常值是进行统计分析前首先要完成的一项工作,否则会导致错误而前功尽弃,得不偿失。有些"统计谎言"正是由于分析者疏忽异常值的存在,夸大或弱化实际效应而造成的,如图 9-4,虚线代表受异常值影响而偏离的回归线。异常数据的识别可以通过简单、直观、有效的散点图发现,也可以通过相关统计量(如残差、广义平方距离)获得。通过散点图可直观地反映哪些数据是可能的异常数据。

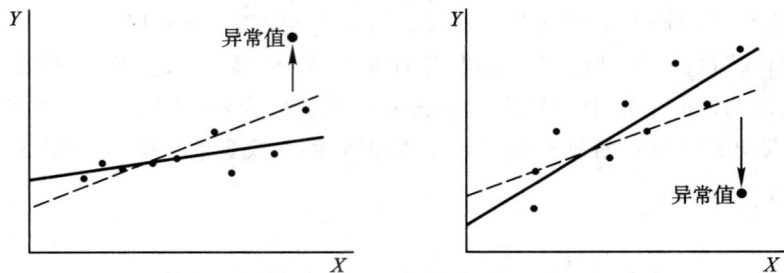

图9-4 异常值对回归分析的影响

一旦发现可能的异常数据,不宜草率地删除,应该仔细审查这些可能异常数据的获得过程。若是由实验获得的,如有可能,应该在该点重复几次实验验证。只有当异常数据是由于实验失误、记录错误等人为因素造成的,才考虑删除或以重新测量的正确数据来替代。如果通过仔细审核发现数据的异常值是因个体本身性质造成的,对这样的数据应该引起足够的重视,对它进行另外的研究有可能获得意外的发现。

(2) 两变量不是线性关系时怎么办?

在复杂的生物医学现象中,很多情况是两个变量间的关系呈非线性变化趋势,如血药浓度与时间效应曲线、生长曲线、剂量反应关系等。对于非线性的问题,如果仍一味采用简单的线性回归分析,其直接后果是歪曲实际的变化规律。实际工作中,采用曲线拟合的方法,常用的曲线类型有:

1) 指数曲线 又称指数生长曲线,双变量资料中,当自变量 X 增加时,因变量 Y 随之增加(或减少)得更快,这时可采用指数曲线方程来分析两变量之间的关系。

2) 多项式曲线 当简单线性模型中加入 b_2X^2、b_3X^3 项,则为二次、三次多项式曲线。多项式适合于标准曲线的绘制。

3) logistic 曲线 又称 Pearl-Reed 曲线,呈拉长的"S"形曲线,多用于发育、动态率、剂量反应关系以及人口等方面的研究,在后面章节中讲到的 logistic 模型即属于此。

4) 双曲线 与指数曲线相类似,但适用于弯曲程度更大的资料,如肌肉张力、神经生理方面强度间期数据的分析。

SPSS 软件可以实现更多的曲线拟合,方便科研工作者应用。实际工作中,应根据散点图尝试拟合多种曲线。如何确定最终的曲线类型,要掌握以下原则:①R^2 越大,拟合效果越好。但不必过度地追求好的拟合优度,如拟合多项式模型时,虽幂次越高,R^2 越大,但会给解释带来麻烦;②要考虑曲线类型是否符合专业解释;③在拟合优度相近的情况下,一般选择容易解释、易于表达的曲线类型。

(3) 两批数据能合并后拟合线性回归方程吗?

实际工作中,常有 X 与 Y 变量来自两批数据,不能轻易将两批数据合并后进行回归分析,所分析个体应保证来自同一个总体(即保证同质)。如果两批数据来自两个不同的亚群,可能得出不符合实际的结论。如图9-5所示,实点与虚点分别代表两批数据,图(a)中实际不存在的回归关系,合并后被误认为有回归关系;图(b)有可能存在回归关系,合并后会被误为无回归关系。两个亚群成为影响回归关系的混淆因素。

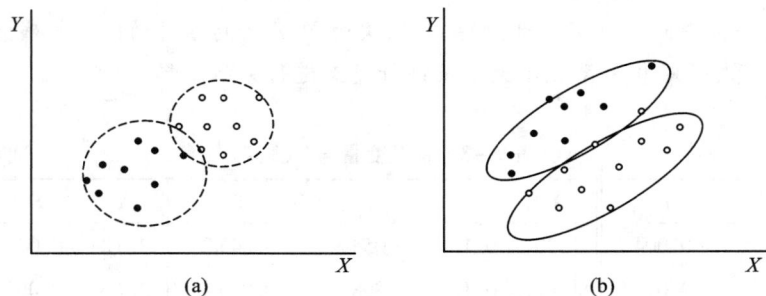

图 9 – 5 两批数据合并对回归的影响

9.6.2 小结

（1）简单线性回归是指只包含一个自变量,且呈线性变化趋势的线性回归模型,用于描述因变量的总体均数与自变量之间的线性关系,亦称两变量间的依存变化关系。在实际应用中,两变量间的关系应有实际意义,不要把毫无关联的两种现象作回归分析。

（2）简单线性回归分析的基本步骤:①绘制散点图,考察两变量是否有线性趋势及可疑的异常值;②估计回归系数与截距;③对总体回归系数或回归方程进行假设检验;④列出回归方程,绘制回归直线;⑤统计应用。

（3）简单线性回归方程包括截距与回归系数两个参数,通常采用最小二乘估计。回归分析的假设检验分两种情况,分别是针对总体回归方程的方差分析和针对总体回归系数的 t 检验。

（4）通过对 Y 的总变异分解有助于理解简单线性回归分析的基本思想,即 Y 的离均差平方和（$SS_\text{总}$）分解为回归平方和（$SS_\text{回归}$）与残差平方和（$SS_\text{残差}$）。

（5）线性回归分析的主要用途为预测与控制。在实际应用中,要注意回归方程不可随意外延,即简单线性回归方程的适用范围一般以自变量的取值范围为限,除非有充分理由证明在此范围外仍然有效,否则预测或控制不宜超出此限。

（6）当两变量变化趋势为非线性时,可考虑拟合非线性回归方程,常用的曲线类型包括指数曲线、多项式曲线、双曲线和 logistic 曲线等。

思考与练习

一、思考题

1. 简述简单线性回归分析的基本步骤。

2. 简述线性回归分析与线性相关的区别与联系。

二、计算题

1. 以例 9 – 1 中空气一氧化氮（NO）为因变量,风速（X_4）为自变量,采用统计软件完成如下分析:

（1）采用简单线性回归方程描述空气中 NO 浓度与风速之间的关系。

（2）对回归方程和回归系数分别进行假设检验。

（3）根据以上的计算结果,计算总体回归系数的 95% 置信区间。

（4）风速为 1.50 m/s 时,分别计算个体值 Y 的 95% 预测区间和 95% 的置信区间,并说明两者的意义。

2. 表 9 - 8 为案例分析中回归分析的部分结果,依次为 X、Y、Y 的估计值 $(\hat{Y})$ 与残差 $e(Y-\hat{Y})$,请以相关分析考察四者之间的关系,并对相关系数值大小及统计意义进行分析解释。

表 9 - 8 相关变量与预测值

X	Y	$\hat{Y}$	e	X	Y	$\hat{Y}$	e	X	Y	$\hat{Y}$	e
1.30	0.07	0.070 7	-0.004 7	1.20	0.10	0.054 8	0.045 2	1.12	0.04	0.041 5	-0.002 5
1.44	0.08	0.093 5	-0.017 5	1.48	0.13	0.098 6	0.030 4	1.66	0.06	0.127 1	-0.068 1
0.79	0.00	-0.010 8	0.011 8	1.82	0.14	0.153 1	-0.018 1	1.54	0.09	0.108 1	-0.021 1
1.65	0.17	0.126 5	0.043 5	1.44	0.10	0.092 2	0.006 8	0.96	0.04	0.016 8	0.022 2
1.76	0.16	0.142 9	0.013 1	0.95	0.01	0.014 9	-0.009 9	1.78	0.22	0.147 4	0.074 6
1.75	0.12	0.142 6	-0.022 6	1.44	0.01	0.092 9	-0.081 9	1.50	0.15	0.101 7	0.043 3
1.20	0.04	0.054 8	-0.014 8	1.08	0.00	0.036 5	-0.033 5	1.06	0.03	0.032 7	-0.003 7
1.50	0.12	0.102 4	0.017 6	1.84	0.14	0.156 9	-0.016 9	1.44	0.10	0.092 2	0.006 8

(张岩波　郝元涛)

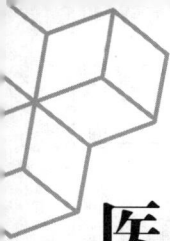

医学研究设计与实施篇

10 抽样调查研究

随着医学模式和疾病谱的转变,以人群为研究对象,探索生命及健康事件的发生及发展规律已成为公共卫生领域的重要议题。但在资源有限等条件的限制下,无法对人群中的每个个体进行观察,通常只能从总体中抽取一部分观察单位组成样本,通过对样本的观察和分析从而推断总体的特征,即抽样调查研究。本章主要介绍抽样调查研究中的基本概念和方法。

10.1 概述

任何一项研究都要有明确的目的,抽样调查研究也不例外。从统计学角度来说,抽样调查研究的目的主要有两个。一是了解总体参数,如了解某地区人群的总胆固醇(TC)水平;二是了解变量之间的关系,如了解某地居民生活状况、生活习惯等因素与患高血压之间是否有关。

例10-1 高脂血症是心血管疾病的独立危险因素,血清总胆固醇(TC)是临床血脂测定的重要指标。如何通过抽样调查的方法评估某地区人群的血清 TC 水平,为该地的高脂血症防治工作提供最新资料?

例10-2 支气管哮喘(简称哮喘)是常见的慢性呼吸系统疾病之一,了解人群哮喘患病率对哮喘防治和干预措施的制定具有重要的参考意义,那么如何通过抽样调查研究的方法了解某地区 14 岁以上人群哮喘的患病率?

例10-3 研究发现,社会支持与老年人健康状况有关,了解老年人的社会支持现状对提高老年人的健康状况具有重要意义。但除了客观的、可见的或实际的支持外,社会支持还包括主观的情感支持。在对老年人的抽样调查研究中如何测量老年人的社会支持现状?

以上三个例题分别涉及均数的估计、率的估计和主观变量的测量,下面针对以上三个例题介绍如下内容:如何从总体中抽取样本(抽样方法)? 如何通过样本数据推断总体特征(参数估计)? 如何对主观变量进行测量? 在抽样调查中如何进行质量控制?

10.2 抽样方法

随机化是保证所抽取的样本对总体有代表性的重要原则,抽样过程是否使用了随机化技术则会产生不同的抽样方法。若抽样过程保证总体中的每个观察单位都有同等的概率被抽到样本中,称为概率抽样,否则称为非概率抽样。常用的概率抽样方法有单纯随机抽样、系统抽样、分层抽样及整群抽样;常用的非概率抽样方法有:方便抽样、判断抽样、配额抽样及雪球抽样等。受篇幅限制,本章仅介绍概率抽样的方法。

10.2.1 单纯随机抽样

在总体中以单纯随机的方法抽取一部分观察单位组成样本即单纯随机抽样(simple random sampling),也称简单随机抽样,是最基本的概率抽样方法。单纯随机抽样通常分"三步曲":首先确定编号规则,然后将总体的全部观察单位编号,最后借助抽签或随机数字进行抽样。

例10-4 针对例10-1中的研究目的,欲以该地参加体检者为研究总体,从25 416例信息齐全的体检者中随机抽取684例。首先按照体检顺序给每位体检者编号,然后通过计算机依次产生25 416个在(0,1)上均匀分布的随机数;最后,对随机数从小到大排序,则前684个随机数所对应的编号即为所抽取对象的编号。

该抽样方法的优点是估计误差比较简单。缺点是当调查总体例数较多时,编号工作并非易事,且在个体差异大、抽样比例较小时,所得样本的代表性较差。

10.2.2 系统抽样

系统抽样(systemic sampling)是将总体中个体的编号(如学号、门牌号)按照某种确定的规则"系统"地抽取,又称机械抽样。具体步骤如下:首先确定抽样间隔r,r = 总体观察单位数/样本含量;然后将总体的全部观察单位排序,在前r个观察单位内,随机抽取一个观察单位为起点;最后依次每隔r个观察单位抽取一个观察单位。

例10-5 针对例10-1中的研究目的,欲以该地参加体检者为研究总体,从20 000例信息齐全的体检者中随机调查500例体检者,则抽样间隔$r = 20\,000/500 = 4$。在按照体检顺序给每位体检者编号后,通过计算机产生一个在(1,4)上均匀分布的随机数k,则抽取编号为k、$k+4$、$k+2\times4$、$k+3\times4$、…、$k+499\times4$的体检者组成样本。

该抽样方法的优点是简便和节省时间,其抽样误差小于单纯随机抽样。缺点是当观察单位间存在某种趋势(如呈周期性变化)时,可能会产生偏倚。

10.2.3 分层随机抽样

先将总体中所有观察单位按主要特征(如年龄,性别,病情等)分为若干层,然后在各层中进行随机抽样即分层随机抽样(stratified random sampling),也称类型抽样。要求层内个体差异越小越好,层间差异越大越好。根据各层抽取数量的不同,分为比例分层法和最优分层法。

比例分层法是指各层样本含量与该层的单位数成比例,即大层多抽,小层少抽。最优分层法是指各层样本含量既与该层的单位数成正比,又与该层内变异度的大小成正比,即大层多抽,变异度大也多抽。

例10-6 例10-1中,已知不同年龄段的血脂水平不同,可按年龄段进行分层随机抽样,将信息齐全的体检者按年龄分成四层:≤29岁、30~39岁、40~49岁和≥50岁,在每一层内采用单纯随机的方法抽取样本。

分层随机抽样的优点是抽样误差小,各层可独立进行分析,层间可进行比较。缺点是分层较多时,调查和分析较麻烦。

10.2.4 整群抽样

整群抽样(cluster sampling)是以群体为基本单位的抽样方法。将总体分为K个"群",随机抽取其中k个"群"组成样本。抽样时不以个体为抽样单位,而是由个体所组成的"群"为单位,如村、车间、班级、连队等作为抽样单位。如调查某地区居民的健康状况,抽取的是该地区若干个村的全体居民。"群"间差异小、抽取的"群"多,则样本的代表性好。

例10-7 针对例10-2的研究目的,对该地辖区内的社区或村进行编号,按照单纯随机的方法抽取约6个社区或村,对抽中社区或村中的所有14岁以上居民进行调查。

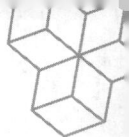

该方法的优点是便于组织和质量控制,由于在同一地区进行调查工作,可以节省人力、物力和财力。其缺点是抽样误差较大。

各抽样方法的抽样误差从小到大依次为分层随机抽样、系统抽样,单纯随机抽样、整群抽样。

10.2.5　多阶段抽样

上述四种方法可单独使用,也可分阶段联合使用。将整个抽样过程分成若干个阶段进行抽样的方法称为多阶段抽样(multi-stage sampling)。具体做法是:先将总体划分成若干个群,这些群被称为初级抽样单元,然后,用某种抽样方法抽取一部分初级单元;再将抽到的各个初级单元分别划分成若干个次级抽样单元,用某种抽样方法从抽到的各初级单元中再分别抽取一部分次级单元;⋯⋯,如此下去,直到无需再划分为止。

例10 −8　例10 −2 中,先按照行政区划分成城区、近郊区和远郊区 3 个层,在每一层内采用单纯随机方法抽取区或县,然后在抽中的区或县内采用单纯随机方法抽取街道或乡镇,最后再在抽中的街道或乡镇内采用单纯随机方法抽取社区或村。将抽中社区或村内的所有 14 岁以上居民作为调查对象。

10.3　总体参数估计

抽样调查研究中的总体参数估计同其他实验研究,即有点估计和区间估计,总体均数的区间估计有 t 分布法($\bar{X} \pm t_{\alpha/2,n-1} S_{\bar{X}}$)和正态近似法($\bar{X} \pm Z_{\alpha/2} S_{\bar{X}}$ 或 $\bar{X} \pm Z_{\alpha/2} \sigma_{\bar{X}}$),而总体率的区间估计为查表法和正态近似法($p \pm Z_{\alpha/2} S_p$)。但不同抽样方法的抽样误差不同,系统抽样无专用的标准误计算公式,按单纯随机抽样的办法来估计抽样误差和总体参数的置信区间,非概率抽样的抽样误差难以估计。本章仅介绍单纯随机抽样、分层随机抽样和整群抽样三种抽样方法均数标准误的估计和率的标准误估计(相关公式详见表 10 −1、表 10 −2)。

表 10 −1　三种抽样方法均数的标准误($S_{\bar{X}}$)估计公式

抽样方法	无限总体	有限总体
单纯随机抽样	$\dfrac{S_X}{\sqrt{n}}$	$\sqrt{1-\dfrac{n}{N}}\dfrac{S_X}{\sqrt{n}}$
分层随机抽样	$\sqrt{\sum_{i=1}^{k}\left(\dfrac{n_i}{n}\right)^2\left(\dfrac{S_{X_i}}{\sqrt{n_i}}\right)^2}$	$\sqrt{\sum_{i=1}^{k}\left(\dfrac{n_i}{n}\right)^2\left(\left(1-\dfrac{n_i}{N_i}\right)\dfrac{S_{X_i}}{\sqrt{n_i}}\right)^2}$
整群抽样	$\sqrt{\dfrac{1}{k(k-1)}\sum_{i=1}^{k}\left[\dfrac{n_i}{\bar{n}}(\bar{X}_i-\bar{X})\right]^2}$	$\sqrt{\dfrac{1-k/K}{k(k-1)}\sum_{i=1}^{k}\left[\dfrac{n_i}{\bar{n}}(\bar{X}_i-\bar{X})\right]^2}$

注:N 为总体中的观察单位数,i 为分层(整群)抽样的层(群)编号,n_i 为第 i 层(群)的样本含量,k 为共抽取群数或共分层数,$\bar{n}$ 为 k 层(群)的平均样本含量,N_i 为第 i 层的总体观察单位数,S_{X_i} 为第 i 层的标准差,K 为总体中的群数,$\bar{X}_i$ 为第 i 群的样本均数,$\bar{X}$ 为总的样本均数,以下同。

表 10 −2　三种抽样方法率的标准误(S_p)估计公式

抽样方法	无限总体	有限总体
单纯随机抽样	$\sqrt{\dfrac{p(1-p)}{n-1}}$	$\sqrt{\left(1-\dfrac{n}{N}\right)\dfrac{p(1-p)}{n-1}}$
分层随机抽样	$\sqrt{\sum_{i=1}^{k}\left(\dfrac{n_i}{n}\right)^2\left(\dfrac{p_i(1-p_i)}{n_i-1}\right)}$	$\sqrt{\sum_{i=1}^{k}\left(\dfrac{n_i}{n}\right)^2\left(\left(1-\dfrac{n_i}{N_i}\right)\dfrac{p_i(1-p_i)}{n_i-1}\right)}$
整群抽样	$\sqrt{\dfrac{1}{k(k-1)}\sum_{i=1}^{k}\left[\dfrac{n_i}{\bar{n}}(p_i-\bar{p})\right]^2}$	$\sqrt{\dfrac{1-k/K}{k(k-1)}\sum_{i=1}^{k}\left[\dfrac{n_i}{\bar{n}}(p_i-\bar{p})\right]^2}$

注:p_i 为第 i 层的样本率,$\bar{p}$ 为总的样本率。

例 10 - 9 例 10 - 4 中,按照单纯随机方法抽取 684 例体检者,其血清 TC 均数为 4.75 mmol/L,标准差 1.14 mmol/L。试估计体检者的血清 TC 值的 95% 置信区间。

根据表 10 - 1 中的标准误估计公式 $S_{\bar{X}} = \dfrac{S_X}{\sqrt{n}} = \dfrac{1.14}{\sqrt{684}} = 0.044 (\text{mmol/L})$。

因 $n = 684$,属于大样本,采用正态近似的方法进行置信区间估计,则体检者的血清 TC 值 95% 置信区间为: $(\bar{X} - 1.96 S_{\bar{X}}, \bar{X} + 1.96 S_{\bar{X}})$,即 $(4.66, 4.84) \text{mmol/L}$。

例 10 - 10 例 10 - 6 中,按照分层随机抽样方法抽取体检者,抽样及血清 TC 等结果详见表 10 - 3。试估计体检者的血清 TC 值的 95% 置信区间。

表 10 - 3 按年龄别对体检者进行分层抽样及 TC 检测结果

年龄(岁)	例数	TC 值(mmol/L)	
		均数	标准差
≤29	132	4.34	0.95
30 ~ 39	122	4.71	0.93
40 ~ 49	210	4.72	0.92
≥50	220	5.06	0.88
合计	684	4.75	0.97

根据表 10 - 1 中的标准误估计公式计算如下:

$$S_{\bar{X}} = \sqrt{\sum_{i=1}^{k} \left(\frac{n_i}{n}\right)^2 \left(\frac{S_{X_i}}{\sqrt{n_i}}\right)^2}$$

$$= \sqrt{\left(\frac{132}{684}\right)^2 \left(\frac{0.95}{\sqrt{132}}\right)^2 + \left(\frac{122}{684}\right)^2 \left(\frac{0.93}{\sqrt{122}}\right)^2 + \left(\frac{210}{684}\right)^2 \left(\frac{0.92}{\sqrt{210}}\right)^2 + \left(\frac{220}{684}\right)^2 \left(\frac{0.88}{\sqrt{220}}\right)^2}$$

$$= 0.035 (\text{mmol/L})$$

因属于大样本,采用正态近似的方法进行置信区间估计,则体检者的血清 TC 值 95% 置信区间为: $(\bar{X} - 1.96 S_{\bar{X}}, \bar{X} + 1.96 S_{\bar{X}})$,即 $(4.68, 4.82) \text{mmol/L}$。

例 10 - 11 例 10 - 7 中,按照整群抽样方法抽取 14 岁以上居民进行哮喘患病率的调查,抽样及调查结果详见表 10 - 4。试估计该市 14 岁以上居民哮喘患病率的 95% 置信区间。

表 10 - 4 以社区或村为整群抽样单位的抽样及哮喘患病率调查结果

社会或村编号	调查例数	哮喘患病人数	哮喘患病率(%)
1	19 204	204	1.06
2	19 264	214	1.11
3	4 492	53	1.18
4	4 692	55	1.17
5	4 898	78	1.59
6	5 097	83	1.63
合计	57 647	687	1.19

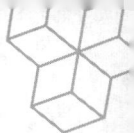

根据表 10-2 中的标准误估计公式计算如下:

$$S_p = \sqrt{\frac{1}{k(k-1)} \sum_{i=1}^{k} \left[\frac{n_i}{n}(p_i - \bar{p}) \right]^2}$$

$$= \sqrt{\frac{1}{6(6-1)} \left\{ \left[\frac{19\,204}{57\,647/6}(0.010\,6 - 0.011\,9) \right]^2 + \cdots + \left[\frac{5\,097}{57\,647/6}(0.016\,3 - 0.011\,9) \right]^2 \right\}}$$

$$= 0.000\,79$$

因满足正态近似的条件,采用正态近似的方法进行置信区间估计,则该市 14 岁以上居民哮喘患病率的 95% 置信区间为:$(p - 1.96S_p, p + 1.96S_p)$,即 $(0.010\,4, 0.013\,4)$。

上述几个例题中,为方便计算,未考虑有限总体校正数 $1 - \frac{n}{N}$ 或 $1 - \frac{k}{K}$,在实际应用中若 $N \gg n$,或者 $K \gg k$,则校正与否影响不大,否则对于有限总体需要校正。表 10-1 和表 10-2 中所列的整群抽样的抽样误差估计仅适用于对群采取单纯随机抽样的情形。若群间差异较大,则不宜用单纯随机抽样方法,最好采用其他抽样方法,如按规模大小成比例抽样(probability proportional to size,PPS)等,抽样误差估计也采用相应的方法。

10.4 调查工具的设计

在抽样调查研究中,测量观察变量的工具即调查工具,是由一系列与研究目标有关的问题组成的问卷(questionnaire),又称为调查表。其中由反映某一抽象概念的测量变量构成的问卷又称为量表(scale),用于测量研究对象的某种状态、行为或态度。在生物医学研究中,量表是较常用、简便可行的测量工具,尤其是对如衰弱、疼痛等无法准确测量和调查对象的主观感受等的测量。可以说,量表是问卷的特殊形式,是经过标准化的测量工具,编制过程更为严格,需要更为严格的信效度考评。因此下面分别介绍一般问卷(以下简称问卷)和量表的编制。

10.4.1 问卷的编制

问卷亦称为访问调查表。调查员按照问卷中的项目和问题,向调查对象询问并记录填写。

10.4.1.1 问卷的构成

(1) 标题 即调查研究的主题。标题应简单明了,如"中年知识分子健康状况调查表"。

(2) 调查项目 调查项目是问卷的核心部分。它是一些通过调查者提问且能被调查对象理解和回答的问题组成。主要包括三个部分:

1) 背景资料:如调查对象的年龄、性别、民族、婚姻状况、文化程度、职业等。

2) 研究项目:即与研究目的有关的调查项目,如例 10-1 中的 TC 值。

3) 核查项目:调查对象的姓名、电话等,调查员的姓名、调查时间等,主要用于核查及进一步追踪。

(3) 填表说明 即调查表内容的具体说明,它是对调查项目及有关变量的填写给出明确解释和定义,使调查人员和调查对象清楚如何回应调查表中的问题或答案。

10.4.1.2 问卷的编制步骤

(1) 拟定调查表的内容纲要 根据调查目的、时间、范围、调查对象及分析方法,设定调查表的主要内容。

(2) 确定调查项目 即将调查表的内容纲要具体化,确定要询问的问题、要测量的变量及与研究有关的信息。

(3) 编写问卷及其顺序安排 根据调查项目编写具体的问题,并根据重要性、逻辑性和填写方式确定问题的编排顺序。

（4）预调查及修改　将拟定好的调查表在小范围内进行预调查,并对调查表的适用性进行初步考评及进一步修改完善。

10.4.1.3　问卷中问题的设计

（1）问题的形式　按答案的方式,问题可分为开放式、封闭式和半封闭式三种形式。

1）开放式问题:不给调查对象任何限制,调查对象根据自身对问题的理解自由回答。如"您认为您的健康所面临的主要问题是什么?""您对当前医疗服务是怎样评价的?"

优点:气氛自由,易调动调查对象的积极性;获得的信息较丰富。缺点:调查对象易"跑题",可能得不到预期范围内的回答;答案多样化,资料不易整理和分析;因需调查对象思考、花费时间和精力,易被拒绝。

2）封闭式问题:即将调查对象的回答限制在所列的选项中,如"是"与"否",又如"文化程度"的选项:高中及以上、初中、小学及以下。

优点:问题易理解和回答,应答率高;答案标准化,易于编码、整理和分析;对敏感问题,如经济收入等,以等级的方式选择答案较易被调查对象接受。缺点:不能得到所列选项以外的信息,且给调查对象提供了猜测和随便选答的机会,收集到的资料不一定总能反映真实情况。

3）半封闭式问题:将开放式与封闭式结合的问题,如"您就医最常去的医院是(单选)",选项有:省级医院、市级医院、区级医院、社区医疗服务站、其他(请详述)。

优点:既避免了开放式问题的"跑题",又避免了封闭式问题的限制。缺点:调查对象通常选择所提供的几种答案,而在"其他"类提供信息较少。

（2）问题的编写原则

1）用词简单直接,通俗易懂。避免采用专业人员熟悉的"技术行话"。

2）问题或选项应清晰明确。避免含混不清的问题,否则产生模糊的回答。像"经常""偶尔""有时"等词的含义应给以明确规定,如"经常"是指"每周一次及以上"。

3）避免双重问题和双重否定问题。如"您是否吸烟喝酒?"包含了吸烟与喝酒两个内容,而"预防肿瘤不是不可能的,您的看法如何?"属双重否定问题,均使调查对象难以回答。

4）避免提问的诱导性。若问"您不吸烟,对吗?"则带诱导性,从而产生偏倚。

5）注意个人隐私问题。宜采用对象转移法和假定法等方法消除调查对象的顾虑,如"对于艾滋病,有些人认为是行为不洁引起的,有些人不赞同此说法,您同意哪种观点?""如果我国不实行计划生育政策,您愿意有几个孩子?"等。

（3）问题的排序原则

1）符合逻辑。问题安排应符合人们的逻辑思维习惯,通常是先询问一般情况,如年龄、性别、文化程度、家庭情况,然后进入研究主体项目,如患病情况、治疗情况。

2）先一般后特殊。将一般性问题安排在前,特殊性问题安排在后。

3）先易后难。先安排容易回答的问题,难回答的问题在后。

4）先熟悉后生疏。先安排熟悉的问题,生疏的问题在后。

5）妥善安排敏感性问题。一般将敏感性问题放在后面,但当这类问题较多时,可分散在其他问题中,以降低调查对象的敏感程度和拒答率。

10.4.1.4　编制问卷的注意事项

（1）问卷应分成若干部分　如一般情况、膳食情况、患病情况和其他。

（2）将全部变量进行编码　便于计算机认读和输入,如 $A1, A2, \cdots, An$。若各变量还有子变量,可在其后再加"_"和数字以示区别,如某一变量为 $A1$,若 $A1$ 项又包含 3 个子项,则分别编为 $A1\_1, A1\_2, A1\_3$。

（3）将所有封闭性问题的选项进行编码　各问题选项的编码应尽量一致,如"无"均为"0","有"均为

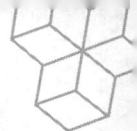

"1"。用"999"等不可能出现的数字编码"不详""不清楚"等。

（4）注意问题数量　大量调查经验表明，个人访谈的时间适宜在 30min 以内。超过 30min，被访者的回答质量可能下降。依据时间限制，问题数应控制在 50 项以内。在大规模调查研究中，问卷往往包含多个量表，问题数常超出此范围，这时需采取相应的质控措施保证调查质量，调查时间也最好控制在 1h 内。

10.4.1.5　问卷实例

例 10 - 12　某地区医务工作者对医疗保险态度的调查，问卷的部分内容见表 10 - 5。

表 10 - 5　某地区医务工作者对医疗保险态度的调查表

医疗保险是一种个人储蓄积累和社会统筹相结合的保险，保险金分别由国家、单位和个人筹资组成，其中一部分作为个人账户基金由个人管理，另一部分作为社会统筹基金由医疗保险机构统一管理，充分发挥患病时个人自我救济和社会共同救济的作用。本问卷以不记名的形式进行有关医疗保险态度调查，每个问题有多个答案供选择。请您仔细阅读问题后，根据自己的真实情况选择一个答案。

我们期待您真诚的合作，谢谢！

一、一般情况

A1. 年龄（岁）　　　　　　　　　　　　　　　　　　　　　　　　　　　　　　　　　　□□

A2. 性别　　　　1 男　　　　2 女　　　　　　　　　　　　　　　　　　　　　　　　　□

A3. 工作科室　　1 内科　　2 外科　　3 妇科　　　4 儿科　　　　5 行政　　6 其他　□

A4. 文化程度　　1 小学　　2 初中　　3 高中或中专　　4 大专及以上　　5 其他　　　□

二、请表明您对下列医疗保险问题的态度

B1. 您认为目前的医疗保险政策　　　　　　　　　　　　　　　　　　　　　　　　　　□

　　　1 很合理　　2 较合理　　3 不确定　　4 较不合理　　5 很不合理

B2. 您认为实施医疗保险后，获益最大的是　　　　　　　　　　　　　　　　　　　　　□

　　　1 国家　　2 单位　　3 个人　　4 医院　　　5 均无

B3. 您是否愿意参加医疗保险　　　　　　　　　　　　　　　　　　　　　　　　　　　　□

　　　1 很愿意　　2 较愿意　　3 不确定　　4 较不愿意　　5 很不愿意

⋮

填写日期　　　　　　　　核查者签名　　　　　　　　核查日期

10.4.2　量表的研制

10.4.2.1　量表的分类与结构

根据测量的水平以及测量中使用的单位和参照点不同，可将量表划分为类别量表、顺序量表、等距量表和等比量表。根据使用范围不同，量表又分为普适性量表和特异性量表。量表一般由若干维度（domain）组成，是指测评特征涵盖的内容或层次，如 WHO 生存质量量表 QOL - 100 包含生理、心理、独立性、社会关系、环境和精神支柱 6 个维度。每个维度又可由若干个方面（facet）组成，每个方面实际上是与测评特征有关的项目，如在 QOL - 100 中，生理维度包括疼痛与不适、精力与疲倦、睡眠与休息 3 个方面。每个方面可包含若干条目（item），条目实际上就是问题，对测评特征的某方面（项目）从不同的侧面提出问题或进行测量，了解被测者的状况。例如 QOL - 100 中的每个方面有 4 个条目组成。量表的这种层次结构可用图 10 - 1 表示。

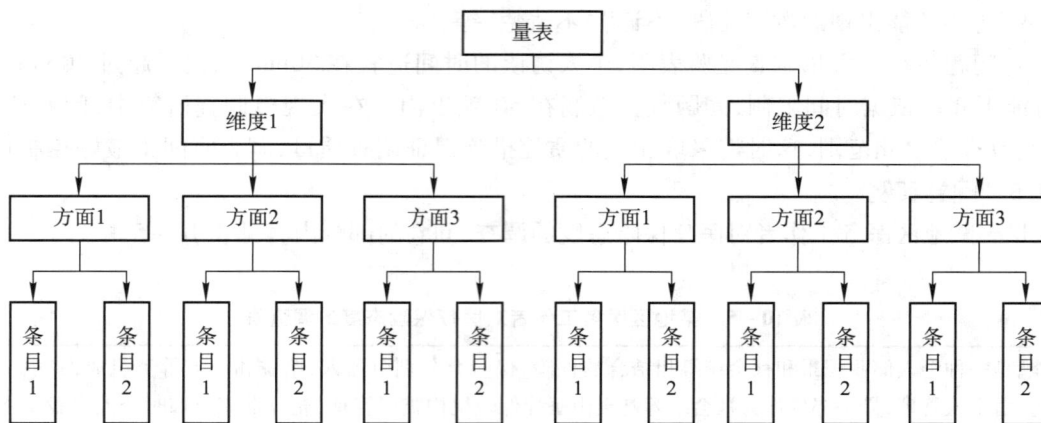

量表

维度1　　　　　　　　　　　　　　　　　维度2

方面1　　方面2　　方面3　　　　　方面1　　方面2　　方面3

条目1　条目2　条目1　条目2　条目1　条目2　条目1　条目2　条目1　条目2　条目1　条目2

图 10 - 1　量表层次结构示意图

10. 4. 2. 2　量表研制的步骤

（1）根据研究目的确定量表性质　在量表编制伊始确定目标人群,并根据研究目的明确量表性质是普适性量表还是特异性量表。若针对一般人群则制定普适性量表,若针对某一特殊人群（老年人、糖尿病患者等）则制定特异性量表。

量表研制的研究工作组应包括研究领域相关专家和实务者,例如养老机构服务满意度的量表研制中,研究工作组应包括民政和卫健部门成员、医护工作者、养老护理员、养老机构管理者等,还应该包括服务的对象,例如不同失能状况的入住老年人及其家属等不同层次人员。研究工作组可分为议题小组（nominal group）和选题小组（focus group,又称核心小组）。议题小组的成员应更为广泛,由能代表目标人群的人员组成,除相关领域的专业人员外,必须有量表欲测量对象,主要负责条目的提出;选题小组需要的专业化程度更高,负责具体的量表研制工作。

（2）测量概念的定义及分解　通过文献著作的学习和归纳总结,形成测量概念的结构模型,即测量概念的可操作化定义及其分解内容,从而探讨量表的维度及方面。由选题小组给出所测概念的可操作化定义及构成,如满意度的概念是什么,包含哪些维度和方面,每个维度和方面的含义与内涵等。该过程需要在选题小组内充分讨论,并由专家组评议完成。

（3）建立条目池　选题小组向议题小组解释所测概念、维度和方面的定义及内容,然后由议题小组分别独立综合运用访谈法（30～50 名测量对象）、推导法（在测量概念结构模型的基础上,根据专业知识和经验写出条目）和文献法（阅读文献及相关量表,摘录条目）等写出与以上概念有关的条目建议,并分组讨论（3～6 个核心小组,每组 6～8 人）。将提出的量表条目整理汇总,形成条目池（item pool）。

在形成条目池时,要确定条目的形式及答案选项,即条目的反应尺度（response scale）,多数采用线性或等距等级尺度。前者给出具有刻度（如 0～10）的线段,被测者在线段相应位置上的划记表示分数;后者则由一些等距的、反映程度的词语组成选项,如很差、差、中等、好和很好。等距等级尺度法由 Likert（1932）创立,主要有 3 点法、5 点法和 7 点法,其中 5 点法最为常用。此外,还有不等距等级尺度——备选词语的程度间不完全等距。不等距等级尺度往往需要反应尺度分析确定每个选项对应的分数,受篇幅限制这里不作详解。

（4）形成量表初稿　确定量表格式,包括卷首语、填表说明、知情同意书和条目排列顺序等,进而在目标人群和一般人群中分别选择 5～10 名文化程度中等的对象,用条目池的条目进行小范围试用,按照条目询问的困难度、反应度等进行粗筛,整理成量表初稿。最后从目标人群和一般人群中分别选择 40～50 名进行现场测试,详细记录测试过程中被调查者提出的疑问和问题,再次修改完善,形成包含量表初

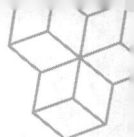

稿的调查表。

（5）预调查及条目筛选，形成量表中稿　　选取目标人群中有代表性的个体组成样本，样本构成需综合考虑性别、年龄、文化程度、地域等比例，其构成需与总体接近，资料收集完毕后，若发现样本与总体的构成出入较大，可以进行校正（如标准化）。此外，关于样本含量的确定，学者 Kendall 认为作为一个粗糙的工作准则，样本含量可取变量数的 5 ~ 10 倍。例如，20 个条目，至少应测定 100 例。综合采用多种条目筛选的统计学方法（详后），兼顾专家意见，形成量表中稿。

（6）现场调查及量表考评　　选取目标人群中有代表性的个体（未参与预调查）组成样本，用包含量表中稿的调查表对其进行访问。对量表的适用性、语言流畅性，以及信度、效度、可接受性和反应度进行定量评价（详后）。

（7）修改完善，形成量表终稿　　在上述基础上对量表中稿修改完善，形成量表终稿。必要时需要对修改的量表再次进行考核及修改完善，直到考核满意为止。

（8）撰写量表的使用手册　　完整的量表使用手册，包括前言（背景目的、应用范围、资助）、研制过程、量表描述（量表格式、填写说明、计分方法）、量表考评结果、使用建议（量表的用途、注意事项、版权所有者及其联系方式）、参考文献和附录等。

10.4.2.3　条目筛选的统计方法

一个好的条目应具备重要性强、代表性好、敏感性高、独立性强的特点，并且还要有一定的可操作性和可接受性，符合社会伦理学的要求。可用于条目筛选的统计方法如下：

（1）相关系数法　　从代表性和独立性角度筛选条目。计算各条目与各维度的相关系数并作统计检验，保留与其所在维度相关系数大且与其他维度相关系数小的条目。

（2）离散趋势法　　从敏感性角度筛选条目。常采用标准差或变异系数表示条目的变异程度。变异程度小，说明其区别能力差，对被测对象的差异不敏感。

（3）主成分分析和因子分析法　　从代表性角度筛选条目。通过对量表所有条目进行主成分或因子分析（详见第 24 章），选择各因子内负荷较大者作为入选条目。

（4）区分度分析　　从区分性角度筛选条目。如以是否健康为分组变量，对各条目得分进行 t 检验，选取能够区分患者与健康人的条目。还可以利用 logistic 回归或逐步判别等方法，但需注意条目之间的相关对结果的影响。

（5）Cronbach α 系数（Cronbach's α coefficient）法　　从内部一致性的角度筛选条目。计算某一方面的 Cronbach α 系数，比较去除其中某一条目后系数的变化。如果某条目去掉后 α 系数有较大上升，则删除该条目，反之则保留。

（6）再测信度法　　从稳定性角度筛选条目。保留再测信度高的条目。但应注意两次测量相距时间不能过长，并且假定在这段时间内被调查者的相关情况（如量表所测特性等）没有发生变化。

（7）条目反应理论（item response theory, IRT）　　是一类表示观察对象对条目的反应与条目特征参数之间关系的数学模型。它主要从项目特征参数、项目特征曲线、个体－条目图、条目对模型的拟合情况、条目信息量、条目在不同群体上的功能差异等方面判断条目的优劣，从而指导条目筛选，详见第 29 章。

在实际应用中，多种筛选条目的结果不尽相同，可综合多种方法筛选的结果确定条目的保留和删除。

例 10 - 13　在"老年健康功能多维评定量表"的研制中，根据 6 种条目筛选方法对量表初稿中的 60 个条目进行综合筛选，其中社会关系资源维度 10 个条目的筛选结果如表 10 - 6 所示。累计每个条目的剔除次数，各维度保留剔除次数低的 5 个条目，形成量表中稿。

表 10 - 6 "老年健康功能多维评定量表"社会关系资源维度的条目筛选结果

条目	Cronbach's α 系数	相关系数	因子载荷	区分度参数	平均信息量	Delphi 重要性评分	删除次数
S1	0.005△	0.305△	0.233△	0.79△	0.159△	4.583 3	5
S2	−0.024	0.706△	0.489△	1.54△	0.571△	4.250 0	4
S3	−0.026	0.686△	.820	1.67△	0.656△	4.250 0△	4
S4	−0.029	0.708	0.547△	1.69△	0.671△	4.500 0	3
S5 *	−0.031	0.704△	0.698△	2.76	1.230	4.416 7	2
S6	−0.033	0.631△	0.579△	2.65△	1.187△	4.500 0	4
S7 *	−0.028	0.711	0.902	4.61	2.438	3.916 7△	1
S8 *	−0.030	0.741	0.911	4.79	2.583	3.750 0△	1
S9 *	−0.030	0.716	0.931	5.30	2.955	4.166 7△	1
S10 *	−0.030	0.736	0.933	5.50	3.116	3.916 7△	1
S11	0.097△	0.489△	0.139△	0.30△	0.024△	3.833 3△	6

* 保留条目;△满足删除条件[在保留 5 个较高(低)值条目的前提下,较低(高)值者计删除 1 次];区分度参数和平均信息量基于 IRT 的等级反应模型。

10.4.3 量表的考评

量表研制过程中,需要从信度(reliability)、效度(validity)和反应度(responsibility)等方面对量表中稿进行考评以形成最终量表。

10.4.3.1 信度

信度主要评价量表的稳定性、精确性和一致性,即测量过程中随机误差造成的测定值的变异程度。常用的信度指标有再测信度(test-retest reliability)、分半信度(split-half reliability)和 Cronbach α 系数。

(1) 再测信度 对同一被调查者重复测量并进行相关分析,用相关系数 r 的大小反映测量结果的稳定程度,一般要求达到 0.7 以上;也可以用配对 t 检验比较前后两次测量的差异,若无统计学意义,则认为测量结果稳定,否则为不稳定。

(2) 分半信度 相同量表的调查项目分成两半,如将所有条目按奇偶数或前后分成两部分,计算两部分得分的简单相关系数 r。分半信度的 Spearman-Brown 计算公式为:

$$R = \frac{2r}{1 + r} \tag{10-1}$$

(3) 内部一致性 评价多个调查项目和谐水平的 Cronbach α 系数,评价方法如式(10-2)所示,一般要求达到 0.7 以上。

$$\alpha = \frac{k}{k - 1}\left(1 - \frac{\sum S_i^2}{S_T^2}\right) \tag{10-2}$$

式中 k 为量表中条目数,S_i^2 为第 i 个条目得分的方差,S_T^2 为量表总分的方差。

10.4.3.2 效度

效度用于反映测量结果与真实值之间的接近程度,又称准确度。评价量表效度的指标主要有以下三种:

(1) 内容效度(content validity) 又称逻辑效度,指量表的各条目是否测定其希望测量的内容,即测定对象对问题的理解和回答是否与条目设计者希望询问的内容一致。内容效度一般通过专家评议打分。内容效度与结构效度存在相关性,因此评价结构效度的量化指标也间接反映了内容效度。

(2) 效标关联效度(criterion-related validity) 又称效标效度,是以一个公认有效的量表作为标准,检验新量表与标准量表测定结果的相关性,以两种量表测定得分的相关系数表示效标关联效度。

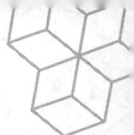

（3）结构效度（construct validity）　又称构想效度,指量表的结构是否与制表的理论设想相符,测量结果的各内在成分是否与设计者打算测量的维度一致,结构效度主要用验证性因子分析（confirmatory factor analysis,CFA）（详见第 27 章）评价。计算用实际数据拟合特定因子模型的拟合优度,评价量表与设计目标的吻合程度。所用的拟合优度指标有比较拟合指数（comparative fit index,CFI）等,CFI > 0.9 时,认为拟合较好。也可以用因子分析的方法（详见第 24 章）评价量表的结构效度,如果提取的公因子与量表设计时确定的各维度有密切的逻辑关系,则说明量表有较好的结构效度。

在"老年健康功能多维评定量表"的考评阶段,量表中稿的 Cronbach α 系数为 0.928,大于 0.7,说明量表内部一致性较高。验证性因子分析结果为 CFI = 0.917,说明该量表的理论模型与真实数据拟合较好,结构效度较好。

10.4.3.3　反应度

反应度指量表能测出不同对象、不同时间目标特征变化的能力,即反映对象特征值变化的敏感度。反应度常用的统计量是效应尺度（effect size）,一般而言,效应尺度应大于 0.2,0.2 ~ 0.5 为较小效应,0.5 ~ 0.8 为中等效应,0.8 以上为较大效应。

$$效应尺度 = \frac{\bar{X}_{干预后} - \bar{X}_{干预前}}{S_{干预前}}$$

在评价 WHOQOL-BREF 量表反应度时,对 627 名收治入院的肺炎病人进行观察,经过一段时间治疗后,结果为:治疗前患者的平均得分为 70.26,标准差为 7.26,治疗后平均得分为 77.09,效应尺度为（77.09 - 70.26）/7.26 = 0.941。经配对 t 检验,t = 15.04,P < 0.001,差异有统计学意义,说明量表能较好地区分患者治疗前后生存质量的状况。

信度和效度考评称为量表的心理测量学特性考评,是量表研制中必不可少的。此外,还应考评被测定者对量表的接受程度,即接受度。常用问卷回收率、合格率和平均调查时间评价量表的可接受性。一般要求回收率 ≥70%,合格率 ≥90%,完成调查所需平均时间不超过 30min。

在生物医学研究中,除研制量表外,有时需要引进国外成熟的量表。在引进量表时应注意按照翻译 – 回译 – 文化调适 – 等价性评价的规范化程序。受篇幅限制,这里不作详述,请参考其他书籍。无论是量表研制还是量表引入,均应符合问卷编制中的相关要求。

10.5　抽样调查研究计划与质量控制

10.5.1　抽样调查研究计划的制订

在开展调查研究前,一定要有良好周密的设计,并制定一个科学严谨的调查计划。抽样调查研究计划主要包括三个阶段:准备工作、抽样调查和资料分析与结果表达。

（1）准备工作　首先通过查阅文献,确定选题,进一步明确调查目的、确定调查对象、抽样方法和调查指标,设计调查问卷,并最终形成抽样调查研究设计书。

（2）抽样调查　首先根据研究设计进行小规模的预调查,以检验研究设计是否有缺陷及可操作性,进而对研究设计进行修改完善。然后利用修改完善后的研究设计方案进行正式抽样调查。

（3）资料分析与结果表达　再次核查所有原始资料,补充遗漏数据,剔除错误资料;建立数据库,准确无误地将调查数据输入计算机并进行锁定。最后,对数据进行描述和推断性分析,并撰写结果报告。

10.5.2　抽样调查研究中的质量控制

并非有了良好的设计就一定能保证调查工作的高质量,要将保证质量贯穿在调查研究的每一个环节之

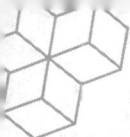

中,现场调查阶段、资料整理和表达及统计分析阶段都要进行严格的质量控制。

（1）现场调查的质量控制 主要包括:选择和培训调查员;开展预调查,及时修改设计方案中存在的问题;检查当天收集的资料,及时发现问题并采取措施解决;控制调查误差,如登记误差、回答偏倚等。

（2）资料整理、表达及统计分析的质量控制 在资料的整理、表达与统计分析阶段应检查资料登记的完整性和正确性,保证不重不漏;采取双人双录入等方法保证数据录入的准确性;选择恰当的统计分析方法处理调查资料;合理解释分析结果,按照一定的要求和格式撰写科研报告或论文。

除以上质量控制措施外,在抽样调查研究中还需要控制各种偏倚,常见的偏倚及控制见本书其他章节。

10.6 结果报告

（1）抽样调查研究的结果报告 一般应包括下列基本内容:

1）调查目的。

2）调查对象、抽样方法与调查指标。

3）调查工具,若调查工具为量表,还应报告量表的信度和效度。

4）主要结果:主要观察变量的样本统计量、标准误和总体参数的置信区间。

例 10 - 4 的结果报告

调查目的:了解体检人群的血清 TC 含量。

Objective:To probe the serum TC level in physical examination population.

调查对象:该地体检者。

Subjects:Physical examination population in the area.

抽样方法:单纯随机抽样。

Sampling method:Simple random sampling.

调查变量:血清 TC 值(mmol/L)。

Survey indicator:Serum TC(mmol/L).

调查工具:通过问卷从体检数据库中摘录数据。

Instruments:Information of the participants was extracted from the physical examination database.

主要结果:共调查 684 例体检者,其血清 TC 值的均数为 4.75 mmol/L,标准差为 1.14 mmol/L,均数的标准误为 0.044 mmol/L,总体均数的 95% 置信区间为(4.66,4.84)mmol/L。

Main results:A total of 684 participants were investigated. The mean of serum TC was 4.75 mmol/L, the standard deviation was 1.14 mmol/L, the standard error of the mean was 0.044 mmol/L, and the 95% confidence interval of the population mean was (4.66, 4.84)mmol/L.

（2）量表研制结果报告 除要报告调查研究中的内容外,量表研制的结果报告应包括量表研制步骤中的内容。

例 10 - 13 中所研制量表的结果报告

目标人群:老年人。

量表的维度:日常生活能力、社会关系资源、身体健康、精神健康、经济资源、认知功能。

Targeted population:Older adults.

Domains of the scale:Ability of daily live(ADL), social relationships, physical health, mental health, economic resources, and cognitive function.

建立条目池:通过阅读评价中国老年人健康相关生存质量的文献,收集相关的条目,建立由 120 个条目组成的条目池,均为 Likert 法计分的条目。

Construction of item pool:The pool contained 120 Likert-type items based on related research articles.

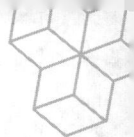

形成量表初稿:研究工作组通过多轮讨论,在综合 15 名专家重要性评分和 50 名老年人的意见下,形成量表初稿(条目数为 60)。

预调查及条目筛选:采用量表初稿对 539 名老年人进行调查,对调查结果同时用 Cronbach α 系数法等 6 种方法筛选条目,形成具有 30 个条目的量表中稿(其中社会关系资源条目筛选详见表 10-6)。

现场调查及量表考评:用量表中稿对 2 032 名老年人(与预调查的重复率低于 5%)进行访问。量表考评结果显示 Cronbach α 系数为 0.928,验证性因子分析结果为 CFI=0.917,说明具有 30 个条目的量表中稿具有良好的信度和效度,可将其作为量表的终稿。

Development of initial scale:After several rounds of discussions,importance rating from 15 specialist and interviewing 50 older adults,the initial scale was constructed with 60 items.

Pilot and item selection:The pilot was performed on a sample of 539 older adults with the initial scale. Items were further selected through Cronbach's α and other 5 methods. A scale contained 30 items was development(refer to Table 10-6 for further item selection of social relationships).

Survey study and scale validation:2 032 older adults(less than 5% overlap with the pilot sample)were investigated using above scale. The Cronbach's α coefficient of the scale was 0.928. CFI was 0.917 based on confirmatory factor analysis. The final version of the scale with 30 items was formed due to good internal consistency and construct validity.

10.7　案例辨析

案例 10-1　某研究者采用多阶段分层抽样方法在全国范围抽取 20 岁及以上的居民进行糖尿病患病情况调查。第一阶段先按照地理区域将全国的省份分为东、中、西部,并在三个地理区域中各抽取一个典型省份;第二阶段,在 3 个抽中的省中各抽取 2 个典型市(县);第三阶段,在抽中的 6 个市(县)中各按照单纯随机方法抽取 4 个街道(乡镇);第四阶段,在抽中的 24 个街道(乡镇)中按照单纯随机方法各抽取 11 个社区(村庄),共有 154 个城市社区和 110 个农村村庄被抽中;最后,将抽中社区(村庄)中的所有 20 岁及以上居民作为调查对象。最终纳入调查的有 54 240 人,其中 47 325 人(18 976 名男性和 28 349 名女性)完成了调查。整体回应率为 87.3%:男性为 81.0%,女性为 92.0%;城市居民为 88.1%,农村居民为 82.7%。排除信息不全者后,最终 46 239 例纳入分析,其中有 4 485 例居民患糖尿病,由此得到全国 20 岁及以上居民糖尿病患病率为 9.7%。请问:这项研究存在什么不足? 应该如何改进?

案例 10-2　为调查成年女性宫颈癌患病情况及危险因素,某研究者设计调查问卷如下:

成年女性宫颈癌患病情况及危险因素调查问卷
说明语:略

A1. 性别:　　①男　　　②女

A2. 出生年月:_____年_____月(公历)

A3. 居住地:　①城镇　　②农村

A4. 职业:　　①公司白领/企事业单位干部　　②服务人员　　③个体户/自由职业者　　④农民　　⑤工人　　⑥其他_____(请注明)

A5. 文化程度:①小学及以下　　②初中　　③高中/中专/技校　　④大专及以上

A6. 月均收入_____(元)

A7. 初次性生活年龄(岁):　　①≤18　　②19~25　　③26~30　　④≥31

A8. 有无性传播疾病史:　　①有　　②无

A9. 是否听说过宫颈癌筛查:	①是	②否
A10. 以前是否进行过宫颈癌筛查:	①是	②否
A11. HPV（人乳头瘤病毒）感染会引起宫颈癌或尖锐湿疣,是吗?		
①是	②否	③不清楚

试对该问卷进行评述。

案例 10-3　某研究者基于文献回顾、专家打分等方法研制养老机构服务质量评价量表。首先形成由192 个条目组成的条目池,然后对条目池的条目进行同类合并、根据专家打分结果删除得分低的条目后形成由 37 个条目组成的量表初稿。应用量表初稿进行 153 人的预调查,并据此利用探索性因子分析法等方法对条目做进一步筛选,最终得到条目数为 29 的量表中稿;根据探索性因子分析的结果将量表分为硬件设施及环境、运营管理、安全防护、人文关怀和基本健康 5 个维度。最后应用正式量表进行样本含量为 501 人的现场调查,以对量表中稿进行信度、效度考评。信度考评结果显示,Spearman-Brown 分半信度为 0.830,Cronbach α 系数为 0.918,说明量表中稿具有较好的内部一致性。按照前述的 5 个维度进行验证性因子分析,结果显示比较拟合指数 CFI = 0.94,说明量表中稿的结构效度较好。综上可以认为,量表中稿具有良好的信度和效度,可作为养老机构服务质量评价的最终量表。试对该量表的研制过程进行评述。

10.8　电脑实验

实验 10-1　用 SPSS 对例 10-14 进行内部一致性信度的计算
实验 10-2　用 SPSS 对例 10-14 进行分半信度的计算

10.9　常见疑问与小结

10.9.1　常见疑问

（1）在抽样调查研究中,因分层随机抽样的抽样误差最小,是不是应尽量选择分层随机抽样方法?

四种基本的概率抽样方法（单纯随机抽样、系统抽样、分层随机抽样和整群抽样）各有优点和缺点。应权衡利弊选择合适的抽样方法。虽然分层随机抽样的抽样误差最小,但若分层变量选择不当,层内变异较大,层间变异小,分层随机抽样就失去意义。尽管整群抽样的抽样误差最大,但因为有便于组织调查、节省经费、较易控制调查质量等优势,采用整群抽样的调查研究为数不少。

（2）问卷与量表的区别是什么?

鉴于量表是问卷的特殊形式,有人把问卷分为量表性问卷和非量表性问卷。为简单起见,将非量表性问卷简称为问卷。量表与问卷的区别主要体现在以下几个方面:

1）从理论构架上,量表反映研究对象的某一个特征,如健康状况等;而问卷往往反映研究对象的多个特征,如生活行为方式、慢性病患病情况等。

2）从问题之间的关系上,量表的各问题之间有较强的相关性,而且这种相关性是建立在一定的理论基础上的;问卷的问题之间可以是独立的,各独立的问题往往反映不同的主题。

3）问题类型和计分方式不同。量表由一些封闭式单选问题组成,而问卷中的问题还可以是半开放式或开放式的。量表以维度（分量表）或整个量表为计分单位,而问卷往往独立统计每个题目的频率或均数。

4）量表是经过标准化的测量工具,需要按照规范化的程序进行编制,而问卷则不需要。量表研制过程

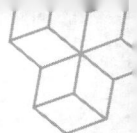

中必须要对其信度、效度进行考评。问卷由于其问题之间可独立、标准化程度低等,很难进行信度、效度的考评,一般根据问题的性质可有选择性进行考评(相关系数、等级相关系数、列联系数,两次回答的符合率等)。

在抽样调查研究中,往往不单独使用量表,而是由量表和其他一些与研究目的相关的问题组成问卷。

(3) 在调查敏感性问题时,如何能获得比较真实的答案?

在调查敏感性问题时,要想获得比较真实的答案,需要打消调查对象的顾虑,除无记名收集资料外,也可以采用敏感问题调查技术,限于篇幅,此处从略。有兴趣的读者,可阅读有关专著。

(4) 在抽样调查研究中,是否存在伦理学问题?

在调查研究中,研究者与调查对象之间往往会出现一种矛盾,即研究者有权进行研究,但调查对象有其自主权、隐私权和尊严权,所以,在抽样调查研究中同样存在伦理道德问题,在研究设计和实施阶段应保护调查对象的个人信息。

10.9.2　小结

(1) 常用的概率抽样方法有单纯随机抽样、系统抽样、分层随机抽样和整群抽样,四种方法各有优缺点,在应用中应权衡利弊选择合适的方法。

(2) 常用的等概率抽样方法按抽样误差从大到小排列依次为:整群抽样、单纯随机抽样、系统抽样、分层随机抽样,在对总体参数进行估计时应结合它们的抽样误差给出置信区间。

(3) 问卷是调查工作中收集资料的最主要的测量工具,它主要是由一系列与研究目标有关的问题组成。问卷的构成有标题、调查项目(背景资料、研究项目变量、核查项目)、编码和填表说明。

(4) 量表是问卷的特殊形式,量表的研制和考评较其他问卷要更严格。量表的研制过程包含初稿—中稿—终稿三个阶段,其中,量表条目筛选需要基于专业知识,再结合统计学方法;量表的考评主要有效度考评和信度考评,其中效度考评包括效标关联效度、内容效度和结构效度;信度考评包括再测信度、内部信度(Cronbach α 系数和分半信度)。

(5) 在调查研究开始前应制定研究计划和质量控制措施,既要保证调查研究各阶段(准备工作、抽样调查和资料分析与结果表达)的顺利进行,又要保证最大限度地降低各种误差。

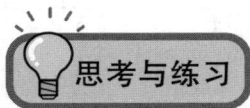

💡 **思考与练习**

一、思考题

1. 欲了解某市 60 岁及以上老年人糖尿病患病情况及其影响因素,可采用什么抽样方法? 各有何优势和局限性? 在设计问卷时应包括哪些调查项目?

2. 在编制问卷时问题的编写原则有哪些?

3. 量表研制应遵循哪些步骤? 在量表研制中条目筛选的统计学方法有哪些?

二、计算题

1. 为了解某地 7 岁男童的平均身高,从体检数据库中按照完全随机方法抽取 100 名 7 岁男童的身高数据,得到均数为 122.7 cm,标准差为 4.5 cm。试估计抽样误差及该地 7 岁男童身高总体均数的 95% 置信区间。

2. 欲了解某地中学生的近视率,按年级进行分层随机抽样,调查结果如表 10-7 所示,试估计抽样误差和总体近视率的 95% 置信区间。

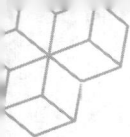

表 10 −7　某地中学生的近视率抽样调查结果

年级	总人数	调查人数	近视人数	近视率/%
初一	20 000	100	29	29
初二	20 000	100	35	35
初三	20 000	100	45	45
合计	60 000	300	99	33

3. 欲了解某市 60 岁及以上老年人的血压情况,为方便调查,以楼栋为群,采用整群抽样方法抽取老年人,结果见表 10 −8,试分别估计收缩压和舒张压的抽样误差和总体均数。

表 10 −8　某地 60 岁及以上老年人的血压抽样调查结果

楼栋	调查人数	收缩压/mmHg		舒张压/mmHg	
		均数	标准差	均数	标准差
A	89	133	23.5	85	12.5
B	105	135	24.0	89	13.3
C	114	130	23.3	83	13.0
合计	308	132.6	23.6	85.6	13.2

4. 某研究者利用由 5 个 Likert 条目组成的某量表测量 106 名成年女性的健康状况,结果见表 10 −9。试对该量表的内部一致性信度进行考评。

表 10 −9　106 名健康成年女性的某量表得分情况

I1	I2	I3	I4	I5	I1	I2	I3	I4	I5
0	0	0	1	0	2	3	2	3	2
1	2	1	2	0	3	2	4	3	4
1	2	2	3	0	2	2	3	4	3
0	0	0	0	0	4	3	3	4	3
2	2	2	3	2	2	2	2	4	3
2	1	2	3	1	2	2	2	4	3
2	2	2	1	1	2	3	1	3	3
1	1	1	1	0	3	3	3	4	4
2	2	2	3	1	2	2	2	3	4
2	2	2	3	1	2	2	2	4	2
2	2	2	2	4	2	2	3	3	4
0	2	3	2	1	2	2	4	4	4
3	2	2	3	1	0	3	3	4	1
2	2	2	3	1	3	3	3	3	2
2	2	3	3	1	3	3	3	3	2
2	2	2	3	1	2	2	3	3	2

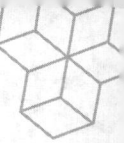

I1	I2	I3	I4	I5	I1	I2	I3	I4	I5
2	2	3	2	1	4	2	4	4	4
2	2	2	2	2	2	2	2	4	3
2	2	3	3	2	1	3	3	3	1
2	2	2	3	1	2	2	3	4	3
2	0	2	2	0	2	2	3	3	1
2	2	3	3	1	2	2	2	4	1
3	2	2	2	0	3	3	3	4	4
2	2	2	2	1	3	1	3	2	1
1	2	2	2	3	4	4	4	4	4
2	0	2	3	2	3	3	2	4	3
3	3	3	3	2	3	1	4	3	2
1	2	3	2	1	3	3	3	3	3
2	2	0	3	1	3	3	4	3	2
3	3	3	2	1	2	2	2	3	2
2	3	2	3	2	3	2	3	3	3
3	2	3	3	1	2	2	3	4	2
1	1	2	2	2	4	4	4	4	3
1	1	2	4	1	2	2	3	4	4
2	2	2	3	2	2	2	3	4	2
1	1	2	2	1	3	3	1	3	3
2	2	2	3	2	4	4	3	3	2
2	2	2	4	2	3	3	3	3	2
2	2	2	3	2	4	3	4	3	2
2	2	2	3	4	3	2	3	4	2
3	2	2	2	1	3	1	4	3	2
2	2	2	4	1	3	2	4	2	3
2	2	2	3	2	3	3	4	4	4
3	2	3	3	2	4	4	4	4	4
2	2	2	4	2	4	2	3	4	4
2	2	2	3	1	4	4	4	3	3
2	3	0	1	3	4	3	4	4	4
2	3	4	2	4	4	2	3	4	4
2	3	3	2	1	4	4	4	3	4
0	1	2	2	1	2	3	4	4	3
3	2	2	2	1	4	4	4	4	4
3	2	3	3	2	4	2	3	4	4
2	2	2	4	2	4	4	4	3	3

（方　亚　韩耀风）

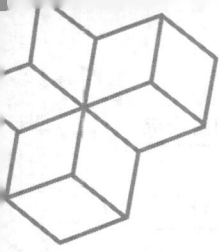

11　实验研究

实验研究是指将受试对象随机分配到若干个实验组中,通过比较不同实验因素的效应是否有差别,说明实验因素是否对受试对象产生效应。实验研究和调查研究最根本的区别在于有无人为施加实验因素。

进行实验研究之前,需要根据研究目的制定一个完善的计划,以便指导实验顺利进行,并确保以较少的人力、物力、财力和时间得到准确可靠的实验结果。这样的计划通常被称为实验设计。本章将围绕"实验设计的概念""实验设计的三要素""实验设计的四原则""实验设计类型"等核心内容,比较全面地介绍有关实验设计的概念、理论和方法。

11.1　实验设计的概念

什么是实验设计? 为何要进行实验设计? 如何正确地实施实验设计? 这些都是初学者迫切希望知道的问题,然而要明确回答这些问题的确并非易事。让我们先看一个简单的例子,或许有利于初学者对前述问题有一个比较全面的了解,为深入学习这方面知识奠定必要的基础。

例 11-1　某研究所希望考察"A 脂"的降血脂的疗效。拟选择 40 只小鼠作为实验研究对象,考察 A 脂(用 20 只小鼠)与公认有效的降血脂药洛伐他汀(用 20 只小鼠)降低血脂的疗效之间的差别是否有统计学意义,以 LDL(低密度脂蛋白)为评价疗效的主要指标。如何实施?

解析:根据预实验和前人的经验,获得关于估计动物只数所需要的基本信息,并估算出每个药物组所需要的最低小鼠数为 20 只,两个药物组共需要 40 只小鼠;先将小鼠喂以高脂饮食,使其达到高脂血症状态(称为造模),待造模成功(即指标 LDL 高于某特定数值)后,采取非人为的方法(即随机化法)将 40 只小鼠均分入 A 脂组和洛伐他汀组,分别服用相应药物一段时间(药物有规定的剂量和用法),测出每只小鼠 LDL 值的改变量(即用药前的 LDL 值减去用药后的 LDL 值)。选用适当的统计分析方法分析两组小鼠的 LDL 改变值,从而得出关于两种药物疗效之间差别是否具有统计学意义的结论。若两种药物疗效之间的差别无统计学意义,仅从降血脂的疗效角度看,尚不能认为:新药"A 脂"与公认的降血脂药洛伐他汀有差别。

前述的实验安排和实施过程就是一个比较完整的"实验设计方案和具体实施过程"。它涉及如下主要内容:①选择什么作为受试对象(本例为小鼠);②如何确定样本含量(应按已知条件和设计类型估计合适的样本含量,本例 $N=40$);③如何设立合适的对照组(本例以洛伐他汀药物为对照药);④确定拟考察的实验因素(本例为药物的种类,即 A 脂与洛伐他汀);⑤确定实验效应(本例通过测定血脂指标 LDL 的改变值来反映药物的疗效);⑥采取科学的方法对受试对象进行分组,通常采用完全随机化方法(即非人为因素影响的分组方法);⑦确定合适的实验设计类型(本例将受试对象随机分为两组,称为成组设计)。从这些内容中可以提炼出构建实验设计的三大支柱:实验设计的三要素(受试对象、实验因素、实验效应)、实验设计的四原则(随机、对照、重复、均衡)和实验设计类型。

事实上,在社会实践和人类生活中,人们为了解自然界、认识自然界、合理开发和利用自然界,仅靠观察性研究是远远不够的,往往需要进行实验性研究。例如,临床医生想要了解"某种新手术方法治疗近视眼的临床疗效",以决定是否可用该疗法替代传统疗法;某科研工作者欲研究"三种鼠对脉冲噪声的敏感性",通过研究不同物种对噪声的敏感性来寻找某些共同点应用于人类等。对于这些很有价值的实验研究问题,如

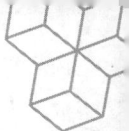

果没有一个正确的实验设计方案,想到哪干到哪,常常会顾此失彼,丢三落四,甚至会使整个科研工作"误入歧途"或"前功尽弃"。那么如何做到既能合理地安排各种实验因素,准确地控制和估计误差大小,又能用较少的人力、物力和时间达到科学严谨、准确可靠、经济高效的目的,这正是进行实验设计的目的和意义所在。

科研设计包括专业设计和统计研究设计两部分。而统计研究设计主要包括实验设计(非临床试验设计)、临床试验设计和调查设计三大类,本章仅介绍一些有关实验设计方面的内容。实验设计的主要内容有:如何正确地处置实验设计的三要素和四原则,如何针对具体问题合理选择实验设计类型,如何辨析和避免实验设计方面常出现的错误。

11.2　实验设计的三要素

"受试对象(即实验单位)、实验因素和实验效应"称为实验设计的三要素。例如,观察几种手术方法治疗近视眼的临床疗效,那么几种手术方法就是实验因素,近视眼患者就是受试对象,治疗前后屈光度数的改变值则是实验效应,这三部分构成了该项研究实验设计的三要素,缺一不可。

11.2.1　受试对象

受试对象就是实验因素作用的客体,根据其特征和属性可将其粗分为生物体与非生物体两大类。生物体又可粗分为人体与非人体两类;人体又常分为患者、非患者;非人体又常分为动物、植物。另外,还可以是人体的离体标本或细胞。如研究的对象是喉癌患者,则喉癌患者就是本次实验的"受试对象";若用喉癌患者的癌组织切片做实验,则受试对象表现形式为标本,此时,尽管每个喉癌患者的癌组织可制成很多切片,但实验单位数仍然是喉癌患者数。

在实验进行前必须规定受试对象的纳入和排除标准,以保证其同质性。如动物实验时应考虑种属品系、窝别、性别、年龄、体重及病理模型等;若为临床研究,除了要考虑病种、病情、病程、人的种族、地域、性别、体重、健康状况、家族史等一般条件外,同时还需考虑社会因素(如职业、居住条件、经济情况等)和心理因素(如积极心理、消极心理等)。

不同性质的实验研究需要选取不同种类的受试对象,一个完整的实验设计中所需受试对象的总数称为样本含量(sample size)。最好根据特定的设计类型估计出较合适的样本含量,样本过大浪费人力物力,非实验因素不易控制;过小往往不能得出正确的结论。

11.2.2　实验因素

研究者希望着重考察的某些实验条件叫做实验因素。如研究不同剂量的 γ 射线照射下,小鼠外周血白细胞数和血小板数的变化情况。在该实验中,具有不同剂量的 γ 射线称为实验因素(experimental factor),并把 γ 射线在实验中的具体取值(2 Gy、4 Gy、6 Gy、8 Gy 等)称为 γ 射线的不同水平(level)。在该研究中,小鼠的体重、窝别等不同,有可能会对结果产生较大的影响,故应对接受不同剂量照射的各组小鼠的体重、窝别等方面做有计划的安排,以便在进行统计分析时将其作用排除,这样才能更准确地评价实验因素对实验结果的影响大小。那么,在该研究中小鼠的体重、窝别等不是欲研究的实验因素,它们属于实验因素以外的影响因素,称为非实验因素(non-experimental factor)。

一般影响实验结果的因素往往很多,研究者不可能也没有必要对所有影响因素进行研究。为了尽可能减少各组受试对象的自身条件对实验结果的影响,在实验设计时,常常要根据专业知识与实验条件,找出重要的非实验因素,对其进行控制。这样的因素称为区组因素,如选窝别作为区组因素,则不同窝就是其不同的水平。由于对实验因素和区组因素的安排和控制的方法不同,便产生了各种不同的实验设计类型。具体实验设计类型见本章第 4 节。

11.2.3 实验效应

实验效应是指实验因素作用于受试对象后所起的作用,它是通过观察变量来体现的。观察变量选择的好坏直接关系到研究的成败。在观察变量的选择时要注意变量的关联性、客观性、精确性、特异性和灵敏性。

(1) 关联性 作为观察变量的首要条件是实验所用的变量必须与所要研究的目的有本质的联系,并能确切反映实验因素的效应。如观察抗乙肝病毒药的治疗效果,应该选取患者乙肝病毒 DNA 水平的变化作为观察变量,而不应该以转氨酶含量的变化作为观察变量,这样才能真正反映该抗乙肝病毒药的疗效。

(2) 客观性 观察变量按性质分类,可分为客观变量(objective variable)和主观变量(subjective variable)。如用某种降血脂药治疗高血脂的病人,医生可能会关注三酰甘油、胆固醇等指标在用药前后的变化,它们是定量的观测变量,属于客观变量的范畴;又如,评价治疗某种精神病的药物的疗效,很多时候是以病人服药前后的主观感受(如是否紧张、焦虑等)作为观测变量,属于主观变量范畴。

(3) 精确性 在选择观察指标时应尽可能选择客观指标,并要求测量变量具有一定的精确性,即准确度和精密度。所谓准确度是指测定值与真值之间的接近程度,其大小与系统误差有很大的关系。所谓精密度是每次测定值与均数之间的接近程度,统计学中用变异系数、标准差、方差等来表示实验精密度的大小。

(4) 特异性和灵敏性 灵敏性是指该变量检出真阳性的能力,特异性是指该变量能鉴别真阴性的能力。高灵敏性和高特异性是变量可用性的体现。例如,冠状动脉造影(CAG)诊断冠心病具有较高的灵敏性和特异性,而心电图检查也可以作为诊断冠心病的标准,但其灵敏性与特异性均不及 CAG,故仅能作为辅助指标。

11.3 实验设计的四原则

怎样的实验设计才能称得上是科学完善的呢? 除了要恰当地考虑前述提及的实验设计的三要素外,还必须严格遵守以下实验设计的四个基本原则:对照(control)、随机(randomization)、重复(replication)和均衡(balance)原则。

11.3.1 对照原则

有比较才有鉴别,而设立对照是进行比较的基础。通过设立对照,可以鉴别和区分实验因素和非实验因素对实验效应影响的大小。因为在一次研究中影响实验结果的因素很多,而研究者只能一次研究某一个或几个实验因素,只有通过设立对照,使非实验因素在实验组和对照组处于相同状态下才能对实验因素作出可靠的估计。另外,在临床上有许多疾病会自然缓解或者痊愈,如上呼吸道感染、口腔溃疡等。只有设立对照才能判断出实验因素与自然转归之间的关系。常用对照的种类有以下六种:

(1) 空白对照(empty control) 对照组不施加任何措施。这种研究反映研究对象在实验过程中的自身变化。此种对照一般用于动物实验,在临床上,一般只适用于慢性病的对比研究。

(2) 标准对照(standard control) 指用现有的公认的经典治疗方法或标准治疗方法,或以现有的标准值或正常值作为对照。如为了比较某新药的疗效,往往以当前社会上被公认的同类药物作为对照,此为标准对照。

(3) 自身对照(self control) 对照与实验在同一位受试者身上进行。如评价某种治疗手足癣的药物的疗效,若患者左、右手臂均患该病,就可在一只手臂上采用实验药物,另一只手臂上采用常规药物治疗,对两种药物疗效进行比较。临床上病人接受某一治疗前后的比较也属于自身对照。

(4) 相互对照(mutual control) 有时要考察的某因素不能取零水平,如考察某化学实验中反应温度对实验结果的影响,此时,各实验组分别在不同的温度条件下做实验,各组在实验中起到相互对照的作用。

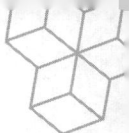

（5）实验对照（experimental control）　当某些处理本身夹杂着重要的非实验因素的作用时，仅有空白对照是不能说明问题的，还需设立仅含该非实验因素的实验组，此为实验对照。例如，为研究某种手术方式对脑外伤治疗的疗效，以已有脑外伤的狗作为实验对象，实验组采用某手术方式，对照组仅给予脑外伤后的手术缝合，此为实验对照。

（6）安慰剂对照（placebo control）　为排除心理活动对受试者疾病发生、发展及预后的影响，对照组受试者给予无药理活性的安慰剂。安慰剂对照的目的主要是消除受试者精神、心理因素所导致的偏倚。需要注意的是，安慰剂应在剂型、包装、颜色、大小、形状、气味等外观上与实验组受试药物相同，否则会导致安慰剂的失效，重则导致实验的失败。另外，只在尚无肯定有效药物治疗的情况下，方可使用安慰剂对照。安慰剂不一定是药物，例如，在电针疗效研究中，采用假电针治疗也属于安慰剂对照。

在一项研究中，为了排除重要非实验因素的影响，往往会选择多种类型的对照。例如，研究两种不同剂量的 γ 射线照射下小鼠外周血白细胞数变化情况，实验设计以下 4 组：空白对照组、假照射组（如一般的日光灯照射）、剂量 1 γ 射线照射组、剂量 2 γ 射线照射组。同时使 4 组小鼠在体重、窝别等重要的非实验因素方面均衡一致。在该研究中，空白对照组的设立是为了反映小鼠在不接受任何照射下的生物体状态；假照射组可以反映在一般照射的状态下小鼠的生物体状态，在该研究中属于实验对照；而两种剂量之间构成了相互对照。如果没有假照射组作为实验对照，即使接受了不同剂量 γ 射线照射后小鼠外周血白细胞含量之间的差别有统计学意义，也仅能说明 γ 射线的剂量不同，对外周血白细胞的含量影响不同，而不能说明"用 γ 射线照射与用非 γ 射线照射"对外周血白细胞含量的影响之间的差别是否有统计学意义。如果没有空白对照组，就不能说明"照射与否"这一因素对实验结果的影响有多大。

此外，通常所说的对照组指的是单因素多水平设计中的一个水平组，也就是说，若是多因素实验设计，就不一定只有一个对照组，可以有多个对照组，以实现每个实验因素各水平之间相互对照。

11.3.2　随机原则

为了使实验组与对照组之间在非实验因素的分布方面尽量保持均衡一致，统计学上常采用随机化的方法。随机化贯穿于整个实验设计和实施的全过程，主要体现在以下三方面：①在抽样或分组时必须使总体中任何一个个体都有同等的机会被抽取进入样本，以保证样本具有代表性。②样本中任何一个个体都有同等机会被分配到任何一个组中去，以保证样本在各处理组间的均衡，使组间具有可比性。③样本中的任何一个个体先后接受处理的机会相同，用以平衡实验顺序的影响。

通过随机化，降低系统误差的影响。实现随机化的方法有多种，如抽签、查随机数字表或随机排列表、利用计算机产生伪随机数字等。

11.3.3　重复原则

重复是指实验组和对照组的实验单位应具有一定的数量，也就是要求有一定的样本含量。这是由于个体差异等影响因素的存在，同一种处理对不同的受试对象所产生的效果不尽相同，其具体指标的取值必然有高低之分；只有在大量重复实验的条件下，该处理的真实效应才会比较真实地显露出来。因此，在实验研究中，必须坚持重复的原则。

"重复"一词在实验研究中通常有三层含义，即重复实验、重复取样和重复测量。重复实验是指在相同的实验条件下，独立重复地观测 m 个样品（或受试对象），其目的是为了降低以个体差异为主的各种实验误差。重复取样就是在同一时间点从同一受试对象身上或同一样品中取得多个标本，目的是看各受试对象或标本中某定量观测变量含量的分布情况。重复测量是指在部分或全部实验条件有规律地变动时，从同一个样品（或受试对象）上重复测量到多个数值，这种重复最有利于排除个体差异对观测结果的影响，比较全面地反映观测变量的动态变化情况。

必须注意,样本含量如果过大,则浪费人力物力,非实验因素的干扰不易控制;样本含量如果过小,往往不能得出正确结论。最好针对具体情况,根据专业和统计学知识作出合理的估计。具体样本含量的估算方法见本书第 15 章。

11.3.4 均衡原则

均衡就是实验组与对照组之间在非实验因素方面应力求均衡一致。在实验研究中必须保持组间良好的均衡性,方可进行组间比较。例如,欲比较两种药物降血脂疗效,以高脂血症动物模型为受试对象,若对高脂血症动物进行分组时,没有遵循随机的原则,导致一组动物体重偏重,一组动物偏轻,此时再比较两组药物降血脂的效果,显然是不妥的。一个是体重偏重组,一个是体重偏轻组,如果体重对血脂含量有影响,此时两组在这个重要非实验因素方面不具有可比性,导致了结论的可信度大打折扣。

11.4 实验设计类型

实验设计类型就是用来安排实验因素及其水平的具体结构或模式,按照实验因素个数、水平数、各组之间是否独立等,常见的实验设计类型及特点如下。

11.4.1 完全随机设计

在实验研究中所考察的实验因素只有一个,其水平数视具体情况而定,且各组之间相互独立。

(1) 单组设计(single arm design) 设某一指标的理论均数 μ_0(一般为公认值或标准值)已知,在某一特定的条件下,通过实验得到该指标的一组样本观测值,其目的是分析该样本所取自的总体均数 μ 与理论均数 μ_0 之间的差别是否有统计学意义,这就是所谓的单组设计问题。

例 11 - 2 已知我国婴儿平均出生体重为 3 309g,现调查得到,某低经济收入地区某医院产科病房中足期分娩的 100 例活婴的平均体重为 2 900g。问该地区上述医院足期分娩的活婴平均体重是否低于全国平均水平(测得的具体数据从略)?

解答 在本例中只测定了一组(100 例)活婴的体重值,对婴儿未按任何因素进行分组,此为"单组设计"定量变量,需给定标准值或理论值(本例为全国婴儿平均出生体重 3 309g)方可进行假设检验。

(2) 两组设计(two-arm design) 两组设计有两种情况,一是从同一总体中随机抽取两个样本,分别接受两种不同的处理;另一是分别从两个总体中各随机抽取一个样本,接受同一种处理。

例如,设 A 代表升高白细胞的药物种类,现有 A_1、A_2 两种升高白细胞的药物,可将全部 n 个受试对象随机地分入两个组,分别接受 A_1、A_2 两种药物治疗,观测每个受试对象白细胞的改变值;又例如,在某项实验研究中,拟考察受试对象的"性别"对血小板的影响,在某地区选取 18 ~ 60 岁的正常成年男性、女性两个总体中分别随机抽样,观测血小板的具体取值。

(3) 多组设计(multi-arm design) 若在实验研究中所考察的实验因素只有一个,并且该实验因素的水平数 $k \geq 3$ 时,则称之为"多组设计"或"单因素多水平设计"。

例如,将 240 名高血压患者随机分到 3 种降压药治疗组中,分别接受该组药物的治疗后,测量某定量变量的数值。目的是考察各组观察变量总体均数之间差别是否有统计学意义。在该实验中,只有一个实验因素(降压药),该因素有 3 个水平(3 种药物),故又称为多组设计或单因素 3 水平设计。

11.4.2 匹配设计

(1) 配对设计(paired design) 配对设计通常是将受试对象按某些特征或条件配成对子,然后把每对中的两个受试对象分到不同的处理组中,称为异体配对设计。若每对中的两个个体来源相同,就称为同源配

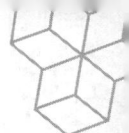

对设计,反之,称为条件相近者配对设计。

例如,有来自10窝、每窝2只性别相同的小鼠,用随机的方法将每窝中的2只分入实验组与对照组,观察某变量的取值,目的是考察这两种处理之间的差别是否有统计学意义,此为同源配对设计;若将20只小鼠按某些重要非实验因素配成10对,然后把每对中的2只小鼠随机地分到实验组与对照组去接受处理,观察某变量的取值,目的是考察这两种处理之间的差别是否有统计学意义,此为条件相近者配对设计。在条件相近者配对设计中,配对的非实验因素主要是对观测结果有很大影响的一个或多个因素的组合,如性别、年龄、体重等。

事实上,还有一种被称为自身配对的设计,就是在处理前后从每个受试者身上观测到同一个变量的两个数值,将测自每个个体的这两个数据形成一个配对,有 n 个个体就能形成 n 个对子。值得一提的是,这种自身配对设计要慎重,因为受试对象有时可能存在“自然转归或自愈”的倾向,若真如此,则药物或治疗的效果可能会被人为地夸大了。

(2) 随机区组设计(randomized block design,RBD) 它是配对设计的扩展。将全部受试对象按某个或某些重要的属性(即区组因素,如窝别、体重或年龄)分组,把条件最接近的 k 个受试对象(k 为实验因素的水平数)视为同一个区组内的个体;然后,用完全随机的方法将每个区组中的全部受试对象分配到 k 个组(含对照组和处理组)中去。

例11-3 某研究所研制了三个降血脂中药复方制剂,现拟对三个复方制剂与标准降血脂药(氯贝丁酯)的疗效进行比较。以雄性家兔作为受试对象,请以体重为区组因素,进行随机区组设计。

设计 取品种相同、健康的雄性家兔16只,按其体重大小分为四个区组,每个区组中的4只家兔体重最接近,并被完全随机地安排去分别接受4种药物,第45天时处死动物,观察其冠状动脉根部动脉粥样硬化斑块大小,资料见表11-1,这就是一个随机区组设计。

表 11-1 用四种降血脂药时动物的冠状动脉粥样硬化斑块面积

体重分组	斑块面积/cm^2			
	氯贝丁酯	降脂甲方	降脂乙方	降脂丙方
1	0.000	0.283	0.114	0.094
2	0.009	0.196	0.146	0.131
3	0.003	0.217	0.158	0.065
4	0.001	0.236	0.159	0.087

11.4.3 交叉设计

当研究者关心的实验因素有两个水平(设为A、B),而且希望这两个水平要先后作用于每一个受试对象,一部分对象先接受A,后接受B,另一部分顺序相反。这样的设计称为交叉设计(cross-over design)。交叉设计可以用下面两种方法来安排实验。

其一是“成组交叉设计”,将全部 $2n$ 个受试对象完全随机均分为两组,用随机的方法决定其中一组接受A、B两种处理的先后顺序,另一组接受处理的顺序正好相反。例如,随机的结果为:甲组先接受A后接受B,则乙组先接受B后接受A。

其二是“配对交叉设计”,将全部 $2n$ 个受试对象按某些重要的非实验因素配成 n 对,用随机的方法决定每对中的一个接受实验的顺序,另一个接受实验的顺序正好相反。

一般以第二种形式的交叉设计为好,但要实施配对并不容易。

值得注意的是,由于两种处理先后作用于同一个受试对象,交叉设计仅限于处理的效应在短时间内就能消失的研究课题,否则易造成两种处理的效应混杂。即便如此,仍应结合具体问题确定适当长度的"洗脱期"(washout period),即同一个受试者先、后接受两种不同处理之间要有一段"空白"的时间。若处理因素是两台血压计,则洗脱期可以很短;若处理因素是两种药物,则可能需要较长的洗脱期。特别是当药物使用后,受试者观测指标的数值难以恢复到原先的水平时,应慎用交叉设计。

例 11-4 某麻醉科医生研究催醒宁对氟哌啶的作用。拟用 6 只大鼠做此实验,均于腹腔注射氟哌啶 40 mL/kg 和硫酸阿托品 0.05 mL/kg,希望在大鼠入睡后 15 min 腹腔注射催醒宁 0.5 mg/kg,并以等量生理盐水为对照药物,目的是考察催醒宁对氟哌啶的作用。以用药后动物出现蹲和走动的时间为观测变量。请采用交叉设计安排此实验。

设计 选大鼠 6 只,将 6 只大鼠按某些条件配成 3 对,用随机的方法决定每对中一只大鼠入睡后接受 15 min 腹腔注射 0.5 mg/kg 催醒宁(T),另一只接受等量生理盐水(C),观察出现蹲和走动的时间;当动物完全清醒 3 天以后,先前接受催醒宁的大鼠接受生理盐水(C),先前接受生理盐水的大鼠接受催醒宁(T),再次观察出现蹲和走动的时间。实验安排与结果(括号内的数据为"出现蹲和走动的时间",min)如表 11-2 所示,这就是一个配对交叉设计。

表 11-2 催醒宁 0.5 mg/kg(T)和等量生理盐水(C)对氟哌啶作用的实验研究

| 大鼠 | | 药物代号与出现蹲和走动的时间/min | |
对子	编号	第 1 次	第 2 次
1	1	T(15)	C(27)
	2	C(31)	T(25)
2	1	T(17)	C(28)
	2	C(30)	T(14)
3	1	C(25)	T(18)
	2	T(5)	C(26)

11.4.4 析因设计

当实验中涉及 $k(k \geqslant 2)$ 个实验因素时,若将这 k 个因素的水平全面组合,设组合数为 m,便有 m 个不同的实验条件;若这 m 个实验条件同时实施,不分顺序,且各因素对观测指标的影响地位平等,用以分析各实验因素以及它们互相配合的效应,则称此设计为析因设计(factorial design),或全因子设计。

析因设计的优点是不仅可以估计各实验因素的主效应,还可以估计实验因素之间的各级交互效应。其缺点是所需的实验组数较多,当实验因素及其水平数较多、每次实验时间较长、花费较多时,不适合选用析因设计。

例 11-5 现有两种降转氨酶的药物 A 和 B,为了考察它们对甲型肝炎和乙型肝炎患者转氨酶降低程度之间的差别是否有统计学意义,拟从各型肝炎患者中选取 8 名作为受试对象,试进行析因设计。

设计 现有 2 个因素,每个因素有 2 个水平:肝炎类型(甲型和乙型)、药物种类(A 药和 B 药);这 2 个因素间有 2×2=4 种搭配:甲型与 A 药、甲型与 B 药、乙型与 A 药、乙型与 B 药,故需设立 4 个实验组。

分别从两型患者的总体中各随机抽取 8 例,随机安排它们分别接受 A 药和 B 药。这样,每个实验组有 4 名患者。这就是一个两因素两水平析因设计或称 2×2 析因设计。实验因素及其水平的安排和测定结果见表 11-3。

表 11 –3　两种药物对两型肝炎患者转氨酶降低效果的实验结果

药物种类	转氨酶降低值/（U/L）			
	甲型肝炎		乙型肝炎	
A	100	85	65	75
	90	88	100	80
B	120	90	45	30
	110	100	50	40

11.4.5　重复测量设计

按实验分组因素将受试对象分成若干个组，每一组受试对象接受一种特定的处理；在几个不同的时间点上从同一个受试对象（或样品）身上重复获得变量的观测值，这种安排实验的方法称为重复测量设计（repeated measure design）。这种设计符合许多医学实验本身的特点，故在医学科研中应用的频率相当高。有时是在相同的时间点上从同一个个体的不同部位（或组织）重复获得变量的观测值，也属于重复测量设计。

例 11 –6　研究两种药物［噻胺酮（20 mg/kg）、氯胺酮（20 mg/kg）］对大鼠肌电图频数的影响，实验设计与观测结果见表 11 –4。请判断这是什么实验设计类型。

表 11 –4　两种药物作用下不同时间点上观察大鼠肌电图频数

药物种类	鼠号	肌电图频数/（次/s）					
		时间/min：　0	5	10	30	90	180
噻胺酮	1	8.5	5.5	5.0	4.5	3.5	4.5
	2	9.0	5.5	5.0	4.5	3.5	3.0
	3	8.5	7.0	5.5	5.0	4.5	5.0
	4	8.5	5.5	5.0	4.5	3.5	3.0
	5	8.5	6.0	5.5	5.0	4.0	6.5
	6	9.0	4.5	5.0	5.5	4.5	4.0
氯胺酮	7	7.5	8.0	8.0	7.0	7.0	7.0
	8	7.5	8.0	8.0	7.0	7.0	7.5
	9	9.5	8.5	6.5	6.0	6.0	7.0
	10	9.0	9.0	8.5	8.0	7.5	8.0
	11	8.0	8.5	8.0	7.5	7.5	8.0
	12	8.5	8.0	8.0	7.0	6.5	7.0

解答　药物种类是一个实验分组因素，12 只大鼠被完全随机地均分入两个药物组，分别接受不同的药物处理；每个药物组中的 6 只大鼠在 6 个不同时间点上被重复观测肌电图的频数（次/s）。这个实验设计类型叫做具有一个重复测量的两因素设计。

11.5　结果报告

对实验设计方面进行报告时一般包括如下几方面的内容：

（1）与受试对象有关的内容：如何选取受试对象（纳入和排除标准）、如何确定样本含量、如何抽取样本（是否遵循了随机化原则）。

（2）与实验因素有关的内容：受试对象接受何种处理、如何排除非实验因素的影响。

（3）观测哪些变量以及如何收集资料。

（4）与实验设计类型有关的内容：进行何种实验设计。

例11-7　假设进行了奥曲肽（OCT）和他莫昔芬（TAM）治疗二甲基苯蒽诱发大鼠乳腺癌的实验研究，就实验设计方面的内容可以报告如下：

该研究选取 110～120 g Wistar 雄性大鼠 96 只，随机分到 4 个处理组中。A 组（OCT 100 μg/kg，皮下注射，2 次/日，共 14 周）；B 组（TAM，剂量与疗程同 A 组）；（A+B）组（两种药联合应用，剂量与疗程同 A 组）；对照组（该组大鼠不接受任何处理）。每组 24 只。观察每组大鼠的乳腺肿瘤诱发率和几个定量指标的取值。该实验的设计类型属于两因素二水平析因设计。

A total of 96 Wistar male rats weighing 110 – 120 grams were randomly assigned into four groups: group A (100 μg/kg of OCT, hypodermic injection, twice per day, 14 weeks), group B (TAM, same dose and period as group A), group (A + B) (both drugs were used, dose and period same as group A), and control group (no treatment). Sample size was 24 per group. The incidence of mammary tumor-positive and several other quantitative variables were observed. It is a two by two factorial design.

11.6　案例辨析

案例11-1　欲观察 E1A 基因对裸鼠移植肿瘤生长的抑制和化学治疗的增敏作用，研究者进行了裸鼠致瘤实验。将 4 周龄裸鼠采用"手抓"的方式分为 3 组，即先抓住的 5 只到 A 组，后抓到的依次到 B 组、C 组，每组 5 只；分别接受不同的处理。已知裸鼠的性别、体重等非实验因素对实验结果可造成不同的影响。请辨析该实验设计存在哪些差错？应当如何改进？

案例11-2　为了观察甲紫注入小型猪正常腮腺后组织病理变化情况，有人选择 6 月龄、体重 20～25 kg 的中国实验用小型猪 15 只，雄性 9 只，雌性 6 只。每只动物任选一侧腮腺为实验组，另一侧作为正常对照组，以消除个体差异及增龄对实验结果的影响。按注入甲紫后 1 周、2 周、1 个月、3 个月及 6 个月将 15 只动物随机分为 5 组，每组 3 只（每个组的 3 只动物分别随机注入 0.6 mL、1.0 mL 及 4.0 mL 1% 甲紫溶液），然后观察组织病理变化情况，请辨析该实验设计存在哪些差错？应当如何改进？

案例11-3　研究 β_2 受体激动剂联合激素治疗哮喘疗效的动物实验。采用 Wistar 大鼠制作哮喘动物模型。不仅想要评价 β_2 受体激动剂和激素的单独作用，还要确定两种药物是否有交互效应。研究者设计 3 组如下：β_2 受体激动剂组、激素组、β_2 受体激动剂 + 激素组。请问该设计是否合理？

11.7　电脑实验

实验11-1　使用 SPSS 产生随机数
学习如何利用 SPSS 产生随机数，并观察种子的选取以及相同种子会产生相同的随机数的情况。

实验11-2　通过 SPSS 进行完全随机化分组
通过 SPSS，实现将 100 名研究对象通过完全随机化分组分配至实验组和对照组。

实验11-3　通过 SPSS 进行分层随机化
通过 SPSS，实现将 100 名研究对象按照性别分层随机化分至两组。

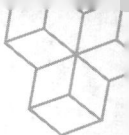

11.8 常见疑问与小结

11.8.1 常见疑问

（1）如果实验条件满足配对设计要求，研究者却采用了成组设计，这将意味着什么？如果实验条件不满足配对设计要求，研究者却一定要套用配对设计，又将意味着什么？

如果实验条件满足配对设计要求，即能够找到对观测结果有影响的重要非实验因素，而且受试对象可以按此非实验因素进行配对。此时，研究者却采用了成组设计，这将意味着人为增大了实验误差，易导致假阴性结果的出现。

如果实验条件不满足配对设计要求，即无法找到对观测结果有影响的重要非实验因素。此时，研究者却一定要套用配对设计，实际上各对受试对象除处理因素取不同水平外，其他方面相差悬殊，若按配对设计方法处理实验数据，易导致假阳性结果的出现。

（2）单因素设计简便易行，可以通过随机化方法平衡其他因素对单因素各水平组中观测结果的影响，是否可以不考虑任何多因素实验设计方法？

在进行实验设计时，通常涉及两类因素，其一，研究者关心的实验因素；其二，研究者不关心但客观上会影响观测结果取值的因素，比如区组因素。当某实验仅涉及多个实验因素，且实验因素的数目大于等于2时，若在实验设计时将其他实验因素控制在各自特定的水平上，每批实验只允许一个实验因素取不同水平，即采用单因素设计取代多因素设计，这样，不但需要大量实验，而且，结果片面。若希望通过实验研究，弄清多个实验因素单独效应以及它们之间的交互效应，通常情况下选用析因设计为宜。

（3）在实验设计中，对照组的设立十分重要，一般来说，应设立几个对照组合适？

在实验设计中，应设立几个对照组，不便一概而论。主要取决于实验研究的目的和涉及的实验因素的个数。①如果是标准的单因素多水平设计，通常只需要设立一个对照组，例如，希望考察某药物取小、中、大三个剂量所产生的疗效之间的差别是否具有统计学意义，当对此药物的疗效一概不知时，需要设立一个空白对照组，即采用单因素4水平设计；当已知该药开始起效的最低剂量时，可以不设立空白对照组，该药物的小、中、大三个剂量组互为对照，即采用单因素3水平设计即可。②在某些实际问题中，有人常设立多个对照组，如正常（或空白）对照组、模型对照组、阳性药对照组，其他是研究者所研究的新药取几个不同剂量的实验组。③如果是标准的多因素实验设计，所有组都有其特定含义，往往是同一个实验因素各水平组之间相互对照，如多因素析因设计。

11.8.2 小结

（1）实验设计"三要素"的要点　①受试对象：受试对象种类的确定、质量标准的制订和数量的确定；②影响因素：弄清实验中拟考察的实验因素及其水平、找准找全对评价变量可能有影响的重要非实验因素；③评价变量：找准找全各类变量并分出主次，通常可分为"诊断性变量""疗效性变量"和"安全性变量"；变量的观测次数和观测时间点的确定；研究结果的记录、存储和管理方法的确定。

（2）"四原则"的要点　①随机原则：严格按随机原则分配受试对象，根据具体情况实施最合适的随机化（如分层随机）。②对照原则：必须设置合理的对照组，通常是多种对照形式并存。③重复原则：基于一定的先验知识和控制两类错误概率的上限，合理地估计出所需要的样本含量。④均衡原则：从考虑"三要素"开始到落实随机、对照、重复三个原则为止的全过程中，每一个环节都应做到尽可能均衡，使一切非实验因素对各组的影响基本一致。

（3）"设计类型"的要点　①尽可能找准找全实验因素并确定各自的水平数和水平的具体取值；②尽可

能筛选出最重要的非实验因素;③弄清具体实验的专业要求;④在综合考虑前三点的前提下,选择一种最合适的设计类型。

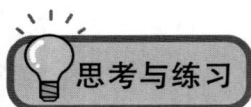

思考与练习

思考题

1. 交叉设计的优缺点是什么?

2. 某研究欲观察某新药钙离子拮抗剂的降压效果,与已经上市的降压药氨氯地平进行比较。患者入院时,将病情轻的分到试验组,将病情中及重的分到对照组。结果新药疗效优于对照药。你认为该研究设计是否正确? 为什么?

3. 某人将表 11-5 资料所对应的实验设计看成了多个成组设计,用 t 检验进行分析是不正确的,究其原因是没能正确判断该实验设计的类型,故不能选用正确的分析方法。你认为该实验的设计属于何种类型? 应当如何分析?

表 11-5 不同药物对小鼠迟发超敏反应的影响结果($\overline{X} \pm S$)

药物	剂量/(g/kg)	鼠数/只	肿耳重量/mg
对照	–	10	21.2 ±2.7
补肾药	5	10	22.3 ±3.5
补肾药	10	10	18.8 ±3.1
补肾药	20	10	16.5 ±2.4
环磷酰胺	0.025	10	11.2 ±1.5
环磷酰胺 + 补肾药	0.025 +5	10	14.3 ±2.9
环磷酰胺 + 补肾药	0.025 +10	10	18.6 ±3.6
环磷酰胺 + 补肾药	0.025 +20	10	19.2 ±3.4

补肾药全称为补肾益寿胶囊。

(李长平)

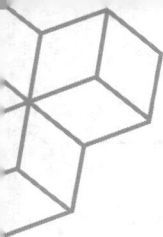

12　临床试验研究

临床试验(clinical trial)可定义为:在人为的条件控制下,以特定的患病人群或健康人群为受试对象,以发现和证实干预措施对特定疾病的治疗、预防或诊断的有效性和安全性为目的,以及为证实其有效性和安全性而进行的相关药物的吸收、分布、代谢和排泄的研究。

新药的安全性、有效性最终必须通过临床试验加以证实,这就决定了临床试验在新药的开发、研究和审批中所占有的特殊地位。如何使临床试验获得科学、可靠的结论,同时又最大限度地保护受试者,这是临床试验所必须解决的命题。为此,临床试验必须遵循一定的原则、程序和方法。

下面通过一个案例来阐述临床试验的程序和方法:某制药企业从植物中提取了一个新的分子单体,品名"A脂",药理学研究证实了其降脂作用,主要能够降低低密度脂蛋白胆固醇(LDL-C)水平;毒理学研究发现该药有轻微胃肠道不良反应,主要表现为腹胀和腹泻。该企业希望进行临床试验,把"A脂"开发成能够上市的新药。

12.1　临床试验前的必要准备

12.1.1　临床试验的法规要求

新药临床试验在开始前,必须得到药品监督管理部门的批准,批准的标志是获得"新药临床研究批件"。临床试验的组织实施也必须符合相关的法规要求。表12-1给出了中国、美国、欧盟和日本临床试验的管理当局、具体管理部门和主要相关法规。

表 12-1　中国、美国、欧盟和日本临床试验的管理当局、具体管理部门和主要相关法规

地区	管理当局	管理部门	主要相关法规
中国	国家药品监督管理局	国家药品监督管理局药品注册管理司	《中华人民共和国药品管理法》1984,《药品注册管理办法》2007
美国	Food and Drug Administration(FDA)	Center for Drug Evaluation and Research(CDER)	Food, Drug and Cosmetic Act, 1938; Code of Federal Regulations(CFR)title 21
欧盟	The European Agency for the Evaluation of Medicinal Products(EMEA)	The Committee for Proprietary Medicinal Products(CPMP)	Directive 65/65/European Economic Community(EEC),1965
日本	Ministry of Health and Welfare(MHW)	Central Pharmaceutical Affairs Council (CPAC) and the Pharmaceutical and Medical Device Evaluation Centre(PMDEC)	The Pharmaceutical Affairs Law,1960

"A脂"如果在中国注册,其临床试验必须符合中国相关法规的要求,如《中华人民共和国药品管理法》1984和《药品注册管理办法》2007等。

12.1.2 临床试验的相关指导原则

国际上临床试验技术指南和规范的主要制定者是人用药品注册技术要求国际协调会(International Conference on Harmonization of Technical Requirements for Registration of Pharmaceuticals for Human Use,ICH)。ICH 是由美国、欧盟、日本政府管理部门和企业在相互平等的前提下发起的协作组织,旨在对要求确认和评估医药安全性、质量和有效性的临床研究程序进行科学和技术方面的讨论。它的出现为新药临床试验在世界范围得到认可和注册许可提供了可能。ICH 出版了包括临床试验管理规范(Good Clinical Practice,GCP)在内的一系列指导原则,获得了世界范围的广泛认可和使用。

我国的《药物临床试验质量管理规范》由国家药品监督管理部门于 2003 年正式发布实施,2016 年启动了修订更新工作。GCP 对临床试验的标准化、规范化进行了全面的规定,包括方案设计、组织实施、监察、稽查、记录、分析总结和报告。除 GCP 外,管理部门还颁布了许多具体的指导原则,如《临床试验数据管理工作技术指南》(2016)、《药物临床试验的生物统计学指导原则》(2016)以及《药物临床试验数据管理与统计分析的计划和报告指导原则》(2016)等。

"A 脂"如果在中国注册,其临床试验需要符合中国 GCP 及其他相关指导原则的要求。

12.1.3 临床试验的道德规范

临床试验是在人体上进行的,而新药研究的最终目的是减少患者的痛苦,提高人群健康水平,造福社会。因此,遵循一般的伦理、道德规范,保护受试者的权益是不容忽视的原则。1964 年世界医学协会第 18 次大会所通过的赫尔辛基宣言关于进行人体医学研究的准则和方法,获得了国际上广泛的公认。赫尔辛基宣言自 1964 年问世以来,又经历了多次修订,最近的一次修订于 2013 年 10 月完成。

我国 GCP 要求在药品临床试验的过程中,必须对受试者的个人权益给予充分的保障,并确保试验的科学性和可靠性。伦理委员会与知情同意书(informed consent form)是保障受试者权益的主要措施,它们的实施要遵循赫尔辛基宣言。

"A 脂"如果在中国注册,其临床试验方案必须经过伦理委员会批准,受试者必须签署知情同意书。

12.1.4 临床试验的分期

临床试验分为 Ⅰ、Ⅱ、Ⅲ、Ⅳ期。新药在批准上市前,通常应当进行 Ⅰ、Ⅱ、Ⅲ期临床试验,Ⅳ期临床试验在新药上市后进行。

Ⅰ期临床试验:初步的临床药理学及人体安全性评价试验,包括人体耐受性试验和人体药物代谢动力学试验。观察人体对于新药的耐受程度和药物代谢动力学,为制订给药方案提供依据。

Ⅱ期临床试验:治疗作用初步评价阶段,其目的是初步评价药物对目标适应证患者的治疗作用和安全性,也包括为Ⅲ期临床试验研究设计和给药剂量方案的确定提供依据。此阶段的研究设计可以根据具体的研究目的,采用多种形式,包括随机对照试验(randomized controlled trial,RCT)。

Ⅲ期临床试验:治疗作用确证阶段,其目的是进一步验证药物对目标适应证患者的治疗作用和安全性,评价利益与风险关系,最终为药物注册申请的审查提供充分的依据。试验一般应为具有足够样本含量的随机对照试验。

Ⅳ期临床试验:新药上市后由申请人进行的应用研究阶段,其目的是考察在广泛使用条件下的药物的疗效和不良反应,评价在普通或者特殊人群中使用的利益与风险关系,以及改进给药剂量等。

另外,在仿制药的一致性评价中,会用到生物等效性试验(bioequivalence trial,BE 试验),它是指采用生物利用度研究的方法,以药代动力学参数为指标,比较同一种药物的相同或者不同剂型的制剂,在相同的试验条件下,其活性成分吸收程度和速度有无统计学差异的人体试验。

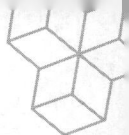

根据以上要求,"A 脂"进行新药注册,必须进行 Ⅰ、Ⅱ、Ⅲ 期临床试验。

假设"A 脂"Ⅰ期临床试验结果是:推荐临床安全用量 10~20 mg/次,1 次/日,口服。Ⅱ期临床试验,希望达到两个目的:一是和目前公认有效的降血脂药洛伐他汀对照,初步评价"A 脂"的有效性和安全性;二是评价 10 mg/次和 20 mg/次用量的临床差异。

假定"A 脂"Ⅱ期临床试验得到如下结论:"A 脂"低剂量,10 mg/次,1 次/日,显示了很好的减低 LDL-C 的作用,其作用程度和洛伐他汀相当;"A 脂"高剂量组 20 mg/次,1 次/日的疗效与低剂量组疗效之间的差别无统计学意义,但不良反应增多。Ⅱ期临床试验推荐"A 脂"临床用量为 10 mg/次,1 次/日。Ⅲ期临床试验的目的是与洛伐他汀对照,进一步确证"A 脂"的临床疗效和安全性。

下文中将以"A 脂"的 Ⅱ期和 Ⅲ期临床试验为例,介绍临床试验的设计。

12.1.5　临床试验的实施场所

《药品注册管理办法》要求,"药物临床试验批准后,申请人应当从具有药物临床试验资格的机构中,选择承担药物临床试验的机构"。这些具有资格的药物临床试验机构由国家药品监督管理局认定,每个机构都包括数量不等的具有资格的专业,详细信息可以从国家药品监督管理局获得。

"A 脂"如果在中国注册,需要选择国家药物临床试验机构进行临床试验,这些机构必须有调节血脂专业临床试验资格,进行 Ⅰ期临床研究的机构必须有 Ⅰ期临床研究资格。

12.2　临床试验的设计

12.2.1　临床试验设计的原则

和其他各种类型的研究一样,临床试验也必须遵循对照、随机、重复和均衡原则,关于这四个原则的一般性论述可参阅本书第 11 章"实验研究",重复原则中样本含量的计算方法可参阅第 15 章"样本含量估计",本节仅对临床试验中的特殊情形进行说明。

除了完全随机化和分层随机化外,临床试验中常用的随机方法还包括区组随机化(block randomization)、分层区组随机化(stratified block randomization)与动态随机化(adaptive randomization)。在区组随机化中,先将受试者划分成若干个区组,然后对每个区组内的受试者进行随机分配。它可以减少季节、疾病流行等客观因素对疗效评价的影响。分层区组随机化是将分层随机化与区组随机化结合起来的一种方法,在多中心临床试验中,目前普遍推荐使用该方法,以中心为分层因素。动态随机化的方法很多,最常用的是最小化法(minimization method)。最小化法可以有效减小对结果有较大影响的预后因素在组间分布的差别,但是其操作复杂,对它的使用目前仍存在争议。就随机分组的实现方式和组织形式而言,越来越多的研究开始采用中央随机系统(central randomization system)。

临床试验的样本含量确定,必须满足统计学的要求,同时还要符合国家有关法规的要求。我国《药品注册管理办法》对样本例数的要求是:临床试验的最低病例数(试验组)Ⅰ期为 20 至 30 例,Ⅱ期为 100 例,Ⅲ期为 300 例,Ⅳ期为 2 000 例。样本含量确定的原则是:如果经过统计学计算,样本含量少于《药品注册管理办法》的规定,按照国家要求确定;如果经过统计学计算,样本含量多于《药品注册管理办法》的规定,按照计算结果确定。

按照试验设计的原则,在 Ⅱ期和 Ⅲ期临床试验中,应尽量选择公认有效的对照药,并且是进入国家标准的药物,"A 脂"选择洛伐他汀为对照药。随机方法采用分层区组随机化,以临床试验中心为分层因素。如果年龄、性别对观测结果的影响不可忽视,也可以考虑将年龄和性别作为分层因素。经统计学计算,Ⅱ期临床试验每组需要 90 例受试者,没有超过国家要求,因此按照《药品注册管理办法》的规定,样本含量每组取

100 例,考虑不超过 20% 的脱落率,每组 120 例,总例数确定为 360 例。经统计学计算,Ⅲ期临床试验试验组和对照组分别需要 270 例和 90 例,没有超过国家要求,因此根据《药品注册管理办法》的要求,两组分别需要 300 和 100 例,考虑不超过 20% 的脱落率,需要试验组 360 例,对照组 120 例,总例数为 480 例。

12.2.2 临床试验设计的类型

在临床试验设计方案中,统计设计类型的选择至关重要,因为它决定了样本含量的估计、研究过程及其质量控制。常用的设计类型包括平行组设计、交叉设计、析因设计和成组序贯设计。其中前三种设计可参阅本书第 11 章"实验研究",本节主要说明成组序贯设计,另外还将介绍近些年来涌现的实效性临床试验、篮式试验和伞式试验。

12.2.2.1 成组序贯设计

成组序贯设计(group sequential design)是把整个试验分成若干个连贯的分析阶段,每个分析阶段受试人数可以相等也可以不等,但试验组与对照组的受试人数比例与总样本中的比例相同。每完成一个分析阶段,即对主要变量(包括有效性和安全性)进行分析,一旦可以做出结论即停止试验,否则继续进行。如果到最后一个分析阶段差异仍无统计学意义,则结束试验。成组序贯设计常用于大型的、观察期较长的或事先不能确定样本含量的临床试验,其优点是当处理间确实存在差异时,可较早地得到结论,从而缩短试验周期,既符合伦理要求,也降低试验成本。

在成组序贯设计中,需要进行多次期中分析(interim analysis)。期中分析是指在正式完成临床试验前,按照事先制订的分析计划,根据试验已累积的数据进行中期评价,比较处理组间的有效性和/或安全性。其分析目的是为后续试验是否能继续执行提供决策依据。在完成多次期中分析时,重复进行假设检验会使第一类错误概率增加,故需对每次检验的水准进行调整,以控制总的第一类错误的概率不超过预先设定的水准(如 $\alpha = 0.05$)。常用的检验水准调整方法有 Pocock 法、O'Brien-Fleming 法,以及 Lan 和 DeMets 提出的 α 消耗函数法。α 消耗函数法融合了 Pocock 法和 O'Brien-Fleming 法,目前已大量应用于成组序贯试验。

12.2.2.2 实效性临床试验

实效性临床试验(pragmatic clinical trial,PCT)又称实用性临床试验,它是指在真实临床医疗环境中,比较不同干预措施的治疗结果(包括有效性、安全性、成本等)的研究。在受试对象、干预措施和结果观察等方面,实效性试验和传统的随机对照试验都有所不同。其主要特点如下:研究对象的入选标准宽泛、排除标准较少,可以纳入不同特征、不同来源的受试对象,从而保证研究结果的外推性;干预措施的制定和实施都比较灵活,对研究者的专业技能不作过多限制;在常规的临床观察之外不安排过多随访,可以通过其他手段(例如健康数据库)获取结局变量的数据;一般设定多个结局变量,强调选择对受试对象有重要临床意义的变量作为主要结局变量;允许试验实施者合理偏离干预方案,对受试对象的依从性不进行测量与干预;对所有入组的受试对象按既定分组计划进行统计分析,对受试对象是否符合方案不作额外限定。

12.2.2.3 篮式试验和伞式试验

篮式试验(basket trial)和伞式试验(umbrella trial)是肿瘤研究中的创新性临床试验设计方法。

篮式试验是指一组试验,受试对象具有相同的生物标志物或基因组特征,被视为一个篮子,采用相同的靶向药物进行治疗;按照肿瘤的部位或病理类型分成不同的子试验,分别观察有效性和安全性。篮式试验通常处于药物研发的早期,被设计为单臂,属于概念验证性试验。它的优点是可以为各种肿瘤类型的患者提供新的分子靶向药物;适合在罕见肿瘤背景下研究生物标志物;研究队列较小,相对容易实施。其不足之处在于,同一个篮子中的患者由于肿瘤部位和病理类型的差异,预后可能有很大不同;由于经常使用历史对照,结果的可信度会受到影响;当对多个亚组的数据进行分析时,会产生多重检验问题,增加犯第一类错误的概率。关于篮式试验的描述可参见图 12-1(a)。

伞式试验也是由一组试验组成的,与篮式试验不同的是,它只纳入具有相同疾病类型的受试对象,然后基于生物标志物将患者分入多个亚组。在每个亚组中,患者具有相同的靶基因,使用相同的靶向药物;而在不同亚组间,患者的靶基因不同,使用的靶向药物也不同。在这种情况下,包含所有亚组的同一疾病患者人群就是"伞"。伞式试验通常包括两个阶段或三个阶段,可以是单臂的,也可以是随机对照的双臂试验。和篮式试验相比,伞式试验的优势在于预后的同质性,因为患者具有共同的肿瘤类型和疾病阶段,所以治疗效果可以更直接地归因于分子标志物和相应靶向药物的潜在预测性质,能够更清晰地评估药物的疗效。它的缺点是规模较大,耗时较多,实施不易。关于伞式试验的描述可参见图 12 - 1(b)。

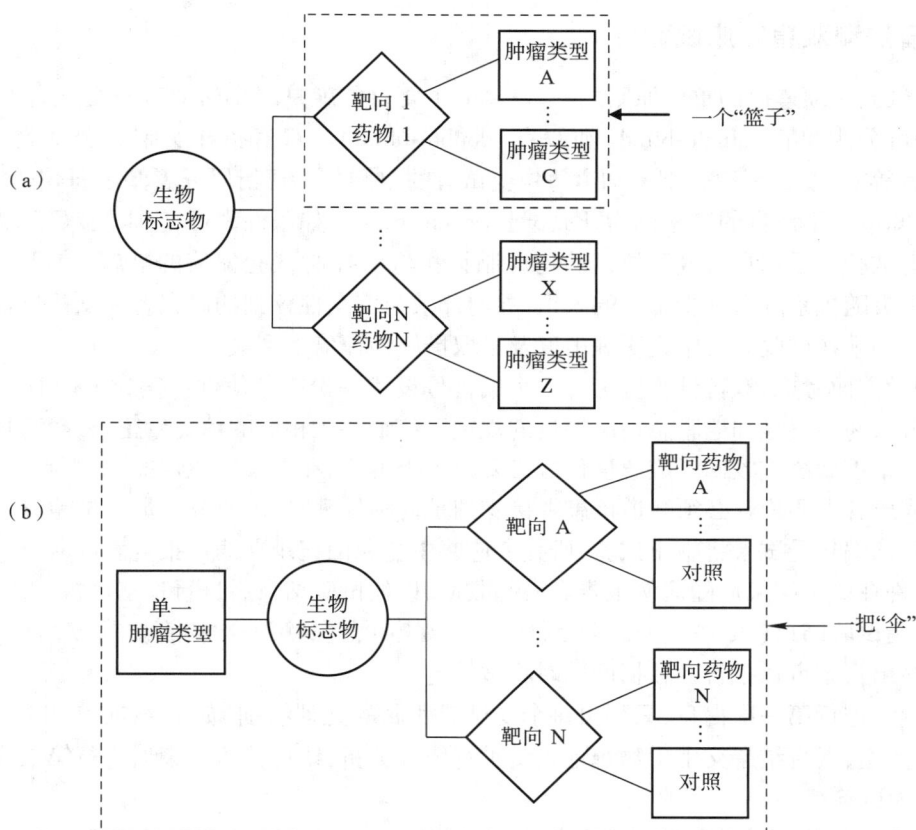

图 12 - 1　篮式试验(a)和伞式试验(b)示意图

根据前述"A 脂"Ⅱ期和Ⅲ期临床试验的目的,"A 脂"Ⅱ期试验选择平行组设计比较合适,分为三组,"A 脂"10 mg/次组、"A 脂"20 mg/次组和洛伐他汀组;Ⅲ期试验可以采用成组序贯设计,分为"A 脂"10 mg/次组和洛伐他汀组,预先规定在某一时点利用 Lan 和 DeMets 的 α 消耗函数法进行期中分析。

12. 2. 3　多中心临床试验

多中心临床试验(multi-center clinical trial)是指由一个或几个主要研究者总负责,多个研究单位合作,按同一临床研究方案同时进行的临床试验。主要研究者所在的单位为组长单位。

多中心试验可以在较短的时间内搜集所需的受试者,且受试者范围广,用药的临床条件广泛,试验的结果更具代表性。

多中心试验必须在统一组织领导下,按一个共同制订的研究方案开展。多中心试验要求各中心研究人员明确研究目的,采用相同的试验方法;试验前人员应统一培训,试验过程要进行质量监控;当主要变量易受主观因素影响时,需进行一致性检验。若各中心实验室化验结果有较大差异或参考值范围不同,需采取措施取得一致,如统一由中心实验室检验或进行检验方法和步骤的统一培训以及定期的一致性测定。以实验室指标作为主要变量时,这尤为重要。每个中心内,受试者的组间比例应与总样本中受试者的组间比例大致相同,以保证各中心均衡可比。

假定"A脂"Ⅱ期和Ⅲ期临床试验在北京、广州、上海和西安的四家医院进行,北京的医院作为组长单位,那么临床试验方案将由北京的主要研究者负责撰写,然后经过四家医院的所有研究者共同讨论修改,最后经过该项目负责单位的伦理委员会讨论,方案才能最终定稿。

12.2.4　盲法和双盲临床试验

盲法是临床试验必须遵循的重要原则之一,设盲的主要目的就是减小研究者或受试者的主观因素所导致的偏倚。盲法可分为单盲(single-blind)和双盲(double-blind)。双盲指在实施一个试验方案时,研究者(包括资料分析者等)和受试者双方都不知道每位受试者的组别。单盲指研究者知道每位受试者的组别,而受试者本人并不知道。不设盲的试验称为开放试验(open trial)。如条件许可,应采用双盲试验;如双盲不可行,则应考虑单盲试验。采用盲法或开放试验均应制订相应的控制试验偏倚的措施,使已知的偏倚达到最小。例如,采用中央随机系统管理受试者的入组,参与疗效与安全性评判的研究者在试验过程中尽量处于盲态。如果不设盲,必须在试验方案中说明理由以及采取措施使偏倚达到最小。

从医学伦理学方面考虑,双盲试验应为每一个编盲号设置一份应急信件。信封上印有×××药物的临床试验的应急信件、药品编号和遇紧急情况揭盲的规定。信纸装入相应的信封后密封,随药物发往各个临床试验中心,在试验结束后统一收回。应急信件非必要时不得拆阅,在发生紧急情况,如严重不良事件(serious adverse event),或患者需要抢救必须知道该患者接受的是何种处理时,由研究人员按试验方案规定的程序拆阅。一旦被拆阅,该编号受试者将中止试验,研究者应将中止原因记录在病例报告表(case report form,CRF)中。所有应急信件在试验结束后随病例报告表一起收回,以便试验结束后进行盲态审核。

盲态审核是指试验结束(最后一位受试者最后一次观察),直到第一次揭盲之前,对数据库数据进行的核对和评价,并写出盲态审核报告。数据库同时将被锁定。

数据库锁定后,进行第一次揭盲,只列出每个受试者所属的处理组别(如A组或B组)而并不标明哪一个为试验组或对照组,揭盲结果交由生物统计人员进行统计分析;统计分析结束后进行第二次揭盲,标明A、B两组中哪一组为试验组。

"A脂"Ⅱ期和Ⅲ期临床试验若采用双盲方法,需要把10 mg、20 mg的"A脂"胶囊和洛伐他汀20 mg胶囊制成外观一致的胶囊,并按照上述双盲试验程序实施。如果"A脂"和洛伐他汀的外观、气味或用法用量无法统一,可使用双模拟技术,为"A脂"和洛伐他汀分别制作模拟剂。

12.2.5　临床试验方案

临床试验方案是指导参与临床试验所有研究者如何启动和实施临床试验的研究计划书,也是试验结束后进行统计分析的重要依据,所以,临床试验方案是申报新药的正式文件之一,同时也是决定新药临床试验能否取得成功的主要因素。临床试验方案一般篇幅较大,这里以"A脂"Ⅱ期临床试验方案为例,简单罗列应涉及的项目和部分项目的主要内容。

通常临床试验方案中应涉及的项目有:首页、方案摘要、研究背景资料、试验目的、试验设计、受试者的选择和退出、治疗方案、临床试验步骤、不良事件的观察、观察指标、数据管理、期中分析、统计分析、试验的质量控制和保证、伦理学要求、资料保存、参考文献、主要研究者签名和日期。现简要介绍部分项目。

(1) 首页(除题目外,其他略)　"A脂"胶囊与洛伐他汀胶囊对照治疗高脂血症有效性和安全性评价的多中心随机双盲Ⅱ期临床试验。

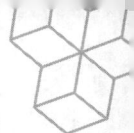

（2）试验目的　初步评价"A 脂"的有效性和安全性,评价"A 脂"10 mg/次和 20 mg/次用量的临床有效性和安全性差异。

（3）试验设计

1）总体设计:采用多中心、随机、双盲、平行对照临床试验设计。

2）对照设计:采用 1∶1∶1 平行对照设计方法,分为洛伐他汀组、A 脂低剂量组和 A 脂高剂量组。

3）样本含量:根据预试验结果,A 脂低剂量组、A 脂高剂量组和对照组分别能够使 LDL-C 平均降低 1.40、1.59 和 1.38 mmol/L。取 $\alpha = 0.05, \beta = 0.2$,双侧检验,经统计学计算,每组需要 90 例受试者。根据《药品注册管理办法》的要求,三组各 100 例。考虑不超过 20% 的脱落率,总例数确定为 360 例,每组各 120 例。

4）随机分组:采用分层区组随机化方法,按四所医院分层,选取合适区组长度。使用 SAS 9.4 软件,给定种子数,产生 360 例受试者的随机分组方案,每所医院 90 例,各组例数的分配比例为 30∶30∶30 例。

5）设盲方法与揭盲规定:依据随机编码表,双盲试验的设盲工作由临床研究负责单位、申办者和统计人员共同完成,采用两级设盲法。病例收集结束,建立数据库并锁定数据后进行两级揭盲,先明确各编号对应组别的代号进行统计分析,统计分析完成后再明确各代号对应的处理。

（4）受试者的选择和退出

1）诊断标准(略)。

2）入选标准:符合高脂血症诊断者,LDL-C > 3.5 mmol/L,年龄在 18~65 岁,签署知情同意书,育龄期妇女必须有有效的避孕措施。

3）排除标准:其他疾病导致的血脂异常;合并有心血管、肝、肾和造血系统等严重原发性疾病,精神病患者;过敏体质者;血清转氨酶大于正常值的 1.5 倍者;妊娠、哺乳期妇女;近 3 个月内参加其他药物临床试验者。

4）剔除标准:严重违反纳入标准者,纳入后未曾用药者,无任何可评价记录者。

5）受试者退出试验的条件及步骤。

研究者决定的退出:试验中受试者发生某些合并症、并发症或特殊生理变化,不适宜继续接受试验;受试者依从性差,使用药物达不到规定量的 80% 或超过规定量的 120%;试验中破盲或紧急揭盲的病例;试验中使用了方案规定的禁用药品。

受试者自行退出试验:根据知情同意书的规定,受试者有权中途退出试验,或受试者虽未明确提出退出试验,但不再接受用药及观测而失访,也属于"退出"(或称"脱落")。应尽可能了解其退出的原因,并加以记录。对退出试验的病例,应保留其病例记录表,以备对疗效和不良反应进行全面分析。

6）中止试验的条件:试验中发生严重安全性问题,或发现药物治疗效果太差,甚至无效,应中止试验。

（5）治疗方案

1）试验药物(略)。

2）治疗方法:A 脂低剂量组 10 mg/次,1 次/日;A 脂高剂量组 20 mg/次,1 次/日;洛伐他汀组 20 mg/次,1 次/日。

3）疗程:6 周。

4）合并用药:试验期间禁用一切治疗高脂血症的中西药品。

（6）观察变量

1）疗效变量

主要疗效变量:LDL-C。

次要疗效变量:TC、TG、HDL、血液流变学、临床症状。

2）安全性变量

不良事件;血、尿、便常规,心电图,肝、肾功能。

12.2.6 临床试验病例报告表

病例报告表是药品临床研究中十分重要的研究资料。人用药品注册技术要求国际协调会第六次会议（ICH6）对病例报告表的定义为："Case Report Form（CRF）: A printed, optical, or electronic document designed to record all of the protocol required information to be reported to the sponsor on each trial subject"，我国GCP将它定义为："按试验方案所规定设计的一种文件，用以记录每一名受试者在试验过程中的数据"。

CRF的质量和水平是临床研究水平的直接反映。在临床研究方案确定之后，CRF的填写质量是该项临床研究能否成功的关键，也是该项临床研究统计、总结、报批的重要依据。

CRF在设计上没有统一的格式，但是需要遵循一定的原则。例如，CRF必须全部体现临床试验方案中要求观测的内容，CRF条目应当尽量使用选择方式，CRF的每一页都必须有研究者的签字和日期，同一观测指标在不同时点的观测值不能在同一页CRF中填写，CRF中不能出现患者姓名、地址等相关信息，CRF中不能出现受试者化验单等原始资料等。

CRF的主要内容包括首页、填写指南、入选和排除标准、受试者基线信息、生命体征和体格检查、疗效评价、实验室检查、不良事件、合并用药、药物发放和回收记录、研究总结等。

12.3 临床试验的数据管理与分析总结

12.3.1 临床试验数据管理

临床试验数据管理是指利用计算机技术和网络技术，对临床试验研究数据进行录入、编码、核查、疑问校正、数据库锁定和数据归档的全过程。临床试验数据管理工作必须遵循药品监督管理部门制定的有关规范和指导原则，需要遵照单位或部门制定的标准操作规程（standard operation procedure, SOP），同时还需要依从临床试验研究方案。

（1）数据管理的主要相关人员　数据管理的主要相关人员包括申办者、研究者、监察员和数据管理员。申办者是保证临床数据质量的最终责任人，对数据的质量和真实性负总责。研究者负责受试者的随访和观察，并完整、真实的填写CRF。研究者应保证CRF上的数据是来自于受试者病历上的源数据。监察员负责核对研究者填写的CRF是否真实可靠，承担数据的传递工作，是申办者和研究者、研究者和数据管理员之间沟通的桥梁。数据管理员是数据管理工作的主要完成人，数据管理的大部分工作由其完成。

（2）数据管理计划和报告　数据管理工作中的主要文件包括数据管理计划（data management plan, DMP）和数据管理报告（data management report, DMR），在药物上市注册时，监管部门将数据管理计划和报告视为评价临床试验结果的重要文件和依据。数据管理计划是由数据管理人员依据临床试验方案书写的一份动态文件，它详细、全面地规定并记录某一特定临床试验的数据管理任务，包括人员角色、工作内容、操作规范等。数据管理报告是在临床研究结束后，数据管理人员撰写的研究项目数据管理全过程的工作总结，是数据管理执行过程、操作规范及管理质量的重要呈现手段。

（3）数据管理的主要内容　数据管理的主要内容包括数据采集和管理系统建立、CRF与数据库的设计、数据接收与录入、数据核查与质疑、医学编码、外部数据管理、盲态审核、数据库锁定、数据导出与传输、数据及数据管理文档的归档等。

数据采集可以使用纸质CRF，也可以通过电子数据采集（electronic data capture, EDC）系统完成。电子数据采集系统是一种基于计算机网络的用于临床试验数据采集的技术，通过软件、硬件、SOP和人员配置的有机结合，以电子化的形式直接采集和传递临床数据。随着监管部门要求的提高和相关技术的进步，EDC系统正在逐渐取代纸质CRF，未来它将是临床试验数据采集的主要手段。

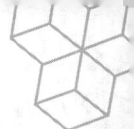

数据库的建立需要设定的内容包括数据集名称、变量名称、变量类型和变量规则。数据库建立后,应当对其进行测试和验证。数据库的测试内容应包括数据库设计、数据录入界面、数据录入、数据的储存情况、各种衍生变量的正常计算、导出数据与录入数据在数据格式上的一致性、数据疑问的产生、数据更新时的稽查轨迹等。

数据的接收可以通过多种方式进行,如传真、邮寄、可追踪有保密措施的快递、监察员亲手传递、网络录入或其他电子方式。数据接收过程应有相应文件记录,其内容应包括 CRF 的编号、交接的日期、交接人员、签名以及备注等。

进行数据核查之前,应制定详细的数据核查计划(data validation plan,DVP),该计划将详细描述各数据域、各数据点的核查内容、核查方法和核查要求。数据核查应在盲态下进行,其主要内容包括试验完成情况核查、入选/排除标准核查、缺失值核查、逻辑一致性核查、异常值核查、时间窗核查、合并用药核查、不良事件核查等。数据核查后产生的质疑以数据疑问表(data query form,DQF)的形式发送给临床监察员或研究者。研究者对质疑做出回答后,数据管理员根据返回质疑答复对数据进行修改。

医学编码是把从 CRF 上收集的不良事件、医学诊断、合并用药、既往用药、既往病史等的描述与标准字典中的术语进行匹配的过程。广泛使用的标准字典有 MedDRA(Medical Dictionary for Regulatory Activities)、WHO ART(WHO Adverse Reaction Terminology)、WHO DD(WHO Drug Dictionary)。

外部数据是指临床试验方案中规定采集,但是在研究基地以外获得的,由其他供应商(如中心实验室)提供的数据,主要包括实验室检查数据、药代动力学/药效学数据、生物标志物的检测数据等。数据管理员应制定一份详细的数据传输协议,对外部数据的结构、内容、传输方式、传输时间以及工作流程等作具体的技术要求。外部数据通常以电子化的文件形式传输,应对其一致性和准确性进行核查。

盲态审核可参见前述,需要强调的是,无论临床试验过程是开放还是盲法操作,都应进行盲态审核。

数据库锁定是临床试验过程中的关键节点,它是为防止对数据库文档进行无意或未授权的更改,而取消的数据库编辑权限。数据库锁定过程和时间应有明确的文档记录,由申办者、主要研究者、数据管理员、生物统计学专业人员和保存盲底的有关人员共同完成。对于盲法临床试验,数据库锁定后才可以揭盲;必须严格控制锁定后又解锁,必要的解锁及再锁定的过程必须详细记录。

应规定数据导出和传输的文件格式、导出内容(数据库、变量名及变量值编码)、提交程序及传输介质。试验数据和数据管理过程中形成的文档都需要完整保存,保存期限应该按法规的特定要求执行。

12.3.2　临床试验统计分析

临床试验的统计分析除了要依照统计学的原理和方法外,还应遵循相关法规与指导原则。生物统计专业人员需要协助完成试验方案的制订和修订、病例报告表的设计和后期的数据管理;完成样本含量的估计和受试者的随机分组;负责制定统计分析计划,完成临床试验资料的统计分析并撰写统计分析报告;协助主要研究者完成临床试验的总结报告。参与研究的生物统计学专业人员必须保证临床试验方案、病例报告表、临床试验总结报告中所涉及的统计学方法、分析结果与解释以及术语的准确性。

12.3.2.1　统计检验类型

通常情况下的假设检验都属于差异性检验,其目的是推断药物间的差别是否有统计学意义。在临床试验中,除了传统的差异性检验以外,还会经常用到优效性检验、等效性检验和非劣效性检验。

优效性检验(superiority test)用于推断试验药的疗效是否优于对照药。优效性检验可分为统计优效和临床优效两种形式,临床优效性检验中需要提供优效性界值。优效性检验属于单侧检验,当差别有统计学意义时,可以得出试验药优于对照药的结论。

等效性检验(equivalent test)用于推断试验药与对照药的疗效差别是否在临床可接受的某一范围内。临床可接受的范围由两个等效性界值来界定,两个等效性界值分别称为优侧和劣侧界值,两侧界值可以不等距,实际中一般取等距。等效性检验中需要同时进行两个单侧检验,称为双单侧检验;只有当两个单侧检验的差别都有统计学意义时,才可以得出试验药和对照药等效的结论。

非劣效性检验(non-inferiority test)用于推断试验药与对照药的疗效差别是否不低于临床可接受的某一范围。临床可接受的范围由非劣效性界值来界定。非劣效性检验属于单侧检验,当差别有统计学意义时,可以得出试验药非劣于对照药的结论。

上述三种检验中,界值的确定非常重要,在试验设计阶段就应予以明确。界值可以根据既往的专业知识和经验予以确定,例如血压可取 5 mmHg,胆固醇可取 20 mg/dL。当难以确定时,两组均数比较可取 1/5~1/2 个标准差或对照组均数的 1/10~1/5 为界值;两组率比较,建议取 15% 以下的值或对照组样本率的 1/5 为界值。

12.3.2.2 统计分析集

在统计分析中,哪些受试者应当包括在内,哪些受试者不应当包括在内,这是分析试验结果时首先要考虑的问题,也就是分析集的划分问题。在定义分析数据集时,应尽可能地减小偏倚,同时控制第一类错误概率的增加。统计分析集通常包括全分析集、符合方案集和安全集。

意向性分析(intention to treat,ITT)是指所有随机化的受试者都要按其所分到的组别进行评价和分析,不管其是否依从计划完成试验过程。意向性分析保证了原始的随机化分组,可以避免由于随机化的破坏而造成的偏倚。基于这一原则的分析集通常被称为 ITT 分析集。但意向性分析在实际工作中的实施存在困难,因此仅仅是一个原则。有鉴于此,ICH E9 统计分析指导原则中提出了全分析集的概念。

全分析集(full analysis set,FAS)是指尽可能接近 ITT 原则的受试者人群,是从所有随机化的受试者中以最少和最合理的方法剔除后得出的受试者。剔除的受试者包括严重违反研究方案者、未曾服用试验药物者、随机化后无观测数据者等。

符合方案集(per protocol set,PPS)又称有效病例、有效样本、可评价病例样本,它是全分析集中更加符合方案的受试者子集。符合方案集中的受试者应完成事先设定的试验药物的最小服用量,试验中主要指标的数据可以获得,对试验方案没有重大的违背。举例来说,有效提前终止治疗的受试者;无效脱落但已达到最小药物服用量,脱落前主要疗效指标数据齐全的受试者可以纳入符合方案集。根据服用量计算的依从性为 130%、合并使用对试验药有协同作用的药物、未通过入选排除标准、对照组受试者服用试验药时,受试者应被剔除出符合方案集。

安全集(safety set,SS)应包括所有随机化后至少接受一次治疗,且至少有一次安全性评估的受试者,用于安全性与耐受性评价。

全分析集尽量保留了随机化的病例,可以防止偏性,但是其结果较为保守,更接近于实际情况。符合方案集能更好地反映试验方案的科学一致性,但可能会夸大疗效。如果受试者对方案的违反与处理因素有关,则会产生严重的偏倚。如果符合方案集中被排除的受试者比例太大,则整个试验的有效性将受到影响。在验证性试验中,应同时对全分析集与符合方案集进行分析。若结论一致,说明结果可靠;若不一致,应对其差异进行讨论和解释。在优效性试验中,一般以全分析集作为主要的分析集,因为其结果比较保守;在等效性或非劣效性试验中,由全分析集得到的结果并不一定保守。

12.3.2.3 统计分析计划和报告

统计分析计划(statistical analysis plan,SAP)和统计分析报告(statistical analysis report,SAR)是统计分析过程中的主要文件,需要作为药物注册上市的申请材料提交给监管部门,用于对临床试验结果的评价。统计分析计划由统计学专业人员起草,要求全面而详细地陈述临床试验数据的分析方法和表达方式,以及对预期的统计分析结果的解释。统计分析报告是根据统计分析计划,对试验数据进行统计分析后形成的报告,是临床试验结果的重要呈现手段和撰写临床研究报告的重要依据。统计分析计划的主要内容包括试验概述、评价指标、分析数据集、分析软件和分析方法、预期结果的图表模板。统计分析报告则需要在分析计划内容的

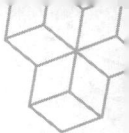

基础上,补充统计分析结果和统计学结论。

12.3.2.4 统计分析的主要内容

临床试验统计分析的主要内容包括受试者分布描述、依从性分析、基线可比性分析、疗效分析、安全性分析和合并用药分析等。统计分析软件和统计分析方法应该是国内外公认的,按照指标性质、设计类型、资料所具备的前提条件和分析目的,选用相应的统计分析方法。假设检验应说明所采用的是单侧还是双侧检验,如果采用单侧检验,应说明理由。单侧检验的检验水准往往选择为双侧检验的一半。

在受试者分布描述中,应说明筛选例数、筛选失败例数及原因、参与随机化的例数、各组脱落或剔除受试者的例数、各分析数据集的分布等,列表描述脱落和剔除受试者的详细情况。除文字、表格说明外,应采用流程图的方式描述受试者的分布情况。

在依从性分析中,应根据研究方案中对依从性的定义,明确各受试者完成试验的情况,列表描述依从性差的受试者的详细情况,并进行组间依从性差的发生率的比较。

对于人口统计学资料、既往史、家族史、药物过敏史以及疗效指标的基线值等数据,一般采用统计描述的方式进行可比性分析。必要时可对基线指标进行假设检验。基线可比性分析采用全分析集。

对于主要和次要疗效指标,除统计描述之外,应该根据事先确定的统计分析方法进行区间估计和假设检验,主要结果包括指标基线情况、治疗后各访视点的测量值和前后变化情况,以及变化值组间差异的描述统计量、置信区间、检验统计量和 P 值等。疗效比较应同时对全分析集和符合方案集进行分析。如果主要疗效指标是定量变量,通常需要以基线值为协变量,考虑处理、中心的作用,使用多重线性回归分析;如果主要疗效指标是定性变量,则使用 logistic 回归分析。

安全性指标包括不良事件和不良反应、实验室检查、生命体征、体格检查及其他特殊的安全性检验(如心电图、影像学检查)等。安全性分析中需要分类汇总各种不良事件和不良反应,计算不良事件和不良反应发生率并进行组间比较,列表描述每位受试者每项不良事件发生的详细情况。对于实验室检查指标、生命体征、体格检查、心电图检查以及其他安全性相关指标,除采用描述性统计量进行说明外,通常以治疗前后交叉表的形式描述其变化情况,必要时进行假设检验。对于治疗前正常而治疗后异常,且有临床意义的检查指标;或治疗前异常而治疗后加重,且异常加重的程度有临床意义的检查指标,研究者应随访检查至该指标正常或回到治疗前水平,并报告不良事件,判断该异常变化与药物的关系。安全性分析采用安全集。

合并用药分析的方法与不良事件类似,需要汇总合并用药的使用情况,计算合并用药发生率并进行组间比较,列表描述每位受试者每项合并用药的详细情况。

在临床试验数据的统计分析过程中,其他需要注意的特殊问题还包括缺失值与离群值的处理、数据变换、协变量分析、中心效应处理、多重性问题和亚组分析等。其中缺失值的处理可参见本书第16章"缺失数据处理"。

12.3.3 临床试验总结报告

临床试验总结报告是反映药物临床试验研究设计、实施过程,并对试验结果作出分析、评价的总结性文件,是正确评价药物是否具有临床实用价值的重要依据,也是药品注册所需的重要技术资料。报告撰写者应负有职业道义和法律责任。临床试验报告需重视对试验结果的分析,完整表达临床试验设计、试验管理、试验过程,以阐明试验结论的科学基础,才能对药物的有效性和安全性作出合理评价。

按照国家药品监督管理部门的注册要求,临床试验总结报告至少应当包括以下七方面内容:报告封面、签名页、报告目录、缩略语、伦理学问题、报告摘要和报告正文。报告正文是核心内容,按照前言、试验目的、试验方法、试验结果、讨论和结论的框架进行论述。试验方法方面通常需要详细介绍总体设计、随机化设计、盲法设计、研究对象、对照方法及其依据、治疗过程、疗效评价指标与方法、安全性评价指标与方法、质量控制与保证、数据管理、统计学分析等方面内容,试验结果必须包括受试人群分析、疗效分析和安全性分析内容。

有关临床试验总结报告撰写的详细要求,请参阅国家药品监督管理部门颁布的《化学药物临床试验报告的结构与内容技术指导原则》(2005)、《中药、天然药物临床试验总结报告的撰写原则》(2005)。

12.4 结果报告

在报告临床试验的统计分析结果时,主要内容应包括:

(1) 受试者分布情况。

(2) 基线特征分析结果。

(3) 疗效分析结果。

(4) 安全性分析结果。

(5) 统计学结论。

现以"A 脂"Ⅲ期临床试验为例,以文字叙述的形式简要说明统计分析的结果报告。

"A 脂"Ⅲ期临床试验共入组 480 例受试者,完成试验 453 例,脱落 27 例。其中试验组入组 360 例,完成 341 例,脱落 19 例;对照组入组 120 例,完成 112 例,脱落 8 例。

试验组与对照组受试者在年龄、性别、既往史等基线指标上的差异无统计学意义,两组基线特征均衡。

研究结束时试验组与对照组的主要疗效指标 LDL – C 下降值分别为(1.33 ± 0.68)mmol/L 和(1.25 ± 0.52)mmol/L,经方差分析,两组间差异无统计学意义。次要疗效指标中,除 TG 试验组略好于对照组外,其他各项指标的组间差异均无统计学意义。

试验组与对照组的不良反应发生率分别为 14% 和 12%,经 χ^2 检验,组间差异无统计学意义。

综上所述,除次要疗效指标 TG 外,试验药"A 脂"与对照药洛伐他汀在疗效和安全性指标上的差异无统计学意义,尚不能认为两种药物的疗效与安全性有所不同。

A total of 480 subjects were enrolled in the phase III clinical trial of "A lipid". 453 completed the trial and 27 dropped out. The treatment group consisted of 360 subjects, among whom 341 completed the trial and 19 dropped out. 120 subjects were included in the control group, and among them 112 completed the trial and 8 dropped out.

At baseline, there were no statistically significant differences in age, gender, and past history between the treatment and control groups. The baseline characteristics of the two groups were balanced.

At the end of the study, the primary indicator LDL-C of the treatment and the control groups decreased by (1.33 ± 0.68)mmol/L and (1.25 ± 0.52)mmol/L respectively, and there was no statistically significant difference between the two groups by analysis of variance. There were no statistically significant differences between the two groups on the secondary indicators, except that TG was slightly improved in the treatment group than that in the control group.

The incidences of adverse events in the treatment and control groups were 14% and 12% respectively, and there was no statistically significant difference between the two groups by Chi-square test.

In summary, except the secondary indicator TG, there were no statistically significant differences on the indicators for efficacy and safety between "A lipid" and lovastatin. It could not be considered yet that the two drugs were different in efficacy and safety.

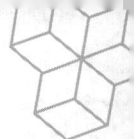

12.5　案例辨析

案例 12−1　某制药企业开发了一个治疗糖尿病的新药,欲与二甲双胍对照开展Ⅱ期临床试验。该新药具有特殊的气味,且无法制成与二甲双胍相同的剂型,有研究者认为无法采用双盲方法完成试验。应如何看待这一问题?

案例 12−2　在一项随机、双盲、阳性药物平行对照的多中心临床试验中,通过比较得到两组主要疗效指标的差异无统计学意义($P = 0.8270$),研究者据此得出结论:在临床上可以认为试验药与阳性对照药的疗效相当。这一结论是否正确?

案例 12−3　某位统计师使用重复测量资料的混合效应模型(mixed-effect model for repeated measurements,MMRM),基于全分析集数据对主要疗效指标进行了统计分析。另一位统计师认为他的处理方法有误,因为未采用末次访视观测值向前结转(last observation carried forward,LOCF)方法对主要疗效指标的缺失值进行填补。如何评价他们的做法或看法?

12.6　电脑实验

实验 12−1　采用 SPSS 完成区组随机化
学会通过 SPSS 将研究对象按照一定的区组长度分配至若干个研究组。
实验 12−2　采用 SPSS 完成分层区组随机化
学会通过 SPSS 将研究对象按照一定的分层因素和区组长度分配至若干个研究组。

12.7　常见疑问与小结

12.7.1　常见疑问

(1)　在进行新药临床试验时,可否直接按我国《药品注册管理办法》中规定的病例数的最低要求来确定样本含量?

很多临床试验没有进行样本含量估计,仅仅按照《药品注册管理办法》对病例数的最低要求来做,这种处理方式是有偏颇的。应根据预试验或文献资料,获得有关本试验研究所需要的基本信息,选用合适的样本含量估计方法确定病例数,然后选择估计例数和规定最低例数中的较大者,作为最终的样本含量。

(2)　在进行新药临床试验时,如何正确选择评价指标?

评价指标的选择是临床试验的核心问题,应当在清晰确定临床试验目的的基础上,根据临床医学专业知识,选择最恰当的评价指标。主要指标一般仅为一个,应选择易于量化、客观性强、重复性高的指标。次要指标可以有多个,但不宜过多。应当慎重使用全局评价指标和替代指标,切忌试验目的不明确,以多个指标为主要评价指标的大撒网式研究。

(3)　不良事件和不良反应的区别是什么?

不良事件是指受试者在临床试验过程中出现的不良医学事件,不良事件与试验药物不一定有因果关系。不良反应是指临床试验过程中与药物使用有因果关系的、非预期的有害反应。只有与药物使用有因果关系的不良事件才是不良反应,不良反应只是所有不良事件中的一部分。

(4)　什么是中心效应? 如何处理已经存在的中心效应?

中心效应是指临床试验中不同研究中心在受试者基线特征、医疗水平等方面存在差异,导致不同中心间的处理效应不尽相同。当存在中心效应,但中心与处理间不存在交互效应时,统计模型中应纳入中心的主效应,但不纳入中心与处理的交互项。当存在中心效应,且中心与处理间存在交互效应时,如果各中心试验组与对照组效应之差的方向一致,则需要采用合适的统计学模型来估计处理效应,结果解释时须非常谨慎;如果至少有一个中心试验组与对照组的效应之差与其他中心方向不一致,则需找到合理的解释并重新进行临床试验。当中心数较多,或每个中心样本例数均较少时,一般无需考虑中心效应对结果的影响。

12.7.2 小结

(1) 临床试验研究必须符合有关的法律规范和伦理道德要求,需要依照具体的技术指导原则,在具有资格的临床试验机构中,分期展开实施。

(2) 临床试验的设计应遵循对照、随机、重复和均衡原则,其常用的设计类型包括平行组设计、交叉设计、析因设计和成组序贯设计。试验过程中要特别注意盲法的贯彻实施,要注意临床试验方案和病例报告表的科学制定。

(3) 临床试验的数据管理工作涵盖从数据采集和管理系统建立到数据与数据管理文档的归档整个流程,涉及申办者、研究者、监察员和数据管理员等多方人员,其主要文件为数据管理计划和报告。

(4) 临床试验数据的统计分析需要进行分析数据集的划分,经常要用到三种特殊类型的检验。统计分析的主要内容包括受试者分布描述、依从性分析、基线可比性分析、疗效分析、安全性分析和合并用药分析等。统计分析工作的主要文件是统计分析计划和报告。

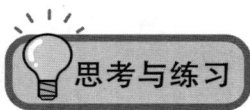

思考与练习

一、思考题

1. 什么是多中心临床试验? 多中心临床试验的优点和需要注意的问题各是什么?

2. 临床试验数据管理工作的主要内容是什么? 数据管理系统的稽查轨迹和权限控制功能分别是指什么?

3. 临床试验中常用的分析数据集有哪些? 它们的应用场合各是什么?

二、计算题

在一项成组序贯设计的临床试验中,计划进行 1 次期中分析,总的分析次数为 2。请采用 O'Brien-Fleming 法,根据公式 $z_{iK} = \dfrac{c_K \sqrt{K}}{\sqrt{i}}$($K$ 为总的分析次数;i 为第 i 次分析;c_K 为总分析次数为 K 时所对应的常数值,$c_2 = 1.978$;z_{iK} 服从标准正态分布),计算出每次分析对应的名义检验水准 α'(双侧)。

(柳伟伟)

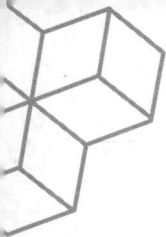

13 观察性效果比较研究

观察性研究是对研究对象的暴露情况不加以干预,通过现场调查的方法客观地记录数据,用于描述疾病或健康状况在人群中的分布,并探索暴露和疾病时间关系的一类方法。传统的观察性研究方法包括横断面研究、病例－对照研究和队列研究。随着临床登记资料、保险索赔资料的不断积累和分析需求的增加,如何基于观察性研究设计来比较不同治疗方法的效果,越来越受到关注。

13.1 观察性效果比较研究的提出

观察性研究中可能存在很多混杂因素,同时内部效度较低,一般认为该类研究所获得的证据质量较随机对照试验要低。然而,近些年越来越多的研究指出,设计良好的观察性研究能够提供干预效果的有用信息,证据的力度有时并不低于随机对照试验。以下用几个例子说明在某些情况下,只能用观察性研究而非随机对照试验来进行效果比较。

（1）当需要开展大型研究时　在慢性阻塞性肺疾病急性发作的治疗中,很多治疗指南都推荐使用类固醇药物,但对治疗的最佳剂量和治疗规程并未明确定义。在一项观察性研究中,对 2006—2007 年间美国 414 间医院共 84 621 名患者的临床治疗数据进行分析,发现临床医生在治疗这些患者时更倾向于注射大剂量的类固醇(平均 600 mg/d),而非低剂量口服类固醇(平均 60 mg/d),92% 的患者接受了注射类固醇治疗,仅 8% 的患者口服类固醇治疗。注射治疗组的病死率和不良结局(如住院第二日机械通气治疗等)发生率分别为 1.4% 和 10.9%,而口服治疗组为 1.0% 和 10.3%。通过倾向性评分校正混杂因素后,两种治疗方法的效果其实是相当的,而低剂量口服类固醇治疗的不良反应更少,同时减少治疗费和治疗时间(*JAMA*,2010,303:2359－2367)。如果通过随机对照试验来比较这两种治疗方法,两组至少需要 30 000 名患者才能发现类似的结果(*JAMA*,2010,303:2409－2410)。

（2）当随机对照试验实施困难时　类固醇药物的吸入疗法被认为是哮喘治疗的金标准,但病人往往对吸入疗法的依从性较差。在美国一项基于保险索赔数据的观察性研究中,对 2003 年 9 月至 2005 年 8 月期间有至少一项哮喘控制药物记录的 56 168 名病人的临床、经济以及治疗效果指标进行分析,探讨哮喘治疗方法和效果的关系。研究发现,尽管类固醇吸入治疗相对于口服治疗能更有效地减少病人入院和急诊的风险,采用口服治疗的病人的依从性更好。在校正两组的病情差别后,口服治疗组比吸入治疗组获得更多的治疗受益。也正是基于该研究的发现,保险公司决定把口服类固醇治疗继续纳入保险理赔的范围。在随机对照试验中,如无法实现盲法,病人的依从性不同会对研究结果造成影响(*Mayo Clinic Proceedings*,2009,84:675－684)。

（3）当干预实施者存在差异时　有心脏死亡风险的病人可采用植入型心律转复除颤器治疗,这一操作可由具有不同训练背景的医生来完成,包括获得电生理学专业学位者以及未受过类似专业培训者。在一项治疗效果和医生专业水平关系的研究中,对 111 293 名病人的分析发现,由胸外科或心脏专科医生操作的治疗比电生理学专业人士操作的治疗更容易发生程序混乱;对其中符合除颤器心脏再同步疗法指征的 35 841 名病人的研究发现,电生理学专业人员较非专业人员安装的设备类型更为准确,治疗效果也更为理想。在随机对照试验中,如果干预实施者本身会对治疗结果产生影响,在实验设计时必须使这一因素在不同组间达到均衡,从而增加设计的难度,在很多临床实践中甚至是不可行的。

13.2 观察性效果比较研究中的有用技术

随着社会信息化的发展,医学资料大量积累和不断完善,给基于真实世界的效果比较研究提供了前所未有的便利。如何合理运用这些资料,比较不同处理或者干预措施的效果,是值得探索的问题。这一节主要介绍当无法开展随机对照试验而采用非随机或观察性研究方法时,可采用的改善可比性的若干技术。

13.2.1 倾向性评分

在基于临床记录资料的分析中,由于临床医生对治疗方案具有一定选择性,例如,医生可能更"倾向于"给病情较重的患者施以某种新的疗法,致使不同治疗方案组之间可能存在基本情况、病情轻重等方面的不均衡性,难以准确验证干预措施的真实效果。对于数据分析中潜在的混杂因素,常用的处理方法包括分层分析和校正分析。近些年研究者提出倾向性评分(propensity score,PS),用于均衡不同组间混杂因素的影响。

例13-1 为研究两种不同的手术方式 A 和 B 对肺癌患者生存时间的影响,某研究者收集了 902 名患者的资料(data13-1),其中采用 A 手术方式(group=0)562 人,B 手术方式(group=1)340 人。调查得到患者的性别(男性=1,女性=2),年龄(岁)、教育(小学及以下=1,中学=2,大学及以上=3)、病理特征(小细胞癌=1,鳞癌=2,腺癌=3)、肿瘤分期(Ⅰ期=1,Ⅱ期=2,Ⅲ期=3)及生存时间(月)和生存结局(删失=0,死亡=1)等信息。

某研究人员考虑到医生通常根据患者的实际情况选择合适的手术方式,并未对患者的手术方式进行随机化分组,两组间的协变量可能分布不均衡,因此选择倾向性评分匹配法来均衡两组间的协变量。

倾向性评分指的是在给定可观察到的协变量条件下,个体进入手术 B 组而非 A 组治疗的概率。倾向性评分的计算可借助 logistic 回归或者判别分析等方法。本例以手术方式为因变量,纳入性别、年龄、教育程度、病理特征、肿瘤分期五个变量,构建 logistic 回归模型,计算倾向性得分。

$$\mathrm{Ln}\left(\frac{P}{1-P}\right)=\beta_0+\beta_1 X_1+\beta_2 X_2+\cdots+\beta_k X_k$$

其中,P 为研究对象进入手术 B 组的概率,X_k 为第 k 个可能的混杂因素,β 为相应的回归系数。通过构建上述模型并进行参数估计,得到各 β_i 的估计值;将每个个体的观测值代入模型,便可以得到第 i 个个体的倾向性评分:

$$PS_i=\frac{\mathrm{e}^{\beta_0+\beta_1 X_1+\beta_2 X_2+\cdots+\beta_k X_k}}{1+\mathrm{e}^{\beta_0+\beta_1 X_1+\beta_2 X_2+\cdots+\beta_k X_k}}$$

倾向性评分是取值在 0 到 1 之间的数字,它综合反映众多观察变量对干预分组的影响。计算倾向性评分客观上起到了"降维"的作用:将多维特征降为倾向性评分一维特征。基于倾向性评分,进一步可通过匹配或者校正的方法分析数据。

13.2.1.1 匹配

获得每个个体的倾向性评分后,就可以为干预组的每一个个体在对照组中匹配合适的对象。可采用的匹配方法有很多种,常用方法包括最近邻匹配(nearest-neighbor matching)、半径匹配(radius matching)、核匹配(kernel matching)、局部线性匹配(local linear matching)等,以下介绍常用的两种方法。

最近邻匹配:是最常用的匹配方法之一,为每个干预组个体按照倾向性评分最接近的原则在对照组中进行匹配。按照评分的数值从小到大排序,依次从干预组选出个体,并从对照组找出和该个体的评分最接近的所有个体,如果存在多个,则随机抽取 1 个;也可以选择评分最接近的 n 个个体同时作为对照(一般 $n<5$)。匹配过程中,可以采用有替代或无替代的匹配,"有替代"指的是对照组的同一个个体可同时作为干预组多

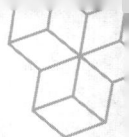

个个体的匹配对象;"无替代"则指的是对照组的一个个体只能被匹配一次。此法简便易懂,但当匹配的两组倾向性评分差异很大时,该方法仍会进行匹配,匹配的效果却较差。

半径匹配:又称为"卡钳"匹配("caliper" matching),该方法是在最近邻匹配法的基础上设定卡钳值,即只有两个观察对象倾向性评分之差在卡钳值范围内才能进行匹配。半径匹配法同样允许有替代的匹配。这一方法解决了最近邻匹配中距离过远的问题,但可能使大量观察对象落在卡钳值范围外而被剔除,导致无法充分有效地利用数据,并产生抽样偏倚。一般卡钳值可设置为两组倾向性评分经 logit 变换后标准差的 20%。

由于并不是干预组中的每一个个体都能在对照组中找到"匹配对象",完成匹配后的干预组和对照组中个体的数目必定缩小。但匹配后两组特征应该接近,可以通过 t 检验或 χ^2 检验比较两组在特征以及倾向性评分上的差异有无统计学意义。但近年来较为推荐的是通过计算组间全部已观测变量的标准化差异(standardized difference,SD)来衡量匹配样本的均衡性。对于连续性变量,标准化差异的计算方法为:

$$d = \frac{100\,|\overline{X_T} - \overline{X_C}|}{\sqrt{\dfrac{S_T^2 + S_C^2}{2}}}$$

式中,$\overline{X_T}$ 和 $\overline{X_C}$ 分别表示处理组与对照组中待检验变量的均值,S_T^2 和 S_C^2 分别表示处理组和对照组中待检验变量的方差。对于离散型变量,标准化差异的计算方法为:

$$d = \frac{100\,|\hat{p}_T - \hat{p}_C|}{\sqrt{\dfrac{\hat{p}_T(1 - \hat{p}_T) + \hat{p}_C(1 - \hat{p}_C)}{2}}}$$

式中,$\hat{p}_T$ 和 $\hat{p}_C$ 分别表示处理组和对照组中待检验变量的阳性率。标准化差异的大小不受样本含量大小的影响,因此可以更好地衡量匹配后两组间的均衡性。一般认为,标准化差异大于 10% 提示两组间协变量不均衡。如果组间未达到均衡,需要研究差别的原因,调整匹配方法,直至两组之间达到均衡。上述匹配方法中没有哪一种绝对优于其他,因此可以进行不同的尝试,并选择匹配效果较好的方法。

本例选择半径匹配,设置卡钳值为 0.03,采用 1∶1 无替代匹配,最终有 276 对匹配成功。然后采用标准化差异来评价两组间的均衡性,发现匹配后两组间协变量都达到平衡(SD < 0.1),结果见表 13 - 1。然后对匹配后的数据(手术方式 A、手术方式 B 各 276 例)进行生存分析(见第 21 章),发现 B 手术方式的死亡风险更低[$HR = 0.389, 95\% \, CI = (0.287, 0.527)$],结果见表 13 - 2。

表 13 - 1　匹配前后两组间协变量的均衡性比较

	匹配前			匹配后		
	A 方法	B 方法	SD 值	A 方法	B 方法	SD 值
病例数/%	562(62.3)	340(37.7)		276(50.0)	276(50.0)	
性别/%			0.357			0.023
男	419(74.6)	197(57.9)		179(64.9)	182(65.9)	
女	143(25.4)	143(42.1)		97(35.1)	94(34.1)	
年龄(Mean ± SD)(岁)	57.62 ± 10.35	60.71 ± 10.51	0.297	60.11 ± 9.97	59.67 ± 10.39	0.043
教育程度/%			0.132			0.039
小学及以下	190(33.8)	95(27.9)		79(28.6)	78(28.3)	
中学	184(32.7)	116(34.1)		94(34.1)	99(35.9)	
大学及以上	188(33.5)	129(37.9)		103(37.3)	99(35.9)	

续表

	匹配前			匹配后		
	A 方法	B 方法	SD 值	A 方法	B 方法	SD 值
病理类型/%			0.244			0.066
小细胞癌	177(31.5)	79(23.2)		72(26.1)	78(28.3)	
鳞癌	275(48.9)	207(60.9)		151(54.7)	151(54.7)	
腺癌	110(19.6)	54(15.9)		53(19.2)	47(17.0)	
肿瘤分期/%			0.609			0.037
Ⅰ期	190(33.8)	213(62.6)		149(54.0)	151(54.7)	
Ⅱ期	136(24.2)	54(15.9)		56(20.3)	52(18.8)	
Ⅲ期	236(42.0)	73(21.5)		71(25.7)	73(26.5)	

表 13-2　两种手术方式对肺癌患者生存影响的不同方法估计

	b	SE	P	HR	95%CI
倾向性评分匹配($N=552$)	-0.944	0.155	<0.001	0.389	(0.287,0.527)
倾向性评分加权($N=902$)	-0.863	0.081	<0.001	0.422	(0.360,0.494)

倾向性评分匹配的应用中应注意以下方面：

第一，倾向性评分构建中应尽可能纳入所有可能影响结局的变量，如果遗漏了重要的变量，这时对研究效应的估计将不准确。但在实际中，往往无法验证这一条件是否满足。因此，研究者应当对研究结局可能受哪些变量的影响有深入的了解，尽可能纳入较多的基线调查变量。

第二，匹配的两组间倾向性评分应足够重叠，才能为两组评分分布找到一个较大的重叠区域，匹配才得以实施。匹配过程中，未在倾向性评分分布重叠区域内的观察数据将被剔除，从而损失信息。图 13-1 中描绘了三种不同的分布情况：情况(a)中，两组的倾向性评分分布完全不重叠，无法匹配个体；情况(b)中，两组的分布有部分重叠，方框中的个体可能找到匹配对象，方框外个体无法匹配；情况(c)中，两组的分布完全重叠，可匹配个体最多。

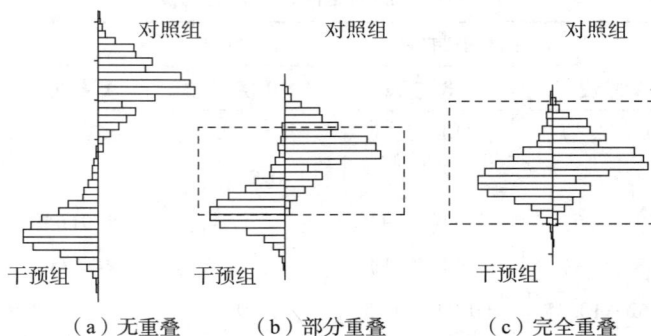

（a）无重叠　（b）部分重叠　（c）完全重叠

图 13-1　倾向性评分的分布情况

第三，倾向性评分匹配一般都会剔除部分不匹配数据，因此对样本含量的要求较高。同时，由于参与分析的数据可能不再能代表总体，结果可能存在偏倚；对剔除数据的特征进行分析，将有助于对结果的理解和对偏倚的解释。

第四,对配对要求的把握非常关键:要求严格,匹配效果较好,但纳入样本含量较少;反之,要求宽松,纳入样本含量虽大,但配对后组间的均衡较差。

13. 2. 1. 2　加权

基于倾向性评分的加权是一种基于个体的标准化法,其原理与传统的标准化法类似:在计算出每个个体的倾向性评分后,通过倾向性评分值赋予每个研究对象权重,产生一个虚拟的"标准人群"。在该人群中,两组混杂因素趋于一致,类似于某一预先选定的"标准人口分布",从而达到均衡两组间混杂因素的目的。

在实际使用中,最常见的是逆处理概率加权法(the inverse probability of treatment weighting, IPTW)。IPTW 是以所有观察对象作为"标准人群"进行调整,权重系数 w 的计算方法为:

$$w_i = \frac{Z_i}{PS_i} + \frac{1 - Z_i}{1 - PS_i}$$

式中,Z 表示分组类别,$Z = 1$ 表示处理组或暴露组,$Z = 0$ 表示对照组,PS 为计算得到的倾向性评分。简单来说,处理组个体的权重为 PS 的倒数,对照组个体的权重为 $(1 - PS)$ 的倒数。如在例 13 - 1 中,第四个观察对象手术方式 B 组,$Z = 1$,其 PS 值为 0.630 1,则权重系数 $w = 1/0.630 + 0 = 1.587 0$;第六个观察对象属于手术方式 A 组,$Z = 0$,其 PS 值为 0.612 7,则权重系数 $w = 0 + 1/(1 - 0.612 7) = 2.582$。在实际使用中,处理组的观察对象的较低 PS 值和对照组的观察对象的较高 PS 值会导致权重系数很大,此时可以选择稳定权重(stabilized weight),即将 IPTW 权重与实际接受处理的边际概率相乘,或采用截断权重(truncated weight),即权重超过指定值时被截断为设定的临界值等,具体方法可参阅相关文献。

基于权重系数校正后,后续的均衡性检验等方法都与匹配法相似。对于加权的数据进行生存分析,结果如表 13 - 2 所示,同样发现 A 手术方式的死亡风险更高[$HR = 0.389, 95\% CI = (0.287, 0.527)$]。和匹配法相比,加权法的优点是能够使用全部样本数据,但加权法对倾向性评分模型的正确设定更加敏感。另外,在计算得到倾向性评分后,还可以利用倾向性评分进行分层分析。在实际使用过程中,可以根据研究目的和数据的特点,选择使用分层、匹配或加权等多种方法,以达到控制混杂因素的目的。

13. 2. 2　工具变量法

13. 2. 2. 1　工具变量的概念

在基于临床登记数据的分析中,结果往往不可避免地受到各种偏倚和混杂的影响,导致效应值被高估或低估。例如,在冠心病不同治疗方法的效果研究中,如果患者的病情比较严重,他们更有可能接受血管成形术、旁路移植术等较为昂贵的外科手术治疗,同时他们严重的病情也使他们更容易继发心脏病和发生死亡,因此接受侵入式手术治疗的患者和接受保守治疗的患者相比,前者由于病情较重导致治疗后发生不良结局的比例较高,在比较手术和保守治疗这两种方法的效果时,很有可能低估侵入式治疗的好处。反之,在其他一些情况下,相对健康的病人才能接受手术治疗,对研究结果的直接比较同样也会带来误判。因此,即使设计良好的观察性研究也无法完全避免偏倚而导致的误导性结果。

为减少这类问题,我们固然可以通过上述匹配和校正的方法控制混杂因素,但其前提首先是能够识别各种混杂因素;其次是在研究中能够准确收集这些混杂因素的信息,才能在数据分析中通过统计分析进行处理。但现实中,混杂因素往往无法完全识别,包括:①混杂因素的种类无法完全识别,已知的混杂因素可能只是众多混杂因素中的一小部分;②针对某一混杂因素的信息收集无法达到完全准确,故观察性数据中常常伴随着残余混杂(residual confounding)因素的存在。采用传统的观察性数据分析无法处理残余混杂的问题,就要采用其他方法,如工具变量(instrumental variable, IV)分析法。

IV 分析法是经济学中常用的方法,现在也开始用于医学领域,分析医疗手段和健康效应之间的关系。研究者通过观察获得工具变量,它必须和选择哪种治疗方法直接相关,但和研究结局之间没有直接关系;通过工具

变量可以模拟将病人随机分配至不同治疗组。一个有效的工具变量需满足以下三个条件(图13-2):

首先,工具变量 Z 与暴露(或干预)因素 X 具有较强的统计学关联。这一点是 Z 成为一个有效工具变量的前提,也是三个条件中最容易满足的一个。其次,工具变量 Z 必须独立于各种混杂因素 C,即 Z 与 C 之间无任何关联。这是传统工具变量分析中较难满足的一个条件,因为大部分的研究变量或多或少会受到病情轻重、自身健康状况、生活方式或社会经济地位水平等因素的影响,而这些因素往往也可同时影响疾病的发生,所以要找到一个研究因素完全不受上述因素的影响本身具有一定的难度。再次,工具变量 Z 必须通过暴露(或干预)因素 X 而影响结局变量 Y。

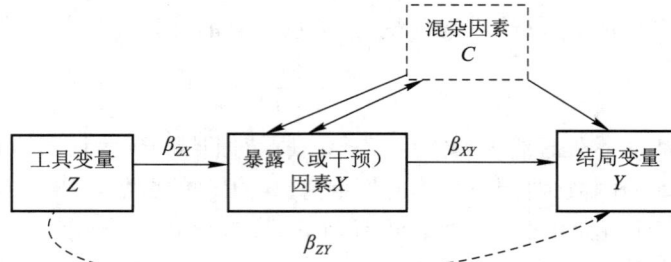

图13-2　有效的工具变量示意图

例13-2　某项研究通过医疗保险的索赔数据来比较强化性治疗(如血管成形术、旁路移植术)和非强化性治疗对老年急性心肌梗死病人病死率的影响,示意图见图13-3(a)。数据显示,居住地远离治疗医院的病人较少接受强化性治疗,而居住地距离医院较近的病人则多采用该强化疗法,且居住地较远的病人和较近的病人健康状况没有差别。由于居住距离和健康状况无关,但和是否接受某种治疗有关,在这种情况下,研究中采用居住距离作为工具变量,考虑到其可能满足上述的三个条件:①居住距离与采用的治疗手段之间有较强相关;②居住距离与其他潜在的混杂因素(如病情轻重、健康状况等)均无相关;③居住距离本身不会影响心肌梗死病人的病死率,有且只有通过不同的治疗手段发挥作用。采用工具变量法分析数据发现,强化治疗为主的那一组(居住距离近者)治疗后病死率略低,但差异仅体现在住院的第一天,长期看来两组并无差别,提示老年急性心肌梗死病人的强化治疗对病死率没有影响(*JAMA*,1994,272:859-866)。

如前所述,鉴于伦理原则,并非所有的治疗方法都可以通过随机对照试验来比较优劣,工具变量法结合观察数据则成为一种减少残余混杂的有效的方法,其结果往往与随机对照试验相符。在上述利用医疗保险的索赔数据开展工具变量分析的例子中,距离远者倾向于接受非强化性治疗(仿佛被随机分配至非强化治疗为主组),距离近者倾向于接受强化治疗(仿佛被随机分配至强化治疗为主组)[图13-3(b)]。

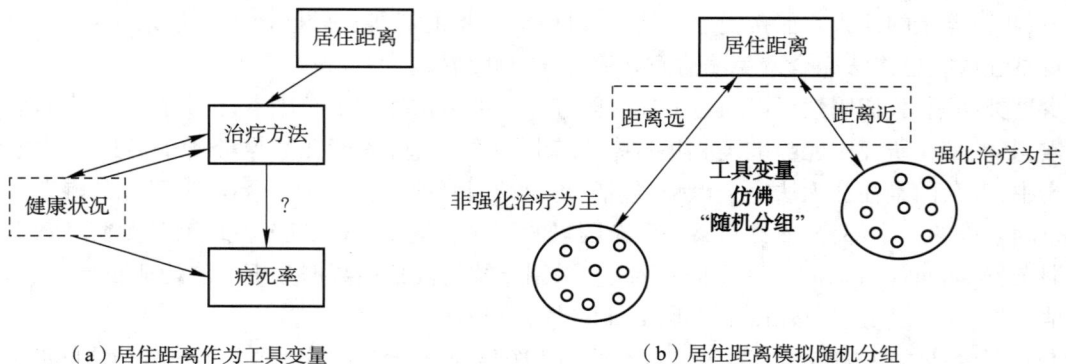

(a)居住距离作为工具变量　　　　　　　　(b)居住距离模拟随机分组

图13-3　工具变量与随机对照试验比较示意图

13.2.2.2　工具变量回归方法

在上述例子中,我们采用两阶段最小二乘法(2SLS)进行工具变量分析。首先以治疗方法对居住距离进行回归,得到基于居住距离这一变量对治疗方法的预测值;然后再以该组心肌梗死病人的死亡变量对上述预测值进行回归,可进一步得到采用不同治疗方法对心肌梗死病人的死亡影响的效应值。在具备有效工具变量的情况下,当同时采用传统回归模型与工具变量法分析时,工具变量法所获的效应值一般更趋向于真实情况,往往优于常规最小二乘法的结果。目前多种统计软件包括 Stata、SAS 和 R 均可采用 2SLS 进行工具变量分析。

例 13 - 3　选择性环氧合酶 - 2 抑制剂(COX - 2)和非选择性非甾体抗炎药(NSAID)都伴有一系列潜在的不良反应,包括对血管和胃肠道的影响,目前尚无足够的数据推荐哪一种药物更好。为比较这两种药物对胃肠道并发症(GC)的影响,某研究者收集 56 898 例医疗记录数据,其中服用 COX - 2 15 386 人,非选择性 NSAID 41 512 人。调查得到医生的开处方偏好(非选择性 NSAID = 0,COX - 2 = 1)、患者的性别(女性 = 0,男性 = 1)、年龄(70 岁以下 = 0,70 岁及以上 = 1)、既往冠心病史(无 = 0,有 = 1)及 GC 的结局(未发生 = 0,发生 = 1)等信息。

研究人员考虑到医生使用处方药通常根据患者的实际情况选择合适的药物,故两组药物的使用者之间存在某些协变量可影响预后或药物的不良反应(表 13 - 3),而医生本身的开处方偏好则与病人的一般情况均不相关,因此可采用医生的处方偏好作为药物使用的工具变量来控制潜在的混杂效应。工具变量分析结果显示,相对非选择性 NSAID,使用 COX - 2 的 GC 风险更低[$\beta = -1.31$,95% CI = (-2.42, -0.20)],而采用常规最小二乘法结果显示这两种药物的使用对 GC 的影响无差别,结果见表 13 - 4。

表 13 - 3　两组病人组间协变量的均衡性比较

	COX - 2	非选择性 NSAID	P 值
病例数/%	15 386(27.0)	41 512(73.0)	
性别/%			<0.001
男	5 170(33.6)	17 850(43.0)	
女	10 216(66.4)	23 662(57.0)	
年龄/岁			<0.001
70 以下	7 047(45.8)	23 662(57.0)	
70 及以上	8 339(54.2)	17 850(43.0)	
既往冠心病史			<0.001
无	13 524(87.9)	37 029(89.2)	
有	1 862(12.1)	4 483(10.8)	

表 13 - 4　常规最小二乘法与 2SLS 回归模型的参数估计比较

	GC 事件数(COX - 2/非选择性 NSAID)	β 值[#]	95% CI
常规最小二乘法	501/240	-0.06	(-0.26,0.14)
两阶段最小二乘法	363/205	-1.31	(-2.42, -0.20)

[#]:非选择性 NSAID 使用者为参照组;F 统计量 = 864.44,偏 R^2 = 0.08。

13.2.2.3　工具变量法的局限与进展

工具变量法最大的问题是:完全满足以上三个条件的工具变量难以找到,而不合乎条件的工具变量可能

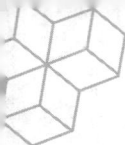

导致结果出现偏倚,其中最常见的为"弱工具变量偏倚",即由于工具变量与暴露(或干预)之间关联强度不够,而导致工具变量分析的结果趋向于传统回归分析的结果。采用两阶段最小二乘法进行工具变量分析时,可计算第一阶段的 F 统计量,一般认为 F 统计量超过 10 的时候可进行工具变量分析。另一种判断是否存在"弱工具变量"偏倚的方法为使用偏 R^2(Shea partial R-squared),即在第一阶段回归中使用暴露(或干预)因素变量对工具变量进行回归,得到暴露(或干预)因素中可通过工具变量解释的变异度大小,一般认为偏 R^2 最好不低于 0.03。如存在"弱工具变量"偏倚,一般无法通过统计学模型改善,需要再寻找更优的工具变量。

工具变量法的另一个问题是:即使存在一个变量 Z 与暴露(或干预)因素 X 具有较强统计学关联,有时也很难完全排除其他混杂因素对结果的影响。例如,在上述的索赔数据分析中,如果居住距离 Z 与社会经济地位有关(如距离近者收入较高,获得的医疗服务水平也相应更高些),其与病死率之间的关系也可能受到社会经济地位的影响,那么第二和第三个条件则无法满足,从而导致估算结果趋于无效。

另一种工具变量法为孟德尔随机化。2003 年 G. Davey Smith 在国际流行病学杂志的大会上首次正式提出孟德尔随机化(Mendelian randomization)的概念,其原理是采用一个或一组与表型(即暴露因素)高度相关的单核苷酸多态性(SNP)作为工具变量,结合观察性数据进行工具变量分析而获得可修饰的暴露因素与疾病或健康状态之间的因果关联。在现代基因测序技术高速发展的条件下,决定各表型的 SNP 信息可被准确获得,减少暴露信息收集中可能存在的错分偏倚。此外,由于决定各表型的 SNP 遵循孟德尔第二定律(独立分配规律),即决定不同表型的遗传因子之间相互独立,而且这些遗传因子早在受精卵形成的阶段就已获得,其获得的过程类似随机对照试验的随机分配,且一经获得就不受出生后各种环境暴露或生活方式的影响;通过分析 SNP 与相关表型及健康结局的关系,可获得表型与健康状况之间不受混杂因素干扰的因果关系。传统由于伦理学限制无法开展的干预研究,现在利用孟德尔随机化的概念,可通过分析观察性数据(如基因)间接获得因果推断。从 2003 年至今出现大量孟德尔随机化研究,提示这一方法在医学研究中的应用价值逐渐显现。

13.3　结果报告

倾向性评分匹配分析的结果报告应包括如下内容:①匹配后样本的基本情况;②匹配后样本的均衡性。③匹配后处理效应的估计,包括效应量估计值,95% 置信区间及其 P 值。结合例 13-2,应报告:

经匹配,最终有 276 对数据纳入分析,数据的基本情况描述(略)。采用标准化差异方法,发现匹配后两组间所有的变量都达到均衡($SD<0.1$)。

After propensity score matching, a total of 276 paires of data were included in analysis. (describe the charateristics of the paired samples) All the baseline characteristics were balanced between two groups (standardized difference <0.1).

对匹配后的数据分析显示,和 A 手术方式相比,B 手术方式的死亡风险更低[$HR=0.389$,95% CI 为 $(0.287,0.527)$]。

After matching, the Cox regression model shows that compared surgery method A, surgery method B had a lower risk of death [$HR=0.389$, 95% CI $(0.287, 0.527)$].

工具变量分析的结果报告应包括如下内容:①所选择的工具变量。②工具变量分析适用条件。③工具变量检验水准 α、各变量包括效应量估计值、95% 置信区间及其 P 值。结合例 13-3,应报告:

采用医生开处方的偏好可作为选择性环氧合酶-2 抑制剂(COX-2)和非选择性非甾体抗炎药(NSAID)使用的有效工具变量,其第一阶段的 F 统计量为 864.44。使用传统的多因素回归结果显示两

Prescribing physician's preference was a valid instrumental variable(IV) for comparing the effect of exposure to COX-2 inhibitors with non-selective, nonsteroidal anti-inflammatory drugs (NSAID) on gastroin-

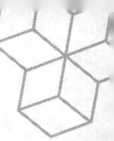

种药物对胃肠道并发症的影响无差别[$\beta = -0.06$，95% CI 为($-0.26,0.14$)；单位：每百例病人]。而采用工具变量分析显示，相对非选择性 NSAID，使用 COX -2 病人的胃肠道并发症明显更少[$\beta = -1.31$，95% CI 为($-2.42, -0.20$)；单位：每百例病人]。

testinal complications (GC) (the first-stage F-statistic value = 864.44). Using conventional multivariable regression, no protective effect due to COX -2 use was found[$\beta = -0.06$ per 100 patients; 95% CI(-0.26, 0.14)]. However, the proposed IV method attributed a protective effect to COX -2 exposure[$\beta = -1.31$ per 100 patients; 95% CI($-2.42, -0.20$)].

13.4 案例辨析

案例 13 -1 某研究者旨在比较不同胰岛素促泌剂与二甲双胍在治疗有或无心肌梗死史的 2 型糖尿病患者中的病死率和心血管风险。由于胰岛素促泌剂种类繁多而且开展大样本随机对照试验的花费巨大，该研究利用丹麦多项医学注册数据并采用倾向性评分匹配的方法。所有丹麦居民有唯一、永久的注册号，与各种注册数据连接。该研究利用的注册数据包括"丹麦国家处方注册"(记录了 1995 年来所有的处方)、"全国患者注册"(记录了 1978 年以来所有住院患者出院时的主要诊断)和"全国死因注册"(记录了死因信息)。研究的纳入对象为在 1997 和 2006 年之间开始接受某种促泌剂或二甲双胍单药治疗的所有 20 岁及以上个体，剔除接受胰岛素单一治疗和多个药物联合治疗的病例，共有 107 806 名 2 型糖尿病患者被纳入研究，随访时间的中位数为 3.3 年，最长 9 年(*European Heart Journal*, 2011, 32: 1900 - 1908)。

研究者对数据按照有无心肌梗死史的分层分析发现，使用胰岛素促泌剂(格列美脲、格列本脲、格列吡嗪、格列齐特、甲苯磺丁脲和瑞格列奈)或二甲双胍与研究结局(全死因死亡和心血管事件死亡)有关，但各种药物组间的基本情况、共患疾病和合用心血管药物情况并不具有可比性(部分数据见表 13 - 5)，这些因素对药物和结局的关系存在潜在混杂作用。

表 13 -5 接受二甲双胍或胰岛素促泌剂治疗的 2 型糖尿病患者(无心肌梗死组)基本情况和共患疾病(部分)比较

	二甲双胍	格列美脲	格列齐特	格列本脲	格列吡嗪	甲苯磺丁脲	瑞格列奈
N/%	43 340(54.3)	36 313(37.0)	5 926(6.0)	12 495(12.7)	6 965(6.1)	5 335(5.4)	2 513(2.6)
年龄/年	52.5 ± 14.0	60.9 ± 13.3	60.0 ± 13.2	63.2 ± 13.7	63.0 ± 13.5	64.4 ± 13.5	57.9 ± 12.6
男性/%	50.9	55.3	56.5	54.4	54.1	53.8	56.0
治疗时间/年	1.8 ± 1.6	2.1 ± 1.8	2.1 ± 1.8	2.4 ± 2.1	2.6 ± 2.1	2.4 ± 2.1	2.0 ± 1.8
充血性心衰/%	1.1	2.5	1.6	2.4	2.4	2.6	0.7
心律失常/%	1.6	3.2	2.1	3.0	3.2	2.8	1.5
周围血管病/%	0.3	0.6	0.5	0.7	0.9	0.9	0.6
脑血管疾病/%	1.6	2.8	1.4	2.9	2.8	3.3	1.2
慢性肺疾病/%	1.5	2.6	1.6	2.4	2.8	2.6	1.2

因此，某研究者选择倾向性评分匹配法来均衡两组间的混杂因素。在构建 logistic 回归模型时，以治疗方法(某种胰岛素促泌剂或二甲双胍)为因变量，采用逐步回归的方法筛选基线信息中可能的混杂因素作为自变量，计算倾向性得分。然后选择最近邻匹配，匹配成功后采用 t 检验或 χ^2 检验来评价两组间的均衡性。采用 Cox 回归分析同时校正部分经匹配仍不完全均衡的因素，发现所研究的六种胰岛素促泌剂在全死因死亡和心血管事件死亡方面的保护效应均不如二甲双胍。

（1）该研究者使用倾向性评分匹配的方法是否合适？为什么？

（2）若匹配后发现两组间仍未达到均衡，还可以选择哪些方法提高匹配效果？

（3）若某一个匹配的关键变量存在大量的缺失，影响匹配后的样本含量，该怎样解决？

案例 13 – 2 比较两种降血糖药 A 和 B 降低 2 型糖尿病病人空腹血糖的疗效，某研究者收集了 31 例糖尿病患者的资料，调查 7 个指标：空腹血糖（Y,mmol/L）、药物种类（X_1;1 = A,2 = B）、性别（X_2;0 = 女性,1 = 男性）、年龄（X_3;岁）、教育（X_4;1 = 小学,2 = 中学,3 = 大学或以上）、年收入（X_5;1 = <1 万,2 = 1 万~1.5 万,3 = 1.5 万以上）、医生开处方的偏好（IV;1 = A 药,2 = B 药）。该研究人员采用工具变量分析，使用医生开处方的偏好作为两种药物的工具变量，最后得到结果如表 13 – 6 所示。

表 13 – 6 多重线性回归模型的参数估计

Variable	Unstandardized Coefficients		t	P
	β	Std. Error		
（Intercept）	0.726	1.377	0.527	0.598
药物种类[#]	1.031	0.384	2.686	0.007
教育	0.427	0.261	1.634	0.102
年龄	0.026	0.015	1.713	0.087
收入	−0.171	0.199	−0.861	1.611
性别	0.092	0.246	0.372	0.71

[#]:A 药使用者为参照组；F 统计量 = 22.84,偏 R^2 = 0.48。

工具变量分析的结果认为 A 药的降低血糖效果比 B 药更好（$P < 0.05$）。请结合 F 统计量与偏 R^2 的值说明"医生开处方的偏好"是否可作为这两种药物的工具变量。

13.5 电脑实验

实验 13 – 1 倾向性评分匹配
采用倾向性评分匹配，分析两种不同的手术方式 A 和 B 对肺癌患者生存时间的影响。

实验 13 – 2 工具变量法
使用工具变量分析探明肝功能指标谷丙转氨酶与血低密度脂蛋白胆固醇（LDL – C）两者之间的因果联系。

13.6 常见疑问与小结

13.6.1 常见疑问

（1）倾向性评分构建中应纳入哪些变量？

对这一问题目前较公认的做法是纳入所有与研究结局有关的变量。近些年国内外学者对此问题进行了系列模拟和实践研究。基于变量与分组和结局的关系，把变量分为四类（与分组和结局都有关、都无关、与分组有关而与结局无关、与分组无关而与结局有关），比较纳入不同类变量时所估计处理效应的精度和偏倚，发现最优模型是纳入所有与结局有关的变量，而不论变量是否与分组有关。如纳入与分组无关而与结局有关变量，可增加处理效应估计的精度而不增加偏倚；如纳入与分组有关而与结局无关的变量，则会降低效

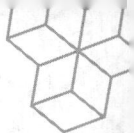

应估计精度,且未降低偏倚。因此,倾向性评分的构建应纳入所有与结局有关的变量。实践中,一般基于可获得的基线变量和专业知识构建模型,但不建议通过逐步法进行变量筛选,因为这样的筛选是基于变量与分组的关系而非结局变量。

(2) 如何选择有效的工具变量?

如上所述,成为一个有效的工具变量需满足三个条件(见 13.4.2),第一个条件较容易实现,而其中第二个条件,即工具变量不与混杂因素相关,往往较难实现。第三个条件(即"排除限制"准则)一般只能通过排除法进行判断,如观察到工具变量还可通过其他的通路影响结局,那么可判断为不符合"排除限定"准则,而不满足工具变量的第三个条件。工具变量的选择需要综合考虑既往文献报道、研究经验、致病机制、数据的真实性等,且要结合所研究人群的具体情况。如在上述医保索赔例子(采用居住地距离作为工具变量),在该研究人群中居住距离可能与其他社会经济因素及个人健康状况都不相关,但可能在某些人群中观察到居住距离与经济收入有关,而经济收入是影响疾病预后的因素之一,这种情况下居住距离就不是一个有效的工具变量。

(3) 为什么有人说传统的随机对照试验是工具变量法的一种有效应用?

传统的随机对照试验满足了工具变量法的三个条件:①随机分组的结果与治疗直接相关,②随机分组不受其他因素包括健康状况、病情轻重、医疗水平或经济条件等常见混杂因素的影响,③随机分组本身不与疾病结局相关,只能通过相对应的治疗手段起作用。故传统的随机对照试验是工具变量法在医学疗效研究中的一种有效应用。

13.6.2　小结

比较效果研究注重在"真实世界"中获得不同治疗或干预方案有效性的证据,以指导医学实践。比较效果研究的设计不局限于随机对照试验或者其他干预性研究设计,某种程度上更鼓励充分利用现有医学登记数据,采用适宜的分析技术,开展非随机对照或观察性研究。本章所介绍的倾向性评分和工具变量法,即是基于非随机对照设计数据的分析方法。这些方法的目的都是为了在效应评估的过程中,减少选择偏倚或混杂偏倚的影响。但由于这些分析方法均基于已有的"真实世界数据",亦需全面、多角度地评估方法选择的适宜性、可能存在的偏倚等,以尽量得到更能反映"真实世界规律"的结果。

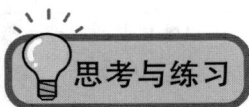

思考与练习

思考题

1. 为何假设检验不能很好地评价匹配后样本的均衡性?

2. 如果采用最近邻匹配的方法,匹配后发现两组间仍然存在着很大的差别,不均衡,此时应该怎样解决?

3. 目前有学者使用基因作为工具变量开展研究,请解释为何基因符合工具变量的条件。

(顾　菁　徐　琳)

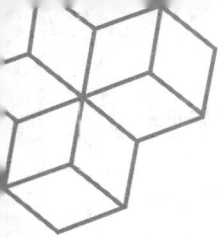

14 诊断试验研究

医学研究中,临床诊断和人群筛查均需借助一定的检测手段和方法,以便根据其结果作诊断或筛查结论,这类手段或方法通称为诊断试验(diagnostic test)或筛查试验(screening test)。以寻找与创造较好的诊断或筛查试验为目的的医学研究方法也是医学科研的一个重要方向。对这类问题的研究、设计以及结果的分析也是重要的课题。

14.1 试验设计与资料形式

这类研究的受试个体应是用"参考标准"(reference standard)或"金标准"(gold standard)所确诊的病人或非病人,所谓"参考标准"或"金标准"即以活组织检查、手术发现、病理解剖或尸体解剖、X线拍片、CT、长期随访及其他一些令人信服的检查结果为诊断依据。

14.1.1 常见资料形式

从金标准确诊的病人和非病人两个群体中,各抽取一份样本,分别构成病例组和对照组,通常每组不少于 20 例(Youden,1950)。表 14-1 以四格表形式表示某方法诊断标准与金标准之间的关系。

表 14-1 诊断试验资料 2×2 四格表

诊断结果(T)	金标准(D)		合计
	病例(D_+)	对照(D_-)	
阳性(T_+)	真阳性(A)	假阳性(B)	$A+B$
阴性(T_-)	假阴性(C)	真阴性(D)	$C+D$
合计	$A+C$	$B+D$	N

14.1.2 诊断试验设计方法

诊断试验一般经过以下四个步骤:确定金标准、选择研究对象、确定诊断临界值(截断值)、确定评价指标与评价方法并进行评价。

14.1.2.1 确定金标准

金标准是指可靠的、公认的、能正确地将有病和无病区分开的诊断方法。

金标准通常包括病理诊断(组织活检和尸体解剖),手术探查及发现,特殊的影像学诊断。如冠心病诊断采用的冠状动脉造影,以及因缺乏特异性诊断方法而采用的医学权威机构颁布的综合诊断标准。对一些慢性进展的非自限性疾病,使用金标准诊断可能风险太大,在数月或数年的随访过程中疾病的表现可能变得明了,从而获得诊断,对这部分疾病随访的结果也可以作为金标准。

为什么已有标准诊断还要进行相关诊断试验的研究?

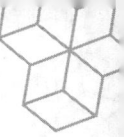

的确,有时金标准本身就是操作相对简单、安全、便宜的诊断,如 HIV 病毒的抗体检测等,但通常大多数的标准诊断如上面指出的金标准多为复杂、有创的危险性较大的诊断方法,而临床医师和病人对简单、安全的方法较之危险性较大、昂贵、繁琐的诊断(即使其准确性较高)更易接受,至少在开始是这样。因此诊断性试验的重要目的之一就是采用较为简单的诊断方法来代替尽管准确性较高,但更为繁琐和危险的诊断方法作出临床诊断。但是必须注意,只有在了解错误分类的可能性和错误分类在可以接受的低水平,这个诊断方法才有临床使用价值。

14.1.2.2　选择研究对象

诊断性试验的研究对象,应当包括两组;一组是用金标准确诊"有病"的病例组,另一组是用金标准证实为"无病"的患者,称为对照组。所谓"无病"的患者,是指没有金标准诊断的目标疾病,而不是完全无病的正常人。

选择病例时应该注意:病例代表性的好坏,将直接影响筛检或诊断试验评价结果的普遍性和推广价值。

病例组应包括各型病例:如典型和不典型的,早、中与晚期病例,轻、中与重型病例,有和无并发症者等,以便使诊断性试验的结果更具有临床实用价值。

选择对照时应该注意:对照组可选用金标准证实没有目标疾病的其他病例,特别是与该病容易混淆的病例,以明确其鉴别诊断价值。这些病例可能存在与研究疾病相同或类似的症状和体征,而单纯临床诊断难以区别,极易发生误诊。正常人一般不宜纳入对照组。

只有包括了上述这些研究对象的试验结果才可能具有所研究疾病的代表性和鉴别诊断的价值。

14.1.2.3　确定诊断临界值(截断值)

诊断临界值是定义诊断试验为阳性与阴性的临界点(cut-off point)。通常,将试验值大于(或小于)诊断临界值的个体判为有病或异常。

14.1.2.4　确定评价指标、评价方法并进行评价

评价主要应从真实性、可靠性和收益三方面展开。真实性(validity),即测量值与实际值符合的程度,指将病人和正常人正确区分的能力;可靠性(reliability),即在完全相同的条件下,重复进行试验获得相同结果的稳定程度;收益主要指预测价值(predictive value),又称诊断价值,表示试验结果的实际意义。三个方面具体的评价指标及方法见第二节。

14.2　常用诊断试验的评价指标

例 14-1　探讨心肌灌注显像检查(ECT)对心绞痛型冠心病诊断的效果。对冠状动脉造影检查(金标准)阳性患者 134 例和阴性患者 38 例分别进行 ECT 检查,结果如表 14-2 所示,试用适当指标评价 ECT。

表 14-2　172 例受试者 ECT 心肌灌注显像检查和冠状动脉造影检查结果

ECT	冠状动脉造影		合计
	+(病例组)	-(对照组)	
+	116(A)	6(B)	122(A+B)
-	18(C)	32(D)	50(C+D)
合计	134(A+C)	38(B+D)	172(N)

14.2.1　真实性评价指标

评价试验真实性的指标包括灵敏度、特异度、假阳性率、假阴性率、约登指数和粗一致率。

（1）灵敏度（sensitivity，Sex） 指金标准确诊的病例中，被诊断为阳性者的概率，也称真阳性率（true positive rate，TPR）。

$$Sen = P(T_+ \mid D_+) = \frac{A}{A+C} = TPR \qquad (14-1)$$

按照二项分布的知识，其标准误为

$$SE_{Sen} = \sqrt{\frac{Sen(1-Sen)}{(A+C)}} = \sqrt{\frac{A \times C}{(A+C)^3}}$$

本例 $TPR = Sen = \frac{116}{134} = 0.8657$，即真阳性率为 86.57%，86.57% 的冠心病患者经 ECT 心肌灌注显像诊断为阳性。

$$SE_{Sen} = \sqrt{\frac{0.8657(1-0.8657)}{134}} = 0.0295 = 2.95\%$$

灵敏度只与病例组有关，反映了诊断试验检出病例的能力。

（2）特异度（specificity，Spe） 指金标准确诊的非病例中，被评试验也诊断为阴性者的概率。

$$Spe = P(T_- \mid D_-) = \frac{D}{B+D} \qquad (14-2)$$

按照二项分布的知识，标准误为

$$SE_{Spe} = \sqrt{\frac{Spe(1-Spe)}{B+D}} = \sqrt{\frac{B \times D}{(B+D)^3}}$$

本例按式计算，可得

$$Spe = \frac{32}{38} = 0.8421, \quad SE_{Spe} = \sqrt{\frac{0.8421(1-0.8421)}{38}} = 0.0592 = 5.92\%$$

特异度只与对照组有关，反映了诊断试验排除非病例的能力。

（3）假阳性率（false positive rate，FPR） 又称误诊率，指金标准确诊的非病例中，被错判为阳性者的概率。例 14-1 中，可得误诊率

$$\alpha = 1 - Spe = \frac{B}{B+D} = 1 - 0.8421 = 0.1579$$

（4）假阴性率（false negative rate FNR） 又称漏诊率，指金标准确诊的病例中，被错判为阴性者概率。例 14-1 中，漏诊率

$$\beta = 1 - Sen = \frac{C}{A+C} = 1 - 0.8657 = 0.1343$$

灵敏度、特异度、漏诊率、误诊率之间的关系可用图 14-1 表示。此图中，中间的垂线与横轴的交点为诊断界点，是定义诊断结果为阳性与阴性的临界点（cut-off point）。

灵敏度与特异度的取值范围均在（0,1）之间，其值越接近于 1，诊断价值越大。当比较两个诊断试验时，可能出现一个诊断试验的灵敏度高，特异度低，而另一个诊断试验的灵敏度低，特异度高，无法判断哪个诊断试验更好。由此，有人提出了将灵敏度和特异度结合的诊断试验评价指标，如 Youden 指数（Youden's index）、阳性似然比、阴性似然比等。

（5）Youden 指数 是灵敏度和特异度之和减 1，即真阳性率与假阳性率之差。

$$J = Sen + Spe - 1 = TPR - FPR \qquad (14-3)$$

按照二项分布的知识，算得标准误为

$$SE_J = \sqrt{\frac{Sen(1-Sen)}{A+C} + \frac{Spe(1-Spe)}{B+D}} = \sqrt{\frac{A \times C}{(A+C)^3} + \frac{B \times D}{(B+D)^3}}$$

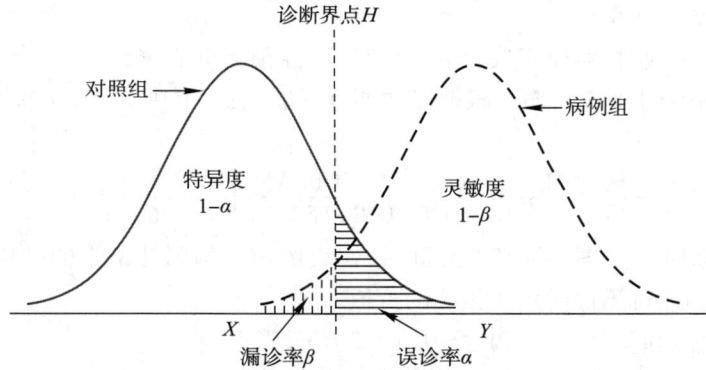

图14-1   灵敏度、特异度、漏诊率、误诊率示意图

例14-1中，$J = 0.8657 + 0.8421 - 1 = 0.7078$，即Youden指数为0.7078；其标准误为：

$$SE_J = \sqrt{\frac{0.8657(1-0.8657)}{134} + \frac{0.8421(1-0.8421)}{38}} = 0.0661$$

Youden指数的取值范围在$(0,1)$之间，其值越接近于1，诊断准确性越好。

（6）粗一致率（crude agreement rate，CAR）   又称准确度（accuracy），是试验所检出的真阳性和真阴性例数之和占受试人数的百分比。例14-1中，粗一致率为

$$CAR = \frac{A+D}{A+B+C+D} = \frac{116+32}{172} = 0.8605$$

14.2.2   可靠性评价指标

评价试验可靠性的指标有变异系数、符合率、kappa值等。

（1）变异系数（coefficient of variation）   适合作为定量测定试验的可靠性指标。

（2）符合率   适合作为定性测定试验的可靠性指标，它是两次检测结果相同的人数占受试者总数的百分比。

（3）kappa值   适合作为定性测定试验的可靠性指标。该值表示不同观察者对同一批结果判定的一致程度，同一观察者在不同情况下对同一批结果判定的一致程度。

14.2.3   收益评价指标

试验收益的评价可从个体效益和社会效益的生物学、社会经济学效益等方面进行评价。间接反应试验收益的主要指标包括预测价值（predictive value，PV）和似然比（likelihood ratio，LR）两类指标。

（1）预测价值   表示试验结果判断正确的概率，它反映试验结果的实际临床意义，又包括阳性预测价值（positive predictive value）和阴性预测价值（negative predictive value）。

1）阳性预测价值：指试验结果被预测为阳性的人数中，真阳性人数所占比例，记为PV_+。请注意，有人基于表14-2的数据，得到$PV_+ = A/(A+B) = 116/122 = 0.9508$，这是错误的（为什么？请思考）。基于类似表14-2的设计，我们必须已知人群中的患病率，才能利用Bayes公式来计算PV_+。

$$PV_+ = P(D_+ | T_+) = \frac{P(T_+ | D_+)P(D_+)}{P(T_+ | D_+)P(D_+) + P(T_+ | D_-)P(D_-)}$$

将灵敏度和特异度代入上式，可得

$$PV_+ = \frac{P_0 \cdot Sen}{P_0 \cdot Sen + (1-Spe)(1-P_0)} = \left[1 + \frac{(1-Spe)(1-P_0)}{P_0 \cdot Sen}\right]^{-1} \tag{14-4}$$

其中 P_0 为总人群中某病的患病率。

当灵敏度与特异度为常数时,对应于较大的患病率,阳性预测价值较大。

本例 $Sen = 0.8657$, $Spe = 0.8421$,假如根据以往调查得知,总人群中冠心病的患病率 $P_0 = 0.0005$,则本试验的阳性预测价值为

$$PV_+ = \left[1 + \frac{(1 - 0.8421)(1 - 0.0005)}{0.8657 \times 0.0005}\right]^{-1} = \frac{1}{366} \approx 0.0027$$

即采用 ECT 心肌灌注显像检查方法诊断整个人群时,在大约 366 例阳性结果的被检查者中,仅有 1 例是冠心病患者,以此说明该方法出现阳性时用于预测的价值。

如果患病率扩大为 $P_0 = 0.2$,可获得 $PV_+ = 0.5782 = 57.82\%$。

2) 阴性预测价值:指试验结果被预测为阴性的人数中,真阴性人数所占比例。

$$PV_- = P(D_- \mid T_-) = \frac{P(T_- \mid D_-)P(D_-)}{P(T_- \mid D_-)P(D_-) + P(T_- \mid D_+)P(D_+)} \tag{14-5}$$
$$= \frac{Spe(1 - P_0)}{Spe(1 - P_0) + (1 - Sen)P_0} = \left[1 + \frac{(1 - Sen)P_0}{Spe(1 - P_0)}\right]^{-1}$$

当灵敏度与特异度为常数时,对应于较高的患病率,阴性预测价值较小。

将 $P_0 = 0.0005$, $Sen = 0.8657$, $Spe = 0.8421$,代入上式得

$$PV_- = \left[1 + \frac{(1 - 0.8657) \times 0.0005}{0.8421 \times (1 - 0.0005)}\right]^{-1} = \frac{9999}{10000} = 0.9999$$

在大约 10 000 例被预测为阴性的被检查者中,有 9 999 例不是冠心病患者,只有 1 例为冠心病患者,以此说明该方法出现阴性时用于预测的价值。

如果 $P_0 = 0.2$, $PV_- = 0.9617 = 96.17\%$,此时阴性预测价值降低不明显。

应当注意,仅仅当样本中的 $P_1 = (A + C)/N$ 等于总体人群患病率 $P_0 = P(D_+)$ 时,式(14-4)和(14-5)才能简化为

$$PV_+ = \frac{A}{A + B}, PV_- = \frac{D}{C + D} \tag{14-6}$$

本例如按式(14-6)求预测价值,得到 $PV_+ = \frac{116}{122} = 0.9508$。

此结果与式(14-5)计算结果相差较大。因为本例样本中的 $P_1 = (A + C)/N = (116 + 18)/172 = 0.7791$,不等于总体患病率 $P_0 = 0.0005$。因此,应采用公式(14-4)和(14-5)计算预测价值,而不能用公式(14-6)。

换言之,如果所研究的病例组和对照组不是从确诊的病人和非病人两个亚群中分别抽取的两份样本,而是从总体人群中抽出的一份随机样本,然后按患病与否分成病例组和对照组,这时可用样本中的 $P_1 = (A + C)/N$ 代替总体人群患病率 $P_0 = P(D_+)$。当且仅当这种情况,式(14-6)方能成立;否则,必须采用式(14-4)与式(14-5)计算。

PV_+ 和 PV_- 的取值范围一般在(0, 1)之间;对于相同的总体人群患病率,它们的数值越接近 1,检测方法的诊断价值越高。

(2) 似然比(likelihood ratio, LR) 指患者中某种试验结果出现的概率与非患者中该试验结果出现的概率之比,又包括阳性似然比(positive likelihood ratio, PLR)和阴性似然比(negative likelihood ratio, NLR)。

1) 阳性似然比:是试验结果真阳性率与假阳性率之比,表示患者中出现某种试验结果阳性的概率是非患者中出现阳性概率的倍数。

$$LR_+ = \frac{TPR}{FPR} = \frac{Sen}{1 - Sen} \tag{14-7}$$

本例
$$LR_+ = \frac{0.865\,9}{1 - 0.842\,1} = 5.48$$

LR_+ 的取值范围为 $(0, \infty)$，其值越大，检测方法证实疾病的能力越强。

因涉及对数变换，标准误公式复杂，所以此处将其略去，以下同。

2）阴性似然比：是试验结果假阴性率与真阴性率之比，说明患者中出现试验结果阴性的概率是非患者中出现阴性概率的多少倍。

$$LR_- = \frac{1 - TPR}{1 - FPR} = \frac{1 - Sen}{Spe} \tag{14-8}$$

本例
$$LR_- = \frac{1 - 0.865\,7}{0.842\,1} = 0.159\,5$$

LR_- 的取值范围为 $(0, \infty)$，其值越小，检测方法排除疾病的能力越好。

14.3　诊断或筛查试验的 ROC 分析

尽管前面所列的 Youden 指数、阳（阴）性似然比、阳（阴）性预测价值等指标综合利用了真阳性率（TPR）与假阳性率（FPR）的信息，但这些指标都与诊断界值的选取有关。正常的临界值对诊断结果有着很大影响，如图 14-1 所示，假如以图中 H 为临界值，红色阴影表示误诊数，绿色阴影表示漏诊数；如要降低漏诊患者数，以 X 值为临界值，则误诊数增加；如降低误诊人数，以 Y 为临界值，则漏诊数大为增加。因此，保持根据专业确定合适的临界值至关重要。例如，同一项检测方法，采用不同的诊断界值就有不同的 TPR 与 FPR。为了更全面地评价检测方法的诊断价值，必须考虑各种可能的诊断界值。

ROC 曲线（ROC curve）是受试者工作特征曲线（receiver operating characteristic curve）或相对工作特征曲线（relative operating characteristic curve）的简称，已经广泛应用于医学诊断试验性能的评价。通过改变诊断界值，获得多对 TPR 和 FPR 值，以 FPR 为横坐标，TPR 为纵坐标，绘制 ROC 曲线，计算并比较 ROC 曲线下面积，可以反映检测方法诊断价值的大小。

距离左上角最近的一点，通常认为是较好的临界值。用该点数值区分正常与异常，其灵敏度及特异度都比较高，误诊及漏诊例数之和较小。

ROC 分析适用的资料可大致分为连续性资料与有序分类资料两种形式。连续性资料常用于某些定量检验，有序分类资料多见于医学影像诊断和心理学评价。传统的诊断试验评价方法有一个共同的特点，必须将试验结果分为两类，再进行统计分析。ROC 曲线的评价方法与传统的评价方法不同，无需此限制，而是根据实际情况，允许有中间状态，可以把试验结果划分为多个有序分类，如正常、大致正常、可疑、大致异常和异常五个等级再进行统计分析。因此，ROC 曲线评价方法适用的范围更为广泛。

ROC 曲线分析的主要步骤包括两步。第一，ROC 曲线绘制。依据专业知识，对疾病组和对照组测定结果进行分析，确定测定值的上下限、组距以及截断点，按选择的组距列出累积频数分布表，分别计算出所有截断点的灵敏度、特异度和假阳性率（1-特异度）。以灵敏度为纵坐标代表真阳性率，（1-特异度）为横坐标代表假阳性率，作图绘成 ROC 曲线。第二，ROC 曲线评价统计量计算。ROC 曲线下面积（area under the curve, AUC）在 0.5 和 1.0 之间，越接近于 1，说明诊断效果越好；AUC 在 0.5 ~ 0.7 时有较低准确性；AUC 在 0.7 ~ 0.9 时有一定准确性；AUC 在 0.9 以上时有较高准确性；AUC = 0.5 时，相当于靠"掷钱币"下结论，毫无诊断价值。AUC < 0.5 不符合真实情况，在实际中极少出现。

14.3.1　连续型资料的 ROC 分析

例 14-2　验证体质指数 BMI 在筛查乳腺癌中的作用，纳入了年龄在 30 ~ 80 岁之间，以病理学为金标准确诊的 100 例乳腺癌患者和 200 例正常人形成对照,所得数据如表 14 - 3。

表 14 - 3 100 例乳腺癌患者和 200 例正常人的检测结果

BMI 截断值 /(kg/m²)	乳腺癌(n = 100)		正常人(n = 200)		灵敏度	特异度	假阳性率
	真阳性	假阴性	假阳性	真阴性			
18	100	0	200	0	1.00	0.000	1.000
20	100	0	198	2	1.00	0.010	0.990
22	99	1	177	23	0.99	0.115	0.885
24	95	5	117	83	0.95	0.415	0.585
26	85	15	80	120	0.85	0.600	0.400
28	66	34	53	147	0.66	0.735	0.265
30	47	53	27	173	0.47	0.865	0.135
32	34	66	17	183	0.34	0.915	0.085
34	21	79	14	186	0.21	0.930	0.070
36	17	83	6	194	0.17	0.970	0.030
38	7	93	4	194	0.07	0.980	0.020
40	1	99	1	199	0.01	0.995	0.005

在受试者的体质指数测定值范围内,每 2 kg/m² 取一个截断点,统计乳腺癌患者和正常人的累计例数,计算相应的灵敏度和特异度,如表 14 - 3 所示。以灵敏度为纵坐标,(1 - 特异度)为横坐标的图中进行标记,连接各个阶段点以及(0,0)和(1,1)点,绘制成 BMI 筛查乳腺癌的 ROC 曲线,如图 14 - 2。

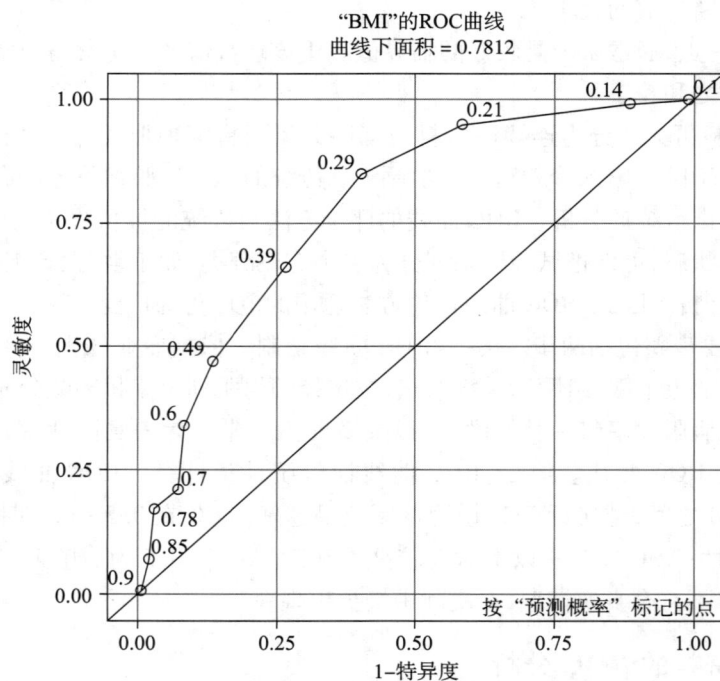

图 14 - 2 BMI 筛查乳腺癌的 ROC 曲线

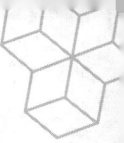

14.3.2 分类型资料的 ROC 分析

例14-3 在一项研究中,研究者以甲状旁腺 CT 为诊断试验对连续就诊的 97 位患者进行分析。根据 CT 的结果,研究者将患者甲状旁腺的病变情况分为 1~5 五个等级。1 级为完全没有甲状旁腺病变,2 级为可能没有甲状旁腺病变,3 级为可能存在甲状旁腺病变,4 级为疑似甲状旁腺病变,5 级为确诊甲状旁腺病变。经手术发现,这 97 位患者的 CT 诊断结果与实际甲状旁腺病变的关系如表 14-4。

表 14-4　97 位患者的 CT 诊断结果与实际甲状旁腺病变的关系

手术结果	CT 诊断结果					合计
	1	2	3	4	5	
患病	18	1	2	9	40	70
无病	23	1	2	0	1	27

对于这种 5 级分类资料,按级别从大到小排列,以前 4 个分类作为诊断界值,大于等于诊断界值者为阳性,小于该值者为阴性。这样,可整理出 4 个四格表:

手术结果	CT 诊断结果	
	病例	对照
+	40	30
−	1	26

手术结果	CT 诊断结果	
	病例	对照
+	49	21
−	1	26

手术结果	CT 诊断结果	
	病例	对照
+	51	19
−	3	24

手术结果	CT 诊断结果	
	病例	对照
+	52	18
−	4	23

每个四格表对应的 ROC 曲线的工作点见表 14-5,对应的 ROC 曲线如图 14-3。

表 14-5　资料不同诊断界值的 *FPR* 和 *TPR* 值

手术结果	CT 诊断结果			
	5	4	3	2
FPR	0.037 0	0.037 0	0.111 1	0.148 1
TPR	0.571 4	0.700 0	0.728 6	0.742 9

14.3.3 ROC 曲线下面积的计算

ROC 曲线下面积(A_z)就是异常组观测值大于正常组观测值的概率,其取值范围在 0.5~1.0 之间。曲线下面积 AUC 为 1 是理想诊断,即该指标能完全正确地区分"患病"和"非患病"人群,敏感度和特异度均达到 100%,此时 ROC 曲线则由左边的纵坐标和图形上边组成;一个完全没有判断能力的检验指标,其 ROC 曲线为左下角(0,0)坐标点与右上角(1,1)坐标点的对角线,此时 AUC 为

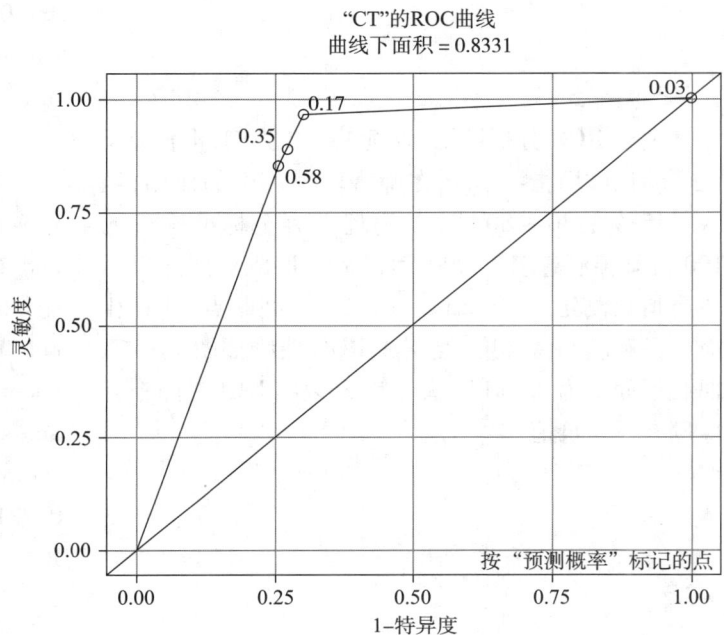

图 14-3　CT 诊断的 ROC 曲线

0.5,无诊断价值,相当于依靠掷钱币作诊断。

ROC 曲线下面积 A_z 最直接的估计方法是梯形原理计算法,即连接 ROC 曲线上相邻的两个截断点并由该两点作横坐标的垂线,与横坐标组成一个梯形,计算该梯形的面积;所有相邻截断点间梯形面积之和即可作为 ROC 曲线下面积的近似估计。截断点越多曲线越平滑,估计的面积也越接近真实值;截断点较少则估计的面积低于真实值。目前最常用的计算 A_z 及其标准误的方法主要有双正态模型参数法、Hanley 和 McNeil 非参数法、Delongo·Delongo·Clarke-Pearson 非参数法等,其中 Hanley 和 McNeil 非参数法(Hanley and Mc-Neil 1982;1983)计算简单,容易理解。实践中,我们可以利用统计软件计算 ROC 曲线下面积,并进行统计学检验。

14.4 结果报告

关于诊断试验评价指标的结果应报告以下内容:

(1) 真实性评价指标,如灵敏度、特异度、Youden 指数等。

(2) 收益评价指标,如阳性预测价值、阴性预测价值等。

(3) 诊断或筛查试验的 ROC 分析。

以例 14 – 1 为例,报告如下:

为了探讨心肌灌注显像检查(ECT)对心绞痛型冠心病诊断的效果。对冠状动脉造影检查(金标准)确定的阳性患者 134 例和阴性患者 38 例分别进行 ECT 检查。ECT 心肌灌注显像诊断的灵敏度为 86.57%,特异度为 84.21%,Youden 指数为 0.7078。当人群中冠心病的患病率为 0.0005 时,阳性、阴性预测价值分别为 0.0027 及 0.9999。

In order to investigate the diagnostic effect of myocardial perfusion imaging(ECT) on coronary heart disease with angina pectoris. ECT examination was performed on 134 positive patients and 38 negative patients confirmed by coronary angiography(gold standard). The sensitivity and specificity of ECT were 86.57% and 84.21% respectively, with Youden index 0.7078. The positive and negative predictive values were 0.0027 and 0.9999 respectively. ECT could provide good sensitivity and specificity for the diagnosis of coronary heart disease with angina pectoris.

关于 ROC 分析结果,以例 14 – 2 为例,报告如下:

验证体质指数 BMI 在筛查乳腺癌中的作用,纳入了年龄在 30~80 岁,以病理学为金标准确诊的 100 例乳腺癌患者和 200 例正常人形成对照。根据体质指数测定值,每 2 kg/m² 取一个截断点,计算相应的灵敏度和特异度,绘制成 ROC 曲线如图 14 – 2。曲线下面积为 0.7812,大于 0.5,说明 BMI 对筛查乳腺癌有一定价值。

To verify the efficiency of body mass index(BMI) in screening breast cancer, 100 breast cancer patients and 200 normal people diagnosed with pathology(gold standard) were recruited with age of 30 to 80 years old. According to the measured BMI, cut-off points were taken every 2 kg/m², and the corresponding sensitivity and specificity were calculated. ROC curve was made as shown in Figure 14 – 2. The area under the curve was 0.7812, which was greater than 0.5, indicating that BMI had some value in screening breast cancer.

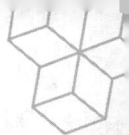

14.5　案例辨析

案例14-1　拟评价末梢血血糖用于妊娠糖尿病的筛查价值。在产前检查无严重内科合并症的220例晚期妊娠妇女中,以传统诊断试验方法静脉血血糖 >7.8 mmol/L 为阳性组,用 ROC 曲线法确定末梢血血糖筛查临界值为9.1 mmol/L,结果43例静脉血血糖阳性者中,末梢血血糖筛查阳性者有36例,其灵敏度为84%(36/43),177例静脉血血糖阴性者中,末梢血血糖亦阴性的有165例,其特异性为93%(165/177)。请思考:本研究中采用真实性评价指标是否合理? 灵敏度、特异性指标的计算是否正确? 你认为采用什么样的指标评价本试验更为合理? 理由是什么?

14.6　电脑实验

实验14-1　用 SPSS20.0 分析例14-1资料
掌握诊断试验的基本原理,学会采用 SPSS 计算 kappa 一致度系数的方法。
实验14-2　用 SPSS20.0 分析例14-2资料
学会采用 SPSS 绘制 ROC 曲线,计算曲线下面积。
实验14-3　用 SPSS20.0 分析例14-3资料
基于例14-3进一步熟悉采用 SPSS 绘制 ROC 曲线的方法。
实验14-4　用 SPSS20.0 分析案例14-1资料
进一步掌握用 SPSS 计算 kappa 值的方法,熟悉 kappa 一致度系数的含义。

14.7　常见疑问与小结

14.7.1　常见疑问

(1) 诊断试验是否应遵循随机化原则? 对照应如何选择?
答:诊断试验是为评价诊断方法而进行的临床试验,应遵循对照、重复、随机三大原则。
诊断试验中对照可分为“标准”对照和非标准对照两种,前者指当前临床应用最为准确和权威的方法,或行业制定的标准;后者指对照方法尚不足以成为“金标准”。两种对照设计的评价方法有较大差别。本章主要讲述了金标准对照的情形。
(2) 当诊断结果为连续变量时,如何处理?
答:诊断结果一般采用二分类形式,如果是连续型变量、等级变量或多分类变量,首先需要进行二分类的转换,尽管这样做会损失一些信息,但目前尚无更好的方法或不具有可操作的方法。若诊断结果需要医生的主观评价,如图像质量等,则进行盲评设计是非常重要的。

14.7.2　小结

(1) 诊断试验的设计通常需要以下4个主要步骤:①确定金标准。②选择研究对象。③确定诊断临界值(截断值)。④确定评价指标、评价方法并进行评价。
(2) 常用诊断试验的评价指标包括真实性评价指标、可靠性评价指标以及收益评价指标三个大类。其中真实性评价指标又包括灵敏度、特异度、假阳性率、假阴性率、Youden 指数、粗一致率等;可靠性评价指标包括变异系数、符合率、kappa 值等;收益评价指标包括阳性预测价值、阴性预测价值、阳性似然比、阴性似然比等。

（3） ROC 曲线的主要作用是：①能很容易地查出任意界限值对疾病的识别能力。②可选择最佳的诊断界限值。③可比较两种或两种以上不同诊断试验对疾病识别能力。在对同一种疾病的两种或两种以上诊断方法进行比较时，可将各试验的 ROC 曲线绘制到同一坐标系中，以直观地鉴别优劣，靠近左上角的 ROC 曲线所代表的诊断试验较好。亦可通过分别计算各个试验的 ROC 曲线下面积（AUC）进行比较，哪一种试验的 AUC 最大，则哪一种试验的诊断价值最佳。

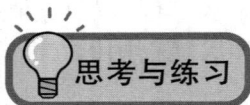

思考与练习

一、思考题

1. 在评价某诊断试验诊断某病的价值时，研究对象需满足何种条件？

2. 在 1 000 例 60 岁以上男性中进行前列腺特异抗原（PSA）测定，该人群的前列腺癌病人中有 70 例 PSA 检查异常；非前列腺癌患者中 90 人 PSA 检查异常。该资料能否计算 PSA 检查用于该人群前列腺癌筛检时的阳性预测价值？

二、计算题

将一宫颈癌筛检试验应用于 400 名经活检证实患宫颈癌的妇女和 400 名未患宫颈癌的妇女。宫颈癌妇女中有 100 人出现阳性结果；未患宫颈癌的妇女中有 50 人出现阳性结果。请计算该筛检试验的灵敏度、特异度、阳性预测价值、阴性预测价值、阳性似然比、阴性似然比及 Youden 指数。

（王素珍　石福艳）

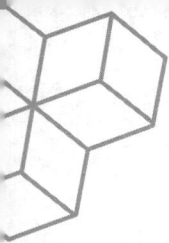

15 样本含量估计

无论是调查研究还是实验研究(包括临床试验),事先都需要设计,而设计中不可回避的一项内容就是确定研究对象的数目,通常称为样本含量(sample size)或样本大小。本章将介绍与样本含量估计有关的基本概念、常见的需要估计样本含量的场合、前提条件和具体应用实例。

15.1 基本概念

15.1.1 从一个实例看样本含量的两层含义

样本含量通常包括两层含义:其一,整个研究项目中所涉及的观察单位或受试对象的个数,不妨用 N 表示;其二,整个研究项目需要划分成多个研究小组,各小组中的观察单位或受试对象的个数,不妨用 n 表示(假定各小组样本含量相等)。通常情况下,我们不仅要关注 N 的大小,更应该关注 n 的大小。请指出下面实例中的 N 和 n 分别是多少。

为了观察甲紫注入小型猪正常腮腺后组织病理变化情况,某研究者选择 6 月龄、体重 20~25 kg 的中国实验用小型猪 15 只,雄性 9 只、雌性 6 只。每只动物任选一侧腮腺为实验侧,另一侧作为正常对照,以消除个体差异及增龄对实验结果的影响。按注入甲紫后 1 周、2 周、1 个月、3 个月及 6 个月将 15 只动物随机分为 5 组,每组 3 只(每个组的 3 只动物分别随机注入 1% 甲紫溶液 0.6 mL、1.0 mL 及 4.0 mL),然后观察组织病理变化情况。

本实验研究共用了 15 只小型猪,即 $N=15$,初看起来“15”这个数目不算太小。但不难发现,该课题共涉及两个实验因素,第 1 个因素是“甲紫作用时间”,它有“1 周、2 周、1 个月、3 个月及 6 个月”5 个水平;第 2 个因素是“甲紫剂量”,它有“0.6 mL、1.0 mL 及 4.0 mL”3 个水平。这两个因素各水平的全面组合共有 15 种情况,每种情况构成一个特殊的实验条件,每个条件下仅有一只动物,即各组的样本含量 $n=1$,这就违背了实验设计中的“重复原则”。因为生物医学研究的现象常常带有变异性,只有在相同实验条件下进行多次独立重复实验,随机现象的变化规律才能正确地显露出来。显然,本例的研究结论是没有说服力的。

那么,各小组究竟应该用几只动物合适呢?严格地说,需要根据预实验或文献资料提供的信息,结合研究者对实验精度的要求,并根据拟采用的实验设计类型,按估计样本含量的相应公式计算。一般情况下,当不便用公式估算时,若是小动物实验(来源方便,花费不太大),各小组动物数以不少于 10 只为宜;若是较大动物实验,各小组动物数以不少于 5 只为宜。这里所讲的“各小组”,是指实验中独立的实验条件所决定的每个小组,如本例中,是指在一个特定的甲紫作用时间和一个特定的剂量所形成的实验组,共有 15 个小组。

15.1.2 确定样本含量的意义

正确确定样本含量是实验设计的一个重要组成部分。估计样本含量时,应当注意克服两种倾向:一是片面追求增大样本含量,认为样本含量越多越好,甚至提出“大量观察”是确定样本含量的一个重要原则,其结果导致人力、物力和时间上的浪费,也可能引入更多的混杂因素,对研究结果造成不良影响;另一是忽视保证足够样本含量的重要性,使得样本含量偏少,检验功效 $(1-\beta)$ 偏低,导致总体中本来存在的差异未能检测出

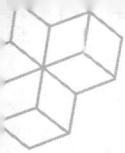

来,出现非真实的阴性结果,这是当前医学研究中尤其值得注意的问题。

在医学科研设计中,必须根据设计类型、结果变量的性质和研究目的,借助适当的公式,进行样本含量的估计。不同的设计类型要求不同的样本含量。本章仅介绍常用的几种样本含量估算方法和应用实例,更多情形下如何估计样本含量,请参阅有关文献。

15.1.3 确定样本含量时应具备的条件

统计学工作者经常被询问的一个问题是:我希望说明一个新的治疗方案优于旧的治疗方案,请你告诉我该选用多少名患者?这个问题常使统计学工作者无言以对,因为必须具备一些起码的信息,才能就所需要的样本含量作出有理有据的估算。例如,在实验设计中,若观测的结果是定量变量,且拟对平均值进行假设检验,则需要提供如下信息:

(1) 检验水准 事先规定本次实验允许犯第一类(假阳性)错误的概率 α,通常规定 $\alpha = 0.05$,同时还应明确是单侧检验还是双侧检验。α 定得越小,所需的样本含量越大;双侧检验比单侧检验的样本含量大。

(2) 检验功效 事先规定本次实验要求达到的功效 $(1 - \beta)$,或允许犯第二类(假阴性)错误的概率 β。要求的检验功效越大,所需的样本含量越大。在科研设计时,检验功效不宜低于 0.75,否则检验的结果很可能反映不出总体参数之间的真实差异。

(3) 有关总体的一些信息 比较两总体均数或概率之间的差异时,应当知道总体参数间的差值 δ 和总体标准差 σ 可能有多大。通常人们通过查阅资料、借鉴前人经验或进行预实验来获取这些信息。

有时研究者很难得到总体参数的信息,可以用专业上(临床上)认为有意义的差值代替,如平均舒张期血压的差值 ≥ 0.69 kPa(5 mmHg),白细胞的平均差值 0.5×10^9/L(500 个/mm^3)等;也有人主张用 0.25 倍或 0.50 倍的标准差估计总体均数间的差值。当然,也可以根据实验目的人为地规定,如规定实验的新药有效概率必须超过标准药物有效概率的 30% 才有推广意义等。

15.1.4 检验功效的计算

前面已经提到,检验功效由犯第二类错误的概率 β 的大小所决定,即功效 $= 1 - \beta$。当假设检验出现“阴性”结果$(P > 0.05)$时,有必要将目前的样本含量带入样本含量计算公式,推算检验功效是否偏低,以便正确分析假设检验“阴性”结论的正确性。当假设检验结论为“阴性”$(P > 0.05)$时,可在一定的假设条件下利用公式计算出对应于犯第二类错误的概率 β 的标准化正态离差值 Z_β,然后查标准正态分布概率密度曲线下面积来确定检验功效$(1 - \beta)$的值,

$$功效 = 1 - \beta = \Phi(Z_\beta)$$

其中,$\Phi(Z_\beta)$ 是 Z_β 值左侧曲线下面积。

若检验功效偏低,说明实验的样本含量不够,应进一步增大样本含量,继续进行实验。

15.2 比较定量变量均值时样本含量估计

15.2.1 单组与配对设计时的 t 检验

(1) 需要提供的信息 该情形下,需要的信息包括均数差值 δ、样本标准差 S(或 S_d)、允许犯第一类错误的概率 α 和犯第二类错误的概率 β。

(2) 计算公式 若作单侧 t 检验,则

$$n = \left[\frac{(t_\alpha + t_\beta)S}{\delta} \right]^2 \qquad (15-1)$$

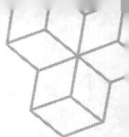

若作双侧 t 检验,则

$$n = \left[\frac{(t_{\alpha/2} + t_{\beta})S}{\delta}\right]^2 \tag{15-2}$$

以上公式用于单组资料的 t 检验。若是配对设计或交叉设计,则用每对观察对象差值的标准差 S_d 取代式中的 S,n 为观察的对子数。

上面的公式中的 $t_{\alpha/2}$ 和 t_{β} 本身和样本含量有关,故计算时需进行迭代(见实例)。

(3)实例

例 15-1 用某药治疗硅沉着病患者后确能使尿硅排除量增加,平均约增加 15 mg/L,其标准差约为 25 mg/L。若取 $\alpha = 0.05$(单侧),$\beta = 0.10$,问需观察多少患者才能得出服药前后尿硅排除量差别有统计学意义的结论?

解 本例为配对设计,因确知治疗后尿硅排除量不会减少,故可作单侧 t 检验。令 $S = S_d$,并将 $\delta = 15$,$S_d = 25$,$t_{\alpha(\infty)} = t_{0.05(\infty)} = 1.645$,$t_{\beta(\infty)} = t_{0.10(\infty)} = 1.282$ 代入(15-1)式,得

$$n_1 = \left[\frac{(t_{\alpha} + t_{\beta})S}{\delta}\right]^2 = \left[\frac{(1.645 + 1.282) \times 25}{15}\right]^2 = 23.798 \approx 24$$

将 $\delta = 15$,$S_d = 25$,$t_{\alpha(23)} = t_{0.05(23)} = 1.714$,$t_{\beta(23)} = t_{0.10(23)} = 1.319$ 代入(15-1)式,得

$$n_2 = \left[\frac{(t_{\alpha} + t_{\beta})S}{\delta}\right]^2 = \left[\frac{(1.714 + 1.319) \times 25}{15}\right]^2 = 25.553 \approx 26$$

将 $\delta = 15$,$S_d = 25$,$t_{\alpha(25)} = t_{0.05(25)} = 1.708$,$t_{\beta(25)} = t_{0.10(25)} = 1.316$ 代入(15-1)式,得:

$$n_3 = \left[\frac{(t_{\alpha} + t_{\beta})S}{\delta}\right]^2 = \left[\frac{(1.708 + 1.316) \times 25}{15}\right]^2 = 25.402 \approx 26$$

因此,取 $n = 26$,即需观察 26 对患者才能得出服药前后尿硅排除量差别有统计学意义的结论。

还可以通过查表获得所需的样本含量。因 $\alpha = 0.05$(单侧),$\beta = 0.10$,$\delta = 15$,$S_d = 25$,$\frac{\delta}{\sigma} \approx \frac{\delta}{S_d} = 0.60$,查表(附表 10)得样本含量 $n = 26$,与计算结果十分吻合。

15.2.2 成组设计时的 t 检验

(1)需要提供的信息 该情形下,需要提供两总体均数的差值 δ、两样本合并标准差 S、样本含量在两组中的分配比例 q_1 和 q_2,$q_1 + q_2 = 1$,允许犯第一类错误的概率 α 和犯第二类错误的概率 β。

(2)计算公式 作单侧 t 检验时

$$N = \frac{(q_1^{-1} + q_2^{-1})(t_{\alpha} + t_{\beta})^2 S^2}{\delta^2} \tag{15-3}$$

作双侧 t 检验时

$$N = \frac{(q_1^{-1} + q_2^{-1})(t_{\alpha/2} + t_{\beta})^2 S^2}{\delta^2} \tag{15-4}$$

当两组样本含量相等时,$q_1 = q_2 = 0.5$,$(0.5)^{-1} + (0.5)^{-1} = 4$,式(15-3)和式(15-4)简化为:
作单侧 t 检验时

$$N = \frac{4(t_{\alpha} + t_{\beta})^2 S^2}{\delta^2} \tag{15-5}$$

作双侧 t 检验时

$$N = \frac{4(t_{\alpha/2} + t_{\beta})^2 S^2}{\delta^2} \tag{15-6}$$

说明:式(15-3)~(15-6)中的 N 均为两组样本总含量。一般情况下,总希望两组例数相等,因为当 n 确定后,两组例数相等时,检验功效大,而且计算简便。但这样做应具备两个条件:一是对这两组来说,每增加一名对象所耗经费相等;二是在找到相同数目的研究对象方面没有太大的困难。如果这两个条件中的任何一个不满足,就应该或不得不让两组的样本含量不相等。但在样本含量不相等情况下,两组中,较小样本含量必须略大于两样本含量相等时样本总含量 N 的 $1/4$。

（3）实例

例 15-2 某研究者打算分析多毛症患者与正常人血清睾酮含量(ng/dL)的差别。从前人的研究资料中,估计血清睾酮平均含量之差值 $\delta = 10$,标准差为 13.33;取 $\alpha = 0.05$,$\beta = 0.10$。若多毛症病人较少,打算以 $1:4$ 的比例调查患者与健康人,问正式研究需观察患者与健康人各多少?

解 设多毛症病人组为第一组,正常人组为第二组,作双侧 t 检验。假定 $S_c = 13.33$。因打算以 $1:4$ 的比例调查患者与健康人,故 $q_1 = \dfrac{1}{1+4} = \dfrac{1}{5}$,$q_2 = 1 - q_1 = \dfrac{4}{5}$。又 $\delta = 10$,$\alpha = 0.05$,$\beta = 0.10$,则 $t_{\alpha/2(\infty)} = t_{0.05/2(\infty)} = 1.960$,$t_{\beta(\infty)} = t_{0.10(\infty)} = 1.282$。将有关数据代入式(15-4),得

$$N^{(1)} = \frac{(q_1^{-1} + q_2^{-1})(t_{\alpha/2} + t_\beta)^2 S^2}{\delta^2} = \frac{\left[\left(\frac{1}{5}\right)^{-1} + \left(\frac{4}{5}\right)^{-1}\right] \times (1.960 + 1.282)^2 \times (13.33)^2}{10^2}$$

$$= 116.7 \approx 117$$

因而,$n_1^{(1)} = q_1 N^{(1)} = \dfrac{1}{5} \times 117 = 23.4 \approx 24$,$n_2^{(1)} = 4n_1^{(1)} = 4 \times 24 = 96$。

再以自由度 $\mathrm{d}f = n_1^{(1)} + n_2^{(1)} - 2 = 24 + 96 - 2 = 118$

从 t 界值表中查得 $t_{0.05/2(118)} = 1.980$,$t_{0.10(118)} = 1.289$,并代入公式(15-4),得

$$N^{(2)} = \frac{(q_1^{-1} + q_2^{-1})(t_{\alpha/2} + t_\beta)^2 S^2}{\delta^2} = \frac{\left[\left(\frac{1}{5}\right)^{-1} + \left(\frac{4}{5}\right)^{-1}\right] \times (1.980 + 1.289)^2 \times (13.33)^2}{10^2}$$

$$= 118.7 \approx 119$$

因而,$n_1^{(2)} = q_1 N^{(2)} = \dfrac{1}{5} \times 119 = 23.8 \approx 24 = n_1^{(1)}$,$n_2^{(2)} = 4n_1^{(2)} = 4 \times 24 = 96 = n_2^{(1)}$。

所以,取 $n_1 = 24$,$n_2 = 96$,$N = 24 + 96 = 120$,即若以 $1:4$ 的样本含量作调查,应调查患者 24 人,正常人 96 人。

例 15-3 在动物镇咳实验中,比较中药复方 I 与复方 II 使小鼠推迟发生咳嗽的时间。预实验中,复方 I 与复方 II 的均数分别为 31.67 S 和 44.00 S,标准差均为 25 S 左右。故假定 $\delta = 44.00 - 31.67 = 12.33$S,又设两组标准差相等,且为 25 S;令 $\alpha = 0.05$(双侧),$\beta = 0.10$。要正式实验得出两组差别有统计学意义的结论,需要用多少只小鼠?

解 将 $\delta = 12.33$,$S = 25$,$t_{\alpha/2(\infty)} = t_{0.05/2(\infty)} = 1.960$,$t_{\beta(\infty)} = t_{0.10(\infty)} = 1.282$,代入式(15-6),得

$$N^{(1)} = \frac{4 \times (t_{\alpha/2} + t_\beta)^2 S^2}{\delta^2} = \frac{4 \times (1.960 + 1.282)^2 \times 25^2}{12.33^2} = 172.8 \approx 173$$

再以自由度为 $\mathrm{d}f = N^{(1)} - 2 = 173 - 2 = 171$,$\delta = 12.33$,$S = 25$,$t_{\alpha/2(\infty)} = t_{0.05/2(171)} = 1.960$,$t_{\beta(\infty)} = t_{0.10(171)} = 1.282$ 代入式(15-6),可得 $N^{(2)} = N^{(1)} = 173$,所以取 $N = 173$,即两组共需小鼠 173 只,每组 87 只。

也可以通过查表获得所需的样本含量。因 $\alpha = 0.05$(双侧),$\beta = 0.10$,$\delta = 12.33$,$S = 25$,$\dfrac{\delta}{\sigma} \approx \dfrac{\delta}{S} = \dfrac{12.33}{25} = 0.4932 \approx 0.50$,查附表 11,得样本含量 $n = 86$,与计算结果相近。

15.2.3 多组设计时的 F 检验

（1）需要提供的信息 该情形下,需要提供各组的平均数 μ_i、标准差 S、组数 k、允许犯第一类错误的概

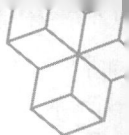

率 α 和犯第二类错误的概率 β。

（2）计算公式

$$n = \frac{\lambda}{\Delta} \tag{15-7}$$

其中

$$\Delta = \frac{1}{\sigma^2} \sum_{i=1}^{k} (\mu_i - \mu_0)^2 \tag{15-8}$$

说明：双侧检验，并假定各组样本含量相等，即 n 表示每组需要的样本含量。μ_0 代表各组平均数 μ_i 的平均数，λ 值查附表12。

（3）实例

例15-4 用四种药品治疗高血压，已知四种药品降低收缩压的平均数分别为 $\mu_1 = 8.25$，$\mu_2 = 11.75$，$\mu_3 = 12$，$\mu_4 = 13$。各药品降低收缩压的标准差都是 3.5。选用 $\alpha = 0.05$，$\beta = 0.10$，双侧检验，需要多少样本？

解 $\sigma = 3.5$，将各组平均数 μ_i 代入式（15-8），得

$$\mu_0 = \frac{\mu_1 + \mu_2 + \mu_3 + \mu_4}{4} = \frac{8.25 + 11.75 + 12 + 13}{4} = 11.25$$

$$\begin{aligned}
\Delta &= \frac{1}{\sigma^2} \sum_{i=1}^{k} (\mu_i - \mu_0)^2 \\
&= \frac{1}{3.5^2} \times \left[(8.25 - 11.25)^2 + (11.75 - 11.25)^2 + (12 - 11.25)^2 + (13 - 11.25)^2 \right] \\
&= 1.051\ 0
\end{aligned}$$

$\alpha = 0.05$，$k = 4$，$\beta = 0.10$，查附表13 得：$\lambda = 14.18$，代入式（15-7），得

$$n = \frac{\lambda}{\Delta} = \frac{14.18}{1.051} \approx 14$$

所以，该研究每组至少需要 14 例患者。

15.3 比较定性变量样本频率时样本含量估计

15.3.1 配对设计时的 χ^2 检验

（1）需要提供的信息   该情形下，需要提供四格表中的 4 个基本数据、允许犯第一类错误的概率 α 和犯第二类错误的概率 β。

（2）计算公式   设将配对 χ^2 检验应用于如下的配对四格表数据：

		第二种检查	
		+	−
第一种	+	a	b
检查	−	c	d

令 $\pi_{+-} = \dfrac{b}{a+b}$，$\pi_{-+} = \dfrac{c}{a+c}$，$\pi_c = \dfrac{\pi_{+-} + \pi_{-+}}{2}$，则所需样本对子数为：

$$n = \left[\frac{Z_{\alpha/2} \sqrt{2\pi_c} + Z_{\beta} \sqrt{\dfrac{2\pi_{-+}\pi_{+-}}{\pi_c}}}{\pi_{-+} - \pi_{+-}} \right]^2 \tag{15-9}$$

（3）实例

例 15-5 某菌种接种于甲、乙两种培养基,预实验的结果如下:甲阳性乙阴性的概率近似为 $\pi_{+-} = 0.04$,甲阴性乙阳性的概率近似为 $\pi_{-+} = 0.24$,设 $\alpha = 0.05$(双侧), $\beta = 0.10$,问正式实验应该用多少样本对子数?

解 将 $\pi_{+-} = 0.04$, $\pi_{-+} = 0.24$, $\pi_c = (0.04 + 0.24)/2 = 0.14$, $Z_{0.05/2} = 1.960$, $Z_{0.10} = 1.282$ 代入式 (15-9),得

$$n = \left[\frac{1.960 \sqrt{2 \times 0.14} + 1.282 \times \sqrt{\dfrac{2 \times 0.24 \times 0.04}{0.14}}}{0.24 - 0.04} \right]^2 = 57.146$$

因此,正式实验需用 58 对。

15.3.2 成组设计时的 Z 检验

（1）需要提供的信息 该情形下,需要提供两总体概率的估计值 p_1 和 p_2、两组样本含量的比值 c(不妨设 $c = n_2/n_1$)、允许犯第一类错误的概率 α 和犯第二类错误的概率 β。

（2）计算公式 因 $c = n_2/n_1$,即 $n_2 = cn_1$,则 n_1 的计算公式如下:

单侧检验:

$$n_1 = \frac{\left[Z_{\alpha} \sqrt{\dfrac{p(1-p)(1+c)}{c}} + Z_{\beta} \sqrt{p_1(1-p_1) + \dfrac{p_2(1-p_2)}{c}} \right]^2}{(p_1 - p_2)^2} \tag{15-10}$$

双侧检验:

$$n_1 = \frac{\left[Z_{\alpha/2} \sqrt{\dfrac{p(1-p)(1+c)}{c}} + Z_{\beta} \sqrt{p_1(1-p_1) + \dfrac{p_2(1-p_2)}{c}} \right]^2}{(p_1 - p_2)^2} \tag{15-11}$$

式中 $p = \dfrac{p_1 + cp_2}{c+1}$, n_2 按 cn_1 算出。

（3）实例

例 15-6 拟研究两种抗菌药物(其中一种为对照药)对某感染性疾病的治疗效果。经预实验,实验药有效率为 80%,对照药为 60%。今要作正式临床试验,问每组需要观察多少例病人(假设采用双侧检验)?

解 本例 $p_1 = 0.8$, $p_2 = 0.6$, $p = \dfrac{0.8 + 0.6}{2} = 0.7$,设 $\alpha = 0.05$, $\beta = 0.10$, $Z_{0.05/2} = 1.960$, $Z_{0.10} = 1.282$,取 $c = 1$,代入式(15-11)得

$$n_1 = \frac{\left[1.960 \sqrt{\dfrac{0.7 \times (1-0.7) \times (1+1)}{1}} + 1.282 \sqrt{0.8 \times (1-0.8) + \dfrac{0.6 \times (1-0.6)}{1}} \right]^2}{(0.8 - 0.6)^2} = 108.27$$

$$\approx 109$$

$$n_2 = n_1 = 109$$

故可认为每组需要观察 109 例病人。

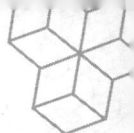

15.4 简单线性相关分析时样本含量估计

（1）需要提供的信息　该情形下,需要提供总体相关系数 ρ 的估计值、允许犯第一类错误的概率 α 和犯第二类错误的概率 β。

（2）计算公式

单侧检验:

$$n = 4\left[\frac{Z_\alpha + Z_\beta}{\ln\left(\frac{1+\rho}{1-\rho}\right)}\right]^2 + 3 \qquad (15-12)$$

双侧检验:

$$n = 4\left[\frac{Z_{\alpha/2} + Z_\beta}{\ln\left(\frac{1+\rho}{1-\rho}\right)}\right]^2 + 3 \qquad (15-13)$$

（3）实例

例 15 -7　据估计,总体相关系数约为 $\rho = 0.70$,规定 $\alpha = 0.05$,$\beta = 0.10$,问正式研究对相关系数进行检验时,所需的样本含量是多少?

解　由于 $\rho = 0.70 > 0$,应采用单侧检验。将 $\rho = 0.70$,$Z_{0.05} = 1.645$,$Z_{0.10} = 1.282$ 代入式（15-12）,得

$$n = 4\left[\frac{1.645 + 1.282}{\ln\left(\frac{1+0.70}{1-0.70}\right)}\right]^2 + 3 = 14.390$$

取 $n = 15$,即需要 15 例。

15.5 多变量分析时样本含量估计

在实际应用中,统计分析工作不止是定量或定性变量组间比较的单变量分析,通常还会对资料进行多变量分析。当样本含量足够进行单变量分析时,并不代表该样本含量足够进行多变量分析。因此,在实际工作中,需要将单变量和多变量分析结合起来估计研究中需要的样本含量。

15.5.1 多重线性回归的样本含量估计

（1）需要提供的信息　该情形下,需要提供期望得到的因变量 Y 与欲检验变量 X_1 的总体相关系数 ρ、欲检验变量 X_1 关于其他 $(p-1)$ 个自变量 $X_2, X_3, \cdots, X_p$ 作多重回归的决定系数 $\rho^2_{1|2,3,\cdots,p}$、允许犯第一类错误的概率 α 和犯第二类错误的概率 β。

（2）计算公式

$$n_1 = 4\left[\frac{Z_{\alpha/2} + Z_\beta}{\ln\left(\frac{1+\rho}{1-\rho}\right)}\right]^2 + 3 \qquad (15-14)$$

$$n_p = \frac{n_1}{1 - \rho^2_{1|2,3,\cdots,p}} \qquad (15-15)$$

其中,n_1 为因变量对 X_1 作简单线性回归所需样本含量,n_p 为因变量对 p 个自变量作多重线性回归所需样本含量。

（3）实例

例 15 -8　某心脏外科医生欲研究血清高半胱氨酸（HCY）与动脉粥样硬化的关联性。计划以表示动脉粥样硬化程度的血小板负担指数（PBI）作因变量,自变量中除了血清高半胱氨酸,还有包括年龄、性别、血浆

叶酸水平、维生素 B_6、维生素 B_{12} 和血清胆固醇含量 6 个控制因素。据以往文献,PBI 和 HCY 的相关系数为 0.35 左右;经小样本的预调查,HCY 对其他 6 个控制因素作多重线性回归,决定系数约为 0.12。按上述设计,进行 PBI 关于 HCY 和其他 6 个控制因素的多重线性回归,检验水准取双侧 0.05,检验功效为 90%,至少需多少样本含量?

解 已知 $\alpha = 0.05$(双侧),$\beta = 0.10$,$\rho = 0.35$,$Z_{0.05/2} = 1.96$,$Z_{0.10} = 1.28$,$\rho_{1|2,3,\cdots,7}^2 = 0.12$,代入式(15 - 14)和式(15 - 15)得

$$\ln\left(\frac{1+\rho}{1-\rho}\right) = \ln\left(\frac{1+0.35}{1-0.35}\right) = 0.730\,9$$

$$n_1 = 4 \times \left(\frac{1.96 + 1.28}{0.730\,9}\right)^2 + 3 \approx 81$$

$$n_p = \frac{81}{1 - 0.12^2} \approx 92$$

由上可见,进行上述多重线性回归至少需要 92 例。

15.5.2 Logistic 回归的样本含量估计

15.5.2.1 一个自变量 X 时的样本含量估计

(1)需要提供的信息 该情形下,需要提供在 X 取均值条件下事件发生的概率 P、期望能够检测到的效应大小 $\ln(OR)$、允许犯第一类错误的概率 α 和犯第二类错误的概率 β。

(2)计算公式 若自变量 X 为服从正态分布的连续变量,则样本含量为:

$$n = \frac{\left[Z_{(\alpha/2)} + Z_\beta\right]^2}{P(1-P)\ln(OR)^2} \qquad (15-16)$$

若自变量 X 为二值变量($X = 0$ 或 $X = 1$),则样本含量为:

$$n = \frac{\left[Z_{(\alpha/2)}\sqrt{\dfrac{P_{总}(1-P_{总})}{B}} + Z_\beta\sqrt{P_1(1-P_1) + \dfrac{P_2(1-P_2)(1-B)}{B}}\right]^2}{(P_1 - P_2)^2(1-B)} \qquad (15-17)$$

式中,B 为 $X = 1$ 所对应的个体数占总个体数的比例;P_1 为 $X = 0$ 所对应的事件发生频率,P_2 为 $X = 1$ 所对应的事件发生频率,$P_{总}$ 为总事件发生率 $P_{总} = (1-B)P_1 + BP_2$。

15.5.2.2 多个自变量 $X_1, X_2, \cdots, X_p$ 时的样本含量估计

首先,从 $X_1, X_2, \cdots, X_p$ 中确定一个主要感兴趣的自变量(假定选择 X_1),估计一个自变量 X_1 时的样本含量 n;进而根据变量 X_1 对其他 $(p-1)$ 个自变量作多重回归所得的决定系数 $\rho_{1|2,3,\cdots,p}^2$、允许犯第一类错误的概率 α 和犯第二类错误的概率 β,按式(15 - 18)计算 p 个自变量时所需的样本含量 N,

$$N = \frac{n}{1 - \rho_{1|2,3,\cdots,p}^2} \qquad (15-18)$$

例 15 - 9 大肠癌患者临床病理因素对其预后可能产生影响。某研究者收集了 158 例经手术治疗大肠癌患者的性别(X_1)、年龄(X_2)、组织学分型(X_3)、肿瘤大小(X_4)、Dukes 分期(X_5)、淋巴管浸润(X_6)、血管浸润(X_7)、5 年生存状态(Y)等资料。本例确定血管浸润(X_7)为主要感兴趣的自变量,请估计样本含量。资料整理见表 15 - 1。

解 根据式(15 - 17)估计样本含量 n。

设 $\alpha = 0.05$(双侧),$\beta = 0.20$(单侧)。计算:

$$B = \frac{31+3}{158} = 0.215\,2 \qquad P_1 = \frac{54}{70+54} = 0.435\,5 \qquad P_2 = \frac{3}{31+3} = 0.088\,2$$

$$P_{总} = (1 - 0.215\,2) \times 0.435\,5 + 0.215\,2 \times 0.088\,2 = 0.360\,8$$

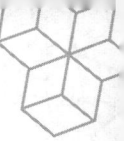

表 15-1 有无血管浸润大肠癌患者的 5 年生存状况

血管浸润(X_7)	调查人数	死亡($Y=1$)	存活($Y=0$)
无($X_7=0$)	124	70	54
有($X_7=1$)	34	31	3
合计	158	101	57

当 $\alpha=0.05$ 时,$Z_{\alpha/2}=1.96$;$\beta=0.20$ 时,$Z_\beta=0.8416$。将 B、P_1、P_2、$P_总$、$Z_{\alpha/2}$、Z_β 代入式(15-17)时,得样本含量估计值 $n\approx74$。

经计算,$\rho_7^2|_{2,3,\cdots,6}=0.0732$,按式(15-18)计算得 7 个自变量时所需的样本含量

$$N=\frac{74}{1-0.0732}\approx80$$

15.5.3 Cox 回归分析的样本含量估计

(1)需要提供的信息 需要提供研究结束时终点事件发生率 P、主效应变量 X_1 对其他协变量作回归分析时的决定系数 R^2、X_1 的方差 σ^2、X_1 的对数风险比 $\ln HR$、允许犯第一类错误的概率 α 和犯第二类错误的概率 β。

(2)计算公式

$$n=\frac{(Z_{\alpha/2}+Z_\beta)^2}{P(1-R^2)\sigma^2(\ln HR)^2} \tag{15-19a}$$

或死亡事件数达到

$$nP=\frac{(Z_{\alpha/2}+Z_\beta)^2}{(1-R^2)\sigma^2(\ln HR)^2} \tag{15-19b}$$

(来源:Hsieh 和 Lavori,2000)

(3)实例

例 15-10 拟进行一项临床试验对一新药和标准药的抗肺癌疗效进行比较。假定研究结束时病死率 $P=70\%$,变量"服用药物"的标准差为 0.8,对数风险比为 0.5(即标准药死亡风险是新药的 $e^{0.5}=1.65$ 倍),"服用药物"对其他协变量作回归分析时的决定系数估计值为 0.30。试问按照检验水准 0.05,检验功效 0.90,需要观察多少例肺癌患者?

解 已知 $\alpha=0.05$,$Z_{\alpha/2}=1.96$;$\beta=0.10$,$Z_\beta=1.282$;$P=0.70$;$R^2=0.30$;$\sigma=0.80$;$\ln HR=0.5$,代入公式(15-19)得

$$n=\frac{(1.96+1.282)^2}{0.70\times(1-0.30)\times0.8^2\times(0.5)^2}\approx135$$

$$nP=\frac{(1.96+1.282)^2}{(1-0.30)\times0.8^2\times(0.5)^2}\approx95$$

故至少需要观察 135 例肺癌患者,或死亡事件数至少应达到 95 例。

15.6 抽样调查设计时样本含量估计

这里仅介绍一阶段抽样调查设计时样本含量的估计方法。复杂条件下抽样调查设计时,样本含量的估计方法请查阅相关文献。

15.6.1 简单随机抽样和系统抽样的样本含量估计

(1)需要提供的信息 欲进行简单的随机抽样或严格的系统抽样,需要提供的信息包括总体的大小

N、总体概率的估计值 P、总体概率的估计值与真值的最大允许误差 δ、要求达到的置信度 $(1-\alpha)$。

（2）计算公式

$$n = \frac{Z_{\alpha/2}^2 P(1-P)N}{\delta^2(N-1) + Z_{\alpha/2}^2 P(1-P)} \qquad (15-20a)$$

对于无限总体，

$$n = \frac{Z_{\alpha/2}^2 P(1-P)}{\delta^2} \qquad (15-20b)$$

（3）实例

例 15-11　从 4 000 名生活在某地区的儿童中，随机抽取 50 名作初步调查，发现 30 人有蛔虫。现欲通过简单随机抽样，调查该地区儿童患蛔虫病的总体概率，要求估计值与真值的最大允许误差 δ 不超过 $\pm 5\%$，置信度为 95%，需用多大样本？

解　已知 $N=4\,000$，$P=\dfrac{30}{50}=0.60$，$\alpha=0.05$，$Z_{\alpha/2}=1.96$，$\delta=0.05$，代入（15-20a）式得

$$n = \frac{1.96^2 \times 0.60 \times (1-0.60) \times 4\,000}{0.05^2 \times (4\,000-1) + 1.96^2 \times 0.60 \times 0.40} = 337.74 \approx 338$$

需至少抽取 338 名儿童作蛔虫检查。

15.6.2　分层随机抽样的样本含量估计

（1）需要提供的信息　该情形下，需要提供的信息包括总体大小 N、分层层数 L、各层（子总体）大小 N_i（$i=1,2,\cdots,L$ 下同）、各层（子总体）概率估计值 P_i、各层（子总体）样本所占的比例 W_i、总体概率的估计值与真值的最大允许误差 δ 及要求达到的置信度 $(1-\alpha)$。

（2）计算公式　当 $N_i \gg n_i$ 时，有

$$n = \frac{Z_{\alpha}^2 \sum \dfrac{N_i^2 P_i(1-P_i)}{W_i}}{N^2 \delta^2 + Z_{\alpha/2}^2 \sum N_i P_i(1-P)_i} \qquad (15-21)$$

若各层抽取的个体数量相同，则 $W_i = 1/L$；若各层抽取的个体数量与各层的个体总数成比例，则 $W_i = N_i/N$。此时，如果 $N_i \gg n_i$，则（15-21）式可简化为：

$$n = \frac{Z_{\alpha/2}^2 \sum \dfrac{N_i P_i(1-P_i)}{W_i}}{N^2 \delta^2} \qquad (15-22)$$

（3）实例

例 15-12　A、B、C 三个城市各有 2 000，3 000 和 5 000 个家庭可供调查，见表 15-2，欲按比例分配样本。以 95% 的置信度，调查近 5 年内有一个或多个死胎的家庭出现率。现预计三城市死胎家庭出现率分别为 0.10、0.15、0.20。要求估计值与真值相差不超过 $\pm 3\%$ 时，各城市需抽取多大样本？

表 15-2　样本分配比例

城市 City	家庭数 N_i	死胎率 P_i	分配比例 $W_i/\%$
A	2 000	0.10	20.0
B	3 000	0.15	30.0
C	5 000	0.20	50.0
总计	10 000	—	100.0

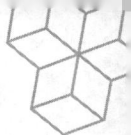

解　已知 $\alpha = 1 - 95\% = 0.05$，则 $Z_{\alpha/2} = 1.96$。由于按比例分配样本，$W_1 = 2\,000/10\,000 = 0.2$，$W_2 = 0.3$，$W_3 = 0.5$。经计算得

$$\sum N_i P_i = 1\,650,\quad \sum N_i P_i(1 - P_i) = 1\,362.5$$

$$\sum \frac{N_i^2 P_i(1 - P_i)}{W_i} = 13\,625\,000,\quad \delta = 0.03$$

代入(15 – 21)式得

$$n = \frac{1.96^2 \times 13\,625\,000}{10\,000^2 \times (0.03)^2 + 1.96^2 \times 1\,362.5} = 549.61$$

因此，共需 550 个家庭作为试验单位：A 城市应抽取 $550 \times 0.2 = 110$ 个家庭；B 城市应抽取 $550 \times 0.3 = 165$ 个家庭；C 城市应抽取 $550 \times 0.5 = 275$ 个家庭。

15.6.3　整群抽样的样本含量估计

（1）需要提供的信息　该情形下，需要提供置信度 $(1 - \alpha)$、允许误差 δ 及总体方差的估计值 S^2。

（2）计算公式　设从无限总体或有 K 个群的有限总体中随机抽取 k 个群，第 i 个群含 N_i 个个体，$\bar{N}$ 为平均每群的个体数，p_i（或 $\bar{x}_i$）为第 i 群的样本频率（或样本均数），p（或 $\bar{x}$）为总的样本频率（或总的样本均数）。应抽取的样本群数 G 的计算公式为式(15 – 23)。

$$G = \frac{Z_{\alpha/2}^2 S^2}{\delta^2} \tag{15 – 23}$$

其中，S^2 为总体方差的估计值。对于定性变量，无限总体时，

$$S^2 = \frac{\sum \left[\frac{N_i}{\bar{N}}(p_i - p) \right]^2}{k - 1} \tag{15 – 24a}$$

有限总体时，

$$S^2 = \frac{\left(1 - \frac{k}{K}\right) \sum \left[\frac{N_i}{\bar{N}}(p_i - p) \right]^2}{k - 1} \tag{15 – 24b}$$

对于定量变量，不管总体是否有限，均有

$$S^2 = \frac{\sum \left[\frac{N_i}{\bar{N}}(\bar{x}_i - \bar{x}) \right]^2}{k - 1} \tag{15 – 24c}$$

从式(15 – 23)可以看出，整群抽样抽多少群，主要与资料的方差 S^2 有关系。从 S^2 的计算公式可以看出，其大小主要取决于各群性质的差异，如果总体中群与群之间性质差异悬殊，S^2 大，就需要抽取较多的群；相反，如果群与群之间性质相近，S^2 小，就不必抽取较多的群。

（3）实例

例 15 – 13　某市拟在 450 个居委会中，以整群抽样的方法调查肺结核患病率。为了获得方差 S^2，先随机抽取了 5 个居委会，结果如表 15 – 3 所示。规定允许误差为 0.05%，$\alpha = 0.05$，试求需调查多少个居委会？

解　按题意，为了从样本频率估计总体概率，首先计算出表 15 – 3 中的各个数值，然后再用式(15 – 24b)的方差计算公式求定性变量的方差，得

$$S^2 = \left(1 - \frac{k}{K}\right) \frac{\sum \left[\frac{N_i}{\bar{N}}(p_i - p) \right]^2}{(k - 1)} = \left(1 - \frac{5}{450}\right) \times \frac{0.000\,004\,87}{5 - 1} = 0.000\,001\,20$$

表 15 – 3　整群抽样中定性变量的方差计算

居委会	人口数 N_i	患者数 c_i	患病频率 $p_i/\%$	$p_i - p$ /%	$\dfrac{N_i}{N}$	$\left[\dfrac{N_i}{N}(p_i-p)\right]^2$
甲	1 512	7	0.463 0	-0.072 9	1.094 9	0.000 000 64
乙	1 437	10	0.695 9	0.160 1	1.040 6	0.000 002 77
丙	1 026	5	0.487 3	-0.048 5	0.742 9	0.000 000 13
丁	1 732	10	0.577 4	0.041 5	1.254 2	0.000 000 27
戊	1 198	5	0.417 4	-0.118 5	0.867 5	0.000 001 06
合计	6 905	37	0.535 8	–	–	0.000 004 87

又 $\delta = 0.05\%$，$\alpha = 0.05$，查表得 $Z_{\alpha/2} = Z_{0.05/2} = 1.96$，将有关数据代入式（15 – 23）得

$$G = \frac{(1.96)^2 \times 0.000\ 001\ 20}{(0.000\ 5)^2} = 18.44$$

故应随机抽取约 19 个居委会。已调查了 5 个居委会，则需再调查 14 个居委会。

顺便提一下，如果想通过整群抽样作两组比较，样本含量计算公式类似于前，只是以群的数目表示，详见表 15 – 4。

表 15 – 4　整群抽样时样本大小（群数 G）的计算公式

调查目的	单侧还是双侧	计算公式	
从样本估计总体	–	$G = \dfrac{Z_{\alpha/2}^2 S^2}{\delta^2}$	（15 – 23）
与特定总体的比较	单侧	$G = \dfrac{(Z_\alpha + Z_\beta)^2 S^2}{\delta^2}$	（15 – 25）
	双侧	$G = \dfrac{(Z_{\alpha/2} + Z_\beta)^2 S^2}{\delta^2}$	（15 – 26）
两样本的比较	单侧	$G_1 = G_2 = \dfrac{2(Z_\alpha + Z_\beta)^2 S^2}{\delta^2}$	（15 – 27）
	双侧	$G_1 = G_2 = \dfrac{2(Z_{\alpha/2} + Z_\beta)^2 S^2}{\delta^2}$	（15 – 28）

例 15 – 14　某市在 5 年前做过肺结核患病率的普查，经过 5 年的结核病防治后，欲了解目前患病率有无下降。采用整群抽样的办法，规定 $\delta = 0.1\%$（即若肺结核患病率下降 0.1%，就能查出有差别），$\alpha = 0.05$，$\beta = 0.05$，为了获得标准差，抽查了 5 个居委会，结果如例 15 – 13 中的表 15 – 3 所示，问需要抽查多少个居委会？

解　按题意，本例为单侧的样本频率与总体概率的比较，查表得 $Z_\alpha = Z_{0.05} = 1.645$，$Z_\beta = Z_{0.05} = 1.645$，将有关数据代入公式（15 – 25），得

$$G = \frac{(Z_\alpha + Z_\beta)^2 S^2}{\delta^2} = \frac{(1.645 + 1.645)^2 \times 0.000\ 001\ 20}{(0.001)^2} \approx 13$$

即应随机抽取 13 个居委会（已查了 5 个居委会，还需再查 8 个居委会）。

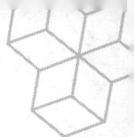

例15-15　为了考察甲、乙两市肺结核患病率有无差异,采用整群抽样的办法,希望当两市肺结核患病率相差0.2%(即$\delta=0.2\%$)时即能查出有差别,规定$\alpha=0.05,\beta=0.05$,假定$S^2=0.0120$(同例15-13),问两市各需抽查多少个居委会?

解　按题意,本例为双侧的两个样本频率的比较,将有关数据代入式(15-28),得

$$G_1=G_2=\frac{2(Z_{\alpha/2}+Z_\beta)^2S^2}{\delta^2}=\frac{2\times(1.96+1.645)^2\times0.00000120}{(0.002)^2}\approx7.8$$

即两市各需抽查8个居委会。

15.7　结果报告

要科学、合理地报告样本含量的估计结果,一个最基本的原则就是要指明在何种情形下估计样本含量或检验功效,各参数的具体取值情况如何,通过哪个(些)公式计算或查表,最终计算或查表得到的样本含量是多少。各参数的具体取值可参考预实验结果和相关文献数据。下面,用两个实例说明样本含量估计结果的报告方式。

以下为例15-3成组设计样本含量估计的中英文报告。

为估计成组设计的样本含量,假设根据预实验结果,$\delta=12.33,S=25$,取$\alpha=0.05,\beta=0.10,t_{\alpha/2(\infty)}=t_{0.05/2(\infty)}=1.960$(双侧),$t_{\beta(\infty)}=t_{0.10(\infty)}=1.282$,计算得所需要的样本含量为173例。

To estimate the sample size of a two-group design, according to pilot experiment, $\delta=12.33,S=25$, given $\alpha=0.05,\beta=0.10,t_{\alpha/2(\infty)}=t_{0.05/2(\infty)}=1.960$(two-sided), $t_{\beta(\infty)}=t_{0.10(\infty)}=1.282$, the sample size can be estimated to be 173.

例15-16　某研究者欲研究某恶性肿瘤预后的影响因素,如研究者主要感兴趣的变量为X_1,以下为该多变量分析样本含量估计的中英文报告。

本研究中主要感兴趣的变量为X_1,预估计其对数风险比$\ln HR=1$,研究结束时病死率即终点事件发生率$P=74\%$,X_1的标准差$\sigma=0.3$,对X_1和其他协变量做多重线性回归的$R^2=0.2$。已知$\alpha=0.05,\beta=0.10,Z_{\alpha/2}=1.96,Z_\beta=0.842$,计算得所需要的样本含量为135例。

The variable of primary interest in this study is X_1, for which the log hazard ratio estimate is 1 ($\ln HR=1$) and the standard error is 0.3 ($\sigma=0.3$). The mortality (end incidence) when the study terminates is 74% ($P=74\%$). The square of the correlation (R^2) between X_1 and other independent variables in the multiple linear regression is 0.2. Given $\alpha=0.05,\beta=0.10,Z_{\alpha/2}=1.96,Z_\beta=0.842$, the sample size can be estimated to be 135.

15.8　案例辨析

案例15-1　某药的平均有效时间原为6h,现改进了配方,据称可延长至7h。为了核实这一点,某研究组观察了25例该病病人,得到的却是阴性结果($P>0.05$),即不能认为平均有效时间延长至7h。已知样本标准差$S=2$。该研究的结论可靠吗?如何才能提高研究结论的可靠性?

案例15-2　一项关于维生素C预防感冒的研究随机抽取两组正常人各30名,一组服用维生素C,另一组服用安慰剂,欲比较一定时间内发生感冒的频率。结果,安慰剂组有6人发生感冒,维生素C组有3人发生感冒,经$\alpha=0.05$水平的检验,差异无统计学意义,你如何评价该结论?

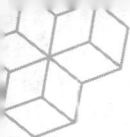

15.9　电脑实验

实验 15 - 1　其他要素不变时,样本含量与总体参数的差值及单双侧检验的关系

理解:①其他要素不变时,要达到相同的检验功效,总体参数的差值越大,所需的样本含量越小;②其他要素不变时,要达到相同的检验功效,双侧检验时所需的样本含量比单侧检验时的大。

实验 15 - 2　样本含量的估计

通过输入决定样本含量的已知条件,实现上述所列的各种样本含量的计算。

实验 15 - 3　多变量分析的样本含量估计

通过 SPSS 操作实现例 15 - 16 样本含量的计算。

15.10　常见疑问与小结

15.10.1　常见疑问

(1) 希望说明一种新药物或新疗法是否优于常规药物或疗法,请问:我应当采用多大的样本?

这是相当多的研究者在进行科研工作之前经常提出,但又是无法回答的问题。因为估计样本含量需要很多信息,首先要知道所作的研究属于何种研究类型,实验设计、临床试验设计和调查设计所用的样本含量计算公式是不完全相同的;第二,即使是实验设计,还涉及拟解决问题的复杂程度;第三,需要给定与拟解决问题对应的一些基本信息。凭空估算样本含量是没有科学依据的,因而也是无意义的。

(2) 样本较小时结论不可信,是否样本特别大时结论就一定可信?

不一定。要看拟解决的问题的复杂程度和对重要非实验因素的控制质量。若实验研究涉及多因素多水平设计问题,即使总样本含量特别大,但分到每个小组中去的受试对象的个数却很少,其结论仍是不可信的;若实验研究涉及单因素多水平设计问题,但由于许多重要的非实验因素对实验因素各水平组的影响很不均衡,即使各组样本含量均较大,其结论也是值得怀疑的,甚至是错误的。

(3) 是否有办法使一项科研工作的结论犯假阳性错误和假阴性错误的概率同时都很小?

比较好的办法是:提高统计研究设计的质量和研究过程的质量控制水平,同时,使各小组具有足够的样本含量,组间具有很好的均衡性。

(4) 我不想论证两种药物疗效之间的差别,而是想说明两种药物效果差不多,从而一种较便宜的药物便可以取代另一种较昂贵的药物,这时,样本含量该怎么考虑?

此时,研究的目的叫做“等效性检验”,应根据此类检验对应的样本含量估计公式进行估计,请参阅有关专著。

15.10.2　小结

本章阐述了研究设计中样本含量的概念、确定样本含量和检验功效的意义以及需要具备的信息,并重点介绍了总体均数估计、总体概率估计、单组设计、配对设计、成组设计、简单线性相关分析以及多重线性回归、logistic 回归、Cox 回归等情形下估计样本含量的方法,给出了估计公式和实例。同时,提出若干案例和电脑实验供读者自行辨析和观察。

样本含量的估计是研究设计的重要内容,必须予以足够的重视。正确估计样本含量的关键在于根据设计的类型和某些已知条件,正确选用样本含量估计公式,获得有说服力的估算结果。在研究论文的“方法”部分除了报告样本含量大小外,还必须报告估计样本含量大小的依据。

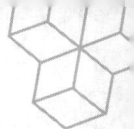

思考与练习

一、思考题

1. 决定样本含量的依据有哪些?

2. 当假设检验的结果为"阴性"($P > 0.05$)时,对样本含量进行复核有何意义?

二、计算题

1. 据说某民族正常人体温平均高于37℃,为了进行核实,拟进行抽样调查。如果就总体而言平均高出0.1℃便不可忽略,而已知正常人体温的标准差约为0.2℃,那么,为了将第一、二类错误的概率控制在 $\alpha = 0.05$ 和 $\beta = 0.05$,试估计样本含量。

2. 某人在进行上述调查之前未经估算便人为决定取样本含量 $n = 25$。试问这个样本含量是否足够?

3. 为了比较两类片剂的溶解速率,决定各随机抽取10片,测定5分钟溶解量,然后作 $\alpha = 0.05$ 水平的检验。据预实验,两类片剂的变异性相同,标准差约为6个单位,均数之差也约为6个单位,问该项研究的功效有多大?欲使功效达到95%,样本含量应当多大?

4. 甲、乙两医院的内科分别随机调查了30名住院病人,甲医院中对医疗服务表示满意者有20名,乙医院中表示满意者有23名。经统计检验,尚不能认为两医院内科住院病人的满意率不等。如想考查两医院内科住院病人的满意率是否相差10%以上,至少应当各调查多少病人?

5. 上题样本中满意率分别为 $20/30 = 67\%$ 和 $23/30 = 77\%$,相差10%,差别似乎不小,但统计检验却不能拒绝总体满意率相等的假设。如果调查人数和满意人数均为现在的10倍,样本中满意率仍分别为67%和77%,再作统计检验却能够拒绝总体满意率相等的假设。如何解释这种现象?从以上现象中可以得到什么启示?(提示:试从检验功效的角度予以解释。)

6. 用某药降低心肌梗死患者血压的双盲试验结果见表 $15 - 5$,假设检验结果 $t = 1.54$, $0.1 < P < 0.2$,认为该药降低血压无效,问此结论是否可靠?

表 15 - 5　两组心肌梗死患者治疗后的收缩压(kPa)

药物	n	$\bar{X}$	S
实验药	15	14.4	1.6
对照药	15	15.3	1.6

7. 观察急性白血病患者化疗缓解与并发感染的关系,根据检验结果(表 $15 - 6$)$P > 0.05$,即两组之间的差别无统计学意义。设两组的感染率应相差0.30以上才有意义,$\alpha = 0.05$ 和 $\beta = 0.05$,问样本含量是否足够?

表 15 - 6　急性白血病患者化疗缓解与并发感染的关系

化疗后缓解情况	n	感染发生频率/%	P
缓解	17	88.2	> 0.05
未缓解	27	70.3	

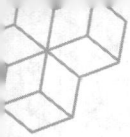

8. 一个研究者计划实施一项临床试验来比较一个新的治疗方法和传统治疗方法对延缓烧伤患者局部感染的作用,假定研究结束时延缓作用发生率 $P = 65\%$,治疗方法的标准差为 0.7,对数风险比为 2,该治疗方法对其他协变量作回归分析时的决定系数估计值为 0.40,试问按照检验水准 0.05,检验功效 0.80,需要观察多少例烧伤患者?

（郝　春）

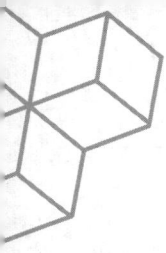

16 缺失数据处理

缺失数据是医学研究中的常见问题,若不进行处理往往会导致信息损失和结果偏倚。缺失数据的形成原因很多,在医学研究领域,常见的原因可概括为以下两类:

(1) 在研究过程中,没有或无法收集到该项数据   如临床研究中的受试者脱落;调查研究中的漏填或被调查者的无应答;这些原因导致的缺失是无法弥补的。

(2) 收集到的数据不可使用   如明显的录入错误或逻辑错误,但无法进行修改,只能按照缺失数据处理。

在统计分析中,缺失数据的处理是非常重要的内容。现通过以下实例对常用的缺失数据处理方法进行介绍。

16.1 缺失数据的模式

例 16 − 1 为评价电针治疗严重性便秘的疗效,某医院进行了一项大样本多中心随机对照临床试验,将符合纳入排除标准的受试者随机分配到电针组(EA)和假电针组(SA),随机入组前 2 周为筛选期,治疗 8 周,随访 12 周。主要疗效指标为治疗 8 周后的周平均完全自主排便次数(CSBM)。现截取前 199 例数据为例,其中 177 例受试者完成全部试验,22 例受试者提前中止临床研究(失访 12 例,因不良事件退出试验 5 例,患者自动退出 5 例)。请对两组治疗 8 周后的 CSBM 相对基线的变化进行比较,数据见表 16 − 1。

表 16 − 1 两组治疗 8 周期间每周的 CSBM 描述($\bar{x} \pm s$)

组别	W0	W1	W2	W3	W4	W5	W6	W7	W8
EA	0.77 ± 0.84	0.66 ± 0.86	0.87 ± 1.02	2.35 ± 1.82	2.35 ± 1.90	2.57 ± 1.93	2.71 ± 2.03	2.79 ± 2.09	3.23 ± 2.18
SA	0.78 ± 0.71	0.76 ± 0.78	0.79 ± 0.85	1.79 ± 1.75	1.93 ± 1.95	1.92 ± 2.00	1.86 ± 1.88	2.00 ± 1.89	1.99 ± 1.88
n_a	98	98	98	95	94	93	92	92	90
n_b	101	101	101	92	92	91	90	87	87
合计	199	199	199	187	186	184	182	179	177

* W0 为基线,W1 ~ W8 分别表示第 1 ~ 8 周。

在上述实例中,22 例受试者由于提前中止临床研究而导致 CSBM 的数据缺失,需要对缺失数据进行处理后再进行进一步的统计分析。处理缺失数据首先应了解缺失数据的模式。缺失数据模式是描述整个数据集中哪些数据被观测到了,哪些数据缺失了,有助于认识不同变量间的相互关系,寻找更好的解决方法。一般来说,数据缺失的模式可以概括为以下两种:

(1) 单调缺失模式(monotone missing pattern)   如图 16 − 1(a)所示,对数据集 y 进行适当的行列变换后,可以得到一个矩阵,它呈现出一种层级缺失的模式:矩阵中的元素 y_i 缺失,则对任意的 $p \geq i$,元素 y_p 也是缺失的。这种模式在纵向临床研究最为常见,如受试者在某个时间点脱落后,其后面的数据都是缺失的;或者问卷调查中,受试者从头到尾开始填写,当其中止时,此时的数据缺失模式也是单调缺失模式。

（2）任意缺失模式（arbitrary missing pattern）　如图 16 – 1（b）所示,数据缺失具有偶然性,没有规律可循。调查问卷中的无应答导致的缺失常呈现这种缺失模式。

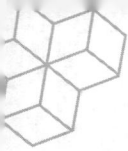

	y_1 y_2 y_3 y_4 y_5		y_1 y_2 y_3 y_4 y_5
1	x x x x x	1	x . x . x
2	x x x x .	2	. x x x .
3	x x x . .	3	x x . x x
4	x x . . .	4	x x x x .
⋮	⋮ ⋮ ⋮ ⋮ ⋮	⋮	⋮ ⋮ ⋮ ⋮ ⋮
n	x	n	x . x x .

（a）单调缺失模式　　　　　　　　　　（b）任意缺失模式

图 16 – 1　数据缺失模式

x 表示观测到的数据;. 表示缺失数据

实例分析

对例 16 – 1 中基线到 8 周的 CSBM,即 W0 ~ W8 的 CSBM 是否缺失进行汇总分析,得到表 16 – 2,可见 W0 ~ W8 CSBM 的数据缺失符合单调缺失模式,且两组间的缺失模式经 Fisher 确切概率检验,差异无统计学意义（$P = 0.088$）。

表 16 – 2　基线及 1 ~ 8 周 CSBM 的缺失模式描述和分析

模式	基线	周								EA	SA	合计
		1	2	3	4	5	6	7	8			
1	x	x	x	x	x	x	x	x	x	90(91.8%)	87(86.1%)	177
2	x	x	x	x	x	x	x	x	.	2(2.0%)	0(0.0%)	2
3	x	x	x	x	x	x	x	.	.	0(0.0%)	3(3.0%)	3
4	x	x	x	x	x	.	.	.	.	1(1.0%)	1(1.0%)	2
5	x	x	x	x	x	.	.	.	.	1(1.0%)	1(1.0%)	2
6	x	x	x	x	.	.	.	.	.	1(1.0%)	0(0.0%)	1
7	x	x	x	.	.	.	.	.	.	3(3.1%)	9(8.9%)	12
8	x	x	.	.	.	.	.	.	.	0(0.0%)	0(0.0%)	0
9	x	.	.	.	.	.	.	.	.	0(0.0%)	0(0.0%)	0

x 表示观测到的数据;. 表示缺失数据。

16.2　缺失数据机制

缺失数据机制用于描述缺失数据与数据集中其他变量值之间的关系,其目的是试图从本质上说明数据是如何缺失的。

不同学者对缺失数据机制的划分不同。Little 和 Rubin 在 1976 年提出的缺失数据机制划分较为常用。他们将缺失数据机制划分为三类:完全随机缺失（missing completely at random,MCAR）、随机缺失（missing at random,MAR）和非随机缺失（not missing at random,NMAR）,下面将分别进行简单介绍。

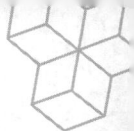

（1）完全随机缺失　简称 MCAR，是指目标变量 y 是否缺失既与已观测到的数据无关，也与未观测到的数据无关，也就是说观测到的数据与未观测到的数据是相互独立的。例如，由于受试者血样丢失而导致的化验检查结果缺失。临床研究中，受试者由于搬家而导致的失访等。设有 i 个观察单位，j 个变量，$R_{i,j} = 1$ 表示 $Y_{i,j}$ 观测到了，即没有缺失；$R_{i,j} = 0$ 表示 $Y_{i,j}$ 未观测到，即缺失。可以表示为：

$$\Pr(R_i \mid Y_i) = \Pr(R_i) \tag{16-1}$$

在这种情况下，观测到的数据和未观测到的数据都是全部数据的一个随机样本，因此，不进行缺失数据处理，直接对观测到的数据进行分析是不会引起偏倚的，这种方法被称为完整数据分析方法。目前的统计软件中，大多默认这种分析方法。但是，在现实情况中，完全随机缺失的情况是很少的。

（2）随机缺失　简称 MAR，是指目标变量 y 是否缺失只与观测到的数据有关，而与未观测到的数据无关。例如，在进行临床试验中，对人群进行健康检查，如果某些检测指标符合一定的要求，则要住院治疗，是否住院取决于已经观测到的数据，而与未观测到的数据无关。按照数据是否被观测到，可以将 Y_i 分为观测到的数据（Y_{obs}）和未观测到的数据（Y_{mis}）。对于随机缺失，可以表示为：

$$\Pr(R_i \mid Y_i) = \Pr(R_i \mid Y_{obs}) \tag{16-2}$$

也就是说，在随机缺失情况下，缺失数据（即未观测到的数据）的分布与观测到的数据分布是相同的，我们正是利用这个特点来对随机缺失的数据进行处理。此时，缺失数据不再是全部数据的随机样本，若直接采用完整数据进行分析将会带来偏倚。

（3）非随机缺失　简称 NMAR，是指目标变量 y 是否缺失与其自身有关，不管是否被观测到。可以表示为：

$$\Pr(R_i \mid Y_i) \neq \Pr(R_i \mid Y_{obs}) \tag{16-3}$$

非随机缺失在实际研究中很常见，但比较难处理。例如，问卷调查中关于敏感问题的无应答，即属于非随机缺失。

缺失数据的产生机制不同，其适用的统计处理方法也不同。本章将简要介绍常用的缺失数据处理方法。

16.3　缺失数据的处理方法

不同的缺失数据机制，采用的处理方法不同。对于完全随机缺失，可以忽略缺失数据，即不对缺失数据进行处理，直接应用完整观测到的数据进行分析。目前的统计分析软件中，默认采用的都是这种形式。非随机缺失时，缺失数据的处理会比较复杂。目前，大多数的统计方法是针对随机缺失的，本文介绍的方法也主要是针对随机缺失数据的处理。

随机缺失数据的处理方法可以分为三大类：直接推导法、填补法、重复抽样法，其中较为常用的是填补法（imputation），也是本章要重点介绍的方法。填补法即给每个缺失数据一些替代值，这些替代值称为填补值。根据填补值个数，又可以分为单一填补（single imputation，SI）和多重填补（multiple imputation，MI）。

16.3.1　单一填补

单一填补即给每个缺失数据一个填补值，其基本原理是以观测到的数据为基础，为填补提供一个预测分布，然后用其预测分布的平均值或从中抽取一个值填补缺失值。这样就可以得到"完整的数据集"，然后使用常规的数据统计方法进行统计分析和推断。

常用的单一填补方法有：

（1）均值填补　对每个变量的缺失数据，采用该变量所有观测到的数据的均值进行填补。均值填补操作简单，但会造成填补后方差值的低估。

（2）分层均值填补　在进行填补之前，首先应用辅助变量信息，对总体进行分层，使各层的特征尽可能接近或相似;然后在每层中,用该层的观测到数据的均值来填补该层中对应的缺失数据。分层均值填补比单一均值填补更加精细,但仍然存在填补后低估方差值的问题。

(3) 回归值填补　在单调缺失模式下,以因变量为 y,自变量为 x,建立两者之间的回归模型,然后利用回归的预测值作为填补值,较为常用。

(4) 末次访视观测值向前结转(last observation carried forward,LOCF)　在药物临床试验这种纵向随访的数据类型中,该方法应用非常广泛。具体操作方法为,针对某次访视缺失的数据,采用其前一次访视的观测值作为该缺失数据的填补值;若受试者在某次访视后脱落,则用该受试者最后一次访视的观测数据来替代脱落后的全部缺失值。如某项新药治疗高血压的药物临床试验中,某受试者在访视 3 时失访,则本次以及后续每次访视的主要疗效指标收缩压和舒张压可采用其访视 2 时的测量值替代。

此外,在临床试验中,还有最差观测值向前结转、基线观测值向前结转等方法,可根据研究目的和实际情况进行选择。

例 16 - 2　对例 16 - 1 的数据采用末次访视观测值向前结转的方法进行缺失数据处理后,采用协方差分析进行统计学分析,设因变量为治疗 8 周后 CSBM 相对基线的变化值,研究中心为固定效应,基线 CSBM 为协变量,分析结果见表 16 - 3。

从表 16 - 3 和表 16 - 4 可以看出,采用 LOCF 处理缺失数据后,进行协方差分析,结果表明两组间治疗 8 周后 CSBM 相对基线的变化有统计学差异,调整后的两组差值为 1.207 次,其 95% CI 为(0.646,1.767)次。

表 16 - 3　采用 LOCF 进行缺失值处理后的治疗 8 周后 CSBM 相对基线变化的组间比较结果

源	III型平方和	自由度	均方	F	P
校正模型	191.949	4	47.987	11.963	<0.001
截距	37.284	1	37.284	9.294	.003
组别	1.848	1	1.848	.461	.498
研究中心	40.938	1	40.938	10.205	.002
CSBM 基线	75.272	1	75.272	18.764	<0.001
组别 * 研究中心	3.980	1	3.980	.992	.320
误差	778.222	194	4.011		
总计	1 515.750	199			
校正的总计	970.171	198			

表 16 - 4　采用 LOCF 进行缺失值处理后的治疗 8 周后 CSBM 相对线变化的估计值及其 95% CI

组别	估计值	标准误	95% CI	
			下限	上限
EA	2.274	.202	1.875	2.673
SA	1.067	.199	.674	1.460
EA-SA *	1.207	.284	.646	1.767

*P < 0.001。

16.3.2　多重填补

多重填补即对每一个缺失值用 m 个可能的值进行填补,从而获得 m 个"完整"数据集,然后对填补后的

"完整"数据集分别进行分析,综合得到 m 个结果,进而产生最终的统计推断,如图 16 - 2 所示。多重填补的方法考虑了缺失值的不确定性,目前已被广泛接受和应用。

（1）多重填补的基本步骤　多重填补一般分三步进行:

1）填补:对缺失数据集进行 m 次填补,产生 m 个填补好的"完整数据集";多重填补对数据缺失机制的假设为随机缺失,且数据符合多元正态分布。按照随机缺失的假设和公式 16 - 2,可得出:

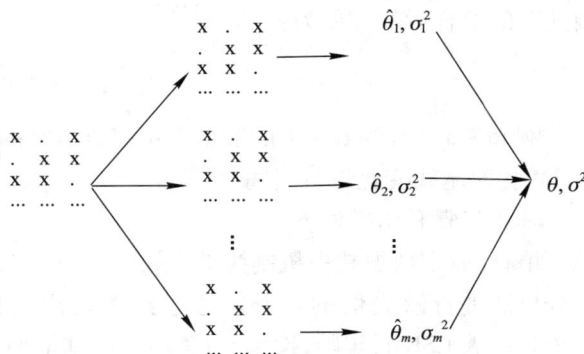

图 16 - 2　多重填补过程图

$$\Pr(Y, R = 0) = \Pr(Y, R = 1) \tag{16-4}$$

这样就可以基于观察到数据的分布产生缺失数据的填补值 $Y^{(1)}, Y^{(2)}, \cdots Y^{(m)}$。

不同的缺失模式,其数据填补方法不同。

若数据呈单调缺失模式,则可以采用多元正态假定的回归分析法（regression analysis）或者采用非参数的倾向性评分法（propensity score method）。在采用这两种方法进行缺失数据填补时,构建模型时需要尽可能地纳入以下几类变量:①分析中的关键变量;②对关键变量有预测性的协变量;③对缺失数据可能有预测性的协变量。有研究者建议尽可能多地纳入对目标变量可能有影响的协变量。

回归分析法:对每一个含有缺失值的变量构建拟合模型,因为数据的缺失类型为单调缺失,故将之前的完整变量作为协变量。然后基于构建好的模型,计算出新的回归模型,并用于填补变量的缺失值。

倾向得分法:对模型中的每一个缺失变量都赋予一个倾向得分,表示该变量缺失的概率。然后按照这个分数将所有观测进行分组,进而用近似贝叶斯自助法（Bayesian bootstrap）进行填补。但与回归分析法相比,倾向得分法不考虑变量之间的相关性,而仅关注变量间是否缺失的协方差情况,故这种方法在变量间有相关性的情况下不适用。

若数据呈任意缺失模式,则应该采用基于数据服从多元正态分布的 MCMC 方法。由于单调缺失模式是任意缺失模式的一种特例,它也可用于任意缺失模式。另外,对于任意缺失模式,可以直接用 MCMC 将数据集填补完全,或是先将缺失数据集填补成单调缺失模式,再按照单调缺失模式的填补方法继续填补完全。

现有统计分析软件,均包含了上述三种方法,我们可根据缺失数据的实际情况进行选择。

2）分析:对每个填补后的完整数据集分别采用常规的统计方法进行分析。例如,根据资料类型,分别对 m 个填补后的数据集采用 t 检验进行分析。

3）综合:根据一定的规则将 m 组统计分析结果进行综合,得出最终结论。例如,设目标变量的总体参数为 θ 和 σ^2,它们的点估计分别是 $\hat{\theta}$ 和 $\hat{\sigma}^2$,用相同的方法对每个填补后的数据集进行分析,得到 (θ_1, σ_1^2), $(\theta_2, \sigma_2^2), \cdots, (\theta_m, \sigma_m^2)$,则 m 个结果综合后的 θ 的估计为:

$$\hat{\theta} = \frac{1}{m} \sum_{i=1}^{m} \hat{\theta}_i \tag{16-5}$$

综合后的方差由两部分组成:填补数据集间的变异,即填补间的方差,表示为

$$\sigma_B^2 = \frac{1}{m-1} \sum_{i=1}^{m} (\hat{\theta}_i - \hat{\theta})^2 \tag{16-6}$$

填补内方差,表示为

$$\sigma_w^2 = \frac{1}{m} \sum_{i=1}^{m} \sigma_i^2 \tag{16-7}$$

因此总的综合后的方差为：

$$\sigma_T^2 = \sigma_w^2 + \left(1 + \frac{1}{m}\right)\sigma_B^2 \qquad (16-8)$$

例 16-3 对例 16-1 的数据采用多重填补的方法对主要疗效指标进行缺失数据处理，并对治疗 8 周后 CSBM 相对基线变化进行组间比较。

具体步骤和结果如下：

填补：假定数据缺失机制为随机缺失。由例 16-1 的结果可知 CSBM 的缺失符合单调缺失模式，采用回归分析法进行缺失值的填补。考虑到主要疗效指标的特点，在填补的回归模型中纳入如下变量：基线 CSBM、每周 CSBM、年龄、性别、应急药物和其他便秘辅助措施使用情况。设 $m=5$，即共产生 5 个填补后的"完整"数据集。

分析：对 5 个填补后的"完整"数据集，进行协方差分析，设应变量为治疗 8 周后 CSBM 相对基线的变化值，设研究中心为固定效应、基线 CSBM 为协变量，得到 5 个分析效应的估计值，见表 16-5。

表 16-5　5 个填补数据集的分析结果汇总

插补号	源	III 类平方和	自由度	均方	F	P
原始数据	修正模型	229.482	6	38.247	9.778	<0.001
	截距	597.261	1	597.261	152.699	<0.001
	基线	90.315	1	90.315	23.090	<0.001
	组别	80.726	1	80.726	20.639	<0.001
	研究中心	46.529	2	23.264	5.948	.003
	组别 * 研究中心	16.394	2	8.197	2.096	.126
	误差	664.933	170	3.911		
	总计	1 487.500	177			
	修正后总计	894.415	176			
1	修正模型	211.970	6	35.328	8.483	<0.001
	截距	705.670	1	705.670	169.447	<0.001
	基线	95.802	1	95.802	23.004	<0.001
	组别	55.073	1	55.073	13.224	<0.001
	研究中心	49.894	2	24.947	5.990	.003
	组别 * 研究中心	16.768	2	8.384	2.013	.136
	误差	799.592	192	4.165		
	总计	1 740.178	199			
	修正后总计	1 011.562	198			
⋮						
5	修正模型	214.957	6	35.826	8.905	<0.001
	截距	710.476	1	710.476	176.587	<0.001
	基线	107.172	1	107.172	26.637	<0.001
	组别	54.256	1	54.256	13.485	<0.001

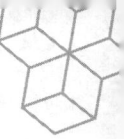

续表

插补号	源	III类平方和	自由度	均方	F	P
	研究中心	43.080	2	21.540	5.354	.005
	组别*研究中心	13.574	2	6.787	1.687	.188
	误差	772.488	192	4.023		
	总计	1 695.041	199			
	修正后总计	987.445	198			

说明:中间省略了2、3、4号填补数据集。

综合:对5个填补后数据集的分析结果进行综合,结果见表16-6。填补号1~5分别表示5个填补后数据集的分析结果,综合表示5个填补后数据集综合的分析结果,即填补后EA组的治疗8周后CSBM相对基线的变化值为2.506(95%CI:2.096,2.917)次,SA组为1.404(95%CI:1.003,1.805)次;EA组与SA组间的差值为1.102次。

表16-6 填补前、填补后以及综合的主要疗效指标估计值

填补号	组别	估计值	标准误	95%CI	
				下限	上限
原始数据	EA	2.577	.212	2.158	2.995
	SA	1.212	.213	.792	1.632
1	EA	2.510	.209	2.098	2.921
	SA	1.450	.203	1.049	1.851
2	EA	2.452	.202	2.054	2.851
	SA	1.420	.197	1.031	1.809
3	EA	2.563	.203	2.162	2.964
	SA	1.396	.198	1.005	1.787
4	EA	2.532	.198	2.142	2.923
	SA	1.332	.193	.951	1.713
5	EA	2.474	.205	2.070	2.879
	SA	1.423	.200	1.028	1.817
综合	EA	2.506	.209	2.096	2.917
	SA	1.404	.204	1.003	1.805

表16-7 填补前、填补后及综合的主要疗效指标估计值的组间差值

填补号	(I)group	(J)group	组间差值(I-J)	标准误	P	差值的95%CI	
						下限	上限
原始数据	EA	SA	1.365	.300	.000	.772	1.958
1	EA	SA	1.060	.291	.000	.485	1.635
2	EA	SA	1.032	.282	.000	.475	1.589

续表

填补号	(I) group	(J) group	组间差值 (I - J)	标准误	P	差值的 95% CI	
						下限	上限
3	EA	SA	1.167	.284	.000	.607	1.727
4	EA	SA	1.200	.277	.000	.655	1.746
5	EA	SA	1.052	.286	.000	.487	1.617
综合	EA	SA	1.102	.296			

（2）敏感性分析　多重填补的假定是数据符合随机缺失，即缺失数据的分布与观测到的数据的分布是相同的。但由于缺失数据无法观测到，因此也无法验证随机缺失的假定是否正确，需要通过敏感性分析来验证在非随机缺失情况下进行多重填补的分析结果与随机缺失情况下的分析结果是否一致。美国国家研究委员会（National Research Council）建议，在临床试验中，对于假定缺失数据为随机缺失的研究，应进行违背随机缺失，即非随机缺失情况下的敏感性分析，并且将其作为研究报告必须报告的内容。

多重插补的敏感性分析中较为常用的方法为模式混合模型（pattern-mixture model；Little 1993；Molenberghs and Kenward 2007），该方法被美国医学会杂志（JAMA）、内科学年鉴（Annals of Internal Medicine）等高影响因子杂志所推荐。

模式混合模型的基本步骤与多重填补的步骤完全相同，仍为填补、分析、综合三步，不同之处在于，产生填补值所基于的分布不同。

1）填补：与随机缺失不同，在非随机缺失时，缺失数据的分布与观测到的数据的分布不同，即 $\Pr(Y, R = 0) \neq \Pr(Y, R = 1)$，不能基于观测到的数据分布产生填补值。

在一项临床研究中，假设 G 表示组别，$G = 1$ 为试验组，$G = 0$ 为对照组；Y 表示某次访视该目标变量的值，当 Y 的缺失符合随机缺失时，则有：

$$\Pr(Y \mid G = 0, R = 0) = \Pr(Y \mid G = 0, R = 1) \tag{16-9}$$

和

$$\Pr(Y \mid G = 1, R = 0) = \Pr(Y \mid G = 1, R = 1) \tag{16-10}$$

当 Y 的缺失符合非随机缺失时，则有：

$$\Pr(Y \mid G = 0, R = 0) \neq \Pr(Y \mid G = 0, R = 1) \tag{16-11}$$

和

$$\Pr(Y \mid G = 1, R = 0) \neq \Pr(Y \mid G = 1, R = 1) \tag{16-12}$$

因此，可通过以下两种方式构建非随机缺失的填补模型：

第一种方式：基于对照组中观察到数据的分布产生填补值，即：

$$\Pr(Y \mid G = 1, R = 0) = \Pr(Y \mid G = 1, R = 1) \tag{16-13}$$

第二种方式：在随机缺失假定的填补模型中加一个不为 0 的调整参数 δ，即

$$\Pr(Y = y + \delta \mid G = 1, R = 0) = \Pr(Y = y \mid G = 1, R = 1) \tag{16-14}$$

δ 反映的是观测到的数据与缺失数据的总体参数的差值，一般通过与临床研究者讨论并结合专业知识确定。δ 值越大，说明缺失数据与观测到数据的分布之间的差异越大。若在极端情况下，即 δ 已经超过临床实际可能发生的情况，此时多重填补得到的分析结果仍与随机缺失情况下的一致，则认为随机缺失假定下进行多重填补得到的分析结果是可靠的；反之，则说明随机缺失的假定是有问题的，在此假定下推断的分析结果不可靠。填补过程中的其他操作与设置与多重填补相同。

2）分析与综合：敏感性分析中的分析与综合的方法与多重填补相同。

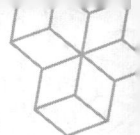

例 16 - 4 对例 16 - 3 多重填补后的统计分析结果进行违背随机缺失假定时,即非随机缺失时多重填补分析结果的敏感性分析。

具体步骤如下:

填补:采用与例 16 - 3 相同的方法产生填补值。为体现非随机缺失的特点,同时设定 δ 为 8。考虑到实际临床研究中 CSBM 的变异性,设定 δ 在(- 8,8)之间每变化 2 进行一次填补。通过与临床研究者讨论,对于周 CSBM 来说,严重性便秘患者一周超过 8 次,显然不符合正常临床常识。因此,本研究将 δ 确定为(- 8,8)。

分析与综合:对填补后的数据集采用与例 16 - 3 相同的方法进行分析,得到填补后的分析结果,即表16 - 8。

表 16 - 8　不同 δ 填补后的主要指标估计值的组间差值及其 95 % CI

δ	组间差值	95 % CI 下限	95 % CI 上限
- 8	0.73	0.57	0.88
- 6	0.71	0.56	0.86
- 4	0.68	0.54	0.82
- 2	0.62	0.49	0.74
0	0.52	0.40	0.64
2	0.42	0.30	0.55
4	0.37	0.23	0.51
6	0.34	0.20	0.49
8	0.33	0.18	0.48

将表 16 - 8 的结果作图得到图 16 - 3。

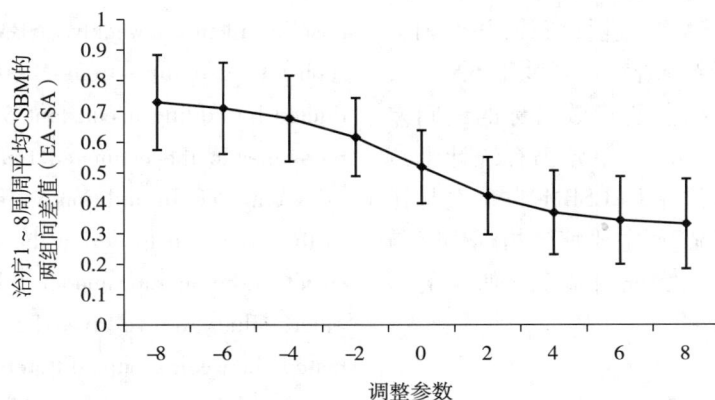

图 16 - 3　违背 MAR 假设时治疗 1 ~ 8 周 CSBM 相对基线变化结果的敏感性分析

从表 16 - 8 和图 16 - 3 中可以看出,在假设的极端情况下进行缺失数据填补,当 δ 为 8 时,两组主要疗效指标周 CSBM 差值为 0.33 次,95 % CI 为(0.18,0.48)次,差别仍有统计学意义。该结果与随机缺失假定下的分析结果(例 16 - 3)是一致的,也说明关于随机缺失的假定是可靠的。

16.4 结果报告

缺失数据处理的结果报告应包括如下内容：①数据缺失模式和机制。②缺失数据处理方法，如 LOCF 或多重填补。若采用了多重填补，则要详细报告填补的目标变量是哪些，产生填补值的具体方法，若采用了参数回归法或倾向性评分法，需要给出具体哪些变量被纳入在分析模型中；填补数据集的个数。③填补后的统计分析方法及结果。④敏感性分析的方法、参数以及结果。结合本章实例，给出了多重填补的报告范例：

主要疗效指标的缺失数据采用多重填补的方法进行处理，对治疗后 1~8 周每周 CSBM 的缺失值进行填补。假定缺失数据为随机缺失且为单调缺失模式。在进行填补时，下列变量被纳入模型：基线 CSBM，周 CSBM，年龄，性别，是否使用应急药物或其他辅助排便措施。共进行 5 次填补产生 5 个填补数据集，在填补后分别对 5 个数据集采用一般线性模型进行分析，并采用 Rubin 法则进行 5 个数据集综合值的计算。在多重填补后，EA 组的主要疗效指标值为 2.506（95% CI 2.096，2.917），SA 组为 1.404（95% CI 1.003，1.805），两组差值为 1.102，$P < 0.001$。

采用混合模式模型对多重填补的分析结果进行敏感性分析来检验在违背随机缺失条件下分析结果是否稳健。基于对照组（SA 组）进行填补，并设调整参数 δ 为（-8,8）。分析结果表明，当基于 SA 组数据产生填补值时，δ 值为 8，主要疗效指标的组间差值为 0.33（95% CI 0.18,0.48），差异仍有统计学意义。对于便秘患者来说，周平均 CSBM 为 8 次是比较极端的情况，在这种情况下，主要疗效指标仍然与随机缺失假定下的结果一致，证明基于该假定的多重填补的分析结果是可靠的。

For missing data of the primary outcome, we used multiple imputation for weekly CSBMs during weeks 1 – 8. We assumed the data were missing at random（MAR）and were monotone missing pattern, and the missing data were imputed week by week. The following variables were included in the imputation models：baseline CSBMs, weekly CSBMs, age, sex, and rescue medicine and other defecation assistances used. Five imputed datasets were created. After MI, each of the five MI datasets were analyzed by the general linear model. The overall estimates were calculated using Rubin's rules. After multiple imputation, the estimate of the primary outcome was 2.506（95% CI 2.096,2.917）in the EA group and 1.404（95% CI 1.003,1.805）in the SA group（between-group difference,1.102,$P < 0.001$）.

The sensitivity analysis with a pattern-mixture model was adopted to assess whether the change from baseline in mean weekly CSBMs over weeks 1 – 8 was robust to departure from MAR. The analysis was conducted by adding a constant δ（-8,8）as a sensitivity parameter to the estimated treatment effect for the primary outcome. In addition, we specified the observations in the SA group to derive the imputed values and construct the imputation model. When δ was 8 and the imputed values were derived from the SA group, the estimated between-group difference of the change from baseline in mean weekly CSBMs was 0.33（95% CI 0.18,0.48）. Under this strong assumption about the departure from MAR, the conclusion of the primary outcome was not changed and the results under the MAR assumption were valid.

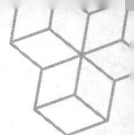

16.5　案例辨析

案例 16 -1　在一项针灸治疗单纯性肥胖的随机对照临床试验中,研究共纳入受试者 60 例,其中试验组和对照组各 30 例,每周治疗 5 次,1 个月为 1 疗程,共治疗 3 个疗程。研究结束时,共有 51 例受试者完成整个临床研究,7 例受试者失访,2 例受试者自动退出。研究者对 51 例受试者治疗前后的体重变化进行组间比较后得出 $P < 0.001$,认为针灸治疗单纯性肥胖有效。请对该项研究的分析结论进行分析,并指出不妥之处。

16.6　电脑实验

实验 16 -1　用 SPSS 软件实现例 16 -1 的多重填补

分析数据缺失模式和缺失机制,并进行多重填补后,采用一般线性模型对两组主要疗效指标的差异进行统计分析。

实验 16 -2　用 R 软件实现例 16 -1 多重填补结果的敏感性分析

采用模式混合模型对实验 16 -1 的结果进行敏感性分析,以验证非随机缺失模式下,多重填补后分析结果的可靠性。

16.7　常见疑问与小结

16.7.1　常见疑问

(1) 进行多重填补时,如何设置多重填补的次数?

通常进行 3~5 次多重填补就可以了。对于缺失信息比例在 50% 左右的变量,填补 5 次就可以获得很高的相对效率。但是,近年来也有学者认为填补的次数应该为 20~100 次。建议从 5 次开始,逐渐增加到 20 次左右,当分析结果比较接近时,选择填补次数少的作为最终结果。

(2) 如何判断缺失机制?

通常采用以下方法进行判断:在观测到的数据中寻找能够解释目标变量缺失的因素,检验观测到的人群与缺失人群在这些影响因素的分布上是否存在差异。如果存在差异,则可能是非随机缺失,如果没有差异,则可能是随机缺失。因此在设计阶段应尽量考虑到缺失数据产生的可能原因,在后期进行多重填补时尽可能的将这些可能的影响因素纳入填补模型中产生填补值。

16.7.2　小结

(1) 在临床研究中,缺失数据的问题首先应进行预防,即通过研究设计、过程中的质量控制等措施尽可能地减少缺失数据。

(2) 由于实际临床研究中,真正的完全随机缺失很少见。因此,应该对缺失数据进行处理,以避免由此带来的偏倚。

(3) 缺失数据的处理通常应包括以下步骤:分析数据缺失模式、数据缺失机制,数据填补,敏感性分析。不同的数据缺失机制有不同的填补方法。目前较为常用的方法为 LOCF 和基于随机缺失机制的多重填补。

(4) 当基于随机缺失假定进行缺失数据处理后,应进行敏感性分析来验证其数据缺失机制假定下分析结果的可靠性。

思考与练习

一、思考题

1. 多重填补的敏感性分析中,如何设置合理的 δ?
2. 单一填补与多重填补的优、缺点有哪些?

二、计算题

在例 16-1 的实例中,研究者同时测量了基线、治疗 4 周和治疗 8 周时的便秘患者生活质量量表(PAC-QOL),具体数据见 data16-2。请用 MI 的方法对缺失数据进行处理,然后采用协方差分析(考虑基线对疗效的影响)对两组治疗 8 周时 PAC-QOL 相对基线的变化进行分析,并对 MI 处理的分析结果进行敏感性分析。

(闫世艳)

17 医学论文的统计学报告指南

本章主要介绍医学论文的各个部分在报告统计学的设计、方法、结果与推断时应遵循的一些国际指南，主要包括针对随机对照临床试验的 CONSORT 声明、针对观察性研究的 STROBE 声明、针对诊断精确性研究的 STARD 声明、针对系统综述与 meta 分析的 PRISMA 声明等，其主要成果一般为流程图和自查清单。本章还提到了统计学符号的使用问题。

17.1 规范医学论文统计学报告的目的和作用

医学论文的评价主要涉及创新性、科学性和实用性等方面，而科学性主要体现在与统计相关的研究设计、数据分析与结果推断等方面。国内外已发表医学论文的统计学错误/缺陷非常严重，统计学的报告缺陷是其中的重要方面。规范医学论文统计学报告有助于提高医学论文的科学水平——这也是相关规范起草的初衷。此外，由于相关规范的内容包括了研究设计等方面的内容，学习相关规范有助于医学研究者对照规范进行医学研究的设计、实施、数据分析、结论推断和写作，从而提高研究的设计水平、实施的规范性、统计方法应用与推断的正确性、写作的规范性，相应提高医学论文的科学水平。类似地，学习相关规范也有助于医学期刊的编辑、审稿者、读者更科学全面地了解论文的研究设计、数据分析方法、结果推断等，甚至对其中的数据提出质疑或核实。随着循证医学的兴起，meta 分析成了临床工作者临床决策可靠的工具，但 meta 分析结论的可靠性受来源论文数据的影响甚大，因此，规范医学论文统计学报告也是如 meta 分析等文献再分析的需要。总之，规范医学论文的统计学报告，对医学研究的设计与执行者、医学论文写作者、医学期刊编辑、论文审稿者与读者、后续信息处理者等都有莫大的好处，值得医学学术相关人员重视。

17.2 国际医学期刊编辑委员会对医学科研执行与报告的相关推荐

国际医学期刊编辑委员会（International Committee of Medical Journal Editors, ICMJE）于 1988 年在"生物医学期刊投稿的统一要求"（Uniform Requirements for Manuscripts Submitted to Biomedical Journals, URM）上首次增加了有关统计学报告的内容，2004 年又单列了特定类型论文的特殊要求，如随机对照试验（randomized controlled trial, RCT）应参考 CONSORT 声明（Consolidated Standards of Reporting Trials），其他类型的信息也可以在 CONSORT 的网站上找到相关信息。由于 URM 的功能逐渐扩展到论文准备工作之外，因此，后来改名为 Recommendations for the Conduct, Reporting, Editing, and Publication of Scholarly Work in Medical Journals，2017 年 12 月的 Recommendation 对医学论文的报告指南有以下要求：

报告指南已经发展为不同研究设计专属，如针对随机对照试验的 CONSORT（www. consort-statement. org）、针对观察性研究的 STROBE（strobe-statement. org），针对系统综述和 meta 分析的 PRISMA（prisma-statement. org）和针对诊断精确性研究的 STARD（www. stard-statement. org）。应鼓励期刊要求作者遵循这些指南，因为它们帮助作者以足够的细节描述研究工作以便论文为编辑、评审者、读者以及其他医学文献评价的研究者所评价。也应鼓励综述性论文的作者描述清楚用以定位、选择、摘取和合并数据的方法——系统综述必备。EQUATOR 网络（www. equator-network. org/home/）和美国国立医学图书馆研究报告指南与倡议网（www. nlm. nih. gov/

services/research_report_guide. html）提供了较好的报告指南资源。

17.3　RCT 论文的统计学报告指南——CONSORT 声明及其扩展

为了提高 RCT 的报告质量,多国统计学家、流行病学家、医学编辑等于 1996 年共同起草了 CONSORT 声明,该声明为循证的、报告 RCT 的最低要求集合,2010 年为最新版,主要成果是一个流程图(图 17 – 1)和一张自查清单(25 项,表 17 – 1)。网站提供的"解释与详述"(Explanation and Elaboration)文档对所有条目作了重要阐述,建议结合该文档阅读自查清单。此外,针对不同的设计、干预措施和数据类型,CONSORT 网站还提供了各种专属扩展版,如针对不同设计方案推出群组随机试验、非劣效性和等效性试验、实效性试验、1 例试验、预试验和可行性试验、个体内试验的版本,针对不同干预措施的非药物治疗、中草药干预、针灸干预、中药方剂干预等的版本,以及针对不同数据的患者报告结局(patient-reported outcome,PRO)、不良反应、摘要等的版本。

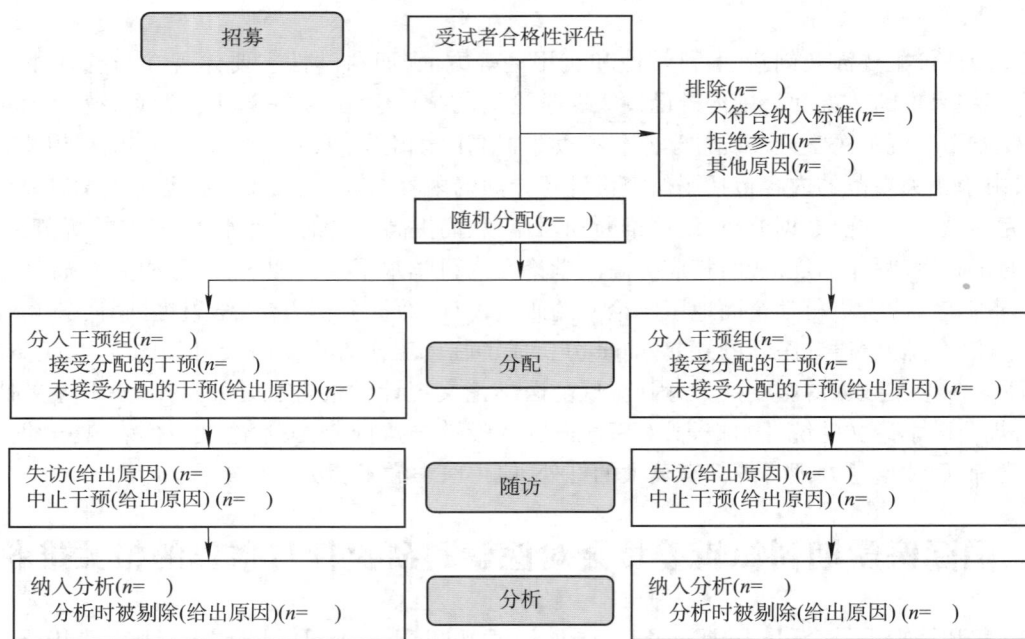

图 17 – 1　CONSORT 2010 流程图

表 17 – 1　CONSORT 声明(2010)——RCT 论文应报告的条目清单

论文部分/主题	序号	核查条目	报告页码
文题和摘要	1a	文题明确为随机试验	
	1b	结构式摘要,包括试验设计、方法、结果、结论几个部分(具体参见"CONSORT for abstracts")	
引言 – 背景和目的	2a	科学背景和理论说明	
	2b	具体目的和假设	
方法 – 试验设计	3a	描述试验设计(诸如平行设计、析因设计),包括受试者分配入各组的比例	
	3b	试验开始后对试验方法所作的重要改变(如入选标准),附原因	

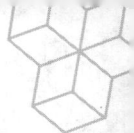

续表

论文部分/主题	序号	核查条目	报告页码
－受试者	4a	受试者入选标准	
	4b	资料收集的背景和地点	
－干预措施	5	详细描述各组干预措施的细节以便他人重复,包括何时及如何确切地实施	
－结局指标	6a	完整描述预设的主要和次要结局指标,包括它们是在何时、如何测评的	
	6b	试验开始后对结局指标是否有任何更改,并说明原因	
－样本含量	7a	如何确定样本含量	
	7b	如有,解释中期分析和试验中止原则	
－随机方法			
序列的产生	8a	产生随机分配序列的方法	
	8b	随机方法的类型及限定细节(如分区组和区组大小)	
分配隐藏机制	9	用于执行随机分配序列的机制(例如按序编码的容器),描述干预措施分配之前为隐藏序列所采取的措施	
实施	10	谁产生随机分配序列,谁招募受试者,谁给受试者分配干预措施	
－盲法	11a	如有,分配干预措施之后对谁设盲(如受试者、医护提供者、结局评估者)及如何设盲	
	11b	如有相关,描述干预措施的相似之处	
－统计学方法	12a	用于比较各组主要和次要结局指标的统计学方法	
	12b	附加分析的方法,如亚组分析和校正分析	
结果－受试者流程	13a	每一组受试者的随机分配例数、接受意向处理例数以及纳入主要结局分析的例数	
	13b	各组受试者随机分组后的脱落和剔除例数,并附原因	
－招募受试者	14a	招募和随访的起止日期与时长	
	14b	试验中断或终止的原因	
－基线资料	15	列表显示每一组受试者的基线数据,包括人口学和临床特征	
－纳入分析的例数	16	各组纳入每一种分析的受试者数目(分母),以及是否按最初的分组分析	
－结局和估计值	17a	对于每一项主要和次要结局指标,各组的结果、估计效应大小及其精确性(如95％置信区间)	
	17b	对于二分类结局,建议同时提供相对效应值和绝对效应值	
－辅助分析	18	所做的其他分析结果,包括亚组分析和校正分析,应区分是预设的分析还是探索性分析	
－危害	19	各组出现的所有严重危害或意外效果(具体参见"CONSORT for harms")	
讨论－局限性	20	试验的局限性,报告潜在偏倚来源和不精确性,以及分析的多重性(如有)	
－普适性	21	适用范围(外部有效性,适用性)	
－解释	22	与结果一致的解释,权衡利弊与其他相关证据	
其他－试验注册	23	临床试验注册号和注册机构名称	
－试验方案	24	如可,哪里可以获取完整的试验方案	
－资助	25	基金资助和其他支持(如提供药品)的来源,含资助者的角色	

　　强力推荐,阅读本声明时结合"CONSORT 2010 Explanation and Elaboration"进行,后者对全部条目作了重要阐述。相关研究时,也推荐阅读 CONSORT 的各种扩展版,包括针对群组随机试验、非劣效性和等效性试验、非药物治疗、中草药干预以及实效性试验的版本。

17.4 观察性研究论文的统计学报告指南——STROBE 声明

流行病学研究中队列设计研究、病例对照研究、横断面研究属观察性研究。观察性研究的报告也常不完整。因此,加强流行病学观察性研究报告质量(Strengthening the Reporting of Observational Studies in Epidemiology, STROBE)工作组参照 CONSORT 的做法,研制了 STROBE 声明,主要成果也是一个清单(22 个条目,其中 18 条适用于以上主要三种观察性研究,4 个条目为某类研究专用)。STROBE 声明同样出版了解释与详述的文档,建议结合使用。STROBE 清单(V4,2004 年)如表 17 – 2。

表 17 – 2　STROBE 声明——观察性研究报告的条目清单

论文部分	序号	推荐内容
文题和摘要	1	(a) 在题名与摘要中以常用术语表明研究的设计
		(b) 在摘要中对所做工作和所得结果进行有内容的和客观的总结
引言 – 背景原理	2	解释研究的科学背景与原理
– 目的	3	陈述研究的具体目的,包括预定的假设
方法 – 研究设计	4	在文中尽早呈现研究设计的关键要素
– 背景	5	描述背景、地点、相关日期,包括招募、暴露、随访、数据收集的时长
– 研究对象	6	(a) 队列研究—提供入选标准及选择研究对象的来源与方法,描述随访方法 病例对照研究—提供入选标准及确定病例与选择对照的来源与方法,给出病例与对照的选择理由 横断面研究—提供入选标准及选择研究对象的来源与方法
		(b) 队列研究—对于配对设计,给出配对标准及暴露与非暴露的数量 病例对照研究—对于配对设计,给出配对标准及每个病例的对照配对数
– 变量	7	清晰定义所有结局、暴露、预测因子、潜在混杂因素以及效应修饰因素,如有,给出诊断标准
– 数据来源/测量	8*	对于每个感兴趣的变量,给出数据来源和评估(测量)方法的细节。如有多组,描述评估方法的可比性
– 偏倚	9	描述处理潜在偏倚来源的措施
– 研究样本含量	10	解释确定样本含量的方法
– 定量变量	11	解释在数据分析时如何处理定量变量,如有,描述归组方法及理由
– 统计学方法	12	(a) 描述所有统计方法,包括用以控制混杂因素的方法
		(b) 描述用于分析亚组和交互作用的任何方法
		(c) 解释如何处理数据缺失
		(d) 队列研究 – 如有,解释如何处理数据缺失 病例对照研究 – 如有,解释病例和对照如何配对 横断面研究 – 如有,解释考虑抽样策略的分析方法
		(e) 描述任何敏感性分析
结果 – 研究对象	13*	(a) 报告每个研究阶段例数(如可能符合资格数、审查合格数、确认合格数、纳入研究数、完成随访数和分析的人数)
		(b) 给出每个阶段参与者退出的原因
		(c) 考虑使用流程图

论文部分	序号	推荐内容
–描述性数据	14*	（a）给出研究对象的特征（如人口学、临床、社会特征）以及暴露和潜在混杂因素的信息
		（b）给出每个待测变量数据缺失的参与者数量
		（c）队列研究—总结随访时间（如平均时间和总时间）
–结局数据	15*	队列研究—报告随时间变化的结局事件数量或综合指标
		病例对照研究—报告各暴露类别的人数或综合暴露指标
		横断面研究—报告结局事件数量或综合指标
–主要结局	16	（a）给出未经校正的估计值，如有，给出混杂因素校正后的估计值及其精确度（如95%置信区间），明述哪些混杂因素被校正及其原因
		（b）连续变量分类时报告分类界值
		（c）如有关联，考虑将相对风险的估计值转化为有意义时间段内的绝对风险度
–其他分析	17	报告其他分析 – 如亚组分析、交互作用分析以及敏感性分析
讨论 – 主要结果	18	对照研究目的概括关键结果
–局限	19	讨论研究的局限性，考虑到潜在偏倚或不精确的来源。讨论任何潜在偏倚的方向及大小
–解释	20	参考研究目的、局限性、分析的多重性、类似研究的结果和其他相关证据，对结果给予谨慎的总体解释
–可推广性	21	讨论研究结果的可推广性（外推效度）
其他 – 基金资助	22	给出本研究（如有，及本文基于的原始研究）的资金来源和资助者的作用

*在病例对照研究中应分别提供病例和对照组的上述信息，如可，在队列和横断面研究中分别提供暴露和未暴露组的上述信息。

17.5　诊断准确性研究论文的统计学报告指南——STARD 清单

诊断准确性研究即评估一种或多种医学诊疗手段的能力，以正确地将受试者分为目标组，如是否患病、患病阶段、治疗效果、不良事件或预后等。评估医学诊疗手段正确分类病人的能力通常经过对比金标准的分布而得出结论。为了促进诊断准确性研究报告的完整性和透明度，STARD（Standards for Reporting of Diagnostic Accuracy Studies）工作组制定了一份 STARD 自查清单（2015 年版如表 17 – 3）。

表 17 – 3　STARD 清单——诊断准确性研究报告的条目清单

部分/主题		序号	应报告的项目	页码
文题摘要		1	使用至少一种准确度指标明确论文为诊断准确性研究（如敏感度、特异度、预测值或AUC）	
摘要		2	结构式摘要，含研究设计、方法、结果和结论（参见 STARD for Abstracts）	
引言		3	科学和临床背景，包括测试指标的预期用途和临床作用	
		4	研究目的和假设	
方法	研究设计	5	无论是前瞻性研究（检测之前计划收集数据）还是在回顾性研究（之后收集）	
	研究对象	6	纳入与排除标准	
		7	确定潜在合格对象的基础（如症状、既往检查结果、机构登记人员）	
		8	何时何地确认潜在合格对象（背景、地点和日期）	
		9	研究对象是否形成连续的、随机的或方便的序列	

续表

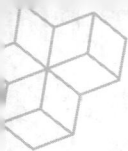

部分/主题		序号	应报告的项目	页码
方法	检测方法	10a	目标检查方法,应足够详细以便重复	
		10b	对照检查方法,应足够详细以便重复	
		11	选择对照检查方法的理由(如有其他方法)	
		12a	目标检查结果的阳性或分类截断值的定义和理由,应区分预定的和探索性的	
		12b	对照检查结果的阳性或分类截断值的定义和理由,应区分预定的和探索性的	
		13a	目标检查的执行者/结果读取者是否能获得临床信息和对照检查结果	
		13b	对照检查的评价是否能获得临床信息和目标检查结果	
	分析	14	诊断准确度的估计或比较方法	
		15	如何处理不确定的目标检查或对照检查结果	
		16	如何处理目标检查或对照检查中的缺失数据	
		17	对诊断准确性的任何不确定性分析,应区分预定的和探索性的	
		18	预期样本大小和如何确定	
结果	研究对象	19	受试者流程(使用流程图)	
		20	受试者的基本人口学和临床特征	
		21a	有目标状况者疾病严重程度的分布	
		21b	无目标状况者的其他诊断的分布	
		22	目标检查与对照检查之间的时间间隔及临床干预	
	检测结果	23	按对照检查的结果交叉列出目标检查结果(或其分布)	
		24	诊断准确性及其精度的估计(如95%置信区间)	
		25	目标检查或对照检查时发生的任何不良事件	
讨论		26	研究的局限性,包括潜在偏倚的来源、统计不确定性和可推广性	
		27	对临床实践的意义,包括目标检查的预期作用和临床角色	
其他信息		28	研究注册号码及注册机构名称	
		29	完整研究计划的获取路径	
		30	资金来源和其他支助,资助者的角色	

17.6 系统综述与 Meta 分析统计学报告指南——PRISMA 声明

提高系统综述与 meta 分析的报告质量的国际标准基于 QUOROM(Quality of Reporting of Meta-analysis)成果,后完善为"系统综述与 meta 分析优先报告的条目"(Preferred Reporting Items for Systematic Reviews and Meta-analyses,PRISMA)声明,其主要成果为一份清单(27 个项目,表 17-4)和一个流程图(图 17-2),同时发表了解释与详述(Explanation and Elaboration)的文档。

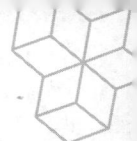

表 17 – 4　PRISMA 声明——系统综述与 meta 分析报告的条目清单

部分/主题	序号	清单条目	页码
题名	1	明确研究为系统综述、meta 分析或兼具	
摘要 – 结构式总结	2	结构化摘要,包括背景、目的、数据来源、研究符合标准、受试者和干预措施、研究评价和合并方法、结果、局限性、结论和主要发现的应用、系统综述注册号	
引言 – 原理	3	依据已知研究描述综述的理论基础	
– 目的	4	提出明确的问题陈述,应包括受试者、干预措施、对照措施、结局和研究设计(PICOS)	
方法 – 方案与注册	5	指明是否有研究方案,如有,则访问地址,以及注册信息(含注册号)	
– 符合标准	6	具体说明作为符合标准的研究特征(如 PICOS、随访时长)和报告特征(如检索年份、语言、发表状况),并说明理由	
– 信息来源	7	描述检索的所有信息来源和最后检索日期(如数据库及涵盖日期,与研究作者联系以确定更多研究信息)	
– 检索	8	提供完整的检索策略(至少一个数据库,包括任何限制),以便重复	
– 研究选择	9	陈述选择纳入系统综述(或 meta 分析)的研究论文的过程(即初筛、符合标准审查等)	
– 数据收集过程	10	描述从报告中提取数据的方法(如预制表格、独立、重复)以及从研究作者获取和确认数据的任何过程	
– 数据条目	11	列出并定义所有抽取数据的变量(如 PICOS、资金来源)以及所作的任何假定和简化	
– 单个研究的偏倚风险	12	描述用于评估单个研究偏倚风险的方法(包括说明这是在研究或结局层面上进行的),以及数据合并时如何使用这些信息	
– 概括性指标	13	说明主要的概括性指标(如风险比、均数差)	
– 结果合并	14	描述数据处理和合并研究结果的方法,如有,包括 meta 分析的异质性检测方法(如 I^2)	
– 研究间偏倚风险	15	说明对可能影响累积证据的偏倚风险的评估方法(如发表偏倚、研究的选择性报告偏倚)	
– 辅助分析	16	描述其他分析方法(如敏感性分析、亚组分析、meta 回归),如有,则说明哪些是预先计划的	
结果 – 研究选择	17	给出经筛选、评估合格以及纳入综述的文献数量,并说明各阶段排除的原因,最好附流程图	
– 研究特征	18	提供每篇提取数据的文献特征(如研究样本含量、PICOS、随访时长)并附引文	
– 研究内偏倚风险	19	提供每项研究的偏倚风险的数据以及任何结局层面评估(如有,见条目 12)	
– 单个研究结果	20	对每个结局指标(有利的或有害的)皆应为每项研究提供:(A)每个干预组的简单合并数据,以及(B)效应估计和置信区间,最好附森林图	
– 综合结果	21	给出每个 meta 分析的结果,包括置信区间和异质性检验结果	
– 研究间偏倚风险	22	对各种研究间的可能偏倚风险进行评估的结果(见条目 15)	
– 辅助分析	23	如果做了其他分析,给出结果(如敏感性分析、亚组分析、meta 回归,见条目 16)	
讨论 – 证据总结	24	总结研究的主要发现,包括每个主要结局的证据强度;考虑它们与关键群体的利益相关性(如医疗保健提供者、使用者和政策制定者)	

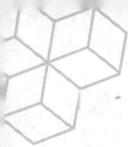

部分/主题	序号	清单条目	页码
– 局限性	25	讨论研究层面和结果层面的局限性(如偏倚风险),以及在综述层面的局限性(如检索不全、报道偏倚)	
– 结论	26	结合其他证据,对结果给出适用性解释及其对未来研究的启示	
资助	27	说明系统综述的资金来源和其他支持(如提供数据)及资助者在系统综述中的角色	

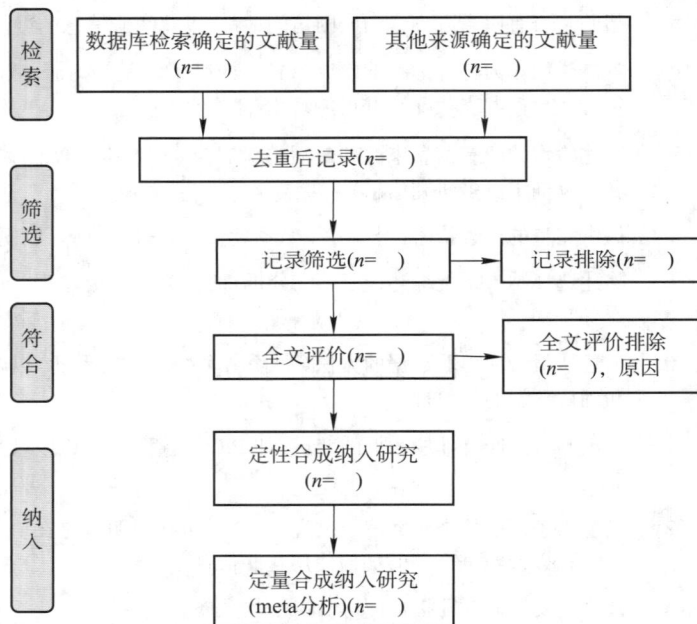

图 17 – 2　PRISMA 流程图

17.7　统计学术语与常用符号

应正确使用统计学术语及其英文缩写。医学论文不能把统计学术语用于普通意义。比如,"随机"是一种规范的抽样或分组方法,应与"随意"区分开;"正态"是一种满足特殊数学要求的钟形分布,不能把所有钟形分布皆称为正态分布;"相关"指两变量间密切程度的统计学术语,不能与"有关"等混淆。某些非统计学范围的主观性词语如"耐受良好"等也不宜用于刻画测量结果,而仅适于定性总结。

统计学的量符号一般为单个拉丁或希腊字母的斜体,表示总体参数、概率函数、变量本身时多用大写斜体,如总体大小 N、事件 A 的概率 $P(A)$、样本方差 S^2(作为变量),而表示样本统计量、变量取值时多用小写斜体,如 $\bar{x}$、s(作为特定值)、n、r、α、p 等,若要备注,则可用修饰符加在右下角,如 n_1、$n_{control}$、r_{xy} 等,常用于公式与图表中。统计软件输出的符号常为术语缩写,因此,用于公式及图表时最好转换为统计学量符号。2009年我国参照 ISO 3534 – 1:2006 出版了《统计学词汇及符号》的国家标准(代替 1993 年标准),要求于 2010 年起实施。现将统计学常用符号列于表 17 – 5 中,供参考。

论文中"$a \pm b$"的形式多见,但其含义较多,为免歧义,应予明确。一般地,如出现在表格中,则须在表的右上角或表注部分说明其具体意义,如 $\bar{X} \pm S$、$\bar{X} \pm S_{\bar{X}}$,或其他;而在正文当中,"年龄平均($a \pm b$)岁"的形式虽然常见但是错误,因同一样本同一变量的均值只有一个,宜改为"年龄平均 $a(S=b)$ 岁"的形式。

表 17 - 5　统计学常用符号

符号	术语	符号	术语
$X, Y\cdots$	随机变量	$x, y\cdots$	变量的观测值
$P(A)$	事件 A 的概率	p	概率值
$F(X)$	分布函数	$f(X)$	概率密度函数
$F, t, \chi^2\cdots$	F, t, χ^2 等分布变量或数值	$Z(z)$	标准正态变量(变量值)
$N(n)$	总体大小(样本大小)	ν	自由度
$\bar{X}$	样本算术均数(变量)	$\bar{x}$	样本算术均数(取值)
$E(X)$ 或 μ	随机变量 X 的期望值	X_p	随机变量 X 的 P 分位数
R	样本极差	k	维数
σ^2	总体方差	$S^2(s^2)$	样本方差变量(特定值)
$\sigma_{\hat{\theta}}$	样本均值的标准误差(标准误)	$\sigma_{\bar{X}}$	样本均值的标准误差(标准误)
α	检验水准,犯第一类错误的概率	β	犯第二类错误的概率
ρ	总体相关系数	r	样本相关系数
$\hat{\theta}$	参数 θ 的估计值	$\hat{Y}$	样本 Y 的估计值(如回归分析时)

17.8　结果报告

医学论文统计学相关内容的报告要求跟研究设计类型紧密相关,每一种类型的论文都有自己不同的要求,实际撰写论文时请参考有关格式和要求。表 17 - 6 为从 CONSORT 解释和详述文档中摘取的报告示例。

表 17 - 6　RCT 报告示例

报告项目	报告示例	Example for reporting
目的和假设	本研究中,我们将检验如下假设——对未产妇的积极管理政策将:①降低剖宫产率;②减少产程延长;③不影响产妇生产体验满意度	In the current study we tested the hypothesis that a policy of active management of nulliparous labour would:1. reduce the rate of Caesarean section,2. reduce the rate of prolonged labour;3. not influence maternal satisfaction with the birth experience
试验设计	这是一个在美国进行的多中心(41 个地点)、分层的[分别在 6 ~ 11 岁和 12 ~ 17 岁人群中进行非均衡随机化(2:1)]、双盲、安慰剂对照平行组研究	This was a multicenter,stratified(6 to 11 years and 12 to 17 years of age,with imbalanced randomization[2:1]),double-blind,placebo-controlled,parallel-group study conducted in the United States(41 sites)
资料收集的背景与地点	从 2006 年 1 月到 2007 年 4 月在马拉维布兰太尔伊丽莎白女王中心医院的抗反转录病毒治疗诊所开展。布兰太尔是马拉维主要商业城市,拥有 100 万人口,2004 年成人 HIV 感染率估计为 27%	The study took place at the antiretroviral therapy clinic of Queen Elizabeth Central Hospital in Blantyre,Malawi,from January 2006 to April 2007. Blantyre is the major commercial city of Malawi,with a population of 1 000 000 and an estimated HIV prevalence of 27% in adults in 2004
结局指标	对银屑病疗效的主要终点是 12 周内病人的银屑病活动性通过 PASI(银屑病面积与严重指数)法测量达到 75% 以上的改善。其他分析包括 PASI 得分百分比的变化及目标银屑病的改善	The primary endpoint with respect to efficacy in psoriasis was the proportion of patients achieving a 75% improvement in psoriasis activity from baseline to 12 weeks as measured by the PASI[psoriasis area and severity index]. Additional analyses were done on the percentage change in PASI scores and improvement in target psoriasis lesions

续表

报告项目	报告示例	Example for reporting
样本含量	为了检测术后住院时间减少 3 天($S=5$),与 Lobo 等的双侧检验水准 5% 和功效 80% 的研究一致,假定预期失访率为 10%,每组样本含量 50 例是必要的。为此,预计了 12 个月的招募期	To detect a reduction in PHS(postoperative hospital stay)of 3 days(SD 5 days),which is in agreement with the study of Lobo et al. with a two-sided 5% significance level and a power of 80%, a sample size of 50 patients per group was necessary, given an anticipated dropout rate of 10%. To recruit this number of patients a 12 - month inclusion period was anticipated
随机序列的产生	由独立药剂师根据计算机生成的随机序列分配活性或安慰剂吸入剂	Independent pharmacists dispensed either active or placebo inhalers according to a computer generated randomization list
随机方法的限定	随机序列采用 Stata 9.0 统计软件创建,按中心 1:1 分层,随机区组大小为 2、4 和 6	Randomization sequence was created using Stata 9.0 statistical software and was stratified by center with a 1:1 allocation using random block sizes of 2,4, and 6
分配隐藏机制	多西环素和安慰剂呈胶囊状,外观相同。它们被预装在瓶子里,并根据随机化序列为每个妇女连续编号。每一个妇女都分配一个预定编号和收到相应预包装瓶里的胶囊	The doxycycline and placebo were in capsule form and identical in appearance. They were prepacked in bottles and consecutively numbered for each woman according to the randomization schedule. Each woman was assigned an order number and received the capsules in the corresponding prepacked bottle
随机的实施	病人究竟是分配入链霉素 + 卧床休息(S)组还是仅卧床休息(C)组参照由 Hill 教授为不同研究中心的两种性别产生的随机数字表而定。研究对象和合作者对此不知情……病人由招募小组接收后进入链霉素中心之前,中心办公室打开相应编号的信封,内置卡片标明病人应属 S 或 C 组,中心医疗负责人依此组别分配病人	Determination of whether a patient would be treated by streptomycin and bed-rest(S case)or by bed-rest alone(C case)was made by reference to a statistical series based on random sampling numbers drawn up for each sex at each centre by Professor Bradford Hill. The details of the series were unknown to any of the investigators or to the co-ordinator … After acceptance of a patient by the panel, and before admission to the streptomycin centre, the appropriate numbered envelope was opened at the central office. The card inside showed if the patient was to be an S or a C case, and this information was then given to the medical officer of the centre
盲法	通过对干预人员和参与者的强调来严格维持盲法和均衡——每种饮食都坚持健康的原则,每种都有部分专家认为对长期减肥最好。除了干预者(营养师和行为心理学家)外,调查人员和工作人员都不知参与者的饮食分配。试验遵守既定程序以维持结局测量人员和干预工作人员之间的隔离。获得测试结局的工作人员未知饮食分配。干预人员、营养师和行为心理学家不参与测量。结局测试和试验结果对所有调查人员、工作人员和参与者遮蔽	Blinding and equipoise were strictly maintained by emphasizing to intervention staff and participants that each diet adheres to healthy principles, and each is advocated by certain experts to be superior for long-term weight-loss. Except for the interventionists(dieticians and behavioural psychologists), investigators and staff were kept blind to diet assignment of the participants. The trial adhered to established procedures to maintain separation between staff that take outcome measurements and staff that deliver the intervention. Staff members who obtained outcome measurements were not informed of the diet group assignment. Intervention staff, dieticians and behavioural psychologists who delivered the intervention did not take outcome measurements. All investigators, staff, and participants were kept masked to outcome measurements and trial results

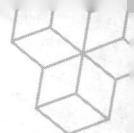

报告项目	报告示例	Example for reporting
统计学方法	主要终点是意向治疗人口在 20 周研究中的体重变化……次要终点包括腰围、收缩压和舒张压、代谢综合征患病率的变化……ANCOVA 模型包括治疗、国家、性别等作为固定效应,随机化体质量为协变量。我们旨在评估数据是否提供了每种利拉糖肽剂量相对于安慰剂(主要目的)和奥利司他(次要目标)的优势的证据	The primary endpoint was change in bodyweight during the 20 weeks of the study in the intention-to-treat population…Secondary efficacy endpoints included change in waist circumference, systolic and diastolic blood pressure, prevalence of metabolic syndrome…We used an analysis of covariance(ANCOVA)for the primary endpoint and for secondary endpoints waist circumference, blood pressure, and patient-reported outcome scores; this was supplemented by a repeated measures analysis. The ANCOVA model included treatment, country, and sex as fixed effects, and bodyweight at randomization as covariate. We aimed to assess whether data provided evidence of superiority of each liraglutide dose to placebo(primary objective)and to orlistat(secondary objective)
纳入分析的例数	阿仑膦酸钠组有 1 名患者失去随访,因此,意向性治疗分析 31 例,而其中 5 名患者被认为违反协议……因此,符合方案分析有 26 例	One patient in the alendronate group was lost to follow up; thus data from 31 patients were available for the intention-to-treat analysis. Five patients were considered protocol violators…consequently 26 patients remained for the per-protocol analyses
结局和估计值	一般放表格内,除结局测量值外,宜在表格内提供差值或比值及其估计效应(如相对危险度及其 95% CI)	Table(s)or figure(s)are strongly recommended. Besides measured values, differences or ratios and their estimated effects are also needed, such as RR and its 95% CI
辅助分析	研究表明,围术期 β 受体阻滞剂疗效可能因基线风险而变化,因此,我们预定主要亚组分析基于修订后的心脏风险指数评分系统。我们也进行了预先设定的基于性别、手术类型、使用硬膜外麻醉或脊髓麻醉的次要亚组分析。所有亚组分析中,我们采用 Cox 比例风险模型(包含了对交互作用的检验),指定 $P < 0.05$ 为有统计学意义……我们的亚组分析的功效不足以检测亚组群体的中度差异	On the basis of a study that suggested perioperative β-blocker efficacy might vary across baseline risk, we prespecified our primary subgroup analysis on the basis of the revised cardiac risk index scoring system. We also did prespecified secondary subgroup analyses based on sex, type of surgery, and use of an epidural or spinal anaesthetic. For all subgroup analyses, we used Cox proportional hazard models that incorporated tests for interactions, designated to be significant at $P < 0.05$…Our subgroup analyses were underpowered to detect the modest differences in subgroup effects that one might expect to detect if there was a true subgroup effect
适用范围	随着干预在不同性别、年龄、各类各级体育运动中的实施,结果表明,从极限青年运动到娱乐性老年运动等的运动全程都将受益于使用预防踝关节扭伤复发的训练方案。通过纳入非药物和药物治疗的运动员,研究涵盖了不同受伤程度的研究对象。这表明目前的训练方案可以在所有运动员的治疗中实施。此外,因为它合理假定非运动相关踝关节扭伤跟运动相关扭伤类似,该项目可能惠及广大民众	As the intervention was implemented for both sexes, all ages, all types of sports, and at different levels of sports, the results indicate that the entire range of athletes, from young elite to intermediate and recreational senior athletes, would benefit from using the presented training programme for the prevention of recurrences of ankle sprain. By including non-medically treated and medically treated athletes, we covered a broad spectrum of injury severity. This suggests that the present training programme can be implemented in the treatment of all athletes. Furthermore, as it is reasonable to assume that ankle sprains not related to sports are comparable with those in sports, the programme could benefit the general population

17.9　案例辨析

案例 17 -1　题为"小剂量对比剂及特殊体位在 320 排 CT 颈部血管造影中的可行性研究"的论文,正文如下(引言、讨论与文献略),试分析其统计学报告中的不足或错误。

1.1　一般资料

选取 2016 年 6 月到 2017 年 10 月(某)医院神经内科怀疑颈动脉斑块、夹层、狭窄或闭塞的患者行颈动脉 CT 造影 60 例,随机分为 G1、G2 两组,每组各 30 例。G1 组男 24 例,女 6 例,年龄 45 ~ 78 岁,平均(52 ± 12.3)岁,体质量(60.72 ± 6.85)kg。G2 组……排除标准:……G1 组为常规体位组;G2 组为特殊体位组。常规体位……特殊体位……

……

1.3.3　主观评价

由两名有血管疾病诊断经验的高年资放射科医师,按照 3 分法用双盲法分别独立对颈动脉……的 VR、CPR 及 MIP 图像质量进行主观评价,并进行两者的一致性分析,最后结果以取得一致意见为准。评分标准如下……

1.4　统计学分析

应用 SPSS 19.0 统计软件进行数据分析。对两组患者的颈动脉、椎动脉以及……测量 CT 值采用均数 ± 标准差($\bar{x} \pm s$)表示,组间比较采用 t 检验。对患者年龄、体质量、各支血管 CT 值先进行正态性检验. 结果服从正态分布再进行两个独立样本 t 检验。对 G1、G2 两组血管图像质量的主观评分进行非参数检验,以 $P < 0.05$ 为差异有统计学意义。

2　结果

2.1　一般资料比较

60 例患者全部顺利完成检查,无对比剂不良反应及对比剂外渗。G1 组男 24 例,女 6 例,年龄 35 ~ 70 岁,平均(52 ±12.3)岁,体质量(65.72 ±6.85)kg。G2 组……两组患者的年龄与体质量无统计学差异 $P > 0.05$;G1、G2 组对比剂用量分别为(42.82 ±6.78)ml 及(38.72 ±9.12)ml,差异无统计学意义,$P > 0.05$。

2.2　图像主观评价

G1、G2 组两组颈动脉 CTA 图像均能满足诊断的需求,其中 G1 组 1 分 18 例、2 分 10 例、3 分 2 例;G2 组 1 分 3 例、2 分 7 例、3 分 20 例,见图 3(略)。G1 组与 G2 组主观评分分别为(1.5 ±0.81)分及(3.93 ±0.59)分,差异有统计学意义,$P < 0.05$。

2.3　G1、G2 两组各支血管管腔内 CT 值比较,详见表 17 -7。

表 17 -7　两组患者各支动脉血管 CT 值比较($\bar{x} \pm s$,HU)

组别	主动脉弓	左颈总动脉	右颈总动脉	左颈内动脉	……
G1	389.33 ± 36.84	360.72 ± 38.44	362.88 ± 33.18	344.65 ± 33.68	……
G2	379.64 ± 39.33	387.32 ± 42.17	379.32 ± 43.31	348.62 ± 42.95	……
P 值	>0.05	>0.05	>0.05	>0.05	

17.10　电脑实验

实验 17 -1　试用 Excel 为论文数据表验证其 t 值与确切 P 值

17.11　常见疑问与小结

17.11.1　常见疑问

（1）以前曾用"差别有显著性意义""差别有非常显著性意义"等分别对应"$P < 0.05$"和"$P < 0.01$"等统计学检验结果,现统一改为"有统计学意义"后如何对各级 P 值进行区分?

统计检验之后一般需要下两个决定,一是依据 P 值与检验水准的比较决定是否接受零假设,二是如果否定零假设,则还需依据效应大小判断处理措施的实际意义。P 值大小仅解决第一步的问题,而第二步的问题应由效应的大小来决定。由于"差别有显著性意义"(significant 或 significance)等说法易缩写和理解成"差别显著",即以统计学意义代替实践意义,因此,国内外学者皆倾向于修改此表达方法。实际上,$P < \alpha$ 说明我们在预设的条件下可以拒绝零假设,而 P 值的大小(精确 P 值)本身就说明了这样统计推断的犯第一类错误概率。因此,现在国内外越来越多杂志要求论文提供精确 P 值(当然,P 值过小时写 $P < 0.001$ 即可)。

（2）有些编辑出版教程中规定均数与偏差的报告形式为"$a \pm b$",如"(35 ± 2) mm",上、下偏差不等时则分别在右上、下角写出,如"$35^{+2}_{-1}℃$"。杂志中的正式文章也有很多类似用法。为何本章说法与此不同?

有关编辑出版教程中的"偏差"与统计学的"偏差"含义不同,前者指的是仪器测量的精度或可控制的范围,为系统误差,而后者则为由抽样误差引起的某批样本的离均情况,可能是"标准差"或"标准误"等。医学论文当中的"$a \pm b$"形式意义有多种,多数为"$\bar{X} \pm S$",少数为"$\bar{X} \pm S_{\bar{X}}$",有时也将 95% 参考值范围表示为"$\bar{X} \pm 1.96S$"等,表示系统偏差者极少,因此必须以某种形式说明"$\pm$"两端数据的意义。习惯上,表格中若所有数据形式皆相同,则可在表格的右上方补注 $a \pm b$ 形式的意义,如 $\bar{X} \pm S$。然而,在正式的文字中,"年龄 (35 ± 10) 岁 $(\bar{X} \pm S)$"就不如"年龄平均 35 $(S = 10)$ 岁"简洁。

17.11.2　小结

本章首先介绍了规范论文统计学报告的目的和作用,然后介绍了医学论文的一般统计学要求和 ICMJE 对医学论文统计学的写作指导,重点介绍了国内外的几个有关标准或方案:RCT 的 CONSORT 声明及各专属扩展、观察性研究的 STROBE 声明、诊断精确性研究的 STARD 声明、meta 分析和系统综述的 PRISMA 声明等,之后介绍了统计学符号的国家规范,最后还列举了统计学报告项目的一些具体撰写例子与几个案例辨析。常见疑问部分提请大家注意,$P < \alpha$ 时统计推断与实际意义结论的区别,统计学符号中应注意 $a \pm b$ 形式的使用。

💡 思考与练习

1. 请指出下列常见表达中的错误或不妥,并说明理由和予以改正。

（1）收集 2004—2006 年本院收住的 53 例甲状腺癌病人,其中男 30 例,女 23 例,平均年龄 (55 ± 12) 岁,按 TNM 分级,……

（2）经 t 检验,用药组与不用药组之间白细胞数量有非常显著差异$(t = 2.85, P < 0.001)$,因此有充足的理由认为,用药可以改善白细胞的数量。

（3）我们对 9 例重型肝炎患者和 8 例肝癌患者的纤溶酶活性进行了比较,经方差分析,$P = 0.09$,说明肝炎和肝癌患者的纤溶酶活性水平是一致的。

（4）我们比较了正常血糖、糖耐量减低和 2 型糖尿病病人的血糖、胰岛素、胆固醇等水平,经方差分析,三组人的血糖、胰岛素和胆固醇水平有所不同,P 皆 < 0.05,而三组脂肪肝患病率也依次升高,经 χ^2 检验,

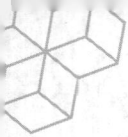

$P<0.05$,说明脂肪肝患病率与血糖、胰岛素、胆固醇等正相关。

（5）本研究调查了我科 1 000 例住院病人,结果脑出血性意外有 55 例,脑缺血性意外有 45 例,即我院住院病人脑出血性意外的发病率为 5.5%,脑缺血性意外的发病率为 4.5%,比文献报告的 0.7% 的发病率要高出许多。

2. 请用 Excel 为 χ^2 检验计算 P 值设计模板。

（刘清海　方积乾）

常用统计分析方法篇

18 复杂设计变量的方差分析

完全随机设计只考虑一个研究因素对实验效应的影响,而现实中影响实验效应的因素往往不止一个,若考虑多个影响因素,可根据研究目的采用较为复杂的研究设计,本书第 12 章介绍了随机区组设计、交叉设计、析因设计和重复测量设计。本章介绍这几种常用复杂设计变量的方差分析。

18.1 随机区组设计变量的方差分析

例 18 – 1 为研究 A、B、C、D、E 五种消毒液对细菌的抑制效果,用四种细菌在完全相同的培养条件下进行实验,每种细菌的 5 个培养皿分别随机选用一种消毒液。采用滤纸片法进行测定,以抑菌圈直径(mm)作为观测指标,实验结果见表 18 – 1。请分析五种消毒液的抑菌效果有无差异。

表 18 – 1 五种消毒液的抑菌实验结果——抑菌圈直径(mm)

细菌类型	消毒液类型					$\sum\limits_{i=1}^{k} x_{ij}$	$\bar{X}_{.j}$
	A	B	C	D	E		
大肠埃希菌	15	17	15	14	12	73	14.60
铜绿假单胞菌	11	12	14	13	9	59	11.80
葡萄球菌	25	28	25	30	20	128	25.60
痢疾杆菌	20	17	19	13	11	80	16.00
$\sum\limits_{j=1}^{b} x_{ij}$	71	74	73	70	52	340 $\left(\sum\limits_{i=1}^{k} \sum\limits_{j=1}^{b} x_{ij} \right)$	
$\bar{X}_{i.}$	17.75	18.50	18.25	17.50	13.00		17.00 $(\bar{X})$

例 18 – 1 为随机区组设计(randomized block design,RBD),消毒液(A、B、C、D、E 共 5 个水平)为主要处理因素;每种细菌在相同条件下用 5 个培养皿进行培养,组成一个区组(block),四种细菌共 4 个区组;然后将同一区组的 5 个培养皿随机分配至 A、B、C、D、E 五个处理组。方差分析时可以将总变异分解为消毒液 5 个处理组间的变异、细菌类型 4 个区组间的变异以及随机误差三部分。

18.1.1 离均差平方和及自由度的分解

为便于说明计算过程中所用公式及各符号的意义,将随机区组设计变量的观测结果整理为表 18 – 2 的形式,第 i 个处理组中第 j 个区组的受试对象的观测值记为 $x_{ij}(i = 1,2,\cdots,k;j = 1,2,\cdots,b)$,观测值的总个数 $N = bk$。

表 18 - 2　随机区组设计的测量结果

区组编号	处理组					
	1	**2**	$\cdots$	**i**	$\cdots$	**k**
1	x_{11}	x_{21}		x_{i1}		x_{k1}
2	x_{12}	x_{22}		x_{i2}		x_{k2}
$\cdots$						
j	x_{1j}	x_{2j}		x_{ij}		x_{ki}
$\cdots$						
b	x_{1b}	x_{2b}		x_{ib}		x_{kb}

总均数、第 i 个处理组的均数和第 j 个区组的均数分别记为

$$\bar{X} = \frac{\sum_{i=1}^{k} \sum_{j=1}^{b} x_{ij}}{N}, \quad \bar{X}_{i\cdot} = \frac{\sum_{j=1}^{b} x_{ij}}{b}, \quad \bar{X}_{\cdot j} = \frac{\sum_{i=1}^{k} x_{ij}}{k}$$

将每个观测值的总离均差 $x_{ij} - \bar{X}$ 进行如下分解

$$x_{ij} - \bar{X} = (\bar{X}_{i\cdot} - \bar{X}) + (\bar{X}_{\cdot j} - \bar{X}) + (x_{ij} - \bar{X}_{\cdot j} - \bar{X}_{i\cdot} + \bar{X}) \tag{18-1}$$

然后对所有个体观测值的离均差求平方和,则可得

$$\sum_{i=1}^{k} \sum_{j=1}^{b} (x_{ij} - \bar{X})^2 = \sum_{i=1}^{k} b(\bar{X}_{i\cdot} - \bar{X})^2 + \sum_{j=1}^{b} k(\bar{X}_{\cdot j} - \bar{X})^2 + \sum_{i=1}^{k} \sum_{j=1}^{b} (x_{ij} - \bar{X}_{\cdot j} - \bar{X}_{i\cdot} + \bar{X})^2 \tag{18-2}$$

式(18-2)中等号左边为 $SS_{总}$,右边的三项分别记为 $SS_{处理}$,$SS_{区组}$ 和 $SS_{误差}$。从而,式(18-2)可表达为

$$SS_{总} = SS_{处理} + SS_{区组} + SS_{误差} \tag{18-3}$$

相应的自由度分别为

$$\nu_{总} = N - 1, \nu_{处理} = k - 1, \nu_{区组} = b - 1, \nu_{误差} = (k-1)(b-1)$$
$$\nu_{总} = \nu_{处理} + \nu_{区组} + \nu_{误差} \tag{18-4}$$

为了检验各处理组的实验效应是否有所不同,我们要检验的零假设和对立假设为

$$H_0: \mu_1 = \mu_2 = \cdots = \mu_k, H_1: \mu_1, \mu_2, \cdots, \mu_k \text{ 不全相等}$$

H_0 成立时,各处理组样本均数的差异可全部归因于抽样误差,处理组间均方 $MS_{处理}$ 便是总体方差 σ^2 的无偏估计量,其期望值 $E(MS_{处理}) = \sigma^2$。因此,在 H_0 成立时,$MS_{处理}/MS_{误差}$ 服从 $F_{k-1,(k-1)(b-1)}$ 分布,可以把 $F = MS_{处理}/MS_{误差}$ 作为检验统计量。

同理,也可用 F 检验推断各区组间的总体均数是否全相等,检验统计量 $F = MS_{区组}/MS_{误差}$。

随机区组设计变量的方差分析相关表达式整理如表 18-3 所示。

表 18 - 3　随机区组设计变量方差分析的计算公式

变异来源	SS	ν	MS	F
总变异	$\sum_{i=1}^{k} \sum_{j=1}^{b} (X_{ij} - \bar{X})^2$	$N-1$		
处理组间	$\sum_{i=1}^{k} b(\bar{X}_{i\cdot} - \bar{X})^2$	$k-1$	$SS_{处理}/\nu_{处理}$	$MS_{处理}/MS_{误差}$
区组间	$\sum_{j=1}^{b} k(\bar{X}_{\cdot j} - \bar{X})^2$	$b-1$	$SS_{区组}/\nu_{区组}$	$MS_{区组}/MS_{误差}$
误差	$SS_{总} - SS_{处理} - SS_{区组}$	$(k-1)(b-1)$	$SS_{误差}/\nu_{误差}$	

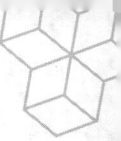

18.1.2 分析步骤

以例 18 - 1 为例,方差分析的完整步骤如下:

H_{10}:五个处理组抑菌圈直径的总体均数都相等(五种消毒液的抑菌效果都相同)。

H_{11}:五个处理组抑菌圈直径的总体均数不全相等。

H_{20}:四个区组抑菌圈直径的总体均数都相等(四种类型的细菌对消毒液的反应相同)。

H_{21}:四个区组的总体均数不全相等。

以上两组假设的检验水准均取 $\alpha = 0.05$。

将数据代入表 18 - 3 中相应的公式,计算结果列入表 18 - 4,查 F 分布界值表(附表 5),对处理因素的检验得 $P = 0.029$,按 $\alpha = 0.05$ 水准拒绝 H_{10},接受 H_{11},可以认为五种消毒液的抑菌效果不全相同;对各区组比较得 $P < 0.001$,按 $\alpha = 0.05$ 水准拒绝 H_{20},接受 H_{21},可认为对同一种消毒液而言,不同细菌产生的反应不全相同。

表 18 - 4 例 18 - 1 变量的方差分析表

变异来源	SS	ν	MS	F	P
总变异	684.00	19			
处理组间	82.50	4	20.63	3.95	0.029
配伍间	538.80	3	179.60	34.37	< 0.001
误差	62.70	12	5.23		

18.1.3 方差齐性

借助残差图,研究者可直观地判断随机区组设计变量是否满足方差分析的条件。由式 18 - 1 可知,随机区组设计变量的残差为:

$$e_{ij} = X_{ij} - \bar{X}_{i.} - \bar{X}_{.j} + \bar{X}_{ij} \tag{18-5}$$

以表 18 - 1 变量为例计算各观测值的残差,并判断变量是否满足随机区组设计变量方差分析的条件。据式 (18 - 5) 计算每个观测的残差(表 18 - 5),然后以残差为纵坐标,分别以处理组、区组、预测值为横坐标,绘制残差图(图 18 - 1)。从图 18 - 1 可以看出残差图显示无特殊值,基本满足方差分析要求的方差齐性和正态性的条件。

表 18 - 5 五种消毒液的抑菌实验结果的残差(mm)

细菌类型	消毒液类型				
	A	B	C	D	E
大肠埃希菌	- 0.35	0.90	- 0.85	- 1.10	1.40
铜绿假单胞菌	- 1.55	- 1.30	0.95	0.70	1.20
葡萄球菌	- 1.35	0.90	- 1.85	3.90	- 1.60
痢疾杆菌	3.25	- 0.50	1.75	- 3.50	- 1.00

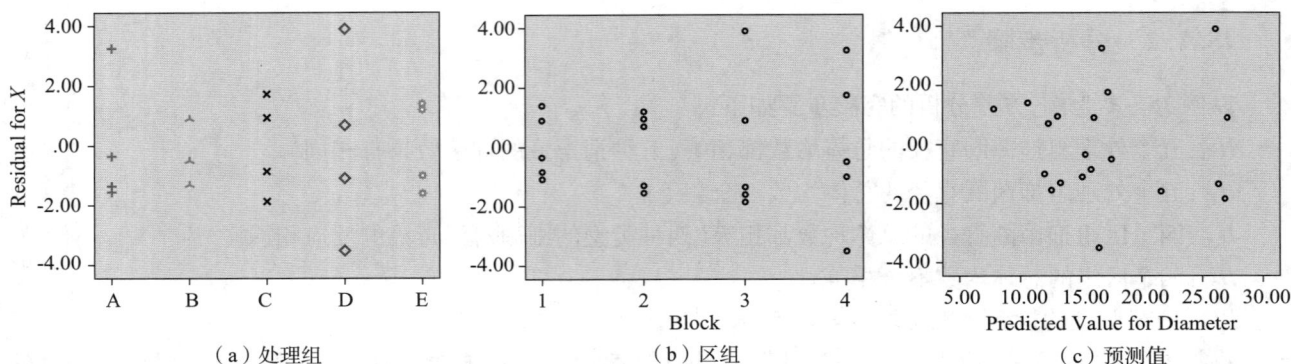

（a）处理组　　　　　　　　　（b）区组　　　　　　　　　（c）预测值

图 18 - 1　例 18 - 1 资料的残差图

其他设计类型的方差分析亦可仿此,通过残差分析来判断方差齐性和正态性,不再一一详述。另外,多个处理组间的两两比较可参见第 6 章。

18.2　两阶段交叉设计变量的方差分析

例 18 - 2　环孢素是一种强效免疫抑制药,广泛用于器官移植产生的排斥反应及自身免疫病,为研究两种环孢素微乳化口服溶液在健康人体内的药动学及生物等效性,采用两阶段交叉设计方案。将 20 名志愿者按体重编号后随机分为甲、乙两组,每组 10 例。甲组在 Ⅰ 阶段口服环孢素微乳化溶液供试制剂 500 mg,经过一周洗脱期,Ⅱ 阶段口服环孢素微乳化溶液参比制剂 500 mg;乙组在 Ⅰ 阶段口服环孢素微乳化溶液参比制剂 500 mg,经过一周洗脱期,Ⅱ 阶段口服环孢素微乳化溶液供试制剂 500 mg。观测指标是血药浓度 – 时间曲线下面积(AUC),实验结果见表 18 - 6。

表 18 - 6　20 名受试者口服环孢素微乳化口服溶液供试制剂(T)和参比试剂(C)后的 AUC 观测结果 *

受试者编号	甲组(顺序:T→C)			受试者编号	乙组(顺序:C→T)		
	Ⅰ 阶段	Ⅱ 阶段	合计		Ⅰ 阶段	Ⅱ 阶段	合计
1	T 17.54	C 17.17	34.71	3	C 20.97	T 19.61	40.58
2	T 15.88	C 14.31	30.19	5	C 19.94	T 22.14	42.08
4	T 18.51	C 21.56	40.07	7	C 17.57	T 17.49	35.06
6	T 16.41	C 13.18	29.59	9	C 13.94	T 13.49	27.43
8	T 15.87	C 15.15	31.02	10	C 15.29	T 16.19	31.48
12	T 16.11	C 15.14	31.25	11	C 15.81	T 15.78	31.59
15	T 14.09	C 16.22	30.31	13	C 17.42	T 15.95	33.37
16	T 15.95	C 13.93	29.88	14	C 15.92	T 14.43	30.35
18	T 15.29	C 11.97	27.26	17	C 17.00	T 14.02	31.02
19	T 16.46	C 14.11	30.57	20	C 17.86	T 13.27	31.13
列合计	T 162.11	C 152.74	314.85		C 171.72	T 162.37	334.09
处理因素各水平合计	$\sum\limits_{i=1}^{20}(x_i)_T = 162.11 + 162.37 = 324.48$				$\sum\limits_{i=1}^{20}(x_i)_C = 152.74 + 171.72 = 324.46$		
阶段合计	$\sum\limits_{i=1}^{20}(x_i)_I = 162.11 + 171.72 = 333.83$				$\sum\limits_{i=1}^{20}(x_i)_{II} = 152.74 + 162.37 = 315.11$		

　*注:1. AUC 为血药浓度 – 时间曲线下面积,单位 μg·h·mL⁻¹;2.T 为供试制剂,C 为参比制剂;3. 本例引自:(1)贺建昌,等. 环孢素微乳化口服液健康人体生物等效性研究,药学服务与研究,2009;9(2):137 – 139;(2)贾元杰,胡良平,程德和. 用 SAS 软件实现交叉设计定量资料的统计分析,药学服务与研究,2012;12(3):172 – 174。

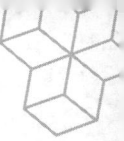

例 18 - 2 中相应的均值如下：

总均数：

$$\bar{X} = \frac{\sum x}{2n} = \frac{648.94}{40} = 16.2235$$

实验组 T($k=1$)：

$$\bar{X}_T = \frac{\sum (x_i)_T}{n} = \frac{324.48}{20} = 16.2240$$

对照组 C($k=2$)：

$$\bar{X}_C = \frac{\sum (x_i)_C}{n} = \frac{324.46}{20} = 16.2230$$

Ⅰ阶段($s=1$)：

$$\bar{X}_Ⅰ = \frac{\sum (x_i)_Ⅰ}{n} = \frac{333.83}{20} = 16.6915$$

Ⅱ阶段($s=2$)：

$$\bar{X}_Ⅱ = \frac{\sum (x_i)_Ⅱ}{n} = \frac{315.11}{20} = 15.7555$$

20 名受试者各自的均值：　　　　　　　略。

18.2.1　离均差平方和及自由度的分解

方差分析时,总变异可分解为处理组间、阶段间、个体间、随机误差 4 个部分。

检验假设包括 3 组,分别对应处理因素、实验阶段、受试对象个体三个因素。具体如下:

H_{10}:两种口服液制剂(处理组间)实验后的 AUC 总体均数相等,即 $\mu_T = \mu_C$。

H_{11}: $\mu_T \neq \mu_C$。

H_{20}:两个阶段实验后的 AUC 总体均数相等,即 $\mu_Ⅰ = \mu_Ⅱ$。

H_{21}: $\mu_Ⅰ \neq \mu_Ⅱ$。

H_{30}:20 个受试对象两次实验结果的 AUC 总体均数全相等。

H_{31}:20 个受试对象两次实验结果的 AUC 总体均数不全相等。

以上三组假设的检验水准均取 $\alpha = 0.05$。

记第 i 个受试对象($i = 1,2,3,\cdots n$)在第 s 阶段($s = 1,2$)的测量结果为 x_{is},处理因素的水平数记为 k($k = 1,2$)。方差分析中各部分的离均差平方和及自由度分别为

$$SS_{总} = \sum_{i=1}^{n} \sum_{s=1}^{2} (x_{is} - \bar{X})^2 \qquad \nu_{总} = N - 1 = 2n - 1 \qquad (18-6)$$

$$SS_{处理间} = \sum_{k=1}^{2} \sum_{i=1}^{n} (\bar{X}_k - \bar{X})^2 = \sum_{k=1}^{2} n(\bar{X}_k - \bar{X})^2 \qquad \nu_{处理间} = 2 - 1 = 1 \qquad (18-7)$$

$$SS_{阶段间} = \sum_{s=1}^{2} \sum_{i=1}^{n} (\bar{X}_s - \bar{X})^2 = \sum_{s=1}^{2} n(\bar{X}_s - \bar{X})^2 \qquad \nu_{阶段间} = 2 - 1 = 1 \qquad (18-8)$$

$$SS_{个体间} = \sum_{i=1}^{n} \sum_{s=1}^{2} (\bar{X}_i - \bar{X})^2 = \sum_{i=1}^{n} 2(\bar{X}_i - \bar{X})^2 \qquad \nu_{个体间} = n - 1 \qquad (18-9)$$

$$SS_{误差} = SS_{总} - SS_{处理间} - SS_{阶段间} - SS_{个体间} \qquad (18-10)$$

$$\nu_{误差} = \nu_{总} - \nu_{处理间} - \nu_{阶段间} - \nu_{个体间} = n - 2 \qquad (18-11)$$

18.2.2　例 18 - 2 的计算与分析

例 18 - 2 的方差分析结果列于表 18 - 7。由结果可知,在 $\alpha = 0.05$ 的检验水准下,两种口服液制剂 AUC 总体均数差异无统计学意义($P = 0.998$),即具有生物等效性。两个实验阶段的实验结果差异亦无统计学意义($P = 0.053$),个体差异具有统计学意义($P = 0.002$)。

因 20 个受试对象分为甲、乙两组,两组的实验顺序不同,因此,在以上分析的基础上,又可将个体间变异进一步分解为实验顺序间(甲、乙两组间)和个体剩余效应两部分,通过两部分均方之比(F 值)来得到对假

设"H_{40}:两种实验顺序间的总体均数相等"的推断结论。

表 18 - 7　例 18 - 2 变量的方差分析表

变异来源	SS	ν	MS	F	P
总变异	207.084	39			
处理组间	0.000 01	1	0.000 01	0.000	0.998
阶段间	8.761	1	8.761	4.293	0.053
个体间	161.585	19	8.504	4.167	0.002
误差	36.738	18	2.041		

记第 g 组$(g=1,2)$第 i 个受试对象$(i=1,2,3,\cdots n_g)$在第 s 阶段$(s=1,2)$的测量结果为 x_{gis},第 g 组 n_g 个研究对象 $2n_g$ 个实验结果测量值的均数记为

$$\bar{X}_g = \frac{1}{2n_g} \sum_{i=1}^{n_g} \sum_{s=1}^{2} x_{gis}$$

如本例,$\bar{X}_甲 = 314.85/20 = 15.742\,5$,$\bar{X}_乙 = 334.09/20 = 16.704\,5$。顺序间(组间)的离均差平方和与自由度分别为

$$SS_{顺序间} = \sum_{g=1}^{2} \sum_{i=1}^{n_g} \sum_{s=1}^{2} (\bar{X}_g - \bar{X})^2 = \sum_{g=1}^{2} [2n_g(\bar{X}_g - \bar{X})^2] \qquad \nu_{顺序间} = 2 - 1 = 1 \qquad (18-12)$$

个体间剩余效应的离均差平方和和自由度分别为

$$SS_{个体间剩余} = SS_{个体间} - SS_{顺序间} \qquad \nu_{个体间剩余} = \nu_{个体间} - \nu_{顺序间} = n - 2 \qquad (18-13)$$

按照式(18-12)和(18-13),例 18-2 顺序间的方差分析结果见表 18-8,在 $\alpha = 0.05$ 的检验水准下,两种实验顺序间的总平均效应差异无统计学意义$(P = 0.310)$。

表 18 - 8　例 18 - 2 变量实验顺序间比较的方差分析表

变异来源	SS	ν	MS	F	P
个体间总变异	161.585	19			
顺序间	9.254	1	9.254	1.093	0.310
个体间剩余效应	152.331	18	8.463		

18.3　析因设计变量的方差分析

下面以 2×2 析因设计为例,说明其变量的方差分析过程。

例 18 - 3　某医师欲研究 A、B 两种新药对高胆固醇血症患者是否有降低胆固醇的作用,以及两药是否存在交互效应。按照纳入标准选择了 20 名高胆固醇血症患者,随机分成甲、乙、丙、丁 4 组,每组 5 例。甲组作为对照组,A 药、B 药都不用,乙组治疗方案为只用 A 药,丙组治疗方案为只用 B 药,丁组治疗方案为 A 药、B 药同时用。为符合伦理学要求,全部 4 组患者治疗期间在接受以上治疗方案的同时,都在专业医生指导下进行合理膳食。实验前及一个疗程之后,分别测量每位患者的血胆固醇含量,以治疗后胆固醇的降低值(mmol/L)作为观测指标,结果见表 18 - 9。

表 18 - 9　高胆固醇血症患者治疗后胆固醇降低量(mmol/L)

B 药	不用(B_1)		用(B_2)		
A 药	不用(A_1)	用(A_2)	不用(A_1)	用(A_2)	
	0.856 5	1.136 5	1.153 2	1.786 2	
	0.735 2	1.102 5	0.991 8	2.012 3	
	0.935 7	1.421 3	1.212 1	2.324 2	
	1.269 8	1.187 6	0.985 7	1.989 2	
	0.921 7	1.156 4	0.883 2	2.001 2	
列合计	4.718 9	6.004 3	5.226 0	10.113 1	26.062 3($\sum X$)
A 因素合计	$\sum (x)_{A_1} = 4.718\ 9 + 5.226\ 0 = 9.944\ 9$		$\sum (x)_{A_2} = 6.004\ 3 + 10.113\ 1 = 16.117\ 4$		
B 因素合计	$\sum (x)_{B_1} = 4.718\ 9 + 6.004\ 3 = 10.723\ 2$		$\sum (x)_{B_2} = 5.226\ 0 + 10.113\ 1 = 15.339\ 1$		

注:本例摘自:李河. 析因实验设计资料的统计学分析. 循证医学,2005,5(1):35 - 38。

18.3.1　析因设计的效应和变异分解

例 18 - 3 为 2 × 2 析因设计,A 因素和 B 因素均为二水平,所以构成 4 种组合情况,对应的总体均数如表 18 - 10 中相应的表达式所示。

表 18 - 10　2 × 2 析因设计四种组合的总体均数表达式

B 因素	A 因素		用与不用 A 药的总体均数之差
	不用(B_1)	用(A_2)	
不用(B_1)	μ_0	$\mu_0 + \alpha$	α
用(B_2)	$\mu_0 + \beta$	$\mu_0 + \alpha + \beta + \gamma$	$\alpha + \gamma$
用与不用 B 药的总体均数之差	β	$\beta + \gamma$	γ

表 18 - 10 中用参数 μ_0 , α , β 和 γ 的不同组合表示了 A 因素和 B 因素各自二水平构成的 4 个组所对应的总体均数。由表可知,当 $\gamma = 0$ 时,无论是否用 B 药,用 A 药组与不用 A 药组的总体均数之差相等(均为 α);无论是否用 A 药,用 B 药组与不用 B 药组的总体均数之差也相等(均为 β)。此时,说明 A 药与 B 药不存在交互效应(interaction)。当 $\gamma \neq 0$ 时,对于用与不用 B 药而言,用 A 药组与不用 A 药组的总体均数之差是不同的,即 A 药的效应因 B 因素的水平不同而不同;同样对于用与不用 A 药而言,用 B 药组与不用 B 药组的总体均数之差也是不同的,即 B 药的效应因 A 因素的水平不同而不同。此时,说明 A 药与 B 药存在交互效应,交互效应的大小即为 γ 。而表中的 α 为不用 B 药时 A 药的单独效应, β 为不用 A 药时 B 药的单独效应。当 $\gamma = 0$ 时, α 和 β 即分别反映 A 因素和 B 因素的主效应;而当 $\gamma \neq 0$ 时,A 因素的主效应可看作在 B 因素分别取 2 个不同水平时,A 因素的平均效应,即 $\overline{E}_A = \dfrac{1}{2}(\alpha + \alpha + \gamma) = \alpha + \dfrac{\gamma}{2}$,同理 B 因素的主效应 $\overline{E}_B = \beta + \dfrac{\gamma}{2}$ 。

析因设计变量的分析目的就是由样本数据推断 A 药与 B 药是否存在交互效应、A 药的主效应、B 药的主效应是否为零。但是当 $\gamma \neq 0$ 时,根据 A 因素和 B 因素的主效应检验结果无法推断 α 、β 是否为零,即单独用 A 药和单独用 B 药是否有效,此时宜分别分析用 B 药与不用 B 药时 A 药的效应,以及用 A 药与不用 A 药时 B 药的效应。

例 18 - 3 的检验假设分别为:

$H_{10}:\gamma=0$(A 药与 B 药不存在交互效应);$H_{11}:\gamma\neq0$(A 药与 B 药存在交互效应)。

$H_{20}:\mu_{A_1}=\mu_{A_2}$(A 因素两水平总体均数相等);$H_{21}:\mu_{A_1}\neq\mu_{A_2}$(A 因素两水平总体均数不等)。

$H_{30}:\mu_{B_1}=\mu_{B_2}$(B 因素两水平总体均数相等);$H_{31}:\mu_{B_1}\neq\mu_{B_2}$(B 因素两水平总体均数不等)。

以上三组假设的检验水准均取 $\alpha=0.05$。

利用例 18 − 3 的观测数据可计算相应各组的样本均数和标准差,见表 18 − 11。由表可知,本例中,α、β 和 γ 的样本估计值分别为 0. 257 1、0. 101 4 和 0. 720 3。

表 18 − 11　例 18 − 3 数据四组的样本均数($\bar{X}$,mmol/L)

B 药	A 药		用与不用 A 药的样本均数之差
	不用(B_1)	用(A_2)	
不用(B_1)	0. 943 8	1. 200 9	0. 257 1
用(B_2)	1. 045 2	2. 022 6	0. 977 4
用与不用 B 药的样本均数之差	0. 101 4	0. 821 7	0. 720 3

变异的分解:设析因设计变量中的个体测量值 x_{abi} 表示 A 因素 a 水平和 B 因素 b 水平组中的第 i 个观测值,A 因素 a 水平和 B 因素 b 水平组的观测值个数记为 n_{ab},总观测个数记为 N。记 A 因素的水平数为 p,B 因素的水平数为 q,则 $a=1,2,\cdots,p$;$b=1,2,\cdots,q$;$i=1,2,\cdots,n_{ab}$,总组数 $G=pq$。显然,2 × 2 析因设计中 $p=2,q=2,G=4$。

为后面的表述方便,将各组的观测值个数和样本均数的表示符号及计算公式分别列于表 18 − 12。

表 18 − 12　两因素($p\times q$)析因设计变量各组观测值个数及样本均数

组别	观测值个数	样本均数
A 因素 a 水平和 B 因素 b 水平组	n_{ab}	$\bar{X}_{ab}=\dfrac{\sum\limits_{i=1}^{n_{ab}}x_{abi}}{n_{ab}}$
A 因素 a 水平组($a=1,2,\cdots,p$)	$n_{a\cdot}=\sum\limits_{b=1}^{q}n_{ab}$	$\bar{X}_{a\cdot}=\dfrac{\sum\limits_{b=1}^{q}\sum\limits_{i=1}^{n_{ab}}x_{abi}}{\sum\limits_{b=1}^{q}n_{ab}}$
B 因素 b 水平组($b=1,2,\cdots,q$)	$n_{\cdot b}=\sum\limits_{a=1}^{p}n_{ab}$	$\bar{X}_{\cdot b}=\dfrac{\sum\limits_{a=1}^{p}\sum\limits_{i=1}^{n_{ab}}x_{abi}}{\sum\limits_{a=1}^{p}n_{ab}}$
总	$N=\sum\limits_{b=1}^{q}\sum\limits_{a=1}^{p}n_{ab}$	$\bar{X}=\dfrac{\sum\limits_{a=1}^{p}\sum\limits_{b=1}^{q}\sum\limits_{i=1}^{n_{ab}}x_{abi}}{\sum\limits_{a=1}^{p}\sum\limits_{b=1}^{q}n_{ab}}$

析因设计变量的方差分析时,对总离均差平方和进行分解,可分解为 A 因素的主效应、B 因素的主效应、A 因素与 B 因素间的交互效应和随机误差 4 个部分,自由度也作相应的分解。计算公式分别如下

$$SS_{总}=\sum_{a=1}^{p}\sum_{b=1}^{q}\sum_{i=1}^{n_{ab}}(X_{abi}-\bar{X})^2,\quad\nu_{总}=N-1 \tag{18 − 14}$$

$$SS_A = \sum_{a=1}^{p} n_a . (\bar{X}_a . - \bar{X})^2, \quad \nu_A = p - 1 \tag{18-15}$$

$$SS_B = \sum_{b=1}^{q} n_{.b} (\bar{X}_{.b} - \bar{X})^2, \quad \nu_B = q - 1 \tag{18-16}$$

$$SS_{A \times B} = \sum_{a=1}^{p} \sum_{b=1}^{q} n_{ab} (\bar{X}_{ab} - \bar{X}_a . - \bar{X}_{.b} + \bar{X})^2, \quad \nu_{A \times B} = (p-1)(q-1) \tag{18-17}$$

$$SS_{误差} = \sum_{a=1}^{p} \sum_{b=1}^{q} \sum_{i=1}^{n_{ab}} (X_{abi} - \bar{X}_{ab})^2, \quad \nu_{误差} = \sum_{a=1}^{p} \sum_{b=1}^{q} (n_{ab} - 1) = N - pq \tag{18-18}$$

以上各部分的离均差平方和及自由度有以下关系

$$SS_{总} = SS_A + SS_B + SS_{A \times B} + SS_{误差}$$

$$\nu_{总} = \nu_A + \nu_B + \nu_{A \times B} + \nu_{误差}$$

另外,各实验组的组间变异反映不同治疗方案总体均数之间的差异,即总处理间变异,综合反映 A 因素、B 因素的主效应及交互效应。因此,处理组间离均差平方和等于 A 因素主效应、B 因素主效应以及 AB 交互效应的离均差平方和之和,即

$$SS_{处理} = SS_A + SS_B + SS_{A \times B} = \sum_{b=1}^{q} \sum_{a=1}^{p} n_{ab} (\bar{X}_{ab} - \bar{X})^2, \nu_{处理} = G - 1 = pq - 1 \tag{18-19}$$

将式(18-15)至(18-18)的离均差平方和 SS_A, SS_B, SS_{AB} 和 $SS_{误差}$ 除以各自的自由度,可得相应的均方 MS_A, MS_B, MS_{AB} 和 $MS_{误差}$,由此构建上述假设检验的统计量 F_A, F_B 和 F_{AB},可整理为方差分析表(表18-13)。

表 18-13　两因素析因设计资料的方差分析表

变异来源	SS	ν	MS	F
总变异	$SS_{总}$	$\nu_{总}$		
A 因素主效应	SS_A	ν_A	SS_A/ν_A	$MS_A/MS_{误差}$
B 因素主效应	SS_B	ν_B	SS_B/ν_B	$MS_B/MS_{误差}$
A 与 B 交互效应	$SS_{A \times B}$	$\nu_{A \times B}$	$SS_{A \times B}/\nu_{A \times B}$	$MS_{A \times B}/MS_{误差}$
误差	$SS_{误差}$	$\nu_{误差}$	$SS_{误差}/\nu_{误差}$	

18.3.2　例 18-3 的计算与分析

本节例 18-3 变量的方差分析计算结果如表 18-14 所示。由表可知,A 药与 B 药的交互效应项有统计学意义($P < 0.001$),说明 A 药与 B 药存在交互效应;同时,A 药和 B 药的主效应项也均有统计学意义($P < 0.001$),说明 A 药有效,B 药有效。

表 18-14　例 18-3 的 2×2 析因设计资料的方差分析计算结果

变异来源	SS	ν	MS	F	P
总变异	4.062	19			
总处理组间	3.619	3	1.206	43.55	< 0.001
A 药	1.905	1	1.905	68.77	< 0.001
B 药	1.065	1	1.065	38.46	< 0.001
A 药与 B 药交互效应	0.649	1	0.649	23.42	< 0.001
误差	0.443	16	0.028		

由表 18 - 11 可知,A 药单独效应 α 的估计值为 0.257 1,B 药单独效应 β 的估计值为 0.101 4;相对于不用 B 药,用 B 药的情况下,A 药的效应值增大,说明两药存在协同作用(正向交互效应),交互效应大小 γ 的估计值为 0.720 3。而方差分析结果表明,γ 和 α、β 均不为 0。若将本研究结果用图示表示(如图 18 - 3),虚线的左端点为既不用 A 药也不用 B 药(甲组)的均数,右端点为只用 A 药(乙组)的均数,虚线斜率不为 0,说明单独使用 A 药有效;实线左端点为只用 B 药(丙组)的均数,右端点为 A 药和 B 药都用(丁组)的均数。实线与虚线不平行,说明不用 B 药(虚线)与用 B 药(实线)时,A 药的效应不同,即存在交互效应。

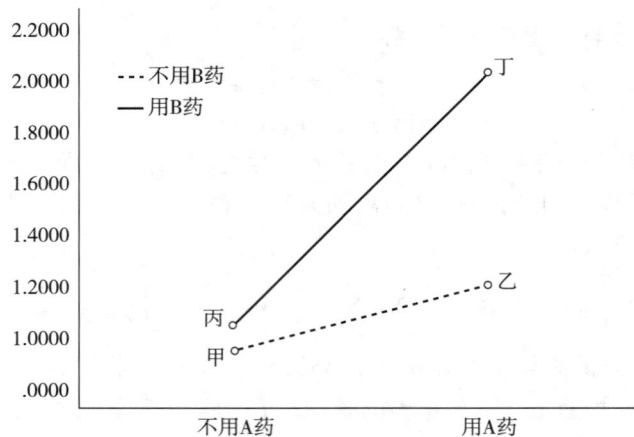

图 18 - 2　例 18 - 3 的 2×2 析因设计变量均数随两因素水平的变化

18.4　重复测量设计变量的方差分析

重复测量设计(repeated measure design)是指对同一研究对象的同一观察指标在不同时间点或不同条件下进行多次观测的设计方案,由若干研究对象所获得的多次观测结果称为重复测量变量(repeated measure data)。重复测量设计除重复测量因子外,若无其他研究因素,所获得的观测数据称为单组重复测量资料,研究目的为推断反应变量是否以及如何随着时间变化而变化。更为常见的是,除重复测量因子外,还需考虑处理因素(一个或多个),研究目的一是关注反应变量是否会随时间发生变化,比较不同时间点的总体平均水平是否相同;二是关注各处理组均数随时间的变化趋势是否相同;三是关注各处理组所有时间点的总体均数是否相同。下面通过例 18 - 4 讲解重复测量资料的方差分析。

例 18 - 4　在一项营养学实验中,将同种属、同月龄的 16 只大鼠随机等分为两组,在同样的环境中,分别给予甲、乙两种饲料喂养,定期测量体重,计算每段时间的增重(g),结果见表 18 - 15。试比较这两种饲料的增重效果。

表 18 - 15　两种饲料喂养的大鼠每两周的增重(g)*

组别	大鼠编号	饲料	2 周末	4 周末	6 周末	8 周末
1	1	甲	33	40	31	25
1	2	甲	25	34	33	31
1	3	甲	38	33	29	35
1	4	甲	25	36	27	30
1	5	甲	24	32	29	32

续表

组别	大鼠编号	饲料	2周末	4周末	6周末	8周末
1	6	甲	32	33	36	31
1	7	甲	28	35	28	24
1	8	甲	16	20	35	32
2	9	乙	17	22	30	38
2	10	乙	19	23	23	33
2	11	乙	16	24	32	39
2	12	乙	17	25	33	34
2	13	乙	21	24	29	28
2	14	乙	18	25	25	36
2	15	乙	23	26	33	37
2	16	乙	30	37	32	26

*注:增重为每次体重测量值减去2周前的体重测量值。

解　本例的处理因素(饲料)有两个水平(甲和乙),重复测量因素有4个水平(2周末、4周末、6周末、8周末),是典型的重复测量设计。各受试动物4个时间段观测值的变化见图18-3。分析目的:一是检验两组4个时间段的增重趋势是否一致,二是每组各时间段的平均增重是否相同,三是每个时间段两组的平均增重是否相同。

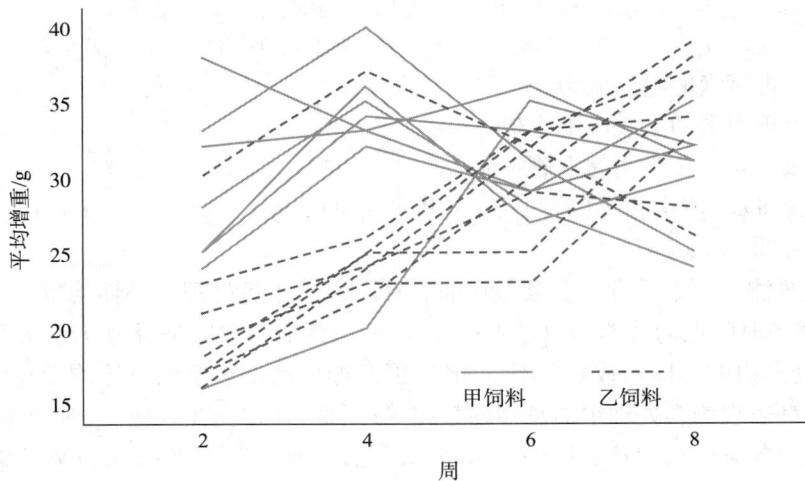

图18-3　两种饲料喂养的大鼠每2周的增重

18.4.1　重复测量变量方差分析的应用条件

重复测量变量的方差分析是将所有观测值的总变异按照研究设计分解为受试对象间(between subjects)与受试对象内(within subjects)两大部分,处理因素的效应包含在受试对象间变异中,重复测量因子的效应和处理因素与重复测量因素的交互效应包含在受试对象内的变异中。对于处理组之间比较,如果满足"方差齐性"的要求,可以采用普通方差分析的 F 检验。对于受试对象内变异,由于各观测值不独立,需考察任

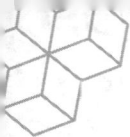

意两个时间点测量值之差 $Y_{t_i} - Y_{t_j}(i \neq j)$ 的总体方差是否都相等;若相等,则将各时间点观测值构成的协方差矩阵的这一特性称为球形性(sphericity),可通过球形性检验(Mauchly's sphericity test)进行推断。若该检验结果不拒绝"满足球形性"的零假设,则可采用普通方差分析的 F 检验;反之,方差分析中需要对受试对象内效应的检验统计量 F 值的自由度进行校正,否则可能增大第一类错误的概率。自由度校正方法是:用原始的分子和分母自由度分别乘以一个校正因子 $\varepsilon(0 < \varepsilon \leqslant 1)$,即得到校正后的分子和分母自由度。$\varepsilon = 1$ 表示满足球形性假设,ε 越小说明偏离球形性假设越严重。ε 的估计方法有 Greenhouse-Geisser 法、Huynh-Feldt 法、Lower-bound 法、Chi-Muller 法等,可通过统计软件得到。

18.4.2　重复测量变量方差分析的变异分解

例 18 - 4 只有一个处理因素,研究对象完全随机地分配至各处理组,属于完全随机设计的重复测量资料。本例中处理因素为二水平,重复测量因素为四水平,每组各时间点的总体均数用表 18 - 16 中相应符号表示。

表 18 - 16　完全随机设计重复测量变量的总体均数表达式

处理组	重复测量因子(时间段)				4 个时间段的平均
	t_1	t_2	t_3	t_4	
第 1 组	μ_{11}	μ_{12}	μ_{13}	μ_{14}	$\mu_1.$
第 2 组	μ_{21}	μ_{22}	μ_{23}	μ_{24}	$\mu_2.$
两组的平均	$\mu._1$	$\mu._2$	$\mu._3$	$\mu._4$	μ(总平均)

根据研究设计和研究目的,建立以下三组零假设和对立假设:

H_{10}: $\mu_{11} - \mu_{21} = \mu_{12} - \mu_{22} = \mu_{13} - \mu_{23} = \mu_{14} - \mu_{24}$(处理因素与时间无交互效应)。

H_{11}: $\mu_{11} - \mu_{21}, \mu_{12} - \mu_{22}, \mu_{13} - \mu_{23}$ 和 $\mu_{14} - \mu_{24}$ 不全相等(处理因素与时间存在交互效应)。

H_{20}: $\mu_1. = \mu_2.$(处理因素的主效应为 0)。

H_{21}: $\mu_1. \neq \mu_2.$(处理因素的主效应不为 0)。

H_{30}: $\mu._1 = \mu._2 = \mu._3 = \mu._4$(时间的主效应为 0)。

H_{31}: $\mu._1, \mu._2, \mu._3$ 和 $\mu._4$ 不全相等(时间的主效应不为 0)。

以上三组假设的检验水准均取 $\alpha = 0.05$。

当处理因素与重复测量因素不存在交互效应时,主要关注:①各处理组总体均数是否相等(处理因素的主效应是否为 0)。②各时间点的总体均数是否相等(时间因素的主效应是否为 0)。相反,当存在交互效应时,在各个时点上两处理组的总体均数之差不全相等,因此即使两处理组的总体均数相等(主效应为 0),也不能说明每个时点上都表现为两处理组的总体均数相等;同理,存在交互效应时,时间主效应为 0 也不能说明每个处理组都表现为各时间点的总体均数全相等。因此,一般而言,当存在交互效应时,不再关注处理因素和时间因素的主效应检验结果,而是需要分别检验每个时点两种处理的总体均数是否相等,以及每个处理组各时间点的总体均数是否全相等,称为简单效应检验。

若将第 g 个处理组第 i 个受试对象在第 t 个时间点的测量值记为 $x_{git}(g = 1, 2, \cdots G; i = 1, 2, \cdots n_g; t = 1, 2, \cdots T$。$N = \sum_{g=1}^{G} n_g)$,完全随机设计重复测量变量的方差分析,其变异可进行如下分解:

$$SS_{总} = \sum_{g=1}^{G} \sum_{i=1}^{n_g} \sum_{t=1}^{T} (x_{git} - \bar{X})^2, \nu_{总} = NT - 1 \qquad (18 - 20)$$

$$SS_{受试者间} = \sum_{g=1}^{G} \sum_{i=1}^{n_g} T(\bar{X}_{i.} - \bar{X})^2, \nu_{受试者间} = N - 1 \qquad (18 - 21)$$

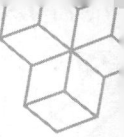

$$SS_{处理组间} = \sum_{g=1}^{G} n_g T (\bar{X}_g - \bar{X})^2, \nu_{处理组间} = G - 1 \qquad (18-22)$$

$$SS_{受试者误差} = SS_{受试者间} - SS_{处理组间}, \nu_{受试者误差} = N - G \qquad (18-23)$$

$$SS_{受试者内} = \sum_{g=1}^{G} \sum_{i=1}^{n_g} \sum_{t=1}^{T} (x_{git} - \bar{X}_{i\cdot})^2, \nu_{受试者内} = N(T-1) \qquad (18-24)$$

$$SS_{时点间} = \sum_{t=1}^{T} N (\bar{X}_{\cdot t} - \bar{X})^2, \nu_{时点间} = T - 1 \qquad (18-25)$$

$$SS_{处理\times时间} = \sum_{g=1}^{G} \sum_{t=1}^{T} n_g (\bar{X}_{gt} - \bar{X})^2, \nu_{处理\times时间} = (G-1)(T-1) \qquad (18-26)$$

$$SS_{重复测量误差} = SS_{受试者内} - SS_{时点间} - SS_{处理\times时间},$$

$$\nu_{重复测量误差} = \nu_{受试者内} - \nu_{时点间} - \nu_{处理\times时间} = (N-G)(T-1) \qquad (18-27)$$

将式(18-22)和(18-23)的离均差平方和除以各自的自由度,可得相应的均方 $MS_{处理组间}$ 和 $MS_{受试者误差}$;两者的比值即为用于推断处理因素主效应的检验统计量 F。将式(18-25)至(18-27)的离均差平方和除以各自的自由度,可得相应的均方 $MS_{时间点}$、$MS_{处理\times时间}$ 和 $MS_{重复测量误差}$;$MS_{时间点}$ 与 $MS_{重复测量误差}$ 的比值即为用于推断时间因素主效应的检验统计量 F,$MS_{处理\times时间}$ 与 $MS_{重复测量误差}$ 的比值即为用于推断处理因素与时间交互效应的检验统计量 F。将以上过程整理为方差分析表(表18-17)。

表18-17 完全随机设计重复测量资料的方差分析表

变异来源	SS	ν	MS	F
总变异	$SS_{总}$	$\nu_{总}$		
受试者间	$SS_{受试者间}$	$\nu_{受试者间}$	$MS_{受试者间}$	
处理组间	$SS_{处理组间}$	$\nu_{处理组间}$	$MS_{处理组间}$	$\dfrac{MS_{处理组间}}{MS_{受试者误差}}$
受试者误差	$SS_{受试者误差}$	$\nu_{受试者误差}$	$MS_{受试者误差}$	
受试者内	$SS_{受试者内}$	$\nu_{受试者内}$	$MS_{受试者内}$	
时间点	$SS_{时间点}$	$\nu_{时间点}$	$MS_{时间点}$	$\dfrac{MS_{时间点}}{MS_{重复测量误差}}$
处理×重复测量	$SS_{处理\times时间}$	$\nu_{处理\times时间}$	$MS_{处理\times时间}$	$\dfrac{MS_{处理\times时间}}{MS_{重复测量误差}}$
重复测量误差	$SS_{重复测量误差}$	$\nu_{重复测量误差}$	$MS_{重复测量误差}$	

18.4.3 例18-4的计算与分析

本节例18-4资料的两组在4个时间段平均增重的描述结果见表18-18所示。协方差矩阵的齐性检验和球形性检验结果见表18-19所示,由表可知,两处理组总体协方差矩阵的差异不具有统计学意义($P=0.530$),符合普通方差分析的条件;然而,协方差矩阵的结构不满足球形性假定($P=0.026$),因此对受试对象内的效应进行方差分析时,需对 F 值的自由度进行校正,校正因子 ε 的估计值为 0.599(Greenhouse-Geisser 法)或 0.731(Huynh-Feldt 法)。

方差分析计算结果如表18-20所示。处理与时间的交互效应项有统计学意义($P=0.016$),说明两组受试动物在不同时段增重的趋势不同(图18-4)。处理因素的主效应项有统计学意义($P=0.026$),说明两个处理组的总均数不同,但每个时间点两组的差异是否均有统计学意义,则需分别比较。时间因素的主效应项有统计学意义($P = 0.002$),说明全部受试对象 4 个时间点的总体均数不全相等,至于任意两个时间点的总均数是否相等,还需进一步比较。

表 18 - 18　例 18 - 4 重复测量变量各组在不同时间点的均数和标准差($\bar{X} \pm SD$)

处理组	重复测量因子(时间段)				4 个时间段的平均
	t_1	t_2	t_3	t_4	
第 1 组	27.625 ± 6.739	32.875 ± 5.768	31.000 ± 3.338	30.000 ± 3.703	30.375 ± 5.203
第 2 组	20.125 ± 4.612	25.750 ± 4.713	29.625 ± 3.777	33.875 ± 4.704	27.344 ± 6.670
两组的平均	23.875 ± 6.791	29.313 ± 6.279	30.313 ± 3.516	31.938 ± 4.553	28.859 ± 6.128

表 18 - 19　例 18 - 4 重复测量变量的协方差矩阵的齐性检验和球形性检验结果

检验目的	检验方法	检验统计量		P 值	校正系数 ε	
		名称	值		Greenhouse-Geisser 法	Huynh-Feldt 法
齐性检验	Box 检验	F	0.903	0.530	–	–
球形性检验	Mauchly 检验	χ^2	12.810	0.026	0.599	0.731

表 18 - 20　例 18 - 4 的重复测量变量的方差分析计算结果

变异来源	SS	ν	校正 ν(G - G 法)	MS	F	P
总变异	2 365.735	63				
受试者间	478.485	15				
处理组间	147.016	1		147.016	6.209	0.026
受试者误差	331.469	14		23.676		
受试者内	1 887.250	48				
时间点间	586.172	3	1.798	326.093	8.616	0.002
处理与时间的交互效应	348.672	3	1.798	193.969	5.125	0.016
重复测量误差	952.406	42	25.166	37.845		

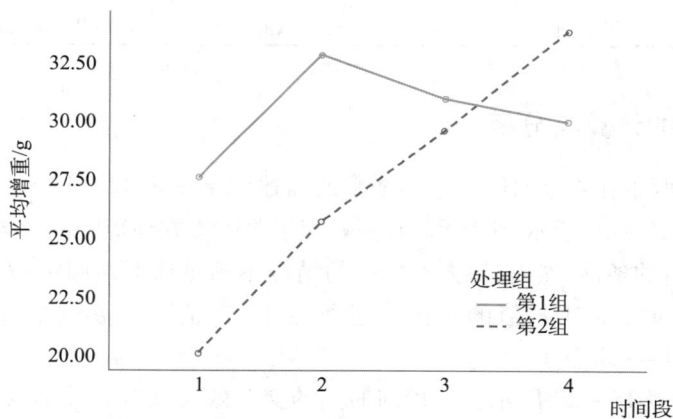

图 18 - 4　例 18 - 4 重复测量变量两组四个时间段平均增重的变化趋势

18.4.4　四个时间点的两两比较方法

例 18-4 中,处理因素与时间因素存在交互效应,因此,4 个时间点间的两两比较应对两组分别进行。分组后,每组看作单组的重复测量变量。

本例第 1 组和第 2 组的球形性检验和方差分析的结果分别列于表 18-21 和表 18-22。第 1 组球形性检验虽不拒绝零假设($P = 0.388$),但考虑到样本含量较小,检验效能可能较低,因此方差分析时仍对重复测量因素各水平间比较的检验进行了自由度的校正,各时间点的差异不具有统计学意义($P = 0.257$),因此无需进行时间点的两两比较。第 2 组 4 个时间点的差异具有统计学意义($P = 0.002$),可进一步进行时间点的两两比较。

表 18-21　例 18-4 两个处理组各自协方差矩阵的球形性检验结果

组别	检验统计量 F 值	P 值	校正系数 ε	
			Greenhouse-Geisser 法	Huynh-Feldt 法
第 1 组	5.286	0.388	0.621	0.838
第 2 组	12.455	0.031	0.476	0.564

表 18-22　例 18-4 中两个处理组分别独立进行的单组重复测量变量方差分析计算结果

组别	变异来源	SS	ν	校正 ν(G-G 法)	MS	F	P
第 1 组	总变异	839.500	31				
	受试者间	192.000	7	27.429			
	受试者内	647.500	24				
	时间点间	114.750	3	1.863	61.582	1.508	0.257
	重复测量误差	532.750	21	13.044	40.844		
第 2 组	总变异	1 379.219	31				
	受试者间	139.469	7	19.924			
	受试者内	1 239.750	24				
	时间点间	820.094	3	1.428	574.431	13.679	0.002
	重复测量误差	419.656	21	9.994	41.992		

对第 2 组,进行 4 个时间点之间的两两比较,方法包括多项式法、Helmert 法、偏差法等。多项式法是将效应指标的均值与时间建立多项式关系,分别对该多项式的一次项、二次项、⋯⋯的系数是否为 0 进行检验。本例包括 4 个时间点,最高为三次项,检验结果见表 18-23,仅线性项有统计学意义($P = 0.004$),说明增重量是随时间呈线性增加的(如图 18-4 虚线所示)。

表 18-23　例 18-4 第 2 组重复测量因子(时间)的检验——多项式法

变异来源	SS	ν	MS	F	P
时间点					
线性	814.506	1	814.506	18.372	0.004
二次项	3.781	1	3.781	0.376	0.559

变异来源	SS	ν	MS	F	P
三次项	1.806	1	1.806	0.326	0.586
重复测量误差					
线性	310.344	7	44.335		
二次项	70.469	7	10.067		
三次项	38.844	7	5.549		

18.4.5 重复测量变量的其他分析方法

用方差分析处理重复测量变量时,分析指标(因变量)必须为连续的正态随机变量,同时重复测量的时间被作为离散变量,且前提是各观察单位重复观测的时间点和观测次数都是相同的。用统计软件进行重复测量变量的方差分析时,数据集为宽型数据,即每个观察单位作为一条记录,每个时间点作为一个变量。如果某观察单位的某个时间点存在缺失值,则该观察单位的记录会被整条删除(除非事先运用统计学方法进行缺失值填补使数据结构完整),会损失一定的信息。因此,在实际应用时,重复测量变量的方差分析存在很大的局限性。

对于更为普遍的重复测量变量,如各观察单位的观测时间点不同或时间间隔不等,重复测量次数不同,存在少量缺失值等,通常称为纵向数据(longitudinal data)。纵向数据的分析方法包括广义估计方程(generalized estimated equation,GEE)、多水平模型(multilevel model)等,可以灵活处理观测时间点不固定、观测次数不等的重复测量数据,GEE 和多水平广义线性模型还可用于反应变量为分类变量或计数变量的资料,适用范围较本章介绍的重复测量变量的方差分析更为广泛。关于多水平模型详见第 28 章。

18.5 结果报告

多组定量资料比较的方差分析,结果表达时通常主要报告以下内容:

(1) 设计类型以及假设检验的目的。

(2) 各组统计描述结果。

(3) 方差分析的方法、检验统计量 F 值及其 P 值。

(4) 多重比较方法及其结果。

不同设计类型变量的方差分析结果报告形式可略有不同,下面为本章四个例题的结果报告。

18.5.1 随机区组设计变量方差分析的结果报告

为研究 A、B、C、D、E 五种消毒液对细菌的抑制效果,用四种细菌在完全相同的培养条件下进行实验,每种细菌的 5 个培养皿分别随机选用一种消毒液。实验结果显示,A、B、C、D、E 五种消毒液的抑菌圈直径($\bar{x} \pm s$,mm)分别为 17.75 ± 6.08、18.50 ± 6.76、18.25 ± 4.99、17.50 ± 8.35、13.00 ± 4.83。两因素的方差分析结果表明,在 $\alpha = 0.05$ 的检验水准下,五种消毒液的抑菌效果的差异有统计学意义($F = 3.95$,$P = 0.029$);同时,四种细菌的 5 个培养皿

In order to compare the effect of 5 types of disinfectant(A,B,C,D,E) on inhibiting bacteria,4 species of bacteria were cultured by 5 dishes each under the same condition and randomly selected one of the disinfectant respectively. The diameter of inhibition zone was measured as an indicator of effect. The mean and standard deviation($\bar{x} \pm s$,mm) of A,B,C,D,E disinfectant groups were 17.75 ± 6.08,18.50 ± 6.76,18.25 ± 4.99,17.50 ± 8.35 and 13.00 ± 4.83 respectively. The

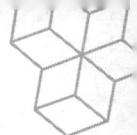

平均抑菌圈直径差异亦有统计学意义（$F = 34.37$，$P < 0.001$）。

然后，对五种消毒液对应的处理组间用 Student-Newman-Keuls 法进行两两比较，在 $\alpha = 0.05$ 的检验水准下，A、B、C、D 四组间差异无统计学意义，E 与 A、B、C、D 的差异均有统计学意义。

18.5.2 两阶段交叉设计变量方差分析的结果报告

为研究两种环孢素微乳化口服溶液在健康人体内的药动学及生物等效性，采用两阶段交叉设计方案。将 20 名志愿者按体重编号后随机分为甲、乙两组，每组 10 例。甲组在 I 阶段口服环孢素微乳化溶液供试制剂 500 mg，经过一周洗脱期，II 阶段口服环孢素微乳化溶液参比制剂 500 mg；乙组在 I 阶段口服环孢素微乳化溶液参比制剂 500 mg，经过一周洗脱期，II 阶段口服环孢素微乳化溶液供试制剂 500 mg。观测指标是血药浓度 – 时间曲线下面积（AUC）。

两个处理组（供试制剂和参比试剂）AUC 的均数和标准差（$\bar{x} \pm s$）分别为 16.224 ± 2.120 和 16.223 ± 2.530；两个实验阶段的均数和标准差（$\bar{x} \pm s$）分别为 16.692 ± 1.742 和 15.756 ± 2.721；甲、乙两个组的均数和标准差（$\bar{x} \pm s$）分别为 15.743 ± 2.060 和 16.705 ± 2.484。

交叉设计的方差分析结果表明，两种口服液平均 AUC 的差异没有统计学意义（$F = 0.000$，$P = 0.998$）；两个阶段的平均 AUC 的差异无统计学意义（$F = 4.293$，$P = 0.053$）；两种实验顺序的平均 AUC 的差异无统计学意义（$F = 1.093$，$P = 0.310$）。

18.5.3 2×2 析因设计变量方差分析的结果报告

为研究 A、B 两种新药对高胆固醇血症患者是否有降低胆固醇的作用，以及两药是否存在交互效应，采用 2×2 析因设计，将 20 名高胆固醇血症患者随

results of two-way ANOVA showed that the difference among 5 types of disinfectant was statistically significant ($F = 3.95$, $P = 0.029$) at the significance level of 0.05. Meanwhile, the difference of mean diameters among 4 species of bacteria was also significant ($F = 34.37$, $P < 0.001$).

Then, post hoc multiple comparisons for 5 types of disinfectant were conducted with Student-Newman-Keuls test. The results showed that none of the differences between any 2 of A, B, C and D was significant but the difference between E and any of A, B, C or D was significant at level of 0.05.

To explore bioequivalence of two preparations of cyclosporin microemulsifying oral solution, a two-stage cross-over designed experiment was conducted. Twenty volunteers numbered by weight were randomly divided into two equal groups. Participants in group A were assigned to take orally the test preparation at stage I and take the reference preparation at stage II after a wash-out period of one week. Participants in group B were assigned to take the two preparations with the inverse order. The area under the curve (AUC) of blood concentration vs. time was the measurement to be compared.

The mean and standard deviation ($\bar{x} \pm s$) of the test and reference preparations were 16.224 ± 2.120 and 16.223 ± 2.530; those of the two stages were 16.692 ± 1.742 and 15.756 ± 2.721; and those of the two groups were 15.743 ± 2.060 and 16.705 ± 2.484 respectively.

The results of ANOVA for crossover design indicated that the mean difference between the two preparations was not significant ($F = 0.000$, $P = 0.998$); nor that between the two stages ($F = 4.293$, $P = 0.053$); and nor that between the two orders ($F = 1.093$, $P = 0.310$).

In order to detect the main effect and interaction of two medications (A and B) on decreasing serum cholesterol for hypercholesterolemic patients, a 2 × 2 factorial

机分成甲、乙、丙、丁4组,每组5例。四个组的治疗方案分别为A药、B药都不用(对照组),只用A药,只用B药,A、B两种药同时用。以治疗一个疗程后胆固醇的降低值(mmol/L)作为观测指标。

四个组的样本均数和标准差($\bar{x} \pm s$, mmol/L)分别为 $0.943\,8 \pm 0.198\,7$、$1.200\,9 \pm 0.127\,1$、$1.045\,2 \pm 0.134\,3$ 和 $2.022\,6 \pm 0.192\,7$。

析因设计变量方差分析结果表明,A药与B药的交互效应有统计学意义($F = 23.42, P < 0.001$),用B药时A药的效应($0.974\,4$)大于不用B药时A药的效应($0.257\,1$),因此两者为协同效应。同时,A药的主效应有统计学意义($F = 68.77, P < 0.001$);B药的主效应也有统计学意义($F = 38.46, P < 0.001$)。

designed experiment was conducted. Twenty patients meeting the inclusion criterion were randomly divided into 4 treatment groups with 5 each. Subjects in group 1 were given none of medications A and B as a control group; treatment of group 2 was A only and treatment of group 3 was B only; while group 4 was given both A and B. The decreased amount of serum cholesterol after a course of treatment was analyzed as the effect indicator.

The sample means and standard deviations ($\bar{x} \pm s$, mmol/L) of these 4 groups were $0.943\,8 \pm 0.198\,7$, $1.200\,9 \pm 0.127\,1$, $1.045\,2 \pm 0.134\,3$ and $2.022\,6 \pm 0.192\,7$ respectively.

The result of ANOVA for factorial designed data indicated that the interaction of A and B was statistically significant ($F = 23.42, P < 0.001$). The effect of A was stronger when it was used with B simultaneously than it was used solely ($0.974\,4$ vs $0.257\,1$), which showed that the interaction was a synergistic effect. Meanwhile, the main effects of A and B were both statistically significant ($F_A = 68.77, P < 0.001$; $F_B = 38.46, P < 0.001$).

18.5.4　重复测量设计变量方差分析的结果报告

重复测量变量的方差分析要求满足处理组间的方差齐性和重复测量协方差矩阵的球形性,故统计报告应包含方差齐性检验和球形性检验结果、统计描述和方差分析结果。下面以例18-4为例,介绍重复测量设计的统计分析报告的书写格式。

在一项营养学实验中,将同种属、同月龄的16只实验动物随机等分为两组,在同样的环境中,分别给予甲、乙两种饲料喂养,定期测量体重,计算每两周的增重。

甲组在连续4个时段的平均增重量($\bar{x} \pm s$, g)分别为 27.625 ± 6.739、32.875 ± 5.768、31.000 ± 3.338 和 30.000 ± 3.703;乙组在连续4个时段的平均增重量分别为 20.125 ± 4.612、25.750 ± 4.713、29.625 ± 3.777 和 33.875 ± 4.704。

两组间协方差矩阵的 Box 齐性检验结果显示,两组总体协方差矩阵满足齐性假设($F = 0.903, P = $

In a nutritional experiment, 16 same species animals with similar months of age were randomly divided into two equal-size groups, which were fed by two different kinds of feedstuff respectively. They were weighted periodically and the weight gains in every two weeks were recorded at 4 consecutive time points.

The sample means and standard deviations ($\bar{x} \pm s$, g) of the weight gains at the 4 time points in group 1 were 27.625 ± 6.739, 32.875 ± 5.768, 31.000 ± 3.338 and 30.000 ± 3.703 respectively; and those in group 2 were 20.125 ± 4.612, 25.750 ± 4.713, 29.625 ± 3.777 and 33.875 ± 4.704 respectively.

The result of Box's test showed that the equality of covariance matrices should not be rejected ($F = 0.903$,

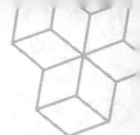

0.530）；Mauchly 球形性检验则显示，协方差矩阵不满足球形性假设（$\chi^2 = 12.810, P = 0.026$），提示方差分析时应对个体内变异的 F 统计量的自由度进行校正。按 Greenhouse-Geisser 法得自由度的校正系数估计值 $\hat{\varepsilon} = 0.599$。

重复测量变量的方差分析结果表明，处理与时间的交互效应有统计学意义（$F = 5.125, P = 0.016$）；处理主效应有统计学意义（$F = 6.209, P = 0.026$），时间主效应有统计学意义（$F = 8.616, P = 0.002$）。对两个处理组分别进行的重复测量方差分析结果则显示，甲组各时间点的差异无统计学意义（$F = 1.508, P = 0.257$）；乙组各时间点的差异有统计学意义（$F = 13.679, P = 0.002$）。乙组各时间点间经多项式变换法的比较结果显示，增重量随时间呈逐渐增加的线性趋势（$F = 18.372, P = 0.004$）。

$P = 0.530$). The result of Mauchly's test of sphericity showed that the assumption of the covariance matrix being spherical was violated（$\chi^2 = 12.810, P = 0.026$）, so that the degrees of freedom of F statistic for within-subjects effect should be adjusted. The estimated adjustment factor of Greenhouse-Geisser Epsilon was 0.599.

The result of ANOVA for repeated measures showed that the interaction between treatment and time was significant（$F = 5.125, P = 0.016$）; the main effect of the treatment was significant（$F = 6.209, P = 0.026$）; and the main effect of time was also significant（$F = 8.616, P = 0.002$）. Then ANOVA were conducted separately for the two treatment groups. The results showed that the difference among the 4 time points in group 1 was not significant（$F = 1.508, P = 0.257$）, while that in group 2 was significant（$F = 13.679, P = 0.002$）. Contrasts with polynomial transformation for time in group 2 indicated that the weight gain lineally increased with time（$F = 18.372, P = 0.004$）.

18.6 案例辨析

案例 18 – 1 《胆囊结石甲丁基叔丁醚溶石联合超声助溶的研究》一文中，收集了 13 人份高胆固醇结石。从每人份结石中选取 3 枚外形、重量接近的结石，分别采用不同的溶石方法：超声助溶、灌注助溶和静置助溶。溶石时间（分钟）见表 18 – 24。原文作者采用成组设计定量资料的 t 检验处理该资料。请问：（1）分析方法是否恰当？（2）分析者所用方法的分析结果会有哪些问题？

表 18 – 24　三种溶石方法的溶解时间

病人编号	溶解时间/min		
	超声助溶	灌注助溶	静置对照
1	40	43	644
2	30	36	690
3	25	30	645
4	32	35	390
5	22	35	420
6	13	16	700
7	8	15	690
8	12	30	570
9	8	13	670
10	10	18	690

续表

病人编号	溶解时间/min		
	超声助溶	灌注助溶	静置对照
11	14	16	660
12	10	15	712
13	20	25	676
均数	18.77	25.77	624.46
标准差	10.37	10.75	105.15

案例 18 - 2　某医师欲研究 A、B 两药是否有治疗缺铁性贫血的作用,以及两药是否存在交互效应,将 12 名缺铁性贫血患者随机等分为甲、乙、丙、丁四个实验组。治疗方案分别为:甲组:A 药 + B 药 + 一般疗法;乙组:A 药 + 一般;丙组:B 药 + 一般;丁组:一般。治疗 1 个月后,测得患者血红细胞增加数($\times 10^{12}$/L),结果见表 18 - 25。该医师对资料进行分析,得方差分析表 18 - 26。请问:

(1) 分析方法是否完善? 如果不完善,应该如何分析?

(2) 请根据正确的分析结果做出推断结论。

表 18 - 25　12 名缺铁性贫血患者治疗后血红细胞增加数($\times 10^{12}$/L)

	甲组 A 药 + B 药 + 一般	乙组 A 药 + 一般	丙组 B 药 + 一般	丁组 一般	
	2.1	1.3	0.9	0.8	
	2.2	1.2	1.1	0.9	
	2.0	1.1	1.0	0.7	
$\sum X_i$	6.3	3.6	3.0	2.4	15.3($\sum X$)
$\sum X_i^2$	13.25	4.34	3.02	1.94	22.55($\sum X^2$)
$\overline{X_i}$	2.1	1.2	1.0	0.8	

表 18 - 26　表 18 - 25 资料的方差分析表

变异来源	SS	ν	MS	F	P
总变异	3.043	11			
组间变异	2.963	3	0.987	98.750	< 0.001
组内变异	0.080	8	0.010		

案例 18 - 3　为了研究某化疗辅助药(简称辅助药)对提升白细胞计数的疗效,受试对象用药 2 周、停药 1 周作为一个治疗周期,共治疗两个周期。收集 200 名术后肿瘤患者,随机分成两组,第一组在第一治疗周期采用化疗药 + 辅助药,在第二治疗周期仅用化疗药;第二组在第一治疗周期仅用化疗药,在第二治疗周期采用化疗药 + 辅助药,两组在两个治疗周期所用的化疗药均是相同的,并且剂量相同。以血常规中的白细胞计数作为该辅助药的疗效评价指标,并且分别在第一个治疗周期结束时和第二个治疗周期结束时化验受试者的白细胞计数。试分析该辅助药对提升白细胞的疗效。

研究者对白细胞计数变量进行对数变换[$x' = \ln(x)$],然后分别对两个治疗周期白细胞计数的对数变量用成组设计定量资料 t 检验,比较用辅助药和不用辅助药的平均水平差异,结果见表 18 – 27。

表 18 – 27　白细胞计数取对数后的统计描述 $\bar{x}_{\ln} \pm s$

	第一治疗周期	第二治疗周期
用辅助药	8.415 4 ± 0.181 8	8.340 3 ± 0.180 4
未用辅助药	8.375 6 ± 0.181 4	8.301 9 ± 0.194 0
	$t = 1.547 0, P = 0.123 5$	$t = 1.446 9, P = 0.149 5$

研究者基于上述统计结果,认为没有足够的证据推断出该药物可以提升白细胞计数。

该研究者用成组 t 检验进行统计分析是否合适或最佳? 如果不合适或不是最佳的,则应如何进行统计分析?

案例 18 – 4　为了研究某两种减肥药(分别称为 A 药和 B 药)的减肥疗效,收集 80 名女性肥胖者,体重指数(BMI)均大于 25 $\mathrm{kg/m^2}$,随机分成两组;第一组服用 A 药,简称为 A 药组,第二组服用 B 药,简称为 B 药组;3 个月为一个疗程,共治疗两个疗程;以 BMI 为疗效评价指标,并且分别在治疗前、第一个疗程结束时和第二个疗程结束时测量受试者的 BMI。试比较两个减肥药的减肥疗效。

本例是典型的重复测量资料,分析不同干预与时效的关系,故运用重复测量的方差分析方法进行统计分析,球形性检验的 $\alpha = 0.10$,疗效统计分析的 $\alpha = 0.05$,得到如下主要结果:球形性检验得 $P = 0.795 > 0.10$,故可认为重复测量因子间的协方差矩阵满足球形性假设。

表 18 – 28　两组三个时间点的 BMI 的统计描述($\mathrm{kg/m^2}$)

组别	基线 BMI	第一个疗程结束时 BMI	第二个疗程结束时 BMI
A 药组	27.96 ± 1.39	24.74 ± 1.43	24.72 ± 1.32
B 药组	27.95 ± 1.15	25.53 ± 1.22	23.85 ± 1.53

表 18 – 29　两种减肥药两个疗程的减肥效果观察资料的方差分析表

方差来源	SS	df	MS	F	P
处理主效应	0.05	1	0.05	0.02	0.898 5
处理间误差	257.23	78	3.30		
时间主效应	588.94	2	294.47	274.21	0.000 0
处理×时间	27.40	2	13.70	12.76	0.000 0
重复测量误差	167.53	156	1.07		
合计	1 041.16	239	4.36		

从表 18 – 28 和表 18 – 29 中的统计结果可知,检验处理因素与时间因素的交互效应得 $P < 0.000 1$,因此差异是有统计学意义的,但检验处理主效应的 $P = 0.898 5 > 0.05$,差异无统计学意义,能否认为两种减肥药的疗效差异无统计学意义?

18.7　电脑实验

实验 18 – 1　用 SPSS 对例 18 – 1 的随机区组设计变量进行方差分析

学习随机区组设计变量的方差分析在 SPSS 软件中的操作过程及其结果解读。

实验 18 - 2   用 SPSS 对例 18 - 2 的 2 × 2 析因设计变量进行方差分析

学习 2 × 2 析因设计变量的方差分析在 SPSS 软件中的操作过程及其结果解读。

实验 18 - 3   用 SPSS 对例 18 - 3 的 2 阶段交叉设计变量进行方差分析

学习 2 阶段交叉设计变量的方差分析在 SPSS 软件中的操作过程及其结果解读。

实验 18 - 4   用 SPSS 对例 18 - 4 的重复测量设计变量进行方差分析

学习重复测量设计变量的方差分析在 SPSS 软件中的操作过程及其结果解读。

18.8　常见疑问与小结

18.8.1　常见疑问

（1）对于随机区组设计变量，如果采用单因素方差分析，会产生什么后果？

答：对于随机区组设计变量若采用单因素方差分析，总变异只分解成了处理组间变异和随机误差两部分，相当于把区组间变异也当成了随机误差，使得随机误差项的变异增大，因此对处理组间检验所得的 F 值减小，同样的检验水准下，检验效能降低。

（2）对于析因设计变量，如果当做完全随机设计变量进行单因素方差分析，会产生什么后果？

答：析因设计实验中受试对象通常也是完全随机地分配至各实验组，因此若将变量按照完全随机设计变量进行单因素方差分析，可得出各实验组的总体均数是否全相等的推断结论。若不拒绝 H_0，可认为各组总体均数差异无统计学意义，意味着各研究因素任意水平搭配的实验条件下，实验效应均未发现有所不同，则可认为各研究因素的主效应、交互效应均无统计学意义，没有必要再做进一步的分析。若拒绝 H_0，可认为各组总体均数不同，则需再进一步分析处理组间的效应差异具体是由于哪些因素所产生的，即可把总处理组间变异进一步分解出每个因素的主效应项以及因素间的交互效应项，再分别与误差项均方相比构建相应的统计量，检验各因素的主效应和交互效应是否具有统计学意义。总之，如果对析因设计变量只进行单因素方差分析，分析不完整不彻底，不能充分解释组间变异的来源具体是由哪些研究因素所产生的。

（3）如何正确理解主效应（main effect）和交互效应（interaction）的概念？

答：在多因素实验中，某因素的主效应就是指在不考虑其他因素变化时，这个因素对因变量的影响，即将其他因素的变化平均起来考虑。交互效应则是指两个或两个以上的因素之间相互依赖、相互制约，共同对因变量的水平产生影响，换句话说，如果一个因素对因变量的影响效应会因另一个因素的水平不同而不同，则认为两个因素存在对因变量的交互效应。

析因设计实验中，若一个因素的主效应非零，意味着该因素不同水平上因变量的总体均数存在差异。A 因素与 B 因素存在交互效应，是指在 B 因素取不同水平时 A 因素的效应不同，或 A 因素取不同水平时 B 因素的效应不同。若两者存在交互效应，而 A 因素的主效应为零，不能简单地认为 A 因素无效，可能是两者的交互效应掩盖了 A 因素的单独效应，如图 18 - 5 显示了存在交互效应而 A 的主效应为零的几种可能（图中虚线为总体均数在 A1 水平与 A2 水平的连线）。此时，应该分别在 B 因素取不同水平的情况下，分别分析 A 因素的效应。因此，当两个因素存在交互效应时，各自主效应的检验结果实际意义不大，通常需要分别在另一个因素取不同水平时，分析某个因素的主效应。

另外，在三个以上因素的实验中，还可能需要考虑多个因素的交互效应。如三因素的交互效应是指，A 与 B 的交互效应会随着第三因素 C 的变化而变化，即 C 因素对 A 与 B 交互效应大小产生影响。在实际研究中，由于过于复杂和难以解释，高阶的交互效应往往忽略不计。

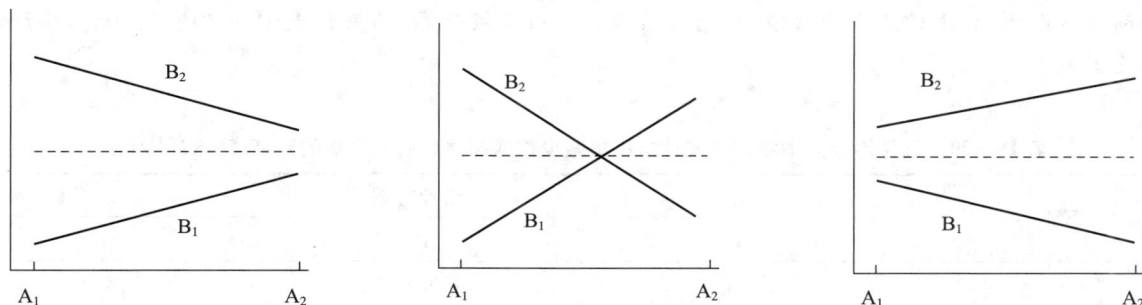

图 18-5　A 与 B 存在交互效应,而 A 的主效应为零的几种可能

18.8.2　小结

(1) 本章主要介绍了随机区组设计、二阶段交叉设计、析因设计和重复测量设计变量的方差分析。随机区组设计资料的方差分析,除处理因素外,还考虑区组因素。二阶段交叉设计资料的方差分析,除处理因素的效应,还包括阶段效应、个体效应和顺序效应。析因设计变量,可分析各因素的主效应以及因素与因素的交互效应。重复测量变量虽各受试对象间是独立的,但受试对象内的观测值并不独立,故其方差分析之前需进行球形性检验,依据检验结果,作不同分析。

(2) 进行方差分析时,需注意判断变量是否满足方差分析的前提条件——独立性、正态性和方差齐性,因样本含量通常较小,正态性检验和方差齐性检验的检验效能较低,可通过残差图作直观判断。当不满足方差分析的条件时,可考虑采用非参数检验。

(3) 对析因设计变量和重复测量设计变量的方差分析结果进行解释时,需首先关注交互效应项是否有统计学意义。若交互效应项有统计学意义,应分别在其他因素水平固定的情形下,分析某因素的效应大小,并借助图示进行直观解释。若交互效应项无统计学意义,可在方差分析中仅引入主效应项,即相当于把交互效应项合并至误差项,使结果简化。

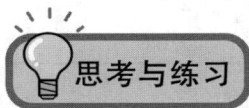

💡 思考与练习

一、思考题

1. 随机区组设计与完全随机设计变量在设计和分析方面有何不同?

2. 对表 18-15 资料,若只考虑第 2 组(乙饲料),因为只有一组,故没有组别效应项和交互效应项,因此方差分析退化为只有各个时间点主效应的统计检验,请尝试分别用 SPSS 软件中的重复测量模块和 Univariate 模块的随机区组设计资料分析,比较两者分析的结果,考察这种情况下的各个时间点的主效应检验公式与随机区组方差分析的检验公式有何差异,你从中得到何种启示? 谈谈你对重复测量资料的统计分析与随机区组设计的方差分析之间的关系的认识。

二、计算题

1. 将 36 只大白鼠按体重相近的原则配为 12 个区组,各区组的 3 只大白鼠随机地分配到三个饲料组。一个月后观察尿中氨基氮的排出量(mg)。经初步计算,$SS_{总} = 162$,$SS_{区组} = 8$,$SS_{饲料} = 110$。试列出该实验数据的方差分析表。

2. 将 18 名特发性血小板减少性紫癜患者按病情和年龄都相近的原则配为 6 个区组,每个区组中的 3

名患者随机分配到 A、B、C 三个治疗组中,治疗后病人的血小板升高,结果见表 18 - 30。问 3 种治疗方法的疗效有无差别?

表 18 - 30　三种治疗方案治疗特发性血小板减少性紫癜患者后血小板的升高值($\times 10^{12}/L$)

区组	治疗方案		
	A	B	C
1	3.8	6.3	8.0
2	4.6	6.3	11.9
3	7.6	10.2	14.1
4	8.6	9.2	14.7
5	6.4	8.1	13.0
6	6.2	6.9	13.4

3. 某研究人员以 0.3 mL/kg 剂量纯苯给大鼠皮下注射染毒,每周 3 次,经 45 天后,使实验动物白细胞总数下降至染毒前的 50% 左右,同时设置未染毒组。两组大鼠均按照是否给予升高白细胞药物分为给药组和不给药组,实验结果见表 18 - 31。试作统计分析。

表 18 - 31　升白细胞药对苯染毒大鼠的吞噬指数的影响

未染毒组		染毒组	
不给药	给药	不给药	给药
3.80	3.88	1.85	1.94
3.90	3.84	2.01	2.25
4.06	3.96	2.10	2.03
3.85	3.92	1.92	2.10
3.84	3.80	2.04	2.08

4. 为了比较某治疗妇女痛经药物的疗效与对照药效应的差异,采用量表 Vas 评价服药后 60min 时的痛经评分。痛经评分越高说明痛经越严重,反之痛经评分越低说明痛经程度越低,0 分为无痛经。某医生共收治 30 名经常痛经的女性,随机分为两组,第一组受试者在接受治疗第一个月经期感到痛经时服用试验药,在接受治疗的第二个月经期感到痛经时服用对照药;第二组受试者在接受治疗第一个月经期感到痛经时服用对照药,在接受治疗的第二个月经期感到痛经时服用试验药,并且用双盲的方法测定痛经评分,其测量结果见表 18 - 32,请作统计分析。

表 18 - 32　30 名痛经妇女两个周期治疗后的痛经评分

第一组评分			第二组评分		
受试者编号	第一周期试验药	第二周期对照药	受试者编号	第一周期对照药	第二周期试验药
1	43	34	16	28	47
2	34	31	17	37	31
3	48	31	18	29	36

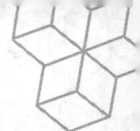

	第一组评分			第二组评分	
受试者编号	第一周期试验药	第二周期对照药	受试者编号	第一周期对照药	第二周期试验药
4	34	27	19	34	39
5	25	13	20	26	36
6	43	25	21	33	42
7	37	30	22	35	46
8	34	22	23	34	51
9	39	30	24	34	43
10	42	22	25	47	37
11	38	36	26	22	42
12	41	26	27	40	43
13	28	32	28	30	46
14	35	27	29	40	39
15	42	29	30	38	31

5. 为了评价某试验药物与对照药物对提高心率变异性(HRV)的疗效,按纳入标准共收治 20 名 HRV 异常的患者,将其随机分为试验组和对照组。试验组服用试验药,对照组服用对照药。对每一患者在治疗前,治疗后 1 周、2 周、3 周分别测量一次 HRV 水平,测量结果见表 18 - 33,请作统计分析。

表 18 - 33   20 例 HRV 异常患者治疗前后 4 次测量的 HRV 测量值(ms)

	试验组					对照组			
编号	治疗前	第一周	第二周	第三周	编号	治疗前	第一周	第二周	第三周
1	45.3	52.4	61.0	70.4	11	36.1	41.8	48.3	63.0
2	40.3	48.7	54.9	66.4	12	42.0	46.8	53.8	67.4
3	41.0	48.8	54.8	68.8	13	43.7	50.5	53.2	69.2
4	38.0	44.9	52.7	63.0	14	41.4	46.2	54.3	64.7
5	42.7	50.8	56.7	70.2	15	41.5	50.0	53.6	65.7
6	39.1	45.1	55.3	64.9	16	45.0	52.4	57.5	70.6
7	43.1	52.3	56.5	69.1	17	42.2	47.8	53.2	70.3
8	39.3	46.2	56.9	67.8	18	42.5	45.8	55.8	68.7
9	41.9	48.0	57.3	65.4	19	37.0	42.7	48.1	61.9
10	37.8	44.7	54.1	65.0	20	35.5	40.8	45.9	59.5

(刘   静)

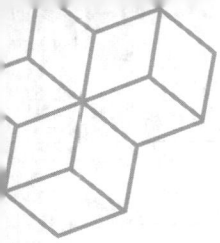

19 多重线性回归

生物医学研究领域中多因素间相互作用的现象非常普遍。例如,身高不仅受到遗传因素的影响,而且还受到营养状况、体育锻炼情况、居住环境等因素的作用;血压的高低除了与年龄有关外,还与家族史、饮食习惯、劳动强度等因素有关;与健康有关的生存质量的得分大小受到生理、心理、社会关系、环境等多因素的共同作用。本章介绍如何采用多重线性回归分析定量地刻画多个因素对结果变量(如身高、血压值、与健康有关的生存质量的得分)的影响。

19.1 概述

(1)多重线性回归(multiple linear regression) 是一种重要的、经典的多因素分析方法,是简单线性回归方法的拓展,它采用回归方程的方式定量地描述一个因变量 Y 和多个自变量 X_1、X_2、X_3…之间的线性依存关系。多重线性回归只涉及一个因变量,因此,称之为一元线性回归模型,当模型中包括多个因变量时,称为多元线性回归(multivariate linear regression)或多元线性模型(multivariate linear model)。

(2)自变量筛选与最优模型 在建立多重线性回归的过程中,所涉及的自变量可能很多。其中一些自变量对结果变量可能不重要,可能存在较大的测量误差,也可能与其他自变量之间存在高度的相关而影响回归模型的效果,因此需要对自变量进行筛选。筛选的过程必须十分小心,千万不要把关键的自变量、对结果变量影响重大的自变量剔除。具体的筛选方法将在后面介绍。

(3)交互效应 在前面析因设计资料的方差分析中曾经提到交互效应的概念。在进行多重线性回归分析时,人们也常常考虑是否存在交互效应。如果某个自变量与因变量的线性关系随着另外一个自变量的取值的改变而改变,我们就说存在两个自变量对因变量的交互效应。交互效应又称为效应修正(effect modification)。

19.2 多重线性回归模型

19.2.1 解析

例 19-1 在第 9 章中研究大气污染物一氧化氮(NO)的浓度($\times 10^{-6}$)与汽车流量(千辆)、气温(℃)、空气湿度(气湿,%)、风速(m/s)等因素的关系的例子中,我们仅仅考虑了车流量对一氧化氮浓度的影响,建立了由车流量预测大气中一氧化氮浓度的简单线性回归方程。根据常识,大气中的一氧化氮的浓度还可能受到气温、空气湿度、风速等因素的影响,因此,要更好地预测空气中一氧化氮的浓度,在线性回归方程中应该包含气温等多个自变量,也即把包含一个自变量的简单线性回归方程扩展为包含多个自变量的多重线性回归方程。下面我们仍以此为例来说明多重线性回归的基本概念和原理,数据见第 9 章表 9-1。

按照前面介绍的简单相关与回归分析的基本原理和步骤,分别绘制空气中一氧化氮(NO)的浓度($\times 10^{-6}$)与单位时间内过往的汽车数(千辆)、气温(℃)、气湿(%)、风速(m/s)的散点图(图 19-1)。

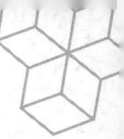

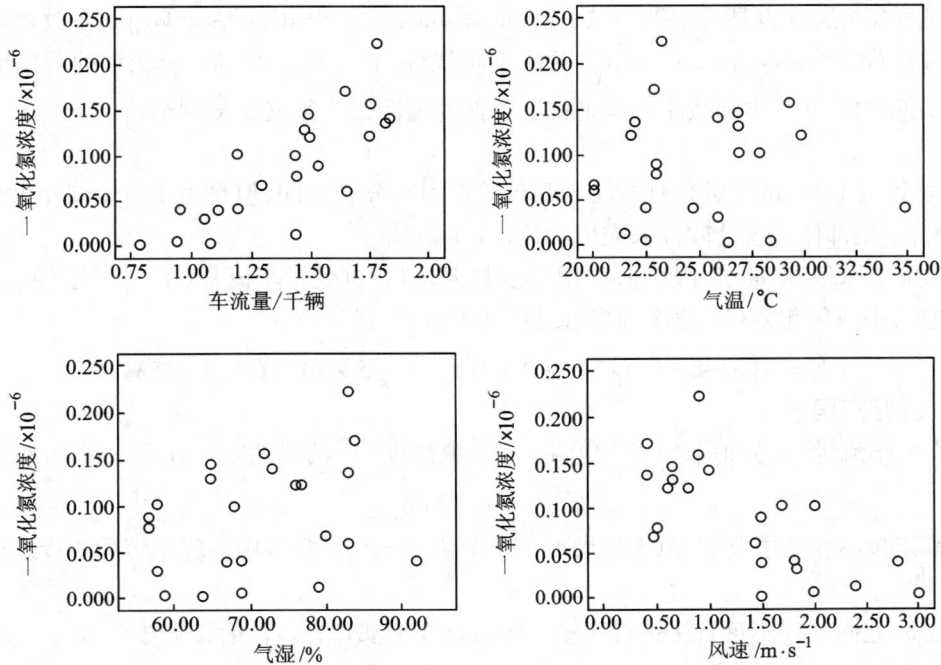

图 19-1　一氧化氮浓度与车流量、气温、气湿、风速等的散点图

从散点图中可以看出,空气中一氧化氮浓度与车流量呈正相关,与风速呈负相关,与气温和气湿还看不出有线性相关。进行简单相关分析,得到一氧化氮浓度与车流量的相关系数为 0.808,与风速的相关系数为 -0.680,经检验都有统计学意义;而一氧化氮浓度与气温、气湿的相关系数经检验都没有统计学意义,即目前尚不能认为它们的总体相关系数不为零。通过上述分析,可以初步认为,空气中的一氧化氮浓度与车流量和风速有关系。

根据研究的目的和收集到的数据,拟回答如下问题:

(1) 单位时间内过往的汽车数(千辆)、气温(℃)、气湿(%)、风速(m/s)这四个因素是否都对空气中一氧化氮(NO)浓度($\times 10^{-6}$)有影响?

(2) 如何定量地描述这些因素对一氧化氮浓度的影响?

(3) 哪个因素对一氧化氮浓度的影响最大? 哪个因素的影响最小?

(4) 如果利用这些影响因素去预测空气中一氧化氮的浓度,如何预测? 效果如何?

19.2.2　统计描述

19.2.2.1　回归系数的估计

多重线性回归模型是简单线性回归模型的扩展,其表达式可以写成

$$\mu_{Y|x_1, x_2, \cdots, x_p} = \beta_0 + \beta_1 X_1 + \beta_2 X_2 + \cdots + \beta_p X_p \tag{19-1}$$

样本回归方程的表达式为

$$\hat{Y} = b_0 + b_1 X_1 + b_2 X_2 + \cdots + b_p X_p \tag{19-2}$$

其中,$\hat{Y}$ 为各自变量取值固定时,反应变量 Y 的总体平均值的估计值。b_0 为常数项,又称为 Y 轴截距,是总体参数 β_0 的估计,表示当所有自变量取值为 0 时反应变量 Y 的总体平均值的估计值。b_i 为自变量 X_i 的偏回归系数(partial regression coefficient),是总体参数 β_i 的估计值,表示当方程中其他自变量保持常量时,自变量 X_i 每增加一个计量单位,反应变量 Y 平均变化 b_i 个单位。

多重线性回归分析通常也是采用最小二乘法(least squared method)来估计偏回归系数。其基本原理是:寻找一套适宜的偏回归系数$(b_0, b_1, b_2, \cdots, b_p)$建立多重线性回归方程,使得反应变量的观测值$Y_i$与回归方程的估计值$\hat{Y}_i$之间的残差平方和最小。满足这个条件的偏回归系数就是根据最小二乘法得到的偏回归系数的估计值。

虽然多重线性回归分析的参数估计方法与简单线性回归分析相同,但是由于自变量个数增加而使得计算量变得相当大,一般都依靠统计软件来完成参数估计的工作。

按照最小二乘法原理,借助统计软件,利用样本数据,拟合自变量车流量(X_1)、气温(X_2)、气湿(X_3)和风速(X_4)关于空气中一氧化氮(Y)浓度的多重线性回归方程,得

$$\hat{Y} = -0.142 + 0.116X_1 + 0.004X_2 - 6.55 \times 10^{-6}X_3 - 0.035X_4$$

19.2.2.2　回归方程

如果要建立由车流量(X_1)和风速(X_4)预测一氧化氮浓度(Y)的线性回归方程,回归方程可以写成:

$$\hat{Y} = b_0 + b_1X_1 + b_4X_4$$

b_4表示在车流量不变的情况下,风速每增加一个单位(1 m/s),空气中一氧化氮的浓度平均改变b_4个单位($\times 10^{-6}$)。

偏回归系数b_i之间往往不可直接进行比较。因为自变量都具有各自的计量单位以及不同的变异度,所以不能通过直接比较偏回归系数的大小来反映方程中各个自变量对反应变量Y的贡献大小。如果要比较各个自变量对反应变量的贡献大小,必须先将原始观测数据进行标准化,即

$$X'_i = \frac{X_i - \bar{X}_i}{S_i} \tag{19-3}$$

然后用标准化的数据进行回归模型拟合,此时所获得的偏回归系数b'_i称为标准化偏回归系数(standardized partial regression coefficient)。因为标准化偏回归系数b'_i是一个没有度量衡单位的指标,所以可以相互比较以反映各个自变量对反应变量Y的贡献大小。例如,要比较车流量和风速对空气中一氧化氮浓度的影响,必须先对原始资料进行标准化,然后求出标准化的偏回归系数b'_1和b'_4,最后比较b'_1和b'_4绝对值的大小来说明谁对一氧化氮浓度的影响大。

19.2.2.3　需要回答的问题

这个多重线性回归方程是根据一份样本数据估计得到的,在利用这个方程进行预测或控制之前,我们还需要回答三个问题:

(1)从总体看来,这个回归方程是否有意义?也即是在总体中是否存在这个回归方程所描述的线性关系?

(2)回归方程效果如何?即这四个自变量能够解释反应变量的变异的百分比是多少?

(3)四个自变量是否都对反应变量Y有影响?即各个偏回归系数(b_1, b_2, b_3, b_4)所对应的总体偏回归系数$(\beta_1, \beta_2, \beta_3, \beta_4)$是否等于0?

这三个问题都是关于由样本信息推断总体特征,因此下一步的任务就是进行统计推断。

19.2.3　统计推断

19.2.3.1　回归方程的假设检验

通常采用方差分析的方法检验整个回归方程是否有意义。假设检验的零假设为

$H_0: \beta_1 = \beta_2 = \beta_3 = \beta_4 = 0$

多重线性回归方差分析的基本思想与第9章简单线性回归类同,均可将因变量Y的离均差平方和$SS_{总}$拆分成回归平方和$SS_{回归}$和残差平方和$SS_{残差}$两个部分,但相应的自由度有所变化,$\nu_总 = n-1$(n为样本含

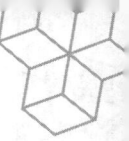

量);$\nu_{回归} = p$;$\nu_{残差} = n - p - 1$(p 为自变量个数)。各个离均差平方和 SS 除以其自由度便得到各自的均方 MS。把回归的均方 $MS_{回归}$ 与残差的均方 $MS_{残差}$ 的比值记为 F 值。可以证明,当 H_0 成立时,F 值服从 F 分布。

按照上述原理对资料进行方差分析,结果见表 19 – 1。表中 P 值小于 0.001,按照 0.05 的检验水准,可以拒绝 H_0,认为用这 4 个自变量构成的回归方程解释空气中一氧化氮浓度的变化是有统计学意义的。

表 19 – 1　检验回归方程整体意义的方差分析表

变异来源	自由度	SS	MS	F	P
回归	4	0.064	0.016	17.59	<0.001
残差	19	0.017	0.001		
总	23	0.081			

从方差分析表中的计算结果可以计算决定系数(coefficient of determination),或称确定系数,以反映回归方程的效果好坏。决定系数 R^2 的计算公式为

$$R^2 = \frac{SS_{回归}}{SS_{总}} \tag{19 – 4}$$

本例 $R^2 = 0.79$,说明利用车流量、气温、气湿和风速等四个因素可以解释一氧化氮浓度变异的 79%,可以认为回归的效果较好。

除了决定系数,在多重线性回归分析中还常常用到校正决定系数 R_{ad}^2(adjusted R^2),其计算公式为:

$$R_{ad}^2 = 1 - \frac{MS_{残差}}{MS_{总}} = 1 - \frac{SS_{残差}/(n - p - 1)}{SS_{总}/(n - 1)} = 1 - (1 - R^2)\frac{n - 1}{n - p - 1} \tag{19 – 5}$$

本例的 R_{ad}^2 等于 0.743。

人们发现在回归方程中增加一些对反应变量贡献很小或者没有贡献的自变量,决定系数的数值只增不减,这是决定系数的缺点。校正决定系数恰好克服了这一缺点,如果在回归方程中增加一些对反应变量贡献很小或者没有贡献的自变量,校正决定系数不会增大,还可能变小,所以其在多重线性回归变量筛选中常常被用到。

对决定系数开平方根得到复相关系数(multiple correlation coefficient)

$$R = \sqrt{\frac{SS_{回归}}{SS_{总}}} \tag{19 – 6}$$

复相关系数表示结果变量 Y 与一组随机变量($X_1, X_2, X_3, \cdots, X_p$)之间线性相关的程度,其值在 0 ~ 1 之间。可以证明,复相关系数也等于结果变量 Y 的实际观测值与其回归估计值 $\hat{Y}$ 的简单相关系数

$$R = corr(Y, \hat{Y})$$

类似地,对校正决定系数开平方根,就得到校正复相关系数(adjusted multiple correlation coefficient,R_{ad})。

19.2.3.2　回归系数的假设检验

由于存在抽样误差,即使总体偏回归系数为零,也可能得到样本偏回归系数不为零的情形,因此需要对偏回归系数进行假设检验,以推断总体偏回归系数是否为零。如果总体偏回归系数为零,则说明相应的自变量对反应变量没有影响。

一般采用 t 检验推断总体偏回归系数是否为零。检验的假设为

$H_0: \beta_i = 0$

$H_1: \beta_i \neq 0$

$\alpha = 0.05$

检验统计量为

$$t_{bi} = \frac{b_i}{S_{bi}}$$

（19 – 7）

其中，S_{bi} 是第 i 个偏回归系数的标准误。

例 19 – 1 的 4 个偏回归系数假设检验的结果见表 19 – 2。

表 19 – 2　偏回归系数的 t 检验与标准化偏回归系数

变量	自由度	回归系数	标准误	t	P	标准化偏回归系数
车流量 X_1	1	0.116	0.027	4.23	0.000 5	0.592
气温 X_2	1	0.004	0.002	2.36	0.028 9	0.273
气湿 X_3	1	-6.55×10^{-6}	0.001	-0.01	0.992 5	-0.001
风速 X_4	1	-0.035	0.011	-3.21	0.005	-0.448

从表 19 – 3 可以看出，车流量、气温、风速对一氧化氮浓度的影响有统计学意义（$P < 0.05$），但是气湿的影响没有统计学意义（$P > 0.05$）。另外，从标准化偏回归系数的大小可以发现，车流量对一氧化氮浓度的影响最大，其次是风速，影响最小的是气温。

19.2.4　变量筛选

从上面对例 19 – 1 的分析过程可以发现，并不是事先考虑的所有的自变量对反应变量的影响都有统计学意义。多重线性回归分析的目的是建立一个最优的回归模型，包含在模型中的自变量对反应变量的影响都是有统计学意义的。因此，在多重回归分析过程中，需要对自变量进行筛选，将对反应变量没有影响的自变量从模型中剔除，将对反应变量的作用有意义的自变量纳入模型当中。如何确定自变量进入或被剔除的标准？如何进行变量的筛选？常用的变量筛选的策略有哪些？这些就是我们接下来要讨论的内容。

19.2.4.1　自变量筛选的统计学标准

（1）残差平方和（$SS_{残差}$）缩小或决定系数（R^2）增大　若某一自变量被引入模型后使残差平方和缩小很多或决定系数增大很多，说明该变量对 Y 的作用大，可被引入；反之，说明其对 Y 的作用很小，不应被引入。此标准的缺点是每增加一个自变量，残差平方和总会减少一些，决定系数总会增大一些，即使加入了无统计学意义的自变量也是如此，这样便倾向于选择所有的变量。

（2）残差的均方（$MS_{残差}$）缩小或校正决定系数（R^2_{ad}）增大　残差的均方的计算公式为

$$MS_{残差} = \frac{SS_{残差}}{n - p - 1}$$

（19 – 8）

从残差均方的计算公式可以看出，虽然自变量的增加可使分子位置上的残差平方和减小，但同时分母位置上的自由度（$n - p - 1$）也将减小，如果增加的自变量无统计学意义，分子中残差平方和的减小不多，而分母中自由度却减小较多，从而残差的均方并不减小。要使残差的均方缩小，必须是引入模型中的自变量对 Y 的影响较大，使得残差平方和缩小较多。如果引入的自变量对 Y 影响不大，导致分子残差平方和 $SS_{残差}$ 缩小较少，而分母（$n - p - 1$）减少较多，结果残差的均方 $MS_{残差}$ 不降反升，此时该自变量就不宜引入模型。

残差的均方 $MS_{残差}$ 缩小的标准等价于校正决定系数 R^2_{ad} 增大。这条标准在评价拟合效果时兼顾了自变量的个数，因而比上一条标准更合理。

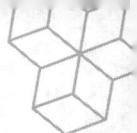

（3）C_p 统计量缩小　　C_p 统计量定义为

$$C_p = \frac{SS_{残差,p}}{MS_{残差,全}} + 2(p+1) - n \qquad (19-9)$$

式中 $SS_{残差,p}$ 表示用 p 个自变量作回归时的残差平方和，$MS_{残差,全}$ 表示用全部自变量作回归时的残差均方。该统计量由 Mallows 提出。这条标准的完整意思是：选择 C_p 较小，并且 C_p 的值接近未知参数个数的模型作为较优模型。使 C_p 统计量较小的标准符合了统计建模的原则：一方面入选自变量不能太多，以使方程易于理解和解释，并降低工作量及研究费用；另一方面自变量也不能太少，以保证一定的估计和预测精度。故而 C_p 统计量较小的标准相对得到较多推崇。

除了上述标准，还有 U_p 最大、赤池信息量准则（Akaike information criterion，AIC）等标准，这里不作介绍，感兴趣的读者可以参考相关专著。

19.2.4.2　自变量筛选的常用算法

选择自变量的常用算法有前进法（forward regression）、后退法（backward regression）、逐步法（stepwise regression）和最优子集回归法（optimum subsets regression）。多数统计软件以"部分回归平方和"（partial sum of squares for regression）的大小作为每一步剔选变量时的依据；它表示在原有回归方程基础上引入或剔除某一自变量之后所增加或减少的那部分回归平方和，其值达到一定程度时就可以决定引入或剔除该变量。具体的临界值可通过 F 检验来判定。

例如，判断某一自变量可否引入当前方程，可进行如下检验

H_0：p 个自变量为好

H_1：$p+1$ 个自变量为好

一般采用下式作为检验统计量

$$F = \frac{SS_{残差}(H_0) - SS_{残差}(H_1)}{SS_{残差}(H_1)/(n-p-2)} \qquad (19-10)$$

其中，分子自由度 $\nu_1 = 1$，分母自由度 $\nu_2 = n-p-2$。$SS_{残差}(H_0)$ 与 $SS_{残差}(H_1)$ 分别表示包含 p 个自变量时模型的残差平方和与包含 $p+1$ 个自变量时模型的残差平方和，两者之差称为第 $p+1$ 个变量的部分回归平方和。给定 α 值，由 F 分布表查出自由度为 1 和 $n-p-2$ 的单侧临界值 F_α。若 $F \geqslant F_\alpha$，则拒绝 H_0，可决定增加相应的自变量；否则，不拒绝 H_0，可决定不增加相应的自变量。

（1）前进法　　自变量由少到多，一个一个引入回归方程。将部分回归平方和最大且能使 F 检验拒绝 H_0 者入选为第一个自变量；规定一个界值 $F_{引入}$，接着将余下的变量中部分回归平方和最大，并使 F 检验拒绝 H_0 者选为第二个自变量；……如此不断引入新的自变量，直到再不能拒绝 H_0 时为止。前进法只考虑模型之外的变量是否可以引入模型中。

（2）后退法　　自变量由多到少，一个一个从方程中剔除。首先对全部候选变量作总的回归，每次剔除一个部分回归平方和最小，而使 F 检验不能拒绝 H_0 者，直到再不能剔除时为止。后退法只考虑模型中是否存在不满足要求而应该剔除的变量。

（3）逐步法　　将上述两法结合起来，在向前引入的每一步之后，都要考虑从已引入方程的变量中剔除相形见绌者。事先规定两个界值 $F_{引入}$ 和 $F_{剔除}$（$F_{引入} > F_{剔除}$），当方程外候选变量中部分回归平方和最大者 F 值大于等于 $F_{引入}$ 时，引入相应的变量；当已进入回归方程的变量中部分回归平方和最小者 F 值小于等于 $F_{剔除}$ 时，剔除相应变量。如此引入和剔除交替进行，直到方程外无可引入变量而方程内也无可剔除变量时为止。注意到调整两个 F 检验的界值即 $F_{引入}$ 和 $F_{剔除}$ 可影响变量筛选结果。如备选自变量较少时希望多引入变量，可减小 $F_{引入}$；如备选自变量较多时希望少引入变量，可加大 $F_{剔除}$。

（4）最优子集回归法　　对于有 p 个自变量的线性回归问题，所有可能的自变量子集作回归方程，共有 $(2^p - 1)$ 个。根据某种变量的选择准则，通过比较各子集符合准则的程度，从中选择出一个或几个最优的回

归子集,称为"最优子集回归"。还可以事先指定出现在子集中的最小(或最大)自变量个数,然后在限定所有可能的自变量子集范围内实施"最优"子集的选择。这种选择自变量的方式仅适合于自变量个数不太多的情况。

对于同一份数据,以上四种方法选中的自变量未必相同,也未必是"最佳子集"。自变量很多时,用统计方法选择变量只是一种粗筛,不能作为定论,更不能代替与问题有关的专业知识。在进行回归前必须凭专业知识梳理自变量,区分直接因素与间接因素,主要因素与次要因素,以及弄清变量间的相互联系,切忌眉毛胡子一把抓,一股脑儿往电脑送。通过模型的筛选和专业知识的解释,可以找到一个既满足统计学要求,又能够用专业知识较好解释的模型,这才是实际工作者希望的"最优模型"。

采用逐步回归的方法对例 19 - 1 的数据进行分析,得到一个包含 3 个自变量的模型,将该模型与包含全部 4 个自变量的模型进行比较(表 19 - 3),根据模型比较的统计学标准,参考 R^2、R^2_{ad}、C_p、$MS_{残差}$ 的大小,可以认为包含 3 个自变量的模型优于包含 4 个自变量的模型,因此最终的回归方程可写成

$$\hat{Y} = -0.142 + 0.116X_1 + 0.004X_2 - 0.035X_4$$

只需要车流量、气温和风速 3 个变量就可以较好地预测空气中一氧化氮浓度。

表 19 - 3　两个回归模型的参数估计与统计量

R^2	R^2_{ad}	C_p	$MS_{残差}$	模型参数估计				
				Intercept	X_1	X_2	X_3	X_4
0.787	0.755	3.00	.000 8	-0.142	0.116	0.004	-	-0.035
0.787	0.743	5.00	.000 9	-0.142	0.116	0.004	-6.6×10^{-6}	-0.035

19.3　多重线性回归的应用

19.3.1　多重线性回归在生物医学中的应用

多重线性回归在生物医学研究中有广泛的应用,归纳起来,可以包括以下几个方面。

(1)定量地建立一个反应变量与多个解释变量之间的线性关系　例如,建立肺活量的大小与身高、体重、年龄和性别之间的线性关系。

(2)筛选危险因素　例如,筛选高血压的危险因素。

(3)通过较易测量的变量估计不易测量的变量　例如,建立婴儿体表面积关于身高、体重、月龄的多重线性回归方程,可以通过容易测量的身高、体重、月龄等变量估计不易测量的体表面积。

(4)通过解释变量预测反应变量　例如,通过风速、汽车流量、气温等变量预测空气中一氧化氮的浓度。

(5)通过反应变量控制解释变量　例如,在气温、风速不变的情况下,通过控制汽车流量来实现空气中一氧化氮浓度不超过一定的水平。

19.3.2　前提条件和残差分析

多重线性回归分析的前提条件与简单线性回归相同,它要求资料满足线性(linear)、独立(independence)、正态(normal)和等方差(equal variance)4 个条件,简记为 LINE。所谓线性,指反应变量 Y 与自变量组合之间呈线性关系;独立是指样本中各个个体之间相互独立;正态是指给定各个自变量的取值时,反应变量 Y 的取值服从正态分布;等方差指自变量的取值不同时,反应变量 Y 的总体变异(用总体方差 σ^2

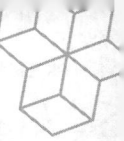

表示)保持不变。

如何核查资料是否满足这4个前提条件?简单而实用的方法是残差分析(analysis of residuals)。残差定义为$(Y - \hat{Y})$。通常使用残差图(residual plot)作为一种直观有效的非正式检查方法。例如,绘制残差的直方图或正态概率图,判断分布的正态性;绘制残差与反应变量的预测值的散点图,考察模型是否满足线性和方差齐性,若残差呈曲线形状则提示应加入非线性项或作合适的变量变换,残差呈扩大的喇叭形则提示方差不齐;依时间点绘制的残差图存在明显趋势则提示需考虑时间变量的作用或个体间不独立等。

几种典型的残差散点图如图 19-2 所示。纵坐标表示残差 e,横坐标表示反应变量的预测值 $\hat{Y}$。

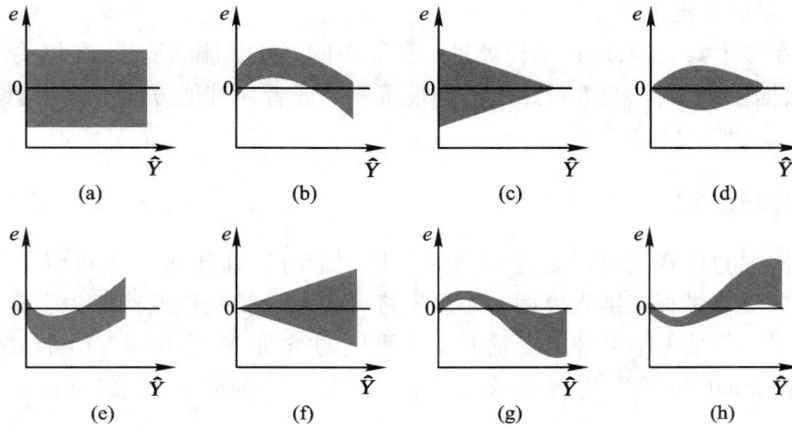

图 19-2　几种典型的残差散点图

如果散点随机地分布在以 $e=0$ 为中心的、与横轴平行的的带状区域内,如图(a)所示,就可以认为基本满足线性和等方差的假定条件。图(b)、(c)的散点呈现曲线趋势,提示资料不满足线性的假定。图(d)、(e)、(f)显示残差随 $\hat{Y}_i$ 的变化而变化,提示资料不满足方差齐的前提条件。图(g)、(h)显示残差不仅随 $\hat{Y}_i$ 的变化而变化,而且散点呈现曲线趋势,提示资料不满足线性和方差齐性的前提条件。

关于独立性的核查,除了绘制依时间点变化的残差图外,还可以通过计算 Durbin-Watson 统计量来判断。该统计量的取值一般在0~4之间,如果残差间相互独立,则取值在2左右,如果取值接近0或4,则提示不满足独立性。许多统计软件可以计算 Durbin-Watson 统计量。

如果通过残差分析发现资料不满足线性、正态性、方差齐性等假定,常用的处理方法有:

(1) 如果不满足线性条件,可以考虑修改模型,或者采用曲线拟合。

(2) 如果正态性、方差齐性等假定不成立,一般考虑对数据进行变量变换,使之满足正态性和方差齐性的假定。常用的变换方式包括对数变换、平方根变换、倒数变换等。这些变换可以用于自变量,最好不要对反应变量作变换。

(3) 如果方差齐性的假定不成立,可以采用其他的方法估计偏回归系数,例如,可以采用加权最小二乘法估计偏回归系数。具体原理参考其他专著。

19.3.3　多重共线性

除了线性、独立性、正态性、方差齐性等前提条件外,在进行多重线性回归分析时,还要考虑诸多自变量之间的关系。当自变量均为随机变量时,若它们之间高度相关,则称自变量间存在多重共线性(multicollinearity)。共线性会给回归估计及推断带来很大麻烦,例如,可使得回归系数估计值极不稳定,表现为回归系数估计值的标准误很大,以致本来非常重要的自变量无统计学意义而不能进入方程;严重时甚至使样本回归系数可大可小,可正可负,其专业意义无法解释而出现悖论。

例 19 - 2　陈峰(1991)报告了一个实例。有 22 例胎儿受精龄 Y(周)与胎儿外形测量变量:身长 X_1 cm,头围 X_2 cm,体重 X_3 g 的数据。求得 Y 关于 X_1, X_2, X_3 的回归方程为

$$\hat{Y} = 11.012 + 1.693X_1 - 2.159X_2 + 0.007X_3$$

其中,头围 X_2 的系数小于零,似乎头围大者反而周龄小,有悖常识。其原因是三个自变量之间存在较强的相关性,产生了多重共线性。通过计算发现,头围与身长的相关系数等于 0.997,头围与体重的相关系数等于 0.947,身长与体重的相关系数等于 0.944,经检验均有统计学意义。其实上面得到的回归方程中 X_1 和 X_3 两项不单纯反映了 X_1 和 X_3 对回归的贡献,同时也包含了 X_2 对回归的贡献;X_1 和 X_3 两项对回归的过分贡献只能用 X_2 项的负系数来抵消。

如果自变量间存在多重共线性,应该如何处理? 最简单的办法是删除变量:在相关性较强的变量中删除测量误差大的、缺失数据多的、从专业上看意义不是很重要的或者在其他方面不太满意的变量。其次,也可采用主成分回归方法(参见第 24 章)。

19.3.4　哑变量的设置

多重线性回归分析中的自变量可以是连续型的变量(如年龄、血压等),也可以是二分类的变量(如性别),但不能把无序多分类变量直接纳入模型。必须先将无序多分类变量变换成为多个二分类变量之后,才能将它们引入回归模型。若某无序多分类变量有 k 个可能的类别,则可用 $(k-1)$ 个二分类变量取而代之。这个过程称为"哑元化(dummying)",得到的 $(k-1)$ 个二分类变量称为"哑变量(dummy variable)"。

19.3.5　交互效应

在多重线性回归中,估计两个自变量的交互效应的最直接的方法就是引入一个新的自变量,这个新的自变量等于可能存在交互效应的两个自变量的乘积。两个自变量的交互效应称为一级交互效应(first-order interaction),三个自变量的交互效应称为二级交互效应(second-order interaction),依此类推。

下面以一个例子介绍如何判断是否存在交互效应、如何在模型中引入交互效应项以及如何解释结果。

例 19 - 3　某项研究调查了 3 334 名有心脏疾患的妇女,了解血清高密度脂蛋白胆固醇(HDL-C,mg/dL)与体质指数(body mass index,BMI,kg/m²)的关系;考虑到是否患糖尿病(diabetes)也是影响 HDL-C 水平的因素,建立了一个以体质指数、是否患糖尿病为自变量,HDL-C 为反应变量的线性回归方程,结果如表 19 - 4 所示。

表 19 - 4　以体质指数、是否患糖尿病为自变量的线性回归方程

Variable	Coefficient	SE	t	P	95% CI	
BMI	- 0.391	0.017	- 22.531	< 0.001	- 0.426	- 0.357
Diabetes	- 4.783	0.092	- 52.207	< 0.001	- 4.962	- 4.603
Constant	67.551	0.363	185.847	< 0.001	66.839	68.264

$F = 2441.323$, $P = 0.000$;$R^2 = 0.594$, $R^2_{ad} = 0.594$, $\sqrt{MSE} = 2.02$。

表 19 - 4 的结果显示 BMI 和 diabetes 都是 HDL - C 的影响因素,而且模型假定 HDL - C 的平均水平随 BMI 的变化而变化的规律在糖尿病妇女和非糖尿病组之间是相同的,表现为相同的偏回归系数(- 0.391)。

考虑到 HDL－C 的平均水平随 BMI 的变化而变化的规律在糖尿病妇女和非糖尿病组之间可能是不同的,于是分别拟合糖尿病组和非糖尿病组 HDL－C 关于 BMI 的回归直线(见图 19－3)。两条直线不是平行的,糖尿病患者的 HDL－C 水平随 BMI 增大而下降的速度比非糖尿病组下降的速度缓慢,说明 diabetes 影响了 BMI 对 HDL－C 的效应;或者说,diabetes 和 BMI 联合起来,可能对 HDL－C 有交互效应。

在多重线性回归模型中引入一个新的自变量(DMBMI),定义为 BMI 和 diabetes 的乘积,这个乘积项描述的是两个自变量与反应变量之间的关系。由于两个自变量已经在模型中,乘积项就可以解释为交互效应。模型拟合的结果见表 19－5。交互效应项的偏回归系数表示糖尿病组和非糖尿病组之间 HDL－C 随 BMI 变化的速率之差。

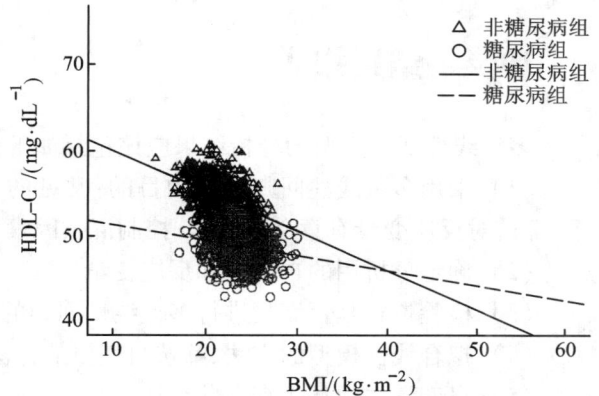

图 19－3　BMI 和 HDL－C 的线性回归图

表 19－5　以体质指数、是否患糖尿病为自变量,包含交互效应项的线性回归结果

Variable	Coefficient	SE	t	P	95%CI	
Diabetes	－11.340	0.965	－11.755	<0.001	－13.231	－9.448
BMI	－0.735	0.053	－13.822	<0.001	－0.839	－0.631
DMBMI	0.278	0.041	6.828	<0.001	0.198	0.358
Constant	75.544	1.225	61.672	<0.001	73.142	77.945

$F = 1\,665.379, P = 0.000; R^2 = 0.600, R_{ad}^2 = 0.600, \sqrt{MSE} = 2.01$。

下面通过回归方程能够更清楚地解释偏回归系数的含义。

$$\hat{Y} = b_0 + b_1 \text{diabetes} + b_2 \text{BMI} + b_3 \text{DMBMI}$$

因为

$$\text{diabetes} = \begin{cases} 1 & \text{糖尿病} \\ 0 & \text{非糖尿病} \end{cases}$$

所以,对于非糖尿病的妇女,有

$$\hat{Y} = b_0 + b_2 \text{BMI}$$

b_2 反映了非糖尿病妇女 BMI 的效应。

对于患糖尿病的妇女,有

$$\hat{Y} = b_0 + b_1 + (b_2 + b_3) \text{BMI}$$

$(b_2 + b_3)$ 反映了患糖尿病的妇女 BMI 的效应。偏回归系数 b_3 刻画了糖尿病组和非糖尿病组 BMI 的效应有所不同,即"是否患糖尿病"这个变量影响了 BMI 的效应,或者说,"是否患糖尿病"和 BMI 这两个变量联合起来,对 HDL－C 产生了交互效应。

上面通过一个实例介绍了交互效应项的引入和结果的解释。当考虑多个自变量时,如果分析所有自变量的各级交互效应,那么模型将变得庞大和复杂。是否在模型中加入交互效应项? 应该分析哪些自变量的交互效应? 一个重要的依据是专业背景知识,如果基于专业知识,认为某两个变量可能存在交互效应,但是在模型中没有反映出来,那么就可以尝试将该交互效应项纳入模型进行分析。另外,通过残差分析发现不满足正态性、线性等条件时,也可以考虑加入交互效应项。

19.4　结果报告

多重线性回归模型的分析结果应该包括如下内容：

（1）采用多重线性回归分析的目的：常见的目的有定量地刻画反应变量与多个自变量之间的线性关系、筛选对反应变量有意义的因素、控制混杂因素、预测与控制等。

（2）确定分析用的自变量和反应变量。

（3）检验资料是否满足进行多重线性回归的前提条件。

（4）拟合线性模型的方法、筛选自变量的方法。

（5）自变量之间是否存在共线性。

（6）分析中是否考虑自变量与自变量的交互效应。

（7）资料中是否存在异常值。

（8）最终确定的模型和反映模型拟合效果的统计量如决定系数、校正决定系数、残差均方等。

（9）最后常常采用一个表格将分析的结果总结归纳。表格中包括如下主要的统计量：偏回归系数的估计值、偏回归系数的标准差、标准偏回归系数、t 值、P 值，有时还包括偏回归系数的 95% 置信区间。拟合优度和方差分析结果一般可作为备注列在表的下方。

下面一段中英文是对例 19 - 1 分析结果的简要总结。

为了研究大气污染物一氧化氮（NO）的浓度 Y 与单位时间内过往的汽车数 X_1、气温 X_2、气湿 X_3、风速 X_4 的关系，采用逐步回归的方法建立了一个多重线性回归方程。表 19 - 6 给出了最终模型的主要结果。

结果提示 Y 受到自变量 X_1, X_2, X_4 的影响（$F = 24.687, P < 0.001$）。从标准偏回归系数可知 X_1 对 Y 的影响最大。从 R^2 的数值可知三个自变量可以解释结果变量的变异的 78.7%，说明模型的拟合效果较好。

In order to describe the linear association between nitric oxide Y and a set of exploratory variables, including motor vehicle flow in the unit interval of time X_1, air temperature X_2, air humidity X_3, and wind speed X_4, a multiple linear regression model was developed by stepwise method. Table 19 - 6 showed the main statistics of the final model.

The results indicated that the response variable Y was affected by exploratory variables X_1, X_2, X_4. The exploratory variable X_1 had the biggest effect on Y according to the values of standardized coefficients. R^2 suggested that the 3 independent variables could explain 78.7% of the variation of Y, and the final model fitted the data well.

表 19 - 6　回归模型的参数估计结果

Table 19 - 6　Parameter estimation of regression model

Variable	Unstandardized Coefficients		Standardized Coefficients	t	P
	b	Std. Error			
Intercept	-0.142	0.058		-2.452	0.024
Motor vehicle flow X_1	0.116	0.025	0.808	4.699	<0.001
Air temperature X_2	0.004	0.002	0.273	2.430	0.025
Wind speed X_4	-0.035	0.010	-0.448	-3.316	0.003

* $F = 24.687, P < 0.001, R^2 = 0.787$。

19.5 案例辨析

案例 19 -1 医院住院人数的预测

石磊(1991)发表了其所在医院 1970—1989 年期间历年门诊人次 X_1,病床利用率 X_2,病床周转次数 X_3 和住院人数 Y 的数据(表 19 -7),建立由 X_1、X_2、X_3 预测 Y 的线性回归方程[中国卫生统计,1991,8(6)]。下面列出了多重线性回归分析的主要结果(表 19 -8)。

表 19 -7 重庆医科大学附属第二医院 1970—1989 年若干统计资料

年份	住院人数 Y	门诊人数/万人 X_1	病床利用率/% X_2	病床周转次数 X_3
1970	6 349	49.8	94.25	19.84
1971	6 519	38.1	98.50	20.37
1972	5 952	36.6	89.86	18.80
1973	5 230	36.0	86.00	16.34
1974	5 411	32.3	83.29	16.91
1975	5 277	37.8	77.88	18.07
1976	3 772	34.1	92.62	17.96
1977	3 846	42.2	86.57	18.31
1978	3 866	38.1	84.29	18.41
1979	5 142	39.5	89.29	20.61
1980	7 724	55.8	97.63	21.72
1981	8 167	63.0	96.53	23.33
1982	8 107	65.2	93.43	21.91
1983	7 998	66.1	94.45	21.05
1984	7 331	65.4	93.03	19.96
1985	6 447	60.1	91.79	18.81
1986	4 869	56.9	88.94	15.82
1987	5 506	57.7	91.79	16.01
1988	5 741	53.4	99.03	16.59
1989	5 568	48.7	94.93	19.09

表 19 -8 多重线性回归模型的参数估计

Variable	Unstandardized Coefficients		Standardized Coefficients	t	P
	b	Std. Error			
Intercept	- 3 219.628	1 505.165		- 2.139	0.047
X_1	59.834	15.780	0.512	3.792	0.001
X_3	327.553	85.725	0.515	3.821	0.001

* $F = 24.39$,$P < 0.001$,$R^2 = 0.861$。

作者采用逐步回归的方法建立了门诊人数和病床周转次数关于住院人数的多重回归方程,得到表 19 -8 的结果,认为回归效果很好。但是,读者小明做了残差分析图(图 19 - 4),认为回归效果不好。请仲裁一下,到底谁对谁错?

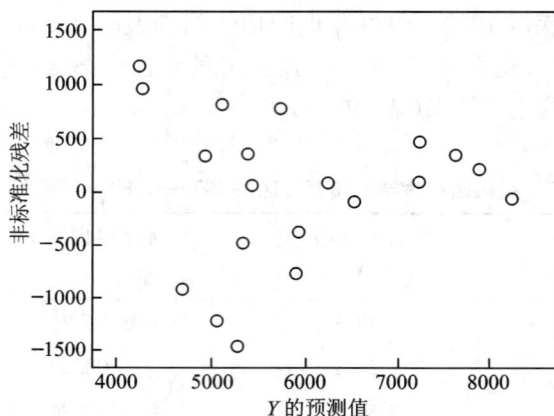

图 19 - 4　残差分析图

19. 6　电脑实验

实验 19 - 1　SPSS 实现多重回归计算
学会拟合多重线性回归模型,写出回归方程与检验结果。
实验 19 - 2　SPSS 实现考虑含交互效应项的多重回归计算
学会拟合含交互效应项的多重线性回归模型,写出回归方程与检验结果。
实验 19 - 3　SPSS 考察多重共线性
考察多重共线性对回归的影响,诊断多重共线性。

19. 7　常见疑问与小结

19. 7. 1　常见疑问

(1) 如果反应变量是有序的或分类的变量,应该怎么办?

多重线性回归分析要求反应变量 Y 是连续型随机变量,如血压值、身高、体重等。但是,在医学研究中,一些反应变量往往是分类变量。例如,心功能的分级就是一个有序分类变量,虽然各级之间有程度上的差别,但是 1 级(体力活动不受限制)和 2 级(体力活动轻度受限)之间的差别并不等同于 3 级(体力活动明显受限)和 4 级(不能从事任何体力活动,休息时亦有症状)之间的差别。也即是这里的数字 1、2、3、4 仅仅代表不同的等级,并不代表实际的数量大小。另外,无序的分类变量在医学研究中也很常见,例如治疗的结局分为治愈和死亡。当反应变量是有序或无序的分类变量时,不能采用多重线性回归对资料进行多因素分析,可以考虑采用 logistic 回归等其他多因素分析方法。

(2) 自变量筛选是必需的吗?

前面介绍了多重线性回归分析中自变量筛选的统计学标准和筛选策略,那么在实际应用中自变量的筛选是必需的吗? 有时并不是必需的,有时又是必需的。是否进行变量的筛选取决于专业的理论、经验以及资

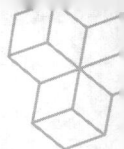

料的实际情况。最后得到的模型不仅要符合统计学的要求,更重要的是从专业上得到合理的解释。

(3) 如何判断是否存在多重共线性

一种简单的方法是计算所有自变量的相关系数矩阵。如果两个自变量之间的相关系数超过 0.9,则会带来共线性的问题;如果相关系数在 0.8 以下,一般不大会出现问题。另外,统计学家还提出了两个帮助判断是否存在多重共线性问题的统计量,它们分别是方差膨胀因子(variance inflation factor,*VIF*)和容忍度(tolerance)。

下面简单介绍 *VIF* 的原理和计算方法。假定有 p 个自变量,依次把每一个自变量当做反应变量与余下的 $p-1$ 个自变量进行多重线性回归分析。R_j^2 表示当第 j 个自变量被当做反应变量时,多重线性回归方程的决定系数,$j = 1, 2, \cdots, p$。针对每个多重线性回归方程,*VIF* 定义为

$$VIF_j = \frac{1}{1 - R_j^2} \tag{19-11}$$

如果第 j 个自变量与余下的 $p-1$ 个自变量相关密切,则 R_j^2 接近于 1,VIF_j 会较大。研究结果提示,当方差膨胀因子大于 4 时,则可能存在共线性问题;如果方差膨胀因子大于 10,则共线性问题严重。

容忍度是方差膨胀因子的倒数,如果容忍度小于 0.25,则可能存在共线性问题;如果容忍度小于 0.10,则提示共线性问题严重。

19.7.2 小结

(1) 多重线性回归是简单线性回归的拓展,用于研究一个反应变量与多个自变量之间的线性依存关系。多重线性回归在医学研究中常常用于筛选危险因素、控制混杂因素、分析交互效应、预测与控制等。

(2) 多重线性回归模型的假定条件是线性、独立、正态及方差齐性。常常采用残差分析考察资料是否满足这四个前提条件。如果不满足前提条件,可以尝试对变量进行变换,引入交互效应项或者更换模型。

(3) 多重线性回归分析中常常采用最小二乘法估计模型参数。模型中偏回归系数的含义是当其他自变量的取值固定时,自变量每改变一个单位,反应变量平均改变的单位数。标准化偏回归系数常用于比较自变量对反应变量的贡献大小。决定系数和校正决定系数常用于评价模型拟合效果的好坏。对整个回归模型的假设检验一般采用方差分析,对各总体偏回归系数是否为零的假设检验常采用 t 检验。

(4) 多重线性回归分析中筛选自变量的方法有前进法、后退法、逐步回归法和最优子集法等。用于筛选自变量的指标有残差平方和、残差均方、决定系数、校正决定系数、C_p 统计量等。

(5) 当自变量间存在较强的相关时,会出现多重共线性现象,使得多重线性回归的参数估计值不稳定或不易解释。

(6) 多重回归分析的一般步骤:①单因素模型分析;②逐步筛选变量,建立多因素模型。③综合单因素和多因素模型的结果,当两者矛盾时,结合专业知识分析原因。另外要注意是否存在变量与变量的交互效应。

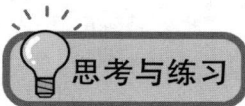

思考与练习

一、思考题

1. 多重线性回归分析的用途有哪些?
2. 请解释用于多重线性回归参数估计的最小二乘法的含义。
3. 如何判断、分析自变量与自变量的交互效应?
4. 多重线性回归模型的基本假定有哪些?如何判断资料是否满足这些假定?如果资料不满足假定条

件,常用的处理方法有哪些?

二、计算题

为确定老年妇女进行体育锻炼还是增加营养会减缓骨骼损伤。在研究之初,一名研究者用光子吸收法测量了骨骼中无机物含量。对三根骨头主侧和非主侧记录了测量值,结果见表19-9。分别用两种桡骨测量结果作为反应变量对其他骨骼作多重线性回归分析,提出并拟合适当的回归模型,分析残差。

表 19-9 骨骼中无机物的含量

受试者编号	主侧桡骨	桡骨	主侧肱骨	肱骨	主侧尺骨	尺骨
1	1.103	1.052	2.139	2.238	0.873	0.872
2	0.842	0.859	1.873	1.741	0.590	0.744
3	0.925	0.873	1.887	1.809	0.767	0.713
4	0.857	0.744	1.739	1.547	0.706	0.674
5	0.795	0.809	1.734	1.715	0.549	0.654
6	0.787	0.779	1.509	1.474	0.782	0.571
…	…	…	…	…	…	…
25	0.915	0.936	1.971	1.869	0.869	0.868

资料来源:《实用多元统计分析》(第四版),Richard A. Johnson & Dean W. Wichern,陆璇译,清华大学出版社。

（郝元涛　张岩波）

20 Logistic 回归

前一章详细介绍了多重线性回归模型,该模型中的因变量 Y 为定量变量,且给定自变量时,需服从正态分布。在医学研究中,需要分析的因变量可能为分类变量,如复发和未复发、生存和死亡、肿瘤组织类型(鳞癌、腺癌和大细胞癌)或疗效(治愈、显效、好转和无效)等。如果需要对此类因变量进行影响因素分析,多重线性回归已不适用,因为此类因变量与自变量不存在线性关系,而且和自变量的线性组合的取值区间不相符。本章介绍的 logistic 回归就是分析该类因变量与自变量关系的有效方法。根据设计类型,可将 logistic 回归分为成组资料的非条件 logistic 回归和配对资料的条件 logistic 回归;根据因变量类型,可将 logistic 回归分为二分类 logistic 回归、无序多分类 logistic 回归和有序多分类 logistic 回归。本章分别介绍以上几种 logistic 回归。

20.1 二分类 Logistic 回归

例 20 – 1 (队列研究)某医师观察了 50 例急性淋巴细胞白血病患者治疗 1 年后的生存资料如表 20 – 1,X_1 为入院时白细胞数($\times 10^9/L$),X_2 为淋巴结浸润度(分为 0,1,2 三级),X_3 为缓解出院后是否进行巩固治疗($X_3 = 1$ 为有巩固治疗,$X_3 = 0$ 为无巩固治疗),Y 为观察结果($Y = 1$ 为一年内死亡,$Y = 0$ 为生存 1 年以上)。请问如何分析该种资料。

表 20 – 1　50 例急性淋巴细胞白血病患者的生存资料

序号	白细胞数 X_1	淋巴结浸润度 X_2	巩固治疗 X_3	结果 Y	序号	白细胞数 X_1	淋巴结浸润度 X_2	巩固治疗 X_3	结果 Y
1	2.5	0	0	1	14	28.4	2	0	1
2	1.2	2	0	1	15	2.0	2	0	1
3	173.0	2	0	1	16	0.9	0	1	1
4	3.5	0	0	1	17	40.0	2	0	1
5	119.0	2	0	1	18	30.6	2	0	1
6	39.7	0	0	1	19	6.6	0	0	1
7	10.0	2	0	1	20	5.8	0	1	1
8	62.4	0	0	1	21	21.4	2	1	1
9	502.2	2	0	1	22	6.1	0	1	1
10	2.4	0	0	1	23	2.8	0	0	1
11	4.0	0	0	1	24	2.7	2	1	1
12	34.7	0	0	1	25	2.5	0	0	1
13	14.4	0	1	1	26	4.7	0	0	1

续表

序号	白细胞数 X_1	淋巴结浸润度 X_2	巩固治疗 X_3	结果 Y	序号	白细胞数 X_1	淋巴结浸润度 X_2	巩固治疗 X_3	结果 Y
27	6.0	0	0	1	39	3.4	2	1	0
28	128.0	2	1	1	40	4.3	0	1	0
29	3.5	0	1	1	41	5.1	0	1	0
30	35.0	0	0	1	42	244.8	2	1	0
31	62.2	0	0	0	43	2.4	0	0	0
32	2.0	0	0	0	44	4.0	0	1	0
33	10.8	0	1	0	45	1.7	0	1	0
34	8.5	0	1	0	46	5.1	0	1	0
35	21.6	0	1	0	47	1.1	0	1	0
36	2.0	2	1	0	48	32.0	0	1	0
37	2.0	0	1	0	49	12.8	0	1	0
38	2.0	0	1	0	50	1.4	0	1	0

20.1.1 二分类 Logistic 回归模型的基本概念

以上数据中因变量为二分类变量,对于此类变量,如果只研究一个影响因素,可以使用前面介绍的 χ^2 检验。如果研究多个影响因素,可以使用流行病学研究中的 Mantel-Haenszel 分层分析方法,用以校正多个混杂因素,但该种方法存在一定缺陷:首先,该法虽然可以控制混杂因素,但无法描述各混杂因素的作用大小及方向,也无法研究混杂因素间的交互效应;其次,该法要求大样本,可分析因素较少,因为随着混杂因素增多,分层变细,每层格子的数据变少,甚至部分层中某个格子的频数为零,导致分析变得困难且结果不可靠;再次,该法是在控制其他因素的条件下,重点考察某一因素对因变量的影响。如果想分析自变量对因变量发生概率的影响,可选用 logistic 回归,该回归可以很好地解决以上 Mantel-Haenszel 分层分析遇到的问题。前面学习的多重线性回归的理论模型为

$$Y = \beta_0 + \beta_1 X_1 + \cdots + \beta_m X_m + e$$

给定自变量数值时,Y 须服从正态分布,其取值范围为 $(-\infty, +\infty)$。样本回归方程为

$$\hat{Y} = b_0 + b_1 X_1 + \cdots + b_m X_m$$

若因变量 Y 为二分类变量,取值为 0 或 1 时(比如发病或未发病),上述模型的要求便不满足了。对于因变量为 0、1 变量,Y 取 1 通常为阳性结果(死亡、有效和复发等),也就是研究者关心的结果;取 0 为阴性结果(生存、无效和未复发等)。研究者通常关心 Y 取值为 1 的概率 π 与自变量之间的关系 $\pi = P\{Y = 1 \mid X_1, X_2, \cdots, X_m)\}$,即在自变量 $X_1, X_2, \cdots, X_m$ 的作用下,个体取 $Y = 1$ 的概率,这里,$0 \leqslant \pi \leqslant 1$。

如果将影响因素与疾病发生概率 π 直接建立回归模型,即 $\pi = \beta_0 + \beta X$,则可能出现 π 大于 1 或小于 0 的荒谬情形。流行病学中,通常把发病概率 π 与未发病的概率 $(1 - \pi)$ 之比称为优势(Odds),Odds 的取值范围为 $(0, +\infty)$,此时依然无法与取值范围在 $(-\infty, +\infty)$ 的自变量的线性组合直接建立模型。对发病概率 π 作 logit 变换(logit transformation),即

$$\text{logit}\pi = \ln\left(\frac{\pi}{1-\pi}\right) \tag{20-1}$$

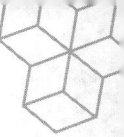

便可将取值区间为$[0,1]$的发病概率π转换为取值区间在$(-\infty,+\infty)$的$\mathrm{logit}\pi$。以$\mathrm{logit}\pi$为因变量,可以和多个自变量建立 logistic 回归模型,即

$$\mathrm{logit}\pi = \beta_0 + \beta_1 X_1 + \cdots + \beta_m X_m \tag{20-2}$$

或

$$\ln(Odds) = \beta_0 + \beta_1 X_1 + \cdots + \beta_m X_m$$

或

$$\ln\left(\frac{\pi}{1-\pi}\right) = \beta_0 + \beta_1 X_1 + \cdots + \beta_m X_m$$

式(20-2)称为 logistic 回归模型。模型中各参数$\beta_1,\beta_2,\cdots,\beta_m$称为 logistic 回归的偏回归系数,$\beta_0$为常数项。

如果希望得到发病概率与影响因素的关系,由(20-2)可以得到以下 logistic 回归预测模型

$$\pi = \frac{e^{\beta_0 + \beta_1 X_1 + \cdots + \beta_m X_m}}{1 + e^{\beta_0 + \beta_1 X_1 + \cdots + \beta_m X_m}} \tag{20-3}$$

或

$$\pi = \frac{1}{1 + e^{-(\beta_0 + \beta_1 X_1 + \cdots + \beta_m X_m)}} \tag{20-4}$$

Logistic 回归对于自变量的类型无特殊要求,可以是数值变量,也可以是分类变量或有序变量。与多重线性回归一样,logistic 回归也要求各观测值间相互独立。

20.1.2 Logistic 回归的参数估计和参数的流行病学意义

20.1.2.1 Logistic 回归的参数估计

建立 logistic 回归模型,首先需要根据样本资料估计模型中的各个偏回归系数β_j。因变量Y是二分类变量,服从二项分布,偏回归系数β_j的估计通常采用最大似然估计(maximum likelihood estimation,MLE)。可借助统计软件完成计算。

最大似然估计的理念是:"当前的样本值是最为可能出现的结局"。于是,首先在理论上写出当前情形出现的概率,称之为似然函数(likelihood function);然后,令其达到最大,从而解出未知参数的数值,作为参数的估计值,并称之为未知参数的最大似然估计。

基于上述理念,我们根据概率的乘法定理,对当前观测到的n例个体构建如下的似然函数

$$L = \prod_{i=1}^{n} P_i^{Y_i} (1-P_i)^{1-Y_i} \qquad i = 1,2,\cdots,n \tag{20-5}$$

式中,P_i:第i例观测个体发生阳性结果的概率;Y_i:如果实际出现的结果是阳性,取$Y_i=1$,否则取$Y_i=0$。为了简化计算,将似然函数L的两边取自然对数,得到对数似然函数(log likelihood function)

$$\ln L = \sum_{i=1}^{n} [Y_i \ln P_i + (1-Y_i)\ln(1-P_i)] \qquad i = 1,2,\cdots,n \tag{20-6}$$

采用近似计算的方法,使对数似然函数达到最大值时,可得到相应的参数估计值$b_0,b_1,\cdots,b_m$,即为参数$\beta_0,\beta_1,\cdots,\beta_m$的最大似然估计;下述关于 logistic 回归的假设检验也利用了对数似然函数,利用$-2\ln L$构建检验统计量。样本的回归方程记为

$$\mathrm{logit}P = b_0 + b_1 X_1 + \cdots + b_m X_m$$

或

$$\ln(Odds) = b_0 + b_1 X_1 + \cdots + b_m X_m$$

或

$$\ln\left(\frac{P}{1-P}\right) = b_0 + b_1 X_1 + \cdots + b_m X_m$$

其中,P为π的估计值。例20-1的资料经 SPSS 软件计算,得到的结果见表20-2。

20.1.2.2 参数的意义

在多重线性回归中,常数项β_0的意义是:当所有自变量取值为0时,Y的平均值。对于 logistic 回归模

型,所有自变量取值为 0 时,

$$\ln\left(\frac{\pi}{1-\pi}\right) = \beta_0, \quad \frac{\pi}{1-\pi} = e^{\beta_0}$$

可见,β_0 是所有自变量取值为 0 时,阳性事件发生的对数优势;e^{β_0} 则是阳性事件发生的优势。

在多重线性回归中,偏回归系数 β_j 的统计学意义:在其他自变量固定不变的条件下,X_j 每改变一个单位,Y 的平均改变量。对于 logistic 回归模型,记

$$\ln(Odds_0) = \beta_0 + \beta_1 X_1 + \cdots + \beta_j X_j + \cdots + \beta_m X_m$$

X_j 增加一个单位,模型变为:

$$\ln(Odds_1) = \beta_0 + \beta_1 X_1 + \cdots + \beta_j(X_j + 1) + \cdots + \beta_m X_m$$

后者减去前者,便得到

$$\ln(Odds_1) - \ln(Odds_0) = \beta_j(X_j + 1) - \beta_j X_j = \beta_j$$
$$\ln(OR) = \beta_j, \quad OR_j = e^{\beta_j}$$

可见,β_j 的意义是在其他自变量固定不变的条件下,X_j 改变一个单位后与改变前阳性事件发生的对数优势比;e^{β_j} 则是优势比。若阳性事件出现的概率极小,优势比近似于相对危险度,故 β_j 的意义是 X_j 改变一个单位后与改变前阳性事件发生的对数相对危险度;e^{β_j} 则是相对危险度。

当因变量 $Y = 1$ 表示研究者关心的复发或死亡等"负面事件"时,若 X_j 的回归系数 $\beta_j > 0$,$OR > 1$,说明考察的变量 X_j 增加可能导致事件发生的概率上升,X_j 为危险因素;相反,X_j 为保护因素;当 $\beta_j = 0$ 时,$OR = 1$ 时,表示该自变量对事件发生与否没有影响。

类似于多重线性回归,当多个自变量单位不同时,若需要比较各个自变量对事件发生概率的相对重要性,可在所有自变量标准化之后进行 logistic 回归,得到各个自变量的标准化偏回归系数,比较它们绝对值的大小。

20.1.3 偏回归系数与优势比的区间估计

当样本含量较大时,应用最大似然估计法所得偏回归系数的估计值 b_j 近似服从正态分布,故 β_j 的$(1-\alpha)$置信区间的计算公式为

$$\beta_j: b_j \pm Z_{\alpha/2} SE(b_j)$$

相应地,OR_j 的$(1-\alpha)$置信区间为

$$OR_j: e^{b_j \pm Z_{\alpha/2} SE(b_j)}$$

注意,若经过假设检验($\alpha = 0.05$),某一自变量对应的偏回归系数不为 0,则该偏回归系数对应的 OR 值的 95% 置信区间一定不包含 1。

如同多重线性回归一样,参数的估计值 b_j 不为零,并不代表总体参数 β_j 不为零,也不代表总体回归方程成立。建立回归模型和估计出模型中的各个偏回归系数后,还需进行总模型和回归系数的假设检验。

20.1.4 总模型和回归系数的假设检验

20.1.4.1 总模型的假设检验

H_0:只含有截距项的模型成立。

H_1:含有截距和 m 个自变量的模型成立。

对数似然函数 $\ln L$ 的数值可以反映模型拟合的效果,对数似然函数值越大越好,或者对数似然函数的负二倍值($-2\ln L$)越小越好。似然比检验(likelihood ratio test)统计量为

$$G = -2(\ln L_0 - \ln L_1) = -2\ln(L_0/L_1)$$

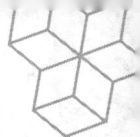

其中,L_0 为对应于 H_0 的最大似然,L_1 为对应于 H_1 的最大似然。

注意,L_0 和 L_1 都是小数,且 $L_0 < L_1$;$\ln L_0$ 和 $\ln L_1$ 都是负数,且 $\ln L_0 < \ln L_1$,从而,$-2\ln L_0 > -2\ln L_1$。可以证明,当样本含量较大时,在 H_0 成立的条件下,G 近似地服从自由度为 m 的 χ^2 分布。若 χ^2 值远大于自由度为 m 的 χ^2 分布临界值,或 P 值很小,则拒绝 H_0,可认为含有 m 个自变量的 logistic 回归模型成立。

更一般地,似然比检验可以用于比较两个变量个数不同的模型。设 m_0 和 m_1 分别为变量较少的模型和变量较多的模型的变量个数,$m_0 < m_1$。

$$H_0:\text{变量较少的模型成立},\quad H_1:\text{变量较多的模型成立}$$

当样本含量较大时,在 H_0 成立的条件下,G 近似地服从自由度为 $m_1 - m_0$ 的 χ^2 分布。若 χ^2 值远大于自由度为 $m_1 - m_0$ 的 χ^2 分布临界值,或 P 值很小,则拒绝 H_0,采纳变量较多的模型;否则,不拒绝 H_0,采纳变量较少的模型。

20.1.4.2　回归系数的假设检验

$$H_0:\beta_j = 0\,(j = 1,2,\cdots,m),\quad H_1:\beta_j \neq 0\,(j = 1,2,\cdots,m)$$

构建如下检验统计量

$$Z = \frac{b_j - 0}{SE(b_j)}$$

$$\text{Wald}\,\chi^2 = \left[\frac{b_j}{SE(b_j)}\right]^2$$

其中,b_j 和 $SE(b_j)$ 是参数 β_j 的估计值及其标准误。可以证明,当样本含量较大时,在 H_0 成立的条件下,Z 服从标准正态分布,$\text{Wald}\,\chi^2$ 服从自由度为 1 的 χ^2 分布。若 $\text{Wald}\,\chi^2$ 值远大于自由度为 1 的 χ^2 临界值,则拒绝 H_0,可以认为 β_j 不等于 0。

20.1.5　拟合优度检验

建立了 logistic 回归方程后,与线性回归类似,应对回归方程进行拟合优度检验(goodness of fit test)。拟合优度检验是用于检验所选模型与实际数据的吻合程度,评价模型预测值与实际观测值的一致性。

检验的零假设 H_0 为实际观察的频数分布与模型预测的频数分布相符合,即模型拟合观察资料,模型的拟合优度较好,可采用 Hosmer-Lemeshow 检验,其实质为比较实际观察频数与模型预测理论频数的 Pearson χ^2 检验,可以借助统计软件完成。若得到的检验统计量的数值远小于相应自由度的 χ^2 分布临界值,或 P 值较大,则可以认为模型拟合较好。模型拟合优度好,说明模型的预测能力强,适合作预测。除了 Hosmer-Lemeshow 检验,其他常用的拟合优度检验的方法还有 Pearson 检验(Pearson test)和偏差检验(deviation test),这三种检验均以 χ^2 检验的基本原理为基础,一般情况下,它们的结果相近。

20.1.6　Logistic 回归自变量的筛选

Logistic 回归变量筛选的方法与多重线性回归类似,有前进法、后退法和逐步法等,但所用的检验统计量不再是多重回归中的 F 统计量,而是采用似然比检验。在实际应用中,如果候选自变量过多,可以先一一进行单变量 logistic 回归,不妨把检验水准放宽,例如,设 $\alpha = 0.2$ 以便初步筛选自变量;然后,把初步筛选出的有统计学意义的自变量作为重点考察对象,进行多变量 logistic 回归。

20.1.7　例 20-1 结果分析

解: 利用 SPSS 软件的二分类 logistic 过程进行分析,计算结果见表 20-2。

表 20 – 2　二分类非条件 logistic 回归分析结果

变量	b	$SE(b)$	Wald χ^2	P 值	OR	OR 的 95% 置信区间	
						下限	上限
常数项	1.697	0.659	6.635	0.010	5.455		
白细胞数 X_1	−0.002	0.006	0.167	0.682	0.998	0.987	1.009
淋巴结浸润度 X_2	0.792	0.487	2.643	0.104	2.208	0.850	5.738
巩固治疗 X_3	−2.830	0.793	12.726	<0.001	0.059	0.012	0.279

以上述的 $-2\ln L$ 作统计量,对整体模型是否成立进行假设检验可得,$\chi^2 = 20.734$,$P < 0.001$,说明至少有一个自变量具有统计学意义,整体模型成立。表 20 – 2 给出模型各个自变量的偏回归系数估计值、OR 及其 95% 置信区间。Wald χ^2 检验结果显示:巩固治疗的回归系数有统计学意义;由于巩固治疗的回归系数为负,说明巩固治疗的取值水平越高,Y 的取值水平越低;结合该变量的参照水平设置情况和 OR 值可知,巩固治疗是保护因素,可以认为在其他自变量固定时,有巩固治疗者一年内死亡的可能性是无巩固治疗者的 0.059 倍。白细胞数和淋巴结浸润度的假设检验结果分别为 $P = 0.6824$ 和 $P = 0.1040$,尚看不出白细胞数和淋巴结浸润度对死亡的影响有统计学意义。

模型的 Hosmer-Lemeshow 拟合优度检验显示,$\chi^2 = 3.156$,$P = 0.924$,表明该模型的拟合效果较好。

回归方程表达式为

$$\ln\left(\frac{P}{1-P}\right) = 1.697 - 0.002X_1 + 0.792X_2 - 2.830X_3$$

根据表 20 – 2 可以建立 logistic 回归的概率预测模型

$$P = \frac{1}{1 + e^{-(1.697 - 0.002X_1 + 0.792X_2 - 2.830X_3)}}$$

20.1.8　二分类 Logistic 回归案例

例 20 – 2　(病例 – 对照研究)为研究鼻咽癌发病的危险因素,研究人员对某肿瘤医院头颈科的 105 例鼻咽癌新发病例和 130 名健康人进行病例 – 对照研究,以探索鼻咽癌发病可能的危险因素(表 20 – 3)。对被调查者收集的信息见表 20 – 4。

表 20 – 3　105 例鼻咽癌新发病例和 130 名健康人的变量赋值表

变量	因素	赋值	变量	因素	赋值
X_1	性别	女 = 0;男 = 1	X_6	吸烟	否 = 0;是 = 1
X_2	年龄	岁	X_7	饮茶	否 = 0;是 = 1
X_3	鼻咽癌家族史	否 = 0;是 = 1	X_8	长期锻炼	否 = 0;是 = 1
X_4	慢性鼻炎史	否 = 0;是 = 1	X_9	生活压力	否 = 0;是 = 1
X_5	职业接触有害物质	否 = 0;是 = 1	Y	组别	对照 = 0;病例 = 1

表 20 – 4　105 例鼻咽癌新发病例和 130 名健康人调查资料原始记录表

编号	X_1	X_2	X_3	X_4	X_5	X_6	X_7	X_8	X_9	Y
1	0	68	0	0	0	0	0	0	1	0
2	0	22	0	0	1	0	1	1	1	0

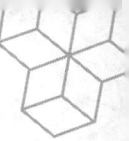

续表

编号	X_1	X_2	X_3	X_4	X_5	X_6	X_7	X_8	X_9	Y
⋮	⋮	⋮	⋮	⋮	⋮	⋮	⋮	⋮	⋮	⋮
234	0	33	1	0	0	0	0	0	0	1
235	1	44	0	1	1	1	1	1	0	1

解: 例 20 - 2 采用逐步法($\alpha_{in} = 0.05$, $\alpha_{out} = 0.1$)进行变量筛选,结果见表 20 - 5。用似然比检验进行模型是否成立的假设检验,似然比 $\chi^2 = 77.413$, $P < 0.001$,说明至少有一个自变量具有统计学意义,整体模型成立。表 20 - 5 给出模型最终引入自变量的偏回归系数估计值、OR 及其 95% 置信区间。Wald χ^2 检验结果显示:鼻咽癌家族史、职业接触有害物质、吸烟和长期锻炼四个自变量的回归系数均有统计学意义;结合各变量的参照水平设置情况和 OR 值,鼻咽癌家族史、职业接触有害物质和吸烟是乳腺癌的危险因素,长期锻炼是乳腺癌的保护因素。可以认为在其他自变量固定时,有鼻咽癌家族史者患鼻咽癌的危险性是无鼻咽癌家族史者的 9.043 倍,进行长期锻炼者患鼻咽癌的危险性是不进行长期锻炼者的 0.255 倍。其他危险因素的解释类似。

表 20 - 5   二分类非条件 logistic 回归分析结果

变量	b	$SE(b)$	Wald χ^2	P 值	OR	OR 的 95% 置信区间	
						下限	上限
常数项	−0.855	0.246	12.108	0.001	0.425		
鼻咽癌家族史 X_3	2.202	0.451	23.879	<0.001	9.043	3.739	21.870
职业接触有害物质 X_5	0.892	0.364	5.985	0.014	2.439	1.194	4.982
吸烟 X_6	1.421	0.337	17.742	<0.001	4.143	2.138	8.027
长期锻炼 X_8	−1.368	0.350	15.291	<0.001	0.255	0.128	0.505

模型的 Hosmer-Lemeshow 拟合优度检验显示, $\chi^2 = 0.921$, $P = 0.988$,表明该模型的拟合效果较好。

回归方程表达式为

$$\ln\left(\frac{P}{1-P}\right) = -0.855 + 2.202X_3 + 0.892X_5 + 1.421X_6 - 1.386X_8$$

注意,由于病例 – 对照研究中,病例与对照的比例是人为定的,不能代表自然人群中真实的病例与对照的比例。上述常数项并不是各个自变量取值为零时人群患病优势估计的对数,因此这里的常数项没有实际意义,该回归模型不能直接在人群中用于预测。如果希望将该模型用于预测,需要知道人群中的真实患病率,对常数项进行校正,具体公式参见相关专著。

Logistic 回归既适用于队列研究(cohort study)和病例 – 对照研究(case-control study),也适用于横断面研究(cross-sectional study)。由于篇幅所限,正文不再举例说明。后面思考与练习中给出了横断面研究的问题,供读者自行解决。

20.2   多分类 Logistic 回归

二分类 logistic 回归可以扩展至多分类因变量,包括无序多分类和有序多分类。

20.2.1 无序多分类 Logistic 回归

例 20 - 3 某研究人员欲了解肺癌组织类型(Y)与细胞分化程度(X_1)和 Ki67 细胞染色(X_2)的关系,得到的资料如表 20 - 6,请问该种资料如何分析。

表 20 - 6 细胞分化程度和 Ki67 细胞染色对肺癌组织类型的影响

细胞分化程度	Ki67 细胞染色	组织类型		
		鳞癌 $Y = 1$	腺癌 $Y = 2$	大细胞癌 $Y = 3$
Ⅰ级($X_1 = 1$)	阳性($X_2 = 1$)	10	17	26
	阴性($X_2 = 0$)	5	12	50
Ⅱ级($X_1 = 2$)	阳性($X_2 = 1$)	21	17	26
	阴性($X_2 = 0$)	16	12	26
Ⅲ级($X_1 = 3$)	阳性($X_2 = 1$)	15	15	16
	阴性($X_2 = 0$)	12	12	20

表 20 - 6 属于结果变量为无序多分类的三维列联表,如果想定量地分析各影响因素对肺癌组织类型的影响,可选择本节介绍的无序多分类 logistic 回归模型。

20.2.1.1 基本概念

一般地,如果因变量有 k 个类别,可以选定其中一个类别作为参考类别,分别拟合 $k - 1$ 个 logit 模型。以 $k = 3$ 为例,若以第 3 类为参考类,则可以构建 2 个不同的 logit 模型。

$Y = 1$ 与 $Y = 3$ 比较:

$$\ln\left[\frac{\pi(Y = 1)}{\pi(Y = 3)}\right] = \beta_{10} + \beta_{11}X_1 + \beta_{12}X_2 + \cdots\cdots + \beta_{1m}X_m \tag{20 - 7}$$

$Y = 2$ 与 $Y = 3$ 比较:

$$\ln\left[\frac{\pi(Y = 2)}{\pi(Y = 3)}\right] = \beta_{20} + \beta_{21}X_1 + \beta_{22}X_2 + \cdots\cdots + \beta_{2m}X_m \tag{20 - 8}$$

上述两个方程的常数项和偏回归系数都不相同;回归系数的含义以及参数估计和假设检验的方法却与二分类 logistic 回归类似。但是,必须注意,与分别进行两次二分类 logistic 回归不同,以上两个回归方程的参数是利用所有数据同时估计所得。

20.2.1.2 结果分析

解: 无序多分类 logistic 回归分析可以借助 SPSS 软件的 multinomial logistic 过程,结果见表 20 - 7。以大细胞癌作为参照,将鳞癌、腺癌分别与其相比,拟合两个广义 logit 模型。整个模型似然比检验所得似然比 χ^2 值为 22.227,$P < 0.001$,说明至少有一个自变量的总体偏回归系数不为 0,模型成立。对模型进行拟合优度检验可知,Pearson 检验 χ^2 值为 7.358,$P = 0.289$;偏差检验 χ^2 值为 7.389,$P = 0.286$,两种方法检验结果一致,均显示模型拟合优度较好。

表 20 - 7 无序多分类反应变量的 logistic 回归分析结果

组织类型		b	$SE(b)$	Wald χ^2	P	OR	OR 的 95% 置信区间	
							下限	上限
鳞癌	常数项	-2.281	0.418	29.818	<0.001			
	细胞分化程度	0.628	0.180	12.192	<0.001	1.874	1.317	2.666
	Ki67 细胞染色	0.649	0.283	5.257	0.022	1.914	1.099	3.335

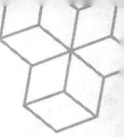

组织类型		b	$SE(b)$	Wald χ^2	P	OR	OR 的95%置信区间	
							下限	上限
腺癌	常数项	-1.616	0.380	18.051	<0.001			
	细胞分化程度	0.345	0.173	3.995	0.046	1.413	1.007	1.982
	Ki67 细胞染色	0.635	0.272	5.434	0.020	1.887	1.106	3.219

第一个 logit 模型为鳞癌与大细胞癌相比。由参数估计结果可知:细胞分化程度每增加一个等级,得鳞癌的风险升高,为大细胞癌风险的 1.874 倍,细胞分化程度高的患者更易患鳞癌(Wald $\chi^2 = 12.192, P < 0.001$);相比 Ki67 细胞染色阴性者,Ki67 细胞染色阳性患者患鳞癌的风险为患大细胞癌风险的 1.914 倍,Ki67 细胞染色阳性患者更易患鳞癌(Wald $\chi^2 = 5.257, P = 0.022$)。模型 1 记作:

$$\ln\left[\frac{P(Y=1)}{P(Y=3)}\right] = -2.281 + 0.628X_1 + 0.649X_2 \tag{20-9}$$

第二个 logit 模型为腺癌与大细胞癌相比。由参数估计结果可知:细胞分化程度每增加一个等级,得腺癌的风险升高,为大细胞癌风险的 1.413 倍,细胞分化程度高的患者更易患腺癌(Wald $\chi^2 = 3.995, P = 0.046$);相比 Ki67 细胞染色阴性者,Ki67 细胞染色阳性患者患腺癌的风险为患大细胞癌风险的 1.887 倍,Ki67 细胞染色阳性患者更易患腺癌(Wald $\chi^2 = 5.434, P = 0.020$)。模型 2 记作:

$$\ln\left[\frac{P(Y=2)}{P(Y=3)}\right] = -1.616 + 0.345X_1 + 0.635X_2 \tag{20-10}$$

有了上述两个回归方程,我们不难进一步预测个体属于三个类别的概率:由式(20-9)和式(20-10),我们有

$$\frac{P(Y=1)}{P(Y=3)} = e^{-2.281 + 0.628X_1 + 0.649X_2} \quad 和 \quad \frac{P(Y=2)}{P(Y=3)} = e^{-1.616 + 0.345X_1 + 0.635X_2}$$

$$P(Y=1) = \frac{e^{-2.281 + 0.628X_1 + 0.649X_2}}{1 + e^{-2.281 + 0.628X_1 + 0.649X_2} + e^{-1.616 + 0.345X_1 + 0.635X_2}}$$

$$P(Y=2) = \frac{e^{-1.616 + 0.345X_1 + 0.635X_2}}{1 + e^{-2.281 + 0.628X_1 + 0.649X_2} + e^{-1.616 + 0.345X_1 + 0.635X_2}}$$

$$P(Y=3) = \frac{1}{1 + e^{-2.281 + 0.628X_1 + 0.649X_2} + e^{-1.616 + 0.345X_1 + 0.635X_2}}$$

20.2.2　有序多分类 Logistic 回归

例 20-4　某研究人员欲研究性别(X_1)和治疗方法(X_2)对某病疗效(Y)的影响,结果见表 20-8,请问如何分析该种资料。

表 20-8　性别和治疗方法对某病疗效的影响

性别	治疗方法	疗效		
		无效 $Y=1$	有效 $Y=2$	痊愈 $Y=3$
女	新疗法($X_2=1$)	6	5	16
$X_1=1$	传统疗法($X_2=0$)	19	7	6
男	新疗法($X_2=1$)	7	2	5
$X_1=0$	传统疗法($X_2=0$)	10	0	1

表 20 – 8 属于结果变量为有序多分类的三维列联表,如果想定量地分析各影响因素对疗效的影响,可选择本节介绍的有序多分类 logistic 回归。

20.2.2.1 基本概念

实际应用中,经常会遇到因变量为有序多分类变量,如疗效有"治愈、显效、好转和无效",此时可以拟合基于累积概率的累积 logit 模型。因变量 Y 赋值时,将研究者关心的等级赋予最大值;若 Y 有 k 个水平,则可以根据 $k-1$ 个分割点拟合 $k-1$ 个累积 logit 模型。

以 $k=3$ 为例,Y 的取值分别为 1、2 和 3,3 个水平的发生概率分别为 π_1、π_2 和 π_3,且 $\pi_1 + \pi_2 + \pi_3 = 1$。拟合 2 个二分类 logit 模型:

(1) 类别 1 vs. 2 和 3

$$\log\left[\frac{\pi_1}{\pi_2 + \pi_3}\right] = \beta_{10} + \beta_1 X_1 + \cdots + \beta_m X_m \qquad (20-11)$$

(2) 类别 1 和 2 vs. 3

$$\log\left[\frac{\pi_1 + \pi_2}{\pi}\right] = \beta_{20} + \beta_1 X_1 + \cdots + \beta_m X_m \qquad (20-12)$$

以上第二个模型相当于 $Y=1$ 和 $Y=2$ 累积起来与 $Y=3$ 形成一个二分类模型。故有序多分类 logistic 回归模型又称累积 logit 模型,其参数估计可以通过 SPSS 软件的 ordinal 过程实现。

上述累积 logit 模型假定各个自变量在各个累积模型中对累积概率的优势比影响相同,即各个 logit 模型的偏回归系数相同,差别体现在常数项上;也就是说,根据拟合的累积 logit 模型,绘制反应变量的累积概率与自变量所对应的曲线,则各条曲线是平行的,只是截距不同。故累积 logistic 回归模型需进行平行性检验,即检验各个自变量在 $k-1$ 个不同模型中的回归系数是否相同。SPSS 软件采用似然比检验进行平行性检验,如果检验结果为 $P > 0.1$,说明满足平行性假定;否则,说明不满足平行性假定。如果资料不满足平行性假定,说明资料不适合用累积 logit 回归,可能 Y 的不同类别有不同的本质,应该采用上述无序多分类 logistic 回归模型。

累积 logit 回归模型的参数估计和假设检验的方法也与二分类 logistic 回归类似。通常使用最大似然估计拟合回归方程。

20.2.2.2 结果分析

解: 以下 SPSS 软件结果以 X 的低水平为参照,结果见表 20 – 9。模型的平行性检验的似然比 χ^2 值为 1.469,P 值为 0.480,满足平行性假定,可以使用累积 logit 回归。整个模型似然比检验结果显示,似然比 χ^2 值为 19.887,$P < 0.001$,说明至少有一个自变量的总体偏回归系数不为 0,模型成立。模型经拟合优度检验,Pearson χ^2 值为 1.910,$P = 0.752$;偏差 χ^2 值为 2.712,$P = 0.607$,两种方法均表明模型拟合优度较好。

表 20 – 9　有序多分类 logistic 回归分析结果

变量	b	$SE(b)$	Wald χ^2	P	OR	OR 的 95% 置信区间 下限	OR 的 95% 置信区间 上限
常数项 1(疗效 =1)	1.813	0.557	10.607	0.001		0.722	2.904
常数项 2(疗效 =2)	2.667	0.600	19.780	<0.001		1.492	3.843
性别	1.319	0.529	6.210	0.013	3.798	0.282	2.356
治疗方法	1.797	0.473	14.449	<0.001	6.032	0.871	2.724

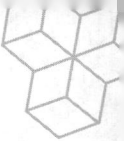

应用 SPSS 软件的 ordinal 过程进行有序多分类变量的 logistic 回归分析,可以拟合两个累积 logit 模型,两个模型有两个常数项,分别为 1.813 和 2.667,两个模型的回归系数相同,自变量性别和治疗方法对疗效均有统计学意义($P < 0.05$)。对于性别,$OR = e^{1.319} = 3.798$,反映以男性为参照水平,女性的疗效等级高,疗效更好;对于疗法,$OR = e^{1.797} = 6.032$,反映以传统疗法作为参照水平,新疗法的疗效更好。由式(20-11)和(20-12)我们有如下两个回归方程:

$$\log\left[\frac{P(Y=1)}{1-P(Y=1)}\right] = 1.813 + 1.319X_1 + 1.797X_2$$

$$\log\left[\frac{P(Y=1)+P(Y=2)}{P(Y=3)}\right] = 2.667 + 1.319X_1 + 1.797X_2$$

据此,我们也不难进一步预测个体属于三个类别的概率:

$$P(Y=1) = \frac{e^{1.813+1.319X_1+1.797X_2}}{1+e^{1.813+1.319X_1+1.797X_2}} \quad 和 \quad P(Y=1)+P(Y=2) = \frac{e^{2.667+1.319X_1+1.797X_2}}{1+e^{2.667+1.319X_1+1.797X_2}}$$

从而有

$$P(Y=2) = \frac{e^{2.667+1.319X_1+1.797X_2}}{1+e^{2.667+1.319X_1+1.797X_2}} - \frac{e^{1.813+1.319X_1+1.797X_2}}{1+e^{1.813+1.319X_1+1.797X_2}}$$

$$P(Y=3) = 1 - \frac{e^{2.667+1.319X_1+1.797X_2}}{1+e^{2.667+1.319X_1+1.797X_2}}$$

20.3　1∶1 条件 Logistic 回归

例 20-5　(1∶1 病例-对照研究)为研究女性乳腺癌的危险因素,研究人员从某市 1996—1997 年确诊的女性乳腺癌患者中随机抽取 350 位患者,对每位患者配以一名性别相同、年龄差别上下不超过 2.5 岁的对照,搜集的信息如表 20-10 和表 20-11,请选择适合的方法分析女性乳腺癌的危险因素。

表 20-10　乳腺癌患者及对照变量赋值表

变量	因素	分组及赋值	变量	因素	分组及赋值
X_1	文化程度	大专以下=0;大专及以上=1	X_5	恶性肿瘤家族史	无=0;有=1
X_2	体质指数	小于等于27=0;大于27=1	X_6	初潮年龄	大于等于14岁=0;小于14岁=1
X_3	近年精神压抑	无=0;有=1	X_7	哺乳史	有=0;无=1
X_4	乳腺良性疾病史	无=0;有=1	Y	组别	对照=0;病例=1

表 20-11　乳腺癌患者及对照的影响因素

配对号	病例(Y=1)							对照(Y=0)						
	X_1	X_2	X_3	X_4	X_5	X_6	X_7	X_1	X_2	X_3	X_4	X_5	X_6	X_7
1	0	0	0	0	0	1	0	0	0	0	0	0	0	1
2	0	1	0	0	1	0	1	0	0	0	0	0	0	1
…	…	…			…	…	…	…	…			…	…	…
349	1	0	1	0	0	0	1	0	0	0	0	0	1	1
350	0	0	1	1	1	1	1	1	0	0	0	0	1	1

20.3.1　1∶1 条件 Logistic 回归模型

为了更好地控制一些重要的混杂因素,常把病例和对照按照混杂因素(如性别和年龄等)进行匹配,以提高设计效率。最常用的是 1∶1 配对,即每个匹配组包含一个病例和一个对照;每一配对组内的病例与对照是可比的,组间病例与对照无可比性,因此需要按组内(每对)对象的暴露状况和发病情况建立 logistic 回归模型。配对 logistic 回归的数据格式多了一个配对号。

记第 i 对中的病例为 A,对照为 B。$Y=1$ 表示得病,$Y=0$ 表示未得病。一对病例和对照中只有一人得病的概率为

$$P(一对中只有一人得病) = P(Y_A=1)P(Y_B=0) + P(Y_A=0)P(Y_B=1) \tag{20-13}$$

在一个对子只有一位得病的前提件下,A 得病的概率为

$$P(Y_A=1 \mid Y_A=1, Y_B=0 \text{ 或者 } Y_A=0, Y_B=1)$$

$$= \frac{P(Y_A=1)P(Y_B=0)}{P(Y_A=1)P(Y_B=0) + P(Y_A=0)P(Y_B=1)} \tag{20-14}$$

根据 logistic 回归模型,

$$P(Y_A=1) = \frac{e^{(\beta_0 + \beta_1 X_1^A + \beta_2 X_2^A + \cdots + \beta_m X_m^A)}}{1 + e^{(\beta_0 + \beta_1 X_1^A + \beta_2 X_2^A + \cdots + \beta_m X_m^A)}} \tag{20-15a}$$

$$P(Y_B=1) = \frac{e^{(\beta_0 + \beta_1 X_1^B + \beta_2 X_2^B + \cdots + \beta_m X_m^B)}}{1 + e^{(\beta_0 + \beta_1 X_1^B + \beta_2 X_2^B + \cdots + \beta_m X_m^B)}} \tag{20-15b}$$

$$P(Y_A=0) = \frac{1}{1 + e^{(\beta_0 + \beta_1 X_1^A + \beta_2 X_2^A + \cdots + \beta_m X_m^A)}} \tag{20-15c}$$

$$P(Y_B=0) = \frac{1}{1 + e^{(\beta_0 + \beta_1 X_1^B + \beta_2 X_2^B + \cdots + \beta_m X_m^B)}} \tag{20-15d}$$

代入并简化后得

$$P(Y_A=1 \mid Y_A=1, Y_B=0 \text{ 或者 } Y_A=0, Y_B=1)$$

$$= \frac{e^{(\beta_0 + \beta_1 X_1^A + \beta_2 X_2^A + \cdots + \beta_m X_m^A)}}{e^{(\beta_0 + \beta_1 X_1^A + \beta_2 X_2^A + \cdots + \beta_m X_m^A)} + e^{(\beta_0 + \beta_1 X_1^B + \beta_2 X_2^B + \cdots + \beta_m X_m^B)}} \tag{20-16}$$

或

$$P(Y_A=1 \mid Y_A=1, Y_B=0 \text{ 或者 } Y_A=0, Y_B=1)$$

$$= \frac{1}{1 + e^{[\beta_1(X_1^A - X_1^B) + \beta_2(X_2^A - X_2^B) + \cdots + \beta_m(X_m^A - X_m^B)]}} \tag{20-17}$$

式(20-17)左端是在病例和对照两者之一得病的条件下,病例得病的条件概率,因此该表达式称为条件 logistic 回归模型(conditional logistic regression model)。为区别起见,又称前述的 logistic 回归模型为非条件 logistic 回归模型(un-conditional logistic regression model)。

条件 logistic 回归模型也采用最大似然估计参数。条件 logistic 的偏回归系数的假设检验和回归模型的拟合优度检验与非条件 logistic 回归相同。

回归系数的估计值 $b_1, b_2, \cdots b_m$ 和相应的 $e^{b_1}, e^{b_2}, \cdots, e^{b_m}$ 和以前意义相同;但是,由式(20-16)和(20-17)可见,右端分母的指数中,回归的常数项被约掉了,它们的数值得不到估计。因此,条件 logistic 回归模型只能作危险因素分析,却不能作预测。

20.3.2　结果分析

解：各分类变量均以低水平 0 为参照,经过逐步回归($\alpha_{in}=0.05, \alpha_{out}=0.1$),最终变量 X_1、X_2、X_3、X_4 和 X_5 进入方程。似然比 χ^2 值为 74.828,$P<0.001$,说明至少有一个自变量的总体偏回归系数不为 0,该模型成立。

表 20 – 12　条件 logistic 回归模型的参数估计、OR 及其 95% 置信区间

变量	b	$SE(b)$	Wald χ^2	P 值	OR	OR 的 95% 置信区间 下限	OR 的 95% 置信区间 上限
文化程度 X_1	0.611	0.243	6.297	0.012	1.841	1.143	2.966
体质指数 X_2	1.097	0.477	5.283	0.022	2.997	1.175	7.639
近年精神压抑 X_3	1.369	0.263	27.084	<0.001	3.931	2.348	6.583
乳腺良性疾病史 X_4	1.900	0.533	12.725	<0.001	6.686	2.354	18.993
恶性肿瘤家族史 X_5	0.607	0.259	5.498	0.019	1.835	1.105	3.047

表 20 – 12 给出模型最终引入变量的偏回归系数估计值、OR 及其 95% 置信区间。Wald χ^2 检验结果显示:文化程度、体质指数、近年精神压抑、乳腺良性疾病史和恶性肿瘤家族史五个自变量的偏回归系数均有统计学意义,结合各变量的参照水平设置情况和 OR 值,说明它们都是乳腺癌的危险因素。如对于乳腺良性疾病史,可以认为在其他自变量固定时,有乳腺良性疾病史者患乳腺癌的风险是无乳腺良性疾病史者风险的 6.686 倍,有乳腺良性疾病史更易患乳腺癌(Wald $\chi^2 = 12.725$,$P < 0.001$)。其他自变量的解释与其类似。

20.4　结果报告

Logistic 回归分析结果主要报告以下内容:
(1) 分析目的。
(2) 自变量基本统计描述。
(3) 自变量筛选方法。
(4) 以统计表的方式报告 logistic 回归系数、标准误、P 值、OR 的估计值以及 OR 的 95% 置信区间。
以下为例 20 – 2 病例 – 对照研究非条件 logistic 回归的中英文结果报告。

为研究鼻咽癌的危险因素,用病例 – 对照研究方法,调查了病例 105 人,对照 130 人。采用非条件 logistic 回归,用逐步法筛选变量。

Logistic 回归分析结果见表 20 – 5。结果表明,鼻咽癌家族史、职业接触有害物质、吸烟和长期锻炼四个变量有统计学意义($P < 0.05$),OR 的估计值分别为 9.043、2.439、4.143 和 0.255,OR 的 95% 置信区间分别为(3.739, 21.870)、(1.194, 4.982)、(2.138, 8.027)和(0.128, 0.505)。

A case-control study was conducted to investigate the risk factors of nasopharyngeal carcinoma. A total of 105 cases and 130 controls were surveyed. An unconditional logistic regression analysis was applied, where the variables were selected by stepwise procedure.

The results of logistic regression analysis were shown in Table 20 – 5. It indicated that family history of nasopharyngeal carcinoma, occupational exposure to hazardous substance, smoking, exercise were statistically significant($P < 0.05$), OR(odds ratio) were 9.043, 2.439, 4.143 and 0.255; and the corresponding 95% confidence intervals were(3.739, 21.870),(1.194, 4.982),(2.138, 8.027)and(0.128, 0.505), respectively.

20.5　案例辨析

案例 20 – 1　某感冒颗粒治疗小儿急性上呼吸道感染风热证的Ⅲ期临床试验研究中,选择 5 家综合医

院儿科为试验中心,收集了满足试验方案的样本共428例。因变量为疗效(有效赋值1,无效赋值0),影响疗效的可能因素有药物(服用某感冒颗粒,$X_1 = 1$;服用对照药,$X_1 = 0$),以及5个临床试验中心(X_2),原始记录数据经汇总整理,试验组322例,对照组106例,5个分中心治疗病例数及治疗结局见表20-13。

药物上市前多中心临床试验中,特别关注中心变量与药物间是否存在交互效应,结合表20-13中数据,5个分中心变量为无序分类变量,按照哑变量设置方法,共设置4个哑变量D_1、D_2、D_3和D_4,以中心1为参照。运用SPSS软件计算时,将药物变量、中心变量以及中心与药物交互项均纳入SPSS软件logistic回归界面的变量框,采用逐步法自动筛选变量并建立logistic回归方程,最后一步结果见表20-14。研究者认为:药物变量、中心变量与药物变量的交互项均被剔除,方程最后只保留了中心变量。所以,交互效应不存在。

表20-13 某感冒颗粒多中心临床治疗试验汇总结果

分中心编号	试验组		对照组	
	有效	无效	有效	无效
1	35	27	10	10
2	47	18	15	7
3	63	21	18	9
4	26	22	9	6
5	46	17	14	8

表20-14 SPSS软件自动逐步回归最后一步的分析结果

变量	b	$SE(b)$	Wald χ^2	df	P	OR
D	–	–	11.688	4	0.020	–
D_1	0.713	0.325	4.818	1	0.028	2.039
D_2	0.798	0.308	6.700	1	0.010	2.220
D_3	0.027	0.337	0.007	1	0.935	1.028
D_4	0.680	0.325	4.362	1	0.037	1.973
Constant	0.196	0.222	0.778	1	0.378	1.216

试问上述建模和变量筛选方法,以及中心变量与药物间无交互效应的解释是否恰当?

案例20-2 某医师研究某市成年人(≥18岁)发生抑郁症的危险因素。从该市成年人中随机抽取294人,其中抑郁症患者50人,无抑郁症者244人。3个可疑的影响因素分别为性别X_1(0为男,1为女)、年龄X_2(年龄/10)和健康状况X_3(1为很好,2为好,3为良,4为差)。该医师作了抑郁症发生和3个因素的logistic回归分析,结果见表20-15。

表20-15 成年人抑郁症危险因素分析

变量	b	$SE(b)$	Wald χ^2	P	OR	标准化b
常数	0.405 7	0.125 5	10.450	<0.001	1.500 4	–
X_1	2.068 3	0.447 5	21.362	<0.001	7.911 4	1.045 7
X_2	−1.389 0	0.326 4	18.109	<0.001	0.249 3	−1.720 0
X_3	1.379 1	0.273 6	25.407	<0.001	3.971 3	1.463 4

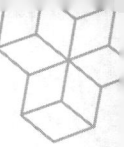

请问:

(1) 该医师认为抑郁症的发生与性别、年龄和健康状况有关,其中女性、低年龄和健康状况差为抑郁症发生的危险因素,由 OR 可知,性别对抑郁症发生的作用最大,健康状况的作用次之,年龄的作用最小。该结论是否正确? 为什么?

(2) 该医师又认为,年龄每增加 10 岁,抑郁症发生的可能性降低约 25%;年龄每增加 20 岁,抑郁症发生的可能性降低约 50%。该结论是否正确? 为什么?

20.6 电脑实验

实验 20 - 1   二分类 logistic 回归筛选影响因素

学会调用 SPSS 中 Binary Logistic 过程,利用二分类 logistic 回归筛选疾病影响因素及预测。

实验 20 - 2   无序多分类 logistic 回归的实现

学会调用 SPSS 中 Multinomial Logistic 过程,利用无序多分类 logistic 回归筛选疾病影响因素及预测。

实验 20 - 3   有序多分类 logistic 回归的实现

学会调用 SPSS 中 Ordinal Regression 过程,利用有序多分类 logistic 回归筛选疾病影响因素及预测。

实验 20 - 4   用 Cox 回归实现条件 logistic 回归

学会调用 SPSS 中 Cox Regression 过程,利用条件 logistic 回归筛选疾病影响因素。

20.7 常见疑问与小结

20.7.1 常见疑问

(1) 因变量的编码顺序改变,如例 20 - 2 中因变量组别的赋值改变,logistic 回归分析结果有何变化?

如果因变量的编码顺序改变,如原本二分类变量 Y 的取值 1 定为病例,取值 0 定为对照;现在 Y 的取值 1 改为对照,取值 0 定为病例,则回归系数绝对值不变,但正负号相反。一般情况下,关心的结局取值较高,如病例取值为 1。

(2) 应用 logistic 回归模型时对样本含量有何要求?

经常会有几个甚至几十个候选自变量需要引入 logistic 回归模型,随着自变量个数的增加,自变量各水平的交叉分层会增加,为了保证每层都有足够多的观察单位数,需要有足够的样本含量来保障参数估计的稳定性,避免因为自变量数目过多而导致模型拟合不理想。一般的经验方法认为因变量发生频数较少的一方的观察单位数要为自变量个数的 10 ~ 20 倍或以上,病例和对照各自的人数至少为 30 ~ 50 例。要得到确切的样本含量,需根据样本含量的计算公式,具体公式详见本书第 15 章。

(3) 如果分析目的是建立预测模型,可选用哪种 logistic 回归模型?

Logistic 回归有两个主要用途:一是影响因素分析,求出各自变量对应的 OR 值;二是可以求出因变量各类发生的概率用于预测。对于队列研究资料和横断面资料,可通过非条件 logistic 回归方程直接计算相应的概率预测值。成组病例 - 对照资料可以用非条件 logistic 回归建立模型,但需对常数项进行校正,才可以用于概率预测。对于匹配的病例 - 对照资料,可以采用条件 logistic 回归,但由于不能估计常数项,不能用于概率预测,只能进行影响因素分析。

(4) 如果建立 logistic 回归模型的目的是用于临床诊断或预后的预测,从哪些方面验证模型的预测效果?

模型预测效果评价包括三个方面,一是区分度(discrimination),即模型对高/低风险人群的区分,常采用

ROC 分析,计算曲线下面积(area under the curve,AUC),AUC 在 0.70 以上为高区分度,详见第 14 章;二是准确度或者校准度(calibration),即模型的拟合优度,采用 Hosmer-Lemeshow 检验,比较实际发生数与预测发生数的吻合程度,P 值越大越好;或者绘制实际发生率和预测发生率的散点图,称为校准曲线(calibration curve),散点应接近 45 度直线;三是临床实用性,即模型用于疾病的预防或临床干预措施或筛查策略的制定等。另外,从数据的角度验证模型的预测效果包括内部验证(internal validation)和外部验证(external validation),前者是把原始数据分成建模样本和验证样本两部分,或者采用交叉验证的方法,后者是通过收集一份新数据进行验证。

20.7.2　小结

(1) Logistic 回归的因变量为分类变量。根据因变量的类型,分为二分类 logistic 回归、无序多分类 logistic 回归和有序多分类 logistic 回归等。自变量可以是定量变量、有序或无序分类变量。对于定量变量,通常以原变量形式引入方程分析最佳,必要时可以离散化为等级变量或无序分类变量;有序多分类自变量,可以先以哑变量形式进行分析,如果相邻等级间优势比近似恒定常数,则可对有序分类变量适当赋值,以离散型定量变量引入方程分析;对无序多分类自变量,必须以哑变量形式引入方程,并且在变量筛选中整体进/出方程。据研究设计类型不同,logistic 回归分为非条件 logistic 回归和条件 logistic 回归。Logistic 回归可以广泛地应用于队列研究、病例 - 对照研究和横断面研究。

(2) 与多重线性回归类似,求得 logistic 回归方程后,需要对回归方程进行假设检验,包括对每个偏回归系数的假设检验和对回归方程的假设检验,一般可用 Wald 检验和似然比检验;如果方程成立,还需进行拟合优度检验,以评价方程与数据拟合的程度。

(3) Logistic 回归分析的结果报告应该包括:自变量和因变量的统计描述;自变量的筛选方法;以统计表的方式报告偏回归系数、标准误、检验统计量的值、OR 值及其置信区间和方程拟合优度评价。

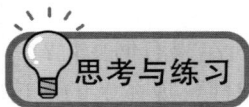

思考与练习

一、思考题

1. 为研究低龄青少年吸烟的外在因素,研究者采用整群抽样,在某中心城区和郊区的初中学校,各选择初一年级一个班的全部学生进行调查,并用 logistic 回归方程筛选影响因素。试问上述问题采用 logistic 回归是否妥当?

2. 自变量中的分类变量赋值不同,如例 20 - 2 中的自变量长期锻炼和吸烟的赋值改变,logistic 回归结果有何变化?

3. 配对病例 - 对照研究资料若采用非条件 logistic 回归进行分析,对结果有何影响?

二、计算题

1. 在研究医院抢救急性心肌梗死(AMI)患者能否成功的危险因素调查中,某医院收集了 5 年中该院所有的 AMI 患者的抢救病史(有关危险因素很多,由于篇幅有限,本题仅列出 3 个),共 200 例(见表 20 - 16)。其中 $P = 0$ 表示抢救成功,$P = 1$ 表示抢救未能成功而死亡;$X_1 = 1$ 表示抢救前已发生休克,$X_1 = 0$ 表示抢救前未发生过休克;$X_2 = 1$ 表示抢救前发生心力衰竭,$X_2 = 0$ 表示抢救前未发生心力衰竭;$X_3 = 1$ 表示患者从开始 AMI 症状到抢救时已超过 12 小时(即:未能及时把患者送往医院),$X_3 = 0$ 表示患者从有 AMI 症状到抢救时未超过 12 小时。试分析:(1)影响 AMI 患者抢救成功的因素;(2)预测 AMI 患者的抢救结果(成功还是失败)。

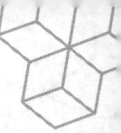

表 20 – 16 AMI 患者的抢救危险因素资料

$P=0$（在医院抢救成功）				$P=1$（未能抢救成功而死亡）			
X_1	X_2	X_3	N	X_1	X_2	X_3	N
0	0	0	35	0	0	0	4
0	0	1	34	0	0	1	10
0	1	0	17	0	1	0	4
0	1	1	19	0	1	1	15
1	0	0	17	1	0	0	6
1	0	1	6	1	0	1	9
1	1	0	6	1	1	0	6
1	1	1	6	1	1	1	6

（罗艳虹）

21 生存分析

上一章介绍的 logistic 回归中,因变量是终点事件(terminal event)发生与否,动物实验、临床试验和流行病学研究者经常会对终点事件所历经的时间(time-to-event)感兴趣,生存分析(survival analysis)是处理这类特殊资料的统计分析方法,由于研究的终点事件通常为死亡而得名,可广泛地用于自然科学和社会科学等诸多研究领域,如疾病的发生和预后、设备的失效等,现已成为统计学的一个重要分支。

21.1 生存分析基本概念

案例:膀胱肿瘤患者预后研究。某医院泌尿外科医师选择 2006 - 2010 年间经手术治疗的膀胱肿瘤患者 30 例,记录从手术切除到死亡的时间,研究因素及分组见表 21 - 1。随访截止日期为 2010 年 12 月 30 日,患者的生存结局通过查阅病历和随访的方式获得,随访记录见表 21 - 2。

表 21 - 1 膀胱肿瘤患者生存资料变量赋值表

变量	变量说明	分组及赋值
age	年龄(岁)	
grade	肿瘤分级	Ⅰ级 = 1;Ⅱ级 = 2;Ⅲ级 = 3
size	肿瘤大小(cm)	< 3.0 = 0;≥ 3.0 = 1
relapse	是否复发	未复发 = 0;复发 = 1
start	手术日期(月/日/年)	
end	终止观察日期(月/日/年)	
time	生存时间(月)	
status	生存结局	删失 = 0;死亡 = 1

该生存资料包括三部分:研究因素(age、grade、size 和 relapse)、生存时间(time)和生存结局(status),称之为"三联体"数据,可从以下几个方面进行分析:

(1)估计 根据样本生存资料估计总体生存率和其他有关指标,如估计肿瘤小于 3.0 cm 的患者不同时间生存率、生存曲线以及中位生存期等。

(2)比较 对不同组生存曲线进行比较,如比较肿瘤大于或等于 3.0 cm 与肿瘤小于 3.0 cm 患者的生存曲线,以了解预后与肿瘤大小的关系。

(3)影响因素分析 目的是探索和了解影响预后的因素,或平衡某些因素的影响后,研究某个或某些因素对生存的影响,如了解患者年龄、肿瘤分级、肿瘤大小及是否复发等哪些是影响患者预后的主要因素。

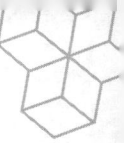

表 21-2 30 例膀胱肿瘤患者生存资料原始记录表

ID (1)	age (2)	grade (3)	size (4)	relapse (5)	start (6)	end (7)	time (8)	status (9)	PI (10)	S(t) (11)
1	62	1	0	0	02/20/2006	12/30/2010	59	0	1.680	0.256
2	64	1	0	0	03/05/2006	08/12/2010	54	1	1.680	0.256
3	52	2	0	1	04/09/2006	12/03/2009	44	0	4.339	0.018
4	60	1	0	0	06/06/2006	10/27/2010	53	0	1.680	0.512
5	59	2	1	0	07/20/2006	06/21/2008	23	1	4.438	0.662
6	59	1	1	1	08/19/2006	09/10/2009	37	1	3.737	0.249
7	63	1	1	0	09/16/2006	10/20/2010	50	1	2.758	0.139
8	62	1	0	0	09/20/2006	09/18/2009	36	1	1.680	0.859
9	50	1	1	0	09/26/2006	03/22/2009	30	1	2.758	0.760
10	26	1	1	1	11/04/2006	05/25/2010	43	1	3.737	0.110
11	43	2	1	0	01/10/2007	11/08/2009	34	1	4.438	0.131
12	62	1	0	0	02/16/2007	11/10/2010	45	1	1.680	0.646
13	67	1	0	0	03/09/2007	08/18/2010	42	1	1.680	0.785
14	70	2	0	0	03/28/2007	07/20/2010	40	1	3.360	0.328
15	56	1	0	1	04/03/2007	11/10/2009	32	1	2.659	0.747
16	85	2	0	1	04/15/2007	11/20/2008	19	1	4.339	0.801
17	65	1	0	1	08/06/2007	09/28/2009	26	1	2.659	0.894
18	54	3	1	1	11/10/2007	12/09/2008	13	1	7.097	0.155
19	62	2	0	0	02/19/2008	07/20/2010	29	1	3.360	0.659
20	52	3	0	0	03/14/2008	07/02/2010	28	1	5.040	0.163
21	63	2	1	0	06/10/2008	09/01/2010	27	1	4.438	0.446
22	50	3	1	1	06/15/2008	04/14/2009	10	1	7.097	0.517
23	83	2	1	0	09/03/2008	09/20/2010	25	1	5.417	0.246
24	61	3	1	0	10/10/2008	06/13/2010	20	1	6.118	0.181
25	57	3	1	1	01/16/2008	12/20/2009	11	1	7.097	0.396
26	63	2	0	0	02/17/2009	04/20/2010	14	1	4.339	0.845
27	72	3	1	1	05/10/2009	05/12/2010	12	1	7.097	0.276
28	56	3	1	1	09/15/2009	06/17/2010	9	1	7.097	0.638
29	73	3	1	1	12/19/2009	07/26/2010	7	1	7.097	0.759
30	54	3	1	1	03/10/2010	09/20/2010	6	1	7.097	0.879

21.1.1 生存时间与删失

　　生存资料的主要特点就是考虑每个研究对象出现某一结局所经历的时间,即生存时间(survival time),可以广泛地定义为根据研究目的确定的观察起点到某一给定终点事件出现的时间。观察性研究中,观察起点可以是发病时间、第一次确诊时间或接受正规治疗的时间等,随机对照临床试验的观察起点通常是随机化入组的时间。终点事件可以是某种疾病的发生、某种处理(治疗)的反应、疾病的复发或死亡等。例如,膀胱肿瘤患者从手术切除到死亡的时间,从开始接触某危险因素至某病发生所经历的时间,乳腺增生症妇女经药物治疗阳性体征消失至首次复发的时间等。临床试验中常见的总生存时间(overall survival,OS)和无进展生

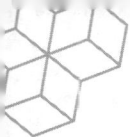

存时间(progression-free survival,PFS)通常用于复合终点事件。前者一般指患者随机化分配治疗至任何原因导致死亡的时间,后者一般指患者随机化分配治疗至事先规定的疾病进展(例如肿瘤远处转移/继发性肿瘤/死亡)的时间。工程研究中,惯于将终点事件统称为失效(failure),生存时间又称为失效时间(failure time)。以下叙述以表 21-2 数据为例。

(1) 完全数据 随访研究中,在规定的时期内,若观察到某些对象的死亡结局,则从手术到死亡(死于所研究疾病)所经历的时间,称为生存时间的完全数据(complete data)。表 21-2 前 6 例患者中,2 号、5 号和 6 号患者,结局都是死于膀胱肿瘤,提供的是准确的生存时间,属生存时间的完全数据。

(2) 删失数据 随访研究中,在规定的时期内,由于某种原因未能观察到某些对象的死亡结局,提供的是从手术到停止观察的时间长度,并非确切的生存时间,称为生存时间的删失数据(censored data)。

产生删失数据的原因大致有:①研究结束时终点事件尚未发生,如表 21-2 中 1 号患者至随访结束时仍存活。②由于未继续就诊、拒绝访问或搬迁而失去联系等失访,未能观察到其死亡结局,如表 21-2 中 3 号患者。③因死于其他原因终止观察,如表 21-2 中 4 号患者死于冠心病。不论删失数据的产生原因为何,删失时间均定义为规定的起点至删失时点(1 号患者为研究结束时点;3 号患者为最后一次随访时点;4 号患者为死于冠心病时点)所经历的时间长度。删失数据常在其右上角标记"+",表示真实的生存时间未知,只知道比观察到的删失时间要长,即常见的右删失(right censoring)。另外,通常假定删失的产生与终点事件的发生无关,即删失者与非删失者终点事件发生与否的风险相同;否则,数据分析比较复杂,越出了本章讨论的范围。

生存时间的度量单位可以是年、月、日、小时等。多数生存分析方法建立在对生存时间排序的基础上,越精细的时间单位准确性越高。由于生存时间通常不服从正态分布或分布类型未知,本章只介绍生存分析的非参数法和半参数法。

21.1.2 生存概率与死亡概率

生存概率(probability of survival)表示某单位时段开始时存活的个体,到该时段结束时仍存活的可能性,即条件生存概率。如年生存概率表示年初尚存人口存活满一年的可能性。

$$p \approx \frac{活满一年人数}{某年年初人口数} \qquad (21-1)$$

死亡概率(probability of death)表示某单位时段开始时存活的个体,在该时段内死亡的可能性。如年死亡概率表示年初尚存人口在今后 1 年内死亡的可能性。

$$q \approx \frac{年内死亡人数}{某年年初人口数} \qquad (21-2)$$

若观察时段相同,则 $p = 1 - q$。

21.1.3 生存率与风险率

生存率(survival rate)或生存函数(survival function)指观察对象活过 t 个单位时段的可能性,记为 $S(t)$,$0 \leqslant S(t) \leqslant 1$。如资料中无删失数据,直接法计算生存率的公式为

$$S(t) = P(T > t) \approx \frac{t 时刻仍存活的例数}{观察总例数} \qquad (21-3)$$

若含有删失数据,须分时段计算生存概率。假定观察对象在各个时段的生存事件独立,应用概率乘法定理将分时段的生存概率相乘得到生存率。

$$S(t) = P(T > t) = p_1 \cdot p_2 \cdots p_t = S(t_{-1}) \cdot p_t \qquad (21-4)$$

式中 $p_i (i = 1, 2, \cdots, t)$ 为各分时段的生存概率,故生存率又称累积生存概率(cumulative probability of survival)。

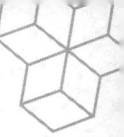

如终点事件为死亡,风险率(hazard rate)或风险函数(hazard function)表示 t 时刻存活的个体在 t 时刻的瞬时死亡风险,又称条件失效率(conditional failure rate),记为 $h(t)$。

$$h(t) = \lim_{\Delta t \to 0} \frac{P(t \leq T < t + \Delta t \mid T \geq t)}{\Delta t} \qquad (21-5)$$

$h(t)$ 表示 t 时刻存活的个体在 t 时刻之后每单位时间的死亡风险。注意 $h(t)$ 是瞬时速率而不是概率,其取值范围为 0 至 $+\infty$。

所有生存函数都具有单调非升的共同特征,其提供的信息有限。而风险函数可以是增函数、减函数、保持常量或者较复杂的函数,它比生存函数提供更多关于失效机制的信息。生存分析模型通常以 $h(t)$ 的形式给出,如第四节的 Cox 回归便是基于特定形式的 $h(t)$。

21.2 生存率估计

非参数法估计生存率主要有寿命表法(life table method)和乘积极限法(product limit method),前者适用于生存时间按区间分组的大样本资料,后者适用于仅含个体生存时间的小样本或大样本资料。两者思路相同,都是先求出各个时段的生存概率,然后根据概率乘法定理估计生存率。

21.2.1 寿命表法

某些队列研究,并不知道个体确定的死亡时间或删失时间,例如肿瘤登记等大型监测系统,随访中某些个体死亡或删失发生在两次随访之间。定群寿命表是分析分组生存资料的经典方法。

例 21-1 收集 374 名某恶性肿瘤患者随访资料,取时间区间均为 1 年,整理成表 21-3 所示前 5 栏,试估计生存率。

表 21-3 寿命表法估计生存率计算表

序号 i (1)	确诊后年数 $t_i \sim$ (2)	期内死亡数 d_i (3)	期内删失数 c_i (4)	期初病例数 n_i' (5)	期初有效例数 n_i (6)	死亡概率 q_i (7)	生存概率 p_i (8)	生存率 $\hat{S}(t_i)$ (9)	生存率标准误 $SE[\hat{S}(t_i)]$ (10)
1	0 ~	90	0	374	374.0	90/374.0 = 0.240 6	0.759 4	0.759 4	0.022 1
2	1 ~	76	0	284	284.0	76/284.0 = 0.267 6	0.732 4	0.759 4 × 0.732 4 = 0.556 2	0.025 7
3	2 ~	51	0	208	208.0	51/208.0 = 0.245 2	0.754 8	0.556 2 × 0.754 8 = 0.419 8	0.025 5
4	3 ~	25	12	157	151.0	25/151.0 = 0.165 6	0.834 4	0.419 8 × 0.834 4 = 0.350 3	0.024 8
5	4 ~	20	5	120	117.5	20/117.5 = 0.170 2	0.829 8	0.350 3 × 0.829 8 = 0.290 7	0.023 9
6	5 ~	7	9	95	90.5	7/90.5 = 0.077 3	0.922 7	0.290 7 × 0.922 7 = 0.268 2	0.023 5
7	6 ~	4	9	79	74.5	4/74.5 = 0.053 7	0.946 3	0.268 2 × 0.946 3 = 0.253 8	0.023 3
8	7 ~	1	3	66	64.5	1/64.5 = 0.015 5	0.984 5	0.253 8 × 0.984 5 = 0.249 9	0.023 3
9	8 ~	3	5	62	59.5	3/59.5 = 0.050 4	0.949 6	0.249 9 × 0.949 6 = 0.237 3	0.023 2
10	9 ~ 10	2	5	54	51.5	2/51.5 = 0.038 8	0.961 2	0.237 3 × 0.961 2 = 0.228 1	0.023 2

注:生存时间长于 10 年者 47 例。

(1) 计算期初有效例数 n_i。假定删失可发生在各区间内任一时间,按删失者平均每人观察了该区间宽度的一半,则期初有效例数应为期初观察例数 n_i' 中减去 $c_i/2$,即 $n_i = n_i' - c_i/2$,见表 21-3 第(6)栏。

（2）计算死亡概率 q_i 和生存概率 p_i，见表 21-3 第（7）、（8）栏。

$$q_i = \frac{d_i}{n_i} \qquad p_i = 1 - q_i \qquad\qquad (21-6)$$

（3）计算生存率，见表 21-3 第（9）栏。该恶性肿瘤 1 年生存率 75.94%，2 年生存率 55.62%，以此类推。

以生存时间为横轴，生存率为纵轴，将各个时间点所对应的生存率连接在一起的曲线称为生存曲线（survival curve）。如果纵轴换成风险率，则称为风险曲线（hazard curve）。例 21-1 生存曲线和风险曲线见图 21-1 和图 21-2，可见确诊 1 年后该恶性肿瘤的死亡风险较大，确诊 2 年后死亡风险逐渐降低，8 年后略有上升。

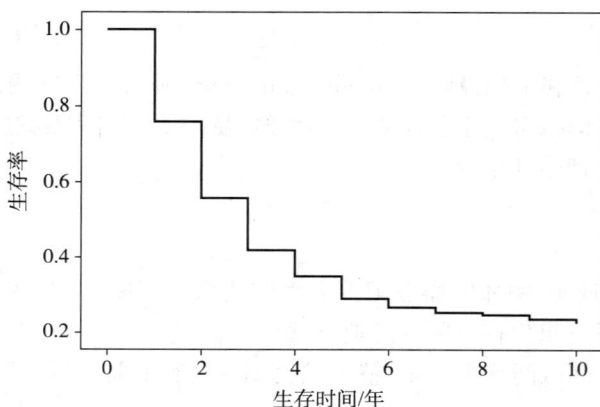

图 21-1　某恶性肿瘤确诊后生存曲线

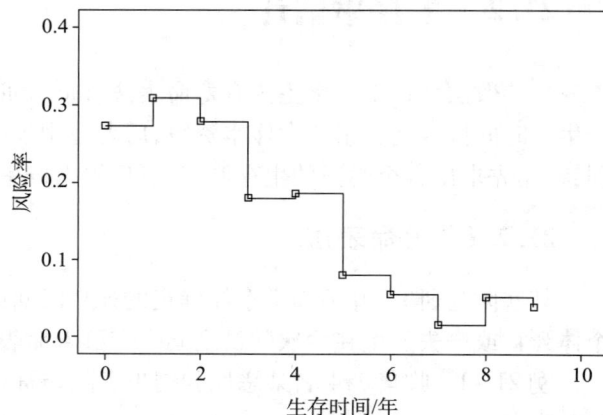

图 21-2　某恶性肿瘤确诊后风险曲线

21.2.2　乘积极限法

例 21-2　按表 21-2 数据，14 例膀胱肿瘤小于 3.0 cm 的患者和 16 例膀胱肿瘤大于或等于 3.0 cm 的患者的生存时间（月）如下，试估计两组生存率。

肿瘤小于 3.0 cm：14，19，26，28，29，32，36，40，42，44$^+$，45，53$^+$，54，59$^+$

肿瘤大于或等于 3.0 cm：6，7，9，10，11，12，13，20，23，25，27，30，34，37，43，50

以肿瘤小于 3.0 cm 组生存率计算为例，14 例生存时间资料为小样本且含有删失时间，可采用乘积极限法估计生存率。乘积的含义：生存率等于生存概率的乘积；极限的含义：寿命表法中时间区间长度趋近于 0。乘积极限法由 Kaplan 和 Meier 于 1958 年提出，又称 Kaplan-Meier 法。计算步骤如下：

（1）将生存时间（t_i）由小到大顺序排列，完全数据与删失数据相同者，删失数据排在完全数据的后面，见表 21-4 第（2）栏。

（2）列出时间区间 $[t_i, t_{i+1}]$ 上的死亡数 d_i 和删失数 c_i。见表 21-4 第（3）、（4）栏。

（3）计算期初例数，即恰在某一时刻 t_i 之前的生存人数 n_i。计算时应减去小于 t_i 的死亡数和删失数，$n_i = n_{i-1} - d_{i-1} - c_{i-1}$。见表 21-4 第（5）栏。

（4）计算死亡概率 q_i 和生存概率 p_i，见表 21-4 第（6）、（7）栏。

（5）计算生存率 $\hat{S}(t_i)$，见表 21-4 第（8）栏。膀胱肿瘤小于 3.0 cm 患者 14 个月生存率为 92.86%，19 个月生存率为 85.72%，以此类推。注意生存率在删失时间处不做变化，删失时间的影响只体现在期初例数的计算上。

表 21 –4 膀胱肿瘤小于 3.0 cm 组生存率计算表

序号 i (1)	时间（月）t_i (2)	死亡数 d_i (3)	删失数 c_i (4)	期初例数 n_i (5)	死亡概率 q_i (6)	生存概率 p_i (7)	生存率 $\hat{S}(t_i)$ (8)	生存率标准误 $SE[\hat{S}(t_i)]$ (9)
1	14	1	0	14	1/14 = 0.071 4	0.928 6	0.928 6	0.068 8
2	19	1	0	13	1/13 = 0.076 9	0.923 1	0.928 6 × 0.923 1 = 0.857 2	0.093 5
3	26	1	0	12	1/12 = 0.083 3	0.916 7	0.857 2 × 0.916 7 = 0.785 8	0.109 7
4	28	1	0	11	1/11 = 0.090 9	0.909 1	0.785 8 × 0.909 1 = 0.714 4	0.120 7
5	29	1	0	10	1/10 = 0.100 0	0.900 0	0.714 4 × 0.900 0 = 0.642 9	0.128 1
6	32	1	0	9	1/9 = 0.111 1	0.888 9	0.642 9 × 0.888 9 = 0.571 5	0.132 3
7	36	1	0	8	1/8 = 0.125 0	0.875 0	0.571 5 × 0.875 0 = 0.500 1	0.133 6
8	40	1	0	7	1/7 = 0.142 9	0.857 1	0.500 1 × 0.857 1 = 0.428 6	0.132 3
9	42	1	0	6	1/6 = 0.166 7	0.833 3	0.428 6 × 0.833 3 = 0.357 1	0.128 1
10	44$^+$	0	1	5	0/5 = 0.000 0	1.000 0	0.357 1 × 1.000 0 = 0.357 1	0.128 1
11	45	1	0	4	1/4 = 0.250 0	0.750 0	0.357 1 × 0.750 0 = 0.267 8	0.123 3
12	53$^+$	0	1	3	0/3 = 0.000 0	1.000 0	0.267 8 × 1.000 0 = 0.267 8	0.123 3
13	54	1	0	2	1/2 = 0.500 0	0.500 0	0.267 8 × 0.500 0 = 0.133 9	0.113 0
14	59$^+$	0	1	1	0/1 = 0.000 0	1.000 0	0.133 9 × 1.000 0 = 0.133 9	0.113 0

　　乘积极限法生存曲线为阶梯形曲线。肿瘤小于 3.0 cm 和肿瘤大于或等于 3.0 cm 组（计算表略）生存曲线见图 21 –3。分析时应注意曲线的高度和下降的坡度。平缓的生存曲线表示高生存率或较长生存期，如图 21 –3 中的肿瘤小于 3.0 cm 组；陡峭的生存曲线表示低生存率或较短生存期，如图 21 –3 中的肿瘤大于或等于 3.0 cm 组。两组的风险曲线见图 21 –4，随时间延长两组死亡风险均逐渐增加，且肿瘤大于或等于 3.0 cm 组死亡风险更大。

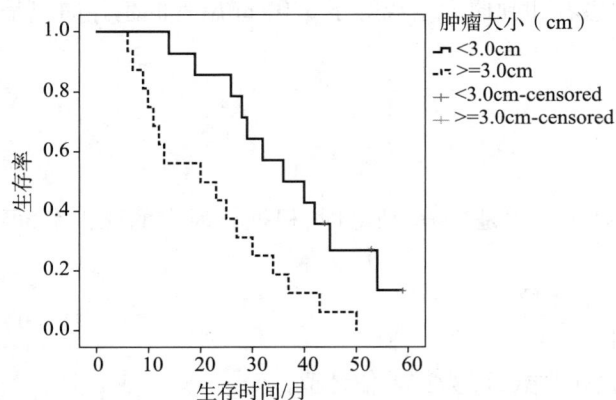

图 21 –3　肿瘤 < 3.0 cm 组和肿瘤 ≥ 3.0 cm 组生存曲线

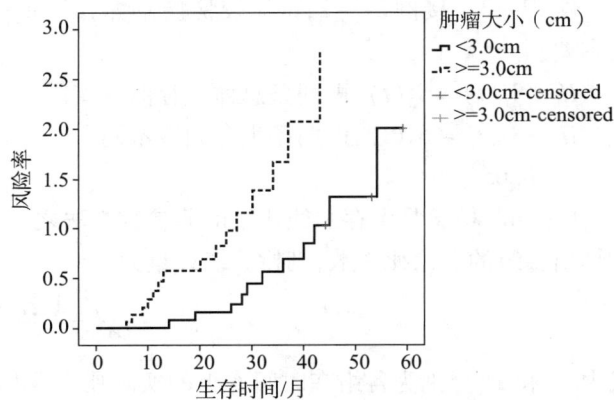

图 21 –4　肿瘤 < 3.0 cm 组和肿瘤 ≥ 3.0 cm 组风险曲线

　　中位生存期（median survival time）又称半数生存期，表示恰有 50% 的个体尚存活的时间。中位生存期越长，表示疾病的预后越好，反之，预后越差。生存曲线纵轴生存率为 50% 时所对应横轴生存时间即中位生存期。从图 21 –3 中可以直观地看出，肿瘤 < 3.0 cm 组和肿瘤 ≥ 3.0 cm 组的中位生存期大约为 36（月）和

20（月）。利用线性内插法可以得到更精确的数值,其计算是找到与生存率50%相邻的上、下两个生存率及其生存时间,利用线性比例关系求解中位生存期。

21.2.3 生存率的区间估计

从样本资料计算出的生存率$\hat{S}(t_i)$是总体生存率的点估计值,可据此进行总体生存率的区间估计。Greenwood 生存率标准误近似计算公式为

$$SE[\hat{S}(t_i)] = \hat{S}(t_i)\sqrt{\sum_{t_j \leqslant t_i}\frac{d_j}{n_j(n_j - d_j)}} \qquad (21-7)$$

假定生存率近似服从正态分布,则总体生存率的$(1-\alpha)$置信区间为

$$\hat{S}(t_i) \pm Z_{\alpha/2} \cdot SE[\hat{S}(t_i)] \qquad (21-8)$$

式中$Z_{\alpha/2}$取双尾α对应的Z值,当$\alpha = 0.05$时,$Z_{0.05/2} = 1.96$。表21-4资料中$\hat{S}(t_4)$的标准误为

$$SE[\hat{S}(t_4)] = 0.7144 \times \sqrt{\frac{1}{14 \times 13} + \frac{1}{13 \times 12} + \frac{1}{12 \times 11} + \frac{1}{11 \times 10}} = 0.1207$$

其总体生存率95%置信区间为$0.7144 \pm 1.96 \times 0.1207 = (0.4778, 0.9509)$。

21.3 生存曲线比较

图21-3中,仅凭目测,肿瘤小于3.0 cm组生存率高于肿瘤大于或等于3.0 cm组,但两组生存曲线差别有无统计学意义仍需通过假设检验来回答。两组或多组生存曲线比较是生存分析的主要内容之一,若采用第7章两组或多组比较的χ^2检验,笼统地以最后结果（死亡与否）作为检验依据,而不考虑每个观察对象生存时间的长短,显然过于粗糙。专门用于生存曲线比较的假设检验方法有 log-rank 检验和 Breslow 检验等,与普通χ^2检验不同之处是 log-rank 检验和 Breslow 检验能充分利用生存时间（包括删失数据）,而且能对各组的生存率作整体比较,因此在实际工作中应用较多。

21.3.1 log-rank 检验

例21-3 接例21-2,试比较膀胱肿瘤小于3.0 cm 患者和肿瘤大于或等于3.0 cm 患者的生存曲线是否有差别。

$H_0: S_1(t) = S_2(t)$,即两条总体生存曲线相同。

$H_1: S_1(t) \neq S_2(t)$,即两条生存曲线不同。

$\alpha = 0.05$

log-rank 检验是生存曲线比较的非参数方法之一,其基本思想是当H_0成立时,根据t_i时点的死亡率,可计算出各组的理论死亡数,则检验统计量为

$$\chi^2 = \frac{[\sum(d_{gi} - T_{gi})]^2}{\sum V_{gi}} \qquad (21-9)$$

式中d_{gi}和T_{gi}分别为各组在时间t_i上的实际死亡数和理论死亡数,V_{gi}为方差估计值,

$$V_{gi} = \frac{n_{gi}(n_i - n_{gi})(n_i - d_i)d_i}{n_i^2(n_i - 1)} \qquad (21-10)$$

H_0为真时,实际死亡数和理论死亡数应该比较接近,χ^2值比较小;H_0非真时,实际死亡数和理论死亡数相差相对比较大,χ^2值相对比较大。检验统计量χ^2服从自由度为（组数-1）的χ^2分布,故可按相应自由度查χ^2界值表得到P值,作出推断结论。

例 21 - 3 两条生存曲线比较步骤如下：

（1）将两组资料统一按生存时间（t_i）由小到大排序，见表 21 - 5 第（2）栏。注意：排序时删失数据的处理同前。

表 21 - 5 肿瘤 < 3.0 cm 和肿瘤 ≥ 3.0 cm 组生存曲线比较的 log-rank 检验计算表

序号 i (1)	时间（月） t_i (2)	肿瘤 < 3.0 cm 组				肿瘤 ≥ 3.0 cm 组				合计	
		n_{1i} (3)	d_{1i} (4)	T_{1i} (5)	V_{1i} (6)	n_{2i} (7)	d_{2i} (8)	T_{2i} (9)	V_{2i} (10)	n_i (11)	d_i (12)
1	6	14	0	0.466 7	0.248 9	16	1	0.533 3	0.248 9	30	1
2	7	14	0	0.482 7	0.249 7	15	1	0.517 2	0.249 7	29	1
3	9	14	0	0.500 0	0.250 0	14	1	0.500 0	0.250 0	28	1
…											
合计	—	—	11	17.541 6	5.806 4	—	16	9.458 4	5.806 4	—	27

（2）分别列出各组在时间 t_i 上的期初例数 n_{gi} 和死亡数 d_{gi}，见表 21 - 5 第（3）、（4）及（7）、（8）栏。两组合计的期初例数 n_i 和死亡数 d_i 见表 21 - 5 第（11）、（12）栏。

（3）计算各组在时间 t_i 上的理论死亡数 T_{gi}，计算公式同第 7 章理论频数的计算。

$$T_{gi} = n_{gi} \frac{d_i}{n_i} \tag{21 - 11}$$

各时间 t_i 上都对应一个四格表，以第一个时间 6（月）为例，见表 21 - 6。

表 21 - 6 log-rank 检验理论频数计算表示例

组别	死亡数	未死亡数	合计
肿瘤 < 3.0 cm 组	0	14	14
肿瘤 ≥ 3.0 cm 组	1	15	16
合计	1	29	30

肿瘤 < 3.0 cm 组理论死亡数 = 14 × 1/30 = 0.466 7；肿瘤 ≥ 3.0 cm 组理论死亡数 = 16 × 1/30 = 0.533 3。各组在时间 t_i 上的理论死亡数计算结果见表 21 - 5 第（5）、（9）栏。

（4）计算各组合计的实际死亡数与理论死亡数。肿瘤 < 3.0 cm 组实际死亡数 $A_1 = 11$，理论死亡数 $T_1 = 17.541 6$；肿瘤 ≥ 3.0 cm 组 $A_2 = 16$，$T_2 = 9.458 4$。注意：$A_1 + A_2 = T_1 + T_2 = 27$，可用来核对计算。方差估计 V_{gi} 见表 21 - 5 第（6）栏和第（10）栏，两栏合计处 $V_1 = V_2 = 5.806 4$。

（5）代入式（21 - 9）计算 χ^2 统计量。

$$\chi^2 = \frac{(11 - 17.541 6)^2}{5.806 4} = \frac{(16 - 9.458 4)^2}{5.806 4} = 7.369 \qquad \nu = 1$$

查 χ^2 界值表得，$0.005 < P < 0.010$，按 $\alpha = 0.05$ 水准，拒绝 H_0，接受 H_1，可认为两条生存曲线不同，且肿瘤 < 3.0 cm 组的生存率高于肿瘤 ≥ 3.0 cm 组的生存率。

21.3.2 Breslow 检验

Breslow 检验又称 Wilcoxon 检验，其 χ^2 统计量计算公式为

$$\chi^2 = \frac{\left[\sum w_i (d_{gi} - T_{gi})\right]^2}{\sum w_i^2 V_{gi}} \tag{21-12}$$

式中 d_{gi}、T_{gi} 和 V_{gi} 意义同前，w_i 为权重。Breslow 检验取 $w_i = n_i$，log-rank 检验可看作 $w_i = 1$。n_i 通常逐渐减小，所以 Breslow 检验赋予组间死亡的近期差别较大的权重，即对近期差异敏感；而 log-rank 检验赋予组间死亡的远期差别较大的权重，即对远期差异敏感。

例 21-3 采用 Breslow 检验，$\chi^2 = 7.631$，$0.005 < P < 0.010$，结论同 log-rank 检验。

21.3.3　应用注意事项

（1）log-rank 检验和 Breslow 检验也适用于寿命表资料及多组生存曲线的比较。如果时间区间足够小，使得每个区间死亡数 $d_{gi} \leqslant 1$，则对 H_0 的检验仅依赖于死亡出现的位次，而不依赖于死亡出现的时间。因此 log-rank 统计量是一个基于秩（rank）的检验统计量，log-rank 检验也由此得名。

（2）实际死亡数 A 与理论死亡数 T 之比称为相对死亡比（relative death ratio），则相对危险度（relative risk，RR）估计值为两组相对死亡比之比。

$$RR = \frac{A_1/T_1}{A_2/T_2} \tag{21-13}$$

如表 21-5 中，肿瘤 <3.0 cm 与肿瘤 $\geqslant 3.0$ cm 患者相比较，

$$RR = \frac{A_1/T_1}{A_2/T_2} = \frac{11/17.5416}{16/9.4584} = 0.37$$

即肿瘤 <3.0 cm 患者死亡风险是肿瘤 $\geqslant 3.0$ cm 患者死亡风险的 37%；反之，肿瘤 $\geqslant 3.0$ cm 患者对肿瘤 <3.0 cm 患者的 $RR = 1/0.37 = 2.69$，即肿瘤 $\geqslant 3.0$ cm 患者死亡风险是肿瘤 <3.0 cm 患者死亡风险的 2.69 倍。

（3）log-rank 检验属单因素分析方法，应用条件是除比较因素外，影响生存率的其他因素组间均衡可比，否则应校正各因素的影响，可采用下面介绍的 Cox 比例风险回归模型。

21.4　Cox 比例风险回归模型

本书第 19、20 章介绍了影响因素分析的多重线性回归和 logistic 回归。生存时间不服从正态分布，且可能含有删失数据，以上特点使得多重线性回归无能为力。logistic 回归虽然是以生存结局为因变量，但仅考虑了结局（死亡或生存），未考虑出现该结局的时间长短，无论死亡发生在随访早期或晚期，对他们的处理均相同，而且，logistic 回归不能充分利用删失时间所提供的不完全信息。

对生存资料的多因素分析，目前最常用的是 Cox 比例风险回归模型（Cox proportional hazards regression model），简称 Cox 回归。该模型可分析众多因素对含删失的生存时间的影响，且不要求生存时间服从特定的分布类型。基于上述优越性，该模型自英国统计学家 D. R. Cox 于 1972 年提出以来，在医学随访研究中得到了广泛的应用。

21.4.1　Cox 回归

21.4.1.1　模型结构

Cox 回归模型为

$$h(t) = h_0(t) e^{\beta_1 X_1 + \beta_2 X_2 + \cdots + \beta_m X_m}$$

或

$$h(t) = h_0(t) \exp(\beta_1 X_1 + \beta_2 X_2 + \cdots + \beta_m X_m) \tag{21-14}$$

式中 $X_1, X_2, \cdots, X_m$ 为自变量或影响因素，一般包括研究开始时个体的年龄、性别、临床及生化指标等；$h(t)$ 为具有自变量 $X_1, X_2, \cdots, X_m$ 的个体在 t 时刻的风险率；$h_0(t)$ 为 t 的未知函数，即 $X_1 = X_2 = \cdots = X_m = 0$ 时 t 时

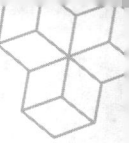

刻的风险率,称为基准风险函数(baseline hazard function);$\beta_1,\beta_2,\cdots,\beta_m$ 为各自变量所对应的回归系数,需由样本资料作出估计。

式(21-14)称为比例风险模型(proportional hazards model),假定个体在 t 时刻的风险率为两个因子的乘积:第一个因子为基准风险率 $h_0(t)$,第二个因子为以 m 个自变量与相应回归系数的线性组合为指数的指数函数。Cox 模型对第一个因子不作任何假定,第二个因子却具有"乘法"的参数形式,故实属半参数乘法模型(semi-parametric multiplicative model),这一特点使得它在解决问题时兼具灵活性和稳健性。

21.4.1.2 比例风险假定

基于式(21-14),任两个体 a 和 b 的风险比(hazard ratio,HR)为

$$HR = \frac{h_a(t)}{h_b(t)} = \frac{h_0(t)\exp(\beta_1 X_{a1}+\beta_2 X_{a2}+\cdots+\beta_m X_{am})}{h_0(t)\exp(\beta_1 X_{b1}+\beta_2 X_{b2}+\cdots+\beta_m X_{bm})}$$

$$= \exp[\beta_1(X_{a1}-X_{b1})+\beta_2(X_{a2}-X_{b2})+\cdots+\beta_m(X_{am}-X_{bm})] \tag{21-15}$$

该比值 HR 与 $H_0(t)$ 无关,在时间 t 上为常数,即模型中自变量的效应不随时间而改变,故称为比例风险假定(assumption of proportional hazard),简称 PH 假定。

式(21-15)又可表示为

$$\ln HR = \ln h_a(t) - \ln h_b(t)$$

$$= \beta_1(X_{a1}-X_{b1})+\beta_2(X_{a2}-X_{b2})+\cdots+\beta_m(X_{am}-X_{bm}) \tag{21-16}$$

即随着时间的推移,两个个体风险率的对数应严格平行。

21.4.1.3 参数解释

式(21-16)中,左边为风险比的自然对数,右边为自变量的变化量与相应回归系数的线性组合。故 $\beta_j(j=1,2,\cdots,m)$ 的实际意义是:在其他自变量不变条件下,变量 X_j 每增加一个单位所引起的风险比 HR 的自然对数,即

$$\ln HR_j = \beta_j, HR_j = \exp(\beta_j) \tag{21-17}$$

当 $\beta_j>0$ 时,$HR_j>1$,说明 X_j 增加时,风险率增加,即 X_j 为危险因素;当 $\beta_j<0$ 时,$HR_j<1$,说明 X_j 增加时,风险率下降,即 X_j 为保护因素;当 $\beta_j=0$ 时,$HR_j=1$,说明 X_j 增加时,风险率不变,即 X_j 为无关因素。

21.4.1.4 参数估计与假设检验

回归系数 $\beta_1,\beta_2,\cdots,\beta_m$ 的估计需借助偏似然(partial likelihood)理论。Cox 回归的似然函数可分解为两部分:第 1 部分与 $h_0(t)$ 和 β 有关,第 2 部分只与 β 有关。偏似然估计只考虑第 2 部分,令第 2 部分最大,得到回归系数估计值,称之为偏似然估计(partial likelihood estimate,PLE)。偏似然估计的最大优点是不需确定 $h_0(t)$ 的形式就能估计回归系数 β,另一特性是估计值仅与生存时间的排序有关,与生存时间的数值大小无关。后一特性意味着生存时间的单调变换,如对生存时间加一个常数、乘以一个常数或取对数,都不会改变回归系数的估计值。

记回归系数 $\beta_1,\beta_2,\cdots,\beta_m$ 的估计值为 $b_1,b_2,\cdots,b_m$,相应的标准差为 $S_{b_1},S_{b_2},\cdots,S_{b_m}$,$\beta_j$ 的 95% 置信区间估计公式为

$$\beta_j : b_j \pm Z_{0.05/2} S_{b_j} \tag{21-18}$$

HR 的 95% 置信区间估计公式为

$$HR : \exp(b_j \pm Z_{0.05/2} S_{b_j}) \tag{21-19}$$

类似于 logistic 回归,常用的假设检验方法有两种:一是似然比检验,常用于模型中不重要变量的剔除和新变量的引入,以及包含不同变量数的模型间的比较;二是 Wald 检验,常用于模型中不重要变量的剔除,或者某个变量是否有统计学意义。以上两种检验方法的统计量均为 χ^2,自由度为模型中待检验的参数个数。

21.4.2 实例分析

类似于多重线性回归和 logistic 回归,Cox 回归变量筛选的算法主要有前进法(forward)、后退法(backward)和逐步法(stepwise),检验水准 α 可取 0.10 或 0.15(变量数较少或探索性研究)、0.05 或 0.01(变量数较多或证实性研究)等。多因素 Cox 回归分析可以在其他因素保持不变的情形下,考察某个或某些因素对生存时间的影响,具体用途包括以下三个方面。

21.4.2.1 影响因素分析

例 21 - 4 按表 21 - 2 数据,试进行膀胱肿瘤患者预后的影响因素分析。

对表 21 - 2 数据,4 个变量经 forward 筛选,$\alpha_{引入}=0.05$,$\alpha_{剔除}=0.10$,Cox 回归分析结果见表 21 - 7。

表 21 - 7　30 例膀胱肿瘤患者多变量 Cox 回归分析结果

变量	b	$SE(b)$	Wald χ^2	P	HR	HR 95% CI	标准化 b
grade	1.680	0.382	19.385	<0.001	5.367	(2.540, 11.340)	1.419
size	1.078	0.460	5.493	0.019	2.939	(1.193, 7.242)	0.546
relapse	0.979	0.460	4.525	0.033	2.662	(1.080, 6.560)	0.498

表 21 - 7 结果显示:肿瘤分级、肿瘤大小和是否复发为膀胱肿瘤患者预后的独立影响因素。肿瘤分级、肿瘤大小和是否复发的回归系数为正值,提示这三个因素均为膀胱肿瘤患者死亡危险因素。肿瘤大小相同,无论是在复发病人中还是在未复发病人中,肿瘤分级每增加 1 级,死亡风险增加到 5.367 倍;肿瘤分级相同,是否复发情况相同时,肿瘤大于或等于 3.0 cm 者死亡风险是肿瘤小于 3.0 cm 者死亡风险的 2.939 倍;肿瘤分级相同,肿瘤大小也相同者,肿瘤复发者死亡风险是未复发者的 2.662 倍。

可通过标准化回归系数比较三个因素的影响大小。标准化回归系数的计算公式为

$$b'_j = b_j \cdot S_j \qquad j = 1, 2, \cdots, m \tag{21-20}$$

式中 S_j 为自变量 X_j 的标准差。由表 21 - 7 最后一列标准化回归系数的绝对值可知,三个因素的影响从大到小排序,依次为肿瘤分级、肿瘤大小和是否复发。

21.4.2.2 多因素生存预测

由 Cox 回归分析结果得出风险率的表达式为

$$h(t) = h_0(t) \exp(1.680 \times \text{grade} + 1.078 \times \text{size} + 0.979 \times \text{relapse})$$

若表达式右边指数部分取值越大,则风险率 $h(t)$ 越大,预后越差。线性组合的取值称为预后指数(prognostic index, PI)。

例 21 - 4 的预后指数为

$$PI = 1.680 \times \text{grade} + 1.078 \times \text{size} + 0.979 \times \text{relapse}$$

例如,1 号患者 grade = 1,size = 0,relapse = 0,则预后指数 $PI = 1.680 \times 1 + 1.078 \times 0 + 0.979 \times 0 = 1.680$;3 号患者,grade = 2,size = 0,relapse = 1,则预后指数 $PI = 1.680 \times 2 + 1.078 \times 0 + 0.979 \times 1 = 4.339$。30 例膀胱肿瘤患者的预后指数 PI 见表 21 - 2 第(10)栏。可按预后指数的百分位数将观察对象分成若干组(2~5 组),如低危组、中危组和高危组,以考察预后指数范围不同时,其预后的差异,对制定合理的个体化治疗方案,正确指导病人的治疗,提高生存率有指导意义。

具有自变量 $X_1, X_2, \cdots, X_m$ 的个体在 t 时刻的生存率可由下式估计

$$\hat{S}(t) = \left[\hat{S}_0(t)\right]^{\exp(\sum b_j X_j)} \tag{21-21}$$

式中 $\hat{S}_0(t)$ 为基准生存率,可采用 Breslow 估计,

$$\hat{S}_0(t) = \exp\left[-H_0(t)\right] \tag{21-22}$$

$$\hat{H}_0(t) = \sum_{t_{(i)} \leqslant t} \frac{d_i}{\sum_{i \in R_i} \exp\left(\sum b_j X_j\right)} \tag{21-23}$$

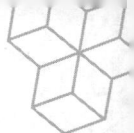

式中 $t_{(i)}$ 为排序后第 i 个完全生存时间, d_i 为 t_i 处死亡数, R_i 为 t_i 处风险集。例 21 - 4 中 30 例患者所对应生存时间的生存率见表 21 - 2 第(11)栏。如 1 号患者,肿瘤分级 I 级,肿瘤 < 3.0 cm,未复发,59 个月生存率 25.6%;3 号患者,肿瘤分级 II 级,肿瘤 < 3.0 cm,复发,44 个月生存率 1.8%。

21.4.2.3　校正混杂因素后的组间比较

按表 21 - 2 数据,若分析的目的是为探讨预后与肿瘤大小(size)的关系,比较不同肿瘤大小的生存率是否有差别可采用 log-rank 检验或单因素 Cox 回归,但前提是其他影响生存率的因素如年龄(age)、肿瘤分级(grade)和是否复发(relapse)在不同肿瘤大小间应均衡,若这些因素不均衡,需借助 Cox 回归校正这些因素的影响。方法是将 size 作为强制引入变量,在此基础上,筛选因素 age、grade 和 relapse,根据 Cox 回归变量筛选结果分析 size 与预后的关系。

21.4.3　PH 假定的考察

Cox 模型的基本假定是比例风险假定(PH 假定),只有在满足该假定的前提下,基于此模型的分析和预测才是有效的。检查某自变量是否满足 PH 假定,最简单的方法是观察按该变量分组的 Kaplan-Meier 生存曲线,若生存曲线明显交叉,则提示不满足 PH 假定。建议绘制按该变量分组的 $\ln[-\ln \hat{S}(t)]$ 对生存时间 t 的图,曲线应大致平行或等距。

表 21 - 2 数据中,以肿瘤大小为例, $\ln[-\ln \hat{S}(t)]$ 对 t 的曲线见图 21 - 5,图中曲线大致平行,说明该变量基本满足 PH 假定。

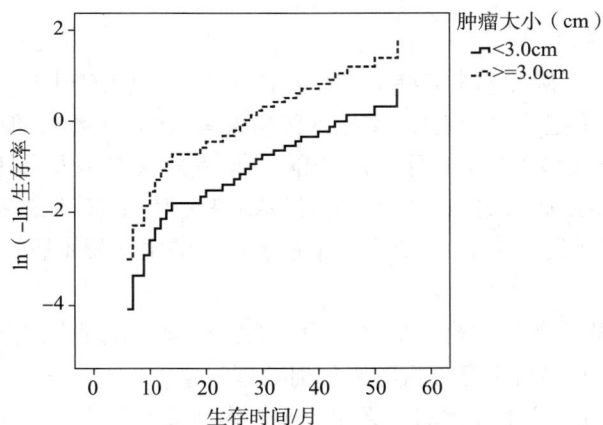

图 21 - 5　膀胱肿瘤数据中肿瘤大小的 $\ln[-\ln \hat{S}(t)]$ 对 t 的曲线

21.5　结果报告

(1) 一般统计描述:主要报告生存分析的目的、观察起点和终点事件、删失定义、例数(包括总例数、终点事件发生数、删失数)、随访时间(范围及其平均值)。

(2) 生存率估计:主要报告生存率估计方法、生存曲线(最好加上期初例数)、中位生存期及其置信区间、某特定时间生存率点估计及其置信区间。

(3) 生存曲线比较:主要报告生存曲线、生存曲线比较方法、检验统计量及其 P 值。

(4) 影响因素分析:主要报告回归分析方法、变量筛选方法、检验水准 α、各变量 HR 及其置信区间和 P 值、PH 假定考察方法及其结果。

以下中英文报告为表 21 - 2 数据膀胱肿瘤 < 3.0 cm 和肿瘤 ≥ 3.0 cm 患者生存率估计、两组生存曲线比较以及 Cox 回归影响因素分析结果。

图 21 - 3 为肿瘤小于 3.0 cm 与肿瘤大于或等于 3.0 cm 组的 Kaplan-Meier 生存率估计结果,两组中位生存期分别为 36 个月和 20 个月。两条生存曲线差别有统计学意义,且肿瘤小于 3.0 cm 患者生存率高于肿瘤大于或等于 3.0 cm 患者(log-rank 检验 $\chi^2 = 7.369, P = 0.007$)。

Figure 21 - 3 presents the Kaplan-Meier estimates for group with tumor size less than 3.0 cm and group with tumor size greater than or equal to 3.0 cm. The median survival times for two groups were 36 months and 20 months, respectively. There were more deaths over time in the group with tumor size greater than or equal to 3.0 cm than that in the group with tumor size less than 3.0 cm (log-rank test chi-square = 7.369, P = 0.007).

多变量 Cox 比例风险回归分析表明肿瘤分级(hazard ratio, $HR = 5.367, 95\%$ CI: 2.540, 11.340, $P < 0.001$)、肿瘤大小($HR = 2.939, 95\%$ CI: 1.193, 7.242, $P = 0.019$)以及是否复发($HR = 2.662, 95\%$ CI: 1.080, 6.560, $P = 0.033$)与死亡有关(表 21 - 7)。

Multivariate Cox proportional hazards regression analysis indicated that tumor grade(hazard ratio, HR = 5.367; 95% CI: 2.540, 11.340; P < 0.001), tumor size(HR = 2.939; 95% CI: 1.193, 7.242; P = 0.019) and relapse(HR = 2.662; 95% CI: 1.080, 6.560; P = 0.033)could be the predictors for death(Table 21 - 7).

21.6　案例辨析

案例 21 - 1　某医师收集 30 例肺癌术后病人的生存情况,有 1 例由于电话和地址错误无法随访到病人,他设计了以下几种处理方法:①把该病例去掉;②把该例病人写入 SPSS 数据,但末次随访时间空白,让 SPSS 自动去分析;③因为某一天(比如 2016 年 9 月 1 日)想随访该例病人但是没有随访到,所以将末次随访时间写为该日期。另欲分析肺癌术后病人的中位生存期,计算结果为 10 个月,但是检查原始数据发现,生存时间为 10 个月的这个病人一直存活到随访结束,似乎与中位生存期的定义相矛盾。

请问:

(1) 该医师对这例失访病人的处理是否恰当? 为什么? 正确的处理方法是什么?

(2) 另有 1 例病人死于脑梗死,生存分析时应如何处理?

(3) 该医师的发现是否与中位生存期的定义相矛盾? 为什么?

案例 21 - 2　评价 A、B 两种治疗方案对某病的治疗效果,A 组(group = 0)12 人,B 组(group = 1)13 人。病人分组后检查其肾功能(kidney),功能正常者记为 0,异常者记为 1。治疗后生存时间为 time(天),生存结局 status = 0 表示删失,status = 1 表示死亡。原始数据见表 21 - 8。

甲医师以生存结局为观察指标,整理得 A、B 两组死亡情况见表 21 - 9。考虑到例数较少,采用 Fisher 确切概率法,得 P = 0.097 > 0.05,说明两种治疗方法疗效差别无统计学意义。

乙医师以生存时间为观察指标,考虑到肾功能是否异常为可能混杂因素,采用多重线性回归进行校正混杂因素后的组间生存时间比较,结果见表 21 - 10。说明校正肾功能是否异常后,两种治疗方法疗效差别无统计学意义,与甲医师的结论一致。

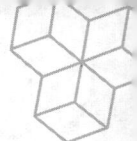

表 21 - 8　25 例某病患者两种治疗方法的生存情况

No.	group	kidney	time	status	No.	group	kidney	time	status
1	0	1	8	1	13	1	0	180	1
2	0	0	852	0	14	1	0	632	1
3	0	1	52	1	15	1	0	2 240	0
4	0	0	220	1	16	1	0	195	1
5	0	1	63	1	17	1	0	76	1
6	0	0	8	1	18	1	0	70	1
7	0	0	1 976	0	19	1	1	13	1
8	0	0	1 296	0	20	1	1	23	1
9	0	0	1 460	0	21	1	0	1 296	1
10	0	1	63	1	22	1	0	210	1
11	0	0	1 328	0	23	1	0	700	1
12	0	0	365	0	24	1	1	18	1
					25	1	0	1 990	0

表 21 - 9　两种治疗方法疗效比较

分组	死亡数	未死亡数	合计	死亡率（%）
A	6	6	12	50. 0
B	11	2	13	84. 6
合计	17	8	25	68. 0

表 21 - 10　25 例某病患者多重线性回归分析结果

变量	b	$SE(b)$	t	P
constant	914. 817	211. 229	4. 331	<0. 000 1
group	− 137. 271	261. 838	− 0. 524	0. 605
kidney	− 821. 701	291. 346	− 2. 820	0. 010

请问：

（1）甲医师和乙医师所采用的统计分析方法是否恰当？为什么？

（2）针对原始数据和研究目的,给出正确的分析方法并说明理由。

21.7　电脑实验

常用生存分析方法及其 SPSS 过程见表 21 – 11。

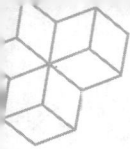

表 21 – 11 常用生存分析方法及 SPSS 过程

研究目的	单因素分析方法及 SPSS 过程	多因素分析方法及 SPSS 过程
生存率估计	乘积极限法（Kaplan-Meier 过程） 寿命表法（Life Tables 过程）	Cox 比例风险回归模型 （Cox Regression 过程）
生存曲线比较或影响因素分析	log-rank 检验（Kaplan-Meier 过程） Breslow 检验（Kaplan-Meier 过程）	Cox 比例风险回归模型 （Cox Regression 过程）

实验 21 – 1 生存率寿命表法估计

熟悉调用 SPSS 的 Life Tables 过程进行生存率的寿命表法估计，读取生存率及其标准误，观察生存曲线和风险曲线。

实验 21 – 2 生存率 Kaplan-Meier 估计及其生存曲线比较

熟悉调用 SPSS 的 Kaplan-Meier 过程，读取生存率及其标准误，中位生存期的点估计及其置信区间，生存曲线比较的 log-rank 检验和 Breslow 检验统计量及其 P 值，观察生存曲线和风险曲线。

实验 21 – 3 Cox 回归

熟悉调用 SPSS 的 Cox Regression 过程进行自变量的筛选和 Cox 回归模型的拟合，读取并解释各变量的 HR 及其 95% 置信区间估计。

21.8 常见疑问与小结

21.8.1 常见疑问

（1）估计生存率置信区间时，生存时间末端值对应的置信区间出现超出（0,1）范围时，如何处理？

生存率的置信区间可能会超出（0,1）范围，这是因为 $\hat{S}(t)$ 接近 0 或 1 时为非正态分布。为避免这种不合理情况的发生，可采用渐近正态分布对 $\hat{S}(t)$ 作变换：

$$\hat{\nu}(t) = \ln[-\ln \hat{S}(t)]$$

$$SE[\hat{\nu}(t)] = \frac{SE[\hat{S}(t)]}{\left| \ln \hat{S}(t) \right| \cdot \hat{S}(t)}$$

则 $\hat{S}(t)$ 的 95% 置信区间为

$$\hat{S}(t)^{\exp\{\pm 1.96 SE[\hat{\nu}(t)]\}}$$

（2）log-rank 检验用于整条生存曲线的比较，如何比较生存曲线某时间点处的生存率，如 2 年生存率或 3 年生存率？

比较两组某时间点处的生存率，可按两个率比较的正态近似法，公式如下：

$$Z = \frac{\hat{S}_1(t) - \hat{S}_2(t)}{\sqrt{SE^2[\hat{S}_1(t)] + SE^2[\hat{S}_2(t)]}}$$

例如例 21 – 2 算得肿瘤 <3.0 cm 组和肿瘤 ≥3.0 cm 组 2 年生存率分别为 0.857 1 和 0.437 5，标准误分别为 0.093 5 和 0.124 0，

$$Z = \frac{0.857 1 - 0.437 5}{\sqrt{0.093 5^2 + 0.124 0^2}} = 2.70$$

$P < 0.01$，两组间 2 年生存率差别有统计学意义。

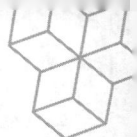

（3）多重线性回归、logistic 回归和 Cox 回归作为常用的多因素分析方法有哪些异同？

表 21 – 12　多重线性回归、logistic 回归和 Cox 回归的异同

	多重线性回归	logistic 回归	Cox 回归
因变量	连续变量	分类变量	二分类变量和生存时间
及分布	正态分布	二项分布	无特定要求
自变量	连续变量、分类变量	连续变量、分类变量	连续变量、分类变量
删失	不允许	不允许	允许
模型结构	$\mu_Y = \beta_0 + \sum \beta_j X_j$	$\mathrm{logit}(\pi) = \beta_0 + \sum \beta_j X_j$	$h(t) = h_0(t) \exp(\sum \beta_j X_j)$
变量筛选	前进法、后退法、逐步法	前进法、后退法、逐步法	前进法、后退法、逐步法
参数估计	最小二乘法	最大似然法	最大偏似然法
参数检验	F 检验，t 检验	似然比检验，Wald 检验	似然比检验，Wald 检验
参数解释	其他变量不变条件下，变量 X_j 每增加一个单位所引起的 Y 的平均改变量	其他变量不变条件下，变量 X_j 每增加一个单位所引起的优势比 OR 的自然对数	其他变量不变条件下，变量 X_j 每增加一个单位所引起的风险比 HR 的自然对数
应用	影响因素分析 校正混杂因素后的组间比较 预测（估计 Y）	影响因素分析 校正混杂因素后的组间比较 预测（估计 π）	影响因素分析 校正混杂因素后的组间比较 预测［估计 $S(t)$］

（4）Cox 回归对样本含量有什么要求？

利用 Cox 回归进行多因素分析要求样本含量足够大，经验估算方法是至少需要相当于自变量个数 10～15 倍的阳性结局事件数，更准确的估算请参阅本书第 15 章。

21.8.2　小结

（1）生存分析的主要特点是考虑了每个观察对象到出现某终点事件时所经历的时间。终点事件不限于死亡，可以是疾病的发生、某种处理（治疗）的反应、疾病的复发等。生存分析可用于生存率估计、生存曲线比较和影响因素分析。

（2）生存率的非参数估计法有寿命表法和乘积极限法。寿命表法适用于观察例数较多且生存时间按区间分组的情形，乘积极限法适用于有个体生存时间的小样本或大样本资料，两者均利用概率乘法定理计算生存率。

（3）log-rank 检验和 Breslow 检验是比较两条或多条生存曲线的非参数方法，前者对组间远期差异敏感，后者对组间近期差异敏感。

（4）Cox 比例风险回归模型属半参数乘法模型。Cox 回归可用于影响因素分析、多变量生存预测以及校正混杂因素后的组间比较。

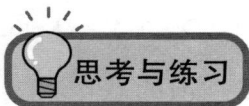

思考与练习

一、思考题

1．生存分析的主要用途及其统计学方法有哪些？

2. 生存率估计的寿命表法和乘积极限法是如何利用删失数据的?

3. Cox 回归与 logistic 回归都可用于临床研究中的预后分析,两者的主要区别何在?

4. Cox 回归中的 *HR* 表示什么? 如何解释 *HR* 的大小?

二、计算分析题

1. 手术治疗 100 例食管癌患者,术后 1、2、3 年的死亡数分别为 10、20、30,若无删失数据,试求各年生存概率及逐年生存率。

2. 42 例经药物诱导达部分缓解或完全缓解的儿童急性白血病临床试验,两组病人分别用安慰剂和巯嘌呤(6 - MP)治疗后的缓解时间见表 21 - 13。试估计两组病人生存率(实为缓解率)并比较两组生存率有无差别。

表 21 - 13　安慰剂和 6 - MP 治疗儿童急性白血病的缓解时间

组别	缓解时间(月)
安慰剂组:	1　1　2　2　3　4　4　5　5　8　8　8　8　11　11　12　12　15　17　22　23
6 - MP 组:	6　6　6　6^+　7　9^+　10　10^+　11^+　13　16　17^+　19^+　20^+　22　23　25^+　32^+　32^+　34^+　35^+

3. 表 21 - 14 是对 949 名卵巢癌病人的随访结果,时间区间均为 5 年。试估计生存率。

表 21 - 14　949 名卵巢癌病人的随访结果

诊断后年数	期内死亡数	期内删失数
0 ~	731	18
5 ~	52	16
10 ~	14	75
15 ~	10	33

4. 试将例 21 - 4 中肿瘤分级作为多分类变量,即分解为 2 个哑变量,Cox 回归结果与表 21 - 7 有何不同? 如何解释?

5. 试考察例 21 - 4 中其他三个变量是否满足 Cox 回归模型的 PH 假定。

(余红梅)

22 判别分析与分类树

在医学领域,医生根据患者的症状、体征及实验室检查的结果来判别患者所患疾病种类,疾病诊断就是一个分类问题。例如,根据糖尿病患者和健康人的症状、体征和实验室指标可以发现这两类人的区别;如果把这种区别表示成一个分类规则,就可依照此规则对新就诊的疑似糖尿病患者进行诊断。计算机专家诊断系统就是这样考虑的。

根据结局的类别数,有二分类和多分类两种分类问题。因为多个总体常常挤在一起,存在种种重叠现象,所以一般来说,多分类的判别效果往往不如二分类的判别效果好。为此,建议将多分类问题转化为多个二分类问题逐步进行。本章介绍二分类问题的判别分析和决策树方法。

22.1 判别分析的基本原理

判别分析(discriminate analysis)是用以确定个体所属类别的一种"有导师"的分类方法,它从一组"训练样本"(training sample)学习出规则,然后运用规则,根据观测到的某些指标对所研究的个体进行分类。

例22-1 某医生收集了25例冠心病病人与25例正常人的资料(表22-1),该医生拟通过这些信息来判断一个前来就诊的人是否患有冠心病。

表22-1 25例冠心病病人与25例正常人的有关资料

| 第1类(冠心病病人):$g=1$ | | | | | | | 第2类(正常人):$g=2$ | | | | | | |
| 编号 | 观察指标 | | | | | 判别函数值 | 判别分类 | 编号 | 观察指标 | | | | | 判别函数值 | 判别分类 |
	X_1	X_2	X_3	X_4	X_5				X_1	X_2	X_3	X_4	X_5		
1	61	23	5.1	1.0	5.2	1.171 9	1	1	63	13	4.0	0.5	4.6	−1.921 2	0
2	66	17	6.1	2.3	5.6	0.129 6	1	2	55	17	5.1	1.4	5.6	−0.474 8	0
3	64	25	5.3	0.6	5.7	2.128 6	1	3	64	14	5.6	1.1	6.1	−0.504 2	0
4	73	19	4.8	1.5	5.9	0.609 9	1	4	59	16	4.6	0.6	6.0	−0.506 0	0
5	59	19	7.6	2.8	6.1	1.123 6	1	5	40	16	3.3	0.8	5.6	−1.835 1	0
6	66	19	5.8	1.6	5.1	0.444 7	1	6	59	20	6.0	2.0	4.7	0.326 4	1
7	55	19	4.7	0.5	5.3	−0.086 4	0	7	56	13	3.5	1.1	4.7	−2.410 3	0
8	47	16	4.3	1.6	4.8	−1.661 1	0	8	53	18	5.4	0.5	4.8	−0.328 6	0
9	83	23	4.1	1.5	4.7	1.211 4	1	9	57	13	4.7	0.6	5.4	−1.539 7	0
10	81	17	4.9	1.1	5.1	0.148 3	1	10	45	15	4.8	0.4	4.4	−1.807 8	0
11	73	24	5.8	1.7	5.0	1.901 4	1	11	60	16	4.0	1.1	5.3	−1.073 0	0
12	76	23	5.1	1.8	5.5	1.645 6	1	12	60	20	4.3	1.0	4.9	−0.067 7	0
13	66	24	5.8	0.9	5.4	1.966 2	1	13	70	18	5.0	3.9	6.5	0.166 2	1

	第 1 类（冠心病病人）: $g=1$							第 2 类（正常人）: $g=2$						
编号	观察指标					判别函数值	判别分类	编号	观察指标					判别函数值	判别分类
	X_1	X_2	X_3	X_4	X_5				X_1	X_2	X_3	X_4	X_5		
14	67	22	2.8	0.6	5.3	0.305 1	1	14	59	16	4.9	1.6	4.8	−1.030 7	0
15	70	22	5.7	1.0	5.3	1.487 0	1	15	72	16	4.8	1.7	4.9	−0.623 0	0
16	70	13	6.7	0.9	5.8	−0.213 2	0	16	58	20	4.0	1.0	4.0	−0.608 3	0
17	75	23	6.1	1.9	5.0	1.795 2	1	17	58	17	3.2	0.9	4.2	−1.600 6	0
18	71	16	4.7	1.1	9.3	1.147 2	1	18	41	16	5.6	3.9	6.2	−1.175 7	0
19	75	17	4.5	0.8	8.7	1.268 6	1	19	47	12	4.8	0.8	5.0	−2.275 7	0
20	66	23	5.0	0.9	4.9	1.193 8	1	20	62	19	3.5	0.6	4.7	−0.588 5	0
21	61	21	4.6	2.3	5.4	0.319 1	1	21	69	20	5.5	1.1	5.2	0.804 6	1
22	72	23	4.2	1.1	4.9	1.038 4	1	22	45	13	3.4	0.9	6.0	−2.261 3	0
23	63	19	5.1	0.9	5.6	0.384 9	1	23	61	17	4.2	0.6	5.2	−0.692 9	0
24	73	20	5.8	1.4	9.5	2.981 8	1	24	53	13	4.8	0.6	5.2	−1.709 8	0
25	58	20	3.4	1.7	5.3	−0.450 5	0	25	80	23	4.3	0.8	5.8	1.746 4	1

研究中共有五个指标，分别为 $X_1=$ 年龄，$X_2=$ 收缩压，$X_3=$ 胆固醇，$X_4=$ 三酰甘油，$X_5=$ 血糖。根据实测资料（训练样本）用判别分析方法可建立判别函数：

$$Y=0.290X_1+0.765X_2+0.360X_3-0.128X_4+0.446X_5 \tag{22-1}$$

并确定判别准则：将一个新样本的 5 个观察指标值代入上式，计算出该个体的 Y 值；若 $Y>0$，则将该个体判归冠心病患者一类；若 $Y<0$，将该个体判归正常人一类。

常用的判别分析方法有 Fisher 判别法和 Bayes 判别法。下面简单介绍这两种方法的基本思想。

22.2 两种判别分析方法简介

22.2.1 Fisher 判别法

设有两个类别，分别记为 $g=1$ 和 $g=2$。

二分类 Fisher 判别法的基本思想是：把两类 p 维数据投影到某一个方向，使得在该方向上，同类别的点尽可能靠拢，而不同类别的点尽可能分离，以便达到分类的目的。其操作步骤如下：

（1）按照"组间方差与组内方差之比最大"的准则，从已知分类的训练样本中解出 p 个特征值以及对应的特征向量，从而获得判别系数 $b_i(i=1,2,3,\cdots,p)$ 和线性判别函数

$$Y=b_1X_1+b_2X_2+\cdots b_pX_p \tag{22-2}$$

（2）确定分类的界值和分类规则。

（3）将每一个新样品的 $X_1,X_2,\cdots,X_p$ 代入判别函数，计算出 Y 值，与界值比较，判定新样品属于类别 $g=1$ 还是 $g=2$。

22.2.2 Bayes 判别法

二分类 Bayes 判别法的基本思想是：在满足"错判损失最小"准则的前提下，产生个体分属两个类别的概率公式；根据概率的大小判定新个体的归属。

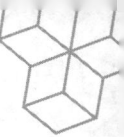

Bayes 判别法的分类函数形式为

$$Y_1 = C_{10} + C_{11}X_1 + C_{12}X_2 + \cdots C_{1p}X_p,$$

$$Y_2 = C_{20} + C_{21}X_1 + C_{22}X_2 + \cdots C_{2p}X_p. \tag{22-3}$$

其中,$C_{j0}, C_{j1}, C_{j2}, \cdots, C_{jp}(j = 1,2)$的数值可通过训练样本算得。分类函数建立后通常的判别准则为:将待判个体的$X_1, X_2, \cdots, X_p$观测值代入上式,分别计算出Y_1和Y_2的数值,若$Y_1 > Y_2$,则判属第 1 类;$Y_1 < Y_2$,则判属第 2 类;否则,随机判断。

如在所研究的总体中,任取一个个体,在对其特征毫无所知的情形下,该个体属于第j类的概率为q_j,则称它为属于第j类的先验概率(prior probability)。当考虑先验概率时,分类函数可定义为

$$Y_1 = C_{10} + C_{11}X_1 + C_{12}X_2 + \cdots C_{1p}X_p + \ln(q_1) \tag{22-4}$$

$$Y_2 = C_{20} + C_{21}X_1 + C_{22}X_2 + \cdots C_{2p}X_p + \ln(q_2)$$

若已知某个体各个指标$X_1, X_2, \cdots, X_p$的观测值为$x_1, x_2, \cdots, x_p$,则在该条件下,样品属于第j类的概率$P(j \mid x_1, x_2, \cdots, x_p)$称为后验概率(posterior probability)。后验概率的计算公式为

$$P(g = 1 \mid x_1, x_2, \cdots, x_p) = \frac{\exp(Y_1)}{\sum_{j=1}^{2} \exp(Y_j)}, P(g = 2 \mid x_1, x_2, \cdots, x_p) = \frac{\exp(Y_2)}{\sum_{j=1}^{2} \exp(Y_j)} \tag{22-5}$$

在已知某个体$X_1, X_2, \cdots, X_p$的观测值后,可用后验概率来描述该个体属于第j类的概率,依据概率的大小来判别类别。

22.3 二分法分类树

分类树是一种非线性的判别方法。它按照一定规则,逐层递归地引用变量,进行判别。与经典线性模型相比,分类树能产生直观的、易解释的树结构,且不必作出带约束性的参数假设。分类树方法作为经典统计学方法的补充或替代,被越来越广泛地运用在医学诊断研究中。

以下我们将按每次划分是一分为二还是一分为三,分别介绍二分法分类树和三分法分类树。

22.3.1 二分法分类树 CART

Classification and Regression Trees(CART)是由 Breiman 等于 1984 年提出的。该方法源于发展专家系统,用以帮助医生诊断病人是否患有心脏病。通常,医生根据患者的病史和临床表现,做一些重要而关键的检查后即可诊断;如尚不能确诊,则进一步检验,直到作出明确的诊断。CART 的树型分析过程与医生的临床诊断思维过程十分相似,由分类树(classification tree)和回归树(regression tree)两部分组成;分类树用于因变量是分类变量的问题,回归树则用于因变量是连续变量的问题。

CART 方法以自顶向下递归的方式来构建树模型。其结构类似一棵倒置的树,由主干和许多分支组成。在树中有许多结节,一般用圆形和矩形框表示,称为树结(tree node),其中圆形框表示非末端结点或内结点(internal node),矩形框用来表示末端结点(terminal node)。不同的情况下,树的层数会不一样。一般情况下,一棵树只有一个根结点,根结点也可以认为是一个内结点。每个内结点被按照一定的拆分规则一分为二,分成两个子结点,分别称为左子结和右子结。图 22-1 为一个树

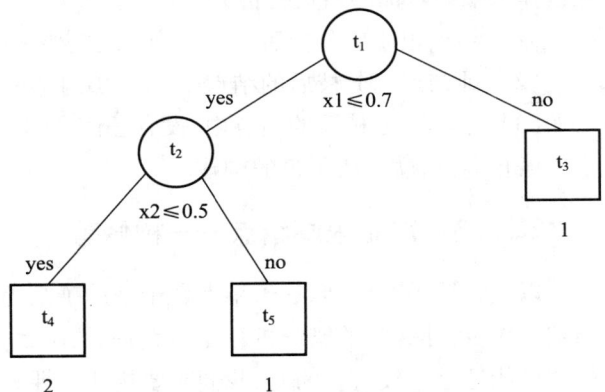

图 22-1 树结构示意图

结构的示意图。

构建分类树的具体过程较复杂,需要解决的核心问题主要有以下三个:

(1) 结点是什么? 即一棵树中哪些为内结点? 哪些为末端结点? 何为根结点、父结点和子结点? 也就是一棵树由哪些基本要素构成?

(2) 如何将父结点划分成子结点? 即如何利用训练样本使一棵树从根结点逐渐成长变大?

(3) 结点在何时成为末端结点? 即如何利用终止条件使一棵树不要太大,以及如何通过修剪算法,使树的大小适中?

22.3.2 分枝变量及拆分阈值的选择——树生长

22.3.2.1 两个基本概念

(1) 杂质(impurity)函数 结点的杂质函数是用来评价结点 t 所包含的样本数据所属类别一致性程度的函数。

杂质函数有以下三种:

1) Gini 杂质函数: $I(t) = \sum_{i \neq j} p(i \mid t) p(j \mid t)$

2) 错分类误差杂质函数: $I(t) = 1 - \max_i p(w_i \mid t)$

3) 互熵或离散杂质函数: $I(t) = -\sum_{i \neq j} p(i \mid t) \log [p(j \mid t)]$

(2) 拆分规则 从一个子集到两个子集的过程,定义一个选择变量和阈值的拆分规则 S_p 使得结点 t 的杂质函数下降最大,即使

$$\Delta I(s_p, t) = I(t) - [I(t_L) p_L + I(t_R) p_R] \tag{22 - 6}$$

达到最大,也即使整棵树的纯度最高。

22.3.2.2 树的构建过程

在根结处首先计算拆分前杂质函数值。然后,从第一个预测变量开始,计算并记录样本数据中该预测变量的每一个取值(或每两个相邻数据的中值)作为拆分阈值时,结点的杂质函数下降值;接着对第二个预测变量,同样计算并记录该变量的各个杂质函数下降值,直到计算完最后一个预测变量为止。最后,找出杂质函数值下降最大所对应的那个拆分变量和拆分阈值,将其定义为根结点的拆分变量和拆分阈值。利用寻找到的拆分变量和拆分阈值,将整个根结点分成两个子结点;对于每一个子结点,重复以上对根结点拆分的过程。

整棵树的构建过程就是一个寻找更小子结点的拆分规则的过程。当结点满足以下三种条件之一时,即被视作末端结点而不再进行拆分。

(1) 结点很小 分枝后的结点中,个体数小于给定的值 $N_{\min}$。

(2) 纯结点 分枝后的结点中,个体属于同一类。

(3) 空集 分枝后的结点中,没有任何个体。

停止拆分,就完成了树的构建。

22.3.3 决定末端结点——树修剪

以上介绍了对根结点、子结点和子结的子结等进行划分的过程,这一过程往往造成过多的结。如果构建的结点太少,那么它的错分机会比较大;如果树太大,尽管训练样本中个体的错分机会很小,但它的真实错分机会可能还是比较大。因此,我们需要构建一棵大小适当的树,使它的真实错分机会最小。这就需要进行树的修剪过程,以去除多余结点。

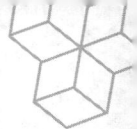

首先生成一棵最大的树,记为 T_{max};然后从末端开始对这棵大树进行修剪,直到修剪得到只剩一个根结点时为止,并把它作为有序子树序列的最后一个子树 T_k。上述过程中,得到一系列子树序列,按结点数目由多到少的顺序排列,可得 $T_{max}, T_1, T_2, \cdots, T_k$。

22.3.4　树的评估

树的评估要解决的是:如何从获得的一系列子树序列中,选择"最优树"作为最终构建的分类回归树?CART 方法采用测试样本(test sample)评估和交叉考核(cross validation),来评估各子树的性质。

建立分类树往往需要较大的样本含量,但在实际工作中常常由于各种原因样本含量相对不足,这就需要考虑样本的再利用问题。交叉考核法就是有效地充分利用较少样本的一种方法。通常的做法是将整个学习样本数据随机分成 10 个大小相同的子样本,使每个子样本的各种属性大体相似。用其中 9 个子样本来产生饱和的大树,采用树修剪方法,获得一系列的子树 $T_{max}, T_1, T_2, \cdots, T_k$,之后用剩下的一个子样本计算每棵子树的"错误分类代价"。这样重复做 10 次,选择具有最小或接近最小的"错误分类代价"的子树为"最优子树"。附带说明,这里的"错误分类代价"可以用两种错误分类概率的加权和来度量,权重系数是两种错误分类引起损失之比;如果假定两种错误分类概率引起的损失相当,"错误分类代价"便可用两种错误分类概率之和度量。

从上面的介绍可以看出,CART 方法的基本思想非常简单。从根结点开始,CART 在每一子结点选取最优变量的最优分枝,形成一棵大树。然后修剪这一棵大树获得一系列子树,并从中挑选出错分代价最小的子树。然后可以用这棵树对待判样本进行分类预测。

22.4　三分法分类树

二分法分类树根据变量的分界值将每个结点一分为二,使两个子结点所包含的个体类别尽可能地"纯",即两个子结点中各有较多同类个体。但是,一分为二会导致分界值附近的个体容易被误判,从而影响整体判别的准确性。针对这一现象,我们建议采用基于 logistic 回归的三分法分类树(logistic regression based trichotomous classification tree,LRTCT)[Zhu YK, Fang JQ. *Medical Decision Making*, 2016, 36(8):973 – 989.]

22.4.1　二分法分类树与三分法分类树图示

下面,我们通过一个仅含 2 个解释变量的简单例子来图示二分法和三分法的区别。在图 22 – 2 左边,$X1$ 和 $X2$ 的二维特征空间中,我们有一份训练样本,△ 和 + 分别表示两类个体。二分法先在 $X2 = 5$ 处将左图的二维空间分割为上、下两部分;相应地,根节点按照 $X2$ 是否小于 5 分割成左、右两个子节点。第二步,左图下方在 $X1 = 3.5$ 处分割为两部分,一部分以 + 为主,另一部分以 △ 为主;左图的上方在 $X1 = 6.5$ 处分割为两部分,一部分都是 +,另一部分都是 △;相应地,右图的两个子节点各自一分为二,形成 4 个终结点,分别标注 + 或 △。意思是说,以后凡有个体落在注有 + 的根节点,均判为 +;凡有个体落在注有 △ 的根节点,均判为 △。这样,从左图不难看出,如果将这棵树应用于训练样本,就有 2 个 △ 错判为 +,有 1 个 + 错判为 △。

图 22 – 3 左边的二维特征空间和图 22 – 2 左边的二维特征空间完全相同。三分法先在 $X1 = 2$ 和 $X1 = 6$ 处将左图的二维空间分割为左、中、右三个竖条;相应地,根节点按照 $X1$ 是否在区间 $(2, 6.5)$ 以外分割成左、中、右 3 个子节点,左、右两个结点较"纯",分别注以 + 和 △,中间的结点两类混杂,留待下一步处理。第二步,左图中间的竖条在 $X2 = 2.5$ 和 $X2 = 5$ 处分割为上、中、下 3 部分,上、下两部分较"纯",中间则两类混杂;相应地,右图左、右两个子节点分别标注 △ 或 +,寓意同上,中间的结点则"暂缓"(suspended)。

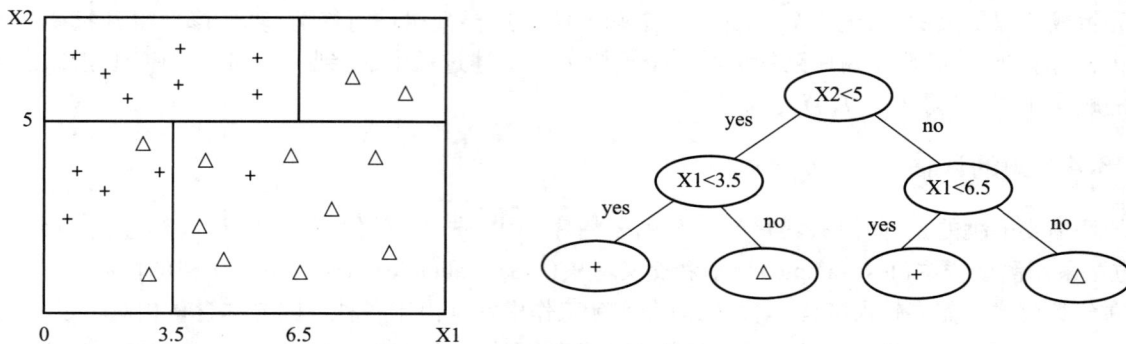

图 22-2   二分法分类树的空间划分和树结构示例

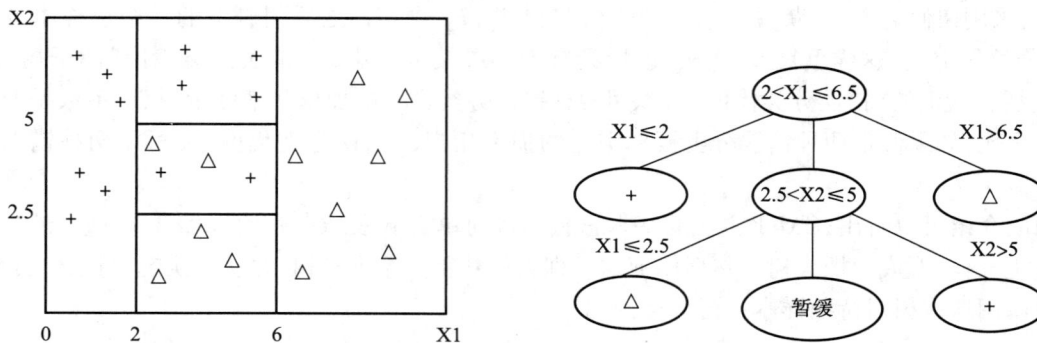

图 22-3   三分法分类树的空间划分和树结构示例

22.4.2   基于 logistic 回归的三分法分类树 LRTCT

22.4.2.1   树的生成

与其他分类树算法一样,三分法分类树的生成是对训练样本不断地递归拆分的过程。树生长的核心算法是确定拆分规则和停止拆分的终止规则。

(1) 拆分规则   拆分规则中最重要的两个问题是:如何从所有预测变量中选择最优的拆分变量和对应的最优拆分阈值。在第一层对根结点的拆分中,LRTCT 选择单个预测变量做拆分变量;第二层开始,将已用过的"旧变量"和未用过的某个"新变量"构成最好的线性组合,作为拆分变量。

用 $t^{(0)}$ 表示根结点。如图 22-4 所示,对于每个预测变量 $X_j (j=1,2,\cdots,p)$,通常情况下,两总体的样本在 X_j 的取值上会有一定的重叠,两总体取值重叠部分的边界值记为

$$a_j = \max\big[\min_{X_j \in T_1^{(0)}} X_j,\ \min_{X_j \in T_2^{(0)}} X_j\big] \qquad (22-7)$$

$$b_j = \min\big[\max_{X_j \in T_1^{(0)}} X_j,\ \max_{X_j \in T_2^{(0)}} X_j\big] \qquad (22-8)$$

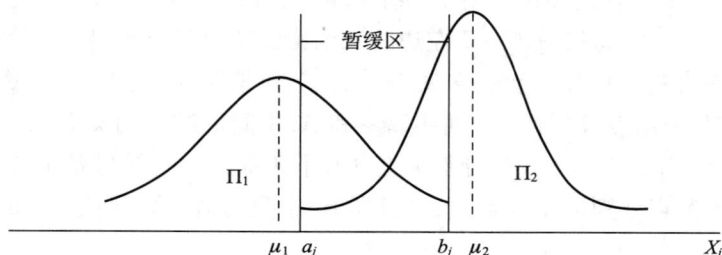

图 22-4   根据最佳拆分变量进行"三分"示意图

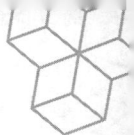

其中 $T^{(0)} = \bigcup_{i=1}^{2} T_i^{(0)}$ 是根结点 $t^{(0)}$ 的训练样本集，$i=1,2$ 表示两类别。利用 X_j 取值的三个区间 $(-\infty, a_j)$、(a_j, b_j) 和 $(b_j, +\infty)$，可以将 $T^{(0)}$ 分为三个子集。

设 p_{Lj}, p_{Rj} 为 $T^{(0)}$ 中的个体分别进入子集 $\{X_j < a_j \mid T^{(0)})\}$ 和 $\{X_j > b_j \mid T^{(0)})\}$ 的比例，定义预测变量 X_j 的分类能力 (discriminate power) 函数为

$$DP(X_j) = p_{Lj} + p_{Rj}. \tag{22.9}$$

接下来，在所有预测变量 $X_j(j=1,2,\cdots,p)$ 中寻找令函数 $DP(X_j)$ 取得最大值的变量，将它选定为最优拆分变量，即

$$DP(X_{j_*}) = \max_{j=1,2,\cdots p} DP(X_j). \tag{22.10}$$

把最优拆分变量记为 $X^{(1)}$，其对应的拆分阈值记为 $a^{(1)}$ 和 $b^{(1)}$。

于是利用拆分变量 $X^{(1)}$，拆分阈值 $a^{(1)}$ 和 $b^{(1)}$ 将根结点 $t^{(0)}$ 分为左子结 $t_L^{(0)} = \{X^{(1)} < a^{(1)} \mid t^{(0)})\}$，右子结 $t_R^{(0)} = \{X^{(1)} > b^{(1)} \mid t^{(0)})\}$ 及中间子结 $t_M^{(0)} = \{a^{(1)} \leqslant X^{(1)} \leqslant b^{(1)} \mid t^{(0)})\}$。在左子结 $t_L^{(0)}$ 和右子结 $t_R^{(0)}$ 中个体的"纯度"最大，可以对其中的样本作出"肯定性"判别，而中间子结 $t_M^{(0)}$ 是两类个体的重叠区域，难以判别，可将之作为暂缓域，命名为 $t^{(1)}$，留待下一步继续拆分或判别。

对于 $t^{(1)}$，若不满足拆分终止条件，则继续对其进行拆分。和根结点 $t^{(0)}$ 的拆分不同，拆分变量除可以考虑用单变量之外，还可以考虑变量的线性组合。以 $X^{(1)}$ 和在 $t^{(0)}$ 拆分中没有用过的每一个变量 $X_j[j=1,\cdots,p, X_j \neq X^{(1)}]$ 分别进行 $p-1$ 次 logistic 回归，得到 $p-1$ 个组合变量，连同原来的全部单变量 $X_j(j=1,\cdots,p)$ 作为候选拆分变量，分别计算它们在暂缓结点 $t^{(1)}$ 中的分类能力，其中使 DP 取得最大值的变量组合或单变量被选定为最优拆分变量，并命名为 $X^{(2)}$，相应的拆分阈值记为 $a^{(2)}$ 和 $b^{(2)}$，将中间子结命名为 $t^{(2)}$。若 $t^{(2)}$ 不满足拆分终止条件，则继续进行类似的三分类拆分过程。类似地，在每层暂缓结点的拆分中，总是引进一个没用过的新变量，与前面使用过的全部变量用 logistic 回归方程筛选并构建一系列线性组合；将这些组合变量连同原来的全部单变量作为备选变量，其中 DP 最大者被选为拆分变量进行三分类拆分；如此继续，一直进行到满足终止条件。

（2）拆分终止条件 为了防止出现对训练样本的过拟合 (overfitting)，对于除根结点外的任何一个暂缓结点 $t^{(k)}(k \geqslant 1)$，如果满足下面的几个条件中任一个，LRTCT 算法将停止递归的拆分过程。

1）树的层数超过事先指定的最大层数。

2）"暂缓"结点中，个体所占的比例小于事先指定的百分比。

3）拆分后生成的左、右子结中，个体所占比例小于事先指定的百分比。

22.4.2.2 最后一层暂缓结点的判别

随着不断地拆分，每层结点中的个体数不断减少，结点中两类个体的比例也可能不均衡，判别的错误率可能会因此增加。为此，LRTCT 算法允许最终留有一部分暂缓个体。对最后一层"暂缓"结点，可以有两种处理，一是进一步收集其他变量的信息，继续"三分法"，这样做符合临床伦理学原则；二是不再收集信息，视为终止结点，利用已有的全部变量作一次二分类 logistic 回归，供临床参考。三分法的优势在于可以发现一个基于现有信息难以判别，而必须"暂缓"的子集，为此，我们倾向于对"暂缓"结点进行前一种处理，以避免较大的错判机会；而后者切切不要作为结论，"仅供参考"而已。如果一定要对最后一层的暂缓结点进行判别，建议采用考虑先验概率的 logistic 回归模型。

由本书第 20 章可知，多自变量二分类 logistic 回归方程的一般表达式为

$$\text{logit } P = \beta_0 + \sum_j^m \beta_j X_j \tag{22-11}$$

或

$$P = \frac{1}{1 + \exp[-(\beta_0 + \sum_j^m \beta_j X_j)]} \tag{22-12}$$

当总体中两类个体的比例并非 1 ∶ 1 时,logistic 回归模型有必要考虑先验概率的影响。

设总体中结局变量 $Y = 1$ 的先验概率为 q,考虑先验概率的 logistic 模型为

$$\text{logit } P' = \beta'_0 + \sum_j^m \beta_j X_j \tag{22-13}$$

或

$$P' = \frac{1}{1 + \exp\left[-\left(\beta'_0 + \sum_j^m \beta_j X_j\right)\right]} \tag{22-14}$$

其中,$\beta'_0 = \beta_0 + \ln \dfrac{q}{1-q}$。由式(22-14)可见,$q = 0.5$ 时,P' 与 P 相等,而当 q 取值较小或较大时,经过修正的后验判别概率 P' 比 P 更合理。

综上所述,应用考虑先验概率的 logistic 回归对待判结点中的样本进行判别的具体步骤为:

(1) 不考虑先验概率,对结点中的样本数据进行 logistic 回归

$$P = \frac{1}{1 + \exp\left[-\left(\beta_0 + \beta_1 X_1 + \cdots + \beta_m X_m\right)\right]}$$

得到估计值 $\hat{\beta}_0, \hat{\beta}_1, \cdots, \hat{\beta}_m$。

(2) 计算待判个体的 P 和校正的 P'

$$P' = \frac{qP}{qP + (1-q)(1-P)}$$

(3) 若 $P' > 0.5$,则判为 $Y = 1$ 类,否则判为 $Y = 0$ 类。

实际问题中,q 往往未知,可用样本中结局变量 $Y = 1$ 个体比例来估计。

22.5 分类效果的考核

分类模型建立后必须进行考核。考核就是将个体逐一用所建立的判别准则进行归类,求出其假阳性率、假阴性率、总错判率和 ROC 曲线等。考核可分为回顾性考核(retrospective validation)与前瞻性考核(prospective validation)。回顾性考核也称内考核或回代,即用原来的训练样本进行考核。前瞻性考核也称外考核,是对没有参与建立判别函数的新的已知其分类的样本(称为考核样本或测试样本)进行考核。用前瞻性考核可估计总体中的假阳性率、假阴性率、总错判率和 ROC 曲线等。在实际应用中,前瞻性考核是必不可少的。只有当前瞻性考核有较好的判别效果,也即获得较高的正确率时,才能认为一个判别准则有较强的判别能力,才能用于实践。因此一般来说,必须有训练样本以建立判别规则,同时也必须有考核样本以进行前瞻性考核。考核样本也需要分类正确、数据可靠和有足够的样本含量。在应用中,可以把所收集的样本随机地分为两组,一组作为训练样本,一组作为考核样本。

除了可用前瞻性考核来估计总体中的错误率外,还可以用刀切法(jackknife)做交叉考核(cross validation)。其方法如下:设训练样本中共有 n 个个体,先搁置第一个个体,对其余 $n-1$ 个个体进行线性判别或分类树分析,建立判别规则,用该规则对第一个个体进行考核;然后放回第一个个体,搁置第二个个体,用其余 $n-1$ 个个体建立判别规则并对第二个个体进行考核……这样,每次搁置一个个体,用其余的 $n-1$ 个个体建立判别规则(注意,这些分类规则中的判别函数可能不尽相同),对搁置的个体进行考核,一共进行 n 次,遍历每一个个体;从而求出灵敏度(TPR)、特异度(TNR)和 ROC 曲线等。刀切法又称为 leave one out (LOO)。也常有人将其推广如下:将训练样本分成 k 组(例如,10 组),轮流搁置某一组,用 $k-1$ 组建立判别规则,用该规则对搁置组进行考核……这样,考核遍历每一个个体。这就是一般的交叉考核,在不便收集考核样本的情形下,它可以作为前瞻性考核的辅助。

22.6 结果报告

分类问题结果报告一般包含如下内容：
（1）数据集的基本统计描述。
（2）分类方法。
（3）考核方法。
（4）用统计图表汇报考核结果。
以下为例 22-2 的分类树研究的中英文结果报告。

例 22-2

Wisconsin breast cancer 数据集（简称 WBCD 数据集）来自 Wisconsin Hospitals, Madison 大学 Dr. William H. Wolberg 的研究。该数据集中包含了 683 名观察对象,其中 444 名被诊断为良性,239 名被诊断为恶性。该数据集有 9 个预测变量,设为 $X_1, \cdots, X_9$。

据此用 CART 和 LRCT 算法生成的树结构见图 22-5。将数据集随机拆分为 10 组,进行交叉考核。考核的结果汇总如表 22-2 所示。

tThe Wisconsin breast cancer dataset (WBCD) was collected by Dr. William H. Wolberg, he University of WisconsinHospitals, Madison. It consisted of 683 complete observations on 9 predictor variables (denoted by $X_1, \cdots, X_9$) with integer values ranging between 1 and 10, and a binary response variable. In all of the observations, 444 were benign cases and 239 were malignant cases.

The tree structure diagrams of CART and LRTCT for the WBCD were plotted in Figure 22-5. The datasets were randomly divided into 10 groups and do cross validation. The results were summarized in Table 22-2.

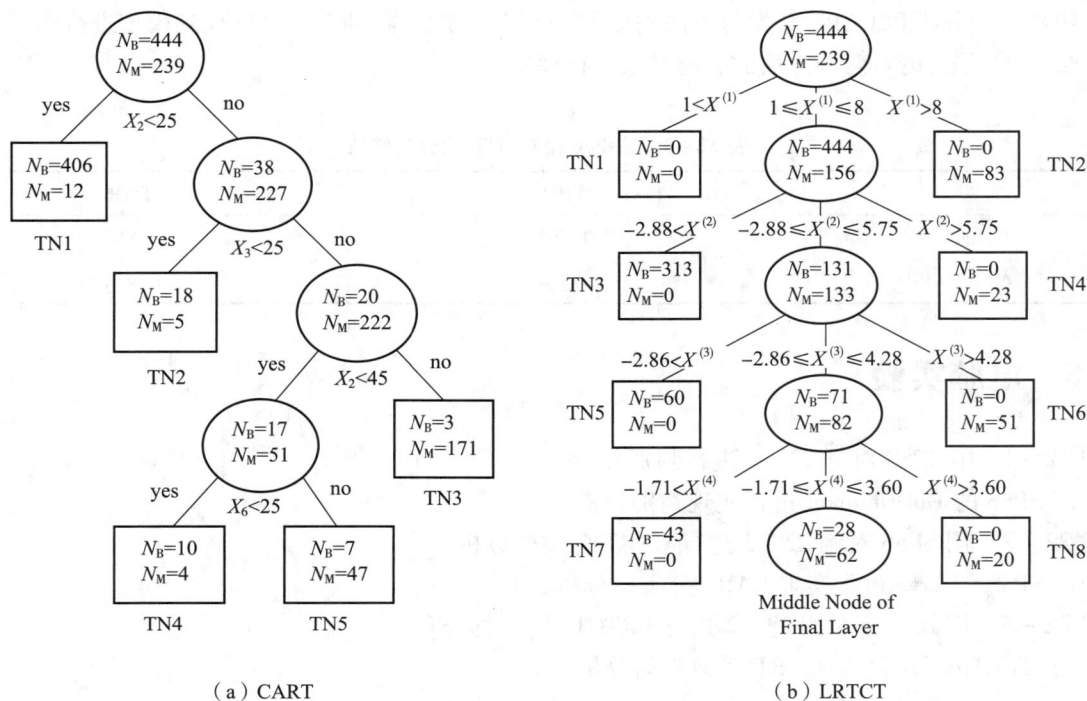

（a）CART   （b）LRTCT

图 22-5　CART 和 LRTCT 的树结构图

Figure 22-5　Tree structure diagrams of CART and LRTCT

表 22 – 2　LRTCT 与 CART 的分类结果

Table 22 – 2　The classification results of CART and LRTCT

		判别样本点 例数百分比% **Proportion of Sub-Population**	TPR	TNR
LRTCT	$t_{ALL} - t_{FLM}$	87.49	0.972 7	0.989 6
	t_{FLM}	12.51	0.748 4	0.844 6
	t_{ALL}	100	0.923 6	0.977 2
CART	—	100	0.936 8	0.953 4

注：$t_{ALL} - t_{FLM}$ 表示除最后一层中间结点外的末端结点，t_{FLM} 表示最后一层的中间结点，t_{ALL} 表示所有末端结点。

Note：$t_{ALL} - t_{FLM}$ represents all the terminal nodes except the middle node of final layer，t_{FLM} represents the middle node of final layer，t_{ALL} represents all terminal nodes.

从以上结果对比可见，如果不对末层个体勉强下结论，LRTCT 的结果优于 CART 算法；即使对末层个体也一并判断，LRTCT 算法的结果也不逊于 CART 的结果。

For classification results of all terminal nodes except the middle node of final layer，the LRTCT consistently performed superior to the CART did. For classification results of all terminal nodes as a whole，LRTCT also consistently performed superior to CART did.

22.7　案例辨析

案例 22 – 1　某研究为实现对某种疾病的诊断，现用已知疾病与否的个体资料作为训练样本。分别应用 Fisher 线性判别分析和 CART 分类树方法构建了两个分类模型，将训练样本回代到模型进行回顾性考核，结果如表 22 – 3 所示，请对两种方法的分类结果进行评价。

表 22 – 3　Fisher 和 CART 的分类结果

方法	TPR	TNR
Fisher	0.762	0.868
CART	0.524	0.974

22.8　电脑实验

实验 22 – 1　用 SPSS 对例 22 – 1 进行判别分析

学会用 SPSS 的 Discriminant 过程实现判别分析。

实验 22 – 2　用 SPSS 对例 22 – 2 进行 CART 分类树分析

学会用 SPSS 的 Tree 过程实现 CART 分类树分析。

实验 22 – 3　用 R 语言对例 22 – 2 进行 LRTCT 分类树分析

学会用"TriCTree"R 包实现 LRTCT 分类树分析。

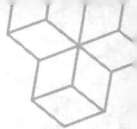

22.9 常见疑问与小结

22.9.1 常见疑问

(1) 如何对分类方法的分类效果进行验证?

通常采用回顾性考核与前瞻性考核两种方式来验证分类的效果,有的研究因为样本病例数较少而错误地省略了前瞻性考核;虽然回顾性考核效果很好,但也并不能说明该方法的分类效果真的很好。一般来说,前瞻性考核的结果比回顾性考核的结果更有说服力。

(2) 与传统的判别分析和二分法分类树相比,LRTCT 方法在医学诊断中的应用有何优势?

常用的线性判别分析要求原始变量在各组内近似正态分布,而实践中很多数据不能满足该条件,使判别结果不甚理想。

对于二分类问题,不论是线性判别还是现有的二分法分类树都采取"一刀切"的判别规则。与它们相比,LRTCT 方法的拆分和判别规则更加具有个性化和谨慎性。LRTCT 方法在每层的左、右两个末端结点中追求对训练样本的零误判,以便最大限度地降低错误诊断带来的伤害,并且本着"能判则判"的原则,尽量"节省变量数目"。每次拆分的中间子结点,暂时不进行判别,在不断引入新的预测变量的信息情况下,对中间结点继续进行递归拆分,直到满足拆分终止条件。对于最末层中间结点的样本点而言,LRTCT 方法的意义主要不在于诊断,而是发现一个患者子集,利用目前所有变量不能较好地对他们进行分类,生硬地给他们下诊断是不道德的;但是通过考虑先验概率的 logistic 回归,LRTCT 可以告知这些个体的患病风险和概率,并建议他们增加新的检查项目后再做诊断。

22.9.2 小结

判别分析的核心思想是:根据某些类别已知的训练样本建立判别函数;再将待判个体的相应变量值代入此判别函数,根据所得函数值判断该对象应该归入的类别。

与传统的线性判别模型相比,分类树方法是非参数的非线性方法,能产生直观的、易解释的树结构,且不必作严格的假定。作为经典判别方法的补充或替代,分类树方法越来越广泛地应用于医学研究中。

针对"一刀切"的致命弊病,三分法分类树根据现有信息,将对象划分成"易判"和"难判"两类。在诊断研究中,人们关注"易判"者,区分"阳性"和"阴性";在另一些应用中,人们关注"难判"者,引导更深入的探索。分类的挖掘技术经历数十年的发展,在电信、银行、保险、零售、医疗等诸多行业得到了广泛的重视和应用,LRTCT 算法也可望应用于上述领域。

💡 思考与练习

1. UCI 数据库是加州大学欧文分校(University of California Irvine)提供的用于算法测试的数据库,目前有 322 个分类问题的数据集,请从 http://archive.ics.uci.edu/ml/datasets.html 上下载一些数据集,用不同的分类方法对其进行分析,并对不同分类方法的分类结果进行比较和评价。

2. 二分类判别分析中,Fisher 判别和 Bayes 判别就判别效果而言是等价的。请通过例 22 - 1 的数据和统计软件印证这一规律,并思考:Fisher 判别和 Bayes 判别差别何在?

(朱艳科 方积乾)

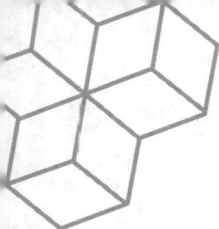

23 聚类分析

聚类分析(cluster analysis)又称集群分析,它是基于"物以类聚"的思想对样品或变量进行归类的一种多元统计分析方法。通过聚类分析,使得类别内部的差异性尽可能小,而类别间的差异性尽可能大。目前,聚类分析已成为生物学、社会学、教育学等研究领域中常用的多元统计分析方法,在医学领域也得到广泛应用。

23.1 聚类分析基本思想

23.1.1 案例

例23-1 为反映某地区60岁以上老年人的心理状况,某研究自制了自评量表,对20名老年人进行了心理测评,量表共包含10项心理临床症状,分别为:躯体化(X1)、强迫症状(X2)、人际关系敏感(X3)、抑郁(X4)、焦虑(X5)、敌对(X6)、恐怖(X7)、偏执(X8)、精神病性(X9)、睡眠及饮食情况(X10),各症状得分数据见表23-1。请根据10项心理症状评分,探索这20名老年人的心理状况大致有几类,并探索此10项心理症状大致有几类。

表 23-1 20名老年人心理状况自评结果

ID	X1	X2	X3	X4	X5	X6	X7	X8	X9	X10
1	22	20	17	15	16	19	20	20	22	22
2	8	12	11	10	14	17	10	14	11	15
3	7	7	8	7	5	10	8	7	5	5
4	10	15	5	10	14	12	11	9	11	9
5	11	17	19	11	21	20	29	12	21	22
6	10	12	12	10	11	12	8	10	3	6
7	22	23	16	20	20	20	19	24	13	13
8	18	10	11	16	12	16	16	12	14	14
9	6	6	7	9	9	7	5	6	5	8
10	11	11	12	15	15	20	13	16	18	14
11	16	22	18	16	20	11	17	20	18	21
12	11	8	7	14	12	10	11	5	15	12
13	17	13	22	17	18	15	9	15	15	14
14	23	30	25	10	13	27	23	16	14	22
15	11	18	22	9	15	13	18	16	12	18
16	8	11	14	13	9	11	11	12	15	11

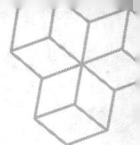

ID	X1	X2	X3	X4	X5	X6	X7	X8	X9	X10
17	11	15	20	15	11	21	21	12	12	21
18	12	8	13	17	18	14	14	16	16	15
19	7	5	10	4	4	7	7	8	6	3
20	17	18	8	13	13	13	18	18	10	13

例23-2 为了研究人脑老化的严重程度,研究者对100名不同年龄段的正常人进行测试,8项相关变量分别为:年龄(X1)、图片记忆(X2)、数字广度记忆(X3)、图形顺序记忆(X4)、心算位数(X5)、心算时间(X6)、步距(X7)、步速(X8),各项得分见表23-2。请根据这8类变量数据探索100名正常人可大致分为几类。

表23-2 100名正常人大脑老化相关变量的测评结果

ID	X1	X2	X3	X4	X5	X6	X7	X8
1	62	13	7	7	18	4	49	5
2	60	14	2	4	5	5	36	6
3	42	16	9	8	3	5	12	3
4	62	13	7	7	6	5	44	3
5	59	10	7	14	5	5	19	7
6	65	6	7	2	10	1	16	10
7	44	14	9	14	3	4	43	4
8	20	17	9	14	4	4	45	4
9	20	17	9	9	3	4	45	4
10	58	17	5	4	6	3	27	8
11	64	9	5	14	6	3	34	7
12	69	2	8	5	7	4	28	4
⋮	⋮	⋮	⋮	⋮	⋮	⋮	⋮	⋮
94	19	17	9	14	3	3	39	4
95	53	16	8	6	2	3	40	4
96	26	14	9	14	3	2	39	4
97	41	17	9	2	10	4	39	4
98	65	16	7	7	7	3	36	5
99	60	6	9	6	4	5	28	6
100	61	13	6	5	14	1	39	5

23.1.2 聚类分析的基本思想

在日常生活中,人们面临的问题往往比较复杂,若能将相近或相似的对象归成类,处理起来就大为方便。例如,生物学家根据生物的特征,将它们按照界、门、纲、目、科、属、种进行分类;社会学家将人类按照不同的职业分为工人、农民、军人、知识分子等;教育部门按照学校的基础设施、师资力量、科研水平、教学管理水平、学习风气等将学校分为不同的类别。聚类分析的目的就是利用数字信息实现"归类"。

聚类分析是一种探索性统计分析方法,按照聚类目的可分为样品聚类(sample clustering)和变量聚类(variable clustering)两大类。样品聚类又称 Q 型聚类,是指将 n 个样品归类的方法,它根据被观测样品的各种特征,将特征相似的样品归并为一类,其目的是找出样品间的共性。例如,将若干智力测评资料汇总,把被试对象分为几个不同的智力水平类型,就可以用 Q 型聚类方法;变量聚类又称 R 型聚类,它根据 m 个变量之间的相似性,将特征相似的变量归并为一类,其目的是将变量降维,选择有代表性的变量。例如,在心理学研究中对韦氏儿童智力量表的 11 个测验变量进行归类,选择有代表性的变量,就可以使用 R 型聚类方法。例 23 - 1 中据 10 项心理症状评分对 20 名老年人进行分类即为 Q 型聚类,将 10 项心理症状进行归类即为 R 型聚类。

23. 1. 3　聚类分析的步骤

无论是 Q 型聚类还是 R 型聚类,一般聚类过程可分为以下三个步骤:

（1）原始数据标准化　原始数据中往往由于计量单位不同而影响聚类分析过程中的运算与比较,故需对原始数据进行标准化处理,以消除数据量纲对数值大小的影响。

（2）聚类统计量的选取　聚类统计量用于表明各样品或变量间关系的密切程度。Q 型聚类常用的统计量是距离,R 型聚类常用的统计量是相似度。聚类的关键就在于聚类统计量的选取。

（3）聚类方法的选择　根据聚类统计量,选择合适的聚类方法,将特征相似的样品或者变量聚为一类。选择聚类方法是聚类分析最重要的一步。本章着重介绍样品聚类和变量聚类中两种常用且重要的聚类方法——系统聚类和 k 均值聚类。

23. 2　样品聚类

23. 2. 1　样品聚类统计量

在样品聚类中,设有 n 个样品,每个样品测得 p 个变量值,n 个样品就相当于 p 维空间中的 n 个点。原始资料阵为:

$$\mathbf{X} = \begin{bmatrix} \mathbf{X}_1^T \\ \mathbf{X}_2^T \\ \vdots \\ \mathbf{X}_n^T \end{bmatrix} = \begin{bmatrix} x_{11} & x_{12} & \cdots & x_{1p} \\ x_{21} & x_{22} & \cdots & x_{2p} \\ \vdots & \vdots & & \vdots \\ x_{n1} & x_{n2} & \cdots & x_{np} \end{bmatrix}$$

其中 $x_{ij}(i=1,2,\cdots,n;j=1,2,\cdots,p)$ 为第 i 个样品的第 j 个变量的观测数据。$\mathbf{X}_i^T$ 为矩阵 $\mathbf{X}$ 的第 i 行。

将原始资料进行标准化变换,变换公式为:$x_{ij}^* = \dfrac{x_{ij} - \bar{x}_j}{s_j}$,其中 x_{ij}^* 表示标准化后的数据;$\bar{x}_j = \dfrac{1}{n}\sum_{i=1}^{n}x_{ij}$ 表示变量 j 的均值;$s_j = \sqrt{\dfrac{1}{n-1}\sum_{i=1}^{n}(x_{ij} - \bar{x}_j)^2}$ 表示变量 j 的标准差。因此,标准化后的矩阵可表示为:

$$\mathbf{X}^* = \begin{bmatrix} \dfrac{x_{11} - \bar{x}_1}{s_1} & \dfrac{x_{12} - \bar{x}_2}{s_2} & \cdots & \dfrac{x_{1p} - \bar{x}_p}{s_p} \\ \dfrac{x_{21} - \bar{x}_1}{s_1} & \dfrac{x_{22} - \bar{x}_2}{s_2} & \cdots & \dfrac{x_{2p} - \bar{x}_p}{s_p} \\ \vdots & \vdots & & \vdots \\ \dfrac{x_{n1} - \bar{x}_1}{s_1} & \dfrac{x_{n2} - \bar{x}_2}{s_2} & \cdots & \dfrac{x_{np} - \bar{x}_p}{s_p} \end{bmatrix}$$。

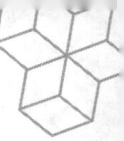

为了方便起见,我们仍用原始资料矩阵的符号来表示标准化变换处理后的矩阵。任意两个样品之间的相似程度均可用 p 维空间中两点的距离来度量。令 d_{ij} 表示样品 $\mathbf{X}_i$ 与 $\mathbf{X}_j$ 的距离。

23.2.1.1 样品间距离

距离的计算方法有多种,常用的距离计算方法有:

(1) 欧氏距离(Euclidean distance) 如果观测值都是连续型变量的数值,则可以采用欧氏距离计算两个样品之间的相似程度,其计算公式为:

$$d_{ij} = \sqrt{(x_{i1} - x_{j1})^2 + (x_{i2} - x_{j2})^2 + \cdots + (x_{ip} - x_{jp})^2} = \sqrt{\sum_{k=1}^{p} (x_{ik} - x_{jk})^2} \tag{23-1}$$

(2) 曼哈顿距离(Manhattan distance) 曼哈顿距离 d_{ij} 是以空间两点各维度变量间差值的绝对值之和为其计算值,计算公式为:

$$d_{ij} = |x_{i1} - x_{j1}| + |x_{i2} - x_{j2}| + \cdots |x_{ip} - x_{jp}| = \sum_{k=1}^{p} |x_{ik} - x_{jk}| \tag{23-2}$$

(3) 闵可夫斯基距离(Minkowski distance) 闵可夫斯基距离 d_{ij} 的计算公式为:

$$d_{ij} = \sqrt[q]{|x_{i1} - x_{j1}|^q + |x_{i2} - x_{j2}|^q + \cdots |x_{ip} - x_{jp}|^q} = \sqrt[q]{\sum_{k=1}^{p} |x_{ik} - x_{jk}|^q} \tag{23-3}$$

闵可夫斯基距离定义直观,计算简单。由式(23-3)可见,当 $q=1$ 时闵可夫斯基距离即为绝对距离,当 $q=2$ 时即为欧氏距离。

(4) 马氏距离(Mahalanobis distance) 用 Σ 表示 p 个观测变量之间的协方差矩阵,

$$\Sigma = \begin{pmatrix} \sigma_1^2 & \sigma_{12}^2 & \cdots & \sigma_{1p}^2 \\ \sigma_{21}^2 & \sigma_2^2 & \cdots & \sigma_{2p}^2 \\ \cdots & \cdots & \cdots & \cdots \\ \sigma_{p1}^2 & \sigma_{p2}^2 & \cdots & \sigma_p^2 \end{pmatrix}$$

马氏距离 d_{ij} 的计算公式为:

$$d_{ij} = (\mathbf{X}_i - \mathbf{X}_j)^T \Sigma^{-1} (\mathbf{X}_i - \mathbf{X}_j) \tag{23-4}$$

马氏距离又被称为广义的欧氏距离,它不但考虑到了变量取值的差异程度,还考虑到了变量之间的相关。当 $\Sigma = I$(单位矩阵)时,马氏距离就是欧氏距离的平方。

23.2.1.2 类与类间距离

类间距离是用来度量一个类(一组样品)和另一个类(另一组样品)之间相似程度的统计量。当每类内有多于一个样品时,类间距离的计算有多种方法,用不同的方法定义类别之间的距离,会得到不同的聚类结果。这里将介绍5种常用的计算方法。用 G_1, G_2 分别表示两个类,每类内含有 n_1, n_2 个样品。D_{12} 表示 G_1, G_2 两类间的距离。

(1) 最亲近法(nearest neighbor) G_1 类中的 n_1 个样品与 G_2 类中的 n_2 个样品两两间共有 $n_1 n_2$ 个距离 $d_{ij}, i=1,2,\cdots,n_1, j=1,2,\cdots,n_2$,两类间距离可定义为:$D_{12} = \underset{i \in G_1, j \in G_2}{Min}(d_{ij})$。

(2) 最疏远法(furthest neighbor) 两类间距离可定义为:$D_{12} = \underset{i \in G_1, j \in G_2}{Max}(d_{ij})$。

(3) 类平均法 又称组间平均距离法、组间平均连锁法(between-groups linkage)。两类间距离可定义为:$D_{12} = \dfrac{\sum_{i=1}^{n_1} \sum_{j=1}^{n_2} d_{ij}^2}{n_1 n_2}$。类平均法能充分反映类内样品的个体信息,是聚类分析中较好的计算类间距离的方法之一。

(4) 重心法(centroid clustering) 设 $\overline{\mathbf{X}}^{(1)} = [\bar{x}_1^{(1)}, \bar{x}_2^{(1)}, \cdots, \bar{x}_p^{(1)}]$ 和 $\overline{\mathbf{X}}^{(2)} = [\bar{x}_1^{(2)}, \bar{x}_2^{(2)}, \cdots, \bar{x}_p^{(2)}]$ 分别表示

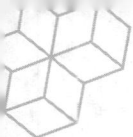

G_1，G_2 的均值向量（重心），其分量是类内各变量的均数。样品聚类时，用两类重心之间的距离来表示类与类间距离。

（5）离差平方和法　又称 Ward 法（Ward's method），此方法要求样品间距离为欧氏距离，仅用于样品聚类。这一方法的统计思想来自方差分析，即正确分类应满足同类样品的离差平方和较小，类与类间的离差平方和较大。离差平方和为类中各样品到类重心的平方欧氏距离之和。离差平方和法在许多场合下优于重心法，分类效果较好，应用较广，但该方法对异常值很敏感。

接下来将介绍两种常用且重要的聚类方法——系统聚类和 k 均值聚类。

23. 2. 2　系统聚类

系统聚类法（hierarchical clustering analysis）又称层次聚类法、谱系聚类法，是将相似的样品或变量进行归类的方法，主要用于变量聚类和样品聚类，是在实际工作中使用最多的一种聚类方法。系统聚类法的优点是可以对样品（或变量）进行聚类，所提供的相似系数测量方法和结果表示方法较为丰富。其局限性主要在于一旦样品（或变量）被划到某个特定类别，其分类结果就不会再改变。而且，系统聚类法需要反复计算相似系数，当样品量太大或变量较多时，运行速度明显较慢，并且易受奇异值的影响。本节主要介绍样品聚类。

23. 2. 2. 1　系统聚类基本思想

系统聚类首先基于已选定的样品间及类与类间的距离。开始时先将每个被聚对象各自视为一类，即各类中只包含一个样品。然后计算各类间的距离，将类间距离最近的两类合并成一新类；接着计算新类与其他类间的距离，再将其中最接近的两类合并……如此一步步地反复进行下去，每一次合并便减少一类，逐步合并至所有的被聚对象都合并为一类。

整个聚类过程可以作成谱系图（Hierarchical diagram）或聚类树状图（tree graph），根据聚类树状图的特征对样品作出适当的分类。

聚类计算过程中，距离及类间距离的计算方法选择不同，聚类结果也会不尽相同，如何取舍，在实践中可结合专业知识进行判断。

23. 2. 2. 2　系统聚类的具体步骤

（1）将各个样品独自视为一类，即各类只含一个样品，计算类间距离，形成距离矩阵。距离矩阵是对称阵。

（2）将距离最小的两类合并成一个新的类别，然后再计算新类与其余类间的距离，形成新的距离矩阵。

（3）按照第二步原则，再将类间距离最小的两类合并，以此类推，依次并类，直到所有样品被并为一类为止。

（4）将聚类过程绘制成聚类谱系图，并对此进行分析，根据具体的问题和聚类结果，结合专业知识作出适当的分类。

23. 2. 2. 3　系统聚类的实现

例 23-1 资料目的有两个：一是根据 20 名老年人的 10 项心理症状评分对这 20 名老年人进行分类，二是对这 10 项心理临床症状进行变量聚类，两个问题分别对应 Q 型聚类与 R 型聚类方法。本小节将用 SPSS 软件实现 Q 型聚类。

首先对 20 名老年人的 10 项心理症状评分构成的原始数据进行标准化处理，以消除数据量纲对数值大小的影响。基于标准化后的数据对 20 名老年人的心理状况进行分类，即对 20 名老年人进行样品聚类。将每个老年人自视为一类，选用欧氏距离计算样品间距离，选用组间平均连锁法（SPSS 默认方法，合并两类的结果使所有分属两类样品之间的平均距离最小）计算类间距离，输出聚类树状图结果见图 23-1。

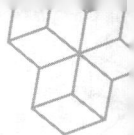

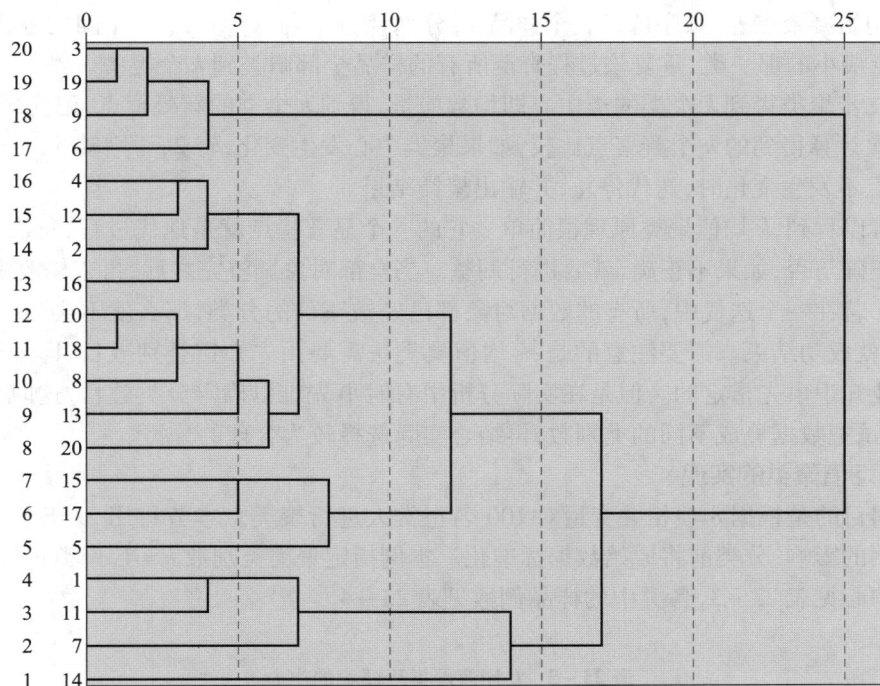

图 23-1　20 名老年人的聚类树状图结果

从聚类树状图和专业分析，可以将 20 名老年人聚为 3 类，结果为：第一类包括 4 名老年人，编号分别为 3,6,9,19；第二类包括 12 名老年人，编号分别为 2,4,5,8,10,12,13,15,16,17,18,20；第三类包括 4 名老年人，编号分别为 1,7,11,14。

按照量表得分结果，第一类老年人群心理测评得分较低，心理状态较差；第三类人群心理测评得分较高，心理状态较好。

23.2.3　k 均值聚类

系统聚类法聚类时，随着聚类样品的增多，计算量会迅速增加，聚类结果会十分复杂，不便于分析。另外，系统聚类时，样品一旦归类后就不再变动了，这就要求分类十分准确。针对系统聚类中的这些缺陷，动态聚类（dynamical clustering）的方法随即被提出。k 均值聚类（k-means clustering）是动态聚类方法中最常用的一种聚类方法，由 James MacQueen 于 1967 年提出。经过 50 多年的发展，k 均值被认为是最经典的基于距离的聚类算法，也是数据挖掘的重要分支。

23.2.3.1　k 均值聚类的基本思想

k 均值聚类的思想启发于计算数学中的迭代思想，开始先粗糙地分一下类，然后基于某种原则进行修改，直至分类比较合理为止。k 均值聚类的基本思想是首先指定需要划分簇的个数 k 值，然后按照某种原则选择原始数据中的 k 个样品作为初始凝聚点；基于样品间距离，对除初始凝聚点外的所有样品进行逐个归类，将每个样品归入离初始凝聚点最近的那个类中，该类新的凝聚点更新为该类的均值。而后重复上述步骤进行第二次的归类调整，……，如此循环进行下去，直至所有样品归类完毕不需要再调整归类时为止。在 k 均值聚类中，一般经过几次的迭代调整，归类就能达到收敛状态。

23.2.3.2　k 均值聚类的具体步骤

（1）研究者指定拟分类簇的个数 k，并随机选择 k 个样品作为凝聚点各自成为一类，各类的类中心分别是 k 个样品观测值构成的向量，记为 $X_1,X_2,\cdots,X_k$。

（2）除 k 个初始凝聚点外，顺序选择一个样品 Y，分别计算 Y 与 $X_1,X_2,\cdots,X_k$ 间的欧氏距离，将样品 Y 归类到初始凝聚点最小的那一类，重复该过程直至所有的样品全部归类到 k 个类中。

（3）计算第二步聚类得到 k 类的类中心即均数向量，得到 k 个类的新凝聚点，记为 $X_1^*,X_2^*,\cdots,X_k^*$。

（4）与前一次计算得到的 k 个凝聚点比较，如果聚类中心发生变化，转 2，否则转 5。

（5）当凝聚点不发生变化时，迭代停止，并输出聚类结果。

从以上步骤可以看到，k 均值聚类原理很简单。它的一个显著特点就是迭代过程，每次都要考察对每个样品数据的分类正确与否，如果不正确，就要进行调整。当全部对象调整完之后，再来修改中心，进而进入下一次的迭代过程。若在一个迭代中，所有的数据对象都已经被正确的分类，那么就不会有调整，聚类中心也不会改变，该算法就成功结束。需要注意的是，k 均值聚类法需要预先知道类别数目，即分类数量 k 是需要由研究者根据专业知识事先指定的。但是在实际分析中有时事先难以确定分类数目，这时研究者可以根据具体问题，反复尝试把数据分成不同的类别数，再结合实际选择较为合理的分类。

23.2.3.3 k 均值聚类的实现

例 23-2 资料目的是根据 8 项相关变量对 100 名正常人进行聚类。本节将用 SPSS 软件实现 k 均值聚类。为了消除量纲的影响，分类前将原始数据标准化。本例指定聚类类别数 $k=4$，聚类过程迭代 12 次，k 均值聚类后四类的中心见表 23-3，各类中的样品例数见表 23-4。

表 23-3　k 均值聚类后四类的中心

	聚类			
	1	2	3	4
$X1$（年龄）	62	65	58	38
$X2$（图片记忆）	13	8	13	17
$X3$（数字广度记忆）	7	6	8	8
$X4$（图形顺序记忆）	4	8	6	11
$X5$（心算位数）	15	7	5	4
$X6$（心算时间）	2	2	4	4
$X7$（步距）	45	28	33	42
$X8$（步速）	5	8	5	4

表 23-4　各个类中的样品例数

	类别	人数
聚类	1	6
	2	11
	3	44
	4	39

23.3　变量聚类

23.3.1　变量聚类统计量

样品聚类中的聚类统计量常用距离，而在变量聚类时，研究变量间关系的统计量是相似度，是刻画变量间相似程度的一个量。

23.3.1.1　变量间相似度

相似度的计算方法有多种,常用的有 Pearson 相关系数、列联系数、夹角余弦等。其绝对值越大,表明指标之间的关系越密切、相似程度越高。

（1）Pearson 相关系数（Pearson correlation coefficient）

$$r_{st} = \frac{\sum_{k=1}^{n} (x_{ks} - \bar{x}_s)(x_{kt} - \bar{x}_t)}{\sqrt{\left[\sum_{k=1}^{n}(x_{ks} - \bar{x}_s)^2\right]\left[\sum_{k=1}^{n}(x_{kt} - \bar{x}_t)^2\right]}} \tag{23-5}$$

（2）夹角余弦（cosine）

$$r_{st} = \cos\theta_q = \frac{\sum_{k=1}^{n} x_{ks}x_{kt}}{\sqrt{\left[\sum_{k=1}^{n} x_{ks}^2\right]\left[\sum_{k=1}^{n} x_{kt}^2\right]}} \tag{23-6}$$

（3）列联系数

$$r_{st} = \sqrt{\frac{\chi^2}{\chi^2 + n}} \tag{23-7}$$

其中,r_{st} 表示第 s 个变量与第 t 个变量之间的相似系数,n 为样品个数;x_{ks} 表示连续型变量第 k 个样品第 s 个变量的取值,$\bar{x}_s$ 为第 s 个变量的均值;χ^2 为两个分类变量的频数形成的 $R \times C$ 列联表的 Pearson χ^2 的数值。

23.3.1.2　类与类间相似度

类间相似度是用来度量一个类（一组变量）和另一个类（一组变量）之间相似程度的统计量。当每个类内有多于一个变量时,类间相似度的计算有多种方法,用不同的方法定义类别间的相似度,会得到不同的聚类结果。两种常见的类间距离计算方法如下:

（1）最亲近法（nearest neighbor）　G_1 类中的 p_1 个变量与 G_2 类中的 p_2 个变量,两两间共有 p_1p_2 个相似系数,G_1,G_2 的类间相似度可定义为:$R_{12} = \underset{s \in G_1, t \in G_2}{Max}(r_{st})$。

（2）最疏远法（furthest neighbor）　两类间相似度可定义为:$R_{12} = \underset{s \in G_1, t \in G_2}{Min}(r_{st})$。

接下来将用 23.2.2 中介绍的系统聚类方法对变量进行聚类。在用系统聚类方法对变量进行聚类时,聚类步骤和过程与样品聚类类似,只需将样品聚类时的聚类目标（每个样品）换成变量,将样品聚类统计量换成变量聚类统计量即可。其他过程均与样品聚类一致。

23.3.2　系统聚类方法实现变量聚类

例 23 - 1 资料中目的二是对这 20 名老年人群的 10 项心理临床症状进行变量聚类,本小节将用 SPSS 软件实现 R 型聚类。

首先对 20 名老年人的 10 项心理症状评分构成的原始数据进行标准化处理,基于标准化后的数据对 10 项心理临床症状进行变量聚类。将每个变量视为一类,选用夹角余弦计算相似度,选用最疏远法计算类间相似度,输出的聚类树状图结果见图 23 - 2。

从聚类树状图和专业分析,可以将 10 项心理临床症状聚为 3 类,结果为:

第一类包括人际关系敏感（X3）、敌对（X6）、恐怖（X7）、睡眠及饮食情况（X10）;第二类包括躯体化（X1）、强迫症状（X2）、偏执（X8）;第三类包括抑郁（X4）、焦虑（X5）、精神病性（X9）。

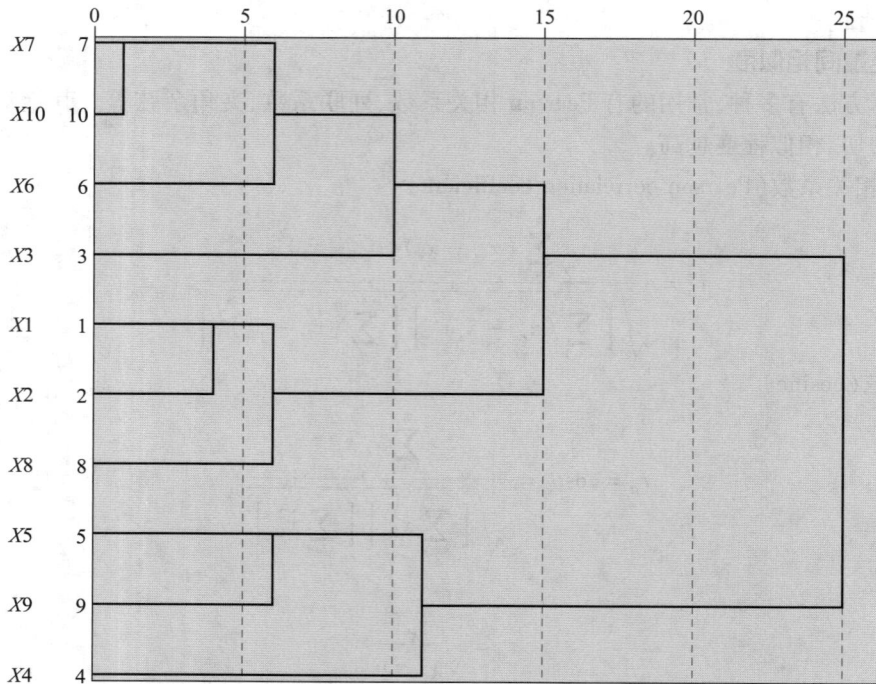

图 23 - 2　10 项心理临床症状的聚类树状图结果

23.4　结果报告

聚类分析一般报告如下内容：

（1）聚类的目的。

（2）聚类的类型。

（3）聚类统计量的选择。

（4）选择聚类方法实现聚类。

（5）系统聚类时聚类树状图、k 均值聚类结果的解释。

以下为例 23 - 1 中英文结果报告。

根据心理评分对 20 名老年人进行分类，属于样品聚类。在样品聚类中选择欧氏距离作为聚类统计量，用系统聚类方法实现聚类目的。

从聚类树状图 23 - 1 和专业分析，可以将 20 名老年人聚为 3 类，结果为：

第一类包括 4 名老年人，编号分别为 3,6,9,19；第二类包括 12 名老年人，编号分别为 2,4,5,8,10，12,13,15,16,17,18,20；第三类包括 4 名老年人，编号分别为 1,7,11,14。

按照量表得分结果，第一类老年人群心理测评

We would classify 20 elderly people based on the psychological scores. It belongs to sample-clustering. Euclidean distance was selected as the cluster statistic. Hierarchical clustering analysis was used to complete this clustering.

From the results of Figure 23 - 1 and professional analysis for the example 23 - 1, 20 elderly people were classified into 3 groups.

No. 3,6,9,19 were clustered into the first group; No. 2,4,5,8,10,12,13,15,16,17,18,20 were clustered into the second group; No. 1,7,11,14 were clustered into the third group.

According to the results of the scale scores, the

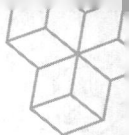

得分较低,心理状态较差;第三类人群心理测评得分较高,心理状态较好。

elderly who were in the first group had lower psychological scores, and the psychological status was poorer; the psychological scores of the third group were higher, and the psychological status was better.

23.5　案例辨析

案例 23 – 1　某项研究欲比较糖尿病视网膜病变(DR)不同病程阶段中医证候分布有何不同,共选取糖尿病患者 750 例,其中 DR 亚临床期、非增殖期及增殖期各 250 例,研究者详细询问了所有患者的 106 种中医症候,并将各症候按照无、轻、中、重分为 4 个等级。对此问题,请辨析用何种方案来比较糖尿病视网膜病变不同病程阶段中医证候分布的情况。

23.6　电脑实验

实验 23 – 1　用 SPSS 软件实现例 23 – 1 中样品聚类

根据 20 名老年人的 10 项心理症状评分数据,对这 20 名老年人用系统聚类方法实现样品聚类。

实验 23 – 2　用 SPSS 软件实现例 23 – 2 中样品聚类

根据 100 名正常人的 8 项相关变量数据,用 k 均值聚类方法实现 100 名正常人的样品聚类。

实验 23 – 3　用 SPSS 软件实现例 23 – 1 中变量聚类

根据 20 名老年人的 10 项心理症状评分数据,对这 10 项心理症状用系统聚类方法实现变量聚类。

23.7　常见疑问与小结

23.7.1　常见疑问

(1) 判别分析与聚类分析有什么区别?

判别分析是一种有监督学习方法,要求有一定的先验信息,是在已知研究对象分成若干类型(或组别)并已取得各种类型的一批已知样品的观测数据,然后在此基础上根据某些准则建立判别式,进而对未知类型的样品进行判别分类。而聚类分析是一种无监督学习方法,对一批给定样品要划分的类型事先并无先验信息,需要通过聚类分析确定分类。

(2) 如何证明聚类的结果有意义?

聚类分析属于无监督学习,因此没有具体的标准来证明聚类结果是对还是错。一般的判断方法有三种:①人为验证聚类结果符合现实逻辑,并可以通过现实逻辑来解释聚类结果,结果应该符合行业专家意见;②预先设定一些评估标准,比如类内的紧凑度和类间的疏离度;③通过可视化来说明不同类之间的差异。因此一个好的聚类结果要符合常识认知,大致方向上可以被相关领域专家所认可。

(3) 聚类方法中系统聚类与 k 均值聚类有什么区别?

系统聚类又称层次聚类,是将相似的样品或变量进行归类的方法,主要用于变量聚类和小样本聚类。它的特点是一旦样品(或变量)被划到某个特定类别,其分类结果就不会再改变。而 k 均值聚类(k-means)则是一种动态聚类方法。k 均值聚类前先指定需要划分簇的个数 k 值。它的一个显著特点就是迭代过程,每次都要考察对每个样品数据的分类正确与否,如果不正确,就要进行调整。当全部样品调整完成之后,再来修改中心,进而进入下一次迭代的过程中,直到所有样品不用调整为止。系统聚类需要反复计算相似系数,

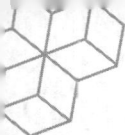

当样本含量太大或变量较多时,运行速度明显较慢。而 k 均值聚类算法快速、简单,适合于高维数据快速聚类。

23.7.2　小结

（1）聚类分析方法常用于数据的探索性分析,应密切结合专业知识进行结果解释。同时可以尝试多种聚类方法,达到较理想的分类效果。

（2）进行聚类分析前应对原始数据进行预处理,剔除无效、缺失值过多的样品数据。为消除量纲对聚类结果的影响,首先应对原始数据进行标准化处理。

（3）在聚类分析时,无论是样品聚类还是变量聚类,聚类的过程一般有三步:①原始数据标准化。②聚类统计量的选取。③聚类方法的选择。

（4）较理想的样品分类结果应使得类间差异较大,类内差异较小。分类后可以应用方差分析或多元方差分析等方法检验类间差异有无统计学意义。

（5）除了本章介绍样品聚类与变量聚类外,还有同时考虑样品与变量观测值的双向聚类,本章未做介绍,可参考其他书籍或进行网上查询自行学习。

（6）对于聚类方法,本章仅介绍了系统聚类与 k 均值聚类。其他诸如模糊聚类、神经网络聚类,以及数据挖掘中的一些特殊聚类分析方法,本章未做介绍,读者可参考其他书籍进行学习。

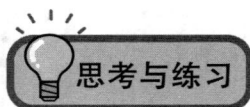

思考与练习

思考题

1. 简述系统聚类的基本思想及其聚类过程。
2. 简述 k 均值聚类的基本思想及其聚类过程。

（王肖南　罗艳侠）

24 主成分分析和因子分析

医学研究中,为了全面系统地分析和研究问题,常需要收集许多变量,从不同侧面反映研究对象的特征,然而每个变量的重要性不同,在很多情况下变量间还可能有一定的相关性,从而使得这些变量所提供的信息有所重叠。因而人们希望对这些变量加以"改造",用为数较少的互不相关的新变量来反映原来变量提供的大部分信息,对数据进行降维处理。上一章中介绍的变量聚类,就有降维的作用,然而聚类分析并没有新变量的产生,主成分分析和因子分析在对数据进行降维处理的同时产生了新的变量,这些新的变量可以用于进一步的分析,是解决上述问题的有效方法。

24.1 主成分分析

24.1.1 主成分分析的概念

主成分分析(principal component analysis,PCA)于 1901 年由 Pearson 首先引入,后由 Hotelling 进一步发展。主成分分析是从多个定量变量之间的相互关系入手,利用降维的思想,通过线性变换的方式选出少数几个综合变量的一种多元统计分析方法。具体地说,就是设法将原来多个变量重新组合成一组新的不相关的综合变量,来代替原来变量;同时根据实际需要,从中选取较少的几个综合变量,尽可能多地反映原来变量的信息。事实上,线性变换后综合变量的个数并没有改变,也就是说综合变量的个数仍然与原变量的个数相同,但我们只需要提取前面 k 个综合变量,就可以表示原始数据中所蕴含的绝大部分信息,以此达到降维的目的。这些综合变量是原来变量的线性组合,我们称之为主成分(principal component,PC)。通过这种方法可以降低数据的维数,消除原始变量之间的相关性,以便进一步的统计分析。

24.1.2 主成分分析的基本原理

将原来 p 个变量作线性组合,成为新的综合变量;从中找到第一个线性组合 C_1,使其方差 $Var(C_1)$ 达到最大,称之为第一主成分;如果第一主成分不足以代表原来 p 个变量的信息,再从与 C_1 不相关的所有线性组合中找到 C_2,使得 $Cov(C_1,C_2)=0$,$Var(C_2)$ 达到最大,称之为第二主成分;依此类推,可以找到既与前面的所有主成分不相关,又达到方差最大的线性组合,分别称之为第三、第四主成分……显然,这些主成分之间互不相关,而且它们的方差依次递减。

24.1.3 主成分分析的基本步骤与应用实例

主成分分析的基本步骤包括估计主成分、确定主成分的个数、解释主成分的实际意义,有时还需要计算主成分得分。

假设原变量为 $X_1,X_2,\cdots,X_p$,我们首先计算它们的均数和标准差 $\bar{X}_1,\bar{X}_2,\cdots,\bar{X}_p$ 和 $S_1,S_2,\cdots,S_p$,进而把它们一一标准化,记为 $x_1,x_2,\cdots,x_p$,即

$$x_i = \frac{X_i - \bar{X}_i}{S_i}, i = 1,2,\cdots,p$$

24.1.3.1　估计主成分

我们设法寻找第一主成分 C_1

$$C_1 = a_{11}x_1 + a_{12}x_2 + \cdots + a_{1p}x_p \tag{24-1}$$

使之满足：① C_1 的方差 $Var(C_1)$ 达到最大；② $a_{11}^2 + a_{12}^2 + \cdots a_{1p}^2 = 1$。

同理，再寻找第二主成分 C_2

$$C_2 = a_{21}x_1 + a_{22}x_2 + \cdots + a_{2p}x_p \tag{24-2}$$

使之满足：①在与 C_1 不相关的前提下，C_2 的方差 $Var(C_2)$ 达到最大；② $a_{21}^2 + a_{22}^2 + \cdots a_{2p}^2 = 1$。

按此方法，可找到 k 个主成分 $C_1, C_2, \cdots, C_k$，这 $k(k \leqslant p)$ 个主成分具有如下特性：①主成分 $C_1, C_2, \cdots, C_k$ 之间互不相关，即 $Cov(C_i, C_j) = 0$；②主成分的方差依次递减或不增：$Var(C_1) \geqslant Var(C_2) \geqslant \cdots \geqslant Var(C_k) \geqslant 0$；③每个主成分系数平方和等于 1，即 $a_{i1}^2 + a_{i2}^2 + \cdots a_{ip}^2 = 1 (i = 1, 2, \cdots, k)$。

24.1.3.2　确定主成分的个数

主成分提取的准则有两个：一是根据主成分的方差 $Var(C_i)$ 来确定；二是直接指定主成分的数目。在统计软件中，主成分的方差又称为特征值（eigenvalue），第 i 个特征值用 λ_i 表示。根据 λ 值确定主成分时，有 3 个准则：①只取较大特征值对应的主成分，系统默认的是 $\lambda \geqslant 1$，其余舍弃。②特征值由大到小累加，在总方差 p 中所占比例（贡献率）达到 80% 以上的前几个主成分保留，其余舍弃。③以特征值为纵坐标，其序号为横坐标绘制的图形称为碎石图（scree plot），其中，特征值下降变缓的点之后的成分均舍弃。实践中，也可以直接指定主成分的个数（例如，量表结构效度评价时）来提取主成分。一般来说，为了降维，保留的主成分个数要小于原始变量的个数。

24.1.3.3　解释主成分的实际意义

第 i 个主成分 C_i 的特征值的平方根 $\sqrt{\lambda_i}$ 与第 j 个变量 x_j 的系数 a_{ij} 的乘积就是 C_i 与 x_j 的相关系数，它反映变量 x_j 与主成分 C_i 之间联系的密切程度与方向。主成分的实际意义可根据相关系数的绝对值、符号以及专业知识来解释。

24.1.3.4　计算主成分得分

采用 $C_1 = a_{11}x_1 + a_{12}x_2 + \cdots + a_{1p}x_p$ 可以计算出第一主成分的得分；依此类推，可以计算出第二主成分 C_2、第三主成分 C_3 的得分等。

例 24-1　为分析血压的影响因素，某研究者随机抽取了某地区 2 250 名年龄在 35 岁以上的成年人，对其进行体格检查和实验室生化检测，获得有效问卷 2 235 份，结果见表 24-1。为探讨血压的影响因素，研究者以体质指数（BMI, kg/cm^2）、腰围（WG, cm）、三酰甘油（TG, mg/dL）、总胆固醇（CHO, mg/dL）、高密度脂蛋白胆固醇（HDL-C, mg/dL）和血糖（Glu, mg/dL）为解释变量，分别以收缩压（SBP, mmHg）和舒张压（DBP, mmHg）为因变量进行多重线性回归分析（数据文件见 data24-1.sav）。共线性诊断结果显示 BMI、WC、TG、CHO、HDL-C 和 Glu 之间有共线性，试采用主成分降维的方法来解决这些变量之间的共线性问题。

表 24-1　某地区 2 235 名成年人生化检测结果

编号	BMI (X_1)	WG (X_2)	TG (X_3)	CHO (X_4)	HDL-C (X_5)	Glu (X_6)	SBP (Y_1)	DBP (Y_2)
1	21.38	69.00	177.80	160.10	35.90	71.00	124.00	68.67
2	18.05	76.00	85.20	171.30	55.10	94.65	102.67	76.00
3	17.64	68.40	110.00	171.10	49.20	75.69	110.00	75.33
⋮	⋮	⋮	⋮	⋮	⋮	⋮	⋮	⋮

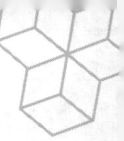

续表

编号	BMI (X_1)	WG (X_2)	TG (X_3)	CHO (X_4)	HDL – C (X_5)	Glu (X_6)	SBP (Y_1)	DBP (Y_2)
2 233	27.40	88.00	67.90	162.70	42.80	94.15	155.33	90.00
2 234	27.41	74.00	187.10	156.10	41.40	94.53	112.00	72.00
2 235	34.42	77.20	73.80	183.90	57.30	75.39	108.67	72.67

利用 SPSS 对本例数据进行主成分分析,具体操作流程参见电脑实验。各主成分的特征值、贡献率和累积贡献率见表 24 – 2。

表 24 – 2　各主成分的特征值、贡献率及累积贡献率

主成分序号	特征值 λ	贡献率(%)	累积贡献率(%)
1	2.291	38.178	38.178
2	1.261	21.012	59.190
3	0.991	16.513	75.703
4	0.815	13.584	89.287
5	0.404	6.732	96.018
6	0.239	3.982	100.000

根据 $\lambda \geqslant 1$ 的原则,可以提取两个主成分,此时累积贡献率为 59.190% 。若根据累积贡献率达到 80% 的原则,提取 4 个主成分。考虑到第三个主成分的特征值为 0.991,十分接近 1,同时碎石图(图 24 – 1)显示第三特征值之后开始下降变缓,故决定提取 3 个主成分,此时累积贡献率为 75.703% 。因子成分矩阵见表 24 – 3,据此可列出三个主成分表达式:

$$C_1 = 0.816x_1 + 0.854x_2 + 0.665x_3 + 0.335x_4 - 0.490x_5 + 0.317x_6$$

$$C_2 = -0.040x_1 - 0.009x_2 + 0.013x_3 + 0.820x_4 + 0.699x_5 + 0.313x_6$$

$$C_3 = 0.401x_1 + 0.330x_2 - 0.367x_3 + 0.029x_4 + 0.313x_5 - 0.698x_6$$

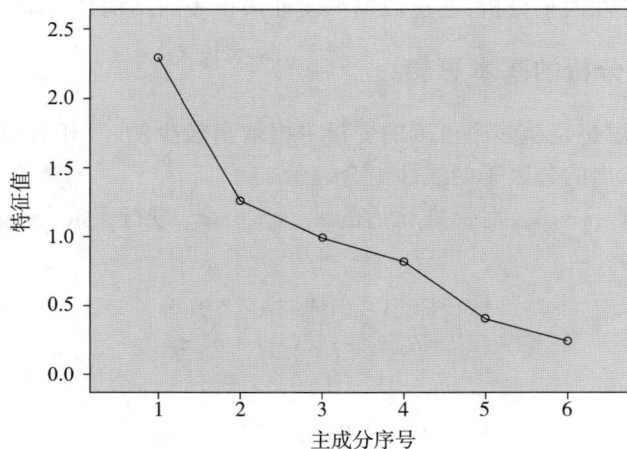

图 24 – 1　碎石图

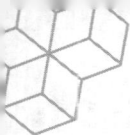

表 24 – 3　因子成分矩阵

标准化变量	主成分 1(C_1)	主成分 2(C_2)	主成分 3(C_3)
x_1	0.816	-0.040	0.401
x_2	0.854	-0.009	0.330
x_3	0.665	0.013	-0.367
x_4	0.335	0.820	0.029
x_5	-0.490	0.699	0.313
x_6	0.317	0.313	-0.698

由以上过程可见,通过主成分分析,在尽可能多的保留原变量信息的前提下,将 6 个具有一定相关性的原变量降为 3 个相互独立的主成分,这 3 个主成分解释了原有变量 75.703% 的信息。进一步可将提取出的 3 个主成分得分 C_1,C_2 和 C_3 作为解释变量,分别以收缩压和舒张压为因变量,拟合多重线性回归模型,既解决了共线性问题,也减少了分析中变量的个数。其他多变量回归分析,如 logistic 回归和 Cox 回归分析时,如果遇到解释变量之间有共线性,也可以采用提取主成分的方法进行处理。

24.2　因子分析

因子分析(factor analysis,FA)研究如何以最少的信息丢失,找到可直接测量的众多变量背后潜在的少数几个共性因子,以及如何使共性因子具有较强的可解释性。在实际工作中,如量表结构效度评价时,我们需要从众多可以直接测量的条目中,归纳出少数几个原本不能直接观察的潜在属性。简而言之,因子分析就是寻找众多"显变量"背后共同的"潜变量"的统计分析方法。因子分析包括探索性因子分析(exploratory factor analysis,EFA)和验证性因子分析(confirmatory factor analysis,CFA),两者都是以观察变量间的相关矩阵为基础。探索性因子分析简称为因子分析,它假定研究者对变量间的内在结构以及隐含的公因子一无所知,其分析结果完全取决于已知数据。例如,SCL – 90 症状自评量表,是世界上著名的心理健康测试量表之一,包含 90 个条目(item)10 个领域(domain):躯体化、强迫症状、人际关系敏感、抑郁、焦虑、敌对、恐怖、偏执、精神病性和其他。如果事先对该量表的结构和隐含的潜在因子一无所知,欲从 90 个条目中寻找公因子以及各条目与公因子的关系,则可考虑用探索性因子分析。如果预计该量表测量 10 个相互独立的领域,以及各领域与条目的关系,则可考虑用验证性因子分析,通过数据来验证该量表的结构是否确实如此。

24.2.1　探索性因子分析的基本思想

探索性因子分析的基本思想是从多个可测的变量中提取出较少的、互相独立的、抽象的综合变量,即公因子;每个变量可用这些提取出的公因子的线性组合表示。

设有 p 个观测变量 X_1,X_2,$\cdots$,X_p,对标准化后的 x_1,x_2,$\cdots$,x_p 进行主成分分析,可得到 p 个主成分 C_1,C_2,$\cdots$,C_p

$$C_1 = a_{11}x_1 + a_{12}x_2 + \cdots + a_{1p}x_p$$
$$C_2 = a_{21}x_1 + a_{22}x_2 \cdots + a_{2p}x_p$$
$$\cdots\cdots$$
$$C_p = a_{p1}x_1 + a_{p2}x_2 + \cdots + a_{pp}x_p \tag{24 – 3}$$

由此,可以解出

$$x_1 = a_{11}C_1 + a_{21}C_2 + \cdots + a_{k1}C_k + \cdots + a_{p1}C_p$$

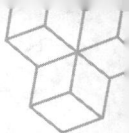

$$x_2 = a_{12}C_1 + a_{22}C_2 + \cdots + a_{k2}C_k + \cdots + a_{p2}C_p$$

$$\cdots\cdots$$

$$x_p = a_{1p}C_1 + a_{2p}C_2 + \cdots + a_{kp}C_k + \cdots + a_{pp}C_p \qquad (24-4)$$

给定公因子的个数 k,上述方程的右端保留前 k 项,其余部分记为 $\delta_1, \delta_2, \cdots, \delta_p$

$$x_1 = a_{11}C_1 + a_{21}C_2 + \cdots + a_{k1}C_k + \delta_1$$

$$x_2 = a_{12}C_1 + a_{22}C_2 + \cdots + a_{k2}C_k + \delta_2$$

$$\cdots\cdots$$

$$x_p = a_{1p}C_1 + a_{2p}C_2 + \cdots + a_{kp}C_k + \delta_p \qquad (24-5)$$

令

$$F_j = \frac{C_j}{\sqrt{Var(C_j)}} \qquad C_j = \sqrt{Var(C_j)}\, F_j$$

代入式(24-5),便有

$$x_1 = l_{11}F_1 + l_{12}F_2 + \cdots + l_{1k}F_k + \delta_1$$

$$x_2 = l_{21}F_1 + l_{22}F_2 + \cdots + l_{2k}F_k + \delta_2$$

$$\cdots\cdots$$

$$x_p = l_{p1}F_1 + l_{p2}F_2 + \cdots + l_{pk}F_k + \delta_p$$

其中, $l_{ij} = a_{ij}\sqrt{Var(C_j)}$ 称为因子负荷(factor loading),实际上就是 x_i 与 C_j 的相关系数,表示第 j 个潜在因子 F_j 对第 i 个可测变量 x_i 的影响程度,其绝对值越大,表示 x_i 与 F_j 的关系越密切。 F_j 的均数为 0,方差为 1,称为共性因子(公因子),因为它是在各个可测量变量的表达式中共同出现的因子。 δ_i 是个性因子,表示 k 个公因子之外其他潜在因子对 x_i 的总影响。

探索性因子分析有如下假设:

(1) $x_i, i = 1, 2, \cdots, p$,是随机变量。

(2) $\delta_i, i = 1, 2, \cdots, p$,是均数为 0、方差为常数且服从正态分布的随机变量。

(3) $\delta_i, i = 1, 2, \cdots, p$,彼此独立。

(4) $F_j, j = 1, 2, \cdots, k$,是均数为 0、方差为 1 且彼此独立的随机变量。

(5) δ_i 与 F_j 相互独立。

24.2.2　探索性因子分析的基本步骤与应用实例

探索性因子分析的基本步骤包括原始变量的标准化、构建相关矩阵、确定公因子数目、提取公因子、因子旋转、解释因子结构和计算因子得分。

24.2.2.1　对原始变量进行标准化处理

对原始变量 $X_1, X_2, \cdots, X_p$ 进行标准化处理

$$x_i = \frac{X_i - \bar{X}_i}{S_i}, i = 1, 2, \cdots, p$$

24.2.2.2　构建相关矩阵

通过检验相关矩阵来判断资料是否适合做因子分析,常用的方法有 KMO 检验(Kaiser-Meyer-Olkin test)和 Bartlett 球形性检验。前者用于检验变量间的偏相关性是否足够小,是相关和偏相关的一个相对指数,其计算公式为:

$$KMO = \frac{\sum\sum_{i \neq j} r_{ij}^2}{\sum\sum_{i \neq j} r_{ij}^2 + \sum\sum_{i \neq j} a_{ij}^2} \qquad (24-6)$$

式中,r_{ij}为两变量间的相关系数,a_{ij}为两变量间的偏相关系数。两变量间的偏相关系数是指扣除了其他变量的影响之后,两变量间的相关系数。KMO取值在0-1之间,其值越接近于1,说明变量间错综复杂的相关性越高,越适合做因子分析。根据Kaiser的观点,KMO值大于0.9时,做因子分析的效果最理想;KMO值小于0.5时,不宜做因子分析。

Bartlett球形性检验的目的在于判断相关矩阵是否是一个单位矩阵,其零假设是"相关矩阵是一个单位矩阵",对立假设是"相关矩阵不是一个单位矩阵";零假设成立时,检验统计量服从χ^2分布。Bartlett球形性检验的P值小于0.05,表示该相关矩阵不是单位矩阵,说明资料适合做因子分析;否则,该相关矩阵是单位矩阵,说明资料不宜做因子分析。

24.2.2.3 提取公因子,确定公因子数目

公因子的提取方法很多,以主成分法最为常用,本章采用主成分法。其他还有迭代主成分法(iterative principal components)、非加权最小二乘法(unweighted least squares)、广义最小二乘法(generalized least squares)和最大似然法(maximum likelihood)等。

公因子个数的确定准则与主成分个数的确定准则相同,需将特征值、累积贡献率以及专业解释综合起来考虑,不再赘述。

24.2.2.4 因子旋转

进行因子分析的目的不仅是找出公因子,更重要的是弄清各公因子的专业意义,以便结合专业知识对实际问题进行分析。然而在实践中,无论是采用主成分法还是采用其他方法得到的公因子,它们的实际意义往往难以解释。面对这样的问题,可以采用因子旋转来解决。因子旋转的本质是使因子负荷向0和1"两极分化",造成尽可能大的差别,以使不同的新公因子尽可能地和不同的变量子集关系密切。通过因子旋转,新旧公因子的个数不变。

常用的因子旋转方法有正交旋转(varimax rotation)和斜交旋转(oblique rotation)。正交旋转是指各变量在各公因子上的负荷最大限度地分散,此种方法可使新公因子间保持互不相关的特性。斜交旋转不刻意保证新公因子间互不相关,而更着重加大因子负荷"两极分化",以致新公因子的意义更加清晰一些。

例24-1各公因子的特征值、贡献率和累积贡献率同表24-2,旋转前的公因子与变量间的因子成分矩阵同表24-3。接下来我们观察一下正交旋转后的因子成分矩阵,如表24-4所示。

表24-4 正交旋转后的因子成分矩阵

标准化变量	公因子1(F_1)	公因子2(F_2)	公因子3(F_3)
x_1	0.909	0.037	-0.014
x_2	0.908	0.123	-0.006
x_3	0.407	0.625	-0.145
x_4	0.275	0.355	0.764
x_5	-0.307	-0.306	0.799
x_6	-0.069	0.820	0.092

与表24-3中未旋转的因子负荷相比,经过正交旋转后的因子负荷向0和1"两极分化"。确定了主成分的个数后,还应该对每一个主成分的实际意义进行解释,一般以因子负荷的大小为依据,其绝对值越大,说明变量对该公因子的贡献也越大。一般当因子负荷的绝对值≥0.5时,可以认为该变量对该公因子的影响较大。根据此判断准则可知:变量x_1(体质指数)和x_2(腰围)在第一公因子上负荷最大,均大于0.5,可以认为体质指数和腰围主要受第一公因子支配;结合实际意义,这两个变量是反映身体肥胖程度的变量,因此第

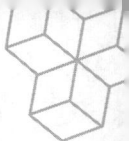

一公因子可认为是"肥胖因子"。变量 x_3(三酰甘油)和 x_6(血糖)在第二公因子上负荷最大,均大于 0.5,可以认为三酰甘油和血糖主要受第二公因子支配;结合专业知识,三酰甘油水平升高或血糖水平升高是代谢综合征的判断标准之一,因此可将第二公因子可看作是"代谢综合征因子"。变量 x_4(总胆固醇)和 x_5(高密度脂蛋白胆固醇)在第三公因子上负荷最大,均大于 0.5,可以认为总胆固醇和高密度脂蛋白胆固醇主要受第三公因子支配;因此第三公因子可看作"胆固醇因子"。

在上述主成分分析中,三酰甘油、体质指数和腰围在同一主成分上,不便于专业上解释,本节对因子进行正交旋转后,合理地解决了这个问题。在实际应用中,我们常常会遇到这种专业上难以解释的情况,这时可以对因子进行旋转,使专业解释较为清晰。

此外,由正交旋转后的因子成分矩阵可得出:

$$x_1 = 0.909F_1 + 0.037F_2 - 0.014F_3$$
$$x_2 = 0.908F_1 + 0.123F_2 - 0.006F_3$$
$$x_3 = 0.407F_1 + 0.625F_2 - 0.145F_3$$
$$x_4 = 0.275F_1 + 0.355F_2 + 0.764F_3$$
$$x_5 = -0.307F_1 - 0.306F_2 + 0.799F_3$$
$$x_6 = -0.069F_1 + 0.820F_2 + 0.092F_3$$

例 24-1 因子成分得分系数矩阵如表 24-5 所示:

表 24-5 正交旋转后的因子成分得分系数矩阵

标准化变量	公因子 1(F_1)	公因子 2(F_2)	公因子 3(F_3)
x_1	0.508	-0.181	0.039
x_2	0.487	-0.106	0.042
x_3	0.077	0.451	-0.112
x_4	0.116	0.220	0.619
x_5	-0.058	-0.217	0.634
x_6	-0.226	0.723	0.046

由此可得出:

$$F_1 = 0.508x_1 + 0.487x_2 + 0.077x_3 + 0.116x_4 - 0.058x_5 - 0.226x_6$$
$$F_2 = -0.181x_1 - 0.106x_2 + 0.451x_3 + 0.220x_4 - 0.217x_5 + 0.723x_6$$
$$F_3 = 0.039x_1 + 0.042x_2 - 0.112x_3 + 0.619x_4 + 0.634x_5 + 0.046x_6$$

上述模型与旋转后的因子成分矩阵分布相同,各公因子的含义不再赘述。

24.2.3 验证性因子分析

验证性因子分析又称证实性因子分析(confirmatory factor analysis,CFA)、实证性因子分析或确定性因子分析,是在探索性因子分析的基础上发展起来的,1969 年由瑞典阿帕萨拉大学的统计学家 K. G. Joreskog 提出。当研究者对可测变量与潜在因子之间的内在结构已经清楚,即已知哪些可测变量可能受哪些潜在因子影响时,只需进一步确定可测变量在潜在因子上的负荷大小,并验证这种结构与实际数据的吻合程度,便可进行验证性因子分析,详见第 27 章。

24.3 结果报告

因子分析的结果报告应包括如下内容:①因子分析适用条件。②提取公因子的方法、个数和累积贡献率。③旋转后的因子负荷矩阵。结合例 24 - 1,应报告:

KMO = 0.572,Bartlett 球形性检验 $P < 0.001$,表示该相关矩阵不是单位矩阵,资料适合做因子分析。采用主成分的方法提取出 3 个公因子,累积贡献率为 75.703%。各公因子的特征值和贡献率见表 24 - 2,正交旋转后的因子成分矩阵见表 24 - 4。

Kaiser-Meyer-Olkin measure of sampling adequacy was 0.572 and P value in Bartlett's test of sphericity was less than 0.001, which indicated the model assumption of factor analysis was satisfied. Based on principal component analysis, 3 common factors (components) were extracted and the cumulative variance was 75.703%. Table 24 - 2 listed the initial eigenvalues and total variance explained and Table 24 - 4 showed the rotated component matrix.

24.4 案例辨析

案例 24 - 1 表 24 - 6 是 70 名脑外伤患者入院时检查结果,X_1,X_2,X_3,X_4,X_5,X_6 分别代表脑外伤患者入院 CT 出血量(mL)、病情严重程度(1 = 轻型,2 = 中型,3 = 重型)、收缩压(mmHg)、舒张压(mmHg)、ALT(U/L)、AST(U/L)。

表 24 - 6 70 名脑外伤患者入院时检查结果

ID	X_1	X_2	X_3	X_4	X_5	X_6	ID	X_1	X_2	X_3	X_4	X_5	X_6
1	0	1	99	63	20	19	18	0	1	121	85	105	98
2	0	1	101	53	11	21	19	0	1	122	62	28	32
3	0	1	102	67	23	33	20	0	1	126	81	53	31
4	10	2	103	65	24	30	21	0	1	130	88	21	22
5	0	1	103	62	10	30	22	0	1	131	85	26	26
6	0	1	103	62	20	21	23	20	2	134	77	17	64
7	0	1	106	75	21	33	24	0	1	137	84	24	32
8	10	2	107	64	21	41	25	0	1	137	92	62	21
9	10	2	109	68	85	47	26	0	1	138	93	92	86
10	0	1	109	68	9	10	27	0	1	142	100	14	29
11	0	1	110	74	12	15	28	0	1	165	102	32	27
12	0	1	110	80	20	18	29	0	1	168	105	22	17
13	0	1	112	81	20	37	30	3	1	118	68	23	35
14	0	1	112	64	19	23	31	3	3	130	89	29	52
15	8	2	118	78	16	25	32	5	2	124	81	10	26
16	0	1	119	75	40	38	33	5	2	172	116	23	30
17	0	1	120	81	11	18	34	8	2	108	75	25	25

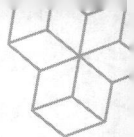

ID	X_1	X_2	X_3	X_4	X_5	X_6	ID	X_1	X_2	X_3	X_4	X_5	X_6
35	10	2	87	47	10	12	53	20	1	108	73	18	23
36	10	3	96	59	90	44	54	20	2	117	57	29	73
37	10	1	102	67	186	115	55	25	1	113	71	8	14
38	10	2	110	82	12	8	56	30	2	136	71	329	174
39	10	1	111	66	39	50	57	30	2	140	82	29	20
40	10	2	114	73	32	28	58	50	2	161	74	10	18
41	10	2	119	78	36	29	59	60	3	160	70	23	58
42	10	2	125	82	42	21	60	60	2	173	117	12	32
43	10	2	128	83	15	23	61	70	2	123	81	3	12
44	10	2	139	77	29	32	62	70	2	143	87	203	174
45	10	1	139	72	29	32	63	70	2	162	84	10	12
46	10	1	140	85	59	66	64	80	2	141	71	23	36
47	10	2	148	82	49	58	65	100	2	95	61	17	17
48	10	2	211	107	15	72	66	100	3	127	85	81	95
49	13	1	137	87	16	19	67	100	2	137	87	16	19
50	15	1	116	65	27	36	68	100	3	140	88	9	18
51	15	2	129	91	26	19	69	100	3	162	81	20	108
52	20	2	103	65	24	30	70	120	2	137	109	20	32

（1）作者对原变量 $X_1, X_2, X_3, X_4, X_5, X_6$ 进行主成分分析，根据特征值≥1的原则，提取出3个主成分，累积贡献率为87.049%（表24-7）。你认为此处理过程是否正确？为什么？

（2）进而，作者又根据因子成分矩阵结果（表24-8），列出因子得分方程如下，对此，你有何看法？

$$F_1 = 0.635x_1 + 0.605x_2 + 0.709x_3 + 0.572x_4 + 0.466x_5 + 0.644x_6$$

$$F_2 = -0.178x_1 - 0.092x_2 - 0.483x_3 - 0.555x_4 + 0.811x_5 + 0.699x_6$$

$$F_3 = -0.592x_1 - 0.656x_2 + 0.383x_3 + 0.506x_4 + 0.232x_5 + 0.160x_6$$

表 24-7　各主成分的特征根、贡献率及累积贡献率

主成分编号	特征根	贡献率/%	累积贡献率/%
1	2.231	37.184	37.184
2	1.729	28.817	66.002
3	1.263	21.047	87.049
4	0.411	6.843	93.892
5	0.247	4.123	98.016
6	0.119	1.984	100.000

提取方法：主成分法。

表 24-8　主成分矩阵[a]

变量	主成分1	主成分2	主成分3
入院CT出血量	0.635	-0.178	-0.592
病情严重程度	0.605	-0.092	-0.656
收缩压	0.709	-0.483	0.383

续表

变量	主成分 1	主成分 2	主成分 3
舒张压	0.572	− 0.555	0.506
ALT	0.466	0.811	0.232
AST	0.644	0.699	0.160

提取方法：主成分法。a：提取出 3 个主成分。

24.5　电脑实验

实验 24 – 1　因子分析的 SPSS 实现

24.6　常见疑问与小结

24.6.1　常见疑问

（1）主成分分析有哪些主要应用？

1）对原始变量进行综合。即以较少个数的主成分来反映原始变量的主要信息。从方法学上讲，主成分分析的主要应用是在基本保留原始变量信息的前提下，以互不相关的较少个数的综合变量来反映原始变量提供的信息，解决变量之间的多重共线性，为进一步统计分析奠定基础。

2）探索多个原始变量对个体特征的影响。主成分分析可以视为一种探索性分析方法，求得主成分后，可以利用负荷矩阵的结构，进一步探索各主成分与多个原始变量间的相互关系，弄清原始变量对各主成分的影响。

3）对样品进行综合评价，求出每个主成分得分后，以每个主成分的贡献率，即某个主成分的方差占全部方差的比例作为权重，构建综合评价函数，从而对样品进行综合评价。

4）预测新的样品的属性和对样品进行分类。

（2）因子分析有哪些用途和注意事项？

用途：①综合反映观察对象的大部分信息。②了解观察对象的潜在本质：公因子是不能直接观察的；某些解释变量在某一公因子上有较大的负荷，说明这些变量受同一公因子的支配。③评价量表的结构效度。

注意事项：①因子分析样本含量不能太小，至少为变量数的 5 倍以上，如果想得到比较理想的结果，则至少在 10 倍以上。②因子分析对变量的要求：最好满足多元正态分布。③各变量之间应有较高相关性，KMO 小于 0.5，不适合因子分析。④因子分析各公因子应该具有较明确的实际意义。

（3）聚类分析和主成分分析，因子分析都能起到对变量降维的作用，三者有何区别？

聚类分析是基于"物以类聚"的思想对样品或变量进行归类的一种多元统计分析方法，其中的变量聚类就起到了降维的作用，但聚类分析本质上属于一种分类的方法，其主要结果是聚类图，并没有产生新的变量。而主成分分析和因子分析在对数据进行降维的同时，产生了新的变量，用这些新的变量可以进行进一步的分析，如用新变量代替原变量，可以解决多重回归分析时的共线性问题。

24.6.2　小结

主成分分析和因子分析都是在损失较少信息的前提下，把多个有相关关系的变量综合成少数几个互不相关的综合变量的过程。两者之间既有联系又有区别，其联系为：①从数据处理过程上，提取公因子与提取主成分是相同的数学过程，主成分分析常被看做是因子分析程序中的一个选项；②从结果解释方面，因子分

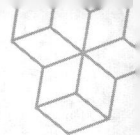

析是主成分分析的扩展。区别为：分析重点不同，主成分分析重点是综合原始变量的信息，是主成分与原始变量的线性组合，其数学模型为 $C_i = a_{i1}x_1 + a_{i2}x_2 + \cdots + a_{ip}x_p$；因子分析重点在于解释公因子对原始变量的支配作用，即原始变量是公因子与误差因子的线性组合，其数学模型为 $x_i = a_{1i}C_1 + a_{2i}C_2 + \cdots + a_{ki}C_k + \delta_i$。

因子分析包括探索性因子分析和验证性因子分析，两者都是以观察变量间的相关矩阵为基础。探索性因子分析简称为因子分析，它假定研究者对变量间的内在结构以及隐含的公因子一无所知，其分析结果完全取决于已知数据。当研究者对可测变量与潜在因子之间的内在结构已经清楚，欲验证这种结构与实际数据的吻合程度，便可进行验证性因子分析。

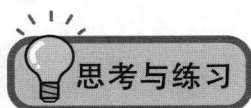

思考与练习

一、思考题

1. 简述主成分分析的概念与基本原理。
2. 为什么主成分是按照特征值的大小排列的？
3. 在进行了初步因子分析后，再进行因子旋转的作用是什么？旋转前后公因子的个数是否会改变？
4. 实际工作中，如何正确应用探索性因子分析和验证性因子分析？

二、计算题

1. 表24-9是2004年河南省18个地市卫生事业发展资料，试采用因子分析的方法，探索因子结构。

表24-9 2004年河南省18个地市卫生事业发展资料

地区	卫生机构数	卫生机构床位数	卫生技术人员数	医生数	注册护士数	每千人拥有卫生机构床位数	每千人拥有医生数	每千人拥有注册护士数
郑州市	1 648	29 422	35 666	14 350	12 009	4.52	2.21	1.85
开封市	446	12 183	14 594	5 640	4 355	2.57	1.19	0.92
洛阳市	947	18 209	21 745	8 340	6 243	2.85	1.31	0.98
平顶山市	526	12 925	15 676	5 835	4 430	2.64	1.19	0.90
安阳市	1 631	11 701	15 082	6 434	3 888	2.20	1.21	0.73
鹤壁市	328	4 295	5 246	1 989	1 485	3.00	1.39	1.04
新乡市	770	15 412	20 921	7 709	5 742	2.80	1.40	1.04
焦作市	862	9 860	14 477	5 433	3 741	2.90	1.60	1.10
濮阳市	596	8 088	9 935	3 810	2 763	2.27	1.07	0.78
许昌市	357	8 258	11 530	4 670	2 554	1.84	1.04	0.57
漯河市	323	4 918	7 435	2 819	1 801	1.95	1.12	0.72
三门峡市	610	6 304	8 059	3 218	2 070	2.85	1.45	0.93
南阳市	1 004	17 421	26 314	9 096	6 357	1.63	0.85	0.59
商丘市	813	13 408	20 759	7 096	4 875	1.65	0.87	0.60
信阳市	1 330	9 796	14 673	6 187	3 296	1.25	0.79	0.42
周口市	1 016	13 176	22 155	8 945	4 618	1.24	0.84	0.43
驻马店市	536	11 891	17 925	6 845	4 032	1.43	0.82	0.49
济源市	78	1 779	2 039	951	480	2.71	1.45	0.73

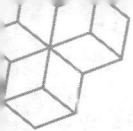

2. 表 24 –10 是 30 名高中生的数学、物理、化学、历史、英语和语文成绩,试进行主成分分析,选取几个综合变量来代表这些学生的学习成绩。

表 24 – 10   30 名高中生考试成绩

数学	物理	化学	语文	历史	英语
84	67	94	52	61	60
77	99	81	80	89	76
84	93	70	75	94	80
75	61	67	66	66	70
83	72	78	65	80	82
90	71	67	71	85	83
68	70	70	72	71	77
80	81	90	62	73	76
97	96	89	79	77	85
78	81	80	69	83	76
88	83	85	90	77	84
91	89	76	63	85	79
69	70	71	67	78	70
80	85	78	60	74	67
69	87	66	89	80	85
93	99	95	74	78	76
87	82	84	58	60	62
70	55	64	72	75	80
66	87	60	78	85	89
81	87	76	65	76	69
65	63	81	82	77	73
70	64	56	71	76	82
69	51	50	100	89	94
63	48	60	85	90	82
68	81	70	78	80	81
92	83	90	87	87	88
90	81	75	94	90	87
86	79	73	65	62	58
95	96	99	80	86	79
82	83	69	87	85	91

(杨永利　施学忠)

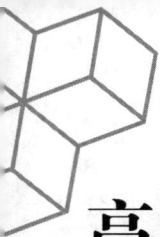

高级统计学专题篇

25　Meta 分析

科学研究中一项很重要也很基本的工作就是对以往的研究结果进行分析综合。Meta 分析（meta-analysis）是一种对同类研究结果进行定量综合的统计学方法，通过 meta 分析得到的系统评价（systematic review, SR）结果在循证医学证据评价、卫生技术评估、临床指南制订等方面有着极为重要也极为广泛的应用。本章主要介绍 meta 分析的基本方法、步骤，以及实际应用中应该注意的一些问题。

25.1　概述

25.1.1　Meta 分析的概念

Meta 分析的思想最早可追溯到 1904 年 Pearson 提出的"data pooling"。20 世纪 20 年代 Fisher 提出的"合并 P 值"是 meta 分析的真正萌芽，第一篇与医学有关的定量综合以往研究结果的文章是 1955 年 Beecher 发表的"安慰剂的功效"一文。1976 年，英国 Glass GV 在其教育心理学博士论文中，提出了把同类研究结果合并汇总的一类统计分析方法，命名为 meta 分析。20 世纪 80 年代，不少生物医学期刊详细介绍了 meta 分析的基本思想、意义、统计方法，使 meta 分析在医学研究中的应用逐渐增多。但 meta 分析真正为医学工作者所熟悉和认同，与近二十多年来循证医学的快速发展密不可分。循证医学的创始人之一 Sackett 将 meta 分析定义为"用定量的方法综合各研究结果的一种系统评价"（A systematic review that uses quantitative methods to summarize the results）。因此，从广义上说，meta 分析已不再局限为统计学方法，而是一种定量的系统评价。

25.1.2　Meta 分析的目的与意义

（1）增加检验效能　单个研究结果往往因为样本含量偏小，检验功效较低，得到的结论不完全可靠。一些研究结果尽管有临床意义，却没有统计学意义。通过 meta 分析对多个同质的研究结果进行效应合并，变相地增大了样本含量，提高了检验效能。

（2）评价研究结果的一致性　绝大多数医学现象都呈一定的随机性，受研究水平、研究对象、试验条件、样本大小等多种因素的影响，同一问题的研究结果常常不同，有些结论甚至相反。用 meta 分析进行异质性检验和综合分析，可以寻找异质性的来源，估计可能存在的各种偏倚。对有争议甚至互相矛盾的研究结果得出一个较为确切的结论。

（3）增强结论的可靠性和客观性　Meta 分析与传统的文献综述不同。它不仅需要对收集到的原始文献进行全面、系统的质量评估，还需要对符合纳入标准的文献再进行定量的系统分析，最大限度地减少偏倚，得出更科学的结论。

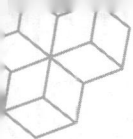

（4）通过亚组分析,得出新结论　将纳入 meta 分析的多个同类研究按一定的协变量分组后可作分层分析或亚组分析。例如,在评价临床干预措施时,如果想进一步了解不同病情或不同性别、年龄条件下的 meta 分析结果,可通过亚组分析,使结果更有针对性。

（5）寻找新的假说和研究思路　通过 meta 分析可以发现单个研究中尚未阐明的问题,尤其是以往研究的不足之处,提出新的研究课题或方向。例如,在开展一项新的临床试验前,对以往的相关研究结果进行 meta 分析,能使研究人员明确,为达到研究目的需要搜集哪些重要数据、需要多少病例等。

25.2　Meta 分析的基本步骤

（1）提出问题,制定研究计划　Meta 分析的课题一般来自医学研究中不确定或有争议的问题,如临床上某些干预措施的利弊难以确定,多个临床试验的研究结果不一致,流行病学研究中对疾病与暴露的关联尚未得出明确的结论等。可采用 PICO 原则把问题分解为四个要素：P 表示患者/人群/研究对象（patient or population or participants）;I 表示干预措施/暴露因素（intervention/exposure）;C 表示比较措施（comparison）;O 表示结局指标（outcomes）。此外,还应该考虑研究的设计方案。确定课题后,应制订详细的研究计划书（protocol）。

（2）检索相关文献　Meta 分析必须系统、全面地收集相关文献,尽量采用高敏感性的检索策略,保证查全。除了检索 PubMed、Embase、Cochrane Library、Web of Science、SCOPUS、CNKI、SinoMed、万方等常用的中外文数据库之外,还要注意查找专业/专题数据库、临床试验注册数据库、学位论文数据库、会议论文数据库、临床指南网站,以及不断增长的网络开放获取（open access,OA）资 1 源等,再辅以手工检索,以进一步扩大检索范围,尽可能减少发表偏倚和语言偏倚,尤其是正在进行和未发表结果的临床试验。

（3）选择符合要求的纳入文献　根据研究计划书中拟定的文献纳入和排除标准,在收集到的相关文献中选择符合要求的文献。制订文献纳入/排除标准时,应该对研究对象、研究设计、干预或暴露、研究结局等作出明确规定,如疾病类型、年龄、性别、病情严重程度,干预措施的剂量和强度等。选择文献时一般先初筛,通过浏览题录、文摘排除明显不合格的文献,进一步通读全文进行细致的鉴别筛选。对有疑问的文献,可以先纳入,待联系原文作者获取相关信息或分析评价后再作取舍。

（4）纳入研究的偏倚风险评价　偏倚风险评价或质量评价是评估每一个纳入研究在设计、实施和分析过程中防止和减少系统误差（偏倚）和随机误差的程度,可采用清单条目（checklist）或量表（scale）系统。目前应用较广的是 Cochrane 协作网制订的“偏倚风险评估工具”,包括随机分配方法、分配方案遮蔽、盲法应用、数据结果的完整性、选择性报告研究结果和其他偏倚来源。每项纳入研究都从这 6 个方面分别进行评价,给出“低风险”、“高风险”或“不清楚”的评价结果。

（5）提取纳入文献的数据信息　采用预先制定的数据提取表,提取用于 meta 分析的数据信息,一般包括基本信息（篇名、作者、文献来源、发表时间等）、研究特征（研究对象的特征、研究设计方案和质量、干预措施的具体内容和实施方法、偏倚控制等）、结局测量（效应指标、随访时间、失访和退出情况等）。为保证数据收集的质量,最好由两人以上独立进行文献选择和资料提取工作,对不一致的结果应复核并请专家评议。

（6）数据的统计学处理　Meta 分析的统计学处理过程主要包括：明确资料类型,选择适当的效应指标;检验纳入研究的异质性;模型选择及统计分析,得到效应合并值的点估计和区间估计;效应合并值的假设检验和统计推断;各纳入研究点估计、区间估计以及效应合并值点估计、区间估计的图示。详见下一节。

（7）结果的分析和讨论　Meta 分析本质上是一种观察性研究,对结果的解释必须慎重,更不能盲目相信结果的绝对正确。

当纳入 meta 分析的研究间有明显异质性时,应讨论异质性的来源及其对效应合并的影响。

通过敏感性分析（sensitivity analysis）考察 meta 分析的结果是否稳健,即改变某些影响结果的重要因素

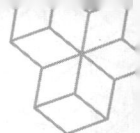

（如效应合并时采用不同模型、排除质量低的小样本研究等），重新进行 meta 分析，考察结论是否有变化。

讨论是否需要做亚组分析（subgroup analysis）。Meta 分析时，可按研究设计、病情、性别、年龄等因素分组后进行亚组分析，进一步揭示这些因素对研究结果或效应大小的影响。但亚组分析并非必需，不恰当的亚组分析反而降低结论的可靠性。

讨论偏倚的识别和控制。Meta 分析各个步骤均有可能产生偏倚，偏倚的存在对 meta 分析结果产生较大影响。

由于 meta 分析是对多个同类研究的定量综合，在变相增大样本含量、提高检验效能的同时可能出现假阳性。因此，除了要考虑结果是否有统计学意义，还要结合专业知识判断其有无临床意义以及推广应用价值。

25.3 Meta 分析的常用统计方法

Meta 分析进行统计学处理时，首先要明确资料类型与效应指标。最常见的是二分类变量资料和连续型变量资料。二分类变量资料一般用风险比或相对危险度（risk ratio，relative risk，RR）、优势比（odds ratio，OR）和危险差（risk difference，RD）作为效应指标。对连续型变量资料，如果纳入研究报告的结局变量为均数，且测量单位相同，可以用均数差（mean difference，MD）作为效应量；如果纳入研究报告的结局变量的测量单位不同，可以把均数差除以合并标准差，得到无量纲的标准化均数差（standardized mean difference，SMD），再进行效应量合并。

Meta 分析的统计学处理过程主要涉及两个步骤，一是在效应合并前进行异质性检验（heterogeneity test），即考察纳入研究间的差异是否有统计学意义；二是根据异质性检验结果选择固定效应模型（fixed effect model）或随机效应模型（random effect model）进行效应合并。如果异质性检验不拒绝 H_0，认为研究间的差异没有统计学意义，可采用固定效应模型。如果拒绝 H_0，认为研究间存在异质性，可选择随机效应模型进行效应合并，同时要分析、考察异质性来源，通过敏感性分析、亚组分析、meta 回归分析等方法处理异质性。如果异质性很大，则应放弃 meta 分析。

25.3.1 二分类变量资料的 meta 分析方法

二分类变量资料最常见的是四格表资料（表 25 - 1），效应指标可采用 RR、OR 或 RD。为满足大样本正态分布的条件，RR 和 OR 一般先取自然对数再进行效应合并。

表 25 - 1　四格表资料的基本格式

	事件发生（暴露）	事件未发生（未暴露）	合计
试验组（病例组）	a_i	b_i	n_{1i}
对照组	c_i	d_i	n_{2i}
合计	m_{1i}	m_{2i}	T_i

25.3.1.1 固定效应模型

适用于二分类变量资料固定效应模型 meta 分析的方法有很多，下面结合实例介绍最常用的方差倒数法（generic inverse-variance methods，I – V 法）和 Mantel-Haensezel 法（M – H 法）。

（1）方差倒数法　以方差的倒数为权重，对各纳入研究的效应进行合并，既适用于二分类变量资料，也适用于连续型变量资料。对于二分类变量资料，优势比 OR、风险比 RR 及危险度差值 RD 均可以采用方差倒数法进行效应合并。

例25-1 吸入一氧化氮对急性肺损伤/急性呼吸窘迫综合征患者病死率影响的 meta 分析

急性肺损伤(ALI)/急性呼吸窘迫综合征(ARDS)是由感染、休克、创伤等多种病因引发的急性肺部弥漫性损伤,病死率高达 30%~40%。一氧化氮(NO)具有选择性扩张肺血管,改善氧合以及抗炎作用,近年来被用于 ALI/ARDS 的治疗。但吸入 NO 能否改善 ALI/ARDS 患者的最终结局,即能否降低 ALI/ARDS 患者的 U 病死率,临床上一直有争议,文献报道结果也不一致。Adhikari NK 等 2007 年在 BMJ 上发表了一篇 meta 分析,纳入了 9 个 RCT 结果,定量评估吸入 NO 对 ALI/ARDS 病死率的影响。表 25-2 为纳入研究的基本信息。本例以风险比(RR)为效应指标,用方差倒数法进行 meta 分析,步骤如下:

表 25-2 吸入 NO 与常规治疗对 ALI/ARDS 患者死亡风险影响的 9 个 RCT 的基本信息

研究	NO 组		对照组		风险比 (RR_i)
	死亡数 a_i	病例数 n_{1i}	死亡数 c_i	病例数 n_{2i}	
1 Dellinger 1998	35	120	17	57	0.978
2 Michael 1998	11	20	9	20	1.222
3 Troncy 1998	9	15	8	15	1.125
4 Lundin 1999	41	93	35	87	1.096
5 Payen 1999	48	98	46	105	1.118
6 Mehta 2001	4	8	2	6	1.500
7 Gerlach 2003	3	20	4	20	0.750
8 Park 2003	4	11	2	6	1.091
9 Taylor 2004	44	192	39	193	1.134

(来源:Adhikari NK, Burns KE, Friedrich JO, et al. Effect of nitric oxide on oxygenation and mortality in acute lung injury: systematic review and meta-analysis. *BMJ*, 2007, 334(7597): 779-786)

1) 计算每个纳入研究的风险比 RR_i

$$RR_i = \frac{a_i}{n_{1i}} \Big/ \frac{c_i}{n_{2i}} = \frac{a_i n_{2i}}{c_i n_{1i}} \qquad (25-1)$$

2) 令 $y_i = \ln(RR_i)$,计算 y_i 的方差 s_i^2 与权重 w_i,以及 $w_i y_i$、$w_i y_i^2$,结果见表 25-3。

$$s_i^2 = \frac{1}{a_i} - \frac{1}{n_{1i}} + \frac{1}{c_i} - \frac{1}{n_{2i}} \qquad (25-2)$$

$$w_i = 1/s_i^2 \qquad (25-3)$$

3) 异质性检验:异质性检验采用 Q 统计量,并结合 I^2 统计量。假设 meta 分析纳入 k 个研究,则

$$Q = \sum w_i (y_i - \bar{y})^2 = \sum w_i y_i^2 - \frac{(\sum w_i y_i)^2}{\sum w_i} \qquad (25-4)$$

Q 统计量服从自由度为 $k-1$ 的 χ^2 分布。为提高检验效能,Q 检验经常取 0.1 为检验水准。若 Q 检验不拒绝 H_0,可以认为研究间同质性较好,k 个研究来自同一总体。若 Q 检验拒绝 H_0,则研究间存在异质性,这些研究来自 2 个或多个不同的总体。

$$I^2 = \frac{Q - (K-1)}{Q} \times 100\% \qquad (25-5)$$

I^2 也称异质性指数,其取值范围是 0~100%。I^2 越大,异质性越大。一般认为,若 I^2 大于 50%,可认为纳入研究间存在明显的异质性。

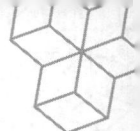

表 25 − 3   吸入 NO 与常规治疗对 ALI/ARDS 患者死亡风险影响的 9 个 RCT 的 meta 分析

研究	y_i	s_i^2	w_i	$w_i y_i$	$w_i y_i^2$
1	− 0.022	0.062	16.255	− 0.363	0.008
2	0.201	0.102	9.802	1.967	0.395
3	0.118	0.103	9.730	1.146	0.135
4	0.092	0.031	32.558	2.980	0.273
5	0.112	0.023	43.774	4.883	0.545
6	0.405	0.458	2.182	0.885	0.359
7	− 0.288	0.483	2.069	− 0.595	0.171
8	0.087	0.492	2.031	0.177	0.015
9	0.126	0.038	26.331	3.313	0.417
合计			144.731	14.393	2.317

本例的异质性检验过程:

H_0:9 个研究来自同一总体,即效应的总体水平相同。

H_1:9 个研究来自不同总体,即效应的总体水平不全相同。

根据表 25 − 3 的数据,由式(25 − 4)计算 Q 统计量

$$Q = \sum w_i(y_i - \bar{y})^2 = \sum w_i y_i^2 - \frac{(\sum w_i y_i)^2}{\sum w_i} = 2.317 - \frac{14.393^2}{144.731} = 0.886$$

本例 $df = 8$,$\chi^2_{(0.1,8)} = 13.36 > 0.886$,$P > 0.1$,不拒绝 H_0,可认为 9 个研究来自一个总体,即研究间同质性较好。由式(25 − 5)可得 $I^2 = 0$。综合 Q 统计量与 I^2 统计量,可认为本例纳入的比较吸入 NO 与常规治疗对 ALI/ARDS 患者病死率影响的 9 个 RCT 间的同质性较好,可采用固定效应模型进行效应合并。

4)计算合并 RR

$$RR_{I-V} = \exp\left[\frac{\sum w_i \ln(RR_i)}{\sum w_i}\right] \tag{25 − 6}$$

根据表 25 − 3 的数据,由式(25 − 6),可得到本例合并 RR 的点估计为

$$RR_{I-V} = \exp\left[\frac{\sum w_i \ln(RR_i)}{\sum w_i}\right] = \exp\left[\frac{\sum w_i y_i}{\sum w_i}\right] = \exp\left[\frac{14.393}{144.731}\right] = \exp(0.0994) = 1.104$$

5)计算合并 RR 的 95% CI

$$\exp\left[\ln(RR_{I-V}) \pm \frac{1.96}{\sqrt{\sum w_i}}\right] \tag{25 − 7}$$

根据表 25 − 3 的数据,由式(25 − 7),可得到本例合并 RR 的 95% CI 为

$$\exp\left[\ln(RR_{I-V}) \pm \frac{1.96}{\sqrt{\sum w_i}}\right] = \exp\left[0.0994 \pm \frac{1.96}{12.03}\right] = (0.938, 1.30)$$

6)合并 RR 的统计学推断:本例合并 RR 的点估计为 1.104,即平均来看,吸入 NO 会使 ALI/ARDS 患者的死亡风险增加 10.4%,但合并 RR 的 95% CI 为(0.938,1.30),包含了 1,合并 RR 没有统计学意义。因此,本例对 9 项 RCT 进行 meta 分析的结果表明,吸入 NO 并不能降低 ALI/ARDS 患者的死亡风险。

7)Meta 分析结果的图示:Meta 分析一般采用森林图(forest plot)进行统计描述,可直观展示每个纳入研究及 meta 分析的结果。图 25 − 1 为本例 meta 分析结果的森林图。

Study or Subgroup	Nitric oxide		Control		Weight	Risk Ratio IV, Fixed, 95% CI	Risk Ratio IV, Fixed, 95% CI
	Events	Total	Events	Total			
Dellinger 1998	35	120	17	57	11.2%	0.98 [0.60, 1.59]	
Gerlach 2003	3	20	4	20	1.4%	0.75 [0.19, 2.93]	
Lundin 1999	41	93	35	87	22.5%	1.10 [0.78, 1.55]	
Mehta 2001	4	8	2	6	1.5%	1.50 [0.40, 5.65]	
Michael 1998	11	20	9	20	6.8%	1.22 [0.65, 2.29]	
Park 2003	4	11	2	6	1.4%	1.09 [0.28, 4.32]	
Payen 1999	48	98	46	105	30.2%	1.12 [0.83, 1.50]	
Taylor 2004	44	192	39	193	18.2%	1.13 [0.77, 1.66]	
Troncy 1998	9	15	8	15	6.7%	1.13 [0.60, 2.11]	
Total (95% CI)		577		509	100.0%	1.10 [0.94, 1.30]	
Total events	199		162				

Heterogeneity: $x^2 = 0.89$, d$f = 8$ ($P = 1.00$); $I^2 = 0\%$
Test for overall effect: $Z = 1.20$ ($P = 0.23$)

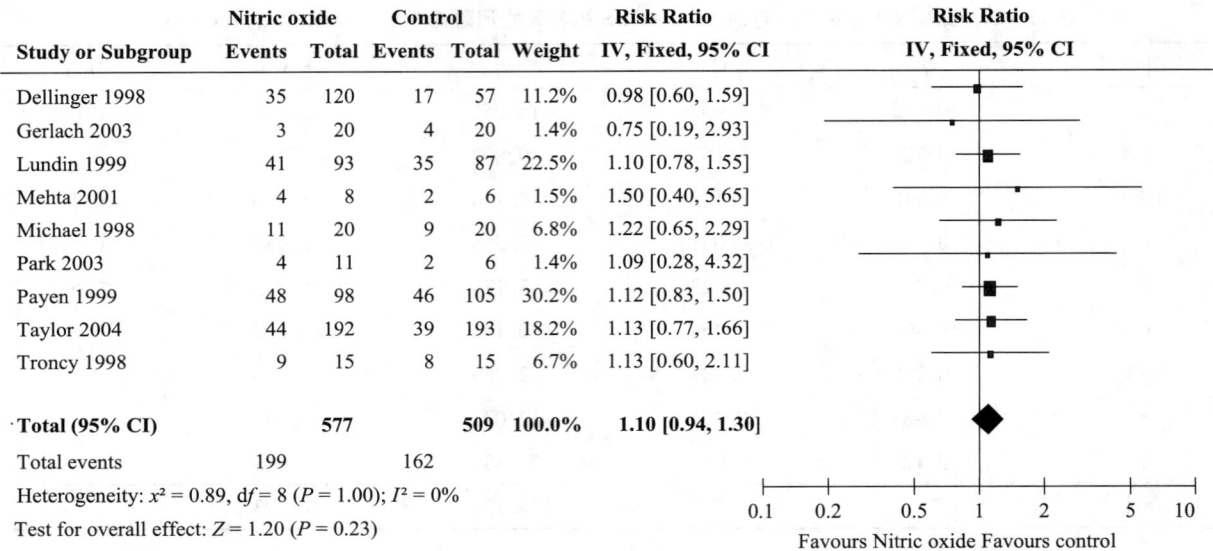

图 25 – 1　吸入 NO 与常规治疗对 ALI/ARDS 患者死亡风险影响的 meta 分析森林图

森林图上有一条垂直于 x 轴的竖线,称为无效线,OR、RR 的无效线刻度为 1,RD、MD、SMD 的无效线刻度为 0。每条平行于 x 轴的横线代表一个纳入研究,横线中间的小方块表示该研究的点估计值,小方块的面积反映了该研究的权重,横线的长度表示该研究的 95% CI 所在范围。横线上的小方块面积越大,该研究被赋予的权重越大,意味着横线更短(即 95% CI 更窄)。横线与无效线相交表示该研究结果没有统计学意义。森林图最下方的菱形表示 meta 分析合并效应的区间估计,菱形的中心点是合并效应的点估计值。

从图 25 – 1 可以直观看出,该 meta 分析纳入了 9 个研究,效应指标为 RR,无效线的刻度为 1。图中每条横线均与无效线相交,表明每个纳入研究的 RR 都没有统计学意义。横线最下方的菱形与无效线相交,表明该 meta 分析的合并效应也没有统计学意义。森林图左侧为每个纳入研究的基本数据、RR 的点估计与 95% CI,合并 RR 的点估计与 95% CI,异质性检验结果,以及合并效应的 Z 检验结果。

本例效应指标为 RR,若效应指标为 OR 或 RD,用方差倒数法进行效应合并的原理相同,即

$$\theta_{I-V} = \frac{\sum(w_i y_i)}{\sum w_i} \qquad (25-8)$$

这里,θ_{I-V} 为合并效应的点估计值,可以是 $\ln RR_{合并}$、$\ln OR_{合并}$ 或 $RD_{合并}$。y_i 是第 i 个纳入研究的效应,可以是 $\ln RR_i$、$\ln OR_i$ 或 RD_i。权重 w_i 的计算则各有不同,$\ln RR_i$ 的方差与权重见式(25 – 2)、(25 – 3)。

$\ln OR_i$ 的权重

$$w_i = 1/Var(\ln OR_i) = 1 \Big/ \left(\frac{1}{a_i} + \frac{1}{b_i} + \frac{1}{c_i} + \frac{1}{d_i} \right) \qquad (25-9)$$

RD 的权重

$$w_i = 1/Var(RD) = 1 \Big/ \left(\frac{a_i b_i}{n_{1i}^3} + \frac{c_i d_i}{n_{2i}^3} \right) \qquad (25-10)$$

则合并效应 θ_{I-V} 的 95% CI 为

$$\theta_{I-V} \pm \frac{1.96}{\sqrt{\sum w_i}} \qquad (25-11)$$

方差倒数法的异质性检验都采用式(25 – 4)计算 Q 统计量。

(2) Mantel-Haenszel 法　是利用分层分析的原理,将纳入 meta 分析的每一个研究视为一层,计算效应合并量。Mantel-Haenszel 法可用于二分类变量固定效应模型的 meta 分析,效应指标可以是优势比 OR、风险

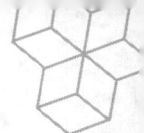

比 RR 及危险度差值 RD。

例25-2 抗生素与安慰剂对普通感冒治疗效果的 meta 分析

对普通感冒出现上呼吸道感染的患者,是否应使用抗生素进行治疗,其效果如何,一直以来都有争议。为客观评估抗生素治疗普通感冒的有效性,Arroll 等搜集了比较抗生素与安慰剂对普通感冒治疗效果的 5 项 RCT 结果并进行了 meta 分析。表 25-4 给出了这 5 项研究的基本信息,显效是指患者在感冒症状出现后的 7 天内痊愈或症状得到改善,疗效评价指标为优势比 OR,用 Mantel-Haenszel 法进行效应合并,步骤如下:

表25-4 抗生素与安慰剂治疗普通感冒的5个随机对照临床试验的基本信息

| 研究 | 抗生素组 | | 对照组 | | 优势比 (OR_i) | y_i | w_i | w_i' |
	显效(例) (a_i)	未显效(例) (b_i)	显效(例) (c_i)	未显效(例) (d_i)				
1	67	87	69	86	0.96	−0.041	19.427	19.03
2	49	97	48	94	0.99	−0.011	16.167	16.08
3	166	8	83	4	1.00	0.00	2.544	2.54
4	9	4	10	6	1.35	0.300	1.379	1.59
5	117	12	56	3	0.52	−0.649	3.575	2.26
合计							43.092	41.5

(来源:Sutton AJ,Abrams KR,Jones DR,et al. Methods for meta-analysis in medical research,Chichester:Wiley,2000.)

1)计算每个纳入研究的优势比 OR_i 与权重 w_i,结果见表 25-5。

$$OR_i = \frac{a_i d_i}{b_i c_i} \tag{25-12}$$

$$w_i = \frac{b_i c_i}{T_i} \tag{25-13}$$

2)异质性检验

H_0:5 个研究来自同一总体,即效应的总体水平相同

H_1:5 个研究来自不同总体,即效应的总体水平不全相同

令 $y_i = \ln OR_i$,根据表 25-5 的数据,由式(25-4)计算 Q 统计量

$$Q = \sum w_i'(y_i - \bar{y})^2 = \sum w_i' y_i^2 - \frac{(\sum w_i' y_i)^2}{\sum w_i'} = 1.13 - \frac{(-1.914)^2}{41.5} = 1.042$$

需要注意的是,上式中的 w_i' 是由方差倒数法得到的权重,即 w_i' 由式(25-9)计算得到。

本例 $df = 4$,$\chi^2_{(0.1,4)} = 7.78 > 1.042$,$P > 0.1$,不拒绝 H_0,可认为 5 个研究来自同一个总体,由式(25-5)可得 $I^2 = 0$。综合 Q 统计量与 I^2 统计量,可认为本例纳入的比较抗生素与安慰剂对普通感冒疗效的 5 个 RCT 的同质性较好,可采用固定效应模型进行效应合并。

3)计算合并 OR

$$OR_{M-H} = \frac{\sum w_i OR_i}{\sum w_i} = \frac{\sum(a_i d_i / T_i)}{\sum(b_i c_i / T_i)} \tag{25-14}$$

根据表 25-4 的数据,由式(25-14),可得本例合并 OR 的点估计为

$$OR_{M-H} = \frac{\sum w_i OR_i}{\sum w_i} = \frac{\sum(a_i d_i / T_i)}{\sum(b_i c_i / T_i)} = \frac{40.914}{43.092} = 0.95$$

4) 计算合并 OR 的 95% CI

首先计算 $\ln OR_{M-H}$ 的方差 $Var(\ln OR_{M-H})$

$$Var(\ln OR_{M-H}) = \frac{\sum F}{2 \sum R^2} + \frac{\sum G}{2 \sum R \sum S} + \frac{\sum H}{2 \sum S^2}$$

其中，$F = \dfrac{a_i d_i (a_i + d_i)}{T_i^2}$，$G = \dfrac{a_i d_i (b_i + c_i) + b_i c_i (a_i + d_i)}{T_i^2}$，$H = \dfrac{b_i c_i (b_i + c_i)}{T_i^2}$，$R = \dfrac{a_i d_i}{T_i}$，$S = \dfrac{b_i c_i}{T_i}$

则 $\ln OR_{M-H}$ 的 95% CI 为

$$\ln OR_{M-H} \pm 1.96 \sqrt{Var(\ln OR_{M-H})}$$

合并 OR 的 95% CI 为

$$\exp\left[\ln OR_{M-H} \pm 1.96 \sqrt{Var(\ln OR_{M-H})}\right] \tag{25-15}$$

本例中，由表 25-4 的数据分别计算 F、G、H、R、S，得到 $Var(\ln OR_{M-H})$

$$Var(\ln OR_{M-H}) = \frac{\sum F}{2 \sum R^2} + \frac{\sum G}{2 \sum R \sum S} + \frac{\sum H}{2 \sum S^2} = 0.017 + 0.012 + 0.016 = 0.045$$

由式(25-11)得到本例合并 OR 的 95% CI 为

$$\exp\left[\ln OR_{M-H} \pm 1.96 \sqrt{Var(\ln OR_{M-H})}\right] = \exp(\ln 0.95 \pm 1.96 \sqrt{0.045}) = (0.627, 1.437)$$

5) 合并 OR 的统计学推断：本例合并 OR 的点估计为 0.95，95% CI 为 $(0.627, 1.437)$，即合并 OR 的 95% CI 包含 1，没有统计学意义。因此，本例对 5 项 RCT 进行 meta 分析的结果表明，尚不能认为抗生素对普通感冒有效。

6) Meta 分析结果的图示(略)。

Mantel Haenszel 法在实际中应用很多，有较好的统计学特性，其结果不受数据本身的影响。只要每个纳入研究都能提供完整的四格表资料，用 Mantel-Haenszel 法得到的效应估计值是比较精确的。本例效应指标为 OR，用 Mantel-Haenszel 法对 RR、RD 进行效应合并的方法可参考相关书籍。

25.3.1.2　随机效应模型

随机效应模型的 meta 分析方法由 DerSimonian Laird 于 1986 年提出，简称 D-L 法，其关键是引入了异质性校正因子 D，对每个纳入研究的权重进行校正。

$$w_i^* = \frac{1}{D + (1/w_i)} \tag{25-16}$$

$$D = \frac{[Q - (k-1)] \sum w_i}{(\sum w_i)^2 - \sum w_i^2} \tag{25-17}$$

w_i^* 由两部分组成，$1/w_i$ 是每个纳入研究的方差，D 为研究间方差的估计值。因此，用 D-L 法进行效应合并时，以研究内方差和研究间方差之和的倒数作为权重。

例 25-3　比较房颤患者使用新型口服抗凝血药与华法林的主要出血风险的 meta 分析

近年来有多种新型口服抗凝血药(NOAC)投入使用。已有不少文献比较了新型口服抗凝血药与传统抗凝血药华法林(warfarin)对房颤患者的安全性和有效性。Ruff CT 等对 4 个大样本多中心的 RCT(分别为 RE-LY、ROCKETAF、ARISTOTLE 与 ENGAGEAF-TIMI 48)结果进行了 meta 分析。表 25-5 为 4 个纳入研究中比较房颤患者使用新型口服抗凝血药与华法林的主要出血(major bleeding)风险的数据。本例的效应指标为风险比 RR，meta 分析的过程如下：

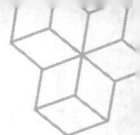

表 25 – 5   房颤患者使用 NOAC 与华法林的主要出血风险的 meta 分析数据

研究	NOAC 组	Warfarin 组	RR	y_i	w_i	w_i^*	$w_i^* y_i$
	主要出血例数/总病例数	主要出血例数/总病例数					
1	375/6 076	397/6 022	0.936	−0.066	205.977	37.237	−2.455
2	395/7 111	386/7 125	1.025	0.025	206.554	37.256	0.932
3	327/9 088	462/9 052	0.705	−0.350	199.916	37.034	−12.946
4	444/7 012	557/7 012	0.797	−0.227	265.791	38.816	−8.801
合计					878.238	150.344	−23.271

1:RE LY;2:ROCKETAF;3:ARISTOTLE;4:ENGAGEAF-TIMI 48

（数据来源：Ruff CT,Giugliano RP,Braunwald E,et al. Comparison of the efficacy and safety of new oral anticoagulants with warfarin in patients with atrial fibrillation：a meta-analysis of randomized trials. *Lancet*,2014,383:955 – 962）

1）由式(25 –1)计算每个纳入研究的风险比 RR_i。

2）令 $y_i = \ln(RR_i)$，由式(25 –2)、(25 –3)计算 y_i 的方差 s_i^2 与权重 w_i，以及 $w_i y_i$、$w_i y_i^2$。

3）异质性检验

H_0:4 个研究来自同一总体,即效应的总体水平相同。

H_1:4 个研究来自不同总体,即效应的总体水平不全相同。

根据表 25 –5 的数据,由式(25 –4)计算 Q 统计量

$$Q = \sum w_i (y_i - \bar{y})^2 = \sum w_i y_i^2 - \frac{(\sum w_i y_i)^2}{\sum w_i} = 39.12 - \frac{(-138.566)^2}{878.238} = 17.257$$

本例 $df = 3$,$\chi^2_{(0.1,3)} = 6.25 < 17.257$,$P < 0.10$,拒绝 H_0,可认为 4 个研究来自不同总体,即研究间存在异质性。由式(25 –5)可得 $I^2 = 82.6\%$。综合 Q 统计量与 I^2 统计量,可认为本例纳入的比较新型口服抗凝血药与华法林对房颤患者的主要出血影响的 4 个 RCT 间有明显异质性,应考察异质性的来源,采用随机效应模型进行效应合并。

4）计算异质性校正因子 D:根据表 25 –5 的数据,由式(25 –17),可得

$$D = \frac{[Q - (k-1)] \sum w_i}{(\sum w_i)^2 - \sum w_i^2} = \frac{[17.257 - (4-1)] \times 878.238}{878.238^2 - 195\,702.227} = 0.022$$

5）用 D – L 法计算校正后的权重 w_i^*,由式(25 –16)计算 w_i^*,结果见表 25 –5。

6）用 D – L 法计算合并 RR

$$RR_{D-L} = \exp\left[\frac{\sum w_i^* \ln(RR_i)}{\sum w_i^*}\right] \tag{25 –18}$$

根据表 25 –5 的数据,由式(25 –18),可得到本例合并 RR 的点估计为

$$RR_{D-L} = \exp\left[\frac{\sum w_i^* \ln(RR_i)}{\sum w_i^*}\right] = \exp\left[\frac{\sum w_i^* y_i}{\sum w_i^*}\right] = \exp\left[\frac{-23.271}{150.344}\right] = \exp(-0.155) = 0.857$$

7）计算合并 RR 的 95% CI

$$\exp\left[\ln(RR_{D-L}) \pm \frac{1.96}{\sqrt{\sum w_i^*}}\right] \tag{25 –19}$$

根据表 25 –5 的数据,由式(25 –19),可得到本例合并 RR 的 95% CI 为

$$\exp\left[\ln(RR_{D-L}) \pm \frac{1.96}{\sqrt{\sum w_i^*}}\right] = \exp\left[-0.155 \pm \frac{1.96}{12.261}\right] = (0.73, 1.00)$$

8）合并 RR 的统计学推断:本例合并 RR 的点估计为 0.857,即平均来看,房颤患者使用新型口服抗凝

血药的主要出血风险比使用华法林会降低 14.3%。但本例 95% CI 为 $(0.73,1.00)$，即合并 RR 的 95% CI 正好包含 1，没有统计学意义。因此，本例对 4 项 RCT 进行 meta 分析的结果表明，与华法林相比，尚不能认为使用新型口服抗凝血药能降低房颤患者的主要出血风险。

9）Meta 分析结果的图示（图 25-2）。

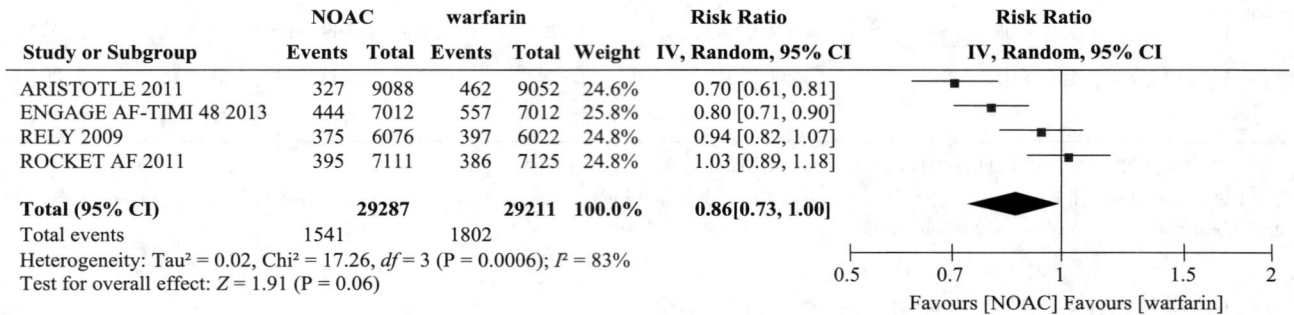

Study or Subgroup	NOAC Events	Total	warfarin Events	Total	Weight	Risk Ratio IV, Random, 95% CI	Risk Ratio IV, Random, 95% CI
ARISTOTLE 2011	327	9088	462	9052	24.6%	0.70 [0.61, 0.81]	
ENGAGE AF-TIMI 48 2013	444	7012	557	7012	25.8%	0.80 [0.71, 0.90]	
RELY 2009	375	6076	397	6022	24.8%	0.94 [0.82, 1.07]	
ROCKET AF 2011	395	7111	386	7125	24.8%	1.03 [0.89, 1.18]	
Total (95% CI)		29287		29211	100.0%	0.86[0.73, 1.00]	
Total events	1541		1802				

Heterogeneity: Tau² = 0.02, Chi² = 17.26, df = 3 (P = 0.0006); I^2 = 83%
Test for overall effect: Z = 1.91 (P = 0.06)

0.5 0.7 1 1.5 2
Favours [NOAC] Favours [warfarin]

图 25-2　比较房颤患者使用 NOAC 与华法林的主要出血风险的 meta 分析森林图

25.3.2　连续型变量资料的 meta 分析方法

25.3.2.1　固定效应模型

用 n_{1i}、n_{2i} 表示纳入 meta 分析的第 i 个研究试验组（暴露组）和对照组的样本大小，$N_i = n_{1i} + n_{2i}$ 为第 i 个研究的样本含量，$\bar{x}_i^1$、$\bar{x}_{2i}$ 表示第 i 个研究试验组（暴露组）和对照组的均数，s_{1i}^2、s_{2i}^2 为第 i 个研究试验组（暴露组）和对照组的方差，两组的合并方差为 s_{pi}^2，令 $y_i = \bar{x}_{1i} - \bar{x}_{2i}$，$y_i$ 的标准误 s_i 为

$$s_i^2 = s_{pi}^2 \left(\frac{1}{n_{1i}} + \frac{1}{n_{2i}} \right) \qquad s_{pi}^2 = \frac{(n_{1i} - 1)s_{1i}^2 + (n_{2i} - 1)s_{2i}^2}{N_i - 2}$$

（1）纳入研究的结局变量的量纲相同　直接用均数差 y_i 为效应指标

合并效应量的点估计为

$$y_{合并} = \frac{\sum w_i y_i}{\sum w_i} \qquad w_i = \frac{1}{s_i^2} \qquad (25-20)$$

合并效应量的 95% CI 为

$$y_{合并} \pm \frac{1.96}{\sqrt{\sum w_i}} \qquad (25-21)$$

（2）纳入研究的结局变量的量纲不同　采用标准化均数差 SMD 为效应指标，定义

$$d_i = \frac{\bar{x}_{1i} - \bar{x}_{2i}}{s_{pi}} \qquad (25-22)$$

合并效应量的点估计为

$$d_{合并} = \frac{\sum w_i d_i}{\sum w_i} \qquad w_i = \frac{1}{s_i^2} \qquad (25-23)$$

合并效应量的 95% CI 为

$$d_{合并} \pm \frac{1.96}{\sqrt{w_i}} \qquad (25-24)$$

因 d_i 的方差 s_i^2 很难准确估算，统计学家提出了多种近似计算方法，Cohen's 给出的 s_i^2 估算公式为

$$s_i^2 = \frac{N_i}{n_{1i} n_{2i}} + \frac{d_i^2}{2(N_i - 2)} \qquad (25-25)$$

Hegdes 指出 d_i 为有偏估计，对其校正后以 g_i 为效应指标

$$g_i = d_i \left(1 - \frac{3}{4N - 9} \right) \qquad (25-26)$$

上式中 g_i 的方差 s_i^2 的计算公式为

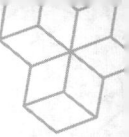

$$s_i^2 = \frac{N_i}{n_{1i}n_{2i}} + \frac{g_i^2}{2(N_i - 3.94)} \qquad (25-27)$$

实际应用中,d_i 和 g_i 的差异很小,两者的方差也相差很小。当纳入研究的样本含量较大时,两者的差别几乎可以忽略。

例 25 - 4 阿戈美拉汀(agomelatine)抗抑郁治疗有效性的 meta 分析

阿戈美拉汀是全球第一个褪黑素受体激动剂抗抑郁药,2009 年 2 月在欧盟获批上市。其药理作用是同时具有 $5 - HT_{2c}$ 受体拮抗剂活性与褪黑素受体激动剂活性,不但能有效治疗抑郁症,而且能改善睡眠。Taylor D 等对阿戈美拉汀抗抑郁治疗的有效性进行了 meta 分析。表 25 - 5 为已经发表的比较阿戈美拉汀与安慰剂抗抑郁治疗有效性的 5 个 RCT 的基本数据,疗效评价指标为两组治疗前后的汉密顿抑郁量表(Hamilton Depression Scale,HAMD)评分的差值或蒙哥马利抑郁量表(Montgomery - Asberg Depression Rating Scale,MADRS)评分的差值,为连续型变量,效应合并量为标准化的均数之差(SMD)。

表 25 - 6　已发表的阿戈美拉汀与安慰剂抗抑郁治疗有效性的 5 个 RCT 的基本数据

研究	阿戈美拉汀组			安慰剂组		
	例数 (n_{1i})	抑郁量表评分 ($\bar{x}_{1i}$)	标准差 (s_{1i})	例数 (n_{2i})	抑郁量表评分 ($\bar{x}_{2i}$)	标准差 (s_{2i})
1 Kennedy 2006	106	14.1	7.7	105	16.5	7.4
2 Loo 2002	135	12.8	8.2	136	15.3	8.9
3 Olie 2007	116	13.9	7.7	119	17	7.9
4 Stahl 2010	319	15.5	8.1	163	17.1	7.9
5 Zajecka 2010	317	15	7.8	167	16.6	8.4

(来源:Taylor D,Sparshatt A,Varma S,et al. Antidepressant efficacy of agomelatine:meta-analysis of published and unpublished studies,*BMJ*. 2014,348:g1888.)

1) 计算每个纳入研究的标准化均数之差 d_i,$d_i = \dfrac{\bar{x}_{1i} - \bar{x}_{2i}}{s_{pi}}$,$d_i$ 的方差 s_i^2、权重 w_i 及 $w_i d_i$、$w_i d_i^2$,结果见表 25 - 7。

表 25 - 7　已发表的阿戈美拉汀与安慰剂抗抑郁治疗有效性的 meta 分析

研究	d_i	s_i^2	w_i	$w_i d_i$	$w_i d_i^2$
1 Kennedy 2006	- 0.318	0.019	52.737	- 16.552	5.260
2 Loo 2002	- 0.292	0.015	67.739	- 19.580	5.719
3 Olie 2007	- 0.397	0.017	58.721	- 22.884	9.093
4 Stahl 2010	- 0.199	0.009	107.870	- 21.391	4.261
5 Zajecka 2010	- 0.200	0.009	109.370	- 21.745	4.343
合计			396.438	- 102.153	28.676

2) 异质性检验

H_0:5 个研究来自同一总体,即效应的总体水平相同。

H_1:5 个研究来自不同总体,即效应的总体水平不全相同。

根据表 $25-7$ 的数据,由式 $(25-4)$ 计算 Q 统计量

$$Q = \sum w_i d_i^2 - \frac{(\sum w_i d_i)^2}{\sum w_i} = 28.676 - \frac{(-102.153)^2}{396.438} = 2.122$$

本例 $df=4$,$\chi^2_{(0.1,4)} = 7.78 > 2.122$,$P > 0.1$,不拒绝 H_0,认为 5 个研究间异质性不大,可采用固定效应模型。

3)合并效应量的点估计及区间估计

$$d_{合并} = \frac{\sum w_i d_i}{\sum w_i} = \frac{-102.153}{396.438} = -0.26$$

$$d_{合并} \pm \frac{1.96}{\sqrt{\sum w_i}} = -0.26 \pm \frac{1.96}{19.911} = (-0.359, -0.161)$$

从 5 项 RCT 的 meta 分析结果看,合并 SMD 的点估计为 -0.26,即平均而言,与安慰剂相比,阿戈美拉汀能使抑郁症患者的量表评分降低 0.26 倍标准差。合并 SMD 的 95% CI 为 $(-0.359, -0.161)$,不包含 0,表明其与 0 的差异具有统计学意义,即与安慰剂相比,阿戈美拉汀能使抑郁症患者的量表评分降低 0.161 ~ 0.359 倍的标准差。

4)Meta 分析结果的图示:图 $25-3$ 为已发表的阿戈美拉汀与安慰剂抗抑郁治疗有效性的 meta 分析森林图,左侧为每个纳入研究的基本数据、SMD 的点估计与 95% CI,合并 SMD 的点估计与 95% CI,异质性检验结果,以及合并 SMD 的 Z 检验结果。

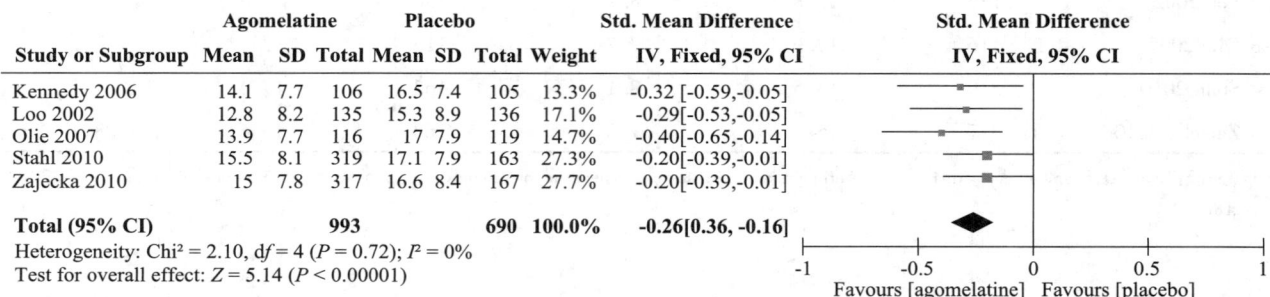

图 $25-3$　已发表的阿戈美拉汀与安慰剂抗抑郁治疗有效性的 meta 分析森林图

25.3.2.2　随机效应模型

连续型变量随机效应模型的 meta 分析也可以采用 DerSimonian-Laird 法进行效应量合并,其原理与二分类变量随机效应模型相同,即先由式 $(25-17)$ 得到异质性校正因子 D(研究间方差的估计值),由式 $(25-16)$ 计算每个纳入研究校正后的权重 w_i^*,再采用校正后的权重 w_i^*,由式 $(25-20)$ 或式 $(25-23)$ 得到合并的效应量。

25.4　Meta 分析的偏倚

Meta 分析的各个步骤均有可能产生偏倚。偏倚的存在对 meta 分析结果的可靠性和有效性产生较大影响。偏倚的类型主要包括文献发表偏倚、文献查找偏倚和文献筛选偏倚。

25.4.1　发表偏倚

发表偏倚(publication bias)是指"统计学上有意义"的阳性研究结果较"统计学上没有意义"的阴性研究

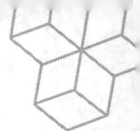

结果或无效的研究结果更容易被发表,又称为文件柜问题,其原因主要有以下几方面:①作者偏倚:作者往往只把有阳性结果的研究拿来写文章。投稿时通常更多考虑杂志的声望、权威性及可被接受性。②编辑偏倚:编辑通常更愿意发表研究结果为阳性或"有统计学意义"的论文,研究结果为阴性或"没有统计学意义"的论文更容易被退稿或推迟发表。③一稿多投:例如,作为多中心研究的参研单位,分别报告同一研究的各自结果。④语言偏倚:多数作者愿意将阳性结果的研究投稿给知名的英文期刊,而将阴性结果的研究投稿给本地期刊。⑤补救偏倚:在试图获取未发表的研究结果时,出现矫枉过正,将一些不符合纳入标准的文献也纳入进行 meta 分析。⑥研究资金来源偏倚:某些公司或药厂资助的研究项目不接受阴性结果,或某些研究经费来源不足,使研究结果不能发表。受政府机构各类基金资助的研究的发表率往往很高。

实际应用中,常采用漏斗图(funnel plot)大致判断是否存在发表偏倚。其基本思想是,纳入研究效应的精度随样本含量的增加而增加。理论上,以纳入研究的效应为横坐标,以样本含量或效应值的标准误(反映研究精度)为纵坐标作散点图,如果没有发表偏倚,各纳入研究效应的点估计在坐标轴上的集合类似一个对称倒置的漏斗形。小样本研究的结果离散程度较大,散开在漏斗图的底部,大样本研究的结果集中在一个较窄的范围内。如果漏斗图不对称或不完整则提示可能存在发表偏倚。图 25 - 4 为例 25 - 1 的漏斗图,该 meta 分析纳入了 9 个 RCT,效应指标为风险比 RR。可以看出,漏斗图基本对称,初步判断该 meta 分析的发表偏倚不大。

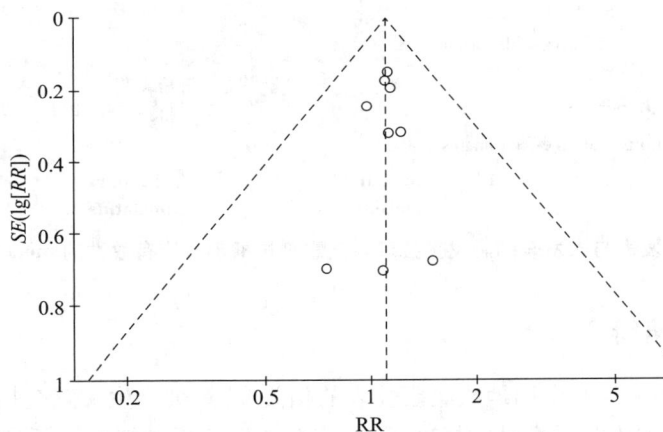

图 25 - 4 吸入 NO 与常规治疗对 ALI/ARDS 患者死亡风险影响的漏斗图

临床试验注册制度的实施,对促进临床试验透明化,减少发表偏倚产生了深刻影响。世界卫生组织(WHO)倡导在全球实施统一的临床试验注册制度,并于 2006 年成立了旨在使所有涉及人的临床试验的信息都可被公众获取的国际临床试验注册平台(ICTRP)。国际主流的医学期刊也不再发表未经注册的临床试验。临床试验注册制度不仅能确保追溯每个临床试验的结果,公开在研试验或已完成试验的结果信息,还有助于减少不必要的重复研究。

例如,例 25 - 4 中,Taylor D 等认为在对阿戈美拉汀抗抑郁治疗的有效性进行 meta 分析时,必须考虑是否有未发表的 RCT 结果。除了检索 PubMed,Medline,Embase,Cochrane Library 等公开发表的文献,Taylor D 等向欧洲药品管理局(European Medicines Agency,EMA)索取该药物申请上市时所提交的注册临床试验的详细信息,同时向该药物生产商 Servier 公司索取所有已发表与未发表的数据信息。最终,他们发现有 7 个已注册但未发表的研究也符合 meta 分析的纳入标准。作者将符合纳入标准的 5 项已发表的 RCT 与 7 项未发表的 RCT 合在一起进行 meta 分析,异质性检验 $p < 0.001$,$I^2 = 60\%$,说明研究间有明显异质性,采用随机效应模型,合并效应量的点估计为 -0.24,95% CI 为(-0.35, -0.12)。这一结果综合了已发表和未发表的研

究,减少了发表偏倚,提高了 meta 分析结论的有效性和可靠性。与例 25 - 4 仅合并 5 个已发表的 RCT 得到的结果相比,这个结果更趋保守。图 25 - 5 为已发表与未发表的阿戈美拉汀与安慰剂抗抑郁治疗有效性的 meta 分析森林图。

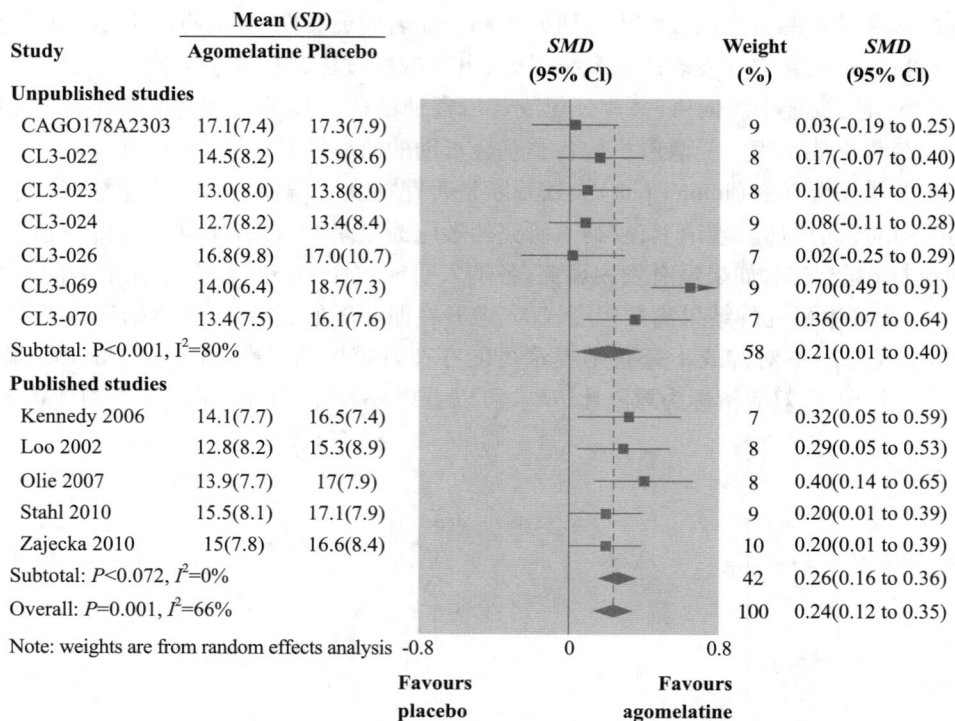

Study	Mean (SD) Agomelatine	Placebo	SMD (95% CI)	Weight (%)	SMD (95% CI)
Unpublished studies					
CAGO178A2303	17.1(7.4)	17.3(7.9)		9	0.03(-0.19 to 0.25)
CL3-022	14.5(8.2)	15.9(8.6)		8	0.17(-0.07 to 0.40)
CL3-023	13.0(8.0)	13.8(8.0)		8	0.10(-0.14 to 0.34)
CL3-024	12.7(8.2)	13.4(8.4)		9	0.08(-0.11 to 0.28)
CL3-026	16.8(9.8)	17.0(10.7)		7	0.02(-0.25 to 0.29)
CL3-069	14.0(6.4)	18.7(7.3)		9	0.70(0.49 to 0.91)
CL3-070	13.4(7.5)	16.1(7.6)		7	0.36(0.07 to 0.64)
Subtotal: $P<0.001$, $I^2=80\%$				58	0.21(0.01 to 0.40)
Published studies					
Kennedy 2006	14.1(7.7)	16.5(7.4)		7	0.32(0.05 to 0.59)
Loo 2002	12.8(8.2)	15.3(8.9)		8	0.29(0.05 to 0.53)
Olie 2007	13.9(7.7)	17(7.9)		8	0.40(0.14 to 0.65)
Stahl 2010	15.5(8.1)	17.1(7.9)		9	0.20(0.01 to 0.39)
Zajecka 2010	15(7.8)	16.6(8.4)		10	0.20(0.01 to 0.39)
Subtotal: $P<0.072$, $I^2=0\%$				42	0.26(0.16 to 0.36)
Overall: $P=0.001$, $I^2=66\%$				100	0.24(0.12 to 0.35)

Note: weights are from random effects analysis -0.8   0   0.8

Favours placebo   Favours agomelatine

图 25 - 5 已发表与未发表的阿戈美拉汀与安慰剂抗抑郁治疗有效性的 meta 分析森林图

25.4.2 文献查找偏倚

在 meta 分析过程中,如果没有全面地收集已发表的相关文献,会产生文献查找偏倚。原因大致可分为:①文献数据库偏倚:不同数据库收录文献的标准不同,一个数据库不可能收录所有已发表的相关文献,因此必须尽可能检索多个数据库,防止漏检。②语言偏倚:英语国家的学者倾向于只搜集英文文献;非英语国家的学者也愿意将阳性研究结果发表在国际性的英文期刊上,而且非英语的学术期刊被国际知名文献数据库收录的比例很低。③数据提供偏倚:多种原因造成一些作者对研究数据描述不清甚至提供明显有误的数据,meta 分析时若纳入这些文献,应设法直接联系作者,获得完整数据。

25.4.3 文献筛选偏倚

文献筛选不当会影响 meta 分析结果的有效性。要制定合理、明确、严格统一的文献筛选标准和偏倚风险评估方法,纳入当前能得到的所有高质量的阳性和阴性的同质研究,剔除与研究问题无关或明显不符合纳入标准的低质量研究,尽可能使 meta 分析的结果更客观、真实。

25.5 Meta 分析的其他方法

前面介绍了最常见的二分类变量资料和连续型变量资料的 meta 分析方法。近年来,新的 meta 分析方法不断涌现,针对不同类型资料的 meta 分析方法也得到迅速发展。这里简单介绍诊断试验 meta 分析和网

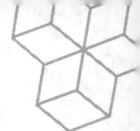

状 meta 分析。

25.5.1　诊断试验的 meta 分析

诊断试验 meta 分析通过对符合纳入标准的同一诊断试验的多个独立研究结果进行定量综合,探讨该诊断试验对目标疾病诊断的准确性。对纳入研究的质量评价,诊断试验一般采用 QUADAS 标准(quality assessment of diagnostic accuracy studies)。诊断试验的评价指标很多(详见第 14 章),与干预性研究不同,诊断试验的准确性与灵敏度、特异度这两个指标都有关。纳入诊断试验 meta 分析的多个独立研究发表于不同年代,所采用的诊断临界值往往不同,使纳入研究的灵敏度和特异度之间存在非线性和负相关,这种效应被称为诊断试验的阈值效应。阈值效应是导致纳入研究间异质性的重要原因。通过计算所有纳入研究的灵敏度与特异度(一般取 logit 转换)之间的 Spearman 相关系数,可以判断是否存在阈值效应。如果存在阈值效应,不能直接对单个效应指标(如灵敏度、特异度、似然比、预测值等)进行加权合并,应该采用 SROC 分析(summary receiver operating characteristic,综合受试者工作特征分析),综合考虑灵敏度和特异度之间的非线性关系,通过 SROC 曲线下面积判断诊断试验的准确性。

SROC 分析时,要将灵敏度(真阳性率,true positive rate,TPR)与 1 − 特异度(假阳性率,false positive rate,FPR)进行 logit 线性变化,即:

$$\text{logit}(TPR) = \ln[TPR/(1 - TPR)]$$

$$\text{logit}(FPR) = \ln[FPR/(1 - FPR)]$$

令　　　　　　$D = \text{logit}(TPR) - \text{logit}(FPR)$　　　$S = \text{logit}(TPR) + \text{logit}(FPR)$

则　　　$D = \ln\dfrac{TPR/(1 - TPR)}{FPR/(1 - FPR)} = \ln\dfrac{\text{真阳性率} \times \text{真阴性率}}{\text{假阳性率} \times \text{假阴性率}} = \ln\dfrac{\text{灵敏度} \times \text{特异度}}{\text{误诊率} \times \text{漏诊率}}$

$$S = \ln\frac{TPR \times FPR}{(1 - TPR)(1 - FPR)} = \ln\frac{\text{真阳性率} \times \text{假阳性率}}{\text{真阴性率} \times \text{假阴性率}}$$

以 D 为因变量,S 为自变量,使 SROC 曲线在 (S, D) 平面变成一条直线,建立 SROC 线性回归模型 $\hat{D} = A + B \times S$。这里,D 为诊断优势比的对数值,表示病例组中阳性结果的优势(真阳性率与假阴性率之比)与对照组中阳性结果的优势(假阳性率与真阴性率之比)的比值。D 值的大小反映了诊断试验的"判别"能力。S 称为阈值,与诊断临界值的选择有关。当灵敏度和特异度相等时,$S = 0$;增加灵敏度或降低特异度有 $S > 0$,为正值;降低灵敏度或增加特异度则 $S < 0$,为负值。A 为线性回归模型的截距项,B 为回归系数,反映了诊断优势比(D)依赖于阈值(S)的程度。利用一般最小二乘法、加权最小二乘法或稳健法可得到回归方程的参数 A 和 B 的估计,进而得到 SROC 曲线的回归方程

$$TPR = \left[1 + e^{-A/(1-B)}\left(\frac{1 - FPR}{FPR}\right)^{(1+B)/(1-B)}\right]^{-1}$$

25.5.2　网状 meta 分析

多种干预措施进行比较时,证据网络中可能既有经典 meta 分析基于头对头的直接比较证据,也有间接比较证据,将两组直接比较的 meta 分析扩展为同时对一系列多个不同处理因素进行相互分析比较的一类方法称为网状 meta 分析(network meta-analysis,NMA)。

网状 meta 分析用网状图的形式展示各个干预措施的研究数量和纳入的患者数量(图 25 − 6)。网状图由结点(每一个结点代表一种干预措施)和连线(结点之间的连线表示纳入的研究中,两种干预措施进行了直接比较)组成。网状图中结点的大小和连线的粗细分别代表了对应干预措施纳入的患者数量和直接比较的干预措施的研究数量。

网状 meta 分析的效应合并方法有调整间接比较(adjusted indirect comparison)和混合处理比较(mixed treatment comparison)两类,两者的不同在于前者是开环网络,后者则至少有一个闭环。利用网状图可以了解干预措施的网状证据结构特征,并识别网状图中的闭合环。图 25-6 中,要比较干预措施 C 和 D 的疗效,若没有直接比较的证据,可基于共同对照 A,通过 A *vs.* C 与 A *vs.* D 间接得到 C *vs.* D 的证据,A、C、D 三种干预措施之间是开环网络,可采用调整间接比较进行效应合并。干预措施 A、B、C 则是两两之间都进行了直接比较,并由 AB、AC和 BC 构成闭合环,可以同时进行直接比较和间接比较,用混合处理比较进行效应合并。

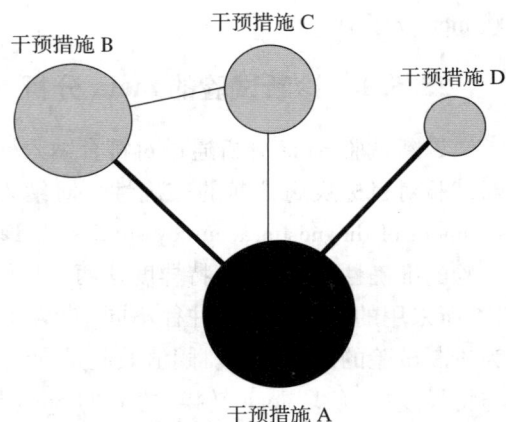

图 25-6　网状 meta 分析的网状图

网状 meta 分析涉及三个基本假设,即同质性、相似性和一致性。同质性检验与经典 meta 分析相同,采用 Q 统计量。调整间接比较时需要考虑相似性假设,目前还没有公认的方法,一般可从临床相似性和方法学相似性两个方面进行判断。混合处理比较时要合并直接证据和间接证据,必须进行一致性检验,常用的有 Bucher 法、Lumley 法等。网状 meta 分析还需要进行效度分析,以考察结果的真实性以及对偏倚的解释。

开环网络的 meta 分析可采用经典频率学派框架下的 Bucher 调整间接比较法,通过逐步策略,用方差倒数法进行合并,也可以采用广义线性模型及 meta 回归模型等。

混合处理比较基于闭环网络,一般采用贝叶斯方法进行 meta 分析,通过 R 软件、Stata 与 WinBUGS 软件实现。贝叶斯 meta 分析的优势在于可以利用后验概率对所有参与比较的干预进行排序,而且一定程度上克服了频率学方法在参数估计时通过迭代得到的最大似然函数易出现不稳定,可能出现有偏结果的缺陷,在建模上也更为灵活。目前大部分网状 meta 分析文献都采用贝叶斯方法。

25.6　Meta 分析的常用软件

25.6.1　RevMan

RevMan(Review Manager)是 Cochrane 协作网开发的用于制作、保存和更新系统评价的官方免费软件,操作简便,功能强大,进行 meta 分析无需编程,结果直观可靠,帮助系统清晰完善。除了用于 Cochrane 系统评价计划书和全文的写作,更多的用户直接选择用 RevMan 进行 meta 分析。

RevMan 现有版本为 5.3.5,即将推出 RevMan Web 版。系统预设了四种类型的系统评价,包括干预性试验系统评价(intervention review)、诊断性试验系统评价(diagnostic test accuracy review)、方法学系统评价(methodology review)和系统评价的汇总评价(overviews of reviews)。

以干预性试验的系统评价为例,利用系统自带的《Cochrane 手册》和《RevMan 用户指南》,按照操作步骤可方便快捷地完成 meta 分析,其基本步骤包括:①新建系统评价(Create a new review);②添加纳入研究(Included studies)的基本信息,包括每个研究的名称与发表年份,其他特征信息,以及每个研究的偏倚风险评估表(Risk of bias table);③生成纳入研究偏倚风险图(Risk of bias graph)和偏倚风险总图(Risk of bias summary);④数据分析,首先选择合适的数据类型(Data Type),选择统计学方法(Statistical Method)、分析模型(Analysis Model)、效应量(Effect Measure)等参数,再输入研究数据,生成森林图(Forest plot),输出 meta 分析结果,包括异质性检验结果,每个纳入研究点估计和区间估计,合并效应量的点估计和区间估计,合并效应量的检验结果,还可以生成漏斗图(Funnel plot);⑤必要时进行敏感性分析和亚组分析。

用 RevMan 进行诊断性试验 meta 分析的过程与干预性试验 meta 分析类似,也包括建立新的系统评价、

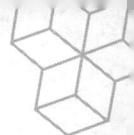

添加纳入研究基本信息、输入研究数据、参数设置与数据分析、输出合并敏感度和特异度分析结果的森林图、输出 SROC 曲线。但 RevMan 不能直接对诊断性试验的"阳性似然比"和"阴性似然比"这两个指标进行合并。

25.6.2　Stata

Stata 是一个功能强大、小巧玲珑的统计分析软件,与 SAS、SPSS 一起统称为三大统计分析软件。Stata 计算速度快,操作灵活,适应性强,兼具数据管理、统计分析、图表绘制、矩阵计算、程序语言等诸多功能,几乎可以完成所有复杂的统计分析工作。Stata 允许用户自行修改、添加或发布用宏语言编写的 ADO(ActiveX Data Objects)程序文件,并免费下载使用,Stata 的很多高级统计功能都是通过这种方式实现的。

Stata 官方版本并不包含 meta 分析的相关命令,需要加载安装 meta 分析专用模块,这是由多位统计学家和用户共同编写的一组专用程序,功能强大且非常全面,备受用户推崇。Stata 除了能完成常见的二分类变量、连续型变量的 meta 分析,还可以进行 meta 回归、累积 meta 分析、诊断试验 meta 分析、剂量效应关系 meta 分析、基因关联性 meta 分析、生存分析资料合并、个体参与者数据(IPD)meta 分析等几乎所有类型的 meta 分析,绘制森林图。Stata 还可以通过漏斗图法、线性回归法(Egger 法)、秩相关法(Begg 法)、剪补法及失安全数法来识别、检验发表偏倚;通过亚组分析、敏感性分析和 meta 回归,分析、考察纳入研究间的异质性。用 Stata 进行 meta 分析的基本命令与方法可参考相关书籍。

25.6.3　R 语言

R 语言是属于 GNU 系统的一个自由、免费、源代码开放的软件。R 软件具备完整的数据处理、计算和绘图功能,是当今最流行的功能强大的统计分析软件之一。R 软件的很多高级统计分析功能都是通过下载安装各种扩展程序包来实现的,而且在持续更新中。R 语言被称为是 meta 分析的全才,几乎所有 meta 分析方法都可以通过 R 软件实现,包括 IPD meta 分析、网状 meta 分析、考察异质性和发表偏倚,生成森林图、漏斗图等。有关 R 语言的介绍详见本书附录。

25.6.4　WinBUGS/OpenBUGS

经典 meta 分析方法是基于频率学派的统计学理论得到的。对随机效应模型,经典 meta 分析方法通过 Q 统计量得到研究间方差的矩估计,但功效较低。对小样本资料、极端值较多的数据资料及各种复杂模型,经典 meta 分析方法很难识别随机效应。基于贝叶斯理论的 meta 分析方法将随机效应模型的未知参数视为服从某一分布的随机变量,由先验和样本信息,得到参数的后验分布,可以较好地处理这些问题。马尔可夫链蒙特卡洛(Markov chain Monte Carlo,MCMC)方法是近年发展起来的一种通过构建马尔可夫链模拟参数的联合后验分布的贝叶斯计算方法,其中以 Gibbs 抽样的应用最为广泛。WinBUGS(Bayesian Inference Using Gibbs Sampling)是英国剑桥的生物统计学研究所推出的用 Gibbs 抽样方法进行贝叶斯推断的专用软件包,OpenBUGS 是 WinBUGS 的开源版本。用 WinBUGS/OpenBUGS 进行 Gibbs 抽样的主要步骤包括数据输入、参数赋初值、模型汇编(compile)及更新迭代(update)等。Gibbs 抽样收敛后,可以得到参数后验分布的均数、标准差、95% 置信区间和中位数等信息。近年来,用 WinBUGS/OpenBUGS 进行贝叶斯 meta 分析,尤其是进行网状 meta 分析得到很大发展。WinBUGS/OpenBUGS 的具体原理和使用方法,有兴趣的读者可参考相关书籍。

25.6.5　Open Meta-Analyst

Open Meta-Analyst(OMA)是一个功能十分强大的免费开源软件,目前由美国布朗大学(Brown University)公共卫生学院的循证实践中心(Evidence-based Practice Center,EPC)维护。该中心是美国卫生保健研究和质量管理局（Agency for Healthcare Research and Quality，AHRQ）遴选并资助的 12 个中心之一，旨在为 AHRQ 的临床决策、卫生政策制定提供高质量的证据。OMA 可选择随机效应模型或固定效应模型对二分类变量、连续型变量和诊断试验进行 meta 分析，还支持贝叶斯 meta 分析、累积 meta 分析与 meta 回归等。

25.7 结果报告

从统计学角度看，meta 分析的结果报告通常应包含以下内容：

（1）明确资料类型，选择适当的效应指标：计数资料常采用 OR、RR 或 RD 为效应指标，计量资料则采用 WMD 或 SMD 为效应指标。

（2）检验纳入研究的异质性；一般采用 Q 检验。

（3）模型选择及统计分析，得到效应合并值的点估计和区间估计：根据 Q 检验的结果确定采用何种模型，再根据资料类型进行效应的定量合并。

（4）效应合并值的假设检验和统计推断。

（5）各纳入研究点估计、区间估计及 meta 分析效应合并值的点估计、区间估计的图示。

以下为例 25-1 meta 分析的结果报告。

为定量评估吸入一氧化氮（NO）对 ALI/ARDS 患者是否有效，以风险比（RR）为效应指标，对纳入的 9 个 RCT 进行 meta 分析，比较 NO 组和对照组的院内病死率。异质性检验结果表明纳入研究间的异质性不大，采用固定效应模型进行效应合并。合并 RR 的点估计为 1.104，即平均来看，吸入 NO 会使 ALI/ARDS 患者的死亡风险增加 10.4%，但合并 RR 的 95% CI 为（0.938，1.30），包含了 1，即合并 RR 没有统计学意义。因此，meta 分析的结果表明，吸入 NO 并不能降低 ALI/ARDS 患者的死亡风险，反而可能有害。

To systematically review and summarize the effect of inhaled nitric oxide（NO）to ALI/ARDS，9 RCTs were included for the meta-analysis，and the size effect was risk ratio（RR），comparing the hospital mortality between nitric oxide group and control group. The result of homogeneity test indicated the heterogeneity between studies was not statistically significant，and fixed-effect model was used to pool the effect size. The summary RR was 1.104 with a 95% confidence interval of 0.94 to 1.30，which means a 10.4% increase in risk of death for patient in NO group，and the 95% confidence interval included 1.0 indicated the p-value was more than 0.05 and the pooled RR was statistically non-significant. The result of the meta-analysis suggested inhaled NO does not improve survival and may cause harm.

25.8 案例辨析

案例 25-1 为探讨低胆固醇干预治疗是否能降低患者的死亡风险，Davey Smith 等搜集了 34 项 RCT，基本信息见表 25-8。纳入研究试验组采用的干预措施有药物干预、饮食干预及外科干预三种。患者类型分为一级预防、二级预防及其他三种，一级预防主要针对无心血管疾病的患者，二级预防主要针对已有心血管疾病的患者，非一级预防或二级预防的则列为其他。试对表 25-8 的资料进行 meta 分析。

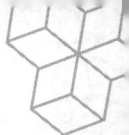

表 25－8　低胆固醇干预治疗降低患者死亡风险的 34 项随机对照试验

研究	试验组患者人数 (n_{1i})	对照组患者人数 (n_{2i})	试验组总死亡人数 (a_i)	对照组总死亡人数 (c_i)	优势比 (OR_i)	优势比 (95% CI for OR_i)	权重 w_i	校正后的权重 w_i^*	干预方式	患者类型
1	204	202	28	51	0.48	0.29 – 0.79	14.98	7.43	饮食	二级预防
2	285	147	70	38	0.93	0.59 – 1.47	18.54	8.21	药物	二级预防
3	156	119	37	40	0.62	0.36 – 1.04	13.83	7.14	药物	二级预防
4	88	30	2	3	0.23	0.04 – 1.22	1.36	1.25	药物	二级预防
5	30	33	0	3	0.14	0.01 – 2.89	0.43	0.41	药物	其他
6	279	276	61	82	0.66	0.45 – 0.97	26.25	9.44	药物	二级预防
7	206	206	41	55	0.68	0.43 – 1.08	18.26	8.16	饮食	二级预防
8	123	129	20	24	0.85	0.45 – 1.63	9.20	5.66	饮食	二级预防
9	1 080	1 015	111	113	0.98	0.74 – 1.29	50.03	11.39	饮食	二级预防
10	427	143	81	27	1.00	0.62 – 1.61	16.64	7.82	药物	二级预防
11	244	253	31	51	0.58	0.36 – 0.94	16.45	7.78	药物	二级预防
12	50	50	17	12	1.61	0.68 – 3.81	5.18	3.83	药物	二级预防
13	47	48	23	20	1.33	0.60 – 2.97	5.98	4.25	药物	二级预防
14	30	60	0	4	0.21	0.01 – 3.95	0.44	0.43	手术	二级预防
15	5 552	2 789	1 025	723	0.65	0.58 – 0.72	326.57	14.11	药物	二级预防
16	424	422	174	178	0.95	0.73 – 1.25	51.51	11.46	饮食	一级预防
17	199	194	28	31	0.86	0.50 – 1.50	12.69	6.82	饮食	二级预防
18	350	367	42	48	0.91	0.58 – 1.41	19.79	8.45	药物	二级预防
19	79	78	4	5	0.80	0.22 – 2.88	2.32	2.01	药物	二级预防
20	1 149	1 129	37	48	0.75	0.49 – 1.16	20.36	8.55	药物	一级预防
21	221	237	39	28	1.59	0.94 – 2.68	14.15	7.22	饮食	二级预防
22	54	26	8	1	3.11	0.51 – 18.83	1.18	1.10	饮食	二级预防
23	71	72	5	7	0.72	0.23 – 2.29	2.89	2.42	药物	二级预防
24	4 541	4 516	269	248	1.08	0.91 – 1.29	121.91	13.15	饮食	一级预防
25	421	417	49	62	0.76	0.51 – 1.13	23.98	9.13	手术	二级预防
26	94	94	0	1	0.33	0.01 – 8.20	0.37	0.36	药物	二级预防
27	311	317	19	12	1.63	0.79 – 3.37	7.25	4.86	药物	二级预防
28	1 906	1 900	68	71	0.95	0.68 – 1.34	33.70	10.26	药物	一级预防
29	2 051	2 030	44	43	1.01	0.66 – 1.55	21.52	8.75	药物	一级预防
30	6 582	1 663	33	3	2.43	0.81 – 7.31	3.16	2.60	药物	一级预防
31	5 331	5 296	236	181	1.31	1.07 – 1.59	98.72	12.83	药物	一级预防
32	48	49	0	1	0.33	0.01 – 8.39	0.37	0.36	药物	其他
33	94	52	1	0	1.68	0.07 – 42.10	0.37	0.36	药物	二级预防
34	23	29	1	2	0.73	0.09 – 5.99	0.87	0.82	药物	二级预防

（1）该 meta 分析的效应指标为优势比。先进行异质性检验，由表 25-8 数据计算每个研究的效应 $y_i = \ln(OR_i)$ 及权重 w_i（若纳入研究试验组或对照组的总死亡人数为 0，按 0.5 计算 OR 值）。再由式（25-4），计算 Q 统计量，$Q = 88.23$，$P < 0.0001$，$I^2 = 62.6\%$，表示研究间存在异质性，采用随机效应模型 D-L 法进行效应合并。

（2）由式（25-17）计算异质性校正因子 D，即研究间方差的估计，可得 $D = 0.068$。再由式（25-16），根据 D 值及各纳入研究的权重 w_i，计算各纳入研究校正后的权重 w_i^*。

（3）由式（25-25）、（25-26），可得到合并效应值的点估计与区间估计，合并 OR 为 0.89，合并 OR 的 95% CI 为（0.78,1.02），95% CI 包含 1，因此，尚不能认为低胆固醇的干预治疗能降低患者的死亡风险。

请讨论：（1）上述 meta 分析方法是否合适？结论是否准确？为什么？

（2）如何对上述资料进行 meta 分析？

25.9　电脑实验

实验 25-1　用 RevMan 进行 meta 分析，掌握 meta 分析统计过程和结果解释

25.10　常见疑问与小结

25.10.1　常见疑问

（1）Meta 分析与系统评价有何联系与区别？

系统评价（systematic review,SR）是循证医学的主要研究方法之一，即针对某一具体的临床医学问题，系统、全面地收集所有相关的研究结果，采用临床流行病学的原则和方法对文献进行严格评价和分析，筛选出符合质量标准的文献，再进行定性或定量综合，并加以说明，进一步得出综合可靠的结论。对多个 RCT 进行 meta 分析得到的系统评价被公认为循证医学的高质量证据。随着循证医学理念的不断发展与深入，系统评价方法已广泛应用于临床医学、护理学、药学、公共卫生、卫生政策与决策分析等多个领域。

Meta 分析用定量的方法分析、综合多个研究结果，得出更为合理和可信的结论，是循证医学获取、评价及应用高质量证据的重要手段。因此，meta 分析是一种定量的系统评价。但系统评价并不都是 meta 分析，针对某一特定研究问题的系统评价结果可以是定性的，也可以是定量的。

（2）Meta 分析效应合并时可选固定效应模型或随机效应模型，其含义是什么？

Meta 分析进行效应合并时的变异可能来源于两个部分，一是研究内变异（inner-study variation），二是研究间变异（inter-study variation）。采用固定效应模型只考虑研究内变异，认为所有纳入研究来自同一个总体，meta 分析得到的是这些同质研究特集的结果推论。随机效应模型则同时考虑了研究内变异和研究间变异，认为纳入研究来自多个不同但互有关联的总体，meta 分析得到的应该是研究全集的结果推论。反映在对同一批数据的 meta 分析时，通常随机效应模型比固定效应模型更趋保守或稳健，有更宽的 95% CI 和较少的机会出现"具有统计学意义的差异"。但是，当 meta 分析的纳入研究以小样本研究为主时，采用随机效应模型可能存在小样本研究效应（即小样本研究中干预措施的疗效更佳）。还有一些学者认为，随机效应模型的思想在实际应用中更合理且易于理解，因为研究间异质性一定存在，不管异质性检验的结果如何，效应合并时都应该采用随机效应模型。

（3）纳入 meta 分析的研究间存在异质性时，应如何处理？

异质性检验是保证 meta 分析质量的一个重要步骤。异质性检验拒绝 H_0，即纳入 meta 分析的研究间存在异质性时，可采取以下措施：

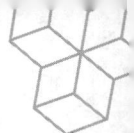

1）考察异质性来源：如研究纳入和剔除标准不一致；各个研究的基线水平、干预措施、结局变量不同等。对有明显异质性的研究，如果能得到每个纳入研究的原始资料，可以深入探讨异质性的来源。

2）进行亚组分析：如果异质性主要是因为研究对象在病情、年龄、性别等方面的差异所致，可以通过亚组分析，探讨这些因素对效应合并效应值的影响。如果异质性主要源自干预措施不同，例如同一类药物可能有不同的品种、剂量、剂型等，可以分别对这些变量进行亚组分析，使亚组内的研究有较好的同质性。但对亚组分析结果的解释也必须很小心，亚组分析不当可导致偏倚。而且，如果能够得到各纳入研究的原始资料，对个体数据进行亚组分析得到的结果则较为可靠。

3）采用随机效应模型：若经异质性分析和处理后，多个独立研究的结果仍然不具有同质性，采用随机效应模型进行效应合并，可以对异质性进行部分纠正。必须注意的是，尽管随机效应模型同时考虑了研究内变异与研究间变异，使合并效应值的 95% CI 增宽，对效应合并值的估计更趋保守，但随机效应模型并不能解释异质性的来源。

4）采用 meta 回归及混合效应模型：利用回归模型控制混杂因素，可以在一定程度上消除异质性的影响，使结果更加可靠。具体的方法可参考相关专著。

5）放弃 meta 分析：如果异质性很大，应考虑这些研究结果的可合并性，或放弃 meta 分析，只对结果进行定性分析。

（4）如何识别和控制发表偏倚？

发表偏倚对 meta 分析结果的真实性和可靠性有很大的影响，特别是当入选 meta 分析的研究主要是以小样本研究为主时，发表偏倚常使 meta 分析的效应合并值被高估，甚至使结论逆转，产生误导。

识别和控制发表偏倚在实际操作中是比较困难的，用于判断发表偏倚的方法主要有漏斗图、线性回归法（Egger 法）、秩相关法（Begg 法）、剪补法及失安全数法等。漏斗图的优点是简单易行，当纳入研究的数量较少时，很难判断漏斗图中的散点是否对称。而且，在小样本研究中，研究质量、研究间异质性以及其他类型的偏倚都会对漏斗图的对称性产生影响。其他方法也各有优点，其原理和使用方法可参考相关文献。

为减少发表偏倚，meta 分析时应强调尽可能将所有的研究搜集齐全，包括未发表的阴性研究结果、注册登记的临床试验结果、会议论文、研究简报、学位论文等。也可以与原研究者联系，请他们尽可能地提供相关资料等。此外，大样本的研究结果多数情况下可能接近所有研究（包括发表和未发表）的平均水平。因此，敏感性分析时，应比较大样本研究的效应合并值与总的效应合并值是否一致，这也有助于判断是否存在发表偏倚。

25.10.2 小结

（1）Meta 分析是汇总多个同类研究结果，并对研究效应进行定量合并的分析研究过程，是一种定量的系统评价。通过 meta 分析，能增大样本含量，提高检验功效，定量评估研究效应的平均水平，增强结论的可靠性与客观性。

（2）要完成一份高质量的 meta 分析，必须严格遵循 meta 分析的方法与步骤，强调制定明确的文献纳入与排除标准，在对纳入文献进行严格质量评价的基础上采用正确的统计学方法进行定量合并，尽量减少各种偏倚。

（3）本章介绍了常见的二分类变量资料及连续型变量资料的 meta 分析方法。二分类变量资料的效应合并指标可以是优势比 OR、风险比 RR 及危险度差值 RD，连续型变量资料的效应合并指标可以是均数差 MD 或标准化均数差 SMD。如果异质性检验不拒绝 H_0，一般采用固定效应模型进行效应合并；如果拒绝 H_0，可选择随机效应模型。固定效应模型的 meta 分析方法包括方差倒数法、Mantel-Haenszel 法等。方差倒数法以方差倒数作为权重，得到纳入研究效应合并量的加权估计，可应于各种类型资料的 meta 分析。随机效应模型可采用 D – L 法。

（4）Meta 分析本质上是一种观察性研究，meta 分析各个步骤都可能产生偏倚。在报告 meta 分析结果时，应分析讨论各种偏倚，特别是发表偏倚对结果的影响。

（5）随着循证医学的发展，meta 分析方法越来越受到医学专业人员的重视。必须注意的是，医学研究中数据资料的类型多种多样，meta 分析方法学本身还在不断发展完善中。而且，对某个问题的 meta 分析结果，随着医学研究的发展，可能需要补充、更新、再评价，因此，对 meta 分析结果的解释必须十分慎重。

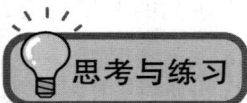

思考与练习

一、思考题

1. Meta 分析的基本步骤有哪些？
2. Meta 分析时，如果纳入研究间存在明显的异质性，应如何处理？
3. Meta 分析有哪些常见的偏倚？

二、计算题

1. 表 25 – 9 为 20 世纪 70 年代到 80 年代完成的有关阿司匹林降低心肌梗死后死亡风险的 7 个随机临床试验的研究结果。试分别用固定效应模型与随机效应模型进行效应合并，给出效应合并值的点估计及区间估计，并比较两种方法得到的合并效应值。

表 25 – 9　阿司匹林降低心肌梗死后死亡风险的 7 个随机临床试验的研究结果

研究	阿司匹林		安慰剂	
	死亡数	病例数	死亡数	病例数
1	49	615	67	624
2	44	758	64	771
3	102	832	126	850
4	32	317	38	309
5	85	810	52	406
6	246	2 267	219	2 257
7	1 570	8 587	1 720	8 600

2. 为比较氟化钠（NaF）牙膏与单氟磷酸钠（SMFP）牙膏预防龋病的效果，以使用 2~3 年后的新增龋失补牙面数（decayed, missing or filled teeth score, DFMS）作为龋病预防效果的评价指标，搜集了 9 项符合纳入标准的 RCT。表 25 – 10 为 9 项纳入研究的基本信息，试对其进行 meta 分析。

表 25 – 10　NaF 牙膏与 SMFP 牙膏预防龋病的 9 项 RCT 的基本信息

研究	NaF 组			SMFP 组		
	例数 （n_{1i}）	新增 DMFS 的 均数（$\bar{x}_{1i}$）	标准差 （s_{1i}）	例数 （n_{2i}）	新增 DMFS 的 均数（$\bar{x}_{2i}$）	标准差 （s_{2i}）
1	134	5.96	4.24	113	6.82	4.72
2	175	4.74	4.64	151	5.07	5.38

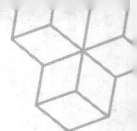

续表

研究	NaF 组			SMFP 组		
	例数 (n_{1i})	新增 DMFS 的 均数($\bar{x}_{1i}$)	标准差 (s_{1i})	例数 (n_{2i})	新增 DMFS 的 均数($\bar{x}_{2i}$)	标准差 (s_{2i})
3	137	2.04	2.59	140	2.51	3.22
4	184	2.70	2.32	179	3.20	2.46
5	174	6.09	4.86	169	5.81	5.14
6	754	4.72	5.33	736	4.76	5.29
7	209	10.10	8.10	209	10.90	7.90
8	1 151	2.82	3.05	1 122	3.01	3.32
9	679	3.88	4.85	673	4.37	5.37

（周旭毓）

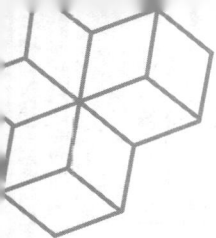

26　时间序列分析

时间序列分析(time series analysis)方法对动态数据建立数学模型,从数量上揭示事物发展变化规律或者从动态的角度刻画某现象与其他现象之间的内在数量关系。在医学科研工作中,按一定时间间隔(常为等间距)对客观事物进行动态观测,由于随机因素的作用,各时间点上测得的指标 $x_1, x_2, x_3, \cdots, x_i, \cdots$ 都是随机变量,这种按时间顺序排列的随机变量(或其观测值)称为时间序列。例如某地儿童连续 17 年流行性感冒发病率(见表 26-1)、1998 年某药品公司一种抗生素的出厂数量(见表 26-2)均构成时间序列资料。

26.1　时间序列的特性

26.1.1　时间序列的分解

时间序列的波动往往呈现一定的特点,通常认为由 3 种特性组成:

(1) 趋势性(trend)　变量随着时间进展(或有序变量的变化),呈现单调的上升、下降,或持平的特征,不同时间段的斜率可以不等。

(2) 季节性(seasonal fluctuation)　广义的季节性就是序列的周期性(periodicity),狭义的季节性则指序列依日历的年度、季度、月度、周度更迭而呈现的周期特性。

(3) 随机性(irregular variation)　规律性变化之上叠加的随机扰动,普遍存在于时间序列的观测结果中。

时间序列的以上 3 种特性一般依照加法原理或乘法原理相叠加(借助对数转换可使后者也满足加法模型分析条件)。以满足加法模型的时间序列为例,经过合理的函数变换后都可以分解为 3 个部分,这 3 个部分是趋势项部分 T_t、周期项部分 S_t 和随机噪声部分 I_t。即

$$X_t = T_t + S_t + I_t, \quad t = 1, 2, \cdots, \tag{26-1}$$

从时间序列中把这 3 个部分分解出来是时间序列分析的重要任务之一。时间序列的趋势项和周期项可以用特定的函数进行刻画,分离出趋势项和周期项后,时间序列表现为平稳波动。平稳化后的时间序列历史值中往往含有未来值的信息,这就为利用历史样本 $x_1, x_2, \cdots, x_n$ 预测所关心指标将来的取值水平 x_{n+1} 提供了基础。如对空气中 PM2.5 获得时间长度为 100 天的监测结果,对 5 天后的值进行预测,称作提前期(lead time) $l = 5$ 的预测。

26.1.2　自相关函数与自回归模型

自相关函数 r_k 的意义是任意时刻观测值序列与之前间隔 k 期观测值序列相关程度及方向的度量,这个间隔常被称作迟滞(lag),迟滞数取 $0, 1, 2, \cdots$ 对应的一系列相关系数就构成相关函数。r_k 可由给定时间序列求得,

$$r_k = \frac{\sum_{t=1}^{n-k} (x_t - \bar{x})(x_{t+k} - \bar{x})}{\sum_{t=1}^{n} (x_t - \bar{x})^2} \tag{26-2}$$

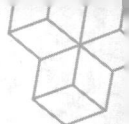

称为时间序列在迟滞数为 k 处的样本自相关函数(sample autocorrelation function,SACF)值。

在实际工作中,假设零均值化(对整条时间序列减去自身均值的预处理)的时间序列 x_t 取值仅与既往 p 个时期内观测值有关系,则这个时间序列可以用以下模型表达

$$x_t = \varphi_1 x_{t-1} + \varphi_2 x_{t-2} + \cdots + \varphi_p x_{t-p} + a_t \tag{26-3}$$

称之为 p 阶自回归(autoregressive processes of order p)模型,简写为 AR(p)模型。其中 $\varphi_i(i=1,2,\cdots,p)$ 为自回归系数,a_t 为误差项(即残差)。

对于一个满足 p 阶自回归模型的时间序列而言,其自回归系数 φ_i 通过解如下联立方程获得

$$\begin{cases} r_1 = \varphi_1 + \varphi_2 r_1 + \varphi_3 r_2 + \varphi_4 r_3 + \cdots + \varphi_{p-1} r_{p-2} + \varphi_p r_{p-1} \\ r_2 = \varphi_1 r_1 + \varphi_2 + \varphi_3 r_1 + \varphi_4 r_2 + \cdots + \varphi_{p-1} r_{p-3} + \varphi_p r_{p-2} \\ \cdots\cdots \\ r_p = \varphi_1 r_{p-1} + \varphi_2 r_{p-2} + \varphi_3 r_{p-3} + \cdots + \varphi_{p-1} r_1 + \varphi_p \end{cases} \tag{26-4}$$

其中 $r_i(i=1,2,\cdots\cdots,p)$ 就是自相关函数的值。

26.1.3　偏自相关函数

为时间序列建模,其中一个重要原则是简约性。对于 p 阶自回归模型,通常从较低阶数开始尝试,直到残差序列满足要求(具体见第 26.4.4 节白噪声)。尝试的过程正如多因素回归分析中的前进,先后可以得到 $x_t = \varphi_1 x_{t-1} + a_t,x_t = \varphi_1 x_{t-1} + \varphi_2 x_{t-2} + a_t,x_t = \varphi_1 x_{t-1} + \varphi_2 x_{t-2} + \varphi_3 x_{t-3} + \cdots,x_t = \varphi_1 x_{t-1} + \varphi_2 x_{t-2} + \varphi_3 x_{t-3} + \cdots + \varphi_p x_{t-p} + a_t$ 等模型。对于这里第 1、第 2、第 3、$\cdots\cdots$第 p 个回归模型中的最高阶系数 $\varphi_1,\varphi_2,\varphi_3,\cdots,\varphi_p$,被定义为偏自相关函数(partial autocorrelation function,PACF),记作 $\varphi_{11},\varphi_{22},\varphi_{33},\cdots,\varphi_{pp}$。

一个可以基于既往历史信息建模的时间序列,其自相关函数和偏自相关函数就不会在迟滞数 k 很大时,仍不趋于 0。往往有两种表现,①拖尾(tail off):在少数几个迟滞之后,自相关函数/偏自相关函数的绝对值逐步减小至零相关的置信限以内。②截尾(cut off):在少数几个迟滞之后,自相关函数/偏自相关函数的绝对值陡然减小至零相关的置信限以内。

26.1.4　时间序列的平稳性

平稳化的时间序列是平稳随机过程的具体实现,所谓平稳过程就是统计特性不随时间的推移而变化的过程。表现在将截取的任一段时间序列平移任意距离后,序列仍表现出良好的相似度。

当时间序列呈现不平稳特征时,可尝试数据预处理。常用方法包括普通差分(ordinary difference)、季节差分和对数转换。

(1)普通差分　差分是对原始序列的一种变换,可消除序列中的均值漂移为表现形式的不平稳性。设原序列为 Z_t,则相邻值之差

$$\Delta Z_t = Z_t - Z_{t-1}$$

构成一个新的时间序列,它是原序列的一阶差分,也称作一阶普通差分。

例 26-1　某制药企业股票变化的时间序列,尝试通过适当变换使之平稳化。

如图 26-1(a),该股票时间序列各时段的均值变化剧烈。实施普通差分后,所得序列图 26-1(b)的平稳性大大改善。

(2)季节差分　如果序列中包含季节成分,则可以通过季节差分消除季节影响。设季节长度为 S,对于序列 Z_t,其季节差分为

$$\Delta_S Z_t = Z_t - Z_{t-S}$$

例如,季节长度为 $S=4$,即 1 年中有 4 季,则对于观察时间的间隔为季度的时间序列,且波动呈现年度周期性时,$\Delta_4 Z_t = Z_t - Z_{t-4}$ 的季节差分变换就可以消除该周期性。

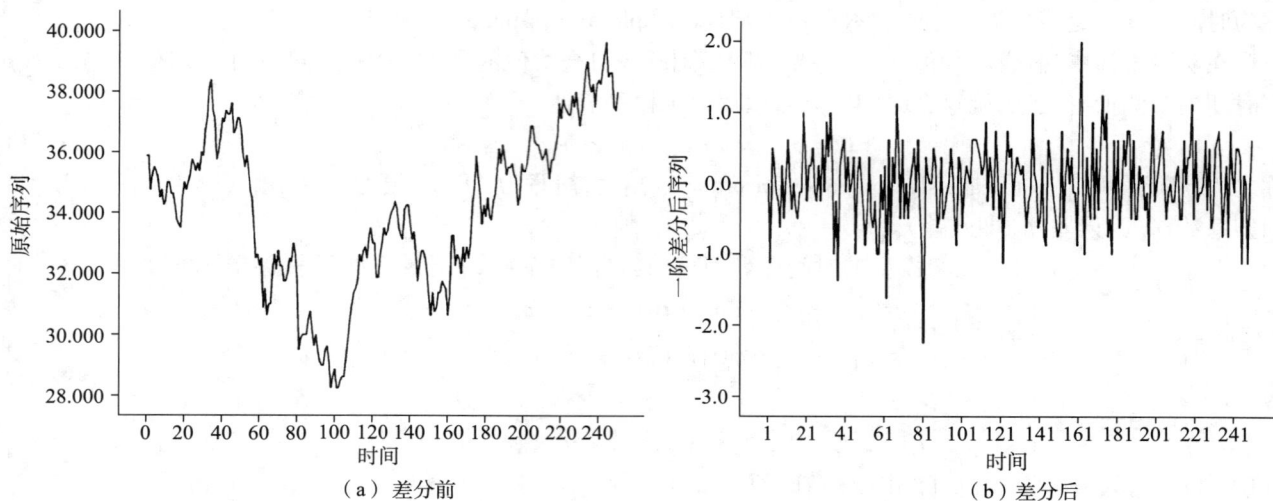

图 26 – 1 一阶差分对均值漂移不平稳性的消除

（3）对数转换 当时间序列在不同时段表现为变异程度的不同,可以尝试对数转换 $Y_t = \lg X_t$。生成的新时间序列,其变异程度方面的不平稳性被纠正。

例 26 – 2 某地儿童流行性感冒发病率的监测资料,尝试通过适当变换使之平稳化。

表 26 – 1 中的时间序列为某地儿童流行性感冒发病率的监测资料。绘制成线图,见图 26 – 2(a),起始与终末阶段的变异度大于序列中段的变异度,实施对数转换后,图 26 – 2(b)所示变异程度方面的不平稳性大为改善。序列存在明显的年度周期性,$S = 12$,进一步实施季节差分,所得处理结果呈现出良好的平稳特征,如图 26 – 2(c)。

表 26 – 1 某地儿童连续 17 年流行性感冒发病率(%)

年份	月份											
	1	2	3	4	5	6	7	8	9	10	11	12
1990	3.88	5.35	11.91	19.73	36.80	68.05	96.37	112.00	93.28	49.36	17.97	5.28
1991	3.74	2.61	7.24	16.75	25.66	40.54	73.43	91.84	53.00	25.55	10.77	3.24
1992	2.01	1.97	4.01	6.99	11.47	15.76	20.10	24.79	17.21	11.24	4.95	1.90
1993	0.89	1.20	2.28	2.87	4.72	7.94	12.95	17.40	9.48	8.61	3.76	1.68
1994	1.05	0.88	1.56	2.18	3.84	7.27	9.91	11.74	13.65	7.94	4.00	2.15
1995	0.54	1.37	2.33	2.04	3.28	7.15	9.15	11.58	7.91	5.26	2.36	1.34
1996	0.65	0.27	0.80	1.44	2.59	4.03	6.09	6.12	5.49	3.97	2.72	1.14
1997	0.46	0.57	0.60	1.26	1.73	3.27	4.79	5.31	4.48	3.10	1.52	0.72
1998	0.23	0.28	0.44	1.01	1.57	2.76	3.54	3.67	2.50	2.06	1.01	0.34
1999	0.26	0.18	0.24	0.44	0.78	1.54	1.96	2.65	2.54	1.70	0.62	0.28
2000	0.24	0.21	0.29	0.59	0.59	1.22	2.15	4.81	6.20	4.07	1.33	0.30
2001	0.24	0.10	0.27	0.54	1.84	3.94	7.87	8.63	10.99	6.56	1.27	0.17
2002	0.13	0.17	0.21	0.92	2.43	7.18	20.47	18.91	25.19	14.52	4.12	0.33
2003	0.23	0.36	0.59	1.64	5.87	12.58	29.00	28.96	21.42	20.34	3.01	0.31
2004	0.13	0.33	0.68	2.12	3.77	8.41	16.90	27.28	32.24	39.72	9.34	1.11
2005	0.23	0.26	0.46	1.19	2.88	7.94	18.56	56.25	65.13	68.04	18.17	2.90
2006	0.41	0.36	0.67	2.12	6.62	18.82	45.18	105.54	137.17	151.42	95.16	8.32

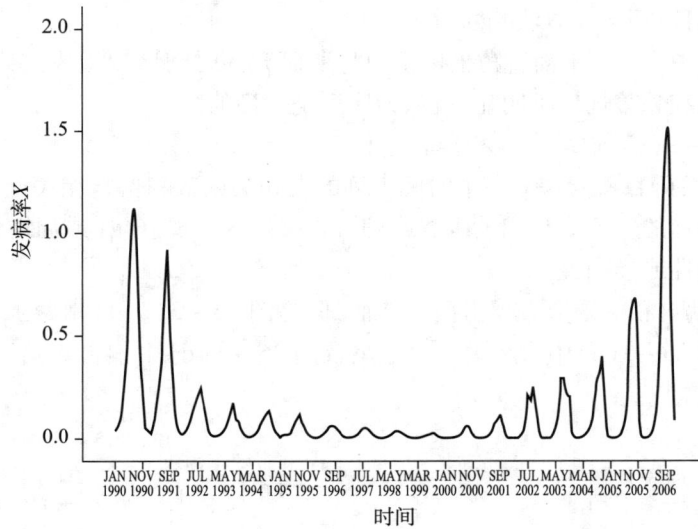

（a）原始序列

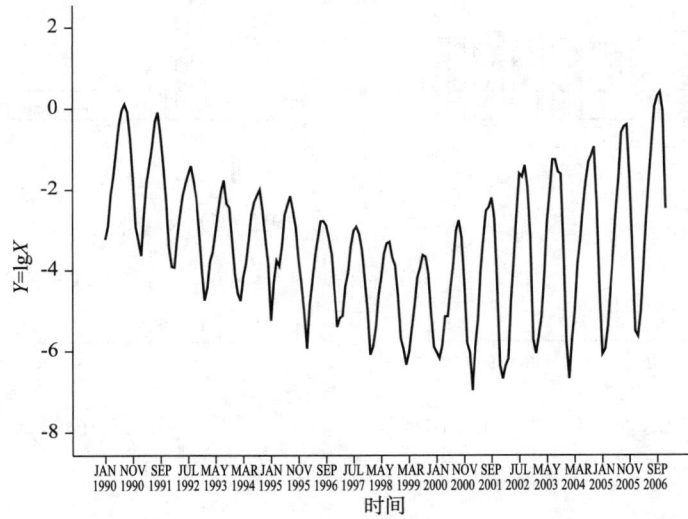

（b）对数转换后

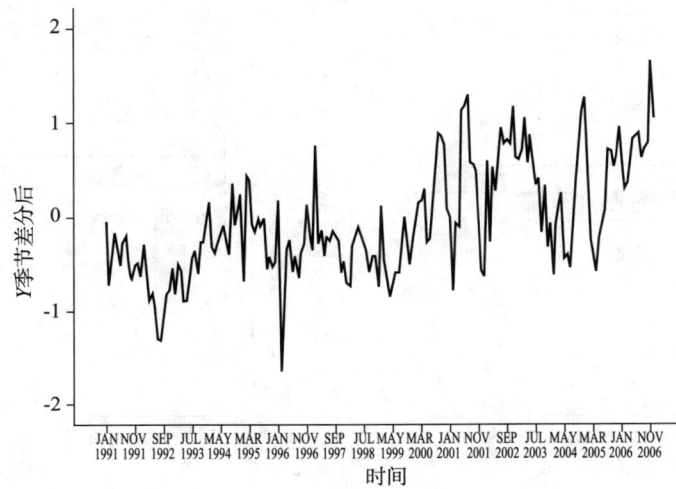

（c）季节差分后

图 26-2 对数转换与季节差分分别消除变异度不平稳性、周期性

时间序列是否平稳,可以用下述方法判断。

(1) 数据图检验法 在 $t - X_t$ 平面直角坐标系中将所研究的时间序列绘成连线图,观察其是否存在周期性或趋势性。若周期性和趋势性均不明显,就认为序列是平稳的。

图 26 -1(b)和图 26 -2(c)均属于平稳时间序列。

(2) 自相关、偏自相关函数检验法 一个时间序列的自相关函数和偏自相关函数既不截尾,又不拖尾,便可以判断该序列是非平稳的。比如自相关函数或偏自相关函数出现衰减(或周期性衰减)十分缓慢,则说明序列可能存在某种趋势性或周期性。

尽管图 26 -3(b)中偏自相关函数表现出截尾特征,但是图 26 -3(a)自相关函数既不截尾,又不拖尾,提示序列是非平稳的。图 26 -3(c)中自相关函数拖尾及图 26 -3(d)中偏自相关函数截尾,则提示经平稳化预处理后,序列是平稳的。

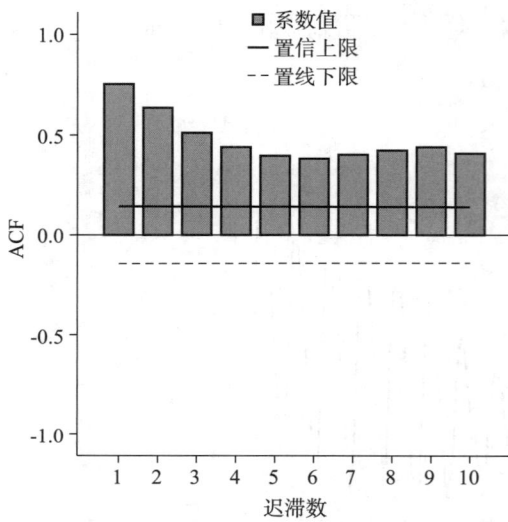

(a)原始序列图26-2(a)的自相关函数

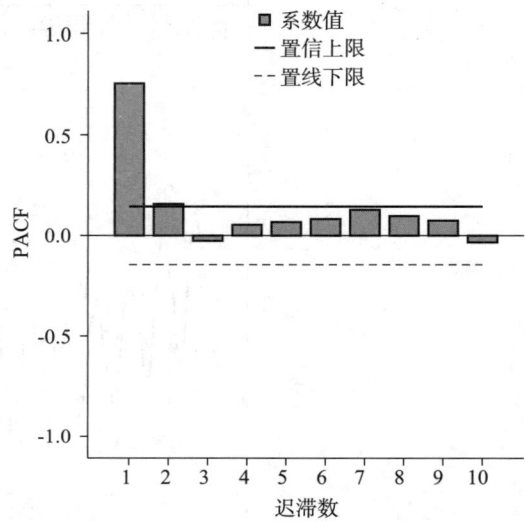

(b)原始序列图26-2(a)的偏自相关函数

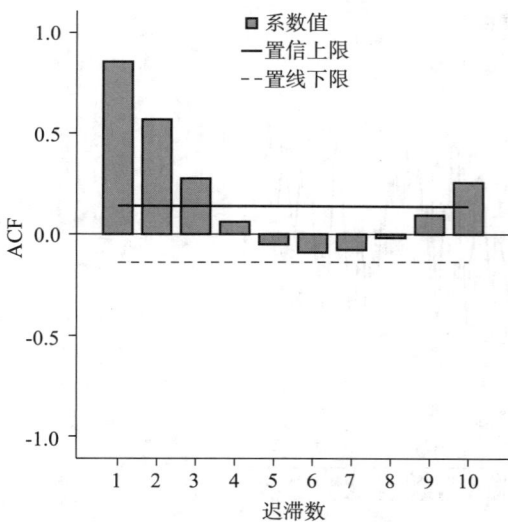

(c)平稳化序列图26-2(c)的自相关函数

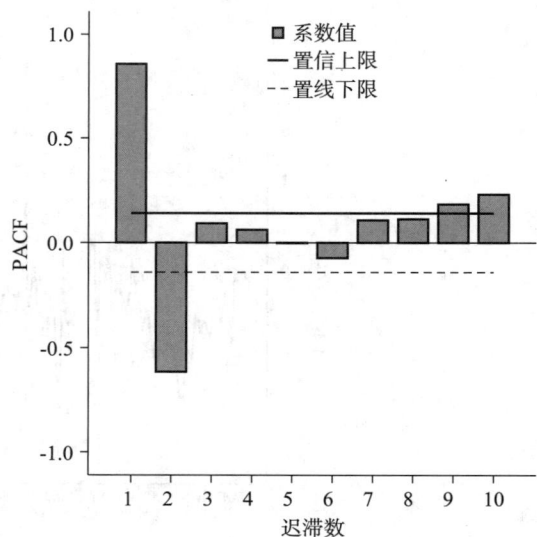

(d)平稳化序列图26-2(c)的偏自相关函数

图 26 -3 据自相关、偏自相关函数判断序列平稳性

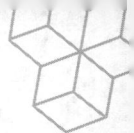

另外,平稳性检验方法还有特征值检验法、参数检验法、游程检验法等。

26.2 指数平滑法

对于事物未来发展的水平,新近观测值比早期观测值的预测价值更大,因而在预测时,新近观测值应比早期观测值具有更大的权重。指数平滑法(exponential smoothing)就是基于这一观点,对序列中最新观测值和早期观测值赋予不同的权重,进行预测。

26.2.1 典型案例

例 26 -3 某药品生产公司一种抗生素的出厂数量时间序列如表 26 -2 所示,序列均数为 355.19 千箱。试用指数平滑法预测 1989 年 1 月份的出厂数量。

表 26 -2 1988 年某药品公司一种抗生素的出厂数量(单位:千箱)

时间	1 月	2 月	3 月	4 月	5 月	6 月	7 月	8 月	9 月	10 月	11 月	12 月
数量	371.5	267.4	372.4	368.2	349.4	362.8	420.9	380.4	385.6	335.0	338.5	306.6

26.2.2 案例分析

指数平滑预测的通式

$$S_t = \alpha x_t + (1 - \alpha)S_{t-1} \tag{26-5}$$

其中,S_t:第 t 期平滑值($t > 0$);α:平滑系数(取值范围 $0 < \alpha < 1$);x_t:第 t 期实际观测值。

针对表 26 -2 这样的时间序列资料,通过反复迭代,就可以获得对下一时刻的估算结果。

设 $\alpha = 0.2$,估算过程如下

$$S_1 = 355.19$$
$$S_2 = 0.2 \times x_1 + 0.8 \times S_1$$
$$= 0.2 \times 371.5 + 0.8 \times 355.19 = 359.17$$
$$S_3 = 0.2 \times x_2 + 0.8 \times S_2$$
$$= 0.2 \times 267.4 + 0.8 \times 359.17 = 340.82$$
$$\vdots$$

汇总于表 26 -3,最后求出 1989 年 1 月份的预测值为 349.21(千箱)。

表 26 -3 指数平滑法用于某药品生产公司一种抗生素的出厂数量预测(单位:千箱)

1988 年												1989 年
1 月	2 月	3 月	4 月	5 月	6 月	7 月	8 月	9 月	10 月	11 月	12 月	1 月
355.19	359.17	340.82	347.13	351.35	350.96	353.33	366.84	369.55	372.76	365.21	359.87	349.21

26.2.3 平滑系数 α 的确定

在式(26 -5)中,α 取值偏低时,预测值不能密切跟踪序列发生的新变化,α 取值偏高时,预测模型过多地重视新发生的随机干扰,也可能致预测效果变差。实际应用中,在软件(例如 SPSS)中设置多个水平的 α

值进行试算比较,择优选择预测误差最小的模型。

26.3 ARIMA 模型

如前所述,自相关函数和偏自相关函数是刻画时间序列内部不同时点观测值间相关关系的指标,在此基础上,Box 和 Jenkins(1970)提出了概括时间序列内部相关关系的 ARIMA 模型,是一套比较成熟的时间序列建模方案。

26.3.1 典型案例

例 26 - 4 某地连续 20 年胆管癌发病率资料见表 26 - 4,试拟合适当的 ARIMA 模型并进行预测。

表 26 - 4 某地连续 20 年胆管癌发病率(1/万)

年次 t	发病率 x_t	年次 t	发病率 x_t
1	4.20	11	3.63
2	5.80	12	5.18
3	6.90	13	7.11
4	7.62	14	8.26
5	5.57	15	7.96
6	3.34	16	6.78
7	2.00	17	5.07
8	1.70	18	5.04
9	2.02	19	6.02
10	2.71	20	7.61

26.3.2 分析步骤

时间序列建模分 3 个阶段:识别、估计和诊断。

(1) 模型识别 就是根据时间序列的特点,选择一个已有的模型类别来描述,然后确定选入模型的参数数量和种类,以及它们的组合方式。在这一过程中常用的方法是:对序列及其自相关函数、偏自相关函数作图,以找出序列中可能存在的趋势性,考虑通过数据转换去除趋势项,同时考察周期特征。

(2) 参数估计 就是估计模型中的参数,并作假设检验,使模型与实际数据相匹配。

(3) 模型诊断 就是检验模型与实际数据的匹配程度。此时,可通过基于残差求出的标准误、预测值的置信区间等评价模型的可靠性,如不适合应返回第一阶段重新寻找模型。

26.3.3 ARIMA 模型的结构

ARIMA 模型又称 Box-Jenkins 模型。有三种基本模式:自回归(autoregressive,AR)模型、移动平均(moving average,MA)模型与自回归移动平均(autoregressive and moving average,ARMA)模型。当序列为平稳序列时,其模型的通用表达式为

$$y_t = \varphi_1 y_{t-1} + \varphi_2 y_{t-2} + \cdots + \varphi_p y_{t-p} + a_t - \theta_1 a_{t-1} - \theta_2 a_{t-2} - \cdots - \theta_q a_{t-q} \qquad (26 - 6)$$

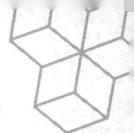

p、q 分别为自回归和移动平均的阶数,相应参数 φ_1,φ_2,$\cdots$,φ_p 与 θ_1,θ_2,$\cdots$,θ_q 分别为自回归和移动平均的系数。a_t,a_{t-1},$\cdots$,a_{t-q} 是在 t,$t-1$,$\cdots$,$t-q$ 时刻序列中引入的随机扰动,它们组成残差序列。

当序列为非平稳序列,但通过差分可使序列平稳时,采用的模型称作自回归求和移动平均(autoregressive integrated moving average)模型,即 ARIMA 模型。ARIMA 模型经常表示为 ARIMA(p,d,q),其中 d 为差分的阶数。

26.3.4　ARIMA 模型的建立

对于单个被观察指标形成的时间序列,计算其自相关函数和偏自相关函数,据绘制的函数图形确定模型形式。一般而言,前 p 个偏自相关函数值 φ_{11},φ_{22},$\cdots$,φ_{pp} 与零的差异有统计学意义(绝对值大于 $1.96/\sqrt{N}$,其中 N 为有效序列长度),即偏自相关函数在 p 处截尾,而此时自相关函数呈拖尾趋势,提示时间序列宜用 p 阶自回归模型 AR(p)进行拟合;反之,前 q 个自相关函数取值 r_1,r_2,$\cdots$,r_q 与零的差异有统计学意义(绝对值大于 $1.96/\sqrt{N}$,其中 N 为有效序列长度),即自相关函数在 q 处截尾,而此时偏自相关函数拖尾,提示时间序列宜用 q 阶移动平均模型 MA(q)进行拟合。当自相关函数与偏自相关函数均拖尾时,考虑用 ARIMA(p,q)模型拟合。对于非平稳时序,使用 ARIMA(p,d,q)模型拟合,其中 d 为普通差分的阶数。对于含季节成分的时序,可尝试先用季节差分消除季节成分。

(1)模型的参数估计　由序列自身可计算出样本自相关函数值 r_k,它与模型自回归系数 φ_1,φ_2,$\cdots$,φ_p 间的关系满足式(26-4),用线性代数知识可以方便地完成参数估计,具体过程略去。移动平均系数 θ_1,θ_2,$\cdots$,θ_q 的估计也是通过解联立方程得到的,限于篇幅略去。

以上的参数估计在 SPSS、SAS 等通用统计分析软件中都有相应的模块可以方便地实现。

(2)模型的诊断检验　模型的诊断检验至少包括以下内容:①平稳可逆性检验。如前所述,平稳性是要求序列的统计特征不随时间而改变,可逆性则指序列的动态变化信息可以被历史值(而不是未来值)表达。当平稳性、可逆性检验未通过时,调整差分阶数是可行的措施。②残差序列检验。当残差序列的自相关函数绝对值均小于 $1.96/\sqrt{n}$($n=N-d$,为考虑差分后用于拟合的有效样本含量)时,则认为残差序列中不再包含可供建模的非随机成分,此时的残差可视作白噪声(其意义见 26.4.4),说明拟合效果良好。也可对前 m 个(m 常取 6~12)自相关函数值 r_k 构建统计量 $Q = n \sum_{k=1}^{m} r_k^2$,$Q$ 近似服从自由度为 $(m-p-q)$ 的 χ^2 分布,其中 p,q 为自回归及移动平均阶数,n 为有效样本含量(亦即有效序列长度)。③过拟合检验。实施过拟合(overfitting)检验旨在通过假设检验,剔除无统计学意义的多余参数。

26.3.5　案例分析

根据例 26-4 所给的时间序列,通过 SPSS 软件计算(具体操作见 26.5 中实验 26-1)得到自相关函数和偏自相关函数,见表 26-5。

表 26-5　发病率时间序列的自相关函数和偏自相关函数

迟滞数	ACF	PACF
1	0.770	0.770
2	0.368	-0.554
3	-0.016	-0.104
4	-0.229	0.095

迟滞数	ACF	PACF
5	− 0. 335	− 0. 262
6	− 0. 367	− 0. 094
7	− 0. 343	− 0. 015
8	− 0. 244	0. 015
9	− 0. 091	0. 024
10	0. 031	− 0. 134

容易算出 $1.96/\sqrt{20} = 0.438$，所以绝对值大于 0.438 的 ACF 或 PACF 被认为具有统计学意义，由表 26 - 2 可见，ACF 呈拖尾趋势，PACF 则在 $k = 2$ 处截尾，所以考虑用 AR(2) 模型拟合原始序列。求出模型形式为

$$x_t = 5.195 + 1.495x_{t-1} - 0.813x_{t-2} + a_t$$

残差序列见表 26 - 6。

表 26 - 6　发病率时间序列的拟合残差序列 a_t

t	a_t	t	a_t
1	− 0. 995	11	− 0. 432
2	1. 425	12	0. 304
3	− 0. 009	13	0. 665
4	0. 368	14	0. 190
5	− 1. 864	15	− 0. 259
6	− 0. 444	16	− 0. 056
7	− 0. 117	17	− 0. 246
8	− 0. 228	18	1. 321
9	− 0. 549	19	0. 955
10	− 0. 581	20	1. 056

求残差序列的自相关函数，结果见表 26 - 7。所有 ACF 的绝对值均未超过 0.438，提示残差序列中不再包含可供提取的非随机成分。而 $Q = n \sum_{k=1}^{m} r_k^2 = 22 \times 0.25008 = 5.502 < \chi_{8,0.5}^2 = 7.34$，提示残差序列与白噪声（详见 26.4.4）序列间的差异无统计学意义，说明模型是适宜的。

表 26 - 7　用 AR(2) 拟合发病率资料后残差序列 a_t 的自相关函数

迟滞数	ACF	迟滞数	ACF
1	0. 130	6	0. 137
2	0. 143	7	− 0. 076
3	− 0. 296	8	− 0. 176
4	0. 155	9	− 0. 139
5	0. 162	10	0. 002

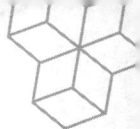

所得模型可以用于预测将来的发病率水平,下一年度发病率的预测值为

$$x_t = 5.195 + 1.495x_{t-1} - 0.813x_{t-2} + a_t = 8.13(\text{/10 万})$$

26.4　时间序列的频域分析

前述介绍的分析方法对时间序列特征的刻画,建立在不同时间点的观测值间具有一定联系这样的假定上,建模、预测及应用效果的考核均针对时间点上的取值水平,属于时间领域的分析,简称时域(time domain)分析。另外一类统计分析则在频率领域进行,称频域(frequency domain)分析或谱分析(spectral analysis)。

时间序列的时域分析方法与频域分析方法属于同一动态序列资料的两种理论范畴,单个指标时间序列在时域空间的特征就如图26 – 1(a),横轴是时间,纵轴是指标的取值大小。在时域空间,若时间序列平移 j 个单位总是能与序列本身高度相关,便意味着时间序列存在较为明确的周期性波动(周期 $T = j$);反之,若时间序列平移 s 个单位时常与序列本身无相关性,则意味着时间序列不存在周期 $T = s$ 的周期性变化规律。时间序列的频域分析将原始动态序列资料变换到新的空间,横轴是设定的一系列周期,纵轴是各周期活动的强度——平移 j 个单位的时间序列相关性越大,则对应周期 $T = j$ 的强度也就越大。这个新空间被称作频域空间,这是因为周期是0.1s(秒可以是其他时间单位)的波动常被称作频率是10 Hz 的波动;周期和频率是如此密切的两个概念,以致前述所得"活动强度(纵轴) – 预设周期(横轴)"图形中横轴无论是频率还是周期,均被称作是时间序列的频域特征描述。在频域空间中,可知道合成当前时间序列的各种周期成分做的贡献。这种"活动强度 – 预设周期"图形称作周期图(periodogram)。

平稳序列 $\{x_t\}$ 的周期图是其各周期成分统计特性的全面表达,对于特定的时间序列,它的某个周期或某几个周期活动是确切存在的,其余周期活动可以忽略。通过对周期图中各预设周期取值上周期活动强度的对比,探明序列中个性化周期活动的发生位置,就是对时间序列进行的谱分析。鉴于周期图本身是基于抽样研究的时间序列资料求出的,所以,计算出的周期图本身并不光滑,需要用窗函数(window function)修匀,修匀后的图形称作谱密度(spectral density)图。

26.4.1　典型案例

例26 – 5　给定的时间序列原始数据见表26 – 1,求这个时间序列的周期图、谱密度图。

26.4.2　时间序列的谱

只要预设的周期类型足够多,时间序列包含的波动信息就可以分解为不同周期、不同强度的正弦/余弦波。通过谱分析方法所得的周期图、谱密度图,将时序可能存在的个性化波动规律在频域中呈现出来。有研究人员在研究平均诱发电位波形与智力障碍的相关性时,采集正常儿童和唐氏综合征儿童的电位波形数据,谱分析方法发现两组个体在频率0～4 Hz 及8～11 Hz 范围存在差异。从而使基于诱发电位的谱来判别儿童的智力情况成为可能。

周期图是基于原始时间序列,对各周期成分(横轴也可以用频率)具备的信息分量直接进行估计,估计方法基于傅里叶变换(详见有关数学专著);谱密度图则借助不同的窗函数,更合理地估计各周期成分(横轴可以换作频率)具备的信息分量。太窄的窗将使谱峰的信息不能很好地集中,造成"泄露";太宽的窗则会使两个相距较近的特征峰被"融合",周期性分析的分辨率下降。所以,需要根据实际应用情形调整窗宽。

26.4.3　案例分析

调用例26 – 2 提供的数据,在 SPSS 中利用 Analyze 模块的 Forecasting 功能,可以通过 Spectral Analysis 步骤实现谱图的求解。周期图和谱密度图的结果分别见图26 – 4 和图26 – 5。

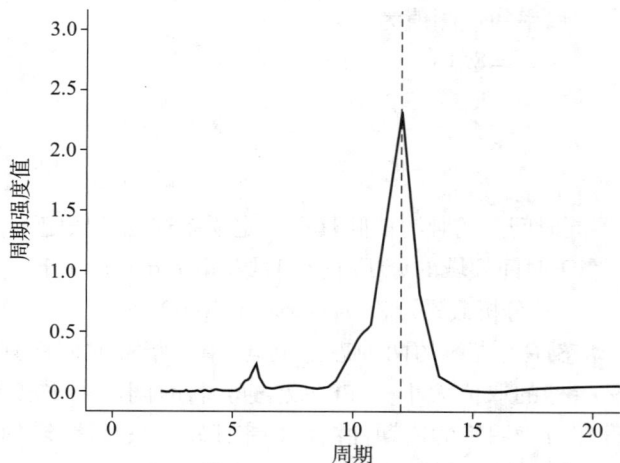

图 26 - 4   流行性感冒监测序列的周期图

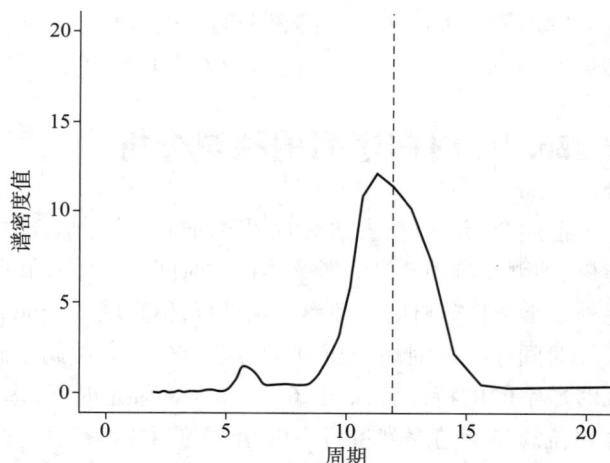

图 26 - 5   流行性感冒监测序列的谱密度图

由图 26 - 4 和图 26 - 5,可见到儿童人群中流感发生率时间序列存在周期为 12 个月的规律性活动,周期为 12(月)的位置存在的谱峰与背景噪声有明显区别,称作原始时间序列的特征峰。此外,寒、暑交替的间隔大约为 6 个月,这种交替性也是在图 26 - 4 和图 26 - 5 有所表现。

周期性分析在发病患者时间序列的研究中,有助于揭示患者发病随时间变化的规律。若某可疑危险因素消长的周期性与患者数增减的周期性相吻合,提示可疑因素应该是有意义的致病因子,从而为进一步的实验室研究提供借鉴。

26. 4. 4   白噪声

白噪声(white noise)a_t 是一条特殊的时间序列,从该序列中截取的片段在时域空间中平移任何不为 0 的距离,与抵达位置的自身序列均不存在相关性。从这样的序列里面无法提取非随机信息,不能再指望任何模型对它进行演变规律的概括。

频域空间中,白噪声序列在各预设周期上有相同波动强度。正像白色光等比例地包含了赤橙黄绿青蓝紫各种有色光的光谱分量一样,因此这种序列被称为白噪声序列。

在动态数据资料中,序列不同时刻的观测值往往存在相关性或记忆性,其包含的信息是数学建模的依据。相反地,白噪声 a_t 是理想的随机序列,理论上"相互独立""无记忆"。

时间序列拟合某一模型后,如果估计模型是适用的,那么拟合残差应该是一白噪声序列,模型的适用性检验便成为对残差序列的检验。当不拒绝 a_t 是白噪声序列时,可认为模型是适用的,否则,认为模型拟合得不好。白噪声的判别应进行假设检验。

$H_0:a_1,a_2,\cdots,a_N$ 是白噪声序列。

当 N 充分大时,M 个分量

$$\sqrt{N}\,\hat{\rho}_1(a),\sqrt{N}\,\hat{\rho}_2(a),\cdots,\sqrt{N}\,\hat{\rho}_M(a) \tag{26 - 7}$$

近似为相互独立的服从 $N(0,1)$ 的随机变量。因此检验 $\{a_t\}$ 的独立性问题,便转化为检验上述 M 个分量是否为 M 个相互独立的服从 $N(0,1)$ 的随机变量的问题。构建统计量

$$Q = \sum \left[\sqrt{N}\,\hat{\rho}_j(a)\right]^2 = N\sum_{j=1}^{M}\hat{\rho}_j^2(a) \tag{26 - 8}$$

Q 近似服从自由度为 $(M-p-q)$ 的 χ^2 分布。

据给定的检验水准 α(通常取 $\alpha = 0.05$),由 χ^2 分布表查得 $\chi_\alpha^2(M-p-q)$。若 $Q \leqslant \chi_\alpha^2(M-p-q)$,则不

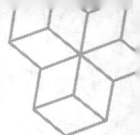

拒绝 H_0,可以认为 $a_1, a_2, \cdots, a_N$ 是白噪声序列,即建立的模型是适用的;反之,拒绝 H_0,认为建立的模型不适用,纳入的参数偏少。

26.5 结果报告

26.5.1 时域分析

基于 ARIMA 模型的时间序列时域分析需要报告的结果是

(1) 自相关函数与偏自相关函数的形态。

(2) 建立的数学模型。

(3) 模型参数的假设检验(目的在于杜绝过拟合)。

(4) 残差序列的白噪声化检验(目的在于杜绝非随机成分留存于残差序列中)。

(5) 预测应用结果。

以例 26−4 为例,报告如下

对胆管癌发病率资料建立 ARIMA 模型。由于偏自相关函数在 $k=2$ 处截尾,而自相关函数拖尾,故尝试建立 AR(2)模型,得到 $x_t = 5.195 + 1.495x_{t-1} - 0.813x_{t-2} + a_t$,对 x_{t-1} 和 x_{t-2} 前的系数进行假设检验,均有 $P < 0.001$,提示模型中没有冗余参数。对形成的残差序列进行白噪声检验,得 $P > 0.5$,提示模型中不必再增添其他参数。将 $t=19$ 与 $t=20$ 的实际值代入模型,预测出 $t=21$ 时的发病率为 8.13/10 万。

ARIMA model is constructed to the data of cholangiocarcinoma incidence. PACF cuts off at $k=2$ and ACF tails off, thus AR(2) is preferred. The result is $x_t = 5.195 + 1.495x_{t-1} - 0.813x_{t-2} + a_t$. The hypothesis test to the coefficients either x_{t-1} or x_{t-2} shows $P < 0.001$, that means no redundant parameters are involved. The statistical inference shows the residual is white noise, $P > 0.5$, that means no more parameters are needed. We predict the incidence rate at $t=21$ is 81.3 per million after input the observed values at $t=19$ and $t=20$.

26.5.2 频域分析

时间序列的频域分析需要报告的结果是

(1) 周期图或谱密度图。

(2) 特征峰的合理解释或可能的提示。

以例 26−2 的资料为例,报告如下

计算得到流行性感冒监测序列的周期图为图 26−4,谱密度图为 26−5。图中在周期 $T=12$ 的地方有一个高耸的特征峰,在周期 $T=6$ 的地方存在一个小峰。提示该病的流行主要以 12 个月的周期为最主要特征,同时,每隔 6 个月的流行也呈现出一定的相似性。借助软件,还可以对特征峰是否具有统计学意义进行检验,本书限于篇幅略去。

In the Fig. 26−4, the periodogram of influenza series is given. In the Fig. 26−5, the chart of spectral density is given. There is a primary peak at $T=12$ and a secondary peak at $T=6$, that means the activity of influenza is mainly with a periodicity 12, while the similarity among the series also exists with a periodicity 6. In practice the hypothesis to these peaks is also needed. Here we omit this procedure.

26.6　案例辨析

案例 26 - 1　根据某城市连续观测 5 年的 PM2.5 浓度($\mu g/m^3$)数据,建立了 ARIMA 模型。原始数据为每周 PM2.5 浓度平均值构成的时间序列。那么,对建模后的残差序列进行白噪声检验,发现 $P > 0.20$,提示残差序列中已经没有可供建模的非随机成分。于是,可以认为该 ARIMA 模型预测效果优良。你认为这个解读是否合理? 为什么?

26.7　电脑实验

实验 26 - 1　用 SPSS24.0 分析例 26 - 4 资料。学会拟合 ARIMA 模型,理解和掌握模型结构,解释分析结果

实验 26 - 2　用 SPSS24.0 分析例 26 - 2 资料。学会制作时间序列周期图、谱密度图

26.8　常见疑问与小结

26.8.1　常见疑问

(1) 对于一个符合 ARIMA(p,q)模型的时间序列,其模型中自回归部分的参数、移动平均部分的参数是否分别须有 p 个、q 个?

答:不是。对时间序列求得 ARIMA(p,q)模型后,哪怕第 p 阶自回归系数 φ_p、第 q 阶移动平均系数 θ_q 均有统计学意义,仍有可能在低阶部分出现冗余的自回归系数、移动平均系数。需通过假设检验识别、移除它们。移除项较多的时候,称所得模型为疏系数模型。

(2) 实际工作中如果拟积累一份符合时间序列分析要求的资料,采样间隔如何设置? 序列长度最低要求多少?

答:对实际资料序列长度的要求主要与研究者关心的周期特征有关。如果我们不希望漏掉长度为 T 的周期特征,则采样间隔不能大于 $T/2$。如果我们关心的最大周期是 T_{max},则经验的要求是资料序列长度不小于 $5 \times T_{max}$。例如某传染病存在 11 年为一个周期的大流行,则资料收集的长度应有 55 年以上。

26.8.2　小结

(1) 时间序列分析是依据对事物进行规律性的动态观察所得资料,建立适当的数学模型,从而刻画事物的发展演变特征,并试图对未来的取值水平进行预测。

(2) 时间序列分析方法可以分为时域分析和频域分析两类。时域分析直接将观察到的资料用于计算,考察当前取值与历史值间的联系模式,假定未来一定时间内这种联系模式相对稳定,则可以根据当前获得的信息预测未来;频域分析则通过数学变换(例如傅里叶变换),求出总的信息中分解到各周期组分(或频率组分)的信息分量,如果某处的信息分量与噪声水平不同,且差异有统计学意义,则认为该信息分量为时间序列的特征表达。周期图和谱密度图是频域分析的主要工具。

(3) 如果对实际时间序列建立的模型是合适的,那么,建模后的残差序列就不应该包含非随机成分,而是一个白噪声序列。

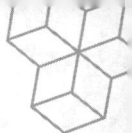 思考与练习

一、简答题

1. 以时域分析为例,说明时间序列分析的主要目的与步骤是什么。

2. 时域分析的结果可否对频域分析有指导意义?频域分析的结果又可否对时域建模有所启示?请自行搜集时间序列数据,在分析过程中尝试回答以上问题。

3. 普通差分与季节差分的目的是什么?怎样实现这两种计算?

二、计算分析题

1. 已知随机序列的样本观测值如下,试讨论此序列的平稳性。若不平稳,欲使序列平稳宜采取什么措施?

2.5,2.8,3.5,5,6,7.5,9,10.5,12,14,15.5,17,19,21,22,24,25,26,28,29,30,32,34,35,36,37,38,39,
38,39.5,40,41,40.5,42,43,42.5,43.5,45,46,45,46.5,48.5,48,49,48,49.5,49,49.5,50,52,51,52,53,54

2. 某综合性医院按季度记录了体检中心的收入,见表 26 - 8。

表 26 - 8　1991—1999 年某医院体检中心的收入(单位:元)

t	x_t	t	x_t	t	x_t
1	2 575 800	13	2 953 430	25	3 329 890
2	2 606 680	14	2 986 450	26	3 361 130
3	2 639 000	15	3 017 050	27	3 392 070
4	2 671 000	16	3 048 120	28	3 423 520
5	2 702 380	17	3 079 180	29	3 455 050
6	2 733 890	18	3 109 000	30	3 487 140
7	2 765 840	19	3 143 240	31	3 516 750
8	2 796 710	20	3 171 630	32	3 550 370
9	2 829 000	21	3 205 110	33	3 580 560
10	2 859 800	22	3 235 900	34	3 611 470
11	2 892 200	23	3 266 950	35	3 644 170
12	2 921 900	24	3 297 650	36	3 674 310

利用原始数据求出样本自相关函数和样本偏自相关函数,并据此回答:

(1) 这个序列是否为平稳序列?

(2) 这个序列拟合怎样的模型比较合适?

(3) 对识别的模型作参数估计。

(4) 对建立的模型作诊断检验。

3. 太阳黑子是影响人类活动的重要因素,如流感等疾病发生,预测黑子数量高峰,有利于提前预警,预防疾病流行。表 26 - 9 中,是1770—1869 年太阳黑子的爆发数构成的时间序列,求这个时间序列的周期图和谱密度图。

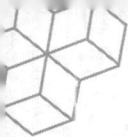

表 26 – 9 1770—1869 年太阳黑子的爆发数

101	82	66	35	31	7	20	92	154	125	85	68	38	23	10	24	83	132	131	118
90	67	60	47	41	21	16	6	4	7	14	34	45	43	48	42	28	10	8	2
0	1	5	12	14	35	46	41	30	24	16	7	4	2	8	17	36	50	62	67
71	48	28	8	13	57	122	138	103	86	63	37	24	11	15	40	62	98	124	96
66	64	54	39	21	7	4	23	55	94	96	77	69	44	47	30	16	7	37	74

（张晋昕）

27　结构方程模型

结构方程模型(structural equation model, SEM)是一套可以将测量与分析整合为一的计量研究技术。它将不可直接观察的构念,以潜变量的形式,利用观测变量的模型化分析来加以估计,可估计测量误差并评价结构效度;另一方面通过构建结构模型探讨潜变量之间的关系。事实上,许多统计方法如回归分析、因子分析、通径分析及方差分析等都可看做其特例,而且具有这些方法所无法比拟的优点。因此,近几十年来结构方程模型在心理学、社会学、行为科学以及医学等领域中得到了越来越广泛的应用。本章将结合具体案例,介绍结构方程模型分析全过程。

27.1　概述

27.1.1　慢性心力衰竭患者报告结局分析

例27-1　患者报告结局(patient-reported outcome, PRO)是疗效测量评价中来自患者的重要终点指标。为了探讨心力衰竭患者报告结局及各维度间的关系,采用《慢性心力衰竭患者报告临床结局量表》(下文简述为 CHF-PRO 量表)对207名心力衰竭患者进行多中心问卷调查。CHF-PRO 量表结构见表27-1,其中,生理领域包含3个维度,16个条目;心理领域包含4个维度,21个条目;社会领域包含2个维度,8个条目;治疗领域包含3个维度,12个条目。以生理领域中躯体症状(SOM)维度为例,各条目的形式见表27-2。

表 27-1　CHF-PRO 量表结构

领域	维度	变量名	条目数	包含条目
生理领域	躯体症状	SOM	8	PHD1-、PHD2-、…PHD7-、PHD8-
	食欲睡眠	APS	4	PHD9-、PHD10-、PHD11-、PHD12-
	独立性	IND	4	PHD13、PHD14、PHD15、PHD16
心理领域	焦虑	ANX	8	PSD1-、PSD2-、…PSD7-、PSD8-
	抑郁	DEP	6	PSD9-、PSD10-、…、PSD13-、PSD14-
	恐惧	FEA	3	PSD15-、PSD16-、PSD17-
	偏执	PAR	4	PSD18-、PSD19-、PSD20-、PSD21-
社会支持	社会支持	SUP	5	SOD1、SOD2、SOD3、SOD4、SOD5
	支持利用度	UTI	3	SOD6、SOD7、SOD8
治疗领域	依从性	COM	2	TRE1、TRE2
	满意度	SAT	8	TRE3、TRE4、…、TRE9、TRE10
	药物副作用	EOD	2	TRE11、TRE12-

注:"-"表示反向计分条目。

表 27 - 2　CHF - PRO 量表躯体症状维度条目

1. 您觉得气短吗	从来没有	偶尔有	约一半时间有	经常有	总有
2. 与平常人相比,您的呼吸频率快	从来没有	偶尔有	约一半时间有	经常有	总有
3. 您感觉胸闷吗(白天/晚上熟睡后)	从来没有	偶尔有	约一半时间有	经常有	总有
4. 您有无咳嗽	从来没有	偶尔有	约一半时间有	经常有	总有
5. 您有无咳痰	从来没有	偶尔有	约一半时间有	经常有	总有
6. 您有无脸色苍白	从来没有	偶尔有	约一半时间有	经常有	总有
7. 您口唇发紫吗	从来没有	偶尔有	约一半时间有	经常有	总有
8. 您有无胃胀、痛	从来没有	偶尔有	约一半时间有	经常有	总有

表 27 - 1 中一个条目是一个观测变量,每个维度是一个潜变量。如欲探讨心力衰竭患者躯体症状与心理领域焦虑、抑郁、恐惧、偏执间的关系,将上述变量作为潜变量,各条目作为观测变量,构建结构方程模型分析各观测变量与相应潜变量之间的度量关系,以及不同潜变量之间的结构关系。

根据研究目的和收集到的数据,可从以下三个方面分析:

(1) 结构效度评价　量表中生理、心理领域及相关维度是否得到有效测量?

(2) 关联分析　构建结构方程模型,评价各维度间因果关系及相关关系如何?

(3) 模型评价　评价模型拟合效果如何?

27.1.2　基本概念

结构方程模型包括两个部分:第一部分是测量模型(measurement model),反映观测变量与潜变量之间的关系,其数学模型是验证性因子分析;第二部分是结构模型(structural model),采用类似通径分析的方法,建立潜变量之间的结构关系。

27.1.2.1　变量概念与类型

显变量(observed variable):指可以直接观测或度量的变量,又称为观测变量或指示变量,如量表中的条目:"您有无咳嗽"。

潜变量(latent variable):指不能直接测量,而需要通过测量多个相关显变量去推测的变量,又称为潜在变量、隐变量,如抑郁、偏执等。

内生变量(endogenous variable):指模型需要解释的变量,包括内生显变量和内生潜变量。

外生变量(exogenous variable):指能够对内生变量产生影响的变量,包括外生显变量和外生潜变量。

27.1.2.2　验证性因子分析

因子分析(factor analysis,FA)沿袭了主成分分析降维的思想,从多指标数据相关关系入手,找出支配这种相关关系的有限个不可观测的潜在变量,利用潜在变量解释原始指标间的相互关系;其实质是检验潜在结构(latent structure)怎样影响观测变量的一种多元统计方法。由分析目的,因子分析可分为探索性因子分析(exploratory factor analysis,EFA)和验证性因子分析(confirmatory factor analysis,CFA)两种形式。探索性因子分析即通常所讲的因子分析,致力于找出事物内在的本质结构,其内容详见第 24 章。

验证性因子分析又称证实性因子分析,是研究者对已研究的观测变量与潜在变量之间内在结构已经有概念框架,即用来检验已知的特定结构是否按照预期的方式产生作用,进一步需要确定观测变量在潜在变量上的负荷大小,并检验这种结构与数据的吻合程度。不同之处在于 CFA 允许潜变量之间相关,EFA 要求潜在变量独立。CFA 在社会、心理、行为、教育、管理及医学等诸多研究领域有广泛应用,是用来评价某个量表或测验的结构效度最有力的方法,其数学模型构成 SEM 的测量模型部分,理论模型的设定、参数估计、评价、修正与解释等一系列过程与结构方程模型相类似。

27.1.2.3　结构方程模型及其结构

结构方程模型由测量模型和结构模型两部分组成。测量模型即为上述验证性因子分析,在利用结构方程模型分析问题时,也要像通径分析那样构建路径图(path diagram)。图 27 – 1 是结构方程模型第一个测量模型路径图,描述外生潜变量 ξ(例如上述提到的"躯体症状")与其指示变量 X 之间的关系。图 27 – 2 是第二个测量模型路径图,表示内生潜变量 η 与其指示变量 Y 之间的关系。图 27 – 3 是结构模型路径图,结构模型描述了外生潜变量 ξ 与内生潜变量 η 之间的结构关系。图 27 – 4 是完整的结构方程模型路径图,路径图能直观地描绘变量间的相互关系。

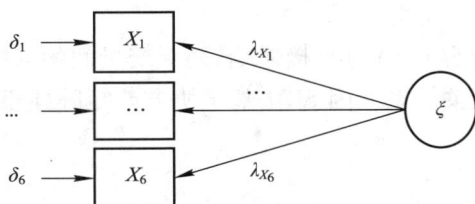

图 27 – 1　测量模型一路径图

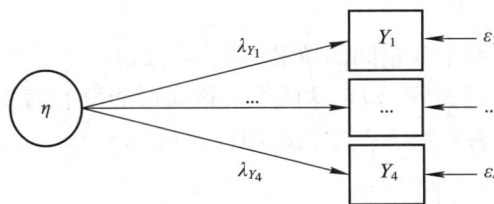

图 27 – 2　测量模型二路径图

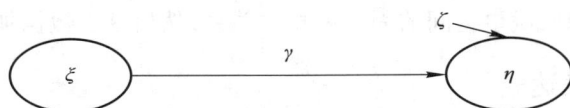

图 27 – 3　结构模型路径图

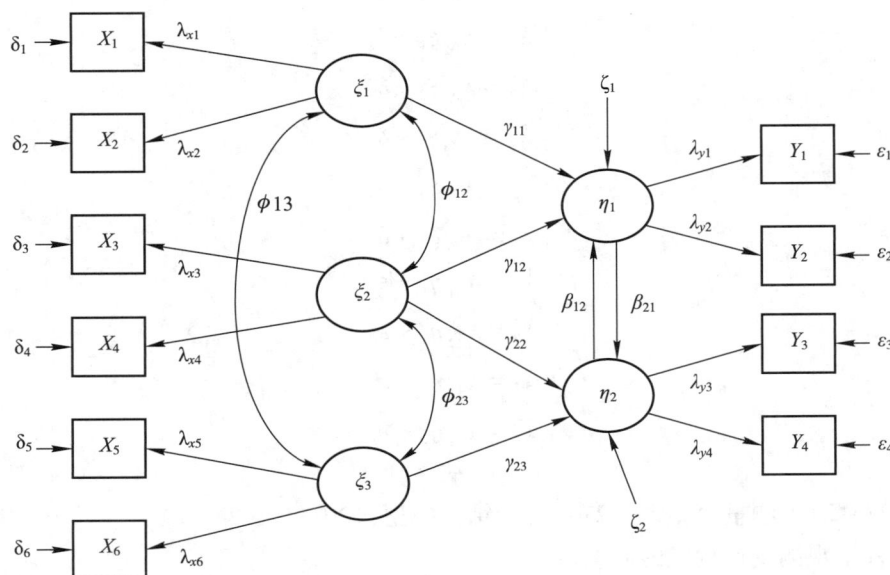

图 27 – 4　完整的结构方程模型路径图

表 27 – 3 列出了结构方程模型路径图常用图标的含义:

表 27 - 3　结构方程模型路径图常用图标的含义

图标	含义
○	外生潜变量 ξ 和内生潜变量 η
□	外生指示变量 X 和内生指示变量 Y
→□	外生指示变量 X 的测量误差,用 δ 表示
□←○	指示变量对潜变量的回归路径,其系数类似于因子负荷
□←	内生指示变量 Y 的测量误差,用 ε 表示
○←○	外生潜变量 ξ 对内生潜变量 η 的影响
○←	用 ξ 预测 η 的剩余误差,用 ζ 表示

　　两个变量间的单箭头表示:假定一个变量(起点)对另一个变量(终点)直接影响;两个变量间的双箭头(曲线)表示:假定这两个变量间可能没有直接关系,而是具有相关关系。因 SEM 基于协方差矩阵建模,故又被称作协方差结构模型(covariance structure modeling,CSM)。

27.2　结构方程模型基本思想

　　SEM 目的是根据现有知识假设事物间的因果和相关关系,然后基于数据加以验证、修正和解释。

27.2.1　模型的数学表达式

　　图 27 - 4 对应的结构方程模型的矩阵方程和数学表达式是

$$X = \Lambda_X \xi + \delta \qquad \begin{aligned} X_1 &= \lambda_{X_1}\xi_1 + \delta_1 \\ X_2 &= \lambda_{X_2}\xi_1 + \delta_2 \\ X_3 &= \lambda_{X_3}\xi_2 + \delta_3 \\ X_4 &= \lambda_{X_4}\xi_2 + \delta_4 \\ X_5 &= \lambda_{X_5}\xi_3 + \delta_5 \\ X_6 &= \lambda_{X_6}\xi_3 + \delta_6 \end{aligned} \qquad (27-1)$$

$$Y = \Lambda_Y \eta + \varepsilon \qquad \begin{aligned} Y_1 &= \lambda_{Y_1}\eta_1 + \varepsilon_1 \\ Y_2 &= \lambda_{Y_2}\eta_1 + \varepsilon_2 \\ Y_3 &= \lambda_{Y_3}\eta_2 + \varepsilon_3 \\ Y_4 &= \lambda_{Y_4}\eta_2 + \varepsilon_4 \end{aligned} \qquad (27-2)$$

$$\eta = B\eta + \Gamma\xi + \zeta \qquad\qquad \eta = \gamma\xi + \zeta \qquad\qquad (27-3)$$

式(27 - 1)与式(27 - 2)为测量模型,式(27 - 3)为结构模型,式中:

　　X 是 $q \times 1$ 阶外生观测变量构成的向量。

　　Y 是 $p \times 1$ 阶内生观测变量构成的向量。

　　ξ 是 $n \times 1$ 阶外生潜变量构成的向量。

　　η 是 $m \times 1$ 阶内生潜变量构成的向量。

　　δ 是 $q \times 1$ 阶 X 的测量误差构成的向量。

　　ε 是 $p \times 1$ 阶 Y 的测量误差构成的向量。

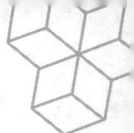

Λ_X 是 $q \times n$ 阶 X 对 ξ 的回归系数(因子负荷)矩阵。

Λ_y 是 $p \times m$ 阶 Y 对 η 的回归系数(因子负荷)矩阵。

Γ 是 $m \times n$ 阶结构关系中 ξ 的系数矩阵。

ζ 是 $m \times 1$ 阶 η 和 ξ 之间结构方程的误差构成的向量。

B 是 $m \times m$ 阶结构关系中 η 的系数矩阵,B 的对角元素为零,B 是非奇异矩阵。

在结构方程模型中,通常用 X、Y 分别表示外生与内生指示变量;ξ、η 分别表示外生与内生潜变量;δ、ε 分别表示 X 和 Y 度量模型误差;ζ 表示结构方程的残差;β、γ 分别表示内生变量间效应与外生变量对内生变量的效应;Φ、Ψ、θ_ε、θ_δ 分别表示 ξ、η、ε、δ 的协方差矩阵;$\sum$ 表示显变量 $Z = (Y^T, X^T)^T$ 的总体方差 – 协方差矩阵:

27.2.2　模型的假定条件

为实现参数估计,通常要求模型满足一些假定:

(1) X 的测量误差 δ 均值为 0,方差为常数,与 ξ 不相关,且各个 δ 之间彼此独立。

(2) Y 的测量误差 ε 均值为 0,方差为常数,与 η 不相关,且各个 ε 之间彼此独立。

(3) 结构误差 ζ 均值为 0,方差为常数,与 ξ 不相关,且各个 ζ 之间彼此独立。

(4) $\delta, \varepsilon, \zeta$ 之间两两均不相关。

27.3　模型分析过程及估计

应用结构方程模型处理变量间的复杂关系时,一般分为五个步骤:模型设定(model specification)、模型识别(model identification)、模型估计(model estimation)、模型评价(model evaluation)和模型修正(model modification)。

27.3.1　模型设定

根据研究目的和专业知识建立起观测变量与潜变量以及潜变量之间的关系,即为模型的设定。通常有以下三种方式:

(1) 纯粹验证模型(strictly confirmatory,SC)　是指研究者根据专业知识假定变量间关系的理论模型,去验证此理论模型是否能够拟合实际的样本数据。这种分析较少。

(2) 选择最优模型(alternative models,AM)　是指研究者提出若干个关于同一组变量之间关系的理论模型,每个模型均拟合同一份样本数据,根据拟合的优劣选出最优模型。

(3) 导出模型(models generating,MG)　是指在研究者对变量之间的结构关系并不十分清楚的前提下,先提出一个或多个理论模型,检查这些模型是否能够很好地拟合样本数据;分析拟合不好的部分,结合专业知识加以修正;并采用同一份样本数据或其他样本数据重新拟合修正模型,直到产生一个最佳模型。这种分析方法比较多见。

一旦建立模型,模型中的所有参数必须基于样本数据加以估计。这些参数可以被设定为自由参数(free parameter)、固定参数(fixed parameter)和约束参数(constrained parameter)。自由参数是根据实测数据进行估计的参数;固定参数是将专业上认为无关的变量之间的参数设为零;而约束参数通常被设定为某一定值或等于模型中其他的自由参数。例如假设有两个指示变量 X_1、X_2 对潜变量 ξ 的作用强度相同,则可以将其中的一个变量(如 X_1)与 ξ 之间的参数(λ_1)设为自由参数,而将 X_2 与 ξ 之间的参数(λ_2)设成等于 λ_1,此时 λ_2 就是一个约束参数。固定参数和约束参数能够节省模型的自由度(degree of freedom)。

根据专业知识,例 27 – 1 可构建如下模型(图 27 – 5):

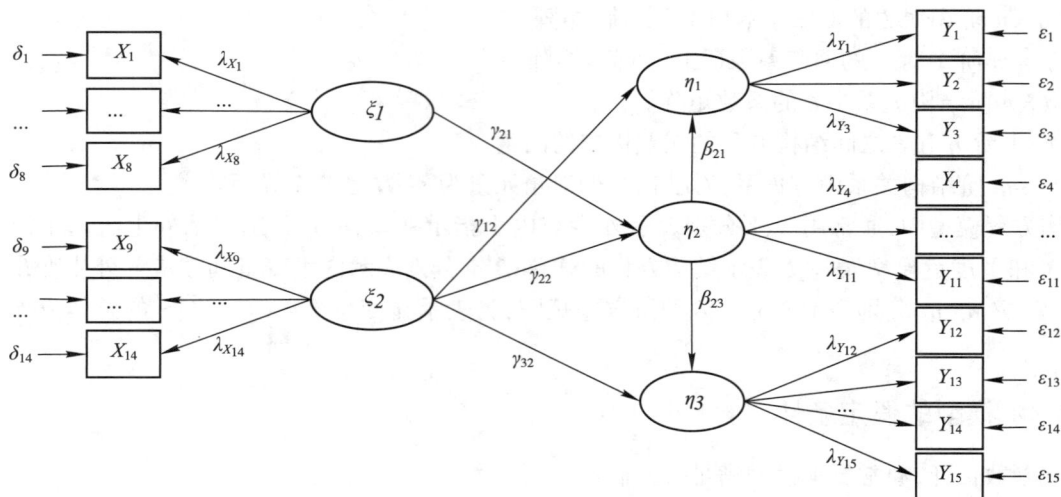

图 27 – 5　例 27 – 1 的理论模型

其中,ξ_1、ξ_2、η_1、η_2、η_3 分别为躯体症状、抑郁、恐惧、焦虑、偏执;X、Y 为对应的观测变量条目得分;δ、ε 为 X、Y 对应的误差。

27.3.2　模型识别

模型识别涉及样本矩与总体矩的计算,样本矩是相应的总体矩的一致性估计值,总体矩是模型参数的函数。因此,选择一组合适的样本矩(通常是观测变量的方差 – 协方差)组成向量 S,与其对应的总体矩组成向量 σ,由参数组成向量 θ,则可以得到向量方程式 $S = \sigma(\theta)$;$\sigma(\theta)$ 是作为 θ 的函数的总体矩,在 SEM 中称为矩结构(moment structure)。参数可以通过解方程组 $S = \sigma(\theta)$ 而得以估计。模型识别就是考虑模型中每一个自由参数能否由样本矩求得唯一解作为估计值。如果我们能够从模型中求出参数的唯一解,则这个参数即为可识别参数;若模型中所有的未知参数(自由参数)均为可识别参数,则该模型为识别模型。

在 SEM 中,自由度是方差 – 协方差矩阵 S 中独立元素的数目(称为数据点,data point)与模型中自由参数的数目之差。假设 p 是观测变量 X 的个数,q 是观测变量 Y 的个数,若自由参数的数目为 t,则

$$\mathrm{d}f = \frac{1}{2}(p+q)(p+q+1) - t$$

若 $\mathrm{d}f = 0$,则模型是恰好识别模型,无法检验其对数据的拟合程度;若 $\mathrm{d}f > 0$,则模型是过度识别模型,可以检验其对数据的拟合程度。

对于 SEM,没有一组简单的充分条件可以作为模型识别的依据。不过,有两个必要条件可以参考:

(1) $\mathrm{d}f \geqslant 0$,即数据点的数目不能少于自由参数的数目。

(2) 必须为模型中每个潜变量建立测量尺度(measurement scale)。

潜变量设定测量尺度有两种方式:一是可以将潜变量的方差设定为1,即将潜变量标准化,使其有标准化尺度;二是可以将潜变量的观测标识中任何一个因子负荷 λ 设定为1。

即便上述的两个条件得到满足,也还会发生模型识别的问题。通常可以对自由参数加以固定或约束来解决。

27.3.3　模型估计

SEM 的估计过程有别于传统的统计方法。它不是追求尽量缩小样本中因变量的个体预测值与其观测值之间的差异,而是追求尽量缩小样本的方差 – 协方差与模型隐含的理论方差 – 协方差之间的差异[S –

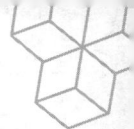

$\Sigma(\theta)$]（结构方程模型的残差）。如果模型设定得正确，S 与 $\Sigma(\theta)$ 之间的差异即残差应该很小。结构方程模型就是通过特殊的拟合函数使 S 与 $\Sigma(\theta)$ 之间的差异最小化来获得参数的估计值。常用估计参数的方法有：最大似然估计（maximum likelihood estimation，MLE）、未加权最小二乘法（unweighted least squares，ULS）、广义最小二乘法（generalized least squares，GLS）。

27.3.4 模型评价

获得参数估计值后需评价模型的拟合效果，主要从以下两方面进行：

（1）参数估计的合理性与假设检验　在模型设定正确的前提下，参数的估计值应在合理的取值范围内具有正确的符号，反之如果出现与此背离的情形，如方差为负值，相关系数的绝对值大于 1，协方差或相关矩阵为非正定阵等情况，则表明模型设定有误或输入的矩阵缺少足够的信息。此外，还需对每个自由参数做是否为 0 的 t 检验。

（2）模型的评价及拟合指标的选择　模型整体拟合效果的评价主要依据拟合指数，拟合指数是拟合优度统计量（goodness of fit statistic）的简称。评价模型拟合效果的指数有多种，可以从不同的角度为评价模型拟合提供参考。这些指标大致可以分为 4 类：绝对拟合指数、相对拟合指数、信息标准指数、节俭拟合指数，不同类别拟合指标及其判断准则见表 27 - 4。

表 27 - 4　不同类别拟合指标及其判断准则

拟合指标	判断准则
绝对拟合指数	
拟合优度指数（GFI）	取值在 0 ~ 1 之间；GFI > 0.9，拟合效果好
调整的拟合优度指数（AGFI）	取值在 0 ~ 1 之间；AGFI > 0.9，拟合效果好
近似误差均方根（RMSEA）	RMSEA < 0.05 拟合效果好；0.08 ~ 0.10 拟合效果一般；> 0.10 拟合效果不好
均方根残差（RMR）	取值在 0 ~ 1 之间；RMR < 0.05 拟合效果好
χ^2 自由度比值（χ^2/df）	$\chi^2/df < 3$ 拟合效果好
相对拟合指数	
规范拟合指数（NFI）	取值在 0 ~ 1 之间，NFI > 0.90 拟合效果好
不规范拟合指数（NNFI）	NNFI > 0.90 拟合效果好
增值拟合指数（IFI）	IFI > 0.90 拟合效果好
比较拟合指数（CFI）	取值在 0 ~ 1 之间，CFI > 0.90 拟合效果好
信息标准指数	
赤池信息量准则（AIC）	取值越小表示拟合效果越好，无准确界限
一致性赤池信息量准则（CAIC）	取值越小表示拟合效果越好，无准确界限
期望交叉验证指数（ECVI）	取值越小表示拟合效果越好，无准确界限
节俭拟合指数	
节俭拟合指数（PGFI）	> 0.90 模型节俭
节俭规范拟合指数（PNFI）	> 0.90 模型节俭

在结果中要报告多项拟合指数的数值，综合评价模型的拟合程度。在相同的拟合度下，选择简约模型，即模型中参数越少越好。

27.3.5 模型修正

对首次建立的理论模型进行拟合时,很难做到一次拟合成功,需要对初始模型进行修正,即适当地改变模型中某些变量之间的关系,如改变测量模型和结构参数、设定某些误差项相关、或者限制某些结构参数。

模型修正可参考 MacCallum 的建议:

(1) 在描述结构模型的问题前,需先解决测量模型的设定误差;免除测量模型误差识别的问题,结构模型的参数估计及相关信息才更有意义。

(2) 由于 SEM 估计使用完全信息技术,一次只能做一个修正,任何一个修正都会影响其他参数的估计。

(3) 修正过程应该先增加有意义的参数;如果需要,再减少无意义的参数。

(4) 在进行模型修正时,应该有实际的理论做指导,而不能仅凭样本数据提供的信息来做判断。

SEM 的许多统计软件都能提供一些修正指数(modification index,MI)。当单个固定参数或约束参数被释放为自由参数时,修正指数反映新拟合的模型所引起 χ^2 值减小的量。在以理论模型拟合数据时,我们总是希望该模型也适合其他来源的类似样本数据;如果根据特定样本数据反复修正,则所得模型拟合其他样本数据时,拟合优度可能下降,这就是所谓"过度拟合"。因此,有学者建议对模型进行交叉验证(cross valida-tion)。在实践中,如果能够获得较大的样本,则可以将其一分为二;其中的一半用于拟合模型,另一半用于修正模型。

27.4 结构方程模型的应用

27.4.1 验证性因子分析

例 27 - 2 基于 207 名个体的 CHF - PRO 量表数据,采用验证性因子分析评价该量表心理领域的结构效度(需同步进行信度评价,如 Cronbach α 系数,评价方法参见第 10 章)。心理领域共有 21 个条目,分 4 个维度,即 4 个潜在因子,可构建多因子模型。调取 data27 - 1. csv 数据,采用 R 软件构建测量模型(程序见电脑实验 27 - 1),最大似然估计结果及评价模型整体拟合效果的部分拟合指数结果见表 27 - 5。

表 27 - 5 心理领域量表验证性因子分析最大似然估计结果和部分拟合指数结果

潜变量(维度)	观测变量(条目)	因子负荷	标准误	z	误差方差
ANX	PSD1	1. 000			1. 499
	PSD2	1. 227	0. 205	5. 982	0. 807
	PSD3	0. 637	0. 180	3. 538	1. 801
	PSD4	0. 562	0. 168	3. 351	1. 621
	PSD5	0. 551	0. 174	3. 174	1. 791
	PSD6	1. 001	0. 184	5. 438	0. 985
	PSD7	1. 225	0. 208	5. 894	0. 903
	PSD8	1. 060	0. 203	5. 227	1. 341
DEP	PSD9	1. 000			0. 654
	PSD10	1. 273	0. 149	8. 557	0. 628
	PSD11	1. 206	0. 133	9. 086	0. 381
	PSD12	1. 171	0. 138	8. 458	0. 567

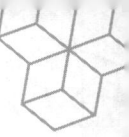

续表

潜变量(维度)	观测变量(条目)	因子负荷	标准误	z	误差方差
	PSD13	1.074	0.164	6.544	1.334
	PSD14	0.992	0.135	7.322	0.772
FEA	PSD15	1.000			0.596
	PSD16	1.304	0.132	9.867	0.299
	PSD17	1.135	0.120	9.486	0.387
PAR	PSD18	1.000			0.127
	PSD19	0.937	0.064	14.599	0.271
	PSD20	0.997	0.067	14.872	0.285
	PSD21	0.539	0.087	6.162	0.797
拟合指数	$\chi^2 = 460.555, \mathrm{d}f = 182$			RMSEA = 0.086	
	AIC = 11 881.165			NFI = 0.778	
	IFI = 0.853			CFI = 0.851	

结构方程模型路径图在 LISREL、AMOS、MPLUS、EQS 等软件中显示方式不同,图 27 - 4 为传统的 LIS-REL 模式,图 27 - 6 及之后的图 27 - 7 为 R 软件的路径图显示模式。

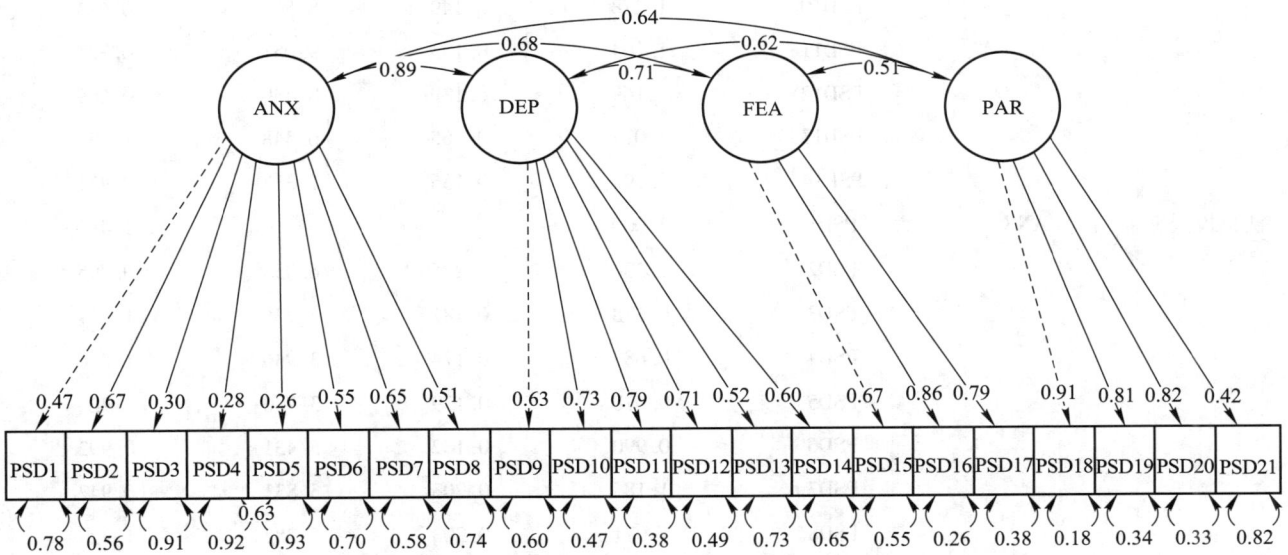

图 27 - 6　心理领域的验证性因子模型标准化路径图

表 27 - 5 的结果提示:所有条目的非标准解均具有统计学意义。图 27 - 6 的验证性因子分析标准解结果表明:在心理领域第一个潜变量焦虑中,条目 PSD2 因子负荷最大,该条目对焦虑度量最好;在第二个潜变量抑郁中,条目 PSD11 因子负荷最大,该条目对抑郁度量最好;在第三个潜变量恐惧中,条目 PSD16 因子负荷最大,该条目对恐惧度量最好;在第四个潜变量偏执中,条目 PSD18 的因子负荷最大,该条目对偏执度量最好。四个潜变量间均呈正相关,且相关性较强。

27.4.2 结构方程模型分析

例 27 – 3 探究心力衰竭患者躯体症状与心理焦虑、抑郁、恐惧、偏执间的关系,根据如图 27 – 5 构建的结构方程模型图,以焦虑(ANX)、恐惧(FEA)、偏执(PAR)为内生潜变量(η),以躯体症状(SOM)、抑郁(DEP)为外生潜变量(ξ),调取 data27 – 2. csv 的数据,采用 R 软件构建模型(程序见电脑实验 27 – 2),采用最大似然估计对模型拟合,结果见表 27 – 6 与表 27 – 7。

表 27 – 6　心力衰竭患者生理与心理领域测量模型的最大似然估计结果

测量模型	潜变量(维度)	观测变量(条目)	因子负荷	标准误	z	误差方差
测量模型一	SOM	PHD1	1.000			0.680
		PHD2	0.888	0.114	7.818	0.854
		PHD3	0.796	0.115	6.930	1.144
		PHD4	0.480	0.108	4.426	1.415
		PHD5	0.520	0.112	4.643	1.482
		PHD6	0.516	0.089	5.833	0.816
		PHD7	0.519	0.107	4.836	1.342
		PHD8	0.287	0.104	2.765	1.447
测量模型二	DEP	PSD9	1.000			0.655
		PSD10	1.278	0.149	8.562	0.624
		PSD11	1.204	0.133	9.051	0.385
		PSD12	1.169	0.139	8.430	0.569
		PSD13	1.077	0.165	6.548	1.331
		PSD14	0.994	0.136	7.317	0.771
测量模型三	ANX	PSD1	1.000			1.497
		PSD2	1.236	0.205	6.033	0.795
		PSD3	0.678	0.181	3.736	1.777
		PSD4	0.683	0.174	3.936	1.556
		PSD5	0.678	0.179	3.780	1.723
		PSD6	0.990	0.182	5.431	0.992
		PSD7	1.185	0.203	5.831	0.942
		PSD8	1.071	0.203	5.282	1.329
测量模型四	FEA	PSD15	1.000			0.598
		PSD16	1.305	0.133	9.844	0.301
		PSD17	1.140	0.120	9.481	0.384
测量模型五	PAR	PSD18	1.000			0.126
		PSD19	0.936	0.064	14.611	0.272
		PSD20	0.996	0.067	14.889	0.285
		PSD21	0.536	0.087	6.137	0.798

表 27 – 7　心力衰竭患者生理与心理领域结构方程模型的最大似然估计结果

	结构系数	标准误	z
SOM – ANX	0. 122	0. 054	2. 237
DEP – ANX	0. 807	0. 148	5. 462
ANX – FEA	0. 206	0. 223	0. 924
DEP – FEA	0. 577	0. 227	2. 537
DEP – PAR	0. 340	0. 243	1. 400
ANX – PAR	0. 452	0. 254	1. 781
拟合指数	$\chi^2 = 799.894, df = 368$ AIC = 17 006. 445 IFI = 0. 817	RMSEA = 0. 075 NFI = 0. 706 CFI = 0. 813	

表 27 – 6 为测量模型分析结果,将各潜变量的第一个条目因子负荷均设定为1,结果表明各条目均有统计学意义。表 27 – 7 为结构模型估计结果,模型拟合较好。图 27 – 7 为标准解,具体解释见结果报告。在模型拟合过程中,发现 PHD4 – PHD5 修正指数较大(MI = 115. 9),两个条目为咳嗽、咳痰症状,因此进行了修正(见实验 27 – 2 程序)。须知,在对模型进行修正时需有专业依据,避免过度拟合。

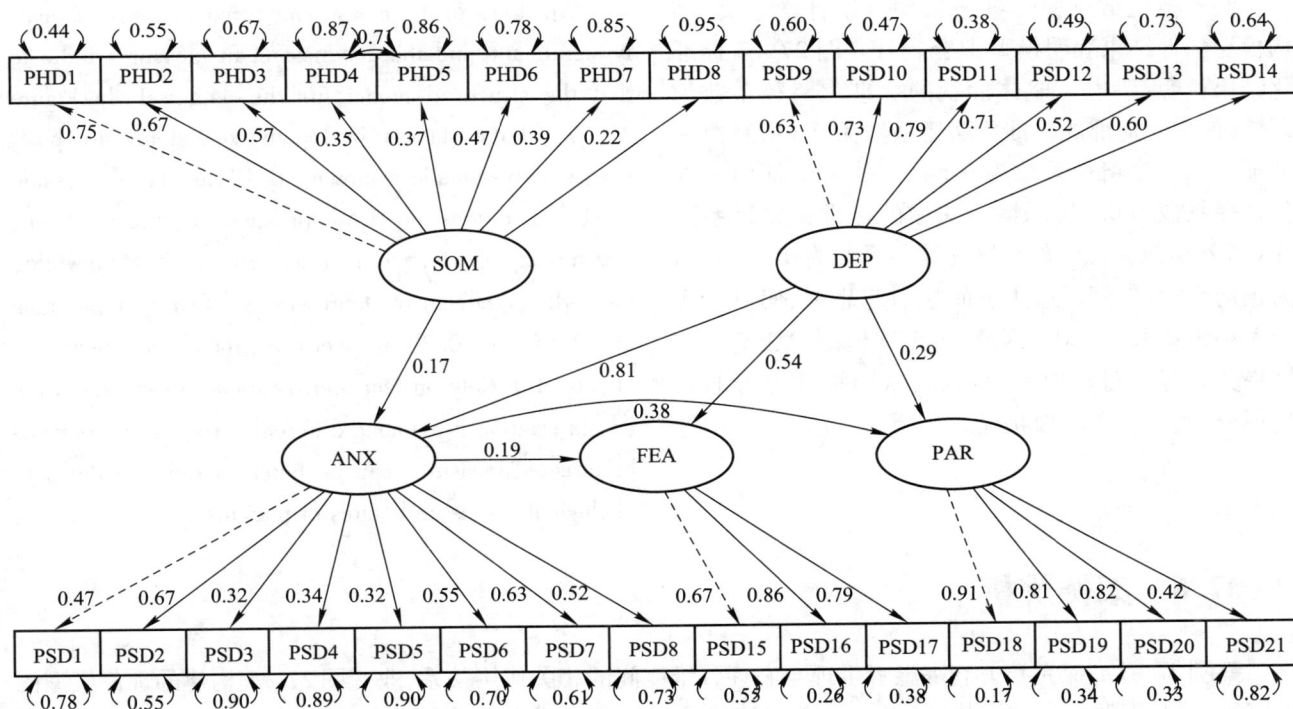

图 27 – 7　生理领域与心理领域的结构方程模型标准化路径图

27.5　结果报告

结构方程模型的分析结果应涉及如下内容:

（1）应用结构方程模型的分析目的。

（2）确定分析中的外生潜变量与内生潜变量。

（3）检验资料是否满足结构方程模型的前提条件。

（4）拟合结构方程模型的方法。

（5）资料中是否存在缺失值，如何处理。

（6）最终确定的模型和反映拟合效果的统计量。

（7）标准化结构方程模型路径图。

（8）最后，采用一个表格总结归纳分析的结果。表格中包括如下统计量：结构系数估计值、结构系数的标准差、标准化结构系数、z 值、残差的平方以及模型拟合指标。

下面是对例 27 - 1 分析结果的简要总结。

为了研究心力衰竭患者生理及心理领域量表中各潜变量间的关系，将焦虑（ANX）、恐惧（FEA）、偏执（PAR）作为内生潜变量（η），躯体症状（SOM）、抑郁（DEP）作为外生潜变量（ξ），构建结构方程模型。表 27 - 7 给出了最终模型的主要结果。

测量模型结果提示各条目均有统计学意义，结构模型估计结果表明模型拟合较好。图 27 - 7 标准化结果说明：焦虑 - 躯体症状的标准化路径系数为 0.17，焦虑 - 抑郁的标准化路径系数为 0.81，恐惧 - 抑郁的标准化路径系数为 0.54，偏执 - 抑郁的标准化路径系数为 0.31，恐惧 - 焦虑的标准化路径系数为 0.19，偏执 - 焦虑的标准化路径系数为 0.37，且均为正向影响；抑郁通过焦虑间接引起恐惧、偏执且作用大小为 0.15、0.30。因此，可根据模型中变量间的因果关系有针对性地采取措施，从而提高患者的心理评分，改善患者心理状况。

In order to explore the relationship among different latent variables in physiological and psychological domains of heart failure patients, we take anxiety(ANX), fear(FEA), and paranoia(PAR) as endogenous latent variables(η), while take somatic symptoms(SOM), and depression(DEP) as exogenous latent variables(ξ), and then construct a structural equation model. Table 27 - 7 shows the main results of the final model.

All items in the measurement model are statistically significant, and the goodness-of-fit measures indicate that the structural model fits the data well. In Figure 27 - 7, all the standardized path coefficients are positive: anxiety-somatic symptoms 0.17, anxiety-depression 0.81, fear-depression 0.54, paranoid-depression 0.31, fear-anxiety 0.19, paranoia-anxiety 0.37. Meanwhile, the indirect effects of depression on fear and paranoia are 0.15 and 0.30 respectively, indicating mediation effects of anxiety on fear and paranoia. According to the causal relationship among different variables in the model, targeted measures can be taken to improve the psychological scores and states of patients.

27.6 案例辨析

案例 27 - 1　探究心力衰竭患者生理与心理各维度间的相关作用关系，改变图 27 - 5 构建的理论模型图的路径方向，即调整躯体症状（SOM）、焦虑（ANX）、抑郁（DEP）为内生潜变量（η），恐惧（FEA）、偏执（PAR）为外生潜变量（ξ），比对上文中 SEM 的结果。调取 data27 - 3.csv 的数据，采用 R 软件进行分析，最大似然估计对模型拟合，结构模型结果见表 27 - 8。

比较改变路径方向后构建的结构方程模型图（图 27 - 8）与基于理论模型构建的结构方程模型（图 27 - 7）间的差别，模型构建思路上有何问题？是否符合专业解释？

表 27-8　调整后的结构方程模型最大似然估计结果

	结构系数	标准误	z
ANX－SOM	0.673	0.156	4.321
FEA－ANX	0.432	0.104	4.162
PAR－ANX	0.342	0.084	4.074
ANX－DEP	0.664	0.155	4.289
FEA－DEP	0.207	0.086	2.401
PAR－DEP	0.073	0.069	1.060
拟合指数	$\chi^2=800.140, df=368$　　AIC = 17 006.692　　IFI = 0.816	RMSEA = 0.075　　NFI = 0.706　　CFI = 0.813	

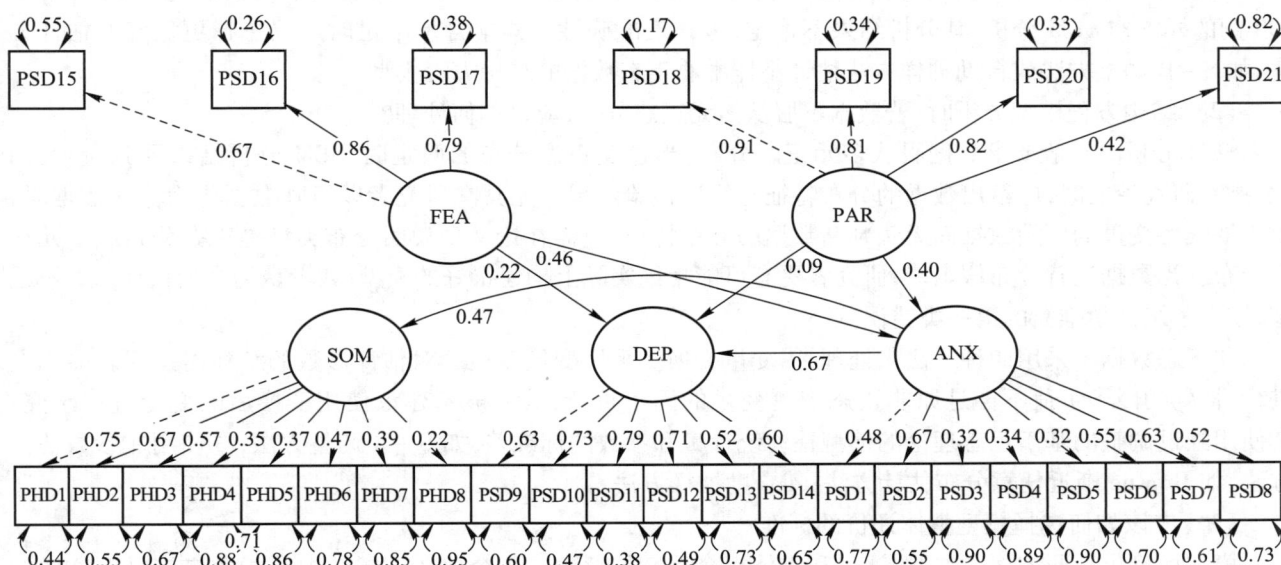

图 27-8　生理领域与心理领域的结构方程模型标准化路径图

27.7　电脑实验

实验 27-1　R 软件实现例 27-2 验证性因子分析

拟合验证性因子分析模型,报告主要结果,附验证性因子分析模型路径图。通过因子负荷和拟合优度指数,评价条目信度和量表效度。

实验 27-2　R 软件实现例 27-3 结构方程模型

拟合结构方程模型,报告主要结果,附上结构方程模型路径图。通过结构系数和拟合优度指数,评价潜变量之间的统计学意义和模型拟合效果。

27.8 常见疑问与小结

27.8.1 常见疑问

（1）应用结构方程模型对样本含量有何要求？

为获得稳定可靠、有意义的结果和准确的参数估计值,结构方程模型需要有较大的样本含量保证。其原因在于:①SEM 依据渐近理论进行参数估计,要使参数估计满足一致性以及正态分布的假定,样本必须足够大;②小样本时,检验模型拟合的统计量偏离 χ^2 分布;③随着样本含量的增大,协方差估计更为准确,从而得到更为可靠的 SEM 分析结果。样本含量较大时,各种拟合指标、分布、检验及其功效才有意义,才能对模型进行合理的评价。

样本具体要多大尚无统一规定,一般需考虑样本代表性、模型估计和模型评价三个方面的需要。Stevens（1996）认为样本含量至少应该是观测变量或指示变量数目的 15 倍。在实际应用中,建议尽量避免对少于 200 例的样本作 SEM 分析,其分析结果不稳定,也缺乏准确性。样本含量不足时建议选择更稳健的估计方法,如 S－B 调整方法或自助抽样方法估计小样本非正态数据的结构方程模型。

（2）结构方程模型分析时,若数据不服从多元正态分布,应该如何处理?

SEM 分析时一般要求数据服从多元正态分布,当违反正态分布的假定时,SEM 分析结果受到质疑,因此,撰写研究论文时,应给出数据的分布特征与假设检验结果。尤其在研究者以矩阵数据作为输入数据时,由于缺乏各变量的原始数据而无法判断数据的分布特征,更需在论文中说明分布类型是正态分布或多元正态分布。当数据违背分布假定时,研究者更有可能拒绝实际上构建很好的模型,或者认为个别估计参数不是零,增大了统计学推断的第一类错误。

非正态数据可采用四种方法来处理:①变量变换。采用变量变换后对估计参数的解释需按照新的测度进行,得到的因子负荷不再是原非正态观测变量的因子负荷,故一般不建议使用变换后的变量进行研究;②使用经过调整的基于正态理论的模型检验统计量和参数的标准差,如 S－B 调整方法;③使用非参数估计方法,如 Browne 渐近任意分布估计方法;④自助抽样方法。

（3）应该如何选择模型整体评价的标准?

模型评价包括两方面:参数的评价和整体拟合程度的评价。一个比较理想的拟合指数应该具有这样的特点:①不受样本含量的影响。②惩罚复杂模型（自由参数较多的模型）。③对误设模型敏感。表 27－5 列出了部分常用的拟合指标。虽然有这么多的拟合指数,但没有一个指标可以作为完全确定的标准来检验理论模型拟合成功与否。NNFI、CFI、AGFI 及 RMSEA 等指标相对应用较多,Bollen 建议最好结合多个指标报告结果,不要只依赖一种选择。

27.8.2 小结

（1）SEM 包含两种模型:测量模型与结构模型。测量模型是基于验证性因子分析构建的反映观测变量与潜变量间关系的模型,结构模型是应用类似通径分析的方法建立潜变量间结构关系的模型。

（2）SEM 的变量类型:内生变量与外生变量,潜变量与观察变量均可分为内生变量和外生变量。内生变量是指由模型内变量作用所影响的变量,在因果模型中作为因变量;外生变量是影响模型中其他变量的变量,在因果模型中作为自变量;通常用 X、Y 表示外生观测变量与内生观测变量,用 ξ、η 表示外生潜变量与内生潜变量。

（3）SEM 分析步骤:理论－设定－识别－估计－评价－修正;结构方程模型是以理论为基础设立的,建立在一定的构念之上,形成有待检验的假设,进而以数据拟合。

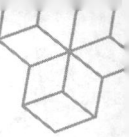

（4）样本含量的要求：较大样本含量将会提高模型可信度，一般而言样本例数与模型中需要估计的参数比例最小应达到 10∶1，如果数据偏离正态应达到 15∶1。

（5）结果报告：标准化系数；将所有参数估计的结果以标准化的形式呈现，经标准化的参数取值介于 −1 到 1 之间，便于理解。

思考与练习

一、思考题

1. 简述结构方程模型的基本思想。
2. 简述结构方程模型拟合的基本流程。

二、计算题

以《心力衰竭患者报告临床结局量表》为资料背景，应用心力衰竭患者社会及治疗领域的数据（SPSS 数据库见 27 − 4. csv），将治疗依从性及满意度作为内生潜变量，社会支持作为外生潜变量，构建结构方程模型并解释。

（张岩波）

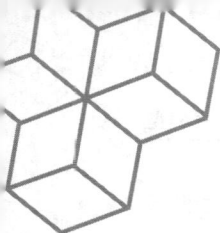

28 多水平模型

如前面章节所述,传统回归模型适用的一个重要前提假设是观测个体之间相互独立,而在实际工作中,由于主观和客观因素的影响,观测个体往往在一定的时间或空间范围内表现出相似的特征,此时个体之间不再完全独立,甚至存在高低水平的层次关系,若仍使用传统的回归模型进行分析,可能会使结果产生偏差。多水平模型(multilevel model)可以用于处理这种类型的数据,本章将介绍随机截距模型(random intercept model)、随机斜率模型(random slope model)及两水平 logistic 回归模型。

28.1 概述

多水平模型在文献中有各种不同的称谓,如随机系数模型(random coefficient model)、层次线性模型(hierarchical linear model)、混合效应模型(mixed-effects model)或混合模型(mixed model)等,虽然这些模型在算法、应用条件或应用领域方面可能存在差异,但它们均适用于处理具有层次结构或非独立数据。

28.1.1 多水平数据的特点

分层是自然界普遍存在的现象,社会的分级结构也自然而然地产生多层级结构数据。例如,在研究某省人群肥胖的影响因素时,以体质指数(BMI)作为反应变量。由于省内各区县经济发展水平、饮食习惯、自然环境和卫生资源等因素均存在差异,相同区县的人群 BMI 变异较小,肥胖程度较为接近;而不同区县间的 BMI 变异较大,肥胖程度趋于不同。这类数据就存在明显的层次结构,即"区县 – 个人"。将区县定义为高水平即水平 2 单位,个人作为低水平即水平 1 单位,此时,个体数据之间不再完全独立。

多水平模型是处理层次结构数据的有力工具。所谓层次结构指的是低水平单位嵌套于较高水平单位之中,也正是由于这种嵌套关系,使得同一高水平单位中的个体具有一些相似的、又异于其他高水平单位个体的背景。在观测数据上表现为同一高水平单位内个体的观测数据具有一定的聚集性,统计学上也称为组内相关性,而不同高水平单位间的个体观测数据又具有一定的异质性。该类型数据的这一特点,不满足普通线性模型等传统分析方法要求的个体数据独立性条件,因此大部分传统分析方法不再适用。而多水平模型恰恰能从数据的层次结构特点出发,评价高水平单位对低水平单位的解释变量与结局变量之间关系的影响和调节作用。

多水平模型同样适用于重复测量资料,如儿童生长模型,即在儿童生长发育过程中,多次测量其生长发育指标如身高、体重等。同一儿童在不同时期的身高之间存在关联,数据不独立,具有一定的生长规律。在分析时,以个体作为高水平,各次测量作为低水平,可以体现出"个体 – 生长阶段"的层次结构。

多水平模型考虑了数据的层次结构,同时将高水平单位和低水平单位纳入模型分析,较传统回归模型更加合理。但多水平模型也存在一些局限,如模型复杂,参数较多;需要较大样本含量来保证模型估计的稳定性;低水平单位样本不足时,易导致估计出现偏倚等。

28.1.2 实例分析

例 28 –1 为了解某地区孕产妇住院分娩费用的影响因素,随机抽取该地区 27 个区县,通过病案首页

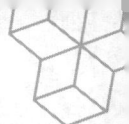

数据库收集区县内 2015 ~ 2017 年 52 557 名孕产妇住院分娩信息,包括住院费用、住院天数、分娩年龄、分娩方式等,分析住院分娩费用的影响因素。数据形式如表 28 – 1 所示,区县与孕产妇之间的结构关系如图 28 – 1 所示。

表 28 – 1　某地区 52 557 名孕产妇住院分娩数据

孕产妇编号	区县编号	住院天数	年龄分组	分娩方式	住院费用/元
2816	3	5	4	0	2 027. 33
3706	3	3	1	0	4 995. 06
7360	3	3	4	0	1 050. 03
⋮	⋮	⋮	⋮	⋮	⋮
179744	88	5	4	1	4 108. 17
179889	88	5	1	1	4 786. 99
180093	88	4	3	1	4 736. 38

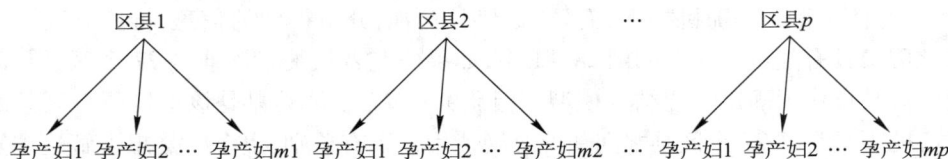

图 28 – 1　区县与孕产妇的结构关系

由于各区县经济发展水平、住院分娩可及性以及医疗水平的不同,同一区县的孕产妇个体间享受的医疗服务趋于同质,而不同区县的孕产妇享受的医疗服务存在差异。因此,该数据理论上具有层次结构,即区县为水平 2 单位,孕产妇为水平 1 单位。相关变量赋值见表 28 – 2。

表 28 – 2　变量赋值表

变量名称	定义及赋值			
反应变量				
住院费用对数 lg(cost)	连续变量			
解释变量				
区县变量				
区县类型 place	0 非少数民族地区		1 少数民族地区	
个体变量				
住院天数 days	连续变量			
年龄分组(岁) age group	0 <20	1 20 ~ 24	2 25 ~	3 30 ~ 　4 35 ~
民族 ethnic	0 汉族	1 少数民族		
年份 year	0 　2017 年	1 2016 年	2 2015 年	
医院类型 hospital	0 综合性医院	1 专科医院	2 妇幼保健院	3 社区或乡镇卫生院
入院情况 severity	0 危急	1 紧急	2 一般	
分娩方式 delivery	0 剖宫产	1 顺产		

变量名称		定义及赋值	
并发症 complication	0 是	1 否	
手术操作 surgery	0 是	1 否	
数据结构			
个体水平 id	水平 1		
区县水平 county	水平 2		

28.2 随机截距模型

随机截距模型是多水平模型中最简单的形式,它不仅能帮助我们更好地理解多水平模型,也是进一步拟合复杂模型的基础。

在统计学上,说明某因素的影响作用时,会涉及固定效应(fixed effect)和随机效应(random effect)两个概念。若研究者感兴趣的各种处理都设计在研究当中,不需要外推,则可以认为这一因素具有固定效应;若各组只是从更大的总体中得到的随机样本,而且需要利用当前分组得到的信息,推广到其所代表的总体中去,则应当考虑该因素具有随机效应。如例 28-1 中,如果研究者只关心该地区 27 个区县住院分娩费用是否有差异,则此时区县可作为固定效应纳入模型。但研究中 27 个区县只是该地区所有区县的一个随机样本,研究者所关心的不只是这 27 个区县之间住院分娩费用是否有差别,更多的是想了解这些随机抽样区县所代表的该地区的总体情况,并根据这 27 个区县的样本对总体做出统计推断,此时,区县对住院分娩费用的影响应视为随机效应。

一般来说,统计模型的建立是一个既要考虑分析目的,又要考虑理论基础的探索过程。目前普遍认为多水平模型的拟合步骤应从零模型开始,然后依次纳入可能影响结局变量变异的高水平和低水平的解释变量,及其跨水平交互效应等。因此本节将按照这一顺序,结合例 28-1 介绍两水平随机截距模型。

28.2.1 零模型

例 28-1 的资料具有明显的层次结构,可将孕产妇作为水平 1 单位,区县作为水平 2 单位,由于住院分娩费用呈正偏峰分布,对住院分娩费用值进行对数变换后纳入模型,拟合如下的两水平线性模型

$$y_{ij} = \beta_{0j} + e_{0ij}, \quad \beta_{0j} = \beta_0 + u_{0j} \tag{28-1}$$

式(28-1)中,$i = 1, 2, \cdots, n_j$,表示水平 1 单位孕产妇;$j = 1, 2, \cdots, J$,表示水平 2 单位区县。β_{0j} 为截距,表示第 j 个区县在基线水平时 y 的平均估计值,其下标 j 表示其取值在不同区县之间变化,而同一区县的不同个体间其取值相同,说明其为区县水平上的随机变量。β_0 为平均截距,表示所有 y_{ij} 的总平均估计值。u_{0j} 表示第 j 个区县的 y 平均估计值 β_{0j} 与总均数 β_0 之间的差异,为没有直接测量的随机变量,也称潜变量,通常假定 $u_{0j} \sim N(0, \sigma_{u_0}^2)$,反映第 j 个区县对 y 的随机效应,因此 u_{0j} 又有水平 2 单位残差项之称,即水平 2 单位的随机误差。u_{0j} 的方差 $\sigma_{u_0}^2$ 反映住院分娩费用对数的基线水平在区县间的变异程度,称之为随机系数(random coefficient)。由此,多水平模型通过将区县的平均值参数作为随机变量,并估计其随机效应 u_{0j} 和随机系数 $\sigma_{u_0}^2$,从而提供了这些区县所代表该地区总体分布特征的信息。e_{0ij} 为水平 1 单位的随机误差项,通常假定 $e_{0ij} \sim N(0, \sigma_{e_0}^2)$。模型还假定两水平间的残差相互独立,即 $\mathrm{Cov}(u_{0j}, e_{0ij}) = 0$。

可见,反应变量 y_{ij} 可表达为固定部分 β_0 与随机部分 $(u_{0j} + e_{0ij})$ 之和。其中 β_0 描述模型的固定效应,而随机部分的方差 $\sigma_{u_0}^2$ 和 $\sigma_{e_0}^2$ 描述模型的随机效应。

反应变量的方差可表示如下

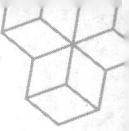

$$\text{Var}(y_{ij}) = \text{Var}(\beta_0 + u_{0j} + e_{0ij}) = \text{Var}(u_{0j} + e_{0ij}) = \sigma_{u_0}^2 + \sigma_{e_0}^2 \qquad (28-2)$$

由式(28-2)可见,y_{ij}的总方差分解成了组间方差或组水平方差 $\sigma_{u_0}^2$ 与组内方差或个体水平方差 $\sigma_{e_0}^2$ 两部分。组间方差反映了在 y_{ij} 的总变异中能用组水平解释的部分,而组内方差反映个体水平的变异。如此便将反应变量的总变异分解到了不同水平,与数据本身的层次结构相一致,充分体现了多水平模型的基本思想和特点,该模型又被称为方差成分模型(variance component model)。

模型(28-1)中不含有任何解释变量,只有截距项,故该模型又被称为零模型、空模型或截距模型。

以例28-1的数据为基础,拟合零模型结果如表28-3所示。

表28-3 住院分娩费用的拟合零模型结果

参数	估计值	标准误	Z 值	P 值
固定参数				
β_0	3.510 1	0.028 6	122.759	<0.001
随机参数				
$\sigma_{u_0}^2$	0.021 9	0.006 0	3.632	<0.001
$\sigma_{e_0}^2$	0.041 3	0.000 3	162.065	<0.001
-2 对数似然值($-2\ln\lambda$)	-18 231.998			

由表28-2可知,反应变量具有组间方差 $\sigma_{u_0}^2$ 和组内方差 $\sigma_{e_0}^2$ 两个方差成分。对组间方差即区县水平的方差 $\sigma_{u_0}^2$ 进行 Wald 检验

$$W = \left(\frac{0.021\,9}{0.006\,0}\right)^2 = 13.322\,5$$

与自由度为1的 χ^2 分布临界值相比较,得 $P < 0.001$,可以认为不同区县住院分娩费用对数的均数存在差异,数据存在组间异质性或组内相关性,说明使用多水平模型是合理的。同组内变量的相似程度可用组内相关系数(intra-class correlation,ICC)ρ 来衡量

$$\rho = \frac{\sigma_{u_0}^2}{\sigma_{u_0}^2 + \sigma_{e_0}^2} = \frac{0.021\,9}{0.021\,9 + 0.041\,3} = 0.347$$

说明在住院分娩费用对数总变异中的34.7%是由区县之间的变异引起的。

此例中,ρ 表示不同区县住院分娩费用对数的方差占总方差的比例,实际上反映了不同孕产妇的住院分娩费用对数在同一区县表现出来的聚集性或相似性。若 ρ 趋近于0,表明数据不具有层次结构,可忽略区县之间变异的存在,或不同孕产妇的住院分娩费用对数在同一区县不存在聚集性,此时模型简化为固定效应模型;反之不能忽略不同区县之间变异的存在。

从上述介绍可以发现,零模型的拟合可用来估计组间方差和组内方差,并进一步计算反映同组测量值的相似性或聚集性的指标。只有在确定了数据存在组内相关性后,才有必要继续进行多水平模型的建模,因此零模型是多水平模型建模的基础。

28.2.2 两水平随机截距模型

在零模型初步证实了组内相关性的存在、具备多水平模型分析的条件之后,可在零模型的基础上进一步引入解释变量,以说明解释变量对反应变量的影响作用。

对于例28-1数据的两水平结构,随机截距模型可表示为

$$y_{ij} = \beta_{0j} + \beta_1 x_{ij} + e_{0ij}$$
$$\beta_{0j} = \beta_0 + u_{0j} \qquad (28-3)$$

式(28-3)中,除 β_1 和 x_{ij} 外,其他符号的统计学含义和假设与零模型中基本一致,此处截距 β_{0j} 表示当所有连续解释变量取值均为 0 和分类解释变量均为对照时,第 j 个区县在基线水平时 y 的平均估计值。β_1 为解释变量 x 的回归系数,不会随着水平 2 单位的变化而变化。x_{ij} 为解释变量观测值,其既可以是水平 2 单位的背景变量(contextual variable),即例 28-1 中的区县变量,如区县是否为少数民族地区,也可以是水平 1 单位的个体特征变量,如孕产妇的住院天数、分娩年龄和分娩方式等。这也是多水平模型相较于传统模型的优势之一。

模型(28-3)可进一步表示为

$$y_{ij} = (\beta_0 + \beta_1 x_{ij}) + (u_{0j} + e_{0ij}) \qquad (28-4)$$

可见,模型(28-4)中反应变量 y_{ij} 可表达为固定部分 $(\beta_0 + \beta_1 x_{ij})$ 和随机部分 $(u_{0j} + e_{0ij})$ 之和。β_0 和 β_1 描述模型的固定效应;随机部分的方差 $\sigma_{u_0}^2$ 和 $\sigma_{e_0}^2$ 描述模型的随机效应。与零模型相比具有相同的随机效应项,但加入了协变量的固定效应。

由模型(28-3)不难发现,除所有线性模型均存在的 e_{0ij} 外,只有截距 β_{0j} 被定义为了随机效应,故模型(28-3)被称为随机截距模型,零模型也可以看成是随机截距模型的一种特例。通过零模型说明数据存在组内相关性,亦即意味着数据存在组间异质性的情况下,按照一般逻辑就需要高水平的解释变量来解释这种变异,因此在纳入解释变量时,应首先纳入水平 2 单位的解释变量来扩展零模型。纳入的背景变量个数一般不应多于水平 2 的单位数。但背景变量对变异的解释通常是有限的,为进一步控制个体特征对结局变量的影响,再继续将水平 1 单位解释变量纳入模型,其变量纳入的原则和方法与多重线性回归相同,这里不再赘述。

在例 28-1 中零模型的基础上,首先纳入水平 2 单位的区县类型变量,即区县是否为少数民族区县。模型如(28-5)所示。

$$y_{ij} = \beta_0 + \beta_1 \text{place}_j + u_{0j} + e_{0ij} \qquad (28-5)$$

纳入区县类型变量后,模型拟合结果见表 28-4 中模型 I。对 $\sigma_{u_0}^2$ 作 Wald 检验,$P < 0.001$,说明不同区县住院分娩费用对数的均数并不相同。模型中固定部分 β_0 表示少数民族地区住院分娩费用对数的均数估计值为 3.453 7。β_1 为区县类型变量的回归系数,经 Wald 检验,$P < 0.001$,说明非少数民族地区住院分娩费用对数的均数估计值比少数民族地区高 0.150 1。

区县水平的方差 $\sigma_{u_0}^2$ 在纳入背景变量后,估计值为 0.016 4,较零模型的 0.021 9 小,说明在纳入背景变量区县后解释了部分组间变异。但个体水平方差 $\sigma_{e_0}^2$ 与零模型相比未发生变化,说明区县变量并不能解释组内变异。

在模型(28-5)的基础上,继续纳入水平 1 单位的解释变量,经过变量筛选,最终确定模型(28-6),拟合结果见表 28-4 中模型 II。

$$y_{ij} = \beta_0 + \beta_1 \text{place}_j + \beta_2 \text{days}_{ij} + \beta_3 \text{age group}_{ij} + \beta_4 \text{year}_{ij} + \beta_5 \text{hospital}_{ij} + \beta_6 \text{severity}_{ij}$$
$$+ \beta_7 \text{delivery}_{ij} + \beta_8 \text{complication}_{ij} + \beta_9 \text{surgery}_{ij} + u_{0j} + e_{0ij} \qquad (28-6)$$

表 28-4 随机截距模型参数估计值(标准误)

参数	零模型	模型 I	模型 II
固定参数			
β_0(截距)	3.510 1(0.028 6)	3.453 7(0.031 3)	2.965 2(0.020 9)
β_1(区县类型)			
少数民族地区		–	–
非少数民族地区		0.150 1(0.051 2)	0.134 0(0.033 8)
β_2(住院天数)			0.017 2(0.000 3)
β_3(年龄分组)			
20～24			

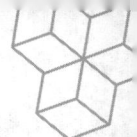

参数	零模型	模型 I	模型 II
<20			−0.002 3(0.002 0)
25 ~			0.009 7(0.001 2)
30 ~			0.016 7(0.001 7)
35 ~			0.022 0(0.002 2)
β_4（年份）			
2015 年			—
2016 年			0.015 0(0.001 8)
2017 年			0.001 6(0.001 9)
β_5（医院类型）			
社区或乡镇卫生院			—
综合性医院			0.289 6(0.002 4)
专科医院			0.221 1(0.003 4)
妇幼保健院			0.162 2(0.002 8)
β_6（入院情况）			
一般			—
紧急			0.042 6(0.002 0)
危急			0.117 7(0.009 4)
β_7（分娩方式）			
顺产			—
剖宫产			0.256 1(0.001 4)
β_8（并发症）			
否			—
是			0.075 6(0.002 9)
β_9（手术操作）			
否			—
是			0.041 2(0.001 8)
随机参数			
σ_{u0}^2	0.021 9(0.006 0)	0.016 4(0.004 6)	0.007 1(0.002 0)
σ_{e0}^2	0.041 3(0.000 3)	0.041 3(0.000 3)	0.014 0(8.64 × 10^{-5})
$-2\ln\lambda$	−18 231.998	−18 239.383	−75 045.991

模型 II 中，所有分类变量均在基线水平时，孕产妇住院分娩费用对数 β_0 的平均估计值为 2.965 2。在控制其他变量的情况下，非少数民族地区孕产妇住院分娩平均费用对数较少数民族地区高 0.134 0；住院天数每增加 1 天，住院分娩费用对数平均增加 0.017 2。其余系数的解释类似。由式(28-6)及表 28-4 结果知，随机截距模型中，每个解释变量的回归系数固定不变，说明解释变量对住院分娩费用对数的影响在区县间是固定不变的；而同一解释变量在不同区县的平均截距估计发生变化。

现以住院分娩费用对数与住院天数的关系为例，结合表 28-4 的模型 II，在固定其他变量时，以图 28-2 说明随机截距模型的特征，即不同区县的斜率相同而截距不同（为使图形更清晰直观，仅选取 27 个区县中的 8 个区县作图）。

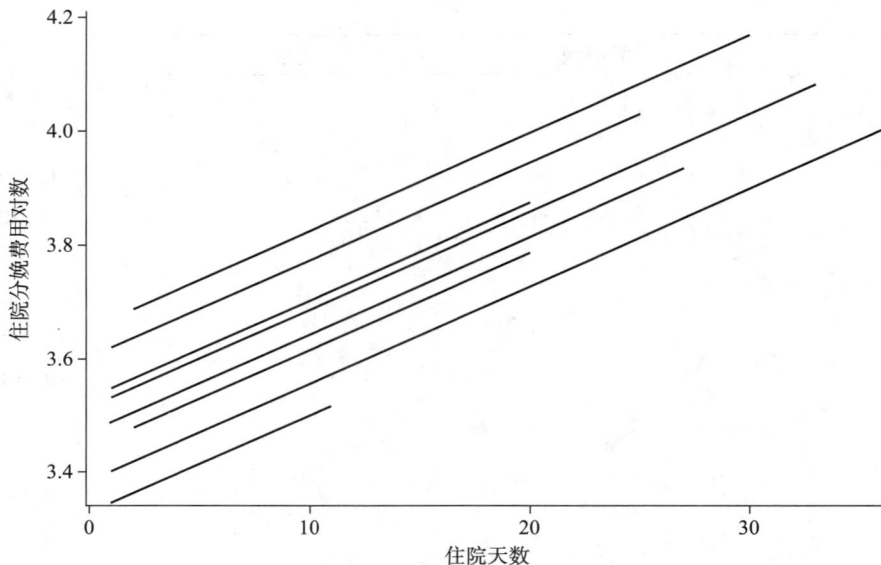

图 28 – 2　住院分娩费用对数与住院天数随机截距模型示意图

28. 2. 3　模型参数估计值的假设检验

对于固定部分参数估计的假设检验,可以采用以下三种方法。

(1) Wald 检验　零假设为 $H_0: \beta = 0$,统计量为

$$W = \left(\frac{\hat{\beta} - 0}{\hat{\sigma}_\beta} \right)^2$$

H_0 成立时,W 服从自由度为 1 的 χ^2 分布。Wald 检验也可同时对多个参数进行检验,其自由度为待检验的参数个数。

(2) 似然比检验　零假设为 $H_0: \lambda_1 = \lambda_0$,构建对数似然比统计量或者偏差度统计量

$$D_{01} = -2\ln\lambda_0 - (-2\ln\lambda_1)$$

式中的 $-2\ln\lambda_0$ 和 $-2\ln\lambda_1$ 分别为两个模型(如零模型和含协变量的模型)的负二倍对数似然值,H_0 成立时,D_{01} 服从 χ^2 分布,其自由度为两个模型所拟合参数个数的差值 q。

(3) 建立参数的单独置信区间和联合置信区间进行假设检验。

这三种假设检验结果一般相似。

以表 28 – 4 中模型 I 为例,非少数民族地区区县变量的回归系数为 0. 150 1,标准误为 0. 051 2,则

$$W = \left(\frac{0. 150 1}{0. 051 2} \right)^2 = 8. 594 5, \quad P < 0. 001$$

提示非少数民族地区区县孕产妇住院分娩费用对数的均数估计值比少数民族地区高 0. 150 1。

同时,从零模型到模型 I,偏差从 $-18 231. 998$ 下降为 $-18 239. 383$,似然比检验统计量

$$D_{01} = -18 231. 998 - (-18 239. 383) = 7. 385$$

由于该偏差自由度 $q = 4 - 3 = 1$,根据 χ^2 分布,得 $P < 0. 001$,有统计学意义,亦说明在纳入区县类型变量后的模型比零模型更好。似然比检验结果与前述模型 I 中 Wald 检验结果一致。当同时增加多个协变量时,该统计量则反映多个变量改善模型拟合的联合作用。例如模型 II 与模型 I 相比,$D_{12} = -18 239. 383 - (-75 045. 991) = 56 806. 608$,偏差自由度 $q = 19 - 4 = 15$,根据 χ^2 分布,得 $P < 0. 001$,说明引入多个协变量的模型 II 比模型 I 更好。

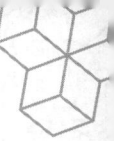

对于随机部分参数的假设检验,在样本含量足够大时,可采用与固定参数相同的方法进行假设检验。在表 28 – 2 零模型对区县水平的方差 $\sigma_{u_0}^2$ 进行检验时就用到了 Wald 检验。但对线性模型,基于似然比统计量的检验方法更好。

28.2.4 模型假设及其诊断

对于随机截距模型,其基本假设是水平 2 单位残差 u_{0j} 及水平 1 单位残差 e_{0ij} 均服从正态分布,且两者之间相互独立,协方差为 0。

可以通过残差图对模型的假设进行大致判断。现以模型(28 – 6)为基础,以孕产妇住院分娩费用对数的标准化残差为纵轴,以其正态分数为横轴建立坐标系,绘制标准化残差正态分数图,结果如图 28 – 3 和 28 – 4 所示。

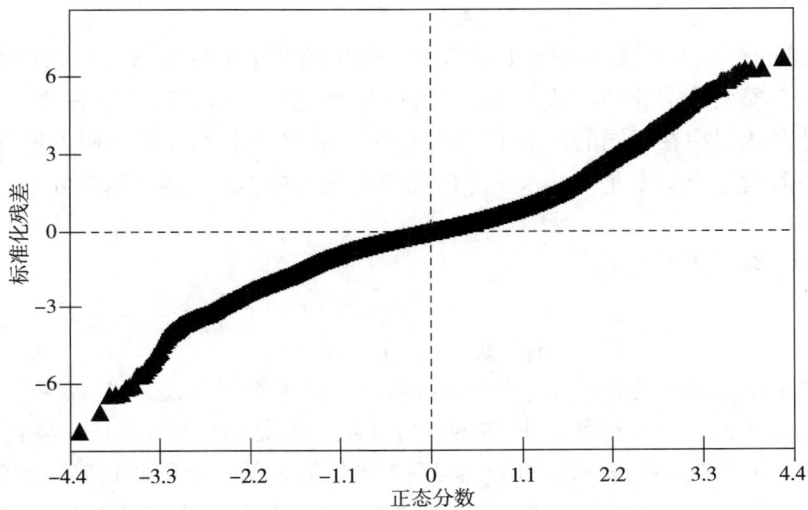

图 28 – 3 水平 1 单位标准化残差正态分数图

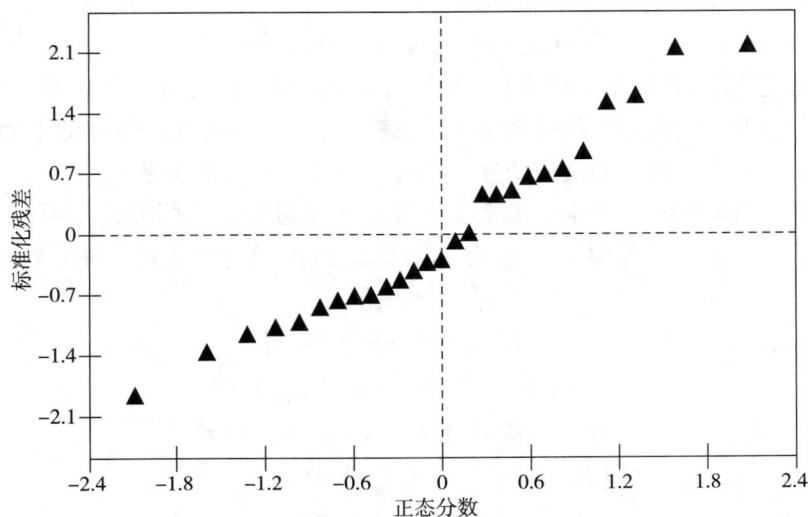

图 28 – 4 水平 2 单位标准化残差正态分数图

孕产妇水平和区县水平的残差正态分数图均近似一条直线,表明水平 1 单位和水平 2 单位残差的正态分布假设是合理的,提示应用以上模型假设是正确的。

28.3 随机斜率模型

随机截距模型中,假设高水平单位对低水平单位的影响只表现为截距的变异,而低水平解释变量的回归系数在不同的高水平单位是固定的。但实际上,低水平单位解释变量对结局变量的影响,可能在不同的高水平单位有所不同。因此,本节介绍的随机斜率模型(random slope model),或称随机系数模型(random coefficient model),是针对具有层次结构的,且低水平解释变量的回归系数在不同的高水平单位间变化的数据,是随机截距模型的一种扩展。

28.3.1 模型设置及参数估计

例 28 - 2   现以例 28 - 1 中区县与孕产妇住院分娩费用的两水平数据结构来说明随机斜率模型的基本结构与假设。表 28 - 4 模型 Ⅱ 估计住院天数与住院费用为每多住一天院,住院费用的对数就增加 0.017 2 个单位。但这个估计变化斜率在不同的区县可能不同,因为各区县医院收治的病人不同或每天的收费标准不同。于是就有必要假设这个斜率是区县水平上的随机变量,在此水平有其随机分布。这就产生了拟合随机斜率模型的现实基础。

随机斜率模型的一般形式可表示为

$$y_{ij} = \beta_{0j} + \beta_{1j} x_{ij} + e_{0ij}$$

$$\beta_{0j} = \beta_0 + u_{0j}, \beta_{1j} = \beta_1 + u_{1j} \tag{28-7}$$

该模型与随机截距模型的区别在于 β_{1j},其余参数与随机截距模型一致。式(28 - 7)中,x_{ij} 的回归系数 β_{1j} 表示每个水平 2 单位都有其自身的斜率估计,说明解释变量 x_{ij} 对结局变量 y_{ij} 的效应随水平 2 单位的变化而变化,为随机变量。β_1 为平均斜率,表示所有 j 个水平 2 单位的 y 随 x 变化的斜率平均值,即 x_{ij} 对 y_{ij} 的平均效应估计。u_{1j} 反映第 j 个水平 2 单位 x_{ij} 的回归系数 β_{1j} 与平均斜率 β_1 之间的差异,为随机变量,通常假定 $u_{1j} \sim N(0, \sigma_{u_1}^2)$。

模型(28 - 7)可进一步表达为

$$y_{ij} = (\beta_0 + \beta_1 x_{ij}) + (u_{0j} + u_{1j} x_{ij} + e_{0ij}) \tag{28-8}$$

模型(28 - 8)表达为固定部分 $(\beta_0 + \beta_1 x_{ij})$ 与随机部分 $(u_{0j} + u_{1j} x_{ij} + e_{0ij})$ 之和。其中,固定效应用均数描述,它决定了全部个体的平均回归线,这条直线的截距即平均截距 β_0,这条直线的斜率即平均斜率 β_1。模型中随机效应用方差描述,它反映了个体之间反应变量 y_{ij} 的变异与协变量 x_{ij} 的关系。

与一般多重线性回归模型不同,多水平模型在不同水平单位均有不同的残差项,水平 1 单位的残差项 e_{0ij} 表示组内变异,水平 2 单位的残差项 u_{0j} 和 u_{1j} 分别说明 β_{0j} 和 β_{1j} 的组间变异。对模型(28 - 8)有如下假定

$$e_{0ij} \sim N(0, \sigma_{e_0}^2)$$

$$E(u_{0j}) = E(u_{1j}) = 0$$

$$Cov(u_{0j}, e_{0ij}) = 0, Cov(u_{1j}, e_{0ij}) = 0$$

$$E(\beta_{0j}) = \beta_0, Var(\beta_{0j}) = Var(u_{0j}) = \sigma_{u_0}^2$$

$$E(\beta_{1j}) = \beta_1, Var(\beta_{1j}) = Var(u_{1j}) = \sigma_{u_1}^2$$

$$Cov(u_{0j}, u_{1j}) = \sigma_{u_{01}}$$

其中 $\sigma_{e_0}^2$ 为水平 1 单位的随机误差方差。$\sigma_{u_0}^2$ 指个体 y_{ij} 的平均估计值 β_{0j} 的方差,称为截距的方差。$\sigma_{u_1}^2$ 指个体的 y_{ij} 随 x_{ij} 变化的斜率 β_{1j} 的方差,称为斜率的方差。$\sigma_{u_{01}}$ 指上述截距与斜率离差值的协方差,反映了它们

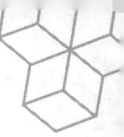

之间的相关关系。以 Ω_2 表示水平2的随机系数 u_{0j} 与 u_{1j} 协方差矩阵。

$$\Omega_2 = \begin{pmatrix} \sigma_{u_0}^2 & \sigma_{u_{01}} \\ \sigma_{u_{01}} & \sigma_{u_1}^2 \end{pmatrix}$$

当给定固定效应估计值和解释变量 x_{ij} 值时,模型(28-8)的反应变量方差为

$$\mathrm{Var}(y_{ij} \mid \beta_{0j}, \beta_1, x_{ij}) = \mathrm{Var}(u_{0j} + u_{1j}x_{ij} + e_{0ij}) = \sigma_{u_0}^2 + 2\sigma_{u_{01}}x_{ij} + \sigma_{u_1}^2 x_{ij}^2 + \sigma_{e_0}^2$$

不难发现,随机斜率模型具有一个复合残差结构,并与 x_{ij} 的取值有关,因此复合残差的方差不是一个固定值,从而导致模型的异方差性。也正是由于这一特征,使得普通最小二乘法并不适用于多水平模型的参数估计。

在多水平模型中,固定回归系数是一个常数,而随机回归系数则随水平2单位的变化而变化,可以理解为其表达的是水平2与解释变量之间的交互效应。因此水平2解释变量的回归系数只能是固定的,而水平1解释变量的回归系数可以是固定的,也可以是随机的。

判断同一数据的随机斜率模型是否比随机截距模型更合适,可采用两嵌套模型的似然比检验:假设随机截距模型为模型1,随机斜率模型为模型2,则零假设成立时,$-2\ln\lambda_1 - (-2\ln\lambda_2)$ 将服从自由度为2的 χ^2 分布。也可采用广义 Wald 检验:联合零假设 $\sigma_{u_1}^2 = 0$ 和 $\sigma_{u_0}^2 = 0$ 成立时,Wald 统计量将服从自由度为2的 χ^2 分布;若零假设为上述两者之一,则零假设成立时,Wald 统计量将服从自由度为1的 χ^2 分布。

理论上讲,模型的截距和所有水平1解释变量的斜率都可能是随机的,这种模型在有些文献中也被称为随机效应模型。但当水平1随机斜率数量增加时,水平2残差方差、协方差参数会大量增加,容易出现模型估计不稳定、不收敛等问题。因此在拟合随机斜率模型前,应首先根据分析目的、数据特点以及经验,初步估计模型中哪些解释变量应设定为随机斜率,然后通过对水平2残差的方差-协方差矩阵中相应变量的方差进行假设检验,以证实随机斜率的存在。在实际应用中,模型中多个水平1解释变量的回归系数,有些是固定的,有些是随机的,即固定和随机回归系数混合并存,因此一些文献中该模型也被称为混合效应模型。

在多水平模型中,若水平1单位解释变量 x_{ij} 的回归系数为随机变量,即 $\sigma_{u_1}^2 \neq 0$,说明该系数随水平2单位的变化而变化,存在组间变异,也就是说 x_{ij} 与结局变量 y_{ij} 之间的关系受到了某些背景变量的调节或影响,则还需要探讨哪些水平2单位的背景变量对 x_{ij} 与结局变量 y_{ij} 之间的关系产生了影响。表现在模型中,即为水平2单位背景变量和水平1单位解释变量之间的交互效应,与多重回归模型在同一水平中不同解释变量间的交互效应不同,它是不同水平解释变量间的交互效应,因此被称为跨水平交互效应(cross-level interaction)或宏观-微观交互效应(micro-macro interaction)。在模型中纳入跨水平交互效应后,与模型(28-8)的主要区别仅在于固定部分。

在多水平模型中主效应和交互效应的解释与普通线性回归模型的解释一致。同样需要注意的是:与普通线性回归模型一样,若交互效应有统计学意义,不管主效应是否有统计学意义,都必须保留在模型中。

28.3.2　模型拟合结果

例28-1中,为探讨孕产妇住院分娩费用的影响因素,在随机截距模型的基础上,设定住院天数的斜率为随机斜率,结果见表28-5随机斜率模型 I。

由表28-5结果,随机斜率模型 I 的随机系数 $\sigma_{u_0}^2(P<0.001)$ 和 $\sigma_{u_1}^2(P<0.001)$ 提示,不同区县间截距不同,斜率也不同,即对于不同区县而言,由于存在变异,住院天数对住院分娩费用对数的影响并不相同。同时,比较随机截距模型 II 与随机斜率模型 I 结果可发现,$-2\ln\lambda$ 值由 $-75\,045.991$ 降低到 $-81\,322.200$,$P<0.001$,可以认为随机斜率模型 I 优于随机截距模型 II。

为说明水平2单位解释变量区县对住院天数与住院分娩费用间关系的影响,进一步在模型中纳入区县类型和住院天数的跨水平交互效应。结果见表28-5随机斜率模型 II。

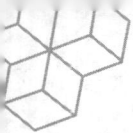

表 28 −5　随机斜率模型参数估计值(标准误)

参数	随机截距模型 II	随机斜率模型 I	随机斜率模型 II
固定参数			
β_0(截距)	2.965 2(0.020 9)	2.941 4(0.026 1)	2.891 6(0.024 6)
β_1(区县类型)			
少数民族地区	−	−	−
非少数民族地区	0.134 0(0.033 8)	0.123 9(0.031 6)	0.258 9(0.034 0)
β_2(住院天数)	0.017 2(0.000 3)	0.023 9(0.003 3)	0.033 5(0.002 8)
β_3(年龄分组)			
20 ~ 24			
< 20	− 0.002 3(0.002 0)	0.000 7(0.001 9)	0.000 7(0.001 9)
25 ~	0.009 7(0.001 2)	0.008 9(0.001 2)	0.008 9(0.001 2)
30 ~	0.016 7(0.001 7)	0.014 7(0.001 6)	0.014 7(0.001 6)
35 ~	0.022 0(0.002 2)	0.018 6(0.002 0)	0.018 6(0.002 0)
β_4(年份)			
2015 年	−	−	−
2016 年	0.015 0(0.001 8)	0.015 7(0.001 7)	0.015 7(0.001 7)
2017 年	0.001 6(0.001 9)	0.004 9(0.001 8)	0.004 9(0.001 8)
β_5(医院类型)			
社区或乡镇卫生院	−	−	−
综合性医院	0.289 6(0.002 4)	0.297 2(0.002 3)	0.297 3(0.002 3)
专科医院	0.221 1(0.003 4)	0.225 8(0.003 3)	0.225 8(0.003 3)
妇幼保健院	0.162 2(0.002 8)	0.171 0(0.002 7)	0.171 0(0.002 7)
β_6(入院情况)			
一般	−	−	−
紧急	0.042 6(0.002 0)	0.036 0(0.001 9)	0.036 0(0.001 9)
危急	0.117 7(0.009 4)	0.088 2(0.008 9)	0.088 2(0.008 9)
β_7(分娩方式)			
顺产	−	−	−
剖宫产	0.256 1(0.001 4)	0.251 4(0.001 3)	0.251 4(0.001 3)
β_8(并发症)			
否	−	−	−
是	0.075 6(0.002 9)	0.073 7(0.002 8)	0.073 7(0.002 8)
β_9(手术操作)			
否	−	−	−
是	0.041 2(0.001 8)	0.035 2(0.001 7)	0.035 2(0.001 7)
β_{10}(住院天数 × 区县类型)			
住院天数 × 少数民族地区			−
住院天数 × 非少数民族地区			− 0.026 0(0.004 5)

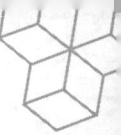

参数	随机截距模型Ⅱ	随机斜率模型Ⅰ	随机斜率模型Ⅱ
随机参数			
$\sigma_{u_0}^2$	0.007 1(0.002 0)	0.014 0(0.005 1)	0.009 6(0.002 7)
$\sigma_{u_{01}}$		−0.001 5(0.000 6)	−0.000 6(0.000 3)
$\sigma_{u_1}^2$		0.000 3(8.34×10⁻⁵)	0.000 1(3.52×10⁻⁵)
$\sigma_{e_0}^2$	0.014 0(8.64×10⁻⁵)	0.012 4(7.65×10⁻⁵)	0.012 4(7.65×10⁻⁵)
$-2\ln\lambda$	−75 045.991	−81 322.200	−81 344.344

比较随机斜率模型Ⅰ与随机斜率模型Ⅱ拟合结果$-2\ln\lambda$由$-81\ 322.200$降低到$-81\ 344.344$，$\nu=2$，$P<0.001$，可以认为随机斜率模型Ⅱ优于随机斜率模型Ⅰ。

随机斜率模型Ⅱ中，所有分类变量均在基线水平时，孕产妇住院分娩费用对数β_0的平均估计值为2.891 6。在控制其他变量不变时，与分娩年龄为20～24岁的孕产妇相比，25～29岁、30～34岁和35岁及以上年龄组的孕产妇住院分娩平均费用对数高0.008 9、0.014 7和0.018 6；与入院情况为一般的孕产妇相比，紧急和危急的孕产妇住院分娩平均费用对数高0.036 0和0.088 2；剖宫产孕产妇住院分娩平均费用对数较顺产高0.251 4；有并发症的孕产妇住院分娩平均费用对数较无并发症高0.073 7；有手术操作的孕产妇住院分娩平均费用对数较无手术操作高0.035 2；少数民族地区住院天数每增加1天，住院分娩平均费用对数升高0.033 5；在非少数民族地区，住院天数每增加1天，住院分娩费用对数平均升高$0.033\ 5-0.026\ 0=0.007\ 5$。

同样，以随机斜率模型Ⅱ为例，在固定其他变量时，讨论住院分娩费用对数与住院天数的关系，并以图28-5说明随机斜率模型的特征，即不同区县水平的斜率与截距均不相同（为使图形更清晰直观，仅选取27个区县中的8个区县作图）。

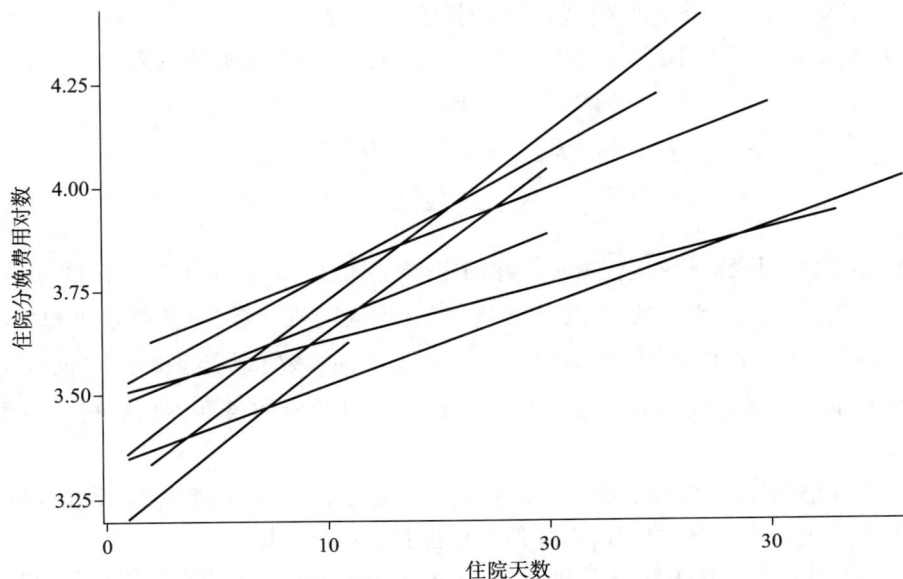

图28-5　住院分娩费用对数与住院天数随机斜率模型示意图

模型的假设检验方法与28.1"随机截距模型"一节相同，不再赘述。

28.4　多水平 Logistic 回归模型

前面讲到的随机截距模型和随机斜率模型均假定反应变量为连续分布的定量资料。而在观察性研究与实验性研究中,同样存在大量具有层次结构的分类资料。这种结构可以是自然的,亦可以是人为形成的。例如,在致畸试验中,常用孕鼠作为试验对象,将其随机分为两组,分别给予可疑致畸物及对照处理,待分娩后,观察和比较两组孕鼠所产子代中畸形发生的情况。这类资料就存在明显的层次结构,即"孕鼠 – 仔鼠",又称为"窝别效应",即同一窝别的仔鼠所受到的遗传、妊期长短、致畸物的代谢环境等因素的影响均相同。因此,同一窝别的仔鼠发生畸形的概率趋于相同,而不同窝别的仔鼠发生畸形的概率则趋于不同,这意味着试验中各个仔鼠发生畸形的概率不是完全独立的。

在调查研究中也存在着这样的情况。例如调查某省居民的慢性病患病情况,随机抽取 14 个区县,每个区县随机抽取 5 个街道/乡镇,每个街道/乡镇分别抽取 2 个居委会/村,每个村再随机抽取 60 户,对每个家庭的常住人口进行问卷调查。该资料具有明显的层次结构(街道—社区—户—个体),每个区县、街道或者社区、户的居民在经济水平、地理环境、生活方式和卫生服务利用、都具有某种程度上的相似性或聚集性,也就是说每个个体的数据是非独立的。这时,当观察结局为简单二分类变量时(阳性或阴性,发生或不发生),使用传统的统计方法会忽略数据本身的层次结构特征,从而低估两个或多个率差别的标准误,增大犯第一类错误的概率,即将两个或多个率本来无差别判为有差别。多水平 logistic 回归模型(multilevel logistic regression model)可将传统模型中的随机误差项分解到与数据层次结构相对应的水平上,使得个体的随机误差更纯,同时提供了进一步拟合研究水平上复杂误差结构的可能性,能很好地解决数据的层次结构。

28.4.1　基本原理与方法

假定在某试验中对某事件的测量为发生或不发生,若将其作为反应变量,则在多水平框架内,处理这类资料的统计模型一般称为多水平广义线性模型。

下面以二分类两水平的 logistic 回归模型为例对模型进行介绍。

(1) 两水平 logistic 回归的基本形式　两水平 logistic 回归模型的基本形式为

$$\text{logit}(P_{ij}) = (\beta_0 + u_{0j}) + \beta_1 x_{ij} \tag{28-9}$$

$$u_{0j} = \beta_{0j} - \beta_0, \ u_{0j} \sim N(0, \sigma_{u_0}^2)$$

$$\text{Var}(P_{ij}) = \frac{\delta \pi_{ij}(1 - \pi_{ij})}{n_{ij}} \tag{28-10}$$

式(28 – 9)中,β_1 为处理因素的效应参数,又称固定效应参数。u_{0j} 为水平 2 单位的 logit 均值 β_{0j} 与总均值 β_0 之差,又称为随机效应或高水平的残差,其方差 $\sigma_{u_0}^2$ 又称为随机参数,反映高水平单位间 logit(P) 的差别。$\sigma_{u_0}^2$ 越大说明数据在高水平单位内的聚集性越强。$\sigma_{u_0}^2$ 为 0 时,该模型变为单水平 logistic 回归模型。

模型中需要估计的随机参数仅有 $\sigma_{u_0}^2$,这种只有截距为随机效应的模型称为随机截距模型或方差成分模型。

两水平 logistic 回归模型参数估计值的假设检验也可用置信区间估计和 Wald 检验两种方法,但因为此时不能用最大似然方法进行模型参数估计,对数似然比检验也不再适用。

(2) 尺度参数 δ　式(28 – 10)中 δ 为尺度参数(scale parameter)。若确定反应变量服从二项分布,则尺度参数 δ 应该为 1 或接近 1。即当模型的固定效应参数 β 和随机效应参数 $\sigma_{u_0}^2$ 的估计值确定后,反应变量的方差估计值为 $\pi_{ij}(1 - \pi_{ij})/n_{ij}$。

拟合模型时,若假设二项分布成立,则设置尺度参数 δ 为 1。否则,可允许 δ 为待估参数,以估计的尺度

参数值 δ 和 1 的差值与 δ 的标准误之比作为统计量,检验 $H_0:\delta=1$。

(3) 高水平效应的判定 在实际拟合 logistic 模型时,究竟是否存在高水平的效应,一方面应该密切结合专业知识和具体情况进行判断,并对随机参数的估计值 $\sigma_{u_0}^2$ 做检验;另一方面可以用方差分割系数(variance partition coefficient,VPC)来进行度量,它表示高水平的方差占总方差的比例。当反应变量为连续型变量时,VPC 等价于组内相关系数(ICC),以两水平的方差成分模型为例,它表示水平 2 的方差占总方差的比例,$\sigma_{u_0}^2/(\sigma_{u_0}^2+\sigma_{e_0}^2)$。但当反应变量为离散型变量时,两者不等价,以二项分布的资料为例,水平 1 的方差依赖于模型中解释变量的值,因此没有一个简单的方法来计算 VPC。Goldstein 等提出了几种估计离散型变量资料的 VPC 的方法,包括模型直线化法、模拟法、二项线性模拟法和潜变量法。对于二项分布资料,两水平随机截距模型的水平 1 方差可以用 $\sigma_{e_0}^2\approx\pi^2/3$ 估计;而随机斜率模型的 VPC 估计较为复杂,具体计算方法可参考相关文献。

28.4.2 实例分析

下面以卫生服务调查数据为例,进一步说明二分类的多水平 logistic 回归模型在实际研究中的应用。使用软件为 SPSS25.0。

例 28 – 3 某省进行了农村人口的慢性病患病调查。共调查了 35 个乡镇,70 个社区/村,2 100 户家庭,共计 4 926 名 15 岁及以上人口。现拟探讨该省农村地区居民慢性病患病的影响因素。

以半年内是否患慢性病作为反应变量。结合资料的层次结构特点,采用二分类两水平 logistic 回归模型。

变量的赋值情况详见表 28 – 6。构建模型时,分类变量如性别、婚姻状况、就业状况、文化程度等,以哑变量形式纳入。对年龄进行分段,也以哑变量形式纳入模型。

表 28 – 6 变量赋值表

变量名称	定义及赋值			
反应变量				
半年内患慢性病 chronic	0 否	1 是		
解释变量				
人口学特征				
性别 gender	1 男	2 女		
年龄分组(岁)age group	1 15 ~	2 25 ~	3 45 ~	4 65 ~
婚姻状况 marriage	1 未婚	2 在婚	3 离婚/丧偶	
文化程度 edu	1 文盲半文盲	2 小学	3 初中及以上	
就业状况 occup	1 在业	2 离退休	3 在校学生	4 无业/失业
家庭一般情况				
贫困家庭 poverty	1 否	2 是		
数据结构				
个体水平 id	水平 1			
户水平 family	水平 2			
乡镇水平 town	水平 3			

以户作为水平2,个体作为水平1,拟合两水平logistic方差成分模型,固定尺度参数 δ 为1,零模型拟合结果见表28-7。

表28-7 两水平logistic回归零模型拟合结果

参数	估计值	标准误	Z值	P值
固定参数				
截距 β_0	-0.782	0.037	-21.119	<0.001
随机参数				
水平2 $\sigma_{u_0}^2$	0.674	0.086	7.831	<0.001
水平1尺度参数	1.000	0.000	—	—

零模型的水平2单位方差具有统计学意义($P<0.001$),说明数据在家庭水平具有聚集性,其层次结构不能忽略。在两水平模型中引入对农村居民慢性病患病可能有影响的因素,经变量筛选,最终结果见表28-8。

表28-8 慢性病患病情况影响因素的两水平logistic方差成分模型

参数	估计值	标准误	Z值	P值	OR值	OR值的95%置信区间
固定部分						
截距	-4.291	0.384	-11.162	<0.001	—	—
贫困家庭	0.422	0.124	3.401	0.001	1.53	(1.20,1.94)
性别						
男	—	—	—	—	—	—
女	0.300	0.076	3.959	<0.001	1.35	(1.16,1.57)
年龄分组						
15~	—	—	—	—	—	—
25~	1.509	0.387	3.898	<0.001	4.52	(2.12,9.66)
45~	3.198	0.382	8.368	<0.001	24.48	(11.58,51.77)
65~	3.892	0.390	9.979	<0.001	49.01	(22.82,105.26)
就业状况						
在业	—	—	—	—	—	—
离退休	1.039	0.165	6.284	<0.001	2.83	(2.05,3.91)
在校学生	-0.112	0.678	-0.166	0.869	0.89	(0.23,3.35)
无业/失业	0.562	0.125	4.499	<0.001	1.75	(1.37,2.24)
随机部分						
水平2 $\sigma_{u_0}^2$	0.509	0.091	5.624	<0.001		
水平1尺度参数	1.000	0.000	—	—	—	—

表28-8显示,影响某省农村居民半年内慢性病患病情况的主要因素为性别、是否为贫困家庭、年龄、就业情况。在控制其他因素不变的情况下,贫困家庭的居民患慢性病可能性更高;女性农村居民患慢性病可能性更高;年龄越大的农村居民患慢性病的可能性越高;离退休和无业/失业的居民患慢性病的可能性高于在业的居民。

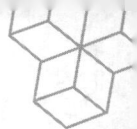

以解释变量为例,说明参数与 OR 值的关系。例如计算 25～44 岁年龄组居民两周患病 OR 的估计值为 $e^{\hat{\beta}_2} = e^{1.509} = 4.52$,表示 25～44 岁居民两周患病风险是 15～24 岁居民的 4.52 倍;OR 值的 95% 置信区间为 $e^{\hat{\beta}_2} \times e^{\pm 1.96 \times SE}$,即 $e^{\hat{\beta}_2 \pm 1.96 \times SE} = e^{1.509 \pm 1.96 \times 0.387} = (2.12, 9.66)$。

由于本资料尚具有更高层次结构(即乡镇水平),读者可进一步考虑构建三水平模型。

需要说明的是,以上模型估计的协变量的系数均为固定的,若在考虑这些协变量系数的固定效应的同时,考虑其随机效应,即低水平协变量对反应变量的效应在不同的高水平单位间是不同的,此时的模型即为随机系数模型。现以两水平为例,说明随机系数模型的基本结构及其假设。

$$\text{logit}(P_{ij}) = (\beta_0 + u_{0j}) + (\beta_1 + u_{1j})x_{ij} = \beta_{0j} + \beta_{1j}x_{ij} \tag{28-11}$$

$$\begin{pmatrix} u_{0j} \\ u_{1j} \end{pmatrix} \sim MN(0, \Omega), \Omega = \begin{pmatrix} \sigma_{u_0}^2 & \sigma_{u_{01}} \\ \sigma_{u_{01}} & \sigma_{u_1}^2 \end{pmatrix}$$

由式(28-11)可见,随机斜率模型与随机截距模型的区别在于 β_{1j}。随机截距模型中 x_{ij} 的系数固定为 β_1。随机系数模型中假定 x_{ij} 的效应 β_1 在水平 2 单位间随机变化,且服从均数为 β_1,方差为 $\sigma_{u_1}^2$ 的正态分布。β_1 的随机效应 u_{1j} 与截距 β_0 的随机效应 u_{0j} 存在协变异时,用 $\sigma_{u_{01}}$ 来衡量。

模型随机部分的解释变量可以是固定部分的一个子集,也可以不是,即可以在任何水平上测量固定部分或随机部分的解释变量。

28.4.3 参数估计方法

多水平模型通常使用最大似然方法来估计水平 1 和水平 2 的方差/协方差。最大似然估计法通常具有大样本的性质:①一致性:随样本含量的增加,最大似然估计值逐渐趋近于参数的真值;②渐近正态性:最大似然估计值呈一个以参数真值为中心的近似正态分布,因而使统计假设检验成为可能;③估计的似然函数可用作模型拟合的评估和模型比较。通常用于多水平模型的最大似然参数估计方法有两种:普通最大似然法(maximum likelihood,ML)和限制性最大似然法(restricted maximum likelihood,REML),后者又称为残差最大似然法。当水平 2 单位的数量不太大时,ML 和 REML 所估计的 $\sigma_{e_0}^2$ 差别不大,但是 REML 所估计的水平 2 残差方差/协方差的偏倚较小。因此,REML 通常用于组数量较少的模型估计。

另外,多水平模型的参数估计还有"迭代广义最小二乘法"(iterative generalized least squares,IGLS)(Goldstein H,1991,1986)或者"限制性迭代广义最小二乘法"(restricted iterative generalized least squares,RIGLS)(Goldstein H,1989)。当模型的随机变量在每个水平上均服从多变量正态分布时,则 IGLS 等价于 ML,RIGLS 等价于 REML。此外,还有一些其他的参数估计方法,如 Longford 1987 年提出的基于"费歇尔得分"的算法,Raudenbush 1994 年证明它等价于 IGLS;Zeger 和 Liang 1986 年提出的广义估计方程(generalized estimated equation,GEE)等。随着"马尔可夫链蒙特卡洛"(Markov chain Monte Carlo,MCMC)方法,尤其是吉布斯抽样(Gibbs sampling)的发展,完全贝叶斯技术在计算上变得更为可行,进而完善了小样本的参数估计方法。

28.5 结果报告

多水平模型分析结果主要报告如下内容:

(1) 分析目的。

(2) 变量选择及模型构建。

(3) 对高水平单位的聚集效应进行解释。

(4) 以统计表的形式报告回归系数、标准误、检验统计量、P 值等;在反应变量为分类变量的模型中,还需要报告优势比 OR 的估计值及其 95% 置信区间,并解释结果。

以下为例 28 - 3 的两水平 logistic 回归模型的中英文结果报告。

为研究某省农村地区居民慢性病患病的影响因素,采用横断面调查的方式收集该地区 4 926 名 15 岁及以上居民的人口学及患病信息,拟合两水平 logistic 回归模型。

两水平 logistics 回归模型参数估计见表 28 - 8。结果表明,该省农村地区居民慢性病患病存在以户为单位的聚集效应;贫困家庭、性别、年龄和就业状况是该地区农村居民慢性病患病的影响因素。控制其他影响因素后,与非贫困家庭相比,贫困家庭的 OR 估计值为 1.53,其 95% 置信区间为(1.20, 1.94);与男性相比,女性的 OR 估计值为 1.35,其 95% 置信区间为(1.16,1.57);年龄分组中,与 15 ~ 24 岁相比,25 ~ 44 岁、45 ~ 64 岁和 65 岁及以上的 OR 估计值分别为 4.52、24.48 和 49.01,其 95% 置信区间分别为(2.12,9.66)、(11.58,51.77)和(22.82,105.26);与在业相比,离退休和无业/失业的 OR 估计值分别为 2.83 和 1.75,95% 置信区间分别为(2.05,3.91)和(1.37,2.24)。

A cross-sectional study was conducted to investigate the influence factors of chronic diseases prevalence in rural area of a province. Demography and disease information of 4 926 residents aged 15 and above in this area was collected, and a two-level logistic regression model was fitted.

The parameter estimates of the two-level logistic regression model were shown in Table 28 - 8. It indicated that there was family aggregation effect for chronic diseases. Poor families, gender, age and employment status were the influence factors of chronic diseases among rural residents in the region. After keeping other influence factors constant, the estimated OR of poverty families was 1.52 with 95% CI of (1.20, 1.94) compared with non-poverty families. Compared with male, the estimated OR of female was 1.35 with 95% CI of (1.16,1.57). For the age group, compared with 15 ~ 24 years old, the estimated OR of 25 ~ 44 years old, 45 ~ 64 years old and 65 years old and above were 4.52, 24.48 and 49.01 with 95% CIs of (2.12,9.66), (11.58,51.77) and (22.82,105.26) respectively. Compared with employment, the estimated OR for retirement and unemployment were 2.83 and 1.75 with 95% CIs of (2.05, 3.91) and (1.37,2.24) respectively.

28.6　案例辨析

案例 28 - 1　某研究欲了解学生心理压力(X)对学习成绩(Y)的影响,随机抽取 65 所学校 4 059 名学生的数据进行分析。研究者提出了两种不同的分析思路:①从学校角度来分析,计算每个学校学生的平均心理压力得分和平均学习成绩,然后用一般线性回归方法估计两者之间的关系;②从学生角度进行分析,将学校设置成哑变量纳入方程,对每所学校分别拟合心理压力与学习成绩关系的模型。请对上述两种分析方法进行辨析,评价其合理性。如不合理,请提出合理的分析方法。

28.7　电脑实验

实验 28 - 1　用 SPSS 拟合例 28 - 1 随机截距模型
学会拟合随机截距模型的操作过程,理解和掌握模型结构,解释固定效应和随机效应结果。
实验 28 - 2　用 SPSS 拟合例 28 - 2 随机斜率模型
学会拟合随机斜率模型的操作过程,理解和掌握模型结构,比较随机斜率模型与随机截距模型操作过程的区别,解释固定效应和随机效应结果。

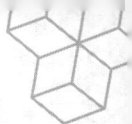

实验 28 - 3　用 SPSS 拟合例 28 - 3 两水平 logistic 回归模型

学会拟合两水平 logistic 回归模型的操作过程,解释拟合结果。

28.8　常见疑问与小结

28.8.1　常见疑问

(1) 什么数据应该采用多水平模型进行统计分析?

当数据存在层次结构时,即低水平单位对反应变量的效应在高水平单位具有聚集性,应该选用多水平模型进行统计分析。传统回归模型的估计方法建立在个体测量值相互独立的假设之上,当数据存在高水平单位的聚集效应时,个体间往往不满足相互独立的前提假设,因此使用传统的回归模型进行统计分析可能会使结果不可信。而多水平模型考虑了高水平单位和低水平单位的关系,可以得到更纯的低水平单位的随机残差,应用于统计分析更合理。

(2) 如何判断数据是否存在聚集效应?

通常有两种方法判断数据的聚集效应。其一,组内相关系数 ρ 测量了高水平单位之间方差占总方差的比例,实际反映了不同低水平单位在同一高水平单位中的相关性或聚集性。其值越接近 1,说明数据的层次结构越明显,越接近 0 说明低水平单位在高水平单位的聚集效应越弱。其二,多水平模型中随机参数 $\sigma_{u_0}^2$ 表示高水平单位的方差成分,若 $\sigma_{u_0}^2$ 具有统计学意义,可结合专业判断数据存在聚集效应。

(3) 随机截距模型和随机系数模型的主要区别是什么?

随机截距模型和随机系数模型的主要区别为解释变量的系数是否固定。随机截距模型中解释变量的系数为固定的 β_1,表示反应变量和解释变量的关系在所有高水平单位都相同。而随机系数模型中解释变量的系数为随机变化的 β_{1j},说明反应变量和解释变量的关系在不同的高水平单位是随机变化的,即每个高水平单位具有各自的斜率和截距。

28.8.2　小结

(1) 多水平模型考虑了数据的层次结构,较传统回归模型的分析结果更加合理可信。数据的层次结构导致测量在高水平单位聚集是多水平数据的重要特点。

(2) 随机截距模型是多水平模型中最简单的形式,模型中解释变量的系数 β_1 固定不变,表明反应变量和解释变量的关系在低水平单位与高水平单位都一样。组内相关系数 ρ 反映了低水平单位在高水平单位内的聚集程度,其值越接近 1,说明数据的层次结构越明显,若为 0 说明数据不存在层次结构。

(3) 若随机截距模型中解释变量 x_{ij} 的系数为随机变量,即为 β_{1j},此时模型为随机系数模型,表示每个高水平单位均有各自的截距和斜率,表明反应变量和解释变量的关系在高水平单位之间是随机变化的。

(4) 当层次结构数据的反应变量为分类变量时,可拟合分类变量多水平模型,根据反应变量的类型选择不同的非线性连接函数。常见反应变量为服从二项分布的频数时,可采用 logit 连接函数,即多水平二分类 logistic 回归模型。

💡 **思考与练习**

一、思考题

1. 采用多水平模型进行统计分析时,随机截距模型和随机斜率模型应该如何选择?

2. 水平 2 单位和水平 1 单位的方差的含义是什么？ 有何区别？

二、计算题

1. 第 18 章例 18 - 4 中,将同种属、同月龄的 16 只大鼠随机等分为两组,在同样的环境中,分别给予甲、乙两种饲料喂养,定期测量体重,分析两种饲料对大鼠体重变化的影响(数据见 data28 - 3)。试分析:

（1）该数据是否可以采用多水平模型的方法进行分析？ 如果可以,水平 1 单位和水平 2 单位分别是什么？

（2）结合图 18 - 4,时间变量应该以什么形式纳入多水平模型？

（3）拟合两水平随机截距模型,并解释结果。

2. 某省欲了解农村地区居民卫生服务利用的影响因素,采用多阶段分层抽样的方法调查该地区 35 个乡镇/街道,70 个居委会/村,1 003 个家庭的 1 666 名 15 岁及以上两周内患病居民,以两周内患病是否就诊反映居民对卫生服务利用的状况(数据见 data28 - 4)。试分析:

（1）该数据的层次结构。

（2）影响两周内患病居民是否就诊的因素。

（张菊英 杨 珉）

29 条目反应理论

条目反应理论(item response theory, IRT)最早产生于心理测量和教育测量领域,属于测量理论的范畴。IRT 自 20 世纪中叶提出至今,已经形成了一整套成熟的理论和方法,包括单维模型、多维模型、非参数模型等,在测量学领域被广泛应用。但受模型和参数估计复杂等的影响,在其他领域的推广和应用受到了限制,尤其是在生物医学领域中的应用。本章的目的是通过简要介绍来促进 IRT 在生物医学研究中的应用。

29.1　概述

在以量表为测量工具的研究中,通常采用经典测量理论(classical test theory, CTT),即以条目得分和或加权和来表示对研究对象的测评结果。这一方法较为直观且简单易懂。然而,在某些研究中,CTT 可能会忽略了一些重要信息,如条目间的差异性等。

例 29-1　在一项关于老年人失能调查的研究中,以日常生活活动能力(activity of daily living, ADL)量表为工具,调查了老年人的穿衣、吃饭、上下床、室内走动、洗澡和上厕所 6 项活动的独立完成情况,若能独立完成则计分为 1(自理),否则计分为 0(即失能);以 6 项的总分评价老年人的能力情况,总分越高自理能力越强,否则自理能力越弱,失能越严重。共调查了 10 000 名老年人,结果显示,总分为 0、1、2、3、4、5 分的分别有 5.44%、1.13%、1.2%、1.13%、1.71% 和 2.15%。但是进一步的分析发现,调查数据中总分为 4 的有 12 种情况(表 29-1)。一般来讲,下肢运动功能丧失较上肢运动功能丧失对老年人的生存质量影响大。对于总分同为 4 分的老年人,吃饭、穿衣不能独立完成(ID = 1)和洗澡、上厕所不能独立完成(ID = 12)的本质是不同的。显然,用各条目求总分的方法不能反映这种差异。那么,该用什么方法呢? 以潜在特质(latent trait)为基础的 IRT 可以解决这个问题。

表 29-1　老年人能力总分为 4 的各种得分情况

ID	吃饭	穿衣	上下床	室内走动	洗澡	上厕所	合计	Z score*
1	0	0	1	1	1	1	4	-1.025
2	1	0	0	1	1	1	4	-1.354
3	0	1	1	0	1	1	4	-1.025
4	1	0	1	0	1	1	4	-1.255
5	0	1	0	1	1	1	4	-1.147
6	0	1	1	1	0	1	4	-1.147
7	1	0	1	1	0	1	4	-1.354
8	1	1	0	1	0	1	4	-1.446
9	1	1	1	0	0	1	4	-1.354

续表

ID	吃饭	穿衣	上下床	室内走动	洗澡	上厕所	合计	Z score*
10	0	1	1	1	1	0	4	−1.147
11	1	0	1	1	1	0	4	−1.354
12	1	1	1	1	0	0	4	−1.446

*:用双参数 logistic 模型得到的能力参数贝叶斯期望后验估计。

进一步数据分析发现,总分越低的老年人,在各项 ADL 条目中的自理率越低,换句话说,老年人在各项 ADL 条目上的自理率随着总分的降低而降低,详见表 29−2。绘制老年人在 6 项 ADL 条目上的自理率与总分的关系图(图 29−1)发现,老年人在 ADL 各条目上的自理率是总分的函数,若将总分看做是老年人的"能力",则老年人在 ADL 各条目上的反应"概率"为其能力的函数,而且是非线性函数。

在 IRT 的理论框架下,"被试者"的待测"能力"被视为一种潜在特质,其对每一条目的反应"概率"被看做是由条目特征和被试者"能力"共同决定的函数,称为条目特征函数(item characteristic function)。

表 29−2 不同总分老年人在 ADL 各条目上的自理率

总分	例数	吃饭	穿衣	上下床	室内走动	洗澡	上厕所
0	544	0.000	0.000	0.000	0.000	0.000	0.000
1	113	0.796	0.088	0.035	0.080	0.000	0.000
2	120	0.942	0.683	0.100	0.200	0.033	0.042
3	113	0.885	0.664	0.575	0.451	0.080	0.345
4	171	0.988	0.871	0.754	0.649	0.263	0.474
5	215	0.977	0.902	0.930	0.693	0.651	0.847
6	8 724	1.000	1.000	1.000	1.000	1.000	1.000

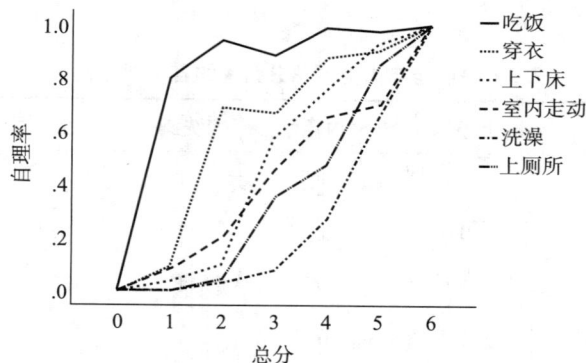

图 29−1 老年人在 ADL 各条目上的自理率与总分的关系

如图 29−2 的条目特征曲线(item characteristic curve,ICC)所示,被试者的反应概率与其能力之间的关系看似一条上升的 S 形曲线。IRT 的基本思想是:用一个数学模型来描述 ICC。图 29−2 为利用 IRT 中的 Rasch 模型对上述实例中的数据进行拟合后,吃饭、穿衣和洗澡 3 个条目理论上的 ICC。

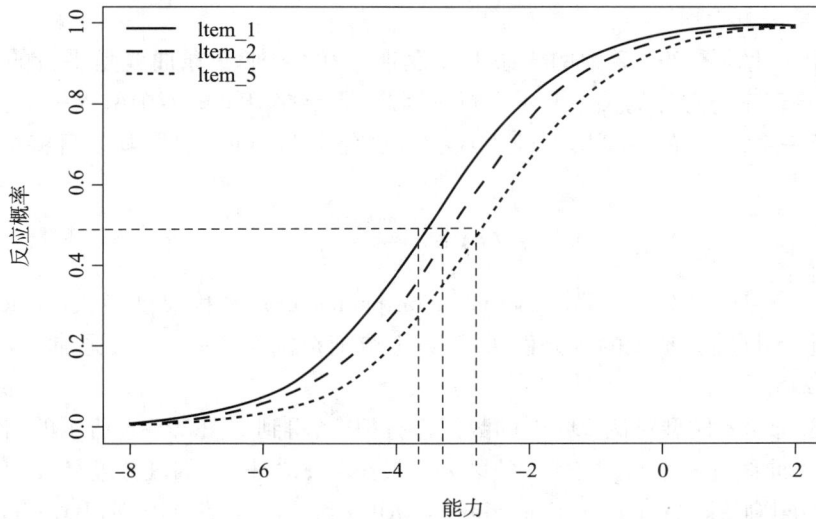

图 29-2 吃饭(Item_1)、穿衣(Item_2)、洗澡(Item_5)的条目特征曲线

最初的 IRT 模型有两条假设:单维性和局部独立性。单维性假设指量表仅测量了被试的单一的特质,即对量表中所有条目的作答仅取决于单一的能力;局部独立性假设指具有相同能力的被试者对某一条目的作答不受其他条目的影响,即扣除被试能力的影响后各条目的作答反应间相互独立。20 世纪 70 年代末期逐渐发展起来的多维条目反应理论不需要满足单维性假设,可以解决对条目作答需要多种能力的问题。

29.2 常用 IRT 模型

表示被试者对某一条目的反应概率与被试者能力和条目特征参数(难度参数、区分度参数、猜测度参数)之间关系的条目特征函数称为条目反应模型(item response model)。根据描述条目的类别,IRT 的基本模型可以分为三类:二分类模型、多级模型和多分类模型。二分类模型适用于是否、有无等 0、1 计分的条目;多级模型适用于计分存在若干等级(如 Likert 形式)的条目;多分类模型适用于作答无等级关系的多分类条目,在医学研究中应用较少,本章从略。根据模型中包含的条目特征参数的个数,IRT 的基本模型又可以分为单参数、双参数和三参数。下面以 logistic 模型为例,介绍二分类和多级的 logistic 模型。

29.2.1 二分类 logistic 模型

我们先考虑最简单的条目,"答对"得 1 分,"答错"得 0 分。被试者的"能力"计为 θ,第 i 个条目的条目特征函数(item characteristic function)为 $P_i(\theta)$。

(1)单参数模型 最简单的模型只包含一个参数,又称为 Rasch 模型。第 i 个条目的特征函数如式(29-1)所示。

$$P_i(\theta) = \frac{e^{(\theta - \beta_i)}}{1 + e^{(\theta - \beta_i)}} \tag{29-1}$$

其中,β_i 为难度参数(difficulty parameter),又称位置参数(location parameter),它指的是正确作答该条目的概率为 0.5 时(ICC 的拐点处)对应的能力值,取值范围为 $-\infty \sim +\infty$。如图 29-2 所示,条目"洗澡"的难度参数为 -2.67,"穿衣"的难度参数为 -3.15,而"吃饭"的难度参数为 -3.48。也就是说,当老年人的能力为 -2.67 时,在"洗澡"条目上的自理概率为 0.5;而当老年人的能力为 -3.48 时,在"吃饭"条目上的自理概率为 0.5;"洗澡"的难度参数大于"吃饭"的难度参数。由此可见,相对"吃饭"而言,"洗澡"是较难的事情。

（2）双参数模型　比较图29-2中的3条ICC发现,除两端外,3条曲线是平行的。对比图29-1发现,6个ADL条目的自理率与总分的关系并不平行。因此,需要在IRT模型中引入一个新的条目特征参数,以表明它们的不平行关系,这时的IRT模型即为双参数二分类logistic模型,其条目特征函数如式(29-2)所示。

$$P_i(\theta) = \frac{e^{\alpha_i(\theta - \beta_i)}}{1 + e^{\alpha_i(\theta - \beta_i)}} \qquad (29-2)$$

其中,α_i 为第 i 个条目的区分度参数(discrimination parameter),又称尺度参数(scale parameter)。α_i 反映在ICC的拐点附近,不同能力被试的区分程度,理论上取值范围为 $0 \sim +\infty$。通常,较好条目区分度参数较大,但一般不大于2.5。

用双参数二分类logistic模型对例29-1的数据进行拟合,得到如图29-3所示的"洗澡"、"穿衣"、"吃饭"的双参数ICC,3条曲线互不平行,"吃饭"的区分度最小为1,"洗澡"的区分度最大为2.5。

常用赤池信息量准则(Akaike information criterion,AIC)和贝叶斯信息准则(Bayesian information criterion,BIC)来比较模型,数值较小者,被认为是较好的模型。借助统计软件可以得到,上述实例采用双参数模型时,AIC值为18 899.43,BIC值为18 942.69,较单参数模型(AIC和BIC分别为24 975.92和25 019.18)有较大改进,说明双参数模型较为合适。进一步对老年人的自理能力进行估计,结果发现表29-1中ID=1和ID=12的两名老年人的自理能力估计值分别为 -1.025, -1.446,后者的自理能力比前者差。说明用IRT可以区分总分相同,但失能条目不同造成的差异。

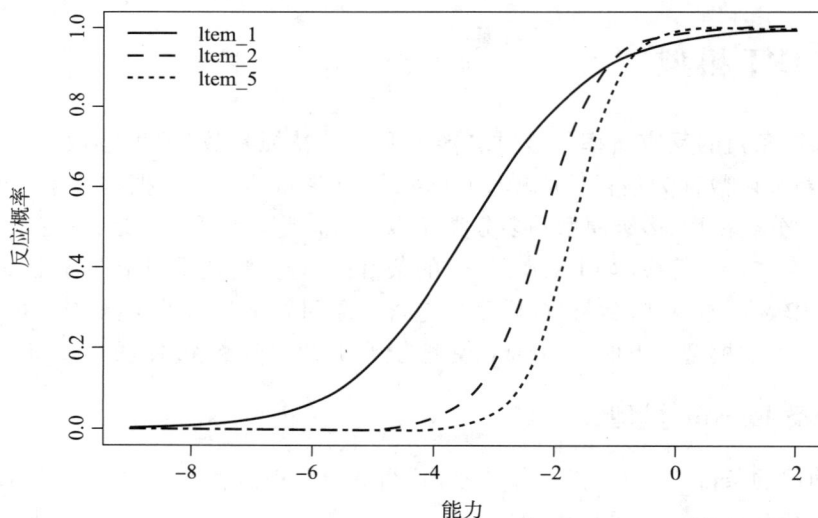

图29-3　吃饭(**Item_1**)、穿衣(**Item_2**)、洗澡(**Item_5**)的双参数条目特征曲线

（3）三参数模型　在单参数和双参数模型中,对于一个能力值极差(如 $-\infty$)的被试者,答对条目(或者说选1)的概率为0,故ICC的下限为0。但是在实际应用中,被试者能力极差时,靠猜测也有一定的概率能得分。对于这种情况,需要引入一个参数,表示完全靠猜测答对该题的概率,即猜测度参数(guessing parameter),又称渐近参数(asymptotic parameter),通常用 c_i 表示,在 $0 \sim 1$ 之间取值。这时的模型如式(29-3)所示,称为三参数logistic模型。

$$P_i(\theta) = c_i + (1 - c_i)\frac{e^{\alpha_i(\theta - \beta_i)}}{1 + e^{\alpha_i(\theta - \beta_i)}} \qquad (29-3)$$

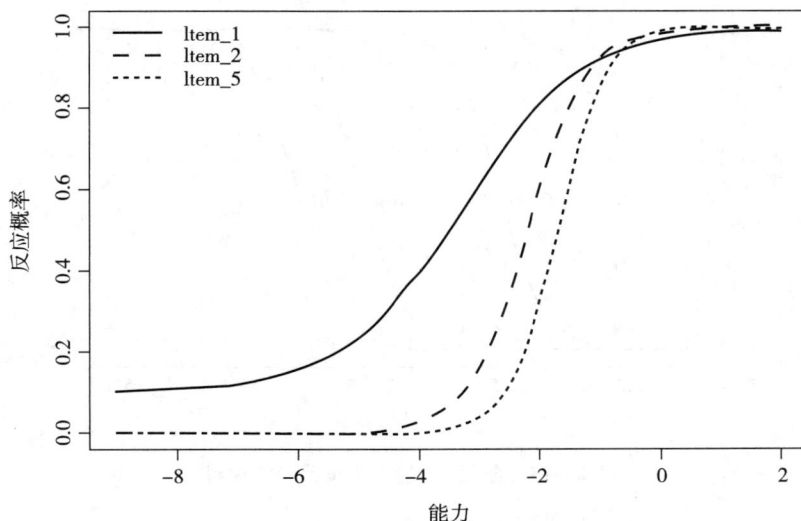

图 29 - 4　吃饭(Item_1)、穿衣(Item_2)、洗澡(Item_5)的三参数条目特征曲线

对例 29 - 1 中数据拟合三参数模型,得到"吃饭"、"穿衣"和"洗澡"的 ICC 如图 29 - 4 所示。其中"吃饭"的"猜测度"为 0.1,"穿衣"和"洗澡"的"猜测度"均为 0。AIC 和 BIC 分别为 18 932.22 和 18 975.49,较双参数 logistic 模型差,说明对例 29 - 1 中的数据,用三参数模型不合适。

29. 2. 2　多级 logistic 模型

IRT 中的多级 logistic 模型有分部评分模型(partial credit model)、拓广分部评分模型(generalized partial credit model)和等级反应模型(graded response model,GRM)等,这里仅介绍常用的等级反应模型 GRM。

例 29 - 2　为评价老年人的健康状况,某研究者采用老年人生理功能的测量量表访问了 290 名老年人。该生理功能量表由 5 个条目组成,每个条目有 5 个备选的等级(称为 Likert 5 点量表)。其中部分数据如表 29 - 3 中的 P1 ~ P5 所示。下面以条目 P1 为例,介绍 GRM。

条目 P1 有 5 个可能的得分:0,1,2,3 和 4,得分越高,能力越强。在上述二分类的基础上,可以有如下考虑:

以"0"为界,将得分{0,1,2,3,4}转换为二分类({0}和{1,2,3,4}),则可以定义第 1 个条目特征函数为:

$$P_1^*(\theta) = P(X \geqslant 1 \mid \theta) = \frac{e^{\alpha(\theta - \beta_1)}}{1 + e^{\alpha(\theta - \beta_1)}}$$

以"1"为界,将得分{0,1,2,3,4}转换为二分类({0,1}和{2,3,4}),则可以定义第 2 个条目特征函数:

$$P_2^*(\theta) = P(X \geqslant 2 \mid \theta) = \frac{e^{\alpha(\theta - \beta_2)}}{1 + e^{\alpha(\theta - \beta_2)}}$$

同理,分别以"2"和"3"为界,可以定义第 3 个和第 4 个条目特征函数:

$$P_3^*(\theta) = P(X \geqslant 3 \mid \theta) = \frac{e^{\alpha(\theta - \beta_3)}}{1 + e^{\alpha(\theta - \beta_3)}}$$

$$P_4^*(\theta) = P(X \geqslant 4 \mid \theta) = \frac{e^{\alpha(\theta - \beta_4)}}{1 + e^{\alpha(\theta - \beta_4)}}$$

以上 4 个函数对应的条目特征曲线如图 29 - 5 所示。

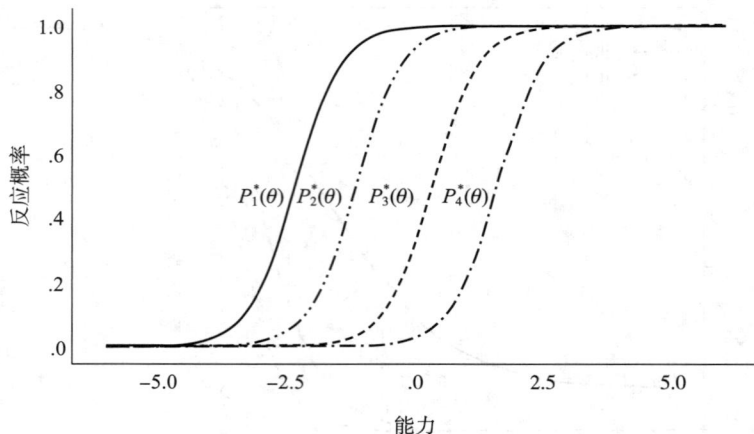

图 29 - 5 条目 P1 的 4 个条目特征曲线

表 29 - 3 老年人生理功能维度情况

ID	P1	P2	P3	P4	P5	总分	Z score*
1	0	0	1	1	0	2	- 2.485
2	0	1	1	1	0	3	- 2.148
3	0	0	2	2	0	4	- 1.951
4	0	1	0	4	0	5	- 2.202
5	1	2	1	2	0	6	- 1.580
6	1	1	1	2	0	5	- 1.810
7	0	2	0	2	0	4	- 2.199
8	0	0	1	1	0	2	- 2.485
9	3	1	1	1	0	6	- 1.602
10	2	0	2	3	2	9	- 0.890
11	1	0	1	2	1	5	- 1.925
12	0	3	1	3	0	7	- 1.571
13	3	0	0	1	0	5	- 1.924
14	1	2	2	4	0	9	- 0.869
15	3	2	2	3	0	10	- 0.303

* :用 GRM 模型得到的能力参数贝叶斯期望后验估计。

因 $P_0^*(\theta) = P(X \geq 0) = 1$,根据以上 4 个条目特征函数可得分数为 0、1、2、3 和 4 的概率函数分别为:

$P_0(\theta) = 1 - P_1^*(\theta)$,$P_1(\theta) = P_1^*(\theta) - P_2^*(\theta)$,$P_2(\theta) = P_2^*(\theta) - P_3^*(\theta)$

$P_3(\theta) = P_3^*(\theta) - P_4^*(\theta)$,$P_4(\theta) = P_4^*(\theta)$

根据 $P_0(\theta)$、$P_1(\theta)$、$P_2(\theta)$、$P_3(\theta)$ 和 $P_4(\theta)$ 可绘制出条目 P1 分数分别为 0、1、2、3 和 4 的概率曲线(图 29 - 6),该曲线即为 GRM 的类别反应曲线(category response curve,CRC)。

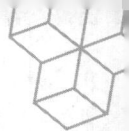

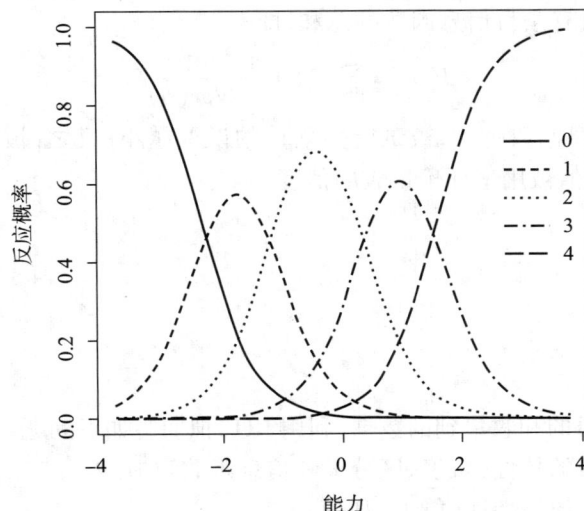

图 29 - 6 条目 P1 的类别反应曲线

对于反应类别间存在等级关系的 Likert 条目,一般不需要考虑猜测度参数,故选用双参数 GRM。由以上分析,可以推出 GRM 模型关于 m 等级条目的条目特征函数如式(29 - 4)所示,其中 β_{ik} 表示被试者对第 i 个条目选 $\geq k$ 而不选 $\leq k - 1$ 的难度阈值。在 GRM 中,每个条目有一个区分度参数和 $m - 1$ 个难度阈值参数,且 $\beta_{ik} \leq \beta_{ik+1}$,$k = 1,2,\cdots m - 1$。

$$P_{ik}(\theta) = \begin{cases} 1, & k = 0 \\ \dfrac{e^{\alpha_i(\theta - \beta_{ik})}}{1 + e^{\alpha_i(\theta - \beta_{ik})}} - \dfrac{e^{\alpha_i(\theta - \beta_{ik+1})}}{1 + e^{\alpha_i(\theta - \beta_{ik+1})}}, & k = 1,2,\cdots m - 1) \end{cases} \qquad (29 - 4)$$

29.2.3 其他 IRT 模型

以上模型均要求数据满足单维性假设,且被试者来自同一总体。IRT 发展至今,已不受这些基本假定的限制,当数据不满足单维性假设时,可选择多维 IRT 模型。当被试者来自不同群体,存在集群效应时,可用多水平 IRT 模型。而非参数 IRT 不需要模型,直接绘制 CRC,因而越来越受研究者们的青睐。鉴于篇幅限制,本章不详细介绍这些模型。

29.2.4 IRT 中的测量误差

在 IRT 中用信息函数评估条目和量表的测量误差。条目的信息函数表示条目在评价被试特质水平时贡献的信息量大小。信息函数的数值越大,表示该条目对被试者能力估计的贡献越大;反之,贡献越小。第 i 个条目信息函数的表达式如式(29 - 5)所示。

$$I_i(\theta) = \frac{[P_i'(\theta)]^2}{P_i(\theta)[1 - P_i(\theta)]} \qquad (29 - 5)$$

其中,$P_i'(\theta)$ 是 $P_i(\theta)$ 关于 θ 的导数,反映答对的概率 $P_i(\theta)$ 随能力 θ 变化的速度。

对于一个二分类三参数 logistic 模型,条目信息函数可用式(29 - 6)表示,可见条目信息函数由条目的特征参数和被试者的能力参数共同确定。对于单参数模型(猜测度参数为 0、区分度参数为 1),当条目的难度参数和被试者的能力参数相等时,条目信息函数取得最大值。

$$I_i(\theta) = \frac{a_i^2(1 - c_i)}{[1 + e^{\alpha_i(\theta - \beta_i)}][c_i + e^{\alpha_i(\theta - \beta_i)}]} \qquad (29 - 6)$$

量表的信息函数为量表所有条目信息函数的总和,即

$$I(\theta) = \sum_{i=1}^{m} I_i(\theta) = \frac{1}{\mathrm{Var}(\theta)} \qquad (29-7)$$

由上式右端可见,量表信息函数越大,被试能力估计的误差越小;反之,被试能力估计的误差越大。因此,IRT 中,量表信息函数的均值被用来评价量表的信度。

29.3 实例分析

29.3.1 例题解析

对于例 29-2,根据研究目的和收集到的数据,利用 IRT,拟回答如下问题:

（1）量表中各条目及量表的特性(难度、区分度和信息函数)如何?

（2）患者或健康人的生存质量特性(能力)如何?

（3）用该量表对每位患者或健康人的生存质量特性(能力)进行估计,可靠性如何?

29.3.2 模型选用

利用 IRT 中的单维模型,必须满足单维性和局部独立性的假设。单维性假设指的是只有一种潜在特质确定了被试者对条目的反应。IRT 的单维性假设并不是严格意义上的单维性,而是指在所有影响被试者反应的因素中仅有一个因子占主导地位,而且该因素就是量表所要测量的能力或潜在特质。单维性检验的方法有主成分分析、因子分析,其中较常用的为主成分分析的方法。Reckase 认为,第一主成分解释总方差的比例不低于 20% ,即可认为数据满足单维性假设。对例 29-2 进行主成分分析,结果显示第一主成分解释了总方差的 56.0% ,可以认为数据满足单维性假设。

局部独立性是指除欲测量的潜在特质外,被试者对某个条目的反应不受他对于该量表中其他条目反应的影响。可以认为局部独立性假设和单维性假设是等价的,一般情况下,若确认数据满足单维性假设,则不需要进行局部独立性假设的检验。

例 29-2 中的 5 个条目均为 Likert 条目,故选用 GRM 模型。

29.3.3 参数估计

IRT 模型往往需要同时估计被试者能力和条目特征参数,传统的参数估计方法如最大似然、最小二乘等无法对 IRT 模型进行参数估计,往往需要更为复杂的方法,而且不同学者提出了不同的方法,参数估计方法很多、很难。目前,IRT 模型的参数估计常用的方法有联合最大似然估计、马尔可夫链蒙特卡洛(Markov chain Monte Carlo,MCMC)估计和条件估计等。

可用于 IRT 分析的专用软件有 BILOG、MULTILOG、RUMM、NOHARM 等。中国江西师范大学戴海琦教授等也开发了用于 IRT 分析的软件:ANOTE。此外,近年来也出现了一些可进行 IRT 有关分析的 R 程序包,如 ltm、catR、mirt 等。对于例 29-2,利用 R 程序包"ltm",通过边际最大似然估计得到的条目特征参数估计结果见表 29-4,其中 4 个条目的类别反应曲线如图 29-7 所示。采用贝叶斯期望后验估计老年人的能力值,部分老年人的能力估计值见表 29-3 中的"Z score",如"ID"为 3 和 7 的两位老年人,条目反应总分均为 4,但是反应模式不同,能力估计值分别为"-1.951"和"-2.199"。基于 IRT,290 名老年人的身体健康状况(能力估计值)的描述性统计量如表 29-5 所示。GRM 模型拟合例 29-2 数据的 AIC 值为 3 460.31,BIC 值为 3 552.06。

表 29 – 4　生理功能维度 5 个条目的条目特征参数估计结果

条目	$\hat{\beta}_1$	$\hat{\beta}_2$	$\hat{\beta}_3$	$\hat{\beta}_4$	$\hat{\alpha}$
P1	− 2.339	− 1.168	0.328	1.584	2.230
P2	− 2.091	− 1.243	0.356	1.480	2.507
P3	− 2.961	− 1.776	0.135	1.125	2.977
P4	− 5.360	− 2.765	− 1.315	0.687	1.196
P5	− 2.011	− 0.862	0.371	1.301	1.388

表 29 – 5　290 名老年人的生理健康的描述性统计量

最小值	$P25$	中位数	均数	$P75$	标准差	最大值
− 2.486	− 0.544	− 0.014	− 0.002	0.577	0.909	1.991

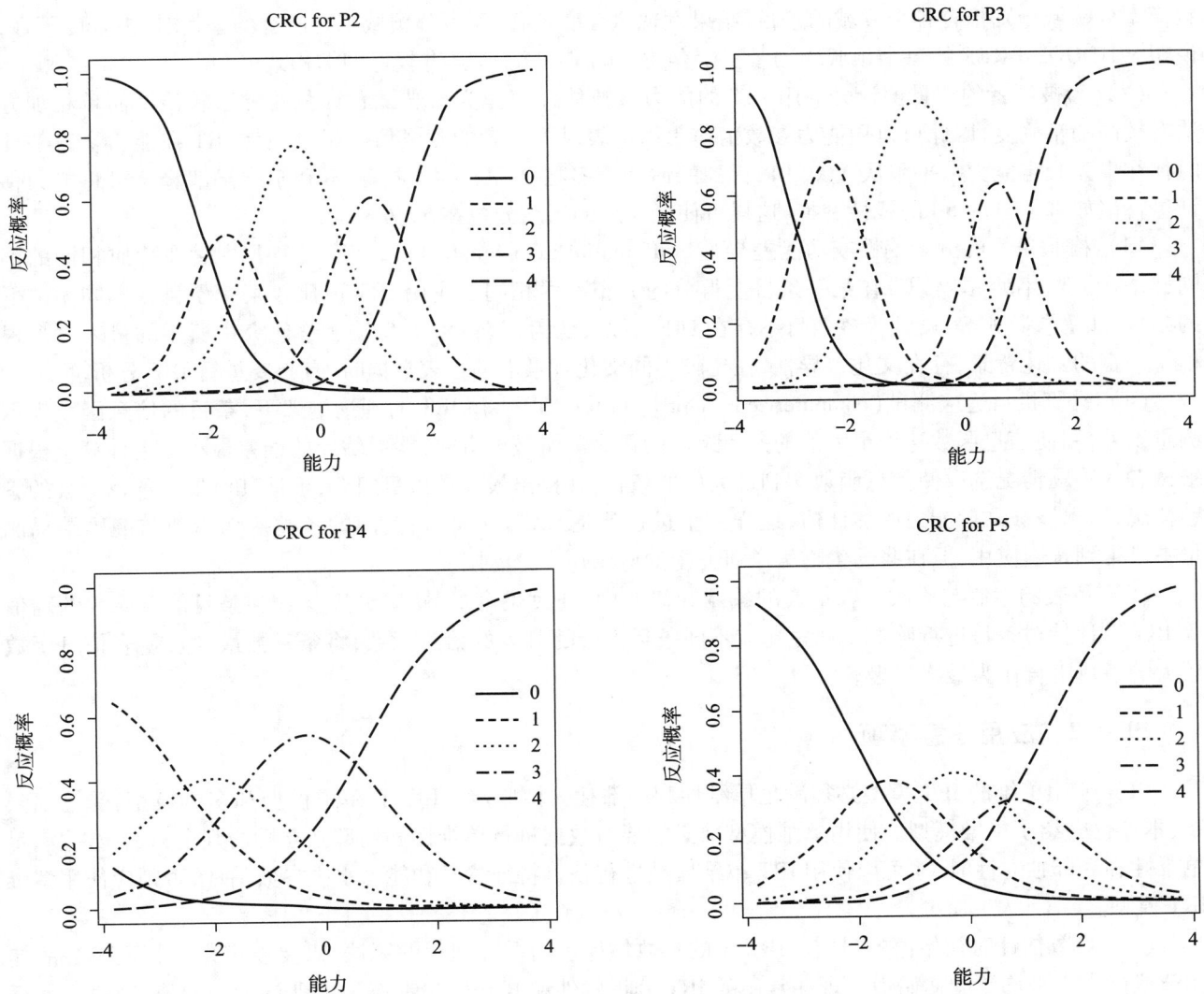

图 29 – 7　P2、P3、P4 和 P5 的类别反应曲线

29.4 条目反应理论的应用

29.4.1 条目反应理论在生物医学中的应用

IRT 从其诞生至今,主要应用于心理和教育学领域。在生物医学中的应用始于 20 世纪末期,如 Haley 和 McHorney 等应用 IRT 分别评价了 SF－36 躯体功能领域的单维性,并采用 IRT 的 Rasch 模型建立了可重复的计分标准,证实了用 Rasch 模型比 Likert 量表模型有更好的精度。IRT 在生物医学中主要应用于以下方面:

（1）检验量表的结构效度和信度　用 IRT 模型分别拟合量表中各个维度的条目,同时不分维度拟合量表中的所有条目,并比较两者的拟合度,若前者好于后者,则说明量表的每个维度均各自测量了一个方面,具有较好的结构效度。用信息函数检验量表的信度,计算量表信息函数的均值,即平均信息量,平均信息量越大,说明测量误差越小,量表信度越好。Noerholm 等用 IRT 对 WHOQOL-BREF 的结构效度进行分析,用双参数模型分领域分别拟合各个领域的条目,结果发现拟合度较好,而不分领域拟合所有的条目时,拟合度不好,说明 WHOQOL-BREF 的每个领域均测量了生存质量的某一方面,具有较好的结构效度。

（2）为被试者的测量值计分　用 IRT 的能力参数估计值作为给被试者计分的方法较传统简单相加方法有较高的精确度,因此可以用能力参数值作为用量表对被试者的测量值。但是因为 IRT 在能力参数估计时往往事先假定能力水平服从 $N(0,1)$,得到的估计值多在（-4,$+4$）之间,不利于结果解释。可将能力估计进行诸如 $Z \times 100 + 50$ 的线性变换,这样可使变换后的平均分数在 50 左右。

（3）检验条目的测量偏性或功能差异性（differential item functioning,DIF）　DIF 指潜在特质相同的不同群体(性别、年龄、国家等)在某一条目上得分的分布不尽相同。应用 IRT 可比较某一条目在不同测试下的参数,如果参数相等,就认为该条目不存在 DIF,反之,认为存在 DIF。生物医学研究中所用的量表大多根植于一定的文化背景,存在文化差异性,在比较不同文化背景下的量表数据时,有必要进行 DIF 分析。

（4）计算机自适应测试（computerized adaptive test,CAT）　在 IRT 的理论框架下,条目的信息函数表示测量误差,用使信息函数达到最大值的条目组成的量表测量被试者时,能力估计的误差最小。由计算机根据被试者的答题情况选取使信息函数达到最大值的条目,并提出最佳的条目组合,根据其对最佳条目组合的答题情况,给出该被试者能力的估计值,这样一个过程就是 CAT。CAT 在美国的各类疾病诊断与健康结局测量中已得到普遍应用,但在我国生物医学研究中的应用还十分有限。

（5）量表的编制与修改　在量表的编制和修改中,通过难度参数、区分度参数和条目信息函数的均值等 IRT 统计量对条目进行筛选。通过比较不同条目组合的量表的信息函数,将条目数最少且量表信息函数较大的条目组合作为最终量表。

29.4.2 应用注意事项

（1）使用单维的 IRT 模型必须满足单维性和局部独立性假定　IRT 有单维模型和多维模型,受篇幅限制,本章仅介绍了单维模型。使用单维模型前必须要对数据进行单维性和局部独立性的判定,只有数据满足单维性和局部独立性时,才可以使用 IRT 单维模型进行条目特征参数和能力水平参数估计,否则应使用多维 IRT 模型。

（2）参数估计时初始值的设定　IRT 中的参数估计多用循环迭代的算法,需要设定条目特征参数的初始值或能力水平均数的初始值。现在常用的 IRT 分析软件和 R 程序包都有设定默认的初始值,经过多次循环迭代,一般情况下都能达到收敛的标准且最终结果受初始值的影响不大。但当所得的结果不理想或者不符合专业知识时,在确认数据满足单维性和局部独立性假设后,可尝试通过改变初始值来得到理想的结果。

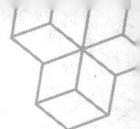

29.5 结果报告

IRT 分析结果主要报告以下内容：

（1）研究目的。

（2）数据满足模型假设情况。

（3）模型拟合度。

（4）被试者的能力参数估计值。

以下为例 29 - 2 的中英文结果报告。

为评价老年人的健康状况，某研究者采用老年人生理功能的测量量表访问了 290 名老年人。采用 IRT 中的 GRM 模型对老年人的生理功能进行估计。

主成分分析结果显示第一主成分解释了总方差的 56.0%，可以认为数据满足单维性假设。

GRM 拟合数据的 AIC 值为 3 460.31，BIC 值为 3 552.06。

部分老年人的能力估计值见表 29 - 2 中的"Z score"，290 名老年人的能力估计值的描述性统计量如表 29 - 4 所示。

To evaluate the health status of the elderly, 290 elderly people were interviewed with a physiological scale. The graded response model(GRM) was used to estimate the physiological ability of the elderly.

The result of principal components analysis showed that 56.0% of the total variance was explained by the first component. So the unidimensionality assumption was considered to be satisfied.

The Akaike information criterion(AIC) and Bayesian information criterion (BIC) were 3 460.31 and 3 552.06 respectively.

The estimated abilities(Z score) of 15 elderly people were shown in Table 29 - 2. The descriptive statistics of the abilities of the elderly were shown in Table 29 - 4.

29.6 案例辨析

案例 29 -1 某研究者利用 Rasch 模型对 ADL 量表的数据进行分析。因 Rasch 模型是二分类模型，而该研究中所用的 ADL 量表由 5 分类 Likert 条目组成(1 为可以独立完成，5 为完全依赖别人帮助)，分数越高失能程度越重。为使数据可以满足 Rasch 的使用条件，该研究者将每个 ADL 条目按照表 29 - 6 转换成 4 个二分类的条目(Item1_1 ~ Item1_4)。这样每个条目可以得到 4 个难度参数，分别是 0 ~ 1、1 ~ 2、2 ~ 3、3 ~ 4 的难度阈值，结果发现有部分条目的 4 个难度参数不是单调递增的。如条目 1 的 4 个难度参数分别为 Item1_1:4.5，Item1_2: -4.68，Item1_3:0.87，Item1_4:1.4。该研究者为避免此问题，将所有的 ADL 条目合并成 2 分类的条目(0,1 ~4)，然后利用二分类 logistic 模型进行分析。请对该研究进行评述。

表 29 -6　5 分类 Likert 条目与 4 个二分类条目的转换

Item1	Item1_1	Item1_2	Item1_3	Item1_4
0	0	0	0	0
1	1	0	0	0
2	1	1	0	0

续表

Item1	Item1_1	Item1_2	Item1_3	Item1_4
3	1	1	1	0
4	1	1	1	1

案例 29 - 2　某研究者应用 EQ - 5D 量表(表 29 - 7)评价老年人的健康状况,应用 IRT 中的 GRM 模型拟合数据,并得到老年人健康状况得分的估计值(Z score),部分估计值如表 29 - 8 所示,其中 ID = 11 的老年人的健康状况最好,而 ID = 1 的老年人的健康状况最差。试对该研究进行评述。

表 29 - 7　EQ - 5D 量表

请在下列各组选项中,指出哪一项最能反映您今天的健康状况:		
E1 行动	(1)我可以四处走动,没有任何困难	□
	(2)我行动有些不方便	□
	(3)我不能下床活动	□
E2 自己照顾自己	(1)我能自己照顾自己,没有任何困难	□
	(2)我在洗脸、刷牙、洗澡或穿衣方面有些困难	□
	(3)我无法自己洗脸、刷牙、洗澡或穿衣	□
E3 日常活动(如工作、学习、家务事、家庭或休闲活动)	(1)我能进行日常活动,没有任何困难	□
	(2)我在进行日常活动方面有些困难	□
	(3)我无法进行日常活动	□
E4 疼痛/不舒服	(1)我没有任何疼痛或不舒服	□
	(2)我觉得中度疼痛或不舒服	□
	(3)我觉得极度疼痛或不舒服	□
E5 焦虑(如紧张、担心、不安等)/沮丧(如做事情缺乏兴趣、没乐趣、提不起精神等)	(1)我不觉得焦虑和抑郁	□
	(2)我觉得中度焦虑和抑郁	□
	(3)我觉得极度焦虑和抑郁	□

表 29 - 8　11 名老年人的 ED - 5D 量表得分情况

ID	E1	E2	E3	E4	E5	合计	Z score	顺位
1	1	1	1	1	1	5	-1.547	1
2	1	2	1	1	1	6	-1.207	2
3	1	1	1	3	1	7	-1.190	3
4	3	2	1	1	1	8	-0.106	5
5	1	2	2	2	2	9	-0.682	4
6	3	3	1	2	1	10	0.355	6
7	3	3	1	3	1	11	0.660	7
8	3	3	1	3	2	12	0.952	8
9	3	3	3	3	1	13	1.353	9
10	3	3	3	3	2	14	1.669	10
11	3	3	3	3	3	15	1.842	11

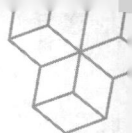

29.7 电脑实验

29.8 常见疑问与小结

29.8.1 常见疑问

（1）不满足单维性和局部独立性假设时怎么办？

在应用 IRT 时,若不满足单维性或局部独立性假设,则不能使用单维度的 IRT 模型。在 IRT 中,除单维度模型外,还有多维度模型和非参数模型,近年来也出现线性模型。

（2）IRT 的 logistic 模型与 logistic 回归有什么区别和联系？

IRT 的 logistic 模型与 logistic 回归既有区别,又有联系。

区别:

1）Logistic 回归中的自变量 X 为可观测变量（显变量）,而 IRT 中的 logistic 模型没有自变量,或者说自变量本身为不可观测的潜变量。

2）Logistic 回归是一个方程,而 IRT 中的 logistic 模型是由多个方程组成的方程组,方程个数就是量表中的条目数。

联系:当已知被试者的能力参数,估计条目特征参数时,IRT 中的 logistic 模型就是 logistic 回归。

（3）IRT 与 CTT 各有何优势和局限性？

表 29 -9 IRT 与 CTT 的比较

	优势	局限性
CTT	模型简单容易理解,各条目分数求和即为被试的能力估计值;条目的难度、区分度参数计算也简单	条目参数依赖于被试的能力;CTT 的模型假设要求平行测量,而这一假设是不可能满足的
IRT	能力参数和条目参数具有不变性;因测量信度同时与被试能力参数和条目参数有关,测量精度的概念较合理	模型较复杂,被试能力参数与条目参数估计较麻烦,需要借助专用的计算机软件来分析

（4）单参数模型、双参数模型和三参数模型在应用中如何选择？

单参数模型比较简单,但它要求条目的猜测度参数为 0,且所有条目的区分度均相同,较少有量表满足这样的假定。双参数模型要求条目的猜测度参数可以忽略不计,对区分度参数未做限制,因而应用较多,生物医学研究中所用的量表大多满足这样的假设。三参数模型涵盖较多条目信息,但参数估计更为复杂,对猜测度参数为 0 的条目拟合三参数模型 AIC、BIC 等反而会增加。可根据量表所测特性初步判断条目的猜测度参数是否为 0,同时结合 AIC 和 BIC 等进行较优模型的选择。

29.8.2 小结

（1）IRT 是建立在潜在特质基础上的一种理论,用非线性函数描述被试者对条目的反应与条目特征和被试者能力之间的关系。

（2）常见的条目反应模型有三/双/单参数二分类 logistic 模型、等级反应模型等。IRT 中的 logistic 模型与 logistic 回归既有区别又有联系。

（3）使用单维性的 IRT 模型必须要满足单维性和局部独立性假设,在应用中,应注意模型假设和参数估计的初始值设定等问题。

（4）IRT 模型中用信息函数表示测量误差,信息函数值越大,测量误差越小。条目信息函数由条目的特征参数和被试者的能力参数共同确定,对于单参数模型,当条目的难度参数和被试者的能力参数相等时,条目信息函数取得最大值。

思考与练习

一、思考题

1. 常用的 IRT 模型有哪些? 各适用于什么资料?
2. IRT 模型的模型假设是什么?

二、计算题

某研究者利用由 5 个 Likert 条目组成的某量表测量 106 名成年女性的健康状况,结果见本书第 10 章表 10 – 9。试利用 IRT 中的 GRM 模型估计这 5 个条目的难度参数和区分度参数,并绘制 CRC。给出这 106 名健康成年女性的健康状况（能力水平）的均值和标准差。

（韩耀风　周　嵩　方积乾）

30 遗传统计

分子遗传学的最新发展给人类复杂性状的遗传研究提供了机遇。很多人类疾病,如胰岛素依赖型糖尿病、高血压以及精神分裂症都认为有遗传成分,确定可能影响此类疾病的基因位置对病因研究极为重要,且可能会导致更好的治疗方法。

目前人类疾病基因组学研究主要关注的目标是对那些表型与基因型间并不存在严格的一一对应关系的、更为广泛的复杂遗传疾病的遗传学机制的揭示。复杂疾病一般由多种遗传与环境因素以及它们的相互作用确定,在人群中比较常见,如糖尿病、肥胖症、骨质疏松症、高血压、心血管疾病等。复杂性状疾病具有以下特点:遗传模式尚未确定、群体遗传异质性强、外显率低、多基因参与、单一基因作用微弱,同时还受一组环境因素的作用。

本章主要侧重基因与疾病的遗传关联(genetic association)分析,具体包括:遗传统计的一些基本术语,群体关联分析与家系关联分析方法。

30.1 基本术语

30.1.1 基本概念

下面首先介绍遗传统计的一些基本术语。

(1) 基因(gene)与基因座(locus) 正常人的体细胞中有 46 条染色体(chromosome),其中 44 条(22对)为常染色体,另两条与性别分化有关,为性染色体。我们一般将决定某一特定性状的 DNA 功能单位称为基因,它是一段具有特定结构的连续的 DNA 序列,估计人类核基因近十万个。每个基因在染色体上都有特定的位置,即基因座,又称位点。

(2) 多态性(polymorphism) 基因的不同形式,如 A 和 a,相互是等位基因(allele)。其实一个基因可以有很多等位形式(allelic forms)或相(phases),但就每一个二倍体细胞来讲,最多只能有其中的两个,即基因型只能由一对同源染色体上的两个等位基因组成。具有相同等位基因的个体称为纯合子(homozygote),如A/A 或 a/a;具有不同等位基因的个体称为杂合子(heterozygote),如 A/a。为了简便,基因型中的记号"/"有时省略。这种等位基因的不同形式即为多态性,又称多态现象。一个基因存在很多等位形式,称为复等位基因(multiple alleles)。例如,人的 ABO 血型,ABO 血型由 3 个复等位基因决定。这 3 个复等位基因是 I^A;I^B;i,它们组成 6 种基因型。但因 I^A 与 I^B 间表示共显性,而 I^A 和 I^B 对 i 都是显性,所以 6 种基因型只显现 4 种表型(phenotype)。表型(phenotype)即为可观察到的个体性状,例如身高、体重、血型、是否患有某种疾病等。

$I^A I^A$ 和 I^Ai 在表型上相同,都是 A 型。

$I^B I^B$ 和 I^Bi 在表型上相同,都是 B 型。

$I^A I^B$ 杂合体中,I^A 和 I^B 都是显性,表型是 AB 型。

ii 的表型是 O 型。

有时,某个多态性位点的等位基因或基因型分布(等位基因频率与基因型频率)在不同的人群中并不相同。一个群体中某一等位基因在其位点上可能出现的比率或百分率称为这个等位基因的基因频率,如

$P(A) = 0.3$,表示在此群体中这个位点上有30%的等位基因为"A",任何一个位点上所有的等位基因频率之和为1。基因型频率是指在某个群体中携带不同基因型的个体所占的比率,如 $P(Aa) = 0.3$,指具有基因型 Aa 的个体在此群体中所占的比率为30%。

（3）遗传标记（genetic marker） 在基因定位中,由多态性位点为"标记"（从而称为标记位点）或"路标",是用一定的方法将疾病基因确定到染色体的实际位置。第一代遗传标记:限制性片段长度多态性（restriction fragment length polymorphism,RFLP）、可变串联重复序列（variable number tandem repeats,VNTR）。第二代遗传标记为微卫星标记,微卫星（microsatellite,MS）是指 DNA 基因组中小于10个核苷酸的简单重复序列,又称短串联重复（short tandem repeat,STR）,这种核苷酸重复序列在染色体上分布较均匀,信息量明显高于 RFLP,成为遗传连锁分析的有用标志。第三代遗传标记为单核苷酸多态性（single nucleotide polymorphism,SNP）,主要是指在基因组水平上由单个核苷酸的变异所引起的 DNA 序列多态性,SNP 所表现的多态性只涉及单个碱基的变异。如图30-1,在染色体的某位置上,某些人的碱基是 C,某些人的碱基是 T,这种变异是 $C \longleftrightarrow T$ 转换（在其互补链上则为 $G \longleftrightarrow A$）,则此 SNP 具有 C 或 T 的二态性,有等位基因 C,T。

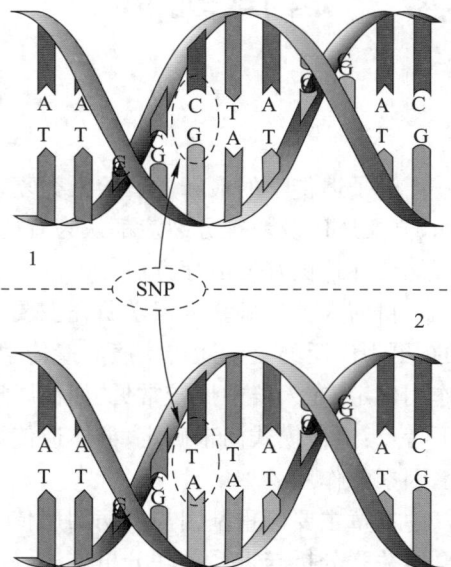

图30-1 单核苷酸多态性（SNP）

SNP 在人类基因组的平均密度估计为1/1 000 bp,密度比微卫星标记更高,可以在任何一个待研究基因的内部或附近提供一系列标记。其意义已超出了遗传作图的范围,成为研究基因多样性和识别、定位疾病相关基因的一种新型手段。随着人类基因图谱的完成,目前已经发现了4百万个单核苷酸多态性（SNP）。

（4）单体型（haplotype） 所谓单体型,或称单倍型,就是一条染色体上的两个或者两个以上的多态位点组合。由于一个 SNP 位点是由单个核苷酸的变异所引起的多态性,因此,通常只具有两个等位基因,不妨记为1,2。而同一条染色体上的两个 SNP 位点所形成的单体型可有4种情形,即11,12,21,22。因此,单体型的多态性信息量明显高于单个 SNP 提供的信息量。

由于实验数据通常只能提供各个位点的基因型,而不能直接得到单体型数据,因此,单体型频率常需要通过一定的方法估计得到。单体型通常需要依赖基因型的组合情况进行推测与重构,个体的各个位点的基因型虽然已知,但是当只要有两个位点是杂合的,其两条单体型存在不确定性。例如考虑最简单的情形,只有两位点,每个位点分别具有两个等位基因,当个体为双杂合子,即两位点基因型分别为 $(A_1 A_2)$,$(B_1 B_2)$ 时,则其基因型即可能是由单体型 $A_1 B_1$,$A_2 B_2$ 组成的单体型对 $(A_1 B_1, A_2 B_2)$,也可能是由单体型 $A_1 B_2$,$A_2 B_1$ 组成的单体型对 $(A_1 B_2, A_2 B_1)$。即观测到的多位点基因型可能有好几种单体型对与之匹配（图30-2）,单体型对也形成这两个位点组合后的基因型。

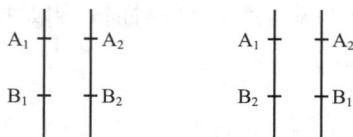

图30-2 两个位点组合后的可能的基因型（单体型对）$A_1 B_1 / A_2 B_2$ 与 $A_1 B_2 / A_2 B_1$

（5）连锁与重组 根据孟德尔第二定律（自由组合定律）,如果两基因座位在不同的染色体上,则一个位点等位基因的传递独立于另一个位点。但如果两个位点位于同一条染色体上且距离非常近,父亲或母亲同一条染色体的这两个位点的等位基因就会倾向于一起传递给子女,这种现象称作连锁(linkage)。连锁现象最可能的生物学解释是:在同一条染色体上,这两个基因位点的物理距离彼此很近,故作为一个共同的单位由亲代传到子代。

若家系的亲代在向子代的传递过程中,如果这两个位置之间发生交换,致使原先处于同一条染色体上的基因彼此分离,导致这两个连锁基因的重组(recombination)。两个座位越接近,等位基因互换或重组的可能性就越小。

如图 30 - 3 中,两个位点都有两个等位基因 1,2。此家系的父亲的单体型对(两位点组合后的基因型)为 11/11,母亲的基因型为 11/22,两个子代基因型分别为 21/11,11/22。子代 21/11 即为一个重组体,其中一条单体型 21 是亲本原来所没有的,是由于母亲的两个位点之间发生了交换导致的。而子代 11/22 非重组体,其中单体型 11 来源于父亲的一条单体型,22 来源于母亲的一条单体型。

两个位点发生重组的频率称为这两个位点间的重组率,常用 θ 表示。两个位点实际上是一个位点时,$\theta = 0$。由孟德尔第二定律(自由组合定律)可知,若两个基因位于不同的染色体上,亲代在向子代的传递过程中,不同对基因在形成配子时自由组合,即重组率为 0.5。两个连锁位点,由于同一亲体来的基因较多地联在一起,因此重组率介于 0 到 0.5 之间。当重组率为 0.5 时,即表现为"自由组合"。遗传学上将 1% 的重组率定为 1 个遗传学单位,即 1 个厘摩(centimorgan,cM)。1 厘摩相当于在染色体上的长度约为 1 000 000 个碱基对(即 1 000 kb)。

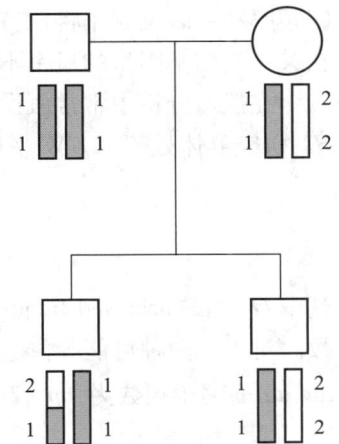

图 30 - 3 重组体和非重组体示意图

(6) 遗传模式(hereditary mode) 设疾病位点的等位基因 D,d,其中 D 为致病等位基因,d 为正常等位基因。人群中等位基因 D,d 的频率分别为 $q_D = q,q_d = 1 - q$。记基因型 DD,Dd,dd 的外显率(penetrance),即条件患病率 $P(\text{affected} \mid \text{genotype})$,为 $f_{DD},f_{Dd},f_{dd},(1 \geq f_{DD} \geq f_{Dd} \geq f_{dd} \geq 0)$。在疾病位点处于 Hardy-Weinberg 平衡下,人群中的患病率

$$P_A = P(\text{affected}) = q^2 f_{DD} + 2q(1 - q)f_{Dd} + (1 - q)^2 f_{dd}$$

疾病位点的基因型 DD,Dd,dd 的外显率决定疾病的遗传模式。经常探讨的一些遗传模式分别是:

显性(dominant)遗传模式:满足 $1 \geq f_{DD} = f_{Dd} > f_{dd} \geq 0$,特别地,$f_{DD} = f_{Dd} = 1,f_{dd} = 0$ 时称为完全显性遗传模式。

隐性(recessive)遗传模式:满足 $1 \geq f_{DD} > f_{Dd} = f_{dd} \geq 0$,特别地,$f_{DD} = 1,f_{Dd} = f_{dd} = 0$ 时称为完全隐性遗传模式。

加性(additive)遗传模式:$1 \geq f_{DD} \geq f_{Dd} \geq f_{dd} \geq 0,f_{Dd} = \dfrac{1}{2}(f_{DD} + f_{dd})$。

乘积(multiplicative)遗传模式:$1 \geq f_{DD} \geq f_{Dd} \geq f_{dd} \geq 0,f_{Dd} = \sqrt{f_{DD}f_{dd}}$。

对于遗传模式的确定,可以通过家系调查,对基因的分离行为进行遗传学分析,即分离分析(segregation analysis),对上一代的基因传到下一代的分离比率进行估计或检验,来确定某性状或遗传病的遗传模式。分离分析的详细描述可参看相关文献。

30.1.2 Hardy-Weinberg 平衡与检验

Hardy-Weinberg 平衡(Hardy-Weinberg equilibrium)随机婚配指的是任何一个女性同任何一个男性婚配的机会相同,这时婚配类型的概率就是婚配的女性基因型频率和男性基因型频率的乘积,如 $P\{AA \times Aa\} =$

$P(AA)P(Aa)$。

设一个位点有两种可能的等位基因 A 和 a，且某个群体中这两种等位基因的基因频率分别为

$$P(A) = p, P(a) = q = 1 - p$$

如果这个群体在某一代中这一对等位基因的三种基因型的频率为

$$P(AA) = p^2, P(Aa) = 2pq, P(aa) = q^2 \qquad (30-1)$$

则在随机婚配的前提下，下一代的基因和基因型频率会与这一代保持相同。这时我们称这个群体是处于平衡状态。在一个较大的、随机交配的平衡状态的群体中，在无迁移、无选择、无突变的情况下，群体中各种基因频率和基因型频率将保持世代平衡，具有恒定性，这就是 Hardy-Weinberg(简记为 H－W)平衡定律。如果在某一代的基因型的概率不能满足式(30－1)，在随机婚配时，下一代也能接近平衡。

在遗传分析中常常假设 Hardy-Weinberg 平衡，假设的有效性可以用 Pearson χ^2 检验来考察。零假设为 H_0：研究群体处于 H－W 平衡。

$$\chi^2 = \sum \frac{(O-E)^2}{E} \qquad (30-2)$$

自由度 ν = 基因型的数目 － 等位基因数目

其中 O 代表"observed frequency"，为实际观测的基因型频数，E 代表"expected frequency"，为理论基因型频数。对于有两种可能等位基因的座位，在 H－W 平衡(H_0)状态下，样本含量为 n 的随机样本中，基因型 AA，Aa，aa 的期望频数为：$np_A^2, 2np_Ap_a, np_a^2 \cdot p_A$、$p_a$ 的样本估计值可用下式求得

$$\hat{p}_A = \frac{2n_{AA} + n_{Aa}}{2n}, \hat{p}_a = \frac{2n_{aa} + n_{Aa}}{2n} \qquad (30-3)$$

其中 n_{AA}，n_{Aa}，n_{aa} 分别表示具有基因型 AA，Aa，aa 的实际观测频数。

例 30－1 一项高血压遗传研究中，对在某个群体中随机抽取的 197 名个体进行血管紧张素转化酶基因位点的基因分型，基因型 AA，Aa，aa 的频数分别为 26，93，78 人。欲检验 H_0：该群体处于 H－W 平衡。

由

$$\hat{p}_A = \frac{2n_{AA} + n_{Aa}}{2n} = 0.368, \quad \hat{p}_a = \frac{2n_{aa} + n_{Aa}}{2n} = 0.632$$

可得 H_0 成立时，基因型 AA，Aa，aa 的期望频数分别为

$$197 \times 0.368^2 = 26.68, 2 \times 197 \times 0.368 \times 0.632 = 91.63, 197 \times 0.632^2 = 78.69$$

从而

$$\chi^2 = \frac{(26-26.68)^2}{26.68} + \frac{(93-91.63)^2}{91.63} + \frac{(78-78.69)^2}{78.69} = 0.0439, \quad \nu = 1$$

$P = 0.8346$，按检验水准 $\alpha = 0.05$，不拒绝零假设，可以认为该群体处于 H－W 平衡状态。

30.2 连锁不平衡与单体型块

30.2.1 连锁不平衡的度量与检验

如果两个位点的等位基因是随机组合的，就称这两个位点处于连锁平衡状态。如假定有 2 个位点，每个位点均具有两种可能的等位基因，用 A、a 和 B、b 表示，相应的等位基因频率为

$$P(A) = p, P(a) = q = 1 - p; P(B) = u, P(b) = v = 1 - u,$$

则当这两个位点处于连锁平衡状态时，两个位点联合单体型的概率应等于这两个位点单独的等位基因频率之积。

$$P(AB) = P(A)P(B) = pu \qquad P(Ab) = P(A)P(b) = p\nu$$
$$P(aB) = P(a)P(B) = qu \qquad P(ab) = P(a)P(b) = q\nu$$

如果位于同一条染色体上的两个位点的等位基因不是随机组合(不独立)的,这种情况就叫做等位基因关联(allelic association)或者连锁不平衡(linkage disequilibrium,LD)。若令

$$D = P(AB) - P(A)P(B)$$

则 D 为 0 表示这两个位点连锁平衡,D 不为 0 表示连锁不平衡。于是有

$$P(AB) = P(A)P(B) + D, P(Ab) = P(A)P(b) - D$$
$$P(aB) = P(a)P(B) - D, P(ab) = P(a)P(b) + D$$

如果一个群体在初始状态下连锁不平衡($D_0 \neq 0$),在随机婚配条件下,在 n 代以后,有 $D_n = (1 - \theta)^n D_0$,因此连锁不平衡状态随着代数增加逐渐演变为平衡状态。当连锁很弱,即重组率 θ 很大(接近 $1/2$)时,连锁不平衡参数将随着代数的增加而迅速减小。如果两个位点紧密连锁,重组率 θ 很小(接近 0),则不平衡状态将持续很多代。

由等位基因关联性(或连锁不平衡性)可以由一般的群体数据观察到,有的连锁不平衡现象可能是因为群体混杂造成的,但过大的连锁不平衡通常被视为紧密连锁的证据。

如假定有 2 个双等位基因位点,其两种等位基因记为 1,2。设单体型 11,12,21,22 的频率分别为 p_{11},p_{12}, p_{21}, p_{22}。令 $p_{i+} = p_{i1} + p_{i2}, p_{+i} = p_{1i} + p_{2i}, (i = 1, 2)$,则连锁不平衡系数

$$D = p_{11} - p_{1+}p_{+1} = p_{22} - p_{2+}p_{+2} = -p_{12} + p_{1+}p_{+2} = -p_{21} - p_{2+}p_{+2}$$

可以验证 D 的等价形式

$$D = p_{11}p_{22} - p_{12}p_{21} \tag{30-4}$$

除 D 以外,常用的连锁不平衡参数还有 $D', r(\text{或 } r^2)$。定义

$$D' = \begin{cases} \dfrac{D}{\min(p_{1+}p_{+2}, p_{+1}p_{2+})}, \text{if } D > 0 \\[3mm] \dfrac{-D}{\min(p_{1+}p_{+1}, p_{2+}p_{+2})}, \text{if } D < 0 \end{cases} \tag{30-5}$$

则 $D' \in [0, 1]$,因此,也有人称 D' 为标准化的连锁不平衡系数。D' 越接近 1,连锁不平衡程度越大,特别地,当 $D' = 1$ 时,称两位点间完全 LD(complete LD),此时两位点间的 4 种单体型至少有 1 种单体型的频率为 0。定义:

$$r = \frac{D}{\sqrt{p_{1+}p_{2+}p_{+1}p_{+2}}} \quad \text{或} \quad r^2 = \frac{D^2}{p_{1+}p_{2+}p_{+1}p_{+2}} \tag{30-6}$$

大家可以验证,这里 r 实质上即为两位点等位基因之间的 Pearson 相关系数。$r^2 = 1$ 时,两位点完全线性相关,此时,称两位点间完美 LD(perfect LD)。

对具有双等位基因的两位点之间连锁不平衡系数 D 是否为 0 的检验采用如下 χ^2 检验统计量

$$\chi^2 = \frac{ND^2}{p_{1+}p_{2+}p_{+1}p_{+2}}, \nu = 1 \tag{30-7}$$

这里 N 为观测个体(即样本含量)的 2 倍,这是因为每个个体提供 2 条单体型的缘故。大家可以验证,这里 χ^2 统计量实质上即为两位点等位基因之间的 Pearson χ^2 统计量。

例 30-2 为了探讨两个紧邻的 SNP 位点的连锁不平衡程度,共搜集了 387 个个体的这两个位点的基因型数据,见表 30-1。

表 30 –1　387 个个体的 SNP1 与 SNP2 基因型组合

SNP2	SNP1			合计
	1/1	1/2	2/2	
1/1	124(96.9%)	4(3.1%)	0(0.0%)	128(100%)
1/2	9(5.0%)	166(92.7%)	4(2.2%)	179(100%)
2/2	0(0.0%)	6(7.5%)	74(92.5%)	80(100%)
合计	133(34.4%)	176(45.5%)	78(20.2%)	387(100%)

从表 30 –1 的数据,可以发现当 SNP1 位点的基因型为 1/1 时,SNP2 位点的 96.9% 的基因型为 1/1,SNP1 位点的基因型为 1/2 时,SNP2 位点的 92.7% 的基因型为 1/2,SNP1 位点的基因型为 2/2 时,SNP2 位点的 92.5% 的基因型为 2/2。也就是说,SNP1 位点出现等位基因 1 时,SNP2 位点倾向于出现等位基因 2。

接下来需要用基因型推测单体型。前面提到,个体的各个位点的基因型虽然已知,但是当两个位点是杂合的,其两条单体型存在不确定性,需要用家系或统计算法来进行确定,常用的统计方法有 EM 算法,MCMC 方法,大部分单体型频率估计软件便是用这两种方法,如 Haplo,Phase 等。我们用 Phase 软件估计单体型频率得到:387 个个体共提供 774 条单体型,共有四种单体型 11,12,21,22,其频率 $p_{11}, p_{12}, p_{21}, p_{22}$ 分别为 0.417 445,0.019 537,0.010 544,0.552 475。

基于单体型频率估计 $p_{11}, p_{12}, p_{21}, p_{22}$,用式(30 –4)~(30 –7),得 $D = 0.230\ 4$,$D' = 0.956\ 2$,$r = 0.938\ 8$,$\chi^2 = 682.283$,$P = 0.000$。因此认为,SNP1 与 SNP2 连锁不平衡,即两 SNP 位点间的等位基因关联。

30.2.2　单体型块与标签 SNP

从实验得出的 SNP 原始数据集是基因型数据,单体型数据必须由其推断产生。由于单体型包含着多个 SNP 的遗传信息,在复杂性状关联分析中,采用单体型比单个 SNP 具有更好的统计分析效果。

研究表明,染色体上存在着连续、稳定的几乎没有被重组所打断的单体型区域,称之为单体型块(haplotype block)。染色体在传递中同源片段发生重组,多代之后祖先染色体片段的原有排布已被打乱,染色体形成单体型块,它们被重组区域相互隔开,那些重组区域称为重组热点。位于同一个单体型块中的位点,它们的重组率接近 0,导致连锁不平衡(LD)程度很高。一个单体型块一般只有几个常见单体型,例如:在一段含有 6 个 SNP 的单体型块,理论上应有 64 种单体型,但由于 LD 程度很高,可能只有 3,4 种常见的单体型。单体型块通常基于位点间的 LD 程度来构建,如 D' 的置信区间(confidence interval)法,四配子原则法(两个 SNP 位点形成的 4 种单倍型最多只能出现 3 种)等。

图 30 –4 给出了藏族人群 15 号染色体中心粒区域基因的 LD 矩阵图与单体型块,以 SNP 在基因序列中的位点组成阵列,将 SNP 间的 LD 程度度量值 $100r^2$ 填到相应的阵列中,颜色越深代表 r^2 越高。

挑选标签单核苷酸多态性(tag SNP)是在疾病关联研究中节省费用的一个重要的策略。在密集分布的 SNP 通常有多余的信息,它们的一个子集往往就能保留住所有或大部分的信息。选择标签 SNP 的准则就是使选择出来的标签 SNP 集能最大化地代表其余非标签 SNP 的信息,即非标签 SNP 与至少 1 个标签 SNP 存在强连锁不平衡。单倍型的信息用于选择所谓的单倍型标签 SNP(haplotype tag SNP,htSNP),用 htSNP 可以确定一个单体型或基因,从而使基因型的检测工作量大大降低。如果我们在全基因组 300 万~1 000 万个 SNP 中逐一进行基因型与疾病的相关分析,工作量将非常庞大。如果我们以单体型块为单位,只要检测几个 htSNP,就可以识别出相应的单体型结构,进而确定是否与疾病相关。

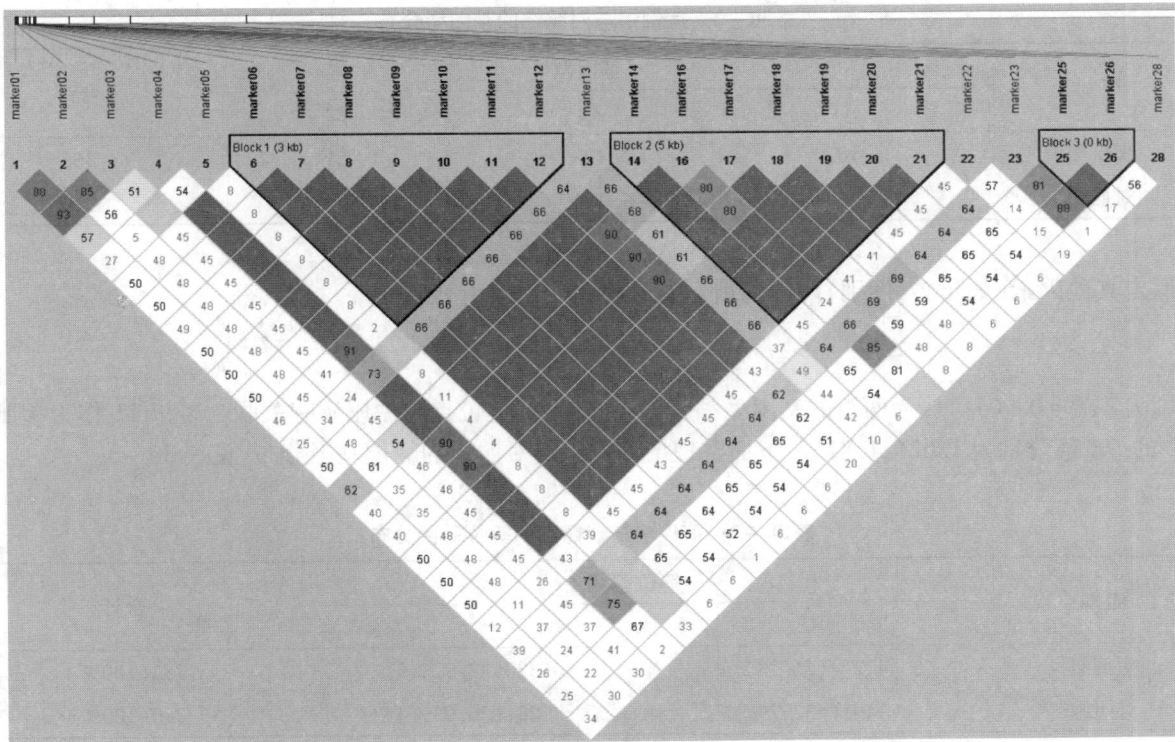

图 30 − 4 藏族人群 15 号染色体中心粒区域基因的 LD 矩阵图与单体型块

摘自 Huang W，Li C，Labu，et al. High resolution linkage disequilibrium and haplotype maps for the genes in the centromeric region of chromosome 15 in Tibetans and comparisons with Han population. 科学通报(英文版)，2006，51(5):542 − 551.

30.3 群体关联分析

30.3.1 病例对照研究的关联分析

传统的病例 – 对照研究是基于群体而非家系的疾病关联分析，它通过随机选择病例和对照，然后比较其在标记等位基因和基因型频率上的差异来说明位点与疾病的关联性。因此群体关联分析(population-based association analysis)采用的统计方法有 χ^2 检验、Cochran-Armitage 趋势检验(trend test)与 logistic 回归。

采用 Pearson χ^2 检验，

$$\chi^2 = \sum \frac{(O - E)^2}{E}$$

可检验两组的基因型频率分布是否有差异。这里 O 代表"observed frequency"，为实际观测频数，E 代表"expected frequency"，为 H_0(无关联)成立时的期望频数。这种 χ^2 检验称为基于基因型的 χ^2 检验(genotype-based χ^2 test)，另外还有一种基于等位基因的 χ^2 检验(allele-based χ^2 test)，检验两组的等位基因频率分布的差异，其前提是等位基因独立地影响外显率，即满足乘积遗传模式。实际上，只要当杂合子的外显率介于两纯合子的外显率之间，或者说，杂合子的 OR 值介于两纯合子的 OR 值之间，即使乘积遗传模式不满足，对检验的影响也不大。

例 30 − 3 为了探讨 1 个 SNP 标记位点与糖尿病的关系，采用病例 – 对照研究，搜集了 366 个病例与 390 个对照的基因型数据。数据见表 30 − 2。

表 30 - 2　病例组与对照组的基因型分布

组别	基因型			合计
	11	**12**	**22**	
病例组	107	198	61	366
对照组	159	181	50	390

假定其他因素(如年龄,性别)两组均衡。基于表 30 - 2 采用 Pearson χ^2 检验,得

$$\chi^2 = \sum \frac{(O-E)^2}{E} = 12.267$$

自由度为 2,$P = 0.004$。认为两组的基因型频率分布有差别,此位点与糖尿病有关联。若以 11 作为参照,则 12,22 的 OR 值分别为 1.626,1.813。下面整理出病例组与对照组的等位基因分布,见表 30 - 3。

表 30 - 3　病例组与对照组的等位基因分布

组别	等位基因		合计
	1	**2**	
病例组	412 * (56.28%)	320(43.72%)	732(100%)
对照组	499(63.97%)	281(36.03%)	780(100%)

注:* 的计算 $412 = 2 \times 107 + 198$,其余类似。

根据表 30 - 3 的数据,采用 Pearson χ^2 检验,得 $\chi^2 = 9.325$,自由度为 1,$P = 0.002$。认为两组的等位基因频率分布有差别,此位点与糖尿病有关联。等位基因 2 相对于 1 的 OR 值为 1.379。

由于格子数的减少以及检验样本含量的增加,基于等位基因的 χ^2 检验的检验效能比基于基因型的 χ^2 检验的检验效能高。另外,对于显性遗传模式与隐性遗传模式,我们可把遗传模式的信息利用到 χ^2 检验中去。由于杂合子基因型的外显率与其中一个纯合子基因型的外显率相同,则基因型分布表格中的杂合子所在列可合并到相应的纯合子列中去,再进行 χ^2 检验,自然地,这种 χ^2 检验的检验效能也比基于基因型的 χ^2 检验的检验效能高。

若标记位点与疾病相关联,且高风险等位基因为 A,基因型中含高风险等位基因的数目越多,则越倾向为病人。基因型 aa, Aa, AA 高风险等位基因的数目分别为 0,1,2,则通常外显率满足 $f_{AA} \geq f_{Aa} \geq f_{aa}$,且至少有一个不等号成立。基于这点,常用于剂量 - 反应关系分析中的 Cochran-Armitage 趋势检验也广泛用于病例 - 对照设计关联分析中。数据形式类似表 30 - 3,根据基因型中高风险等位基因的数目,基因型 $aa, Aa,$ AA 也可用 0,1,2 表示,见表 30 - 4。

表 30 - 4　病例组与对照组的基因型分布

组别	风险等位基因数目			合计
	0	**1**	**2**	
病例组	r_0	r_1	r_2	R
对照组	s_0	s_1	s_2	S
合计	n_0	n_1	n_2	N

Cochran-Armitage 趋势检验的检验统计量

$$Z = \frac{\sum_{i=0}^{2} t_i (Sr_i - Rs_i)}{\sqrt{\dfrac{RS}{N} \left[\sum_{i=0}^{2} t_i^2 n_i (N - n_i) - 2 \sum_{i=0}^{1} \sum_{j=i}^{2} t_i t_j n_i n_j \right]}} \overset{H_0}{\sim} N(0,1) \tag{30-8}$$

或

$$\chi_{CA}^2 = Z^2 \overset{H_0}{\sim} \chi_1^2 \tag{30-9}$$

其中 t_i 为事先给定的权重值,权重根据实际问题中剂量 – 反应程度的趋势而定,如给定 $(t_0, t_1, t_2) = (0, 1, 2)$,此时的趋势即为线性趋势。在表 30 – 4 的遗传关联性分析中,对不同的遗传模式,可设置不同的 t_i 值,如显性、加性、隐性可分别设为 $(t_0, t_1, t_2) = (0, 1, 1)(0, 1, 2),(0, 0, 1)$。在零假设即无关联时,$Z$ 与 χ_{CA}^2 近似服从标准正态分布于自由度为 1 的 χ^2 分布。可以计算,在 $(t_0, t_1, t_2) = (0, 1, 2)$,即线性趋势检验统计量

$$Z = \frac{\sqrt{N} [N(r_1 + 2r_2) - R(n_1 + 2n_2)]}{\sqrt{RS [N(n_1 + 4n_2) - (n_1 + 2n_2)^2]}} \tag{30-10}$$

对表 30 – 2 的数据进行线性趋势检验,得 $Z = 3.128, P = 0.0018$。

30.3.2　含有协变量的关联分析

对于这种病例对照研究形式的基因型数据,若要在模型中考虑或控制协变量的影响,可用分层 χ^2 检验或 logistic 回归。分层 χ^2 检验适用于协变量为分类变量,且分层变量不宜太多。更常用的是采用 logistic 回归模型,关于此模型的详细介绍请参看第 20 章。

类似 χ^2 检验,logistic 回归也相应有基于基因型的模型、基于等位基因的模型,这两种模型的区别体现在给基因型的编码不同。在基于基因型的模型中,基因型看成无序分类变量,即要用两个哑变量的编码(0, 0),(1, 0),(0, 1)对应三种基因型 mm, Mm, MM;在基于等位基因的模型中,基因型看成有序分类变量,即等级变量,基因型 mm, Mm, MM 分别编码成 0,1,2。

$$\ln \left(\frac{\pi_i}{1 - \pi_i} \right) = \begin{cases} \beta_0 + \beta_M Z_{(M)i} + \sum_j \gamma_j X_{ij}, & \text{allele-based model} \\ \beta_0 + \beta_{Mm} Z_{(Mm)i} + \beta_{MM} Z_{(MM)i} + \sum_j \gamma_j X_{ij}, & \text{genotype-based model} \end{cases} \tag{30-11}$$

其中 $\pi_i = P(Y_i = 1)$ 为个体 i 有病的概率,X_{ij} 为个体 i 的第 j 个协变量,Z_i 为个体 i 的标记位点的基因型编码,见表 30 – 5。

表 30 – 5　标记位点的基因型编码

个体 i 的基因型	基于等位基因的模型	基于基因型的模型	
	$Z_{(M)i}$	$Z_{(Mm)i}$	$Z_{(MM)i}$
mm	0	0	0
Mm	1	1	0
MM	2	0	1

基于等位基因的模型即对应加性或乘积遗传模式,基于基因型的模型即对应一般遗传模式。另外,当等位基因 M 相对于 m 显性,呈现显性遗传模式时,基因型 mm, Mm, MM 分别编码成 0,1,1;呈现隐性遗传模式时,基因型 mm, Mm, MM 分别编码成 0,0,1。

单个标记位点的 logistic 模型可推广到多个位点情形,当这些位点位于同一条染色体上,且连锁不平衡程度较强时,可采用基于单体型的模型。

30.3.3 全基因组关联分析

人类的基因组存在差异,如 SNP、插入、缺失、拷贝数变异(copy number variation,CNV)等,这些差异可能导致个体表型的改变。全基因组关联研究(genome-wide association study,GWAS)是利用高通量基因分型技术,检测全基因组范围的遗传变异与可观测的性状之间的遗传关联的一种策略。GWAS 可以一次性检测到数以万计的 SNP 信息或 CNV,可对未知信息的基因进行定位探索。相比仅仅限于对已知的候选基因进行分析探索的候选基因分析,GWAS 是对全基因组范围内的所有位点进行关联分析,因此其拥有更广泛的关联信息,GWAS 更有可能找到与性状真正关联的基因,不再受到预先假设的候选基因的限制。

GWAS 数据具有高维度、高噪声的特点,由于测序的费用,样本含量通常小于变量数目。在对数据进行除噪、质量控制等预处理后,GWAS 分析通常采用两阶段方法。第一阶段,首先对每一个 SNP 进行关联分析,筛选出一些与疾病具有较强关联的 SNP,然后在第二阶段对目标群体扩大样本含量进行验证。

GWAS 最常见的方法基于病例对照设计,比较对照组和病例组的数以万计的覆盖全基因组范围的 SNP 分布是否存在差异。对每一个 SNP,通过前面提到的 χ^2 检验、Cochran-Armitage 趋势检验或 logistic 回归每个位点的 p 值,把这些位点所在染色体上的位置作为横坐标,p 值对应的 $-\log_{10} p$ 为纵坐标,可绘制 Manhattan 图,如图 30-5。

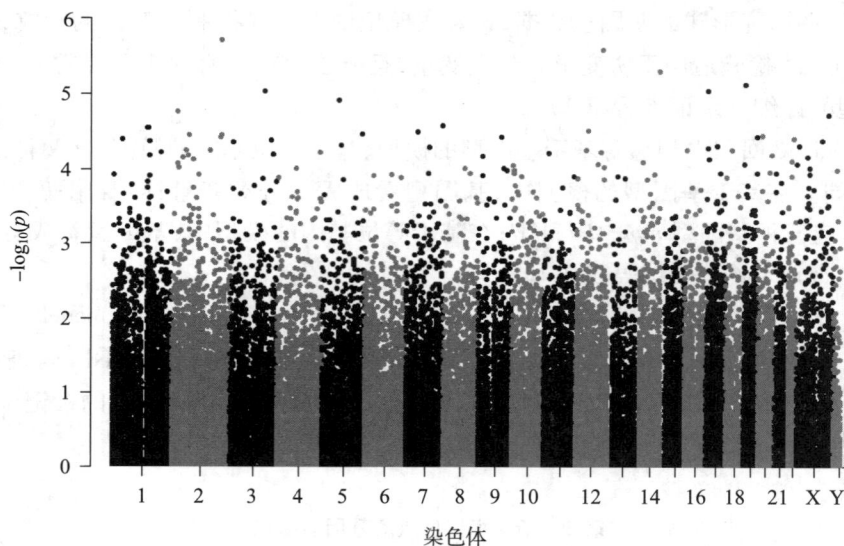

图 30-5 **Manhattan** 图

成千上万次的单位点关联分析这种多重检验(multiple tests),会引起的第一类错误扩大,在 GWAS 中,常用的校正方案有:控制假发现率(false discovery rate)法,置换法(permutation)等,详情请参看有关文献。通过这些方案,得到校正后的 p 值,然后通过设定 p 阈值,筛选出相应的关联位点。若筛选后得到的 SNP 位点数目仍然很多,可考虑进一步的变量筛选方案,如针对高维数据分析的 LASSO-logistic 方法。

30.3.4 群体结构分析

由于存在群体结构,不同的亚群的基因型频率可能不同,基于病例-对照的候选基因关联分析或 GWAS 研究,其阳性结果有可能是因为不同分层人群(stratified populations)混杂在一起造成的虚假联系。因此,在进行群体关联分析时,常需要事先进行群体结构分析,并校正群体结构对关联分析的影响。下面主要介绍

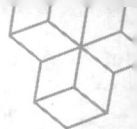

GWAS 中常用的膨胀因子校正法与基于主成分或多维标度法的降维法。

（1）膨胀因子校正法　常用的关联分析基于等位基因的 Pearson χ^2 检验、Cochran-Armitage 趋势 χ^2 检验，当群体结构存在时，这些检验统计量 T_i 在零假设成立时服从 $\lambda \chi^2$ 分布（自由度为1），其中 λ 为膨胀因子。λ 可通过数据进行估计，对于一批非关联的位点（对应的零假设成立），则这些位点的检验统计量都服从 $\lambda \chi^2$ 分布，理论上的中位数应为 $0.454\,9\lambda$，可用样本中位数来估计，因此，$\hat{\lambda} = median(T_i)/0.454\,9$。所有位点的检验统计量相应校正为

$$T_i^n = \frac{T_i}{\hat{\lambda}} \tag{30-12}$$

它们在零假设成立时服从自由度为1的 χ^2 分布。

（2）主成分分析　对于 n 个个体在 M 个 SNP 位点的基因型数据，令 G_{is} 为第 s 个 SNP 的基因型编码，取值为 0，1，或 2（代表高风险等位基因的数目）。经典的主成分分析是以变量为分析对象，但这里的主成分分析以个体为分析对象。首先对基因型数据 G_{is} 进行标准化，得到 X_{is}

$$X_{is} = \frac{G_{is} - \bar{G}_s}{\sqrt{2\hat{p}_s(1-\hat{p}_s)}}$$

其中 $\bar{G}_s = \frac{1}{2n}\sum_{i=1}^{n}G_{is}$，$\hat{p}_s = \frac{1}{2n}\sum_{i=1}^{n}\left[I(G_{is}=1)+2I(G_{is}=2)\right] = \frac{1}{2n}\sum_{i=1}^{n}G_{is} = \frac{1}{2}\bar{G}_s$ 为第 s 个 SNP 的高风险等位基因的频率估计，然后对标化数据 $\{X_{is}\}$，计算这 n 个个体之间的 $n \times n$ 协方差矩阵 $\psi = [\psi_{ij}]$，

$$\psi_{ij} = \frac{1}{M}\sum_{s=1}^{M}X_{is}X_{js} = \frac{1}{M}\sum_{s=1}^{M}\frac{(G_{is}-\bar{G}_s)(G_{js}-\bar{G}_s)}{\bar{G}_s(1-\bar{G}_s/2)}$$

根据主成分分析的思想，对此矩阵进行特征分解，得到特征值与特征向量，主成分分析的原理与计算请参看第 24 章。特征向量揭示了群体结构，选择特征值大的几个特征向量，得到相应的主成分。在后续的关联分析中，把它们作为协变量进行校正。

（3）多维标度（multidimensional scaling，MDS）法　是一种在低维空间展示"距离"数据结构的多元数据分析技术，也称为主坐标分析（principal coordinate analysis，PCoA）。多维标度法的原理：当 n 个对象中各对对象之间的相似性（或距离）给定时，确定这些对象在低维空间中的表示，并使其尽可能与原先的相似性（或距离）"大体匹配"，使得由降维所引起的变形达到最小，经典多维尺度变换是基于欧氏距离假设的。

首先利用各位点的编码数值化的基因型数据，计算 n 个个体之间的 $n \times n$ 亲缘关系（欧氏距离）矩阵 $D = [d_{ij}]$，令 $A = [a_{ij}] = [-d_{ij}^2/2]$，对 A 进行双向中心化，得到 $B = [b_{ij}] = [a_{ij} - \bar{a}_{i.} - \bar{a}_{.j} + \bar{a}_{..}]$，对此矩阵进行特征分解，得到特征值与特征向量，选择特征值大的 k 个特征向量，它们构成了相对低维的空间，计算 n 个个体在此低维空间里的 $\tilde{X} = [\tilde{x}_{ij}]_{n \times k}$。在后续的关联分析中，把它们作为协变量进行校正。

30.4　家系关联分析

30.4.1　传递不平衡检验

群体关联分析的缺点是：混杂因素的影响很难控制，阳性结果可能由混杂因素造成，如不同分层人群混杂在一起造成的虚假联系。为了克服不同分层人群混杂的影响，相应产生了基于家庭的病例－对照研究方法，如传递不平衡检验（transmission disequilibrium tests，TDT）。

假设确定了 n 个患病的子女，他们分别来自 n 个不同的家庭。在这 n 个家庭中，父母将有 $4n$ 个标记基因，其中 $2n$ 个传递给了下一代，另外 $2n$ 个没有传递。若标记位点在疾病位点的附近，且疾病等位基因源于

最近的一次基因突变,那么,与疾病等位基因相关联的标记等位基因将以更高的频率出现在患病的个体中(相对于正常个体而言),这个关联的标记等位基因相对于另一个标记等位基因的不平衡传递表明了标记位点和疾病位点之间存在连锁与关联。因此,它的统计表格通常整理为表 30-6 的传递/未传递的交叉分类格式。这种格式相当于匹配设计的病例-对照研究数据格式。

表 30-6   n 个患病个体的 2n 个亲代传递和没有传递标记等位基因 M 和 m 的数目

传递的等位基因	没有传递的等位基因		合计
	M	m	
M	n_{11}	n_{12}	n_{1+}
m	n_{21}	n_{22}	n_{2+}
合计	n_{+1}	n_{+2}	$2n$

注意到在表 30-6 中 n_{11},n_{22} 为纯合子亲代数目,传递与未传递的是同一等位基因;而 n_{12} 代表在标记位点上基因型为 Mm,传递给后代 M、而没有传递 m 的杂合子亲代的数目;n_{21} 代表在标记位点上基因型为 Mm,传递给后代 m、而没有传递 M 的杂合子亲代的数目。故 Spielman 等(1993)(Spielman 和 Ewen 1996)提出的传递不平衡检验(TDT)认为:当 n_{12} 与 n_{21} 相差太悬殊时,便有理由认为标记位点和疾病位点之间存在连锁与关联。Spielman 提出的传递不平衡检验即为配对四格表的 McNemar χ^2 检验

$$\chi^2 = \frac{(n_{12} - n_{21})^2}{n_{12} + n_{21}} \tag{30-13}$$

其零假设为不连锁或连锁平衡,当拒绝零假设时,认为连锁与连锁不平衡同时成立。因此,传递不平衡检验可同时检验连锁与连锁不平衡。

例 30-4   为了探讨 IgA 肾病与 Megsin 基因的关系,收集了 155 个患病个体及双亲的家系数据(父,母,一个患病子代的家系数据称为 trios 数据)。数据由中山大学遗传教研室提供,数据见表 30-7。

表 30-7   155 个 trios 数据的基因型

父母基因型	患病子女基因型		
	CC	CT	TT
CC × CC	19		
CC × CT	4	4	
CC × TT		7	
CT × CC	36	30	
CT × CT	15	15	6
CT × TT		10	7
TT × TT			2

若对案例的数据(表 30-7)采用传递不平衡检验,则需要根据表 30-7 的数据,整理成传递/未传递的交叉分类表格,见表 30-8。

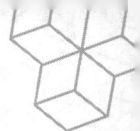

表 30 – 8 310 个父母传递和没有传递标记等位基因的数目

传递的等位基因	没有传递的等位基因		合计
	C	**T**	
C	119	95	214
T	68	28	96
合计	187	123	310

$$\chi^2 = \frac{(95 - 68)^2}{95 + 68} = 4.472, P = 0.034$$

按 0.05 的检验水准,拒绝零假设,认为标记位点和疾病位点之间存在连锁与关联。

由 Spielman R. S. (1993) 提出的 TDT 已经由最初的最简单的双等位基因情形推广到复等位基因情形(Spielman R. S.,1996;Sham P. C.,1995)。传递不平衡检验需收集 trios 家系数据,每一个家系中受累子代的亲代(父或母)提供了一个传递的等位基因和一个没有传递的等位基因,因此,当要考察的位点有 m 个等位基因时,N 个 trios 的传递不平衡检验可以整理成表 30 – 9。

表 30 – 9 N 个受累子代的 $2N$ 个亲代传递和没有传递标记等位基因数目

传递的等位基因	没有传递的等位基因				合计
	1	**2**	⋯	**m**	
1	n_{11}	n_{12}	⋯	n_{1m}	n_{1+}
2	n_{21}	n_{22}	⋯	n_{2m}	n_{2+}
⋮	⋮	⋮	⋮	⋮	⋮
m	n_{m1}	n_{m2}	⋯	n_{mm}	n_{m+}
合计	n_{+1}	n_{+2}	⋯	n_{+m}	$2N$

这里 n_{ij} 表示基因型为 ij 的亲代(其中传递的等位基因是 i,未传递的等位基因是 j)的个数。Sham(1995)指出,通过检验表 30 – 9 数据的对称性,可以检验疾病位点与标记位点之间是否存在连锁不平衡。对称性检验统计量为

$$T_s = \sum_{i < j} \frac{(n_{ij} - n_{ji})^2}{n_{ij} + n_{ji}} \tag{30 – 14}$$

当零假设成立时,T_s 近似服从自由度为 $m(m-1)/2$ 的 χ^2 分布。特别地,当 $m = 2$ 时,T_s 退化为 Spielman (1993)最初提出的用于两等位基因传递不平衡的 McNemar 检验统计量。

例 30 – 5 Stegmann 等研究神经管缺陷(neural tube defect,NTD)与亚甲基四氢叶酸还原酶(*MTHFR*)基因的关系,收集了 77 个核心家系,数据见表 30 – 10。

表 30 – 10 77 个受累子代的 154 个父母的传递模式

传递的等位基因	没有传递的等位基因			合计
	1	**2**	**3**	
1	9	17	22	48
2	18	20	13	51
3	19	23	13	55
合计	46	60	48	154

$$T_s = \sum_{i<j} \frac{(n_{ij}-n_{ji})^2}{n_{ij}+n_{ji}} = \frac{(18-17)^2}{18+17} + \frac{(22-19)^2}{22+19} + \frac{(23-13)^2}{23+13} = 3.026$$

自由度 $=3$，查得 $P=0.388$。因此尚不能认为 NTD 病与 *MTHFR* 基因有关联。

30.4.2　家系关联分析

传统的 TDT 检验适用于 case-parents 这样的家系数据，但对于晚发型疾病，病人的父母可能在诊断时死亡，从而缺乏父母基因分型信息，有的情况下，家系中还有兄弟姐妹等同胞(siblings)的信息。因此，Martin 等人(2000)结合 TDT 与 sib-TDT，提出了家系不平衡检验(pedigree disequilibrium test，PDT)，对每个家系，把它分割成 case-parents 与不一致同胞对(discordant sib pairs)，计算

$$D = \frac{1}{N_T+N_S}\left(\sum_{j=1}^{N_T} X_{T_j} + \sum_{j=1}^{N_s} X_{s_j}\right)$$

其中 N_T, N_S 为此家系中的 case-parents 与不一致同胞对数目，X_{T_j} 为第 j 个 case-parents 传递等位基因 M 的数目与没有传递等位基因 M 的数目之差，X_{s_j} 为第 j 个不一致同胞对中的患病同胞的等位基因 M 的数目与正常同胞的等位基因 M 的数目之差。对 N 个类似家系，可得到 $D_1, D_2, \cdots, D_N$，PDT 检验统计量为

$$T = \frac{\sum_{i=1}^{N} D_i}{\sqrt{\sum_{i=1}^{N} D_i^2}} \tag{30-15}$$

零假设成立时，对于双等位基因的标记位点，它服从自由度为 1 的 χ^2 分布。

针对一般的家系结构数据，Lake 等人(2000)提出了一种比较通用的家系关联分析方法(family-based association test，FBAT)，设 T_{ij} 为第 i 个家系中第 j 个个体的性状值，X_{ij} 为第 i 个家系中第 j 个个体的标记位点的基因型编码，令

$$S = \sum_{i=1}^{N}\sum_{j} T_{ij}X_{ij}, T = [S-E(S)][\text{Var}(S)]^{-1}[S-E(S)] \tag{30-16}$$

零假设成立时，对于双等位基因的标记位点，FBAT 检验统计量 T 服从自由度为 1 的 χ^2 分布。上述表达式中 S 的期望 $E(S)$ 与方差 $\text{Var}(S)$ 计算很繁琐，可直接运行 FBAT 软件进行分析。

30.5　结果报告

遗传关联分析结果应该包括如下内容：
（1）确定分析用的标记位点，其多态性类型及其在染色体的位置。
（2）分析目的与具体采用的方法，如病例对照分析，TDT 检验。
（3）常常采用一个表格将分析的结果进行总结归纳。如 TDT 的传递/未传递表格与 χ^2 值，P 值。
下面一段中英文是对例 30-4 分析结果的简要总结。

为了探讨 IgA 肾病与位于 3′区域 Megsin 基因上的 C2180T 位点关系，共收集了 155 个患病个体及双亲这样的 trios 家系数据(表 30-7)。

To detect the association between immunoglobulin A(IgA)nephropathy and marker C2180T located in the 3' untranslated region(UTR)in Megsin gene，151 case-parent trios were collected and entered into analysis(Table 30-7).

根据表 30-7 中的数据，我们可整理出传递/未传递的等位基因频数分布，见表 30-8。

According to the data from Table 30-7，the transmitted/non-transmitted allele frequency for TDT analy-

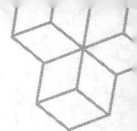

$$\chi^2 = \frac{(95-68)^2}{95+68} = 4.472, \quad P = 0.034$$

按 0.05 的检验水准,拒绝零假设,认为标记位点和疾病位点之间存在关联。

sis are showed in Table 30 – 8.

$$\chi^2 = \frac{(95-68)^2}{95+68} = 4.472, \quad P = 0.034$$

The results show that there is association between the marker C2180T and IgA nephropathy.

30.6 案例辨析

为了研究糖尿病与标记位点 L 的关系,某研究者进行病例 – 对照研究,共 640 例。数据见表 30 – 11。

表 30 –11 299 例病例与 341 例对照的性别及基因型频数分布

组别	男			女		
	MM,Mm	mm	合计	MM,Mm	mm	合计
病例组	43	36	79	165	55	220
对照组	53	47	100	130	111	241
合计	96	83	179	295	166	461

对于该资料研究者首先分析病例组与对照组的性别构成是否有差异,用 χ^2 检验

$$\chi^2 = \sum \frac{(O-E)^2}{E} = 0.667, \nu = 1, P = 0.414$$

因此,可认为病例组与对照组的性别构成无差异,两组性别均衡。因此,下面只考虑基因型对疾病的影响,合并表 30 – 11 中的男女性别相应的基因型数据,得表 30 – 12。

表 30 –12 299 例病例与 341 例对照的基因型频数分布

组别	基因型		合计
	MM,Mm	mm	
病例组	208	91	299
对照组	183	158	341
合计	96	83	179

仍采用 χ^2 检验,得

$$\chi^2 = \sum \frac{(O-E)^2}{E} = 16.943, \nu = 1, P = 0.000$$

因此,按 0.05 的检验水准,可认为位点 L 与糖尿病关联。请讨论:该资料的分析方法是否合适?为什么?

30.7 电脑实验

实验 30 –1 H – W 平衡检验

利用例 30 – 1 的数据检验在调查群体中血管紧张素转化酶位点的基因型分布是否符合 H – W 平衡。学会利用式(30 – 1)~(30 – 3),采用 Excel 检验 H – W 平衡。

实验 30 - 2 利用例 30 - 4 的数据作 TDT 分析

学会调用 SPSS 的列联表分析,进行 TDT 分析。

30.8 常见疑问与小结

30.8.1 常见疑问

（1）连锁与连锁不平衡有何区别?

连锁与连锁不平衡是有联系而又不同的两个概念。连锁不平衡是指等位基因间的关联性,涉及等位基因间的性质,而连锁是指位点间的性质,并且一定包括标记位点的全部等位基因。连锁是产生关联的一个原因,但关联并不完全由连锁而造成。关联通常反映了分子标记与性状功能突变之间在统计学上的非独立性（连锁不平衡）,但并不一定意味着因果关系。

（2）怎样进行模型选择?

对于同一个数据集,分析待选位点与疾病的关联,有基于等位基因的模型、显性、隐性或一般的基于基因型的模型,如何合理选择? 可以采用通用的统计方法进行模型选择,如基于 AIC 或 BIC 准则选择 AIC 或 BIC 值最小模型,作为"最佳"模型。AIC 或 BIC 指标由两部分相加得到,一部分为（ - 2）* lnL（模型的对数似然函数值）,反映了模型对训练集的拟合能力,其值越小,拟合程度越高,模型相对越复杂,模型对外部数据的泛化能力相对越低;另一部分为对模型复杂度的惩罚项,用以提升模型对外部数据的泛化能力。

（3）基于群体与家系的关联分析各有什么优缺点?

基于群体与家系的关联分析都是非常有用的工具,但都有各自的优缺点。

群体关联分析通常采用病例 - 对照研究,分析方法简单。但病例组与对照组的等位基因频率差异的阳性结果可能是由混杂因素产生,如由于两组在种族、性别比例、年龄结构所造成,因此选择合适的正常对照样本很关键。在进行关联分析之前,通常需要对群体结构进行分析。

用于家系的 TDT 方法有一个优点,即它只需要有患病子代及父母的数据,不需要多代或多个兄弟姐妹的数据。TDT 法以及由它而衍生的别的方法可以用来检测特定的候选基因与复杂性状的关联关系,而且其结果不受群体混杂或分层的影响。虽然 TDT 法对群体混合的分析相当有力,但是基因型与环境的相互作用、群体的分化、上位效应等诸多因素单独或共同作用往往可使不同群体的 TDT 的分析结果不一致。

30.8.2 小结

本章首先给出了遗传统计的一些基本术语:基因（gene）,基因座（locus）,染色体（chromosome）,多态性（polymorphism）,等位基因（allele）,表型（phenotype）,遗传标记（marker）,单体型（haplotype）,Hardy-Weinberg 平衡（Hardy-Weinberg equilibrium）,遗传模式（hereditary mode）:显性（dominant）,隐性（recessive）,加性（additive）,乘积（multiplicative）,外显率（penetrance）,连锁（linkage）,连锁不平衡（linkage disequilibrium,LD）。然后主要介绍了连锁不平衡的检验,单体型块与 tagSNP 的构建。

遗传关联分析主要包括基于群体的病例对照研究与家系数据的关联分析方法。采用病例对照研究的统计分析方法,如 χ^2 检验与 logistic 回归模型;病例 - 对照设计的 GWAS,群体结构分析与校正。家系关联分析方法,如 TDT,PDT,FBAT。TDT 针对 case-parents 家系数据,比较传递组与非传递组的等位基因的差异,采用匹配设计的 McNemar χ^2 检验,能有效克服群体分层等混杂因素的影响。

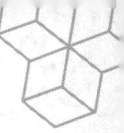

💡 思考与练习

一、思考题

1. Hardy-Weinberg 平衡和连锁平衡分别指的是什么？

2. 对例 30 - 2，能否直接对表 30 - 1 的列联表数据进行 Pearson χ^2 检验来说明两位点的连锁不平衡？

3. 在采用病例对照研究的关联分析中，对于已知遗传模式的疾病，我们可把遗传模式的信息利用到 χ^2 检验中或 logistic 回归中，试问遗传模式分别为显性、隐性、乘积模式时，如何把这些信息加入到 logistic 回归模型中？

二、计算题

1. 设 a、b 为某一位点的两个等位基因，现有基因型 aa、ab 和 bb 的比例分别为（0.25,0.10,0.65）、（0.30,0,0.70）和（0,0.60,0.40）的三个群体。试求这些群体随机婚配情形下第二代的基因型比例。

2. 检验下列群体的 aa、ab 和 bb 基因型分布是否符合 H - W 平衡，并且计算这些群体在平衡条件下的基因型比例。群体 1：（50,0,50）；群体 2：（36,15,49）；群体 3：（9,10,81）；群体 4：（45,45,10）。

3. 验证具有双等位基因的两个位点的连锁不平衡系数 r 为 Pearson 相关系数。

4. 验证用来检验连锁不平衡的式（30 - 6）中的 χ^2 检验统计量 $\chi^2 = ND^2/(p_{1+}p_{2+}p_{+1}p_{+2})$ 即为 Pearson χ^2 统计量。

（李彩霞）

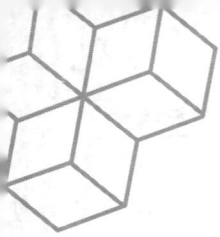

31 生物信息统计

随着近十几年分子生物学技术,如基因芯片技术、第二代测序技术、质谱和色谱技术、蛋白质相互作用检测技术、药物筛选技术等的快速发展,产生了越来越多的生物医学大数据,现代生命科学和医学研究已经进入到高通量、大规模的组学研究时代。生物信息学正是随着人类基因组计划的启动而兴起的一门新兴交叉学科,涉及生物学、统计学和计算机科学等,是在生命科学的研究中,以计算机为工具对生物信息进行储存、检索和分析的科学。生物信息学是当今生命科学和自然科学的重大前沿领域之一,也是 21 世纪自然科学的核心领域和最具活力的领域之一。第 30 章介绍的 GWAS 研究是统计分析技术应用于生物信息研究的典型范例,本章将从基因芯片技术和高通量测序技术产生的基因表达数据入手,进一步介绍如何从统计学的角度思考和解决生物信息学问题。

31.1　概述

基因组被视为细胞的原始蓝图。一个基因要产生作用,它首先根据需要表达的蛋白质,转录成 mRNA。这个过程称为基因表达。当需要更多的某种类型的蛋白,就转录更多对应的 mRNA。因此,细胞中 mRNA 的丰度反映了相应基因的表达水平。有时候,我们简单地称之为基因的表达。

对于一个生物体,细胞包含的基因组信息是相同的,但不同的组织及其在不同的发育阶段,其基因表达是存在差异的。一个特定的组织,同时表达的基因只占总量的 1/3 左右。只有在细胞中执行一些基本功能的基因才会在所有细胞中表达,这些基因称为管家基因(housekeeping genes)。另一方面,许多基因显示出不同的组织特异的表达模式。这就意味着它们能在一类细胞中高表达而在其他细胞中低表达或不表达。在一个多细胞组成的生物体内,不同的细胞类型在不同的时间表达不同的基因,表达量也有所不同。细胞功能的实现就是通过基因表达调控程序实现的。

因此,研究所有基因的表达水平无疑是非常有意义的。对所有转录本的研究称为转录组学。基因芯片技术(microarray)和转录组测序技术(RNA-Seq)是当前转录组学研究的两个核心技术。这些技术能同时测量成千上万个基因的 mRNA 丰度。因为 mRNA 会很快降解,通常将其反转录为互补的 DNA(cDNA)再进行研究。

31.1.1　基因芯片技术

基因芯片是 20 世纪 90 年代中期发展起来的一项技术,它以玻璃片、硅片为载体,在单位面积上高密度地排列大量的核酸片段,即探针(probe)。基于基因杂交检测原理,将荧光染色标记的靶分子(靶核酸序列)添加到芯片平台,使之与芯片上的探针分子进行杂交反应,然后把芯片上未互补结合的靶分子片段洗去,通过激光共聚焦扫描检测出与芯片探针结合的靶分子的荧光强度,进而推断样品中各种基因的表达量,从而获得基因在各种生理或病理过程中(如代谢、应激、癌变和发育等)的表达情况。由于基因表达量受光学噪声、非特异性杂交等影响,实验过程需要同时获得这些变异来源的数据,不同的厂商一般采用各自的技术平台。最常用的两种技术平台为斯坦福大学 Brown 和 Botstein 实验室首先开发的双色荧光 cDNA 芯片和 Affymetrix 公司的高密度寡核苷酸芯片。

cDNA 基因芯片技术的实验流程见图 31 – 1。一个 cDNA 芯片实验包含两个成对的 mRNA 样本,其中一个是试验样本,另一个是对照样本。两个样本首先被反转录为 cDNA,并采用不同的荧光染料进行标记,通常使用的是红色荧光染料 Cyanine 5(简称 Cy5)和绿色荧光染料 Cyanine 3(简称 Cy3);然后等比例混合杂交到芯片探针上。竞争性杂交完成后,芯片上每个位置的荧光染色信号可以被单独地采用共聚焦扫描检测出来,基片上探针位置外的局部背景噪声信号也会被检测出来;而每个位置背景信号校正的红色荧光强度与绿色荧光强度之比则可作为对应核苷酸序列的相对丰度指标。

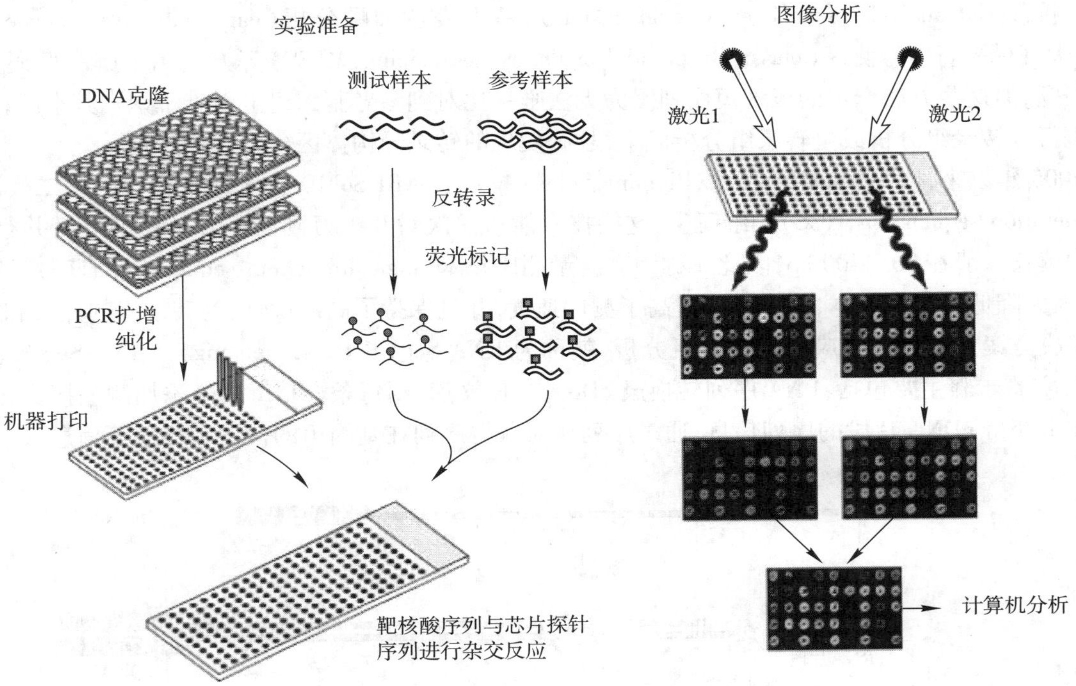

图 31 – 1   cDNA 基因芯片技术的实验流程图

Affymetrix 高密度寡核苷酸芯片杂交实验过程与 cDNA 芯片实验大致相同。不同的是,Affymetrix 基因芯片上分布着更高密度的、长度较短的寡核苷酸探针,每个芯片实验只包含一个样本。由于探针序列的长度较短(通常由 25 个碱基组成),采用多个探针表示一个基因可以提高实验的特异性。Affymetrix 芯片通常采用 11 ~ 20 个探针对来表示一个基因(图 31 – 2),这些探针对称为一个探针组(probe set)。每个探针对都包含一个全配探针(perfect match,PM)和一个错配探针(mismatch,MM),两者序列只在正中间那个碱基不同,其余均一致。其中,全配探针用于检测靶向基因的特异性杂交信号,而错配探针则用于检测非特异性杂交信号。

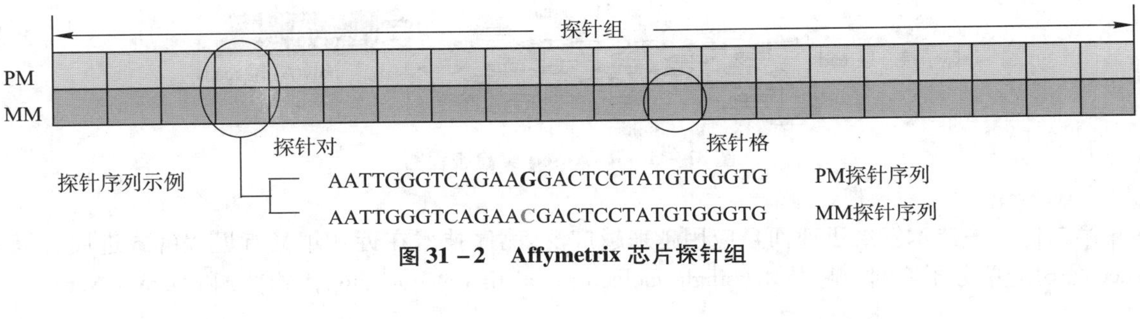

图 31 – 2   Affymetrix 芯片探针组

　　基因芯片技术在基因表达谱分析中存在多种限制,包括:只能检测芯片表面事先订制探针序列对应的基因表达、交叉杂交导致背景噪声较高、由背景和信号饱和引起的检测范围有限,以及难于进行不同实验间基因表达水平的比较等。于是,科学家们转向直接确定 cDNA 序列并对其进行定量分析。

31.1.2　高通量测序技术

　　20 世纪 90 年代初,Sanger 法用于 cDNA 或表达序列标签(expression sequence tag,EST)文库的测序,但这种测序方法通量比较低,而且一般无法进行定量。于是,基于 Sanger 测序法,科学家们相继发展了基因表达系列分析(serial analysis of gene expression,SAGE)、基因表达加帽分析(cap analysis of gene expression,CAGE)、大规模平行信号测序(massively parallel signature sequencing,MPSS)等方法用于解决低通量及表达谱定量问题,但这些方法产生的很多短序列因为无法唯一比对到参考基因组上而难于识别其来源,同时也存在不能进行全转录组分析或全转录组分析成本很高、发现的转录异构体区分度低等问题。

　　自 2005 年以来,以 Roche 454 技术、Illumina Solexa 技术和 ABI SoLiD 技术等为代表的第二代测序技术(next generation sequencing,NGS)相继诞生,这些技术能够一次对几十万到几百万条序列进行并行测序,每次测序的读长一般在 30～400 bp,因此又称为高通量测序技术(high-throughput sequencing,HTS)。NGS 技术的出现,大大降低了测序成本,同时大幅提高了测序速度,并且保持了高准确性,为转录组的比对和定量提供了新的解决方案。NGS 技术应用于转录组分析,就称为 RNA-Seq(RNA sequencing)。RNA-Seq 实验流程见图 31-3,实验步骤主要包括:RNA 序列转换成 cDNA 片段文库;给每条 cDNA 片段添加测序接头;采用高通量测序技术获得 cDNA 片段的序列信息;通过序列比对获得序列在基因组的位置和类型等信息。

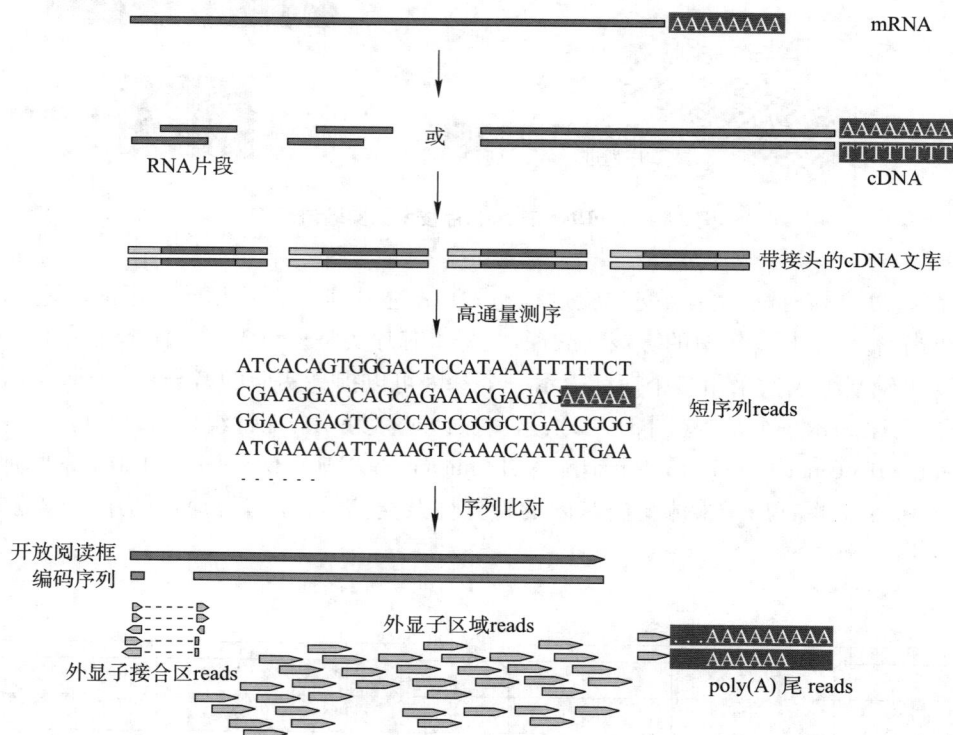

图 31-3　RNA-Seq 实验流程图

　　尽管第二代测序技术发展迅速而且应用越来越广泛,测序技术在近几年又有里程碑式进展。以 Pacific Bioscience 公司的单分子实时测序技术(single-molecule real-time sequencing,SMRT)和 Oxford Nanopore Tech-

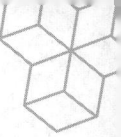

nologies 公司纳米孔测序技术(nanopore sequencing)为代表的第三代测序技术(third generation sequencing)在 2012 年以后相继出现。与前两代相比,他们最大的特点就是单分子测序,测序前无需进行 PCR 扩增。但无论是采用第二代测序还是第三代测序进行基因表达谱分析,其实都是全体采样细胞基因表达水平的平均,为了进行单个细胞的转录组分析,近年来,人们进一步提出了单细胞 RNA 测序技术(single-cell RNA sequencing,scRNA-seq)。可以说,基因表达谱分析始终处于技术变革的最前沿。

31.2　生物信息数据的预处理

31.2.1　基因芯片数据预处理

基因芯片表达谱数据来源于图像信号,一般要经过背景校正、标准化、表达值估计等预处理才能进一步分析其中的生物学信号。背景校正的目的是去除样本非特异性杂交对基因表达强度的影响;标准化可以对整个芯片的亮度以及影响表达强度的其他因素进行校正,降低芯片间非生物学信号产生的变异;Affymetrix 芯片由多个探针共同表示一个基因,所以需要对这些探针信号强度进行汇总以获得基因的表达值估计。对于每个步骤,可用的统计方法已经比较完善,这里介绍 Irizarry 等人(2003)推荐的 Affymetrix 芯片预处理的 RMA(robust multichip average)方法。

考虑到 MM 探针也能检测到特异性杂交信号等问题,Irizarry 等人(2003)推荐仅使用 PM 探针强度进行分析。首先进行背景校正,对于第 n 个探针组,第 i 个芯片第 j 个探针的信号强度 PM_{ijn} 可看成是背景信号和生物学信号的叠加,即

$$PM_{ijn} = bg_{ijn} + s_{ijn}, i = 1, \cdots, I; j = 1, \cdots, J; n = 1, \cdots, N$$

其中,bg_{ijn} 表示光学噪声和非特异杂交引起的背景信号,服从正态分布 $N(\mu_i, \sigma_i^2)$,而 s_{ijn} 表示真实的生物学信号,服从指数分布 $Exp(\lambda_i)$。背景校正的信号强度 s_{ijn} 再进行分位数标准化(quantile normalization),使芯片间数据可比,即假定每个芯片的信号强度服从相同的经验分布,这样标准化后的芯片信号强度分布的 QQ 图将落在经过原点和 I 维向量 $\left(\dfrac{1}{\sqrt{I}}, \cdots, \dfrac{1}{\sqrt{I}}\right)$ 的直线上。进一步,标准化后的信号强度需要进行基因水平的表达值估计。对于第 n 个探针组,RMA 方法将背景校正、分位数标准化且对数转换后的 PM 信号强度 Y_{ijn} 表示成一个线性可加模型,即

$$Y_{ijn} = a_{in} + \beta_{jn} + \varepsilon_{ijn}$$

其中,a_{in} 表示第 i 个芯片的对数表达水平,β_{jn} 表示探针效应,ε_{ijn} 表示均值为 0 的独立同分布的误差项。为了保证模型的可识别性,增加约束性条件 $\sum_j \beta_{jn}^2 = 1$。通过模型拟合,我们可以获得芯片上每个基因表达水平的估计 $\hat{\alpha}_{in}$。

例 31-1　Irizarry 等人(2003)采用一组稀释实验来说明 RMA 方法的有效性,实验样本来自人体肝组织(A)和中枢神经系统的细胞系(B),分别以不同浓度的样本与 Affymetrix 公司的人类 HG-U95A 芯片杂交,其中包含 20μg 和 10μg 肝组织或神经系统细胞系 cRNA 的 4 个样本,可通过 R 软件的 affydata 包获得,这些样本分别标记为 20A、20B、10A 和 10B。电脑实验 31-1 给出了 RMA 方法的实现过程,图 31-4 展示了这些样本背景校正、分位数标准化前后 PM 探针对数信号强度的分布变化,上半部图中

$$M = \log_2(PM_{20A}) - \log_2(PM_{10A})$$

$$A = \frac{\log_2(PM_{20A}) + \log_2(PM_{10A})}{2}$$

称为 MA 图;下半部图是各样本 $\log_2(PM)$ 分布的箱式图。

图 31-4 左上半部显示,数据预处理前,浓度相差一倍的人体肝组织样本之间(即 20A vs. 10A)存在信

号强度"差异", M 值偏离 0 水平线较远,存在可疑的离群点,同时也显示了稀释效应产生的信号强度偏移;图 31-4 右上部图显示,经过预处理后, M 值分布在 0 水平线附近,离群点减少或消失,说明背景信号和稀释效应得到了纠正。图 31-4 下半部图显示,4 个样本的信号强度分布相似,离群点减少或消失,说明背景信号和稀释效应得到了纠正。

预处理前: MA 图   预处理后: MA 图

预处理前: $\log_2(PM)$ 预处理后: $\log_2(PM)$

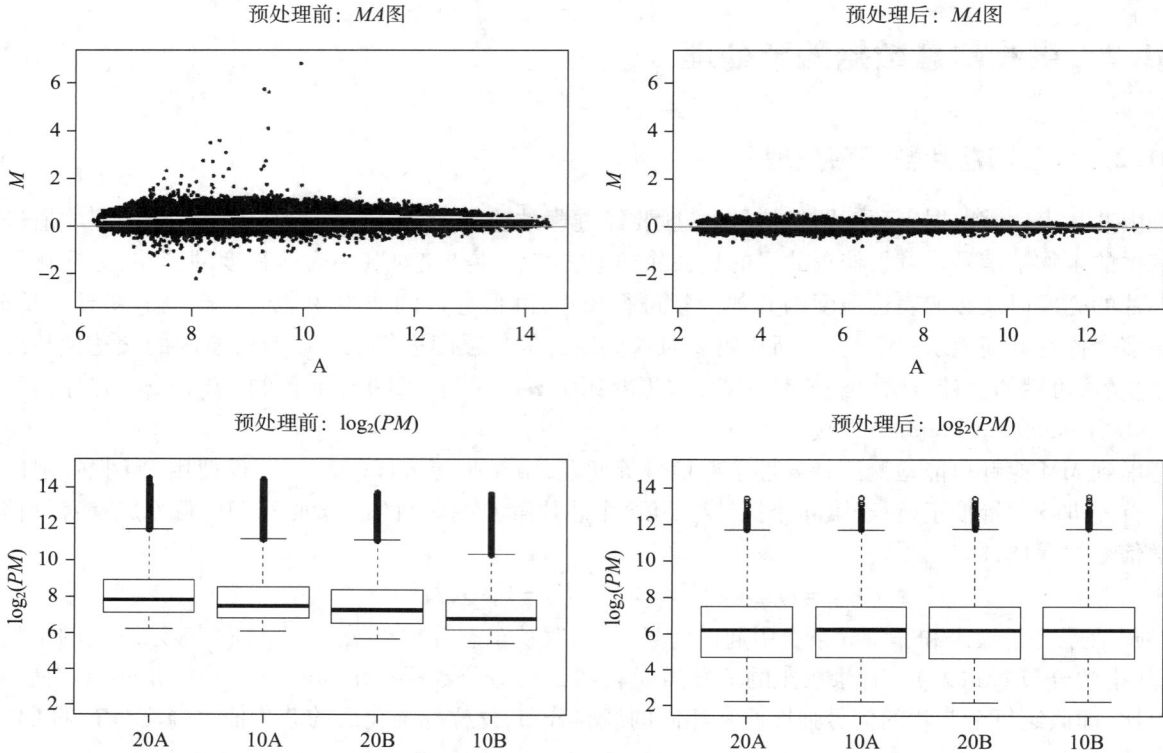

图 31-4   Affymetrix 芯片 RMA 方法预处理前后信号强度的变化

31.2.2   RNA-Seq 数据预处理

借助高通量测序技术,人们可以在事先不知道序列内容的情况下,获得整个转录本的序列信息,这些序列数据本质上也是由荧光图像信号转换而来。依赖于研究设计和测序平台(如 Illumina 公司的 HighSeq 2500),我们可以获得大量 RNA 的短片段(如 100 bp)序列,每一条这样的序列就称为一条"read"。原始的测序数据除包含样本序列外,还可能包含测序实验的引物或接头,序列 3′端或 5′端可能含有部分低质量数据,还可能包含一些环境或试剂污染数据,因此,测序数据质量评价和质量控制是分析必不可少的过程。FASTQC 和 MultiQC 是常用的质量评价工具,而质量控制常用 Trim Galore、Trimmomatic、NGSQC Toolkit 和 PRINSEQ 等软件。接着,要知道小片段"reads"是什么,起什么作用,通常用 BWA、SOAP2、Bowtie2 等比对工具将之比对到已知的参考基因组(如人类参考基因组),了解其确切位置,从而知道这些数据来源于哪个基因,这个过程称之为"序列比对"(sequence alignment or sequence mapping)。根据每个基因包含的"reads"数的多少,我们可以对基因的表达水平进行定量分析。

最简单的基因表达定量方法是采用 HTSeq-count 或 featureCounts 等计数工具根据 reads 比对到的基因进行分类计数。但是,这种计数方法还受基因长度、测序量以及测序偏倚等因素影响,因此,这样获得的表达水平不能在样本间进行直接比较。为此,需要对计数进行标准化处理,以尽可能去除基因长度和测序量的影响。RPKM(reads per kilobase per million reads)及在其基础上衍生的其他统计量,如 FPKM(fragments per kilobase per million reads），是目前常见的用于表示基因表达水平的统计量。RPKM 代表每百万条 reads 中来自某基因每千碱基长度的 reads 数：

$$\text{RPKM} = \frac{\text{total gene reads}}{\text{mapped reads}(\text{millions}) \times \text{gene length}(\text{kilobase})}$$

31.3　生物信息数据分析方法

数字图像信号经过预处理转化为可以进一步分析的基因表达水平，这些数据可用矩阵形式表示（如图 31 – 5），矩阵的第 i 行表示第 i 个基因，第 j 列对应第 j 个实验条件（或样品），矩阵的每个元素 x_{ij} 表示基因 i 在实验条件（或样品）j 中的表达水平。

Condition / Gene	C_1	C_2	$\cdots$	C_j	$\cdots$	C_n
G_1	x_{11}	x_{12}	$\cdots$	x_{1j}	$\cdots$	x_{1n}
G_2	x_{21}	x_{22}	$\cdots$	x_{2j}	$\cdots$	x_{2n}
$\vdots$				$\vdots$		
G_i	x_{i1}	x_{i2}	$\cdots$	x_{ij}	$\cdots$	x_{in}
$\vdots$				$\vdots$		
G_m	x_{m1}	x_{m2}	$\cdots$	x_{mj}	$\cdots$	x_{mn}

图 31 – 5　基因表达谱的矩阵存储形式

31.3.1　差异表达基因的识别

基因表达谱数据分析中，生物学或临床上关注的往往是不同的实验组之间有哪些基因存在差异表达。作为一个假设检验问题，差异表达基因的筛选通常基于统计检验 P 值的大小。如果检验统计量是连续的，则在零假设下 P 值服从 $[0,1]$ 上的均匀分布。因此，若 P 值比较小（如 $P < 0.05$），则我们有理由拒绝零假设。根据研究设计的不同和数据分布的特点，我们可以采用成组比较或配对比较的参数或非参数方法进行分析，这里介绍置换检验（permutation test）和针对基因芯片数据发展的 SAM（significance analysis of microarrays）方法。

置换检验的原理是：根据研究问题构建检验统计量，并利用当前样本，按排列组合的原理，产生检验统计量的理论抽样分布，若难以获得确切的理论分布，则采用模拟抽样技术获得其近似分布；再求从该分布获得当前样本及更极端样本的概率（即 P 值）进行统计推断。下面以成组两样本均数比较的置换检验为例，介绍其实施步骤：

（1）确定假设检验问题。$H_0: \mu_1 = \mu_2$；$H_1: \mu_1 \neq \mu_2$；$\alpha = 0.05$。

（2）构建检验统计量 D。置换检验构建检验统计量的优势是可以根据检验问题确定，无需考虑其理论抽样分布。这里，令 $D = X_1 - X_2$ 并计算当前样本的统计量 D_{obs}。

（3）产生经验抽样分布。在假设 H_0 成立的条件下，通过模拟获得 D 的经验分布。这里，假设 H_0 成立，即两样本来自同一总体，则在样本含量不变的情况下，对该样本的任一随机分组，得到的新样本也是总体的两个随机样本，称为一个置换样本（permutation sample），并可以据此获得该样本的检验统计量 D；重复获得 k（如 $k = 20\ 000$）个置换样本，并同时获得 k 个验统计量 D 的数值，从而产生 D 的经验抽样分布。

（4）计算 P 值，作出推断。令

$$P = P(|D| \geq |D_{\text{obs}}|) = \frac{\text{number of } |D| \geq |D_{\text{obs}}|}{k}$$

若 P 小于给定的 α,便可拒绝零假设;否则,尚不能下结论。

例 31 - 2　为研究不同亚型白血病病人基因表达谱的差异,Chiaretti 等人(2004)进行了一项包含 128 例急性淋巴细胞白血病(acute lymphoblastic leukemia, ALL)患者的 Affymetrix 芯片实验研究。该研究 37 例 BCR/ABL 亚型病人和 42 例 NEG 亚型病人基因"34893_at"的对数表达水平的估计值见表 31 - 1,为比较该基因的表达水平在两个亚型间是否存在差异,我们采用置换检验进行比较。

表 31 - 1　ALL 研究两个亚型"34893_at"基因表达水平估计

ALL 分型					$\log_2$(表达水平)					
BCR/ABL	8.68	7.67	8.14	8.46	7.66	7.14	7.29	8.11	8.08	7.43
	7.51	7.66	7.84	7.80	8.30	8.35	8.03	7.93	7.31	7.70
	7.20	7.52	7.27	6.52	7.76	7.15	7.10	7.43	7.87	7.64
	8.0l	7.40	7.97	7.77	9.06	7.43	8.00			
NEG	6.80	7.96	7.73	7.76	7.54	8.05	8.17	7.75	7.38	7.98
	7.52	6.77	7.56	7.79	7.05	7.19	7.69	6.79	7.77	6.39
	7.76	5.82	7.63	7.27	8.09	6.38	7.64	7.35	7.05	7.74
	7.43	7.64	7.27	7.53	7.08	8.56	6.97	7.05	8.19	7.84
	7.32	6.86								

由表 31 - 1,$\bar{x}_1 = 7.74$,$s_1 = 0.49$;$\bar{x}_2 = 7.43$,$s_2 = 0.54$。

构建两样本均数之差作为考察统计量 D,则 $D_{obs} = \bar{x}_1 - \bar{x}_2 = 7.74 - 7.43 = 0.31$。

用 R 计算不同重复抽样次数下的 P 值,即 $P(|D| \geq 0.31)$,P 值随重复抽样次数变化的结果见图 31 - 6。

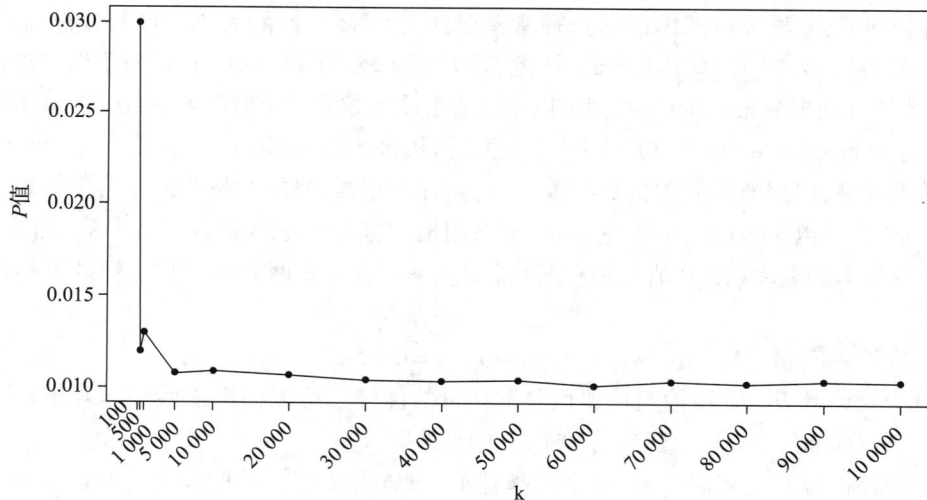

图 31 - 6　置换检验不同重复抽样次数下样本均值比较结果

从模拟结果来看,k 较少时,P 值波动幅度较大;随着 k 的增加,P 值的波动幅度逐渐变小,且当模拟次数 k 达到 20 000 次及以上时,P 值渐趋稳定,并最终稳定在 0.010 4 附近。

同时对成千上万个基因进行统计检验,存在统计学上称之为"多重比较"(multiple comparison)的问题。此时,一个直接的解决方法是控制累积第一类错误率,常用的做法是对第一类错误进行 Bonferroni 校正,比如

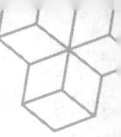

我们在 α 水平上同时进行 m 次比较,则单次统计检验拒绝零假设的界值调整为 α/m。但是,这种方法在差异表达基因筛选时往往比较保守。Benjamini 和 Hochberg 提供了一个折中的解决方案,即控制假发现率(false discovery rate,FDR),它是通过控制"错误拒绝零假设"的个数占"所有被拒绝零假设"的比例的期望值实现的。

例 31 - 3　在对 ALL 的研究中,以 37 例 BCR/ABL 亚型病人和 42 例 NEG 亚型病人为研究对象,为了了解测得的 2 391 个基因的表达水平在两组病人间有哪些是存在差异表达的,采用置换检验进行组间基因表达水平比较,为控制累积第一类错误,$\alpha = 0.05$,进行 Bonferroni 校正,校正后的第一类错误界值为 0.05/2 391 = 0.000 02,这样筛选出 14 个基因;如果我们改为控制 FDR,并将界值设定为 0.05,则会筛选出 108 个基因(参见电脑实验 31 - 2),可见 Bonferroni 校正方法要比 FDR 方法保守。

出于实验成本、样本获取困难等原因,很多基因芯片实验每个实验条件仅包含很少的重复样本,因此,很难获得各基因表达水平稳定可靠的方差估计。研究人员考虑使用所有基因的表达水平信息来估计这些方差,从而发展了很多建立在类似 t 统计量基础上的检验方法,SAM 方法就是其中一种。该方法首先计算每个基因 i 的组间表达水平相对差异:

$$d_i = \frac{\bar{x}_{i1} - \bar{x}_{i2}}{s_i + s_0}$$

理论上 d_i 的分布独立于基因的表达水平。通过在分母上添加一个小的正常量 s_0,可修正低表达丰度情况下 s_i 较小的问题。s_0 值通过窗口法确定,以使 d_i 值的变异系数最小。为了确定哪些基因组间表达水平差异存在统计学意义,依据置换检验的原理,产生 d_i 的理论抽样分布,估计各基因组间表达水平差异的 FDR 值,最后通过调整 FDR 值的大小得到差异表达的基因。

31.3.2　聚类和分类

从基因表达谱中找出差异表达基因只是表达谱数据分析的第一步,通过基因表达模式分析,发掘已知和未知的基因功能模块,进一步研究基因的共调控网络,是更高层次的研究目标。根据对所研究的基因表达规律和实验分组是否了解,可将分析方法分为有监督学习方法(supervised learning)和无监督学习方法(unsupervised learning)。前者根据特定样本或基因的已知生物学信息对表达谱建立分类器,进而对各基因进行功能分类和预测;后者通过计算和比较表达谱各基因统计学距离,对相似样本或基因进行聚类。本书不同章节对常用的分类方法都有详细描述,如第 22 章的线性判别与决策树,第 32 章的人工神经网络和支持向量机;第 23 章对常用的聚类分析也已作详细介绍,这里仅介绍基因表达谱分析中常用的双向聚类方法。

基因表达数据具有双向(基因方向或条件方向)关联性,传统的聚类方法只能在单一方向上对基因或条件/样品进行聚类,找出基因表达矩阵的全局信息,而大量的生物学信息可能隐藏在局部。为了更好地在数据矩阵中搜索局部信息,人们提出双向聚类的概念(图 31 - 7)。双向聚类(two-way clustering or bi-clustering)是同时查找具有强相似性的基因子集和条件(或样品)子集的一类方法。

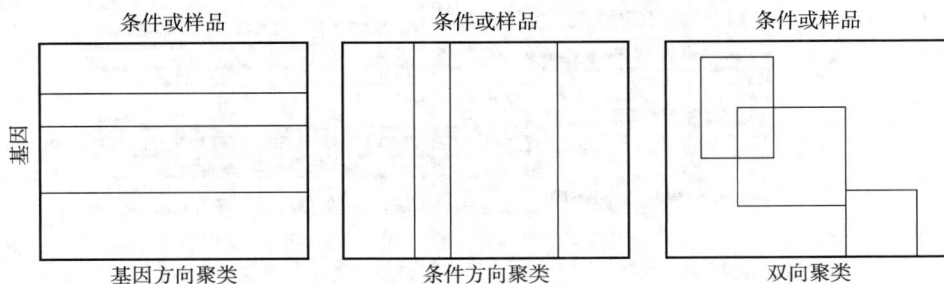

图 31 - 7　双向聚类的基本思想

最简单的双向聚类方法是对基因或条件/样品分别聚类,然后将之汇总在一起展示。复杂一点的方法是引入特定的标准,并使用迭代算法使该标准达到最优。Lazzeroni 和 Owen(2002)提出一种双向可加模型,称为格子模型(plaid model)。假设有 K 个双向类,则格子模型可以表示为:

$$x_{ij} = \mu_0 + \sum_{k=1}^{K} \rho_{ik}\theta_{jk}(\mu_k + a_{ik} + b_{jk}),$$

其中,$\rho_{ik} \in \{0,1\}$ 表示基因所属双向类,$\theta_{jk} \in \{0,1\}$ 表示条件(或样品)所属双向类,μ_0 表示基因表达的基线值,a_{ik} 表示基因效应值,b_{jk} 表示条件效应值。格子模型通过最小化误差获得各参数的估计。进一步,Turner 等人(2003)采用迭代算法,自动选取最优的双向类数目 K,从而减少了对 K 先验认识的依赖。

例 31-4 在对 ALL 的研究中,以 10 例 ALL1/AF4 病人和 5 例 E2A/PBX1 病人为研究对象,从所有 12 625 个探针集里挑选至少有一组的平均表达值超过 100 而且两样本 t 检验 P 值小于 0.000 2 的 81 个基因进行聚类分析,图 31-8 展示了基因方向系统聚类、样本方向系统聚类及格子模型方法的双向聚类分析获得的热图。可见,双向聚类方法更容易发现基因表达模式的特点。

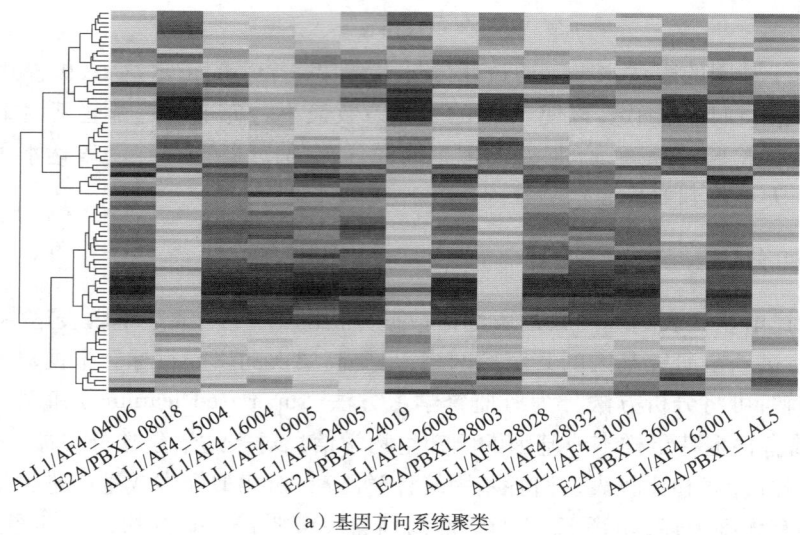

(a)基因方向系统聚类

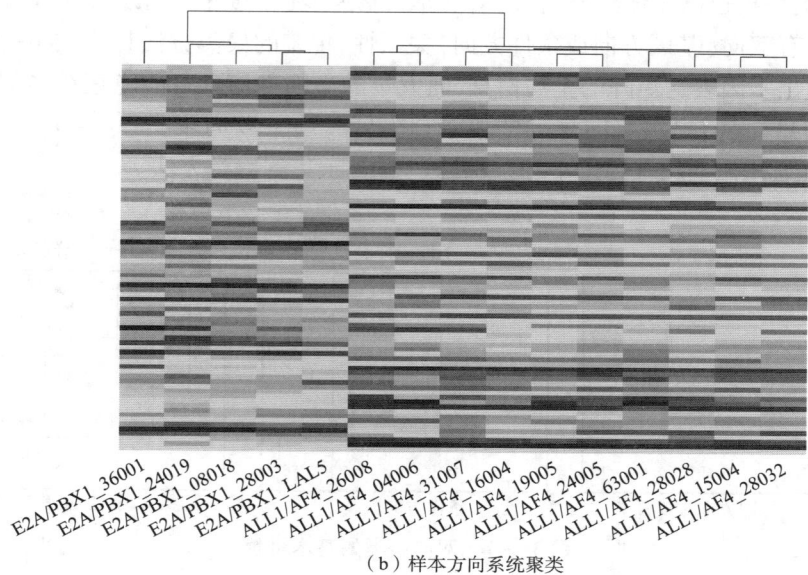

(b)样本方向系统聚类

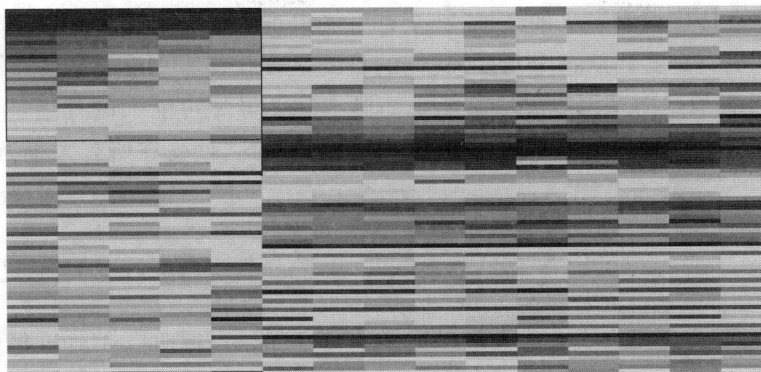

（c）基于格子模型的双向聚类

图 31 - 8　ALL 研究 ALL1/AF4 和 E2A/PBX1 两亚组病人基因表达聚类结果

31.3.3　降维

基因表达谱数据通常包含成千上万个基因,每个基因的表达水平又包括多个重复样本,这对我们传统的数据可视化技术提出了挑战。如果我们能够在二维,至多三维的空间进行数据作图,就更容易把握数据之间的关系,从而对数据有更好的直观了解,因此我们需要用到一些降维的方法,如多维标度(multidimensional scaling,MDS)、主成分分析(principle component analysis,PCA)和奇异值分解(singular value decomposition,SVD)等。表达谱分析的 MDS 方法十分重要,这里作进一步说明。

假定我们在一个高维空间中给定了样本点之间的距离(如相关系数),多维标度方法可以在低维空间(如二维空间)查找一组数据点的代表,这些数据点将尽可能地反映数据点间成对的距离关系。以 n 个对象彼此间的距离或不相似度组成的矩阵作为输入数据,MDS 可以将 n 个点在 k 维欧氏空间中展现出来,并且点与点的距离尽可能地"接近"输入矩阵给定的距离。关于如何定义点与点之间的欧氏距离与输入距离之间的"接近"程度,又衍生出很多不同的 MDS 算法。按输入数据(即距离或不相似度)测量尺度的不同,MDS 算法分为度量 MDS 和非度量 MDS。

经典度量 MDS 算法采用最小二乘的方法来定义"接近"程度,并且,可通过对距离的中心化内积阵进行特征分解来求解。经典度量 MDS 算法有一个很好的性质,就是其具有嵌套的维度,换句话说,其三维解($k = 3$)的前两维也是它的二维解($k = 2$)。有两个统计量可用于评价经典度量 MDS 算法的拟合优度:一个是前 k 个大于零的特征值之和占全部特征值的绝对值之和的比例;另一个是前 k 个大于零的特征值之和占全部大于零的特征值之和的比例。至于 k 取多少,即采用多少个维度才能使 MDS 图中的点充分代表输入的距离数据,可以借助碎石图(scree plot)来决定。一个常用的标准是,选取维度 k,使其与维度取 $k + 1$ 或更高时相比,并不会明显改变拟合优度统计量。

非度量 MDS 算法根据损失函数的不同定义也有很多种形式。假定需要寻找 n 个对象的一个 k 维 MDS 关系,我们可以最小化以下损失函数:

$$S^2 = \frac{\sum_{i \neq j} \left[d_{ij} - f(\delta_{ij}) \right]^2}{\sum_{i \neq j} d_{ij}^2}$$

其中,d_{ij} 表示数据点 i 与 j 之间的距离,而 $f(\delta_{ij})$ 表示观测距离 δ_{ij} 的单调变换函数,S 又称为"应力"(stress)函数。对于不同的损失函数,事实上是给距离赋予了不同的相对重要性。在一些情况下,我们可能更希望保留局部的相似性而牺牲部分的远距离关系,而另外的一些情况下,我们可能更希望保留全局的关系而牺牲一些局部的信息。

降维可能得不到有直接生物学意义的结果,甚至有可能很难解释。因此,直接选取观测变异占比大的那部分基因进行分析无疑更有意义。从这个角度,我们的目的是查找样本中变异较大的那部分基因。基因刨须法(gene shaving)通过查找组内基因变异尽可能小而样本间变异尽可能大的几组基因集来获取感兴趣的研究对象。具体地,基因刨须法寻找大小为 k 的一系列基因子集 S_k,使得在所有大小为 k 的基因子集中 $\text{Var}_J\left(\sum_{i \in S_k} x_{iJ}/k\right)$ 最大,其中,

$$\text{Var}_J\left(\frac{1}{k}\sum_{i \in S_k} x_{iJ}\right) = \frac{1}{n}\sum_{j=1}^{n}\left[\frac{1}{k}\sum_{i \in S_k}(x_{iJ} - x_{i.})\right]^2$$

为了获得最优解,我们需要遍历所有大小为 k 的基因子集,这可能相当费时。Hastie 等人(2000)通过查找最优权重向量的方法获得上述函数的近似最优解,极大地提高了计算效率。

31.4　生物信息数据的可视化

数据可视化被认为是探索性数据分析和统计结果展示必不可少的部分,这对于快速、直观地了解拟合优度、数据质量等极其有帮助。高通量的生物学数据给可视化方法提出了许多新的挑战。数据量大,数据维数特别高,在大多数情况下,这些数据还与大量已知的生物学信息紧密相关,如基因表达水平和对应的基因名称、位置和功能等注释信息。

数据可视化方法十分重要,产生统计图形的可视化工具对方法推广的作用不可或缺。本节介绍生物信息学常见的几种统计图形、工具、方法及其生物学解释。

31.4.1　火山图

统计学上,火山图(volcano plot)是从大规模重复数据中快速识别数值变化程度的一类散点图,其 y 轴和 x 轴分别对应统计学意义及统计量改变值,因为它的形状看起来像火山喷发的样子,所以称为火山图。火山图在组学实验数据分析中尤其常见。一个火山图可以将一个统计检验的 P 值跟效应大小放在一起,方便快速识别效应比较大而且有统计学意义的数据点。

图 31-9 用火山图展示了采用置换检验识别 ALL 研究 37 例 BCR/ABL 亚型病人和 42 例 NEG 亚型病人差异表达基因的结果。该图将 P 值和效应大小放在一起展示,其中,x 轴对应每个基因组间信号强度比值的对数,即倍数变化(fold change),代表测量效应大小,y 轴是相应校正 P 值的负对数;黑色的点代表倍数变化 >1 而且 FDR <0.05 的基因。

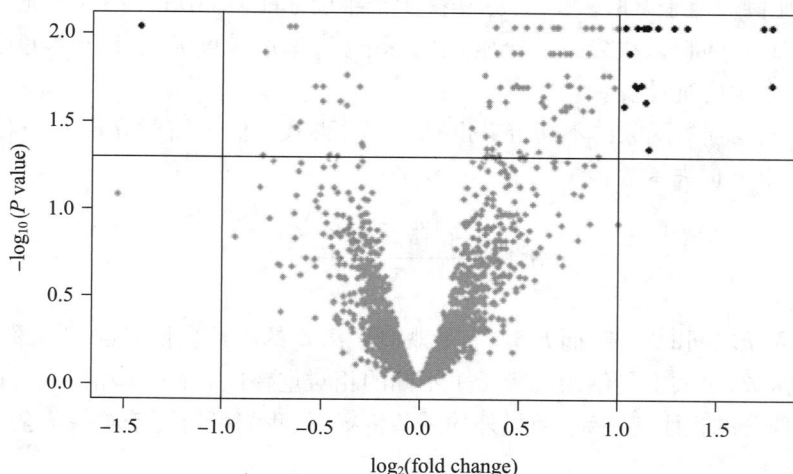

图 31-9　火山图示例

31.4.2 韦恩图

韦恩图(Venn diagram)又称文氏图、逻辑图等,是展示不同集合之间重叠关系的一种图。韦恩图用平面上的点表示集合元素,而用闭合曲线表示集合。通常,一个韦恩图包括多个重叠的闭合曲线,这些闭合曲线一般用圆表示,每个圆就代表一个集合。闭合曲线内的点代表集合元素,而闭合曲线外的点则代表非集合元素,这样就很容易对集合的关系进行可视化展示。

韦恩图在生物信息学数据分析中应用广泛。例如,从图 31 – 9 可以看出,采用倍数变化筛选差异表达基因和采用置换检验筛选得到的结果可能差别很大;每种方法都有各自的优势和劣势,并不能简单地说哪个更好或者更差,而我们筛选差异表达基因的目的可能是采用后续方法进行实验验证等,此时,对筛选结果中假阳性的控制要求比较严格。图 31 – 10 展示了 5 种方法找出来的差异表达基因,这 5 种方法分别是倍数变化、置换检验、两样本 t 检验、秩和检验及 SAM 方法,筛选标准除要求倍数变化 > 2 外,其余方法均要求校正 FDR < 0.05。结果显示,五种方法同时发现的基因有 18 个,对这 18 个基因进行接下来的验证实验,在节约成本的同时,也更可能获得预期的结果。

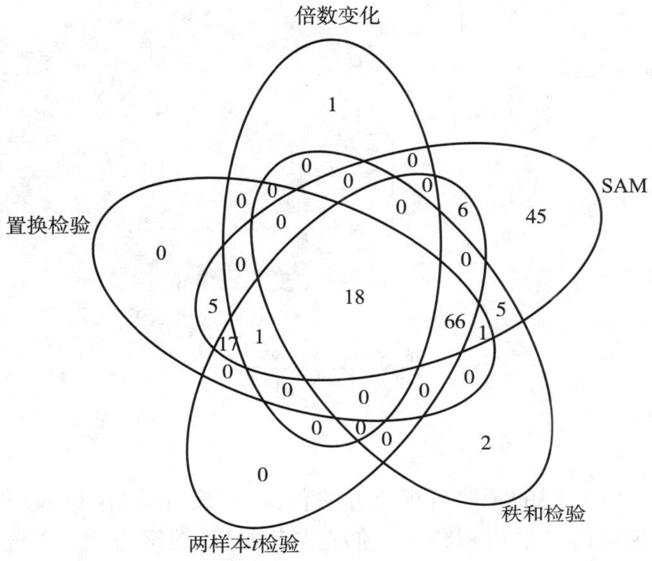

图 31 – 10　韦恩图示例

31.4.3 热图

热图(heat map)或叫伪彩色图(false color image),自出现以来已经有相当长的历史,它通过对行和列的重排及注释来展示数据的结构。Eisen 等人(1998)开始将之应用于微阵列数据,现在它已成为该类数据可视化的标准方法。

热图是一种二维矩阵形式的彩色网格图,其数据也是二维矩阵形式的。图上方形网格的颜色由矩阵数据对应的输入值决定。矩阵的行和列的顺序可以独立地重排。通常,对行和列重排将有助于相似的行和列放在相邻的位置。系统聚类是最常用的排序方法,当然也可以用其他方法。如果采用系统聚类进行排序,习惯地在图上也会展示系统聚类的树图。大多数情况下,图上的部分方形区域具有相对一致的颜色,这样方便我们判断哪些行(通常代表基因)在哪些样品(通常在列显示)中具有相似的表达值。

这里,我们仍以例 31 – 4 数据展示热图的应用效果,如图 31 – 11,它是对基因和条件/样品两个方向分别进行系统聚类获得的双向聚类图,结果显示,ALL1/AF4 和 E2A/PBX1 两个亚组病人间 81 个基因存在明显的表达模式差异,通过这些基因,我们很容易就可以将两个亚组分开。

31.4.4 距离的可视化

大量的统计分析技术(如系统聚类及分类与决策树)会产生诸如树图等反映研究对象之间"距离"远近关系的图形,但实际上,树图不能作为一种数据可视化方法,因为树图未必反映数据之间的结构关系。很多情况下,它们给数据"强加"了一种结构关系,此时,采用这种结构关系去解释观测值是相当危险的。例如,系统聚类建立了一种新的对象之间的距离,这种距离对应树图枝叶之间的路径长度。

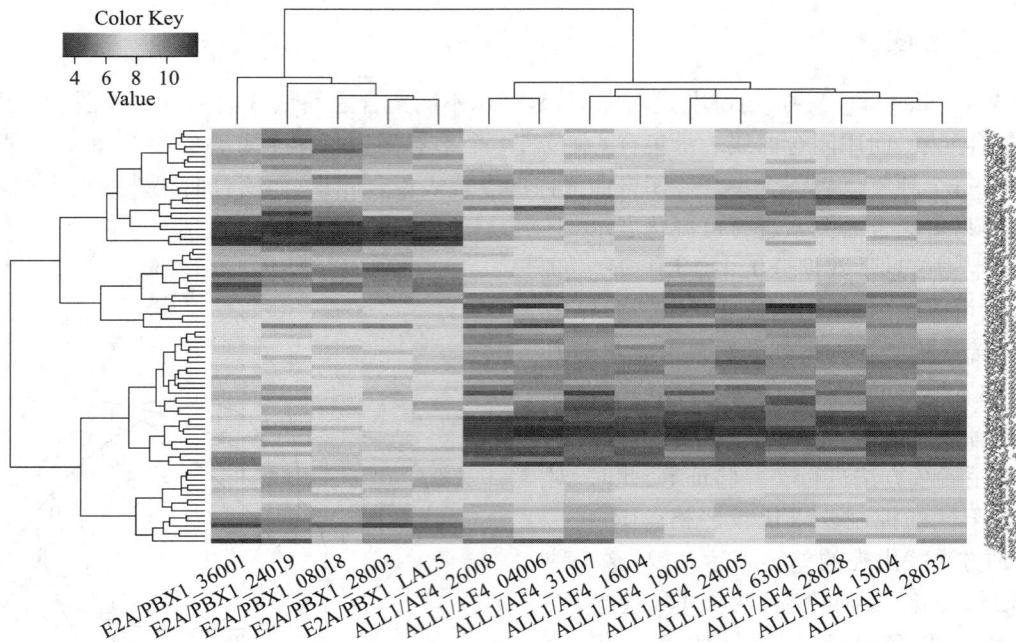

图 31 – 11　热图示例

常用的距离可视化方法包括：主成分分析(PCA)和多维标度(MDS)。这里继续上一节关于 MDS 的介绍说明距离的可视化。我们还是以 ALL 数据为例。首先对样本的基因表达值标准化,然后计算彼此之间的欧氏距离作为样本间相似关系的度量。我们采用三种 MDS 算法来呈现样本数据的距离关系。由于输入数据是基于两样本 t 检验选取的差异表达基因,如图 31 – 12 所示,三种算法均显示数据很好地分成了两组,但也说明了不同的 MDS 算法对相同的样本间距离赋予了不同的相对重要性权重。

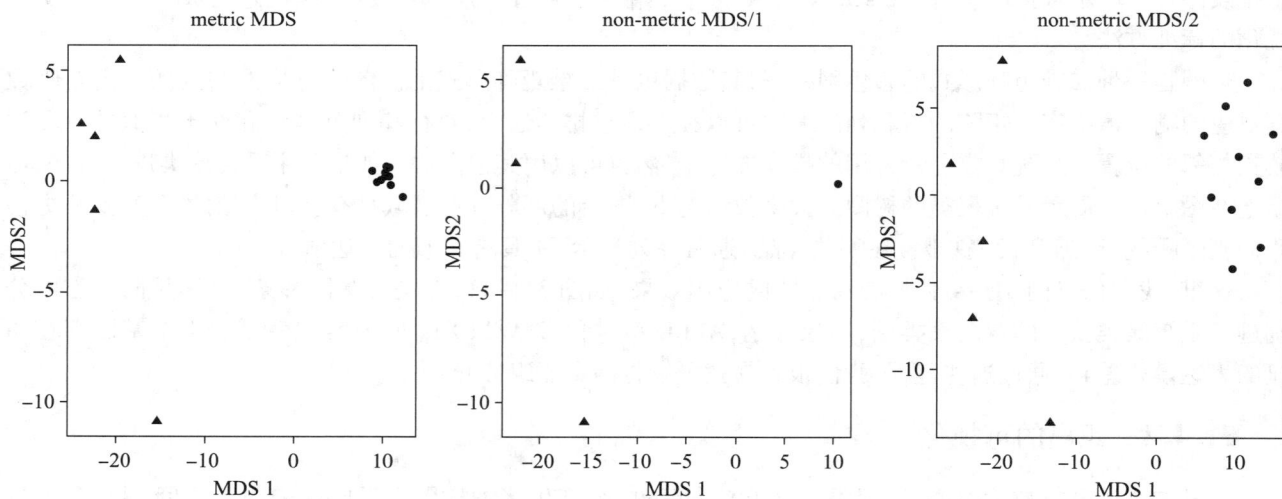

图 31 – 12　MDS 图示例

非度量 MDS 虽然是基于非度量尺度数据的分析方法,但是,当定量尺度的距离阵中的数据不可靠,而距离大小的顺序可靠时,采用非度量方法比度量方法得到的结果更接近实际。

31.4.5 基因组坐标图

与疾病相关的一些遗传缺陷(如缺失或扩增)可能诱导染色体上邻近基因的表达。这促使人们关注染色体上基因表达的位置分布。基因组 DNA 具有双链结构,一条称为有义链(sense strand),另一条称为反义链(anti-sense strand)。每条链上都包含有基因的编码序列,因此,可视化方法也将反映双链上基因的分布情况。

我们仍以 ALL 数据为例展示基因组坐标图。这里,我们的目的是了解 ALL1/AF4 和 NEG 两个亚型病例中差异表达基因的分布。ALL 实验基于 HG-U95Av2 芯片,因此我们首先依据该芯片信息构建芯片上所有基因的位置分布;接着,我们选取两个亚组病人的置换检验 FDR <0.05 识别的 108 个差异表达基因;然后,根据所选基因的位置,将这些基因在基因组分布图上标示出来,基因表达值的大小则通过不同的颜色显示,如图 31 - 13。

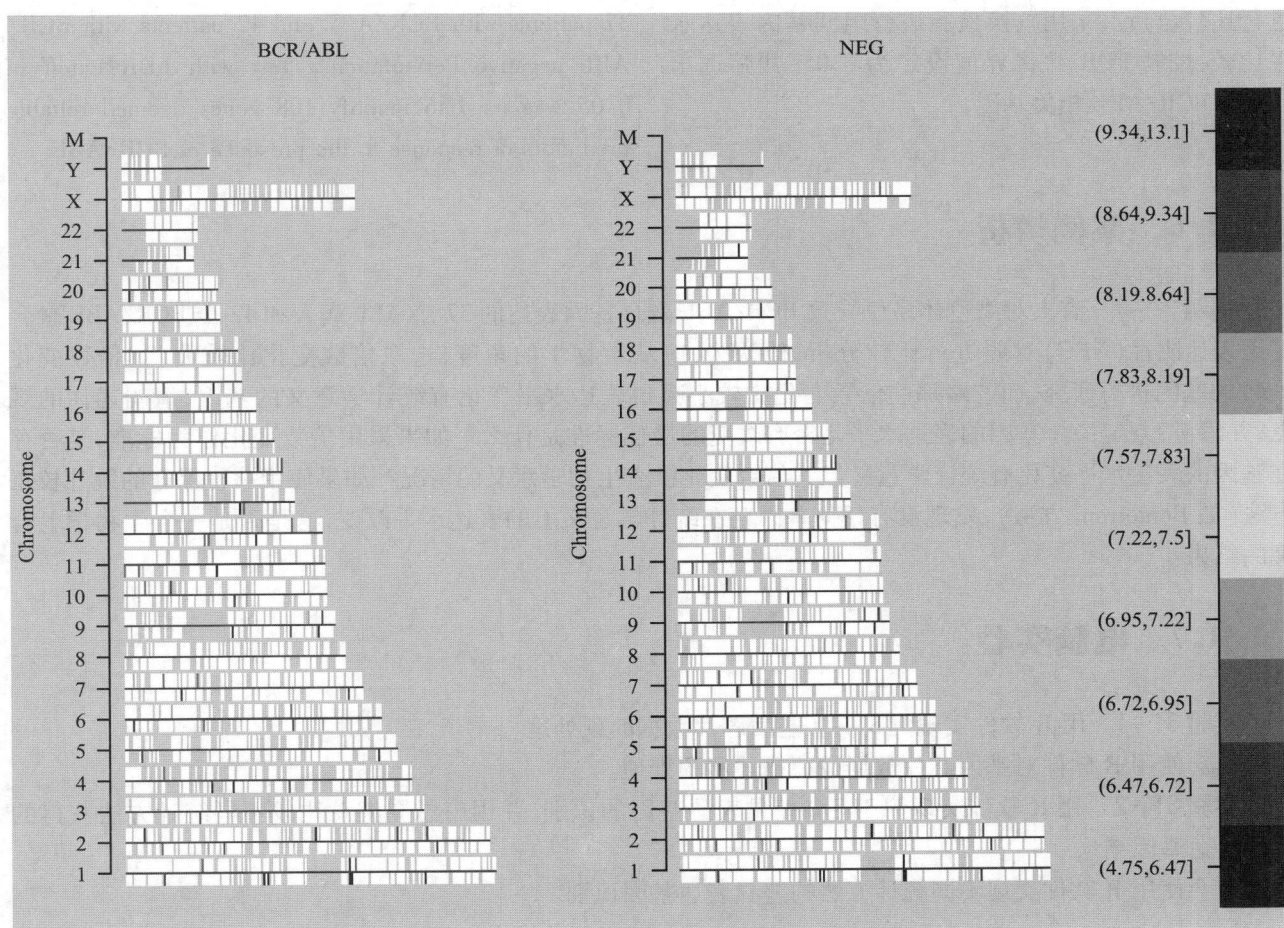

图 31 - 13   人体基因组坐标图示例

除了基因位置信息,典型的基因组实验还可能包含 NCBI、Ensembl 和 UCSC 等公共资源数据库获得的外部注释数据,也可能是其他实验来源的数据,这些都可以根据需要整合在一个基因组坐标图上展示,如环状基因组坐标图(circos plot)等。

31.5　结果报告

基因表达谱分析一般报告如下内容：

（1）研究设计和技术方法。

（2）数据的预处理过程。

（3）依据研究问题采用的统计学分析方法。

（4）统计分析结果（如检验统计量及其 P 值等）。

以下为例 31-3 的结果中英文报告：

为识别 BCR/ABL 基因易位相关基因，我们对获得的 37 个 BCR/ABL 基因易位病人和 42 个 BCR/ABL 基因易位阴性病人的 2 391 个基因的表达水平进行比较分析。采用置换检验进行组间基因表达水平比较，控制 FDR 并将界值设定为 0.05，共筛选出 108 个 BCR/ABL 相关基因。

To identify genes associated with response to the genetic translocation BCR/ABL, we compared expression profiles（total 2 391 genes）of B-lineage ALL from 37 patients with BCR/ABL and 42 patients with BCR/ABL negative. Permutation t test with FDR cutoff of 0.05 was used to identify 108 genes deemed reliable predictors of response to the presence of BCR/ABL.

31.6　案例辨析

案例 31-1　有人对染色体易位导致 BCR/ABL 融合基因表达的 37 个 ALL 病人和 42 个 BCR/ABL 融合基因表达阴性（NEG）对照进行比较分析，他认为，应从生物学的角度，选取倍数变化比较大（如倍数变化 >2）的基因进行研究，而忽略那些倍数变化比较小哪怕表达水平变化有统计学意义的基因，请阐述你的观点，并思考：判定一个基因的表达水平是否有改变的最佳标准是什么？如果采用倍数变化作为标准，是否存在基因的表达水平变化有统计学意义但其倍数变化没有生物学意义的情况？如果使用一种保守的统计校正方法（如 Bonferroni 方法），发现没有任何基因存在统计学意义上的表达水平改变，这是否是一个生物学上合理的结果？

31.7　电脑实验

实验 31-1　用 R 软件实现例 31-1 基因芯片数据的预处理

学会使用 R 软件对基因芯片数据进行描述和预处理。

实验 31-2　用 R 软件实现例 31-2 差异表达基因的识别，并用韦恩图汇总比较不同统计方法获得的差异表达基因结果

学会使用 R 软件实现不同统计方法的差异表达基因识别。

31.8　常见疑问与小结

31.8.1　常见疑问

（1）置换检验与秩和检验相比，哪种方法更容易受异常值的影响？

置换检验和秩和检验都是不依赖于数据分布假设的检验方法，均属于非参数方法。置换检验对原始样

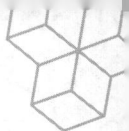

本进行重排,产生检验统计量的理论抽样分布,利用的仍然是样本的数值信息,而秩和检验利用原始数据的秩次分布产生检验统计量。因此,与秩和检验相比,置换检验更容易受异常值影响。

(2) 基因表达谱分析中,基因或条件/样品的聚类可以采用很多不同的方法,得到的结果也不一样,该如何选择?

基因表达谱分析中,如果基因或条件/样品缺乏先验的信息,只是探索性地识别相似的基因表达模式,可以采用无监督学习方法对基因或条件/样品进行聚类;分析中,可用的距离函数非常多,使用不同的距离获得的聚类结果也可能差异比较大,因此,尝试不同的距离函数和聚类过程,并在结果报告中详细描述使用的距离和聚类方法。如果数据存在训练集,可以根据训练数据的聚类效果选取合适的聚类方法;其次,可以从专业角度,结合以前的研究成果(如查阅 GO 数据库等),从是否"合理"的角度确定聚类方法。

31.8.2　小结

本章从生物信息学基因表达谱分析出发,介绍了当前常用的两种表达谱分析技术:基因芯片技术和第二代测序技术的 RNA – Seq 方法。这两种技术产生的表达谱原始数据均为图像信号,因此,我们对相应的图像预处理方法进行了说明和解释。紧接着,针对基因表达谱分析常见的统计学问题,如差异表达分析、基因或样品的聚类和分类以及可视化,进行了详细的介绍。本章对生物信息学中常用统计方法进行了总结,强调从统计学的角度思考和解决生物信息学问题,并对统计方法进行应用性拓展。

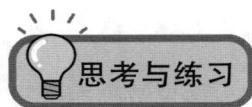

思考与练习

一、思考题

1. 比较基因芯片和 RNA-Seq 检测基因表达谱的优缺点。
2. 基因芯片数据与 RNA-Seq 数据分别要进行哪些预处理?为什么?
3. 简述基因表达谱分析中的常见分析问题与统计学方法。

二、操作练习题

1. 请从 http://www. public. iastate. edu/ ~ dnett/microarray/sam3. 0/下载 Brooks 等人(2009)提供的 cDNA 芯片数据,使用 R 软件 limma 软件包进行如下分析:

(1) 对数据进行预处理。

(2) 选择特征基因。

2. 采用实验 31 – 2 数据,使用 R 软件 Bioconductor 相应程序包完成以下练习:

(1) 两组病人之间在哪些基因上存在差异表达?尝试不同的统计方法,并用韦恩图比较不同方法得到的结果。

(2) 这些差异表达基因分别位于人体基因组的哪些位置?尝试使用基因组坐标图展示相应结果。

(刘　裕　徐　娟　李　霞)

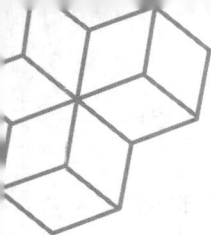

32　数据挖掘

数据挖掘(data mining)是从大量的、不完全的、有噪声的、模糊的、随机的数据中,提取隐含在其中的,人们事先不知道,但具有潜在信息和知识的过程。数据挖掘技术和方法广泛来自人工智能,融合了数学、统计学、计算机技术、机器学习等多门学科,已成为大数据时代的热门技术。

数据挖掘原理通常比较复杂,且算法丰富多样。国际公认的十大经典算法包括 C4.5(构建决策树)、k-Means(用于聚类)、SVM(支持向量机)、Apriori(用于关联规则挖掘)、EM(最大期望算法)、PageRank(用于网页排序)、AdaBoost(一种迭代算法)、kNN(K 近邻算法)、Naive Bayes(朴素贝叶斯)和 CART(分类和回归树)。其他常见数据挖掘方法如线性判别与决策树,参见第 22 章,聚类分析参见第 23 章。限于篇幅,本章仅简要介绍关联规则挖掘、人工神经网络和支持向量机三种数据挖掘方法的基本原理及软件实现。

32.1　关联规则挖掘

关联规则(association rules)主要目的是发现数据中各变量(项集)之间有趣的关联关系,也被称为购物篮分析(market basket analysis),因为"购物篮分析"很贴切地表达了适用该算法情景中的一个子集。美国沃尔玛超市啤酒和尿不湿之间的关联就是关联规则挖掘的一个典型案例。

关联规则技术广泛应用于各个领域,如亚马逊和淘宝商城等网上购物平台会在我们浏览商品时提示"购买此商品的顾客同时也购买了……",这是日常生活中我们接触最多的关联规则应用实例。

例 32 - 1　UCI 数据库是加州大学欧文分校(University of California Irvine)提供的用于算法测试的数据库(http://archive. ics. uci. edu/ml/datasets. html)。某医师下载了其中的乳腺癌复发数据,该数据集收集了 286 例乳腺癌患者的基本信息(表 32 - 1)。该医师拟通过分析这些信息挖掘出对预测乳腺癌复发有意义的关联规则。

表 32 - 1　乳腺癌复发数据变量情况

变量名	变量含义	变量取值
class	乳腺癌是否复发(二分类)	no-recurrence-events, recurrence-events
age	患者年龄(9 个组别)	10~19,20~29,30~39,40~49,50~59,60~69,70~79,80~89,90~99
menopause	绝经期(三分类)	lt40,ge40,premeno
tumor-size	肿瘤大小(12 个组别)	0~4,5~9,10~14,15~19,20~24,25~29,30~34,35~39,40~44,45~49, 50~54,55~59
inv-nodes	受侵淋巴结数(13 个组别)	0~2,3~5,6~8,9~11,12~14,15~17,18~20,21~23,24~26,27~29,30~ 32,33~35,36~39
node-caps	有无结节帽(二分类)	yes,no
deg-malig	恶性肿瘤程度(三分类)	1,2,3
breast	肿块位置(二分类)	left,right
breast-quad	肿块所在象限(5 个组别)	left-up,left-low,right-up,right-low,central
irradiat	是否放疗(二分类)	yes,no

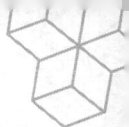

乳腺癌复发(class = recurrence-events)的患者如果通常伴随上述其他情况发生,如肿瘤恶性程度较高(deg-malig = 3),则 deg-malig = 3 与 class = recurrence-events 之间可能构成某种有趣的关联关系。我们会通过一些定量指标来衡量这些关联关系的强度,从而逐步筛选出有实际价值的关联规则。

32.1.1 基本概念

(1) 事务、项和项集　事务(transaction)是资料库或交易数据库(transaction database)中的一条记录或观测。项和项集类似于数学中元素和集合的关系。例如,购物篮中任意一件商品即为一项(item),若干项的集合为项集,项集的大小表示项集中包含的项的数目,如{啤酒,尿布}构成一个二元项集。

(2) 关联规则　关联规则一般记为 $A \Rightarrow B$ 的形式,A 为先决条件(left-hand-side, LHS),B 为相应的关联结果(right-hand-side, RHS),用于表示数据内隐含的关联性。例如购物篮分析中的关联规则尿布→啤酒表示购买了尿布的消费者往往也会购买啤酒。

(3) 支持度、置信度、提升度　关联规则的关联性强度如何,需要由支持度、置信度和提升度三个指标来评价。为更清晰地阐述上述三个概念的含义,我们看一个假想的例子:研究人员收集了 10 000 个患者的患病信息,其中糖尿病患者 1 000 例,动脉粥样硬化患者 2 000 例,高血压患者 500 例,同时患有糖尿病和动脉粥样硬化的患者 800 例,同时患有动脉粥样硬化和高血压的患者 300 例。

支持度(support)是指在所有项集中{A, B}出现的可能性,即项集中同时含有 A 和 B 的概率,

$$\text{support}(A \Rightarrow B) = P(A \cup B)$$

支持度衡量的是所考察的关联规则在"量"上的多少。通过设定最小支持度阈值,可以剔除"出镜率"较低的无意义规则,保留出现较为频繁的项集所隐含的规则。当项集{A, B}支持度大于等于所设定的支持度阈值时,则称{A, B}为高频项集(frequent itemsets)。

设置支持度阈值通常是建立强关联规则的第一个门槛。上述例子中,{糖尿病,动脉粥样硬化}的支持度为 800/10 000 = 8%,{动脉粥样硬化,高血压}的支持度为 300/10 000 = 3%。若设定最小支持度阈值为 5%,则{糖尿病,动脉粥样硬化}成为高频项集,而{动脉粥样硬化,高血压}则被剔除。

置信度(confidence)是在出现项 A 的事务中,项 B 也同时出现的条件概率 $P(B \mid A)$,即

$$\text{confidence}(A \Rightarrow B) = P(B \mid A)$$

置信度衡量了所考察的关联规则在"质"上的可靠性,设定最小置信度阈值是筛选强关联规则的第二个门槛。

上例中,{糖尿病,动脉粥样硬化}的置信度为 800/1 000 = 80%,{动脉粥样硬化,高血压}的置信度为 300/2 000 = 15%。当设定置信度的最小阈值为 70% 时,{糖尿病,动脉粥样硬化}被保留,而{动脉粥样硬化,高血压}则被剔除。

提升度(lift)是在含有 A 的条件下同时含有 B 的可能性与没有这个条件下项集中含有 B 的可能性之比,即

$$\text{lift}(A \Rightarrow B) = \frac{P(B \mid A)}{P(B)} = \frac{\text{confidence}(A \Rightarrow B)}{P(B)}$$

提升度可以理解为在 B 自身出现的可能性 $P(B)$ 基础上,A 的出现对 B 的"出镜率"$P(B \mid A)$ 的提升程度。与置信度类似,提升度也是衡量关联规则可靠性的指标,可看作是置信度的一种补充。

提升度大于 1 且其值越大,说明 A 对 B 的提升程度越大,表示关联性越强。上例中,{糖尿病,动脉粥样硬化}和{动脉粥样硬化,高血压}的提升度分别为

$$\text{lift}(糖尿病 \Rightarrow 动脉粥样硬化) = \frac{800/1\,000}{2\,000/10\,000} = 4, \text{lift}(动脉粥样硬化 \Rightarrow 高血压) = \frac{300/2\,000}{500/10\,000} = 3$$

综上,上述关联规则可简单表示为:

$$糖尿病 \Rightarrow 动脉粥样硬化 [\, support = 8\% \,;\, confidence = 80\% \,;\, lift = 4\,]$$

$$动脉粥样硬化 \Rightarrow 高血压 [\, support = 3\% \,;\, confidence = 15\% \,;\, lift = 3\,]$$

32.1.2 基本原理和算法

关联规则挖掘通常分为两个步骤：①筛选出满足最小支持度阈值的所有高频项集；②从高频项集中找出满足最小置信度阈值的所有规则。这些阈值通常是根据数据挖掘的需要而人为设定的。

实现高频项集挖掘的方法主要包括 Apriori 算法、Eclat 算法和 FP-growth 算法等。其中 Apriori 是最经典的高频项集挖掘算法，原理清晰且实现方便，但效率较低。Apriori 算法基本思想是：对数据库进行多次扫描来计算项集的支持度，发现所有的频繁项集，从而生成关联规则。第一次扫描得到频繁 $1-$ 项集的集合 L_1；第 $k(k>1)$ 次扫描，利用第 $(k-1)$ 次扫描的结果来产生候选 $k-$ 项集的集合 C_k，并确定 C_k 中元素的支持度；当候选 $k-$ 项集的集合 C_k 为空时，结束算法。

32.1.3 例题解析

回到本节乳腺癌复发数据的案例中，转换为事务数据库格式后前 10 条记录如表 32-2 所示。由于我们要挖掘出对预测乳腺癌复发有意义的关联规则，目标关联规则 $A \Rightarrow B$ 中的关联结果 B(right-hand-side, RHS) 应调整为乳腺癌复发(class = recurrence-events)。

表 32-2　乳腺癌复发事务数据库前 10 条记录

行号	事务
1	{Class = no-recurrence-events, age = 30 ~ 39, menopause = premeno, tumor. size = 30 ~ 34, inv. nodes = 0 ~ 2, node. caps = no, deg. malig = 3, breast = left, breast. quad = left_low, irradiat = no}
2	{Class = no-recurrence-events, age = 40 ~ 49, menopause = premeno, tumor. size = 20 ~ 24, inv. nodes = 0 ~ 2, node. caps = no, deg. malig = 2, breast = right, breast. quad = right_up, irradiat = no}
3	{Class = no-recurrence-events, age = 40 ~ 49, menopause = premeno, tumor. size = 20 ~ 24, inv. nodes = 0 ~ 2, node. caps = no, deg. malig = 2, breast = left, breast. quad = left_low, irradiat = no}
4	{Class = no-recurrence-events, age = 60 ~ 69, menopause = ge40, tumor. size = 15 ~ 19, inv. nodes = 0 ~ 2, node. caps = no, deg. malig = 2, breast = right, breast. quad = left_up, irradiat = no}
5	{Class = no-recurrence-events, age = 40 ~ 49, menopause = premeno, tumor. size = 0 ~ 4, inv. nodes = 0 ~ 2, node. caps = no, deg. malig = 2, breast = right, breast. quad = right_low, irradiat = no}
6	{Class = no-recurrence-events, age = 60 ~ 69, menopause = ge40, tumor. size = 15 ~ 19, inv. nodes = 0 ~ 2, node. caps = no, deg. malig = 2, breast = left, breast. quad = left_low, irradiat = no}
7	{Class = no-recurrence-events, age = 50 ~ 59, menopause = premeno, tumor. size = 25 ~ 29, inv. nodes = 0 ~ 2, node. caps = no, deg. malig = 2, breast = left, breast. quad = left_low, irradiat = no}
8	{Class = no-recurrence-events, age = 60 ~ 69, menopause = ge40, tumor. size = 20 ~ 24, inv. nodes = 0 ~ 2, node. caps = no, deg. malig = 1, breast = left, breast. quad = left_low, irradiat = no}
9	{Class = no-recurrence-events, age = 40 ~ 49, menopause = premeno, tumor. size = 50 ~ 54, inv. nodes = 0 ~ 2, node. caps = no, deg. malig = 2, breast = left, breast. quad = left_low, irradiat = no}
10	{Class = no-recurrence-events, age = 40 ~ 49, menopause = premeno, tumor. size = 20 ~ 24, inv. nodes = 0 ~ 2, node. caps = no, deg. malig = 2, breast = right, breast. quad = left_up, irradiat = no}

本例采用 Apriori 算法实现高频项集的挖掘。通过设定最小支持度阈值为 0.01、最小置信度阈值为 0.50 共筛选出关联规则 1 424 条(图 32-1)。这里将支持度阈值设定得较小，是为了尽可能保留更多的规

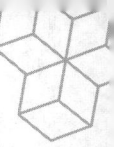

则,以便下一步进行逐步调整,筛选出我们需要的关联规则。

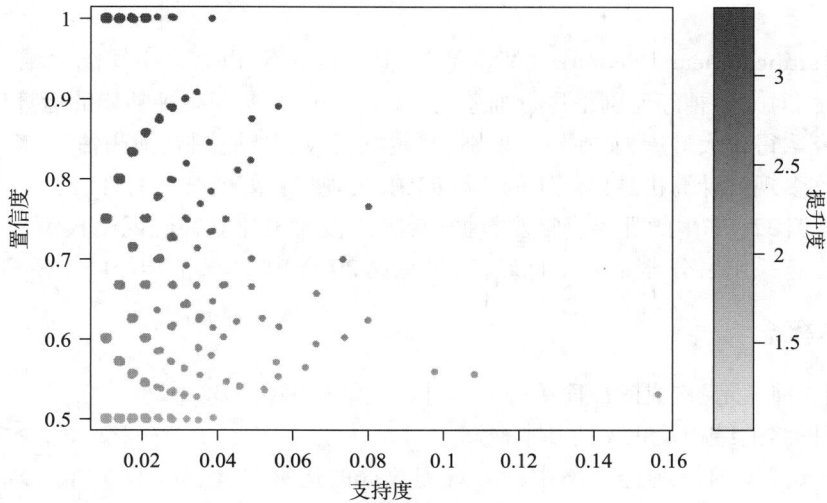

图 32 - 1 1 424 条关联规则的支持度、置信度和提升度的可视化展示

对生成的关联规则以支持度进行降序排列,提取得到排序后的前三项规则(表 32 - 3)。可以发现,这三条关联规则同时均具有较高的置信度(confidence > 0.52)和提升度(lift > 1.78)。这说明:肿瘤恶性程度高、有结节帽或肿瘤恶性程度高且癌变发生在左侧乳房的乳腺癌患者,乳腺癌复发的可能性较大。以置信度或提升度降序排列,也可快速筛选出有潜在价值的关联规则。

表 32 - 3 以支持度降序排列后提取的 3 条关联规则

关联规则	支持度	置信度	提升度	频数
{deg. malig = 3} → {Class = recurrence - events}	0. 157 343	0. 529 412	1. 781 315	45
{node. caps = yes} → {Class = recurrence - events}	0. 108 392	0. 553 571	1. 862 605	31
{deg. malig = 3 , breast = left} → {Class = recurrence - events}	0. 097 902	0. 560 000	1. 884 235	28

为发现更有意义的强关联规则,我们进一步调整最小支持度阈值为 0.05、最小置信度阈值为 0.70,仅筛选出 3 条关联规则(表 32 - 4)。读者可自行解读这 3 条关联规则的实际意义。

表 32 - 4 设定最小支持度为 0.05、最小置信度阈值为 0.70 筛选出的关联规则

关联规则	支持度	置信度	提升度	频数
{node. caps = yes , deg. malig = 3} → {Class = recurrence - events}	0. 080 420	0. 766 667	2. 579 608	23
{node. caps = yes , breast = left} → {Class = recurrence - events}	0. 073 427	0. 700 000	2. 355 294	21
{node. caps = yes , deg. malig = 3 , breast = left} → {Class = recurrence - events}	0. 055 944	0. 888 889	2. 990 850	16

32.2　人工神经网络

人工神经网络(artificial neural network, ANN)是 20 世纪 80 年代以来人工智能领域兴起的研究热点,它是从信息处理的角度,对人脑神经元网络进行抽象后,人工构建的、实现某种功能的运算模型。最近十余年,人工神经网络的研究取得很大进展,其在模式识别、智能机器人、自动控制、预测估计、生物、医学、经济等领域已成功地解决了许多现代计算机难以解决的实际问题,表现出良好的智能特性。

例 32 – 2　针对例 32 – 1 中的乳腺癌复发数据,某医师拟通过建立神经网络模型对乳腺癌是否复发进行预测。读者亦可自行采用二分类 logistic 回归模型(见第 20 章)与本节的神经网络模型进行比较。

32.2.1　基本概念

我们以仅由一个"神经元"构成的最简单的人工神经网络模型(图 32 – 2)为例,介绍人工神经网络的结构及相关的基本概念。

(1) 输入层(input layer)　神经网络中输入观测数据的运算单元,如图 32 – 2 中的 x_1、x_2、x_3 及截距项等输入变量构成的结构单元形成了神经网络的输入层。

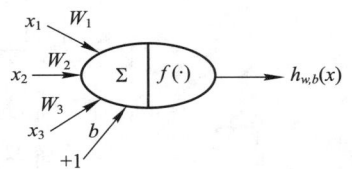

**图 32 – 2　人工神经元
基本结构模式**

(2) 连接权重(link weight)　代表神经元之间的连接方式。神经网络中的所有连接都会有相应的权重,通常以输入变量的加权求和形式在神经网络中传递。权重可以是负值、正值,可以非常小或者非常大,也可以是零。图 32 – 2 中的 W_1、W_2 和 W_3 分别为输入变量 x_1、x_2、x_3 对应的连接权重。

(3) 激活函数(activation function)　也称转换函数,是为了克服线性模型表达能力的不足而引入的,通常是单调的、具有可微性(能使用梯度下降法求极值)、输出值限定在有限区间(如[0,1])的非线性函数。激活函数一般包括 S 形曲线函数(sigmoid)、双曲正切函数(tanh)和线性修正单元(ReLu 函数)等。

(4) 输出层(output layer)　是神经网络的目标输出,可为单个或多个输出值。若激活函数 $f(\cdot)$ 采用 sigmoid 函数

$$f(z) = \frac{1}{1 + \exp(-z)}$$

则输出值可表示为　　　　　　　　$h_{W,b}(x) = f(W^T x) = f(\sum_{i=1}^{3} W_i x_i + b)$

除了输入层和输出层,常见的神经网络还包含隐含层(hidden layer),简称"隐层",是输入层和输出层之间众多神经元和连接组成的各个层面。隐层可以有多层,习惯上用一层。隐层的节点(神经元)数目不定,数目越多,神经网络的非线性程度越高,习惯上选择输入节点数的 1.2 ~ 1.5 倍作为隐层的节点数。隐层是所谓的"黑箱",几乎没有人能在所有情况下读懂隐层中的激活函数是如何组合各自变量的,这是计算机代替人类思考的典型案例。

根据神经元之间连接方式的不同,神经网络可以分为前向型网络和反馈型网络两类(图 32 – 3)。前向型网络由输入层、隐含层和输出层组成;隐含层可以有若干层,每一层神经元只能接受前一层神经元的输出,如多层感知器神经网络、线性神经网络和径向基函数神经网络。反馈型网络则具有输出单元到隐含单元(或输入单元)的反馈连接;因此输入信号要在神经元之间反复往返传递,从某个状态开始,经过若干次变化,渐渐趋于某一稳定状态或者进入周期振荡等其他状态。相比而言,前向型网络结构简单,容易训练,所以应用更为广泛。

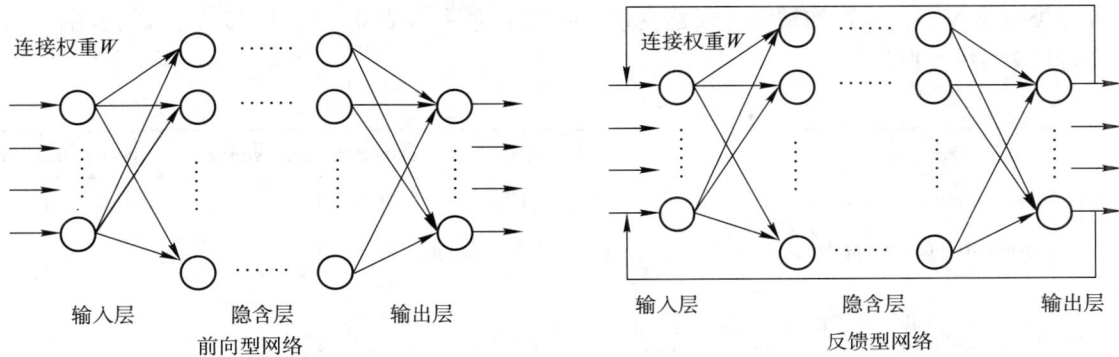

图 32 - 3　神经网络两种典型结构图

32.2.2　基本原理和算法

由上述可知,人工神经网络由大量的输入、输出节点相互连接构成,每个节点代表一种特定的激活函数,而每两个节点间的连接都代表一个通过该连接信号的加权值(即权重)。网络的输出则随着网络的连接方式、权重和激活函数的不同而不同。大部分神经网络模型的学习过程,都是不断调整权重参数,直至模型输出与训练样本实际输出之间的误差达到最小。

BP 算法,全称是误差反向传播(error back propagation)算法,是迄今最成功、应用最广泛的神经网络学习算法。BP 神经网络是指激活函数采用 sigmoid 函数、按 BP 算法训练的多层前向型神经网络。BP 算法本质上是以网络误差平方为目标函数、采用梯度下降法来计算目标函数最小值的过程。

BP 算法包括信号的前向传播和误差的反向传播两个基本过程,即计算误差输出时按从输入到输出的方向进行,而调整权值和阈值则从输出到输入的方向进行。

（1）正向传播时,输入信号通过隐含层作用于输出节点,经过非线性变换产生输出信号,若实际输出与期望输出不相符,则转入误差的反向传播过程。

（2）误差反向传播是将输出误差通过隐含层向输入层逐层反传,并将误差分摊给各层所有单元,以从各层获得的误差信号作为调整各单元权值的依据。通过调整输入节点与隐层节点的连接强度、隐层节点与输出节点的连接强度以及阈值,使误差沿梯度方向下降;经过反复学习训练,确定最小误差相对应的网络参数(权值和阈值),训练即告停止。

32.2.3　例题解析

通常在构建神经网络模型前,需要对数据进行预处理:①分类变量哑变量化;②数值型变量标准化(或归一化)。最常用的数据标准化方法是 min-max 标准化和 Z score 标准化:

（1）min-max 标准化的公式

$$x = \frac{x_k - x_{\min}}{x_{\max} - x_{\min}}$$

其中,$x_{\min}$、$x_{\max}$ 分别为样本数据的最小值和最大值。

（2）Z score 标准化的公式

$$x = \frac{x_k - \mu}{\sigma}$$

其中,μ、σ 分别为样本数据的均值和标准差。

本例中所有变量均为分类变量,需进行哑变量化。其中 Class 变量哑变量前后效果如图 32 - 4 所示。可以看到,各分类变量每一个类别均被独立新建变量。哑变量化后,新数据中共有45个变量,其中输出变量2个,解释变量(输入变量)43个。

行号	Class		行号	no-recurrence-events	recurrence-events
1	no-recurrence-events		1	1	0
2	no-recurrence-events		2	1	0
⋮	⋮		⋮	⋮	⋮
141	no-recurrence-events		141	1	0
142	no-recurrence-events		142	1	0
⋮	⋮		⋮	⋮	⋮
285	recurrence-events		285	0	1
286	recurrence-events		286	0	1

图 32 – 4　例 32 – 2 中 Class 变量进行哑变量化处理前后的对应关系

本例中乳腺癌复发数据相对简单,可采用含单个隐含层的神经网络模型进行建模。我们的思路是:将数据随机分为训练样本和考核样本,利用训练样本构建基础模型,通过基础模型在考核样本中的预测性能不断调整模型参数,最终输出最优模型。本例中我们随机抽取原数据的 80% 作为训练样本,剩余 20% 作为考核样本(随机种子数设置为 100)。

隐含层的节点数设置是构建神经网络模型的重要环节,图 32 – 5 展示了不同节点数下神经网络模型在训练样本和考核样本中的乳腺癌复发预测的误判率。可以看到,当节点数为 4 时,模型在考核样本中的误判率达到最低;当节点数在 5 以上时,模型在训练样本中表现出非常出色的预测能力,但在考核样本中的误判率却迅速上升,说明产生了过度拟合的问题,导致模型的泛化能力较差。

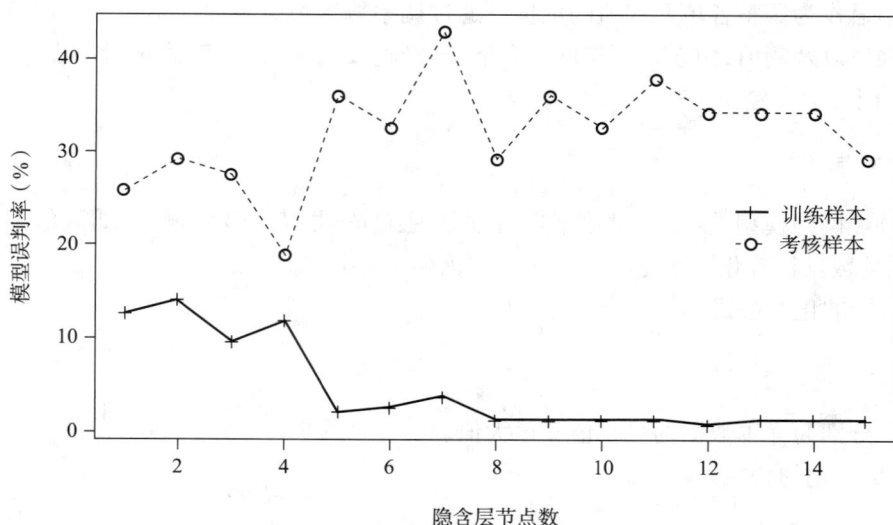

图 32 – 5　不同隐含层节点数下模型的误判率

综上分析,我们将隐含层节点数确定为 4,则本例中单层前向型人工神经网络可表示为 43 – 4 – 2,即输

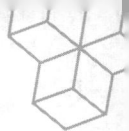

入层、隐含层和输出层的节点数分别为 43、4、2,共含有 186 个权重值参数。最终得到的神经网络模型在训练样本和考核样本中的预测结果(混淆矩阵)见表 32 – 5、表 32 – 6。模型在训练样本和考核样本中的误判率分别为 11.8%、19.0%,且绝大多数错误分类都集中在将复发病例判别为未复发。

表 32 – 5 训练样本分类结果		
实际分类	预测分类	
	未复发	复发
未复发	160	3
复发	24	41

表 32 – 6 考核样本分类结果		
实际分类	预测分类	
	未复发	复发
未复发	38	0
复发	11	9

请读者注意:由于建立神经网络模型过程中用于迭代的权重初始值是系统随机生成的,采用相同的参数设置也可能得到不同的模型,从而导致结果出现一定差异。另外,由于计算机程序设定了最大迭代次数,建模时可能会因迭代次数达到最大值而导致停止迭代,此时得到的模型也并非最优模型。因此,优化建模时建议多次运行模型,从产生的所有模型中选择拟合效果最好的一个作为最终评价模型。

32.3 支持向量机

支持向量机(support vector machine,SVM)是 Corinna Cortes 和 Vapnik 等于 1995 年首先提出的,它在解决小样本、非线性及高维模式识别中表现出许多特有的优势,是机器学习研究领域的热点之一。支持向量机已成功应用于许多领域,如手写数字识别、对象识别、演说人识别以及基准时间序列预测检验等。

例 32 – 3 针对例 32 – 1 中的乳腺癌复发数据,除神经网络模型外,我们亦可建立支持向量机模型对乳腺癌是否复发进行预测。

32.3.1 基本概念和原理

机器学习的本质是建立研究问题的近似模型,并使之不断逼近真实模型的过程。近似模型和真实模型之间的误差称为风险,近似模型在样本数据上的预测结果与真实结果之间的误差称为经验风险(empirical risk)。传统机器学习方法是根据经验风险最小来构建学习模型的。结构风险(structural risk)则包括经验风险和置信风险两部分,其中置信风险表示模型对未知样本预测结果的可信程度。支持向量机是一种以结构风险最小为原则的、对线性和非线性数据进行分类或预测的机器学习方法。

根据数据是否线性,可分为线性 SVM 和非线性 SVM 两种方法。线性 SVM 在原空间上搜寻最优分离超平面(图 32 – 6)。图中圆圈和方形代表两个类别的样本,可以找到无穷多个超平面将所有的圆圈和方块完全分离。虽然训练误差均为零,但不能保证这些超平面在未知样本中分类效果同样好。

图中有 B_1 和 B_2 两个决策边界都能准确无误地将训练样本划分到各自的类别中。每个决策边界 B_i 都对应着一对超平面 b_{i1} 和 b_{i2}。其中 b_{i1} 是这样得到的:平行移动一个和决策边界平行的超平面,直到触到最近的方块为止;类似地,平行移动一个和决策边界平行的超平面,直到触到最近的圆圈,可以得到 b_{i2}。这两个超平面之间的距离称为分类边距(margin)。可以看到 B_1 的边距明显大于 B_2 的边距。本例中,B_1 就是训练样本的最大边距超平面(maximal margin hyperplane),即支持向量机要搜寻的最佳分离超平面。落在分离超平面上的样本观测点都称为支持向量(support vector)。

如果边距较小,决策边界任何轻微的扰动都可能对分类产生较大影响。因此,决策边界边距较小的分类对模型的过分拟合更加敏感,从而在未知样本上的泛化能力很差;而边距增大,类间距离变大,会提高相应超平面的分类准确率。

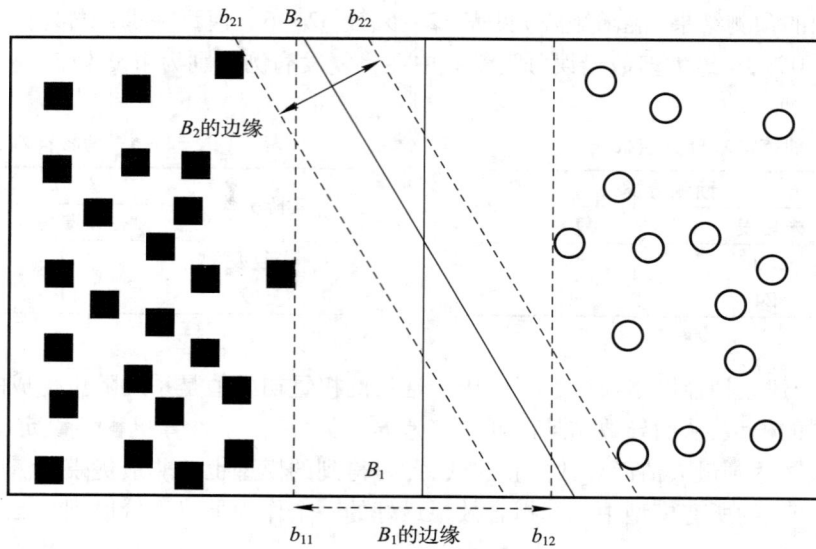

图 32 - 6　决策边界的边距

　　为解决支持向量机线性不可分的问题,通常会采用核函数(kernel function)对原始特征进行变换,提高原始特征维度,再在高维空间构建线性 SVM。此过程主要包括两个步骤:①采用非线性映射将原训练样本数据变换到较高维空间上;②在新空间搜寻最大边距超平面对应于原空间的非线性分离超曲面。常见的核函数包括线性核函数(linear kernel function)、多项式核函数(polynomial kernel function)、径向基核函数(radial basis kernel function)(也叫高斯核函数)和神经网络核函数(sigmoid kernel function)等。图 32 - 7 清晰地展示了在二维平面线性不可分的圆圈和方块,通过非线性映射可在三维空间中用一个平面将其完全分开。

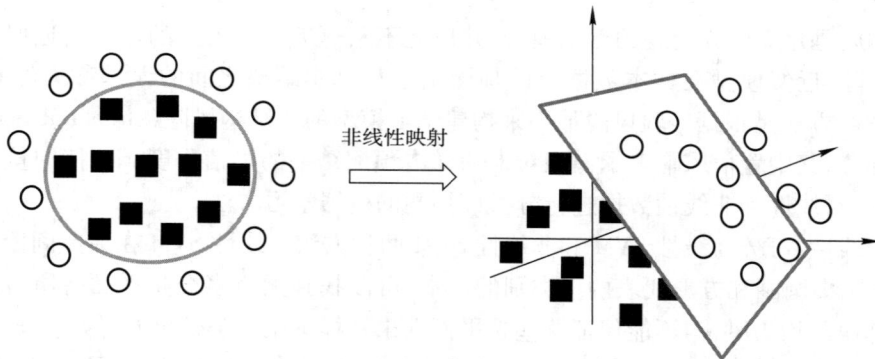

图 32 - 7　通过特征映射在高维空间构建最优分离超平面

32.3.2　例题解析

　　这里我们采用 R 软件中的"e1071"包构建支持向量机模型。为了便于同例 32 - 2 中神经网络模型比较,我们仍然随机抽取原数据的 80% 作为训练样本,剩余 20% 作为考核样本(随机种子数也设置为 100)。前期研究发现,径向基核函数识别率较高,性能较好,因而本例中采用径向基核函数作为支持向量机建模过程中的核函数。

　　除核函数外,支持向量机建模过程中还有两个重要参数:gamma 和 cost。①gamma 参数隐含地决定了数

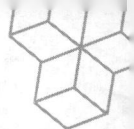

据映射到新的特征空间后的分布,从而影响分离平面的形状,提高 gamma 取值通常会增加支持向量的数目;②cost 参数又称惩罚因子,即对误差的宽容度。惩罚因子越高,说明越不能容忍出现误差,容易导致过拟合、泛化能力差;反之,惩罚因子过低,容易发生欠拟合。

通过比较不同 gamma、cost 参数设置下训练得到的模型在考核样本中的分类错误率,我们可选择最优的模型参数。初筛结果显示,当 gamma 在 $\{10^{-3}, 10^{-2}, 10^{-1}\}$ 中取值、cost 在 $\{10^{-1}, 10^{0}, 10^{1}, 10^{2}, 10^{3}\}$ 中取值时,组合 $\{gamma = 0.1, cost = 10\}$ 产生的预测误差最小。其中,训练样本和考核样本中误判率分别为 8.77%、25.86%(表 32 -7)。

表 32 -7　不同 gamma、cost 参数组合下模型的分类误判率(%)

cost	训练样本 gamma			考核样本 gamma		
	10^{-3}	10^{-2}	10^{-1}	10^{-3}	10^{-2}	10^{-1}
10^{-1}	28.51	28.51	28.51	34.48	34.48	34.48
10^{0}	28.51	28.51	19.74	34.48	34.48	31.03
10^{1}	28.51	21.49	8.77	34.48	31.03	25.86
10^{2}	22.81	17.54	1.32	31.03	27.59	36.21
10^{3}	22.81	7.02	1.32	27.59	27.59	36.21

利用初选参数重新训练模型,最终得到的支持向量机模型在训练样本和考核样本中的预测结果(混淆矩阵)见表 32 -8、表 32 -9。同上节中神经网络模型比较,本例中构建的支持向量机模型在考核样本中的分类效果略差。

表 32 -8　训练样本分类结果

实际分类	预测分类	
	未复发	复发
未复发	162	1
复发	19	46

表 32 -9　考核样本分类结果

实际分类	预测分类	
	未复发	复发
未复发	36	2
复发	13	7

请注意:本例中展示的最优模型参数仅为初筛后的结果,读者可在更细致的参数组合中继续调整参数,如 gamma 在 0.1 ~ 1.0 中取值、cost 在 1 ~ 10 中取值。另外,本例和例 32 -2 中的模型结果对随机抽样的方式较为敏感,如训练样本和考核样本发生调整,模型结果可能会出现一定差异。

32.4　结果报告

数据挖掘方法复杂多样,模型输出也不尽相同,因而结果报告形式存在较大差异。如关联规则挖掘主要用支持度、置信度和提升度来描述关联规则 $A \Rightarrow B$ 的强度。一般地,当数据挖掘的目的是分类判别和回归预测时,通常报告模型在考核样本中的分类和预测效果(准确性)。

(1)分类判别　报告模型在训练样本和考核样本中的分类准确率(或误判率)。

(2)回归预测　报告模型在考核样本中预测值与观察值的均方根误差(RMSE)和变异的解释比例(R^2)。

以下中英文报告分别对应两个虚拟例子的结果:①采用神经网络模型分析 1 000 张胸部 CT 影像,对受检者是否患肺癌进行诊断;②结合城市环境监测站周边的土地利用、绿化、交通以及气象数据,构建支持向量机模型预测城区大气细颗粒物 PM2.5 年均浓度($\mu g/m^3$),进而评估 PM2.5 的长期健康影响。

本案例构建的神经网络模型在 700 张 CT 影像的训练样本中肺癌诊断准确率为 91.4%(640/700),在 300 张 CT 影像的考核样本中肺癌诊断准确率为 86.7%(260/300)。

The neural network model developed in this case shows an accuracy of 91.4% (640/700) and 86.7% (260/300) in lung cancer diagnosis for training samples of 700 CT images and testing samples of 300 CT images respectively.

10-折交叉验证结果显示,支持向量机模型可解释 PM2.5 年均浓度变异的 85%($R^2 = 85\%$),模型预测的均方根误差为 5.5 $\mu g/m^3$(RMSE = 5.5 $\mu g/m^3$)。

10-fold cross-validation shows our support vector machine model could explain 85% of the variability in annual PM2.5 concentration, with a predictive RMSE (root mean squared error) of 5.5 $\mu g/m^3$.

32.5 案例辨析

案例 32-1 收集 kaggle 网站上泰坦尼克号沉船事件的乘客信息(包括最终是否幸存),其中训练样本 891 条记录,验证样本 418 条记录,均存在部分缺失。该数据集主要包括 Passenger Id(标识乘客的 ID)、Survived(生存情况,1 为存活,0 为死亡)、Pclass(客舱等级,1 为高级,2 为中级,3 为低级)、Name(乘客姓名)、Sex(乘客性别)、Age(乘客年龄)、SibSp(在船兄弟姐妹数/配偶数)、Parch(在船父母数/子女数)、Ticket(船票编号)、Fare(船票价格)、Cabin(客舱号)和 Embarked(登船港口)等变量。现欲利用训练样本构建模型对验证样本的乘客幸存状态(Survived)进行预测:研究人员甲拟选择 Pclass、Sex、Age、SibSp、Parch 和 Fare 等作为自变量,建立常规的二分类 logistic 回归模型;研究人员乙拟将除 Survived 外的所有变量作为输入变量,采用神经网络模型进行建模。

请问:

(1) 研究人员甲可以实现对考核样本中乘客生存状态的预测吗?其构建的 logistic 回归模型相比数据挖掘模型有何优势、劣势?

(2) 研究人员乙的做法妥当吗?他应该做出哪些必要调整?

32.6 电脑实验

实验 32-1 用 R 软件对例 32-1 实现关联规则挖掘

了解基于 Apriori 算法的关联规则挖掘在 R 软件中的实现。

实验 32-2 用 R 软件对例 32-2 实现人工神经网络建模

了解基于 nnet 包的人工神经网络模型在 R 软件中的实现。

实验 32-3 用 R 软件对例 32-3 实现支持向量机

了解基于 e1071 包的支持向量机模型在 R 软件中的实现。

32.7 常见疑问与小结

32.7.1 常见疑问

(1) 数据挖掘与统计分析有何区别和联系?

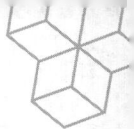

数据挖掘与统计分析联系密切,其本质均是基于一定的理论框架,利用工具和方法探索、发现数据中潜在或未知规律的过程。两者的主要区别在于:①数据收集上:统计分析是按一定的研究设计收集的样本数据(总量一般不大),数据挖掘通常会纳入符合研究内容的数据总体(数据量通常较大);②数据形式上:统计分析通常针对数值化的数据,而数据挖掘的数据形式相对复杂,可以是声音、图像和文本等;③理论基础上:统计分析主要基于概率论和数理统计等数学理论,通常要求严谨的假设检验过程,重在模型构建,数据挖掘则主要基于计算机科学和机器学习理论,不强调统计检验,而重在算法实现;④结果输出上:统计分析的参数估计结果直观、易于解释,重在描述解释变量和自变量间的定量关联,而数据挖掘的输出结果解释性较差,重在实现对输出变量的准确预测。

(2) 大数据时代处理数据的理念需要做出什么转变?

①要总体不要抽样:更主张分析全部数据,而不是分析来自随机抽样获得的数据;②要效率不要绝对精确:适当忽略微观层面的精确度,将带来更好的洞察力和更大的价值发现;③要相关不要因果:不再热衷于寻找因果关系,而是寻找事物之间的相关关系。

(3) 如何正确选择合适的数据挖掘方法?

实际应用中,我们主要依据分析目的来选择数据挖掘方法。一般而言,本章介绍的关联规则挖掘方法应用场景较为明确。其他大多数情况下,我们可同时采用多种方法(如随机森林、人工神经网络和支持向量机等)对同一数据进行分析,通过对不同挖掘方法的性能比较进而选择最优挖掘方案。

32.7.2 小结

(1) 数据预处理是在数据分析和数据挖掘之前对数据进行的预先处理。因此,为提高数据质量,使数据挖掘过程更为准确、有效,有必要进行数据预处理。数据预处理主要包括数据清洗(包括异常值检测)、数据集成、数据归约和数据转换等内容。

(2) 关联规则是通过分析变量(项集)单独或同时出现的规律从而发现其关联关系的数据挖掘方法,也被称为购物篮分析。关联规则挖掘的关键是筛选出满足条件(支持度、置信度和提升度)的高频项集,主要算法包括 Apriori、Eclat 和 FP-growth 等。

(3) 神经网络模型的输出随着网络的连接方式、权重参数和激活函数的不同而不同,激活函数一般包括 S 形曲线函数(sigmoid)、双曲正切函数(tanh)和线性修正单元(ReLu 函数)等。

(4) 为解决支持向量机线性不可分的问题,通常会采用核函数对原始特征进行变换,提高原始特征维度,再在高维空间构建线性 SVM。常见的核函数包括线性核函数、多项式核函数、径向基核函数(也叫高斯核函数)和神经网络核函数等。

思考与练习

一、思考题

神经网络和支持向量机等数据挖掘方法的基本思路和流程是什么?

二、计算分析题

1. data_liver.csv 数据集包含 579 名患者基本信息和生化指标,变量说明见表 32 - 10。试从数据集中随机抽取 80% 的训练样本构建神经网络模型,对患者是否患有肝病进行预测,并利用剩余 20% 的考核样本评估模型分类准确率。

表 32-10　肝病患病数据变量说明

变量名	变量含义	变量说明
Age	患者年龄	定量变量(岁)
Gender	患者性别	定性变量,Male:男性;Female:女性
Total_Bilirubin	总胆红素	定量变量(mg/dL)
Direct_Bilirubin	结合胆红素	定量变量(mg/dL)
Alkaline_Phosphotase	碱性磷酸酶	定量变量(IU/L)
Alamine_Aminotransferase	丙氨酸转氨酶	定量变量(IU/L)
Aspartate_Aminotransferase	天冬氨酸转氨酶	定量变量(IU/L)
Total_Proteins	总蛋白	定量变量(g/dL)
Albumin	白蛋白	定量变量(g/dL)
Albumin_and_Globulin_Ratio	白蛋白球蛋白比值	定量变量
Liver_Disease	是否患有肝病	定性变量,1:患病;0:未患病

2. data_diabetes. csv 数据集包含 768 名 21 岁以上女性患者糖尿病患病信息,变量说明见表 32-11。试利用全数据集构建支持向量机模型(采用交叉验证评估模型)对患者是否患有糖尿病进行分类预测,同时比较数据归一化对模型预测结果的影响。

表 32-11　糖尿病数据变量说明

变量名	变量含义	变量说明
Pregnancies	妊娠次数	定量变量
Glucose	血糖浓度	定量变量(mg/dL)
Blood Pressure	舒张压	定量变量(mmHg)
Skin Thickness	皮脂厚度	定量变量(mm)
Insulin	胰岛素	定量变量(mU/L)
BMI	体质指数	定量变量(kg/m^2)
Diabetes Pedigree Function	糖尿病遗传度	定量变量
Age	年龄	定量变量(岁)
Outcome	糖尿病结局	定性变量,1:患病;2:未患病

3. data_chd. csv 数据集为例 22-1 中 25 例冠心病病人与 25 例正常人的资料(见第 22 章表 22-1),试利用全数据集作为训练样本,分别采用神经网络模型和支持向量机模型对就诊者是否患有冠心病进行预测。上述预测效果是否优于线性判别模型?

(张云权　喻　勇　宇传华)

参考文献

[1]李康,贺佳.医学统计学.北京:人民卫生出版社,2018.

[2]李晓松,陈峰,郝元涛,等.卫生统计学.8版.北京:人民卫生出版社,2017.

[3]武松,潘发明.SPSS 统计分析大全.北京:清华大学出版社,2014.

[4]张文彤.SPSS 统计分析基础教程.3版.北京:高等教育出版社,2017.

[5]邓伟,贺佳.临床试验设计与统计分析.北京:人民卫生出版社,2012.

[6]方积乾.医学统计学与电脑实验.上海:上海科学技术出版社,2012.

[7]中华人民共和国国家质量监督检验检疫总局,中国国家标准化管理委员会.统计学词汇及符号第1部分:一般统计术语和用于概率的统计术语:GB/T 3358.1—2009[S].北京:中国标准出版社,2010.

[8]余松林,向惠云.重复测量资料分析方法与 SAS 程序.北京:科学出版社,2004.

[9]刘红云,张雷.追踪数据分析方法及其应用.北京:教育科学出版社,2005.

[10]方积乾.卫生统计学.7版.北京:人民卫生出版社,2012.

[11]孙振球.医学统计学.3版.北京:人民卫生出版社,2010.

[12]方开泰.实用多元统计分析.上海:华东师范大学出版社,1989.

[13]陈峰.医用多元统计分析方法.北京:中国统计出版社,2000.

[14]张岩波.潜变量分析.北京:高等教育出版社,2009.

[15]张家放.医用多元统计方法.武汉:华中科技大学出版社,2002.

[16]洪楠.SPSS for windows 统计产品和服务解决方案教程.北京:清华大学出版社,2003.

[17]候杰泰,温忠麟,成子娟.结构方程模型及其应用.北京:教育科学出版社,2004.

[18]邱皓政.结构方程模式:LISREL 的理论技术与应用.台湾:双叶书廊,2003.

[19]杨珉,李晓松.医学和公共卫生研究常用多水平模型.北京:北京大学医学出版社,2007.

[20]范明,范宏建.数据挖掘导论.北京:人民邮电出版社,2011.

[21]黄文,王正林.数据挖掘:R 语言实战.北京:电子工业出版社,2014.

[22]余爱华.运动负荷 ECT 心肌灌注显像在心绞痛型冠心病的诊断价值探讨.吉林医学,2011,32(21):4464.

[23]毛宗福,丁元林,陈捷.临床诊断试验评价中的缺陷实例分析.湖南医学,1998(05):48-49.

[24]陈平雁.关于诊断试验方法的若干问题.北京大学学报(医学版),2010,42(6):764-766.

[25]贾元杰,胡良平,程德和.用 SAS 软件实现交叉设计定量资料的统计分析.药物服务与研究,2012,12(3):172-174.

[26]Gertler PJ,Martinez S,Premand P,et al. Impact evaluation in practice. Washington DC:World Bank Publication,2010.

[27]Causality PJ. Models,Reasoning,and Inference. London:Cambridge University Press,2000.

[28]Rosner B. Fundamentals of Biostatistics. 8th ed. Boston:Brooks/Cole,2015.

[29]Klein JP,Moeschberger M. Survival analysis:techniques for censored and truncated data. 2nd ed. New York:Springer,2003.

[30]Marubini E,Valsecchi MG. Analyzing survival data from clinical trials and observational studies. Chichester:John Wiley & Sons Publication,1994.

[31]Li J,Ma S. Survival analysis in medicine and genetics. Chapman and Hall/CRC,2013.

[32]Smith PJ. Analysis of failure and survival data. CRC Press,2017.

[33]Petitti DB. Meta-analysis,decision analysis,and cost-effectiveness analysis:methods for quantitative synthesis in medicine. 2nd ed. New York:Oxford University Press,2000.

[34]Hunter JE,Schmidt FL. Methods of meta-analysis:correcting error and bias in research findings. Newbury Park:SAGE Publica-

tions,1990.

[35] Loehin JC. Latent variable models: an introduction to factor, path and structural analysis. Lawrence Erlbaum Associates,1998.

[36] Bollen KA. Structural Equations with Latent Variables. New York: John Wiley & Sons Publication,1989.

[37] Snijders T. Multilevel analysis: an introduction to basic and advanced multilevel modeling. 2nd ed. Newbury Park: SAGE Publications,2011.

[38] Goldstein H. Multilevel statistical models. 4th ed. Chichester: John Wiley & Sons Publication,2011.

[39] Han J,Kamber M,Pei J. Data mining: concepts and techniques. 3rd ed. Burlington: Morgan Kaufmann Publishers,2012.

[40] Tan P,Steinbach M,Kumar V. Introduction to data mining. London: Pearson,2005.

[41] Balding D J,Bishop M,Cannings C. Handbook of statistical genetics. 3rd ed. Chichester: John Wiley & Sons Publication,2008.

[42] Grune F,Kazmaier S,Stolker RJ,et al.,Carbon dioxide induced changes in cerebral blood flow and flow velocity: role of cerebrovascular resistance and effective cerebral perfusion pressure. J Cereb Blood Flow Metab,2015,35(9):1470 - 1477.

[43] Schielzeth H. Simple means to improve the interpretability of regression coefficients. Methods in Ecology and Evolution,2010,1(2):103 - 113.

[44] Carnahan RM,Lund BC,Perry PJ,et al. The Anticholinergic Drug Scale as a measure of drug - related anticholinergic burden: associations with serum anticholinergic activity. J Clin Pharmacol,2006,46(12):1481 - 1486.

[45] Thorpea KE,Zwarenstein M,Oxman AD,et al. A pragmatic - explanatory continuum indicator summary(PRECIS): a tool to help trial designers. Journal of Clinical Epidemiology,2009,62(5):464 - 475.

[46] Renfro LA,Mandrekar SJ Definitions and statistical properties of master protocols for personalized medicine in oncology. Journal of Biopharmaceutical Statistics,2018,28(2):217 - 228.

[47] Renfro LA,Sargent DJ Statistical controversies in clinical research: basket trials, umbrella trials, and other master protocols: a review and examples. Annals of Oncology,2017,28(1):34 - 43.

[48] Austin PC,Grootendorst P,Anderson GM. A comparison of the ability of different propensity score models to balance measured variables between treated and untreated subjects: a Monte Carlo study. Stat Med,2007,26:734 - 753.

[49] McClellan M,McNeil B J,Newhouse JP. "Does more intensive treatment of acute myocardial infarction in the elderly reduce mortality. "Analysis using instrumental variables. JAMA,1994,272(11):859 - 866.

[50] Liu Z,Yan S,Wu J,et al. Acupuncture for chronic severe functional constipation: a randomized trial. Annals of Internal Medicine,2016,165(11):761 - 769.

[51] Schulz KF,Altman DG,Moher D,et al. CONSORT 2010 Statement: updated guidelines for reporting parallel group randomized trials. BMJ,2010,340:c322.

[52] Moher D,Hopewell S,Schulz KF,et al. CONSORT 2010 Explanation and Elaboration: updated guidelines for reporting parallel group randomized trials. BMJ,2010,340:c869.

[53] von Elm E,Altman DG,Egger M,et al. The strengthening the reporting of observational studies in epidemiology(STROBE) statement: guidelines for reporting observational studies. J Clin Epidemiol,2008,61(4):344 - 349.

[54] Bossuyt PM,Reitsma JB,Bruns DE,et al. STARD 2015 - An updated list of essential items for reporting diagnostic accuracy studies. Radiology,2015,277(3):826 - 832.

[55] Moher D,Liberati A,Tetzlaff J,et al. Preferred Reporting Items for Systematic Reviews and Meta-Analyses: The PRISMA Statement. PLoS Med,2009,6(7):e1000097.

[56] Zhu J,Chen Z. Research on the multiple linear regression in non - invasive blood glucose measurement. Biomed Mater Eng,2015,26 Suppl 1:S447 - S453.

[57] Dieguez SK,Pham H,Villegas PJ,et al. Prediction of acute toxicity of phenol derivatives using multiple linear regression approach for Tetrahymena pyriformis contaminant identification in a median-size database. Chemosphere,2016,165:434 - 441.

[58] Slinker BK,Glantz SA. Multiple linear regression: accounting for multiple simultaneous determinants of a continuous dependent variable. Circulation,2008,117(13):1732 - 1737.

[59] Dickersin K,Berlin JA. Meta-analysis: state-of-the-science. Epidemiol Rev,1992,14:154 - 176.

[60] Egger M,Smith GD. Bias in location and selection of studies. BMJ,1998,316:61 - 66.

［61］Higgins JP,Jackson D,Barrett JK,et al. Consistency and inconsistency in network meta-analysis:concepts and models for multi-arm studies. Res Synth Methods,2012,3(2):98－110.

［62］Tian J,Xue J,Hu X,et al. CHF－PROM:validation of a patient-reported outcome measure for patients with chronic heart failure. Health and Quality of Life Outcomes,2018,16:51.

［63］Bickeböller H,Clerget DF. Statistical properties of the allelic and genotypic transmission/disequilibrium test for multiallelic markers. Genetic Epidemiology,1995,12(6):865－870.

［64］Clayton DG. A generalization of the transmission/disequilibrium test for uncertain－haplotype transmission. Am J Hum Genet,1999,65:1170－1177.

［65］Gabriel S B,Schaffner S F,Nguyen H,et al. The structure of haplotype blocks in the human genome. Science,2002,296:2225－2229.

［66］Huang W,Li C,Labu,et al. High resolution linkage disequilibrium and haplotype maps for the genes in the centromeric region of chromosome 15 in Tibetans and comparisons with Han population. 科学通报(英文版),2006,51(5):542－551.

［67］Li YJ,Du Y,Li CX,et al. Family-based association study showing that immunoglobulin A nephropathy is associated with the polymorphisms 2093C and 2180T in the 3′ untranslated region of Megsin gene. J Am Soc Nephrol,2004,15:1739－1743.

［68］Martin ER,Monks SA,Warren LL,et al. A test for linkage and association in general pedigrees:The pedigree disequilibrium test, Am. J. Hum. Genet,2000. 67:146－154.

［69］Niu T,Qin ZS,Xu X,et al. Bayesian haplotype inference for multiple linked single-nucleotide polymorphisms. Am. J. Hum. Genet,2002,70:157－169.

［70］Qin ZS,Niu T,Liu JS. Partition－ligation－expectation－maximization algorithm for haplotype inference with single-nucleotide polymorphisms. Am J Hum Genet,2002,71:12421247.

［71］Spielman RS,McGinnis RE,Ewens WJ. Transmission test for linkage disequilibrium:the insulin gene region and insulin-dependent diabetes mellitus. Am J Hum Genet,1993,52(3):506－516.

［72］Spielman RS,Ewens WJ. The TDT and other family-based tests for linkage disequilibrium and association. Am J Hum Genet,1996,59:983－989.

［73］Stegmann K,Ziegler A,Ngo E. et al. Linkage disequilibrium of Mther genotypes 677C/T－1298A/C in the German population and association study in probands with neural tube defects(NTD). Am J Med Genet,1999,87(1):2329.

［74］Stephens M,Smith NJ,Donnelly P. A new statistical method for haplotype reconstruction from population data. Am J Hum Genet,2001,68:978－989.

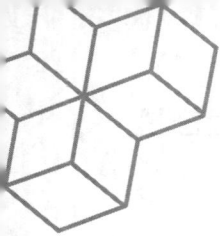

附录　统计用表

附表1　标准正态分布（Z 分布）累积概率 $\Phi(z)=P(Z\leqslant z)$

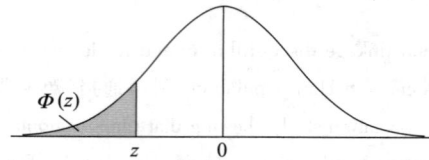

z	0.00	0.01	0.02	0.03	0.04	0.05	0.06	0.07	0.08	0.09
−3.0	0.001 35	0.001 31	0.001 26	0.001 22	0.001 18	0.001 14	0.001 11	0.001 07	0.001 04	0.001 00
−2.9	0.001 87	0.001 81	0.001 75	0.001 69	0.001 64	0.001 59	0.001 54	0.001 49	0.001 44	0.001 39
−2.8	0.002 56	0.002 48	0.002 40	0.002 33	0.002 26	0.002 19	0.002 12	0.002 05	0.001 99	0.001 93
−2.7	0.003 47	0.003 36	0.003 26	0.003 17	0.003 07	0.002 98	0.002 89	0.002 80	0.002 72	0.002 64
−2.6	0.004 66	0.004 53	0.004 40	0.004 27	0.004 15	0.004 02	0.003 91	0.003 79	0.003 68	0.003 57
−2.5	0.006 21	0.006 04	0.005 87	0.005 70	0.005 54	0.005 39	0.005 23	0.005 08	0.004 94	0.004 80
−2.4	0.008 20	0.007 98	0.007 76	0.007 55	0.007 34	0.007 14	0.006 95	0.006 76	0.006 57	0.006 39
−2.3	0.010 72	0.010 44	0.010 17	0.009 90	0.009 64	0.009 39	0.009 14	0.008 89	0.008 66	0.008 42
−2.2	0.013 90	0.013 55	0.013 21	0.012 87	0.012 55	0.012 22	0.011 91	0.011 60	0.011 30	0.011 01
−2.1	0.017 86	0.017 43	0.017 00	0.016 59	0.016 18	0.015 78	0.015 39	0.015 00	0.014 63	0.014 26
−2.0	0.022 75	0.022 22	0.021 69	0.021 18	0.020 68	0.020 18	0.019 70	0.019 23	0.018 76	0.018 31
−1.9	0.028 72	0.028 07	0.027 43	0.026 80	0.026 19	0.025 59	0.025 00	0.024 42	0.023 85	0.023 30
−1.8	0.035 93	0.035 15	0.034 38	0.033 62	0.032 88	0.032 16	0.031 44	0.030 74	0.030 05	0.029 38
−1.7	0.044 57	0.043 63	0.042 72	0.041 82	0.040 93	0.040 06	0.039 20	0.038 36	0.037 54	0.036 73
−1.6	0.054 80	0.053 70	0.052 62	0.051 55	0.050 50	0.049 47	0.048 46	0.047 46	0.046 48	0.045 51
−1.5	0.066 81	0.065 52	0.064 26	0.063 01	0.061 78	0.060 57	0.059 38	0.058 21	0.057 05	0.055 92
−1.4	0.080 76	0.079 27	0.077 80	0.076 36	0.074 93	0.073 53	0.072 15	0.070 78	0.069 44	0.068 11
−1.3	0.096 80	0.095 10	0.093 42	0.091 76	0.090 12	0.088 51	0.086 91	0.085 34	0.083 79	0.082 26
−1.2	0.115 07	0.113 14	0.111 23	0.109 35	0.107 49	0.105 65	0.103 83	0.102 04	0.100 27	0.098 53
−1.1	0.135 67	0.133 50	0.131 36	0.129 24	0.127 14	0.125 07	0.123 02	0.121 00	0.119 00	0.117 02
−1.0	0.158 66	0.156 25	0.153 86	0.151 51	0.149 17	0.146 86	0.144 57	0.142 31	0.140 07	0.137 86
−0.9	0.184 06	0.181 41	0.178 79	0.176 19	0.173 61	0.171 06	0.168 53	0.166 02	0.163 54	0.161 09
−0.8	0.211 86	0.208 97	0.206 11	0.203 27	0.200 45	0.197 66	0.194 89	0.192 15	0.189 43	0.186 73
−0.7	0.241 96	0.238 85	0.235 76	0.232 70	0.229 65	0.226 63	0.223 63	0.220 65	0.217 70	0.214 76
−0.6	0.274 25	0.270 93	0.267 63	0.264 35	0.261 09	0.257 85	0.254 63	0.251 43	0.248 25	0.245 10
−0.5	0.308 54	0.305 03	0.301 53	0.298 06	0.294 60	0.291 16	0.287 74	0.284 34	0.280 96	0.277 60
−0.4	0.344 58	0.340 90	0.337 24	0.333 60	0.329 97	0.326 36	0.322 76	0.319 18	0.315 61	0.312 07
−0.3	0.382 09	0.378 28	0.374 48	0.370 70	0.366 93	0.363 17	0.359 42	0.355 69	0.351 97	0.348 27
−0.2	0.420 74	0.416 83	0.412 94	0.409 05	0.405 17	0.401 29	0.397 43	0.393 58	0.389 74	0.385 91
−0.1	0.460 17	0.456 20	0.452 24	0.448 28	0.444 33	0.440 38	0.436 44	0.432 51	0.428 58	0.424 65
0.0	0.500 00	0.496 01	0.492 02	0.488 03	0.484 05	0.480 06	0.476 08	0.472 10	0.468 12	0.464 14

附表 2 *t* 分布界值表

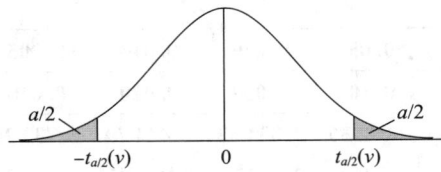

自由度 *ν*		α									
	单侧	0.25	0.20	0.10	0.05	0.025	0.010	0.005	0.002 5	0.001	0.000 5
	双侧	0.50	0.40	0.20	0.10	0.050	0.020	0.010	0.005 0	0.002	0.001 0
1		1.000 00	1.376 38	3.077 68	6.313 75	12.706 20	31.820 52	63.656 74	127.321 34	318.308 84	636.619 25
2		0.816 50	1.060 66	1.885 62	2.919 99	4.302 65	6.964 56	9.924 84	14.089 05	22.327 12	31.599 05
3		0.764 89	0.978 47	1.637 74	2.353 36	3.182 45	4.540 70	5.840 91	7.453 32	10.214 53	12.923 98
4		0.740 70	0.940 96	1.533 21	2.131 85	2.776 45	3.746 95	4.604 09	5.597 57	7.173 18	8.610 30
5		0.726 69	0.919 54	1.475 88	2.015 05	2.570 58	3.364 93	4.032 14	4.773 34	5.893 43	6.868 83
6		0.717 56	0.905 70	1.439 76	1.943 18	2.446 91	3.142 67	3.707 43	4.316 83	5.207 63	5.958 82
7		0.711 14	0.896 03	1.414 92	1.894 58	2.364 62	2.997 95	3.499 48	4.029 34	4.785 29	5.407 88
8		0.706 39	0.888 89	1.396 82	1.859 55	2.306 00	2.896 46	3.355 39	3.832 52	4.500 79	5.041 31
9		0.702 72	0.883 40	1.383 03	1.833 11	2.262 16	2.821 44	3.249 84	3.689 66	4.296 81	4.780 91
10		0.699 81	0.879 06	1.372 18	1.812 46	2.228 14	2.763 77	3.169 27	3.581 41	4.143 70	4.586 89
11		0.697 45	0.875 53	1.363 43	1.795 88	2.200 99	2.718 08	3.105 81	3.496 61	4.024 70	4.436 98
12		0.695 48	0.872 61	1.356 22	1.782 29	2.178 81	2.681 00	3.054 54	3.428 44	3.929 63	4.317 79
13		0.693 83	0.870 15	1.350 17	1.770 93	2.160 37	2.650 31	3.012 28	3.372 47	3.851 98	4.220 83
14		0.692 42	0.868 05	1.345 03	1.761 31	2.144 79	2.624 49	2.976 84	3.325 70	3.787 39	4.140 45
15		0.691 20	0.866 24	1.340 61	1.753 05	2.131 45	2.602 48	2.946 71	3.286 04	3.732 83	4.072 77
16		0.690 13	0.864 67	1.336 76	1.745 88	2.119 91	2.583 49	2.920 78	3.251 99	3.686 15	4.015 00
17		0.689 20	0.863 28	1.333 38	1.739 61	2.109 82	2.566 93	2.898 23	3.222 45	3.645 77	3.965 13
18		0.688 36	0.862 05	1.330 39	1.734 06	2.100 92	2.552 38	2.878 44	3.196 57	3.610 48	3.921 65
19		0.687 62	0.860 95	1.327 73	1.729 13	2.093 02	2.539 48	2.860 93	3.173 72	3.579 40	3.883 41
20		0.686 95	0.859 96	1.325 34	1.724 72	2.085 96	2.527 98	2.845 34	3.153 40	3.551 81	3.849 52
21		0.686 35	0.859 07	1.323 19	1.720 74	2.079 61	2.517 65	2.831 36	3.135 21	3.527 15	3.819 28
22		0.685 81	0.858 27	1.321 24	1.717 14	2.073 87	2.508 32	2.818 76	3.118 82	3.504 99	3.792 13
23		0.685 31	0.857 53	1.319 46	1.713 87	2.068 66	2.499 87	2.807 34	3.104 00	3.484 96	3.767 63
24		0.684 85	0.856 86	1.317 84	1.710 88	2.063 90	2.492 16	2.796 94	3.090 51	3.466 78	3.745 40
25		0.684 43	0.856 24	1.316 35	1.708 14	2.059 54	2.485 11	2.787 44	3.078 20	3.450 19	3.725 14
26		0.684 04	0.855 67	1.314 97	1.705 62	2.055 53	2.478 63	2.778 71	3.066 91	3.435 00	3.706 61
27		0.683 68	0.855 14	1.313 70	1.703 29	2.051 83	2.472 66	2.770 68	3.056 52	3.421 03	3.689 59
28		0.683 35	0.854 65	1.312 53	1.701 13	2.048 41	2.467 14	2.763 26	3.046 93	3.408 16	3.673 91
29		0.683 04	0.854 19	1.311 43	1.699 13	2.045 23	2.462 02	2.756 39	3.038 05	3.396 24	3.659 41
30		0.682 76	0.853 77	1.310 42	1.697 26	2.042 27	2.457 26	2.750 00	3.029 80	3.385 18	3.645 96
31		0.682 49	0.853 37	1.309 46	1.695 52	2.039 51	2.452 82	2.744 04	3.022 12	3.374 90	3.633 46
32		0.682 23	0.853 00	1.308 57	1.693 89	2.036 93	2.448 68	2.738 48	3.014 95	3.365 31	3.621 80

续表

自由度 ν		α									
	单侧	0.25	0.20	0.10	0.05	0.025	0.010	0.005	0.002 5	0.001	0.000 5
	双侧	0.50	0.40	0.20	0.10	0.050	0.020	0.010	0.005 0	0.002	0.001 0
33		0.682 00	0.852 65	1.307 74	1.692 36	2.034 52	2.444 79	2.733 28	3.008 24	3.356 34	3.610 91
34		0.681 77	0.852 32	1.306 95	1.690 92	2.032 24	2.441 15	2.728 39	3.001 95	3.347 93	3.600 72
35		0.681 56	0.852 01	1.306 21	1.689 57	2.030 11	2.437 72	2.723 81	2.996 05	3.340 05	3.591 15
36		0.681 37	0.851 72	1.305 51	1.688 30	2.028 09	2.434 49	2.719 48	2.990 49	3.332 62	3.582 15
37		0.681 18	0.851 44	1.304 85	1.687 09	2.026 19	2.431 45	2.715 41	2.985 24	3.325 63	3.573 67
38		0.681 00	0.851 18	1.304 23	1.685 95	2.024 39	2.428 57	2.711 56	2.980 29	3.319 03	3.565 68
39		0.680 83	0.850 94	1.303 64	1.684 88	2.022 69	2.425 84	2.707 91	2.975 61	3.312 79	3.558 12
40		0.680 67	0.850 70	1.303 08	1.683 85	2.021 08	2.423 26	2.704 46	2.971 17	3.306 88	3.550 97
41		0.680 52	0.850 48	1.302 54	1.682 88	2.019 54	2.420 80	2.701 18	2.966 96	3.301 27	3.544 18
42		0.680 38	0.850 26	1.302 04	1.681 95	2.018 08	2.418 47	2.698 07	2.962 96	3.295 95	3.537 75
43		0.680 24	0.850 06	1.301 55	1.681 07	2.016 69	2.416 25	2.695 10	2.959 16	3.290 89	3.531 63
44		0.680 11	0.849 87	1.301 09	1.680 23	2.015 37	2.414 13	2.692 28	2.955 53	3.286 07	3.525 80
45		0.679 98	0.849 68	1.300 65	1.679 43	2.014 10	2.412 12	2.689 59	2.952 08	3.281 48	3.520 25
46		0.679 86	0.849 51	1.300 23	1.678 66	2.012 90	2.410 19	2.687 01	2.948 78	3.277 10	3.514 96
47		0.679 75	0.849 34	1.299 82	1.677 93	2.011 74	2.408 35	2.684 56	2.945 63	3.272 91	3.509 90
48		0.679 64	0.849 17	1.299 44	1.677 22	2.010 63	2.406 58	2.682 20	2.942 62	3.268 91	3.505 07
49		0.679 53	0.849 02	1.299 07	1.676 55	2.009 58	2.404 89	2.679 95	2.939 73	3.265 08	3.500 44
50		0.679 43	0.848 87	1.298 71	1.675 91	2.008 56	2.403 27	2.677 79	2.936 96	3.261 41	3.496 01
60		0.678 60	0.847 65	1.295 82	1.670 65	2.000 30	2.390 12	2.660 28	2.914 55	3.231 71	3.460 20
70		0.678 01	0.846 79	1.293 76	1.666 91	1.994 44	2.380 81	2.647 90	2.898 73	3.210 79	3.435 01
80		0.677 57	0.846 14	1.292 22	1.664 12	1.990 06	2.373 87	2.638 69	2.886 97	3.195 26	3.416 34
90		0.677 23	0.845 63	1.291 03	1.661 96	1.986 67	2.368 50	2.631 57	2.877 88	3.183 27	3.401 94
100		0.676 95	0.845 23	1.290 07	1.660 23	1.983 97	2.364 22	2.625 89	2.870 65	3.173 74	3.390 49
120		0.676 54	0.844 63	1.288 65	1.657 65	1.979 93	2.357 82	2.617 42	2.859 86	3.159 54	3.373 45
140		0.676 25	0.844 20	1.287 63	1.655 81	1.977 05	2.353 28	2.611 40	2.852 21	3.149 47	3.361 38
160		0.676 03	0.843 87	1.286 87	1.654 43	1.974 90	2.349 88	2.606 91	2.846 49	3.141 95	3.352 37
180		0.675 86	0.843 62	1.286 27	1.653 36	1.973 23	2.347 24	2.603 42	2.842 05	3.136 12	3.345 40
200		0.675 72	0.843 42	1.285 80	1.652 51	1.971 90	2.345 14	2.600 63	2.838 51	3.131 48	3.339 84
220		0.675 61	0.843 26	1.285 41	1.651 81	1.970 81	2.343 42	2.598 36	2.835 62	3.127 69	3.335 30
240		0.675 51	0.843 12	1.285 09	1.651 23	1.969 90	2.341 99	2.596 47	2.833 22	3.124 54	3.331 52
260		0.675 43	0.843 01	1.284 82	1.650 74	1.969 13	2.340 78	2.594 87	2.831 19	3.121 87	3.328 34
280		0.675 37	0.842 91	1.284 58	1.650 31	1.968 47	2.339 74	2.593 50	2.829 45	3.119 59	3.325 61
300		0.675 31	0.842 82	1.284 38	1.649 95	1.967 90	2.338 84	2.592 32	2.827 95	3.117 62	3.323 25
500		0.674 98	0.842 34	1.283 25	1.647 91	1.964 72	2.333 83	2.585 70	2.819 55	3.106 61	3.310 09
1 000		0.674 74	0.841 98	1.282 40	1.646 38	1.962 34	2.330 08	2.580 75	2.813 28	3.098 40	3.300 28
∞		0.674 49	0.841 63	1.281 57	1.644 88	1.960 01	2.326 42	2.575 93	2.807 16	3.090 40	3.290 72

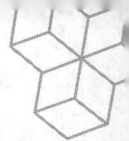

附表3　概率的置信区间

上行:95%置信区间　　下行:99%置信区间

n	0	1	2	3	4	5	6	7	8	9	10	11	12	13
1	0~98													
	0~100													
2	0~84	1~99												
	0~93	0~100												
3	0~71	1~91	9~99											
	0~83	0~96	4~100											
4	0~60	1~81	7~93											
	0~73	0~89	3~97											
5	0~52	1~72	5~82	15~95										
	0~65	0~81	2~92	8~98										
6	0~46	1~64	4~78	12~88										
	0~59	0~75	2~86	7~93										
7	0~41	1~58	4~71	10~82	18~90									
	0~53	0~68	2~80	6~88	12~94									
8	0~37	1~53	3~65	9~76	16~84									
	0~48	0~63	1~74	5~83	10~90									
9	0~34	1~48	3~60	7~70	14~79	21~86								
	0~45	0~59	1~69	4~78	9~85	15~91								
10	0~31	1~45	3~56	7~65	12~74	19~81								
	0~41	0~54	1~65	4~74	8~81	13~87								
11	0~28	1~41	2~52	6~61	11~69	17~77	23~83							
	0~38	0~51	1~61	3~69	7~77	11~83	17~89							
12	0~26	1~38	2~48	5~57	10~65	15~72	21~79							
	0~36	0~48	1~57	3~66	6~73	10~79	15~85							
13	0~25	1~36	2~45	5~54	9~61	14~68	19~75	25~81						
	0~34	0~45	1~54	3~62	6~69	9~76	14~81	19~86						

x

续表

n	0	1	2	3	4	5	6	7	8	9	10	11	12	13
14	0~23	0~34	2~43	5~51	8~58	13~65	18~71	23~77						
	0~32	0~42	1~51	3~59	5~66	9~72	13~78	17~83						
15	0~22	0~32	2~41	4~48	8~55	12~62	16~68	21~73	27~79					
	0~30	0~40	1~49	2~56	5~63	8~69	12~74	16~79	21~84					
16	0~21	0~30	2~38	4~46	7~52	11~59	15~65	20~70	25~75					
	0~28	0~38	1~46	2~53	5~60	8~66	11~71	15~76	19~81					
17	0~20	0~29	2~36	4~43	7~50	10~56	14~62	18~67	23~72	28~77				
	0~27	0~36	1~44	2~51	4~57	7~63	10~69	14~74	18~78	22~82				
18	0~19	0~27	1~35	4~41	6~48	10~54	13~59	17~64	22~69	26~74				
	0~26	0~35	1~42	2~49	4~55	7~61	10~66	13~71	17~75	21~79				
19	0~18	0~26	1~33	3~40	6~46	9~51	13~57	16~62	20~67	24~71	29~76			
	0~24	0~33	1~40	2~47	4~53	6~58	9~63	12~68	16~73	19~77	23~81			
20	0~17	0~25	1~32	3~38	6~44	9~49	12~54	15~59	19~64	23~69	27~73			
	0~23	0~32	1~39	2~45	4~51	6~56	9~61	11~66	15~70	18~74	22~78			
21	0~16	0~24	1~30	3~36	5~42	8~47	11~52	15~57	18~62	22~66	26~70	30~74		
	0~22	0~30	1~37	2~43	3~49	6~54	8~59	11~63	14~68	17~71	21~76	24~80		
22	0~15	0~23	1~29	3~35	5~40	8~45	11~50	14~55	17~59	21~64	24~68	28~72		
	0~21	0~29	1~36	2~42	3~47	5~52	8~57	10~61	13~66	16~70	20~73	23~77		
23	0~15	0~22	1~28	3~34	5~39	8~44	10~48	13~53	16~57	20~62	23~66	27~69	31~73	
	0~21	0~28	1~35	2~40	3~45	5~50	7~55	10~59	13~63	15~67	19~71	22~75	25~78	
24	0~14	0~21	1~27	3~32	5~37	7~42	10~47	13~51	16~55	19~59	22~63	26~67	29~71	
	0~20	0~27	0~33	2~39	3~44	5~49	7~53	9~57	12~61	15~65	18~69	21~73	24~76	
25	0~14	0~20	1~26	3~31	5~36	7~41	9~45	12~49	15~54	18~58	21~61	24~65	28~69	31~72
	0~19	0~26	0~32	1~37	3~42	5~47	7~51	9~56	11~60	14~63	17~67	20~71	23~74	26~77
26	0~13	0~20	1~25	2~30	4~35	7~39	9~44	12~48	14~52	17~56	20~60	23~63	27~67	30~70
	0~18	0~25	0~31	1~36	3~41	4~46	6~50	9~54	11~58	13~62	16~65	19~69	22~72	25~75

续表

n	0	1	2	3	4	5	6	7	8	9	10	11	12	13
27	0~13	0~19	1~24	2~29	4~34	6~38	9~42	11~46	14~50	17~54	19~58	22~61	26~65	29~68
	0~18	0~25	0~30	1~35	3~40	4~44	6~48	8~52	10~56	13~60	15~63	18~67	21~70	24~73
28	0~12	0~18	1~24	2~28	4~33	6~37	8~41	11~45	13~49	16~52	19~56	22~59	25~63	28~66
	0~17	0~24	0~29	1~34	3~39	4~43	6~47	8~51	10~55	12~58	15~62	17~65	20~68	23~71
29	0~12	0~18	1~23	2~27	4~32	6~36	8~40	10~44	13~47	15~51	18~54	21~58	24~61	26~64
	0~17	0~23	0~28	1~33	2~37	4~42	6~46	8~49	10~53	12~57	14~60	17~63	19~66	22~70
30	0~12	0~17	1~22	2~27	4~31	6~35	8~39	10~42	12~46	15~49	17~53	20~56	23~59	26~63
	0~16	0~22	0~27	1~32	2~36	4~40	5~44	7~48	9~52	11~55	14~58	16~62	19~65	21~68
31	0~11	0~17	1~22	2~26	4~30	6~34	8~38	10~41	12~45	14~48	17~51	19~55	22~58	25~61
	0~16	0~22	0~27	1~31	2~35	4~39	5~43	7~47	9~50	11~54	13~57	16~60	18~63	20~66
32	0~11	0~16	1~21	2~25	4~29	5~33	7~36	9~40	12~43	14~47	16~50	19~53	21~56	24~59
	0~15	0~21	0~26	1~30	2~34	4~38	5~42	7~46	9~49	11~52	13~56	15~59	17~62	20~65
33	0~11	0~15	1~20	2~24	3~28	5~32	7~36	9~39	11~42	13~46	16~49	18~52	20~55	23~58
	0~15	0~20	0~25	1~30	2~34	3~37	5~41	7~44	8~48	10~51	12~54	14~57	17~60	19~63
34	0~10	0~15	1~19	2~23	3~28	5~31	7~35	9~38	11~41	13~44	15~48	17~51	20~54	22~56
	0~14	0~20	0~25	1~29	2~33	3~36	5~40	6~43	8~47	10~50	12~53	14~56	16~59	18~62
35	0~10	0~15	1~19	2~23	3~27	5~30	7~34	8~37	10~40	13~43	15~46	17~49	19~52	22~55
	0~14	0~20	0~24	1~28	2~32	3~35	5~39	6~42	8~45	10~49	12~52	14~55	16~57	18~60
36	0~10	0~14	1~18	2~22	3~26	5~29	6~33	8~36	10~39	12~42	14~45	16~48	19~51	21~54
	0~14	0~19	0~23	1~27	2~31	3~35	5~38	6~41	8~44	9~47	11~50	13~53	15~56	17~59
37	0~10	0~14	1~18	2~22	3~25	5~28	6~32	8~35	10~38	12~41	14~44	16~47	18~50	20~53
	0~13	0~18	0~23	1~27	2~30	3~34	4~37	6~40	7~43	9~46	11~49	13~52	15~55	17~58
38	0~10	0~14	1~18	2~21	3~25	5~28	6~32	8~34	10~37	11~40	13~43	15~46	18~49	20~51
	0~13	0~18	0~22	1~26	2~30	3~33	4~36	6~39	7~42	9~45	11~48	12~51	14~54	16~56
39	0~9	0~14	1~17	2~21	3~24	4~27	6~31	8~33	9~36	11~39	13~42	15~45	17~48	19~50
	0~13	0~18	0~21	1~25	2~29	3~32	4~35	6~38	7~41	9~44	10~47	12~50	14~53	16~55

x

n	0	1	2	3	4	5	6	7	8	9	10	11	12	13
40	0~9	0~13	1~17	2~21	3~24	4~27	6~30	8~33	9~35	11~38	13~41	15~44	17~47	19~49
	0~12	0~17	0~21	1~25	2~28	3~32	4~35	5~38	7~40	9~43	10~46	12~49	13~52	15~54
41	0~9	0~13	1~17	2~20	3~23	4~26	6~29	7~32	9~35	11~37	12~40	14~43	16~46	18~48
	0~12	0~17	0~21	1~24	2~28	3~31	4~34	5~37	7~40	8~42	10~45	11~48	13~50	15~53
42	0~9	0~13	1~16	2~20	3~23	4~26	6~28	7~31	9~35	10~37	12~39	14~42	16~45	18~47
	0~12	0~17	0~20	1~24	2~27	3~30	4~33	5~36	7~39	8~42	9~44	11~47	13~49	15~52
43	0~9	0~12	1~16	2~19	3~23	4~25	5~28	7~31	8~33	10~36	12~39	14~41	15~44	17~45
	0~12	0~16	0~20	1~23	2~26	3~30	4~33	5~35	6~38	8~41	9~43	11~46	13~49	14~51
44	0~9	0~12	1~15	2~19	3~22	4~25	5~28	7~30	8~33	10~35	11~38	13~40	15~43	17~45
	0~11	0~16	0~19	1~23	2~26	3~29	4~32	5~35	6~37	8~40	9~42	11~45	12~47	14~50
45	0~8	0~12	1~15	2~18	3~21	4~24	5~27	7~30	8~32	9~34	11~37	13~39	15~42	16~44
	0~11	0~15	0~19	1~22	2~25	3~28	4~31	5~34	6~37	8~39	9~42	10~44	12~47	14~49
46	0~8	0~12	1~15	2~18	3~21	4~24	5~26	7~29	8~31	9~34	11~36	13~39	14~41	16~43
	0~11	0~15	0~19	1~22	2~25	3~28	4~31	5~33	6~36	7~39	9~41	10~43	12~46	13~48
47	0~8	0~12	1~15	2~17	3~20	4~23	6~26	6~28	8~31	9~34	11~36	12~38	14~40	16~43
	0~11	0~15	0~18	1~21	2~24	2~27	3~30	5~33	6~35	7~38	9~40	10~42	11~45	13~47
48	0~8	0~11	1~14	2~17	3~20	4~22	5~25	6~27	7~30	9~33	11~35	12~37	14~39	15~42
	0~10	0~14	0~18	1~21	2~24	2~27	3~29	4~32	6~34	7~37	8~40	10~42	11~44	13~47
49	0~8	0~11	1~14	2~17	2~20	4~22	5~25	6~26	7~30	9~32	10~35	12~37	13~39	15~41
	0~10	0~14	0~17	1~20	1~24	2~26	3~29	4~32	6~34	7~36	8~39	9~41	11~44	12~46
50	0~7	0~11	1~14	2~17	2~19	3~22	5~24	6~26	7~29	9~31	10~34	11~36	13~38	15~41
	0~10	0~14	0~17	1~20	1~23	2~26	3~28	4~31	5~33	7~36	8~38	9~40	11~43	12~45

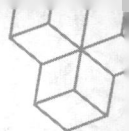

续表

n	14	15	16	17	18	19	20	21	22	23	24	25
27	32~71 27~76											
28	31~69 26~74											
29	30~68 25~72	33~71 28~75										
30	28~66 24~71	31~69 27~74										
31	27~64 23~69	30~67 26~72	33~70 28~75									
32	26~62 22~67	29~65 25~70	32~68 27~73									
33	26~61 21~66	28~64 24~69	31~67 26~71	34~69 29~74								
34	25~59 21~64	27~62 23~67	30~65 25~70	32~68 28~72								
35	24~58 20~63	26~61 22~66	29~63 24~68	31~66 27~71	34~69 29~73							
36	23~57 19~62	26~59 22~64	28~62 23~67	30~65 26~69	33~67 28~72							
37	23~55 19~60	25~58 21~63	27~61 23~65	30~63 25~68	32~66 28~70	34~68 30~73						
38	22~54 18~59	24~57 20~61	26~59 22~64	29~62 25~66	31~64 27~69	33~67 29~71						

x

续表

n	14	15	16	17	18	19	20	21	22	23	24	25
39	21~53	23~55	26~58	28~60	30~63	32~65	35~68					
	18~58	20~60	22~63	24~65	26~68	28~70	30~72					
41	21~52	23~54	25~57	27~59	29~62	32~64	34~66	35~67				
	17~57	19~59	21~61	23~64	25~66	27~68	30~71	31~71				
42	20~51	22~53	24~56	26~58	29~60	31~63	33~65	34~66				
	17~55	19~58	21~60	23~63	25~65	27~67	29~69	30~70				
42	20~50	22~52	24~54	26~57	28~59	30~61	32~64	33~65	36~67			
	16~54	18~57	20~59	22~61	24~64	26~66	28~67	29~69	31~71			
43	19~49	21~51	23~53	25~56	27~58	29~60	31~62	33~63	35~65			
	16~53	18~56	19~58	21~60	23~62	25~65	27~66	28~68	30~70			
44	19~48	21~50	22~52	24~55	26~57	28~59	30~61	32~62	34~64	36~66		
	15~52	17~55	19~57	21~59	23~61	25~63	26~65	28~66	30~68	32~70		
45	18~47	20~49	22~51	24~54	26~56	28~58	30~60	31~61	33~63	35~65		
	15~51	17~54	19~56	20~58	22~60	24~62	26~64	27~65	29~67	31~69		
46	18~46	20~48	21~50	23~53	25~55	27~57	29~59	30~60	32~62	34~64	36~66	
	15~50	16~53	18~55	20~57	22~59	23~61	25~63	26~64	28~66	30~68	32~70	
47	18~45	19~47	21~49	23~52	25~54	26~56	28~58	30~59	31~61	33~63	35~65	
	14~19	16~52	18~54	19~56	21~58	23~60	25~62	26~63	28~65	29~67	31~69	
48	17~44	19~46	21~48	22~51	24~53	26~53	28~57	29~58	31~60	33~62	34~64	36~66
	14~49	16~51	17~53	19~55	21~27	22~59	24~61	25~62	27~64	29~66	31~68	32~70
49	17~43	18~45	20~47	22~50	24~52	25~54	27~56	28~57	30~59	32~61	34~63	36~65
	14~48	15~50	17~52	19~54	20~56	22~58	23~60	25~61	26~63	28~65	30~67	32~68
50	16~43	18~45	20~47	21~49	23~51	25~53	26~55					
	14~47	15~49	17~51	18~53	20~55	21~57	23~59					

x

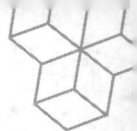

续表

x	n=50	60	70	80	90	100
1	0~11 / 0~14	0~9 / 0~12	0~8 / 0~10	0~7 / 0~9	0~6 / 0~8	0~5 / 0~7
2	0~14 / 0~17	1~11 / 0~14	0~10 / 0~13	1~9 / 0~11	0~8 / 0~10	0~7 / 0~9
3	1~17 / 1~20	1~14 / 1~17	1~12 / 1~15	1~11 / 1~13	1~10 / 0~12	1~8 / 0~10
4	2~19 / 1~23	2~16 / 1~20	2~14 / 1~17	2~13 / 1~15	1~11 / 1~14	1~10 / 1~12
5	3~22 / 2~26	3~18 / 2~22	3~16 / 2~19	2~14 / 1~17	2~13 / 1~15	2~11 / 1~13
6	5~24 / 3~29	4~20 / 3~24	3~18 / 2~21	3~16 / 2~19	3~14 / 2~17	2~12 / 2~14
7	6~27 / 4~31	5~23 / 4~26	4~20 / 3~23	4~17 / 3~21	3~15 / 2~18	3~14 / 2~16
8	7~29 / 6~33	6~25 / 4~29	5~21 / 4~25	5~19 / 3~22	4~17 / 3~20	4~15 / 3~17
9	9~31 / 7~36	7~26 / 5~30	6~23 / 5~27	5~20 / 4~24	5~18 / 4~21	4~16 / 3~18
10	10~34 / 8~38	8~29 / 7~32	7~25 / 6~28	6~22 / 5~25	6~20 / 4~22	5~18 / 4~19
11	12~36 / 10~40	10~30 / 8~34	8~26 / 7~30	7~23 / 6~26	6~21 / 5~24	5~19 / 4~20
12	13~38 / 11~43	11~32 / 9~36	9~28 / 7~32	8~25 / 6~28	7~22 / 6~25	6~20 / 5~21

x	n=50	60	70	80	90	100
13	15~41 / 12~45	12~34 / 10~38	10~30 / 8~33	9~26 / 7~30	8~23 / 6~27	7~21 / 6~23
14	16~43 / 14~47	13~36 / 11~40	11~31 / 9~35	10~27 / 8~31	9~25 / 7~28	8~22 / 6~24
15	18~44 / 15~49	15~38 / 12~42	13~33 / 10~37	11~29 / 9~33	10~26 / 8~30	9~24 / 7~26
16	20~46 / 17~51	16~40 / 14~44	14~34 / 11~38	12~30 / 10~34	11~27 / 9~31	9~25 / 8~27
17	21~48 / 18~53	18~41 / 15~46	15~36 / 12~40	13~32 / 11~35	12~28 / 10~32	10~26 / 9~29
18	23~50 / 20~55	19~43 / 16~47	16~37 / 14~41	14~33 / 12~37	12~30 / 10~33	11~27 / 9~30
19	25~53 / 21~57	20~45 / 17~49	17~38 / 15~43	15~34 / 13~38	13~31 / 11~35	12~28 / 10~31
20	27~55 / 23~59	22~47 / 19~51	18~40 / 16~44	16~36 / 14~39	14~32 / 12~36	13~29 / 11~32
21	28~57 / 24~61	23~49 / 20~52	20~41 / 17~46	17~37 / 15~41	15~33 / 13~37	14~30 / 12~33
22	30~59 / 26~63	25~50 / 22~54	21~43 / 18~47	18~39 / 16~43	16~35 / 14~38	14~31 / 12~34
23	32~61 / 28~65	26~52 / 23~56	22~46 / 19~49	19~40 / 17~44	17~36 / 15~39	15~32 / 13~35
24	34~63 / 29~67	28~53 / 24~58	23~46 / 21~50	20~41 / 18~45	18~37 / 16~41	16~33 / 14~36

续表

x	n=50	n=60	n=70	n=80	n=90	n=100
25	36~64	29~55	25~48	21~43	19~38	17~35
	31~69	26~59	22~52	19~46	17~42	15~38
26		31~57	26~49	22~44	20~39	18~36
		27~61	23~53	20~48	17~43	16~39
27		32~58	27~51	24~45	21~40	19~37
		29~62	24~55	21~49	18~44	16~40
28		34~60	29~52	25~46	22~42	20~38
		30~64	25~56	22~50	19~45	17~41
29		35~62	30~54	26~48	23~43	20~39
		32~65	27~57	23~51	20~46	18~42
30		37~63	31~55	27~49	24~44	21~40
		33~67	28~59	24~53	21~47	19~43
31			33~57	28~50	25~45	22~41
			29~60	25~54	22~49	20~44
32			34~58	29~51	26~46	23~42
			30~62	26~55	23~50	21~45
33			35~59	31~53	27~47	24~43
			32~63	27~56	24~51	21~46
34			36~61	32~54	28~48	25~44
			33~64	28~58	25~52	22~47
35			38~62	33~55	29~50	26~45
			34~66	30~59	26~53	23~48
36				34~56	30~51	27~46
				31~60	27~54	24~49
37				35~58	31~52	28~47
				32~61	28~55	25~50

x	n=50	n=60	n=70	n=80	n=90	n=100
38				36~59	32~53	29~48
				33~62	29~56	26~51
39				37~60	33~54	29~49
				34~64	30~57	27~52
40				39~61	34~55	30~50
				35~65	31~59	28~53
41					35~56	31~51
					32~60	29~54
42					36~57	32~52
					33~61	30~55
43					37~59	33~53
					34~62	30~56
44					38~60	34~54
					35~63	31~57
45					39~61	35~55
					36~64	32~58
46						36~56
						33~59
47						37~57
						34~60
48						38~58
						35~61
49						39~59
						36~62
50						40~60
						37~63

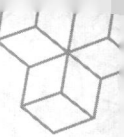

附表 4 χ^2 分布界值表

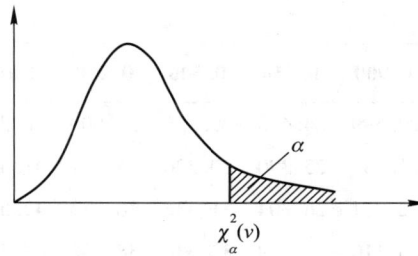

自由度 ν	α												
	0.995	0.990	0.975	0.950	0.900	0.750	0.500	0.250	0.100	0.050	0.025	0.010	0.005
1	0.000	0.000	0.001	0.004	0.016	0.102	0.455	1.323	2.706	3.841	5.024	6.635	7.879
2	0.010	0.020	0.051	0.103	0.211	0.575	1.386	2.773	4.605	5.991	7.378	9.210	10.597
3	0.072	0.115	0.216	0.352	0.584	1.213	2.366	4.108	6.251	7.815	9.348	11.345	12.838
4	0.207	0.297	0.484	0.711	1.064	1.923	3.357	5.385	7.779	9.488	11.143	13.277	14.860
5	0.412	0.554	0.831	1.145	1.610	2.675	4.351	6.626	9.236	11.070	12.833	15.086	16.750
6	0.676	0.872	1.237	1.635	2.204	3.455	5.348	7.841	10.645	12.592	14.449	16.812	18.548
7	0.989	1.239	1.690	2.167	2.833	4.255	6.346	9.037	12.017	14.067	16.013	18.475	20.278
8	1.344	1.646	2.180	2.733	3.490	5.071	7.344	10.219	13.362	15.507	17.535	20.090	21.955
9	1.735	2.088	2.700	3.325	4.168	5.899	8.343	11.389	14.684	16.919	19.023	21.666	23.589
10	2.156	2.558	3.247	3.940	4.865	6.737	9.342	12.549	15.987	18.307	20.483	23.209	25.188
11	2.603	3.053	3.816	4.575	5.578	7.584	10.341	13.701	17.275	19.675	21.920	24.725	26.757
12	3.074	3.571	4.404	5.226	6.304	8.438	11.340	14.845	18.549	21.026	23.337	26.217	28.300
13	3.565	4.107	5.009	5.892	7.042	9.299	12.340	15.984	19.812	22.362	24.736	27.688	29.819
14	4.075	4.660	5.629	6.571	7.790	10.165	13.339	17.117	21.064	23.685	26.119	29.141	31.319
15	4.601	5.229	6.262	7.261	8.547	11.037	14.339	18.245	22.307	24.996	27.488	30.578	32.801
16	5.142	5.812	6.908	7.962	9.312	11.912	15.338	19.369	23.542	26.296	28.845	32.000	34.267
17	5.697	6.408	7.564	8.672	10.085	12.792	16.338	20.489	24.769	27.587	30.191	33.409	35.718
18	6.265	7.015	8.231	9.390	10.865	13.675	17.338	21.605	25.989	28.869	31.526	34.805	37.156
19	6.844	7.633	8.907	10.117	11.651	14.562	18.338	22.718	27.204	30.144	32.852	36.191	38.582
20	7.434	8.260	9.591	10.851	12.443	15.452	19.337	23.828	28.412	31.410	34.170	37.566	39.997
21	8.034	8.897	10.283	11.591	13.240	16.344	20.337	24.935	29.615	32.671	35.479	38.932	41.401
22	8.643	9.542	10.982	12.338	14.041	17.240	21.337	26.039	30.813	33.924	36.781	40.289	42.796
23	9.260	10.196	11.689	13.091	14.848	18.137	22.337	27.141	32.007	35.172	38.076	41.638	44.181
24	9.886	10.856	12.401	13.848	15.659	19.037	23.337	28.241	33.196	36.415	39.364	42.980	45.559
25	10.520	11.524	13.120	14.611	16.473	19.939	24.337	29.339	34.382	37.652	40.646	44.314	46.928
26	11.160	12.198	13.844	15.379	17.292	20.843	25.336	30.435	35.563	38.885	41.923	45.642	48.290
27	11.808	12.879	14.573	16.151	18.114	21.749	26.336	31.528	36.741	40.113	43.195	46.963	49.645
28	12.461	13.565	15.308	16.928	18.939	22.657	27.336	32.620	37.916	41.337	44.461	48.278	50.993
29	13.121	14.256	16.047	17.708	19.768	23.567	28.336	33.711	39.087	42.557	45.722	49.588	52.336

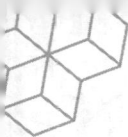

自由度 ν	α												
	0.995	0.990	0.975	0.950	0.900	0.750	0.500	0.250	0.100	0.050	0.025	0.010	0.005
30	13.787	14.953	16.791	18.493	20.599	24.478	29.336	34.800	40.256	43.773	46.979	50.892	53.672
31	14.458	15.655	17.539	19.281	21.434	25.390	30.336	35.887	41.422	44.985	48.232	52.191	55.003
32	15.134	16.362	18.291	20.072	22.271	26.304	31.336	36.973	42.585	46.194	49.480	53.486	56.328
33	15.815	17.074	19.047	20.867	23.110	27.219	32.336	38.058	43.745	47.400	50.725	54.776	57.648
34	16.501	17.789	19.806	21.664	23.952	28.136	33.336	39.141	44.903	48.602	51.966	56.061	58.964
35	17.192	18.509	20.569	22.465	24.797	29.054	34.336	40.223	46.059	49.802	53.203	57.342	60.275
36	17.887	19.233	21.336	23.269	25.643	29.973	35.336	41.304	47.212	50.998	54.437	58.619	61.581
37	18.586	19.960	22.106	24.075	26.492	30.893	36.336	42.383	48.363	52.192	55.668	59.893	62.883
38	19.289	20.691	22.878	24.884	27.343	31.815	37.335	43.462	49.513	53.384	56.896	61.162	64.181
39	19.996	21.426	23.654	25.695	28.196	32.737	38.335	44.539	50.660	54.572	58.120	62.428	65.476
40	20.707	22.164	24.433	26.509	29.051	33.660	39.335	45.616	51.805	55.758	59.342	63.691	66.766
41	21.421	22.906	25.215	27.326	29.907	34.585	40.335	46.692	52.949	56.942	60.561	64.950	68.053
42	22.138	23.650	25.999	28.144	30.765	35.510	41.335	47.766	54.090	58.124	61.777	66.206	69.336
43	22.859	24.398	26.785	28.965	31.625	36.436	42.335	48.840	55.230	59.304	62.990	67.459	70.616
44	23.584	25.148	27.575	29.787	32.487	37.363	43.335	49.913	56.369	60.481	64.201	68.710	71.893
45	24.311	25.901	28.366	30.612	33.350	38.291	44.335	50.985	57.505	61.656	65.410	69.957	73.166
46	25.041	26.657	29.160	31.439	34.215	39.220	45.335	52.056	58.641	62.830	66.617	71.201	74.437
47	25.775	27.416	29.956	32.268	35.081	40.149	46.335	53.127	59.774	64.001	67.821	72.443	75.704
48	26.511	28.177	30.755	33.098	35.949	41.079	47.335	54.196	60.907	65.171	69.023	73.683	76.969
49	27.249	28.941	31.555	33.930	36.818	42.010	48.335	55.265	62.038	66.339	70.222	74.919	78.231
50	27.991	29.707	32.357	34.764	37.689	42.942	49.335	56.334	63.167	67.505	71.420	76.154	79.490
51	28.735	30.475	33.162	35.600	38.560	43.874	50.335	57.401	64.295	68.669	72.616	77.386	80.747
52	29.481	31.246	33.968	36.437	39.433	44.808	51.335	58.468	65.422	69.832	73.810	78.616	82.001
53	30.230	32.018	34.776	37.276	40.308	45.741	52.335	59.534	66.548	70.993	75.002	79.843	83.253
54	30.981	32.793	35.586	38.116	41.183	46.676	53.335	60.600	67.673	72.153	76.192	81.069	84.502
55	31.735	33.570	36.398	38.958	42.060	47.610	54.335	61.665	68.796	73.311	77.380	82.292	85.749
56	32.490	34.350	37.212	39.801	42.937	48.546	55.335	62.729	69.919	74.468	78.567	83.513	86.994
57	33.248	35.131	38.027	40.646	43.816	49.482	56.335	63.793	71.040	75.624	79.752	84.733	88.236
58	34.008	35.913	38.844	41.492	44.696	50.419	57.335	64.857	72.160	76.778	80.936	85.950	89.477
59	34.770	36.698	39.662	42.339	45.577	51.356	58.335	65.919	73.279	77.931	82.117	87.166	90.715
60	35.534	37.485	40.482	43.188	46.459	52.294	59.335	66.981	74.397	79.082	83.298	88.379	91.952
61	36.301	38.273	41.303	44.038	47.342	53.232	60.335	68.043	75.514	80.232	84.476	89.591	93.186
62	37.068	39.063	42.126	44.889	48.226	54.171	61.335	69.104	76.630	81.381	85.654	90.802	94.419
63	37.838	39.855	42.950	45.741	49.111	55.110	62.335	70.165	77.745	82.529	86.830	92.010	95.649
64	38.610	40.649	43.776	46.595	49.996	56.050	63.335	71.225	78.860	83.675	88.004	93.217	96.878
65	39.383	41.444	44.603	47.450	50.883	56.990	64.335	72.285	79.973	84.821	89.177	94.422	98.105

自由度 ν	α												
	0.995	0.990	0.975	0.950	0.900	0.750	0.500	0.250	0.100	0.050	0.025	0.010	0.005
66	40.158	42.240	45.431	48.305	51.770	57.931	65.335	73.344	81.085	85.965	90.349	95.626	99.330
67	40.935	43.038	46.261	49.162	52.659	58.872	66.335	74.403	82.197	87.108	91.519	96.828	100.554
68	41.713	43.838	47.092	50.020	53.548	59.814	67.335	75.461	83.308	88.250	92.689	98.028	101.776
69	42.494	44.639	47.924	50.879	54.438	60.756	68.334	76.519	84.418	89.391	93.856	99.228	102.996
70	43.275	45.442	48.758	51.739	55.329	61.698	69.334	77.577	85.527	90.531	95.023	100.425	104.215
71	44.058	46.246	49.592	52.600	56.221	62.641	70.334	78.634	86.635	91.670	96.189	101.621	105.432
72	44.843	47.051	50.428	53.462	57.113	63.585	71.334	79.690	87.743	92.808	97.353	102.816	106.648
73	45.629	47.858	51.265	54.325	58.006	64.528	72.334	80.747	88.850	93.945	98.516	104.010	107.862
74	46.417	48.666	52.103	55.189	58.900	65.472	73.334	81.803	89.956	95.081	99.678	105.202	109.074
75	47.206	49.475	52.942	56.054	59.795	66.417	74.334	82.858	91.061	96.217	100.839	106.393	110.286
76	47.997	50.286	53.782	56.920	60.690	67.362	75.334	83.913	92.166	97.351	101.999	107.583	111.495
77	48.788	51.097	54.623	57.786	61.586	68.307	76.334	84.968	93.270	98.484	103.158	108.771	112.704
78	49.582	51.910	55.466	58.654	62.483	69.252	77.334	86.022	94.374	99.617	104.316	109.958	113.911
79	50.376	52.725	56.309	59.522	63.380	70.198	78.334	87.077	95.476	100.749	105.473	111.144	115.117
80	51.172	53.540	57.153	60.391	64.278	71.145	79.334	88.130	96.578	101.879	106.629	112.329	116.321
81	51.969	54.357	57.998	61.261	65.176	72.091	80.334	89.184	97.680	103.010	107.783	113.512	117.524
82	52.767	55.174	58.845	62.132	66.076	73.038	81.334	90.237	98.780	104.139	108.937	114.695	118.726
83	53.567	55.993	59.692	63.004	66.976	73.985	82.334	91.289	99.880	105.267	110.090	115.876	119.927
84	54.368	56.813	60.540	63.876	67.876	74.933	83.334	92.342	100.980	106.395	111.242	117.057	121.126
85	55.170	57.634	61.389	64.749	68.777	75.881	84.334	93.394	102.079	107.522	112.393	118.236	122.325
86	55.973	58.456	62.239	65.623	69.679	76.829	85.334	94.446	103.177	108.648	113.544	119.414	123.522
87	56.777	59.279	63.089	66.498	70.581	77.777	86.334	95.497	104.275	109.773	114.693	120.591	124.718
88	57.582	60.103	63.941	67.373	71.484	78.726	87.334	96.548	105.372	110.898	115.841	121.767	125.913
89	58.389	60.928	64.793	68.249	72.387	79.675	88.334	97.599	106.469	112.022	116.989	122.942	127.106
90	59.196	61.754	65.647	69.126	73.291	80.625	89.334	98.650	107.565	113.145	118.136	124.116	128.299
91	60.005	62.581	66.501	70.003	74.196	81.574	90.334	99.700	108.661	114.268	119.282	125.289	129.491
92	60.815	63.409	67.356	70.882	75.100	82.524	91.334	100.750	109.756	115.390	120.427	126.462	130.681
93	61.625	64.238	68.211	71.760	76.006	83.474	92.334	101.800	110.850	116.511	121.571	127.633	131.871
94	62.437	65.068	69.068	72.640	76.912	84.425	93.334	102.850	111.944	117.632	122.715	128.803	133.059
95	63.250	65.898	69.925	73.520	77.818	85.376	94.334	103.899	113.038	118.752	123.858	129.973	134.247
96	64.063	66.730	70.783	74.401	78.725	86.327	95.334	104.948	114.131	119.871	125.000	131.141	135.433
97	64.878	67.562	71.642	75.282	79.633	87.278	96.334	105.997	115.223	120.990	126.141	132.309	136.619
98	65.694	68.396	72.501	76.164	80.541	88.229	97.334	107.045	116.315	122.108	127.282	133.476	137.803
99	66.510	69.230	73.361	77.046	81.449	89.181	98.334	108.093	117.407	123.225	128.422	134.642	138.987
100	67.328	70.065	74.222	77.929	82.358	90.133	99.334	109.141	118.498	124.342	129.561	135.807	140.169

附表 5-1　**F 分布界值表**
（方差分析用，单侧，$\alpha=0.05$）

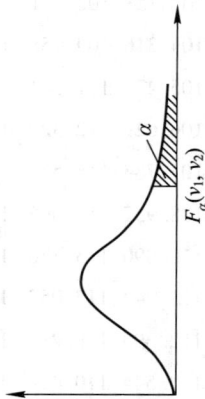

分母自由度 ν_2　　　分子自由度 ν_1

ν_2	1	2	3	4	5	6	7	8	9	10	11	12
1	161.447 6	199.500 0	215.707 3	224.583 2	230.161 9	233.986 0	236.768 4	238.882 7	240.543 3	241.881 7	242.983 5	243.906 0
2	18.512 8	19.000 0	19.164 3	19.246 8	19.296 4	19.329 5	19.353 2	19.371 0	19.384 8	19.395 9	19.405 0	19.412 5
3	10.128 0	9.552 1	9.276 6	9.117 2	9.013 5	8.940 6	8.886 7	8.845 2	8.812 3	8.785 5	8.763 3	8.744 6
4	7.708 6	6.944 3	6.591 4	6.388 2	6.256 1	6.163 1	6.094 2	6.041 0	5.998 8	5.964 4	5.935 8	5.911 7
5	6.607 9	5.786 1	5.409 5	5.192 2	5.050 3	4.950 3	4.875 9	4.818 3	4.772 5	4.735 1	4.704 0	4.677 7
6	5.987 4	5.143 3	4.757 1	4.533 7	4.387 4	4.283 9	4.206 7	4.146 8	4.099 0	4.060 0	4.027 4	3.999 9
7	5.591 4	4.737 4	4.346 8	4.120 3	3.971 5	3.866 0	3.787 0	3.725 7	3.676 7	3.636 5	3.603 0	3.574 7
8	5.317 7	4.459 0	4.066 2	3.837 9	3.687 5	3.580 6	3.500 5	3.438 1	3.388 1	3.347 2	3.313 0	3.283 9
9	5.117 4	4.256 5	3.862 5	3.633 1	3.481 7	3.373 8	3.292 7	3.229 6	3.178 9	3.137 3	3.102 5	3.072 9
10	4.964 6	4.102 8	3.708 3	3.478 0	3.325 8	3.217 2	3.135 5	3.071 7	3.020 4	2.978 2	2.943 0	2.913 0
11	4.844 3	3.982 3	3.587 4	3.356 7	3.203 9	3.094 6	3.012 3	2.948 0	2.896 2	2.853 6	2.817 9	2.787 6
12	4.747 2	3.885 3	3.490 3	3.259 2	3.105 9	2.996 1	2.913 4	2.848 6	2.796 4	2.753 4	2.717 3	2.686 6
13	4.667 2	3.805 6	3.410 5	3.179 1	3.025 4	2.915 3	2.832 1	2.766 9	2.714 4	2.671 0	2.634 7	2.603 7
14	4.600 1	3.738 9	3.343 9	3.112 2	2.958 2	2.847 7	2.764 2	2.698 7	2.645 8	2.602 2	2.565 5	2.534 2
15	4.543 1	3.682 3	3.287 4	3.055 6	2.901 3	2.790 5	2.706 6	2.640 8	2.587 6	2.543 7	2.506 8	2.475 3
16	4.494 0	3.633 7	3.238 9	3.006 9	2.852 4	2.741 3	2.657 2	2.591 1	2.537 7	2.493 5	2.456 4	2.424 7
17	4.451 3	3.591 5	3.196 8	2.964 7	2.810 0	2.698 7	2.614 3	2.548 0	2.494 3	2.449 9	2.412 6	2.380 7
18	4.413 9	3.554 6	3.159 9	2.927 7	2.772 9	2.661 3	2.576 7	2.510 2	2.456 3	2.411 7	2.374 2	2.342 1
19	4.380 7	3.521 9	3.127 4	2.895 1	2.740 1	2.628 3	2.543 5	2.476 8	2.422 7	2.377 9	2.340 2	2.308 0
20	4.351 2	3.492 8	3.098 4	2.866 1	2.710 9	2.599 0	2.514 0	2.447 1	2.392 8	2.347 9	2.310 0	2.277 6

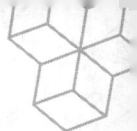

续表

分母自由度 ν_2	分子自由度 ν_1											
---	1	2	3	4	5	6	7	8	9	10	11	12
21	4.324 8	3.466 8	3.072 5	2.840 1	2.684 8	2.572 7	2.487 6	2.420 5	2.366 0	2.321 0	2.282 9	2.250 4
22	4.300 9	3.443 4	3.049 1	2.816 7	2.661 3	2.549 1	2.463 8	2.396 5	2.341 9	2.296 7	2.258 5	2.225 8
23	4.279 3	3.422 1	3.028 0	2.795 5	2.640 0	2.527 7	2.442 2	2.374 8	2.320 1	2.274 7	2.236 4	2.203 6
24	4.259 7	3.402 8	3.008 8	2.776 3	2.620 7	2.508 2	2.422 6	2.355 1	2.300 2	2.254 7	2.216 3	2.183 4
25	4.241 7	3.385 2	2.991 2	2.758 7	2.603 0	2.490 4	2.404 7	2.337 1	2.282 1	2.236 5	2.197 9	2.164 9
26	4.225 2	3.369 0	2.975 2	2.742 6	2.586 8	2.474 1	2.388 3	2.320 5	2.265 5	2.219 7	2.181 1	2.147 9
27	4.210 0	3.354 1	2.960 4	2.727 8	2.571 9	2.459 1	2.373 2	2.305 3	2.250 1	2.204 3	2.165 5	2.132 3
28	4.196 0	3.340 4	2.946 7	2.714 1	2.558 1	2.445 3	2.359 3	2.291 3	2.236 0	2.190 0	2.151 2	2.117 9
29	4.183 0	3.327 7	2.934 0	2.701 4	2.545 4	2.432 4	2.346 3	2.278 3	2.222 9	2.176 8	2.137 9	2.104 5
30	4.170 9	3.315 8	2.922 3	2.689 6	2.533 6	2.420 5	2.334 3	2.266 2	2.210 7	2.164 6	2.125 6	2.092 1
31	4.159 6	3.304 8	2.911 3	2.678 7	2.522 5	2.409 4	2.323 2	2.254 9	2.199 4	2.153 2	2.114 1	2.080 5
32	4.149 1	3.294 5	2.901 1	2.668 4	2.512 3	2.399 1	2.312 7	2.244 4	2.188 8	2.142 5	2.103 3	2.069 7
33	4.139 3	3.284 9	2.891 6	2.658 9	2.502 6	2.389 4	2.303 0	2.234 6	2.178 9	2.132 5	2.093 3	2.059 5
34	4.130 0	3.275 9	2.882 6	2.649 9	2.493 6	2.380 3	2.293 8	2.225 3	2.169 6	2.123 1	2.083 8	2.050 0
35	4.121 3	3.267 4	2.874 2	2.641 5	2.485 1	2.371 8	2.285 2	2.216 7	2.160 8	2.114 3	2.075 0	2.041 1
36	4.113 2	3.259 4	2.866 3	2.633 5	2.477 2	2.363 8	2.277 1	2.208 5	2.152 6	2.106 1	2.066 6	2.032 7
37	4.105 5	3.251 9	2.858 8	2.626 1	2.469 6	2.356 2	2.269 5	2.200 8	2.144 9	2.098 2	2.058 7	2.024 8
38	4.098 2	3.244 8	2.851 7	2.619 0	2.462 5	2.349 0	2.262 3	2.193 6	2.137 5	2.090 9	2.051 3	2.017 3
39	4.091 3	3.238 1	2.845 1	2.612 3	2.455 8	2.342 3	2.255 5	2.186 7	2.130 6	2.083 9	2.044 3	2.010 2
40	4.084 7	3.231 7	2.838 7	2.606 0	2.449 5	2.335 9	2.249 0	2.180 2	2.124 0	2.077 2	2.037 6	2.003 5
42	4.072 7	3.219 9	2.827 0	2.594 3	2.437 7	2.324 0	2.237 1	2.168 1	2.111 9	2.065 0	2.025 2	1.991 0
44	4.061 7	3.209 3	2.816 5	2.583 7	2.427 0	2.313 3	2.226 3	2.157 2	2.100 9	2.053 9	2.014 0	1.979 7
46	4.051 7	3.199 6	2.806 8	2.574 0	2.417 4	2.303 5	2.216 4	2.147 3	2.090 9	2.043 8	2.003 9	1.969 5
48	4.042 7	3.190 7	2.798 1	2.565 2	2.408 5	2.294 6	2.207 4	2.138 2	2.081 7	2.034 6	1.994 6	1.960 1
50	4.034 3	3.182 6	2.790 0	2.557 2	2.400 4	2.286 4	2.199 2	2.129 9	2.073 4	2.026 1	1.986 1	1.951 5

续表

分母自由度 ν_2	分子自由度 ν_1											
	1	2	3	4	5	6	7	8	9	10	11	12
60	4.001 2	3.150 4	2.758 1	2.525 2	2.368 3	2.254 1	2.166 5	2.097 0	2.040 1	1.992 6	1.952 2	1.917 4
70	3.977 8	3.127 7	2.735 5	2.502 7	2.345 6	2.231 2	2.143 5	2.073 7	2.016 6	1.968 9	1.928 3	1.893 2
80	3.960 4	3.110 8	2.718 8	2.485 9	2.328 7	2.214 2	2.126 3	2.056 4	1.999 1	1.951 2	1.910 5	1.875 3
90	3.946 9	3.097 7	2.705 8	2.472 9	2.315 7	2.201 1	2.113 1	2.043 0	1.985 6	1.937 6	1.896 7	1.861 3
100	3.936 1	3.087 3	2.695 5	2.462 6	2.305 3	2.190 6	2.102 5	2.032 3	1.974 8	1.926 7	1.885 7	1.850 3
110	3.927 4	3.078 8	2.687 1	2.454 2	2.296 9	2.182 1	2.093 9	2.023 6	1.966 1	1.917 8	1.876 7	1.841 2
120	3.920 1	3.071 8	2.680 2	2.447 2	2.289 9	2.175 0	2.086 8	2.016 4	1.958 8	1.910 5	1.869 3	1.833 7
130	3.914 0	3.065 8	2.674 3	2.441 4	2.283 9	2.169 0	2.080 7	2.010 3	1.952 6	1.904 2	1.863 0	1.827 3
140	3.908 7	3.060 8	2.669 3	2.436 3	2.278 9	2.163 9	2.075 6	2.005 1	1.947 3	1.898 9	1.857 6	1.821 9
150	3.904 2	3.056 4	2.664 9	2.432 0	2.274 5	2.159 5	2.071 1	2.000 6	1.942 8	1.894 3	1.853 0	1.817 2
160	3.900 2	3.052 5	2.661 1	2.428 2	2.270 7	2.155 7	2.067 2	1.996 7	1.938 8	1.890 3	1.848 9	1.813 1
170	3.896 7	3.049 1	2.657 8	2.424 8	2.267 3	2.152 3	2.063 8	1.993 2	1.935 3	1.886 8	1.845 3	1.809 5
180	3.893 6	3.046 1	2.654 8	2.421 8	2.264 3	2.149 2	2.060 8	1.990 1	1.932 2	1.883 6	1.842 2	1.806 3
190	3.890 9	3.043 5	2.652 1	2.419 2	2.261 6	2.146 6	2.058 0	1.987 4	1.929 4	1.880 8	1.839 3	1.803 4
200	3.888 4	3.041 1	2.649 8	2.416 8	2.259 2	2.144 1	2.055 6	1.984 9	1.926 9	1.878 3	1.836 8	1.800 8
210	3.886 1	3.038 9	2.647 6	2.414 6	2.257 1	2.141 9	2.053 4	1.982 7	1.924 7	1.876 0	1.834 5	1.798 5
220	3.884 1	3.036 9	2.645 6	2.412 7	2.255 1	2.140 0	2.051 4	1.980 7	1.922 6	1.873 9	1.832 4	1.796 4
230	3.882 2	3.035 1	2.643 8	2.410 9	2.253 3	2.138 1	2.049 5	1.978 8	1.920 7	1.872 0	1.830 4	1.794 4
240	3.880 5	3.033 4	2.642 2	2.409 3	2.251 6	2.136 5	2.047 9	1.977 1	1.919 0	1.870 3	1.828 7	1.792 7
250	3.878 9	3.031 9	2.640 7	2.407 8	2.250 1	2.135 0	2.046 3	1.975 6	1.917 4	1.868 7	1.827 1	1.791 0
260	3.877 5	3.030 5	2.639 3	2.406 4	2.248 7	2.133 5	2.044 9	1.974 1	1.916 0	1.867 2	1.825 6	1.789 5
270	3.876 1	3.029 2	2.638 0	2.405 1	2.247 4	2.132 2	2.043 6	1.972 8	1.914 6	1.865 9	1.824 2	1.788 1
280	3.874 9	3.028 0	2.636 8	2.403 9	2.246 2	2.131 0	2.042 4	1.971 5	1.913 4	1.864 6	1.822 9	1.786 9

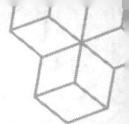

续表

分母自由度 ν_2	分子自由度 ν_1											
	1	2	3	4	5	6	7	8	9	10	11	12
290	3.873 7	3.026 9	2.635 7	2.402 8	2.245 1	2.129 9	2.041 2	1.970 4	1.912 2	1.863 4	1.821 8	1.785 7
300	3.872 6	3.025 8	2.634 7	2.401 7	2.244 1	2.128 9	2.040 2	1.969 3	1.911 2	1.862 3	1.820 6	1.784 5
310	3.871 6	3.024 9	2.633 7	2.400 8	2.243 1	2.127 9	2.039 2	1.968 3	1.910 1	1.861 3	1.819 6	1.783 5
320	3.870 7	3.024 0	2.632 8	2.399 9	2.242 2	2.126 9	2.038 2	1.967 4	1.909 2	1.860 3	1.818 6	1.782 5
330	3.869 8	3.023 1	2.632 0	2.399 0	2.241 3	2.126 1	2.037 4	1.966 5	1.908 3	1.859 4	1.817 7	1.781 6
340	3.869 0	3.022 3	2.631 2	2.398 2	2.240 5	2.125 3	2.036 5	1.965 7	1.907 5	1.858 6	1.816 9	1.780 7
350	3.868 2	3.021 5	2.630 4	2.397 5	2.239 8	2.124 5	2.035 8	1.964 9	1.906 7	1.857 8	1.816 1	1.779 9
360	3.867 4	3.020 8	2.629 7	2.396 7	2.239 1	2.123 8	2.035 0	1.964 1	1.905 9	1.857 0	1.815 3	1.779 1
370	3.866 7	3.020 1	2.629 0	2.396 1	2.238 4	2.123 1	2.034 3	1.963 4	1.905 2	1.856 3	1.814 6	1.778 4
380	3.866 0	3.019 5	2.628 4	2.395 4	2.237 7	2.122 4	2.033 7	1.962 8	1.904 5	1.855 6	1.813 9	1.777 7
390	3.865 4	3.018 9	2.627 8	2.394 8	2.237 1	2.121 8	2.033 1	1.962 2	1.903 9	1.855 0	1.813 2	1.777 0
400	3.864 8	3.018 3	2.627 2	2.394 2	2.236 6	2.121 2	2.032 5	1.961 6	1.903 3	1.854 4	1.812 6	1.776 4
420	3.863 7	3.017 2	2.626 1	2.393 2	2.235 5	2.120 2	2.031 4	1.960 5	1.902 2	1.853 3	1.811 5	1.775 3
440	3.862 7	3.016 2	2.625 2	2.392 2	2.234 5	2.119 2	2.030 4	1.959 4	1.901 2	1.852 2	1.810 4	1.774 2
460	3.861 8	3.015 3	2.624 3	2.391 3	2.233 6	2.118 3	2.029 5	1.958 5	1.900 2	1.851 3	1.809 5	1.773 2
480	3.860 9	3.014 5	2.623 5	2.390 5	2.232 8	2.117 5	2.028 6	1.957 7	1.899 4	1.850 4	1.808 6	1.772 4
500	3.860 1	3.013 8	2.622 7	2.389 8	2.232 0	2.116 7	2.027 9	1.956 9	1.898 6	1.849 6	1.807 8	1.771 5
600	3.857 0	3.010 7	2.619 8	2.386 8	2.229 0	2.113 7	2.024 8	1.953 8	1.895 5	1.846 5	1.804 6	1.768 3
700	3.854 8	3.008 6	2.617 6	2.384 7	2.226 9	2.111 5	2.022 6	1.951 6	1.893 2	1.844 2	1.802 3	1.766 0
800	3.853 1	3.007 0	2.616 0	2.383 1	2.225 3	2.109 9	2.021 0	1.950 0	1.891 6	1.842 5	1.800 6	1.764 3
900	3.851 8	3.005 7	2.614 8	2.381 8	2.224 0	2.108 6	2.019 7	1.948 7	1.890 3	1.841 2	1.799 3	1.762 9
1 000	3.850 8	3.004 7	2.613 8	2.380 8	2.223 1	2.107 6	2.018 7	1.947 6	1.889 2	1.840 2	1.798 2	1.761 8
∞	3.841 6	2.995 8	2.605 0	2.372 0	2.214 2	2.098 7	2.009 7	1.938 5	1.880 0	1.830 8	1.788 7	1.752 3

分母自由度 ν_2	分子自由度 ν_1											
	14	16	20	24	30	40	50	75	100	200	500	∞
1	245.3640	246.4639	248.0131	249.0518	250.0951	251.1432	251.7742	252.6180	253.0411	253.6770	254.0593	254.3132
2	19.4244	19.4333	19.4451	19.4541	19.4624	19.4707	19.4757	19.4824	19.4857	19.4907	19.4937	19.4957
3	8.7149	8.6923	8.6601	8.6385	8.6166	8.5944	8.5810	8.5630	8.5539	8.5402	8.5320	8.5265
4	5.8733	5.8441	5.8025	5.7744	5.7459	5.7170	5.6995	5.6755	5.6641	5.6461	5.6353	5.6281
5	4.6358	4.6038	4.5581	4.5272	4.4957	4.4638	4.4444	4.4183	4.4051	4.3851	4.3731	4.3650
6	3.9559	3.9223	3.8742	3.8415	3.8082	3.7743	3.7537	3.7258	3.7117	3.6904	3.6775	3.6689
7	3.5292	3.4944	3.4445	3.4105	3.3758	3.3404	3.3189	3.2897	3.2749	3.2525	3.2389	3.2298
8	3.2374	3.2016	3.1503	3.1152	3.0794	3.0428	3.0204	2.9901	2.9747	2.9513	2.9371	2.9276
9	3.0255	2.9890	2.9365	2.9005	2.8637	2.8259	2.8028	2.7715	2.7556	2.7313	2.7166	2.7067
10	2.8647	2.8276	2.7740	2.7372	2.6996	2.6609	2.6371	2.6048	2.5884	2.5634	2.5481	2.5379
11	2.7386	2.7009	2.6464	2.6090	2.5705	2.5309	2.5066	2.4734	2.4566	2.4308	2.4151	2.4045
12	2.6371	2.5989	2.5436	2.5055	2.4663	2.4259	2.4010	2.3671	2.3498	2.3233	2.3071	2.2963
13	2.5536	2.5149	2.4589	2.4202	2.3803	2.3392	2.3138	2.2791	2.2614	2.2343	2.2176	2.2065
14	2.4837	2.4446	2.3879	2.3487	2.3082	2.2664	2.2405	2.2051	2.1870	2.1592	2.1422	2.1308
15	2.4244	2.3849	2.3275	2.2878	2.2468	2.2043	2.1780	2.1419	2.1234	2.0950	2.0776	2.0659
16	2.3733	2.3335	2.2756	2.2354	2.1938	2.1507	2.1240	2.0873	2.0685	2.0395	2.0217	2.0097
17	2.3290	2.2888	2.2304	2.1898	2.1477	2.1040	2.0769	2.0396	2.0204	1.9909	1.9727	1.9604
18	2.2900	2.2496	2.1906	2.1497	2.1071	2.0629	2.0354	1.9975	1.9780	1.9479	1.9294	1.9169
19	2.2556	2.2149	2.1555	2.1141	2.0712	2.0264	1.9986	1.9601	1.9403	1.9097	1.8909	1.8781
20	2.2250	2.1840	2.1242	2.0825	2.0391	1.9938	1.9656	1.9267	1.9066	1.8755	1.8562	1.8432
21	2.1975	2.1563	2.0960	2.0540	2.0102	1.9645	1.9360	1.8965	1.8761	1.8446	1.8250	1.8118
22	2.1727	2.1313	2.0707	2.0283	1.9842	1.9380	1.9092	1.8692	1.8486	1.8165	1.7966	1.7832
23	2.1502	2.1086	2.0476	2.0050	1.9605	1.9139	1.8848	1.8444	1.8234	1.7909	1.7708	1.7571

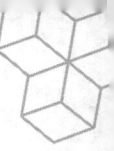

续表

分母自由度 ν₂	分子自由度 ν_1											
	14	16	20	24	30	40	50	75	100	200	500	∞
24	2.1298	2.0880	2.0267	1.9838	1.9390	1.8920	1.8625	1.8217	1.8005	1.7675	1.7470	1.7331
25	2.1111	2.0691	2.0075	1.9643	1.9192	1.8718	1.8421	1.8008	1.7794	1.7460	1.7252	1.7111
26	2.0939	2.0518	1.9898	1.9464	1.9010	1.8533	1.8233	1.7816	1.7599	1.7261	1.7050	1.6907
27	2.0781	2.0358	1.9736	1.9299	1.8842	1.8361	1.8059	1.7638	1.7419	1.7077	1.6863	1.6718
28	2.0635	2.0210	1.9586	1.9147	1.8687	1.8203	1.7898	1.7473	1.7251	1.6905	1.6689	1.6542
29	2.0500	2.0073	1.9446	1.9005	1.8543	1.8055	1.7748	1.7320	1.7096	1.6746	1.6527	1.6377
30	2.0374	1.9946	1.9317	1.8874	1.8409	1.7918	1.7609	1.7176	1.6950	1.6597	1.6375	1.6223
31	2.0257	1.9828	1.9196	1.8751	1.8283	1.7790	1.7478	1.7043	1.6814	1.6457	1.6233	1.6079
32	2.0147	1.9717	1.9083	1.8636	1.8166	1.7670	1.7356	1.6917	1.6687	1.6326	1.6099	1.5943
33	2.0045	1.9613	1.8977	1.8528	1.8056	1.7557	1.7241	1.6799	1.6567	1.6202	1.5973	1.5816
34	1.9949	1.9516	1.8877	1.8427	1.7953	1.7451	1.7134	1.6688	1.6454	1.6086	1.5854	1.5695
35	1.9858	1.9424	1.8784	1.8332	1.7856	1.7351	1.7032	1.6583	1.6347	1.5976	1.5742	1.5581
36	1.9773	1.9338	1.8696	1.8242	1.7764	1.7257	1.6936	1.6484	1.6246	1.5872	1.5635	1.5472
37	1.9692	1.9256	1.8612	1.8157	1.7678	1.7168	1.6845	1.6390	1.6151	1.5773	1.5534	1.5370
38	1.9616	1.9179	1.8534	1.8077	1.7596	1.7084	1.6759	1.6301	1.6060	1.5679	1.5438	1.5272
39	1.9545	1.9107	1.8459	1.8001	1.7518	1.7004	1.6678	1.6217	1.5974	1.5590	1.5347	1.5179
40	1.9476	1.9037	1.8389	1.7929	1.7444	1.6928	1.6600	1.6137	1.5892	1.5505	1.5260	1.5090
42	1.9350	1.8910	1.8258	1.7796	1.7308	1.6787	1.6456	1.5988	1.5740	1.5347	1.5097	1.4924
44	1.9236	1.8794	1.8139	1.7675	1.7184	1.6659	1.6325	1.5852	1.5601	1.5203	1.4948	1.4772
46	1.9132	1.8688	1.8031	1.7564	1.7070	1.6542	1.6206	1.5728	1.5474	1.5070	1.4812	1.4632
48	1.9037	1.8592	1.7932	1.7464	1.6967	1.6435	1.6096	1.5614	1.5357	1.4948	1.4686	1.4503
50	1.8949	1.8503	1.7841	1.7371	1.6872	1.6337	1.5995	1.5508	1.5249	1.4835	1.4569	1.4384

续表

分母自由度 ν_2	分子自由度 ν_1											
	14	16	20	24	30	40	50	75	100	200	500	∞
60	1.860 2	1.815 1	1.748 0	1.700 1	1.649 1	1.594 3	1.559 0	1.508 5	1.481 4	1.437 7	1.409 3	1.389 4
70	1.835 7	1.790 2	1.722 3	1.673 8	1.622 0	1.566 1	1.530 0	1.477 9	1.449 8	1.404 2	1.374 3	1.353 0
80	1.817 4	1.771 6	1.703 2	1.654 2	1.601 7	1.544 9	1.508 1	1.454 8	1.425 9	1.378 6	1.347 2	1.324 8
90	1.803 2	1.757 1	1.688 3	1.638 9	1.585 9	1.528 4	1.491 0	1.436 6	1.407 0	1.358 2	1.325 6	1.302 1
100	1.791 9	1.745 6	1.676 4	1.626 7	1.573 3	1.515 1	1.477 2	1.422 0	1.391 7	1.341 6	1.307 9	1.283 3
110	1.782 7	1.736 3	1.666 7	1.616 7	1.563 0	1.504 3	1.466 0	1.409 9	1.379 1	1.327 9	1.293 1	1.267 5
120	1.775 0	1.728 5	1.658 7	1.608 4	1.554 3	1.495 2	1.456 5	1.399 8	1.368 5	1.316 2	1.280 4	1.254 0
130	1.768 6	1.721 9	1.651 9	1.601 4	1.547 0	1.487 5	1.448 5	1.391 2	1.359 5	1.306 2	1.269 5	1.242 2
140	1.763 0	1.716 2	1.646 0	1.595 4	1.540 8	1.480 9	1.441 6	1.383 8	1.351 7	1.297 5	1.260 0	1.231 9
150	1.758 2	1.711 3	1.641 0	1.590 2	1.535 4	1.475 2	1.435 7	1.377 3	1.344 8	1.289 9	1.251 6	1.222 7
160	1.754 0	1.707 1	1.636 6	1.585 6	1.530 6	1.470 2	1.430 4	1.371 6	1.338 8	1.283 2	1.244 2	1.214 5
170	1.750 4	1.703 3	1.632 7	1.581 6	1.526 4	1.465 7	1.425 8	1.366 6	1.333 5	1.277 2	1.237 5	1.207 1
180	1.747 1	1.700 0	1.629 2	1.578 0	1.522 7	1.461 8	1.421 7	1.362 1	1.328 8	1.271 8	1.231 5	1.200 4
190	1.744 1	1.697 0	1.626 1	1.574 8	1.519 4	1.458 3	1.418 0	1.358 1	1.324 5	1.267 0	1.226 0	1.194 3
200	1.741 5	1.694 3	1.623 3	1.572 0	1.516 4	1.455 1	1.414 6	1.354 5	1.320 6	1.262 6	1.221 1	1.188 7
210	1.739 1	1.691 9	1.620 8	1.569 4	1.513 6	1.452 2	1.411 6	1.351 2	1.317 1	1.258 6	1.216 5	1.183 5
220	1.737 0	1.689 7	1.618 5	1.567 0	1.511 2	1.449 6	1.408 8	1.348 2	1.313 9	1.254 9	1.212 3	1.178 7
230	1.735 0	1.687 6	1.616 4	1.564 8	1.508 9	1.447 2	1.406 3	1.345 4	1.311 0	1.251 5	1.208 4	1.174 3
240	1.733 2	1.685 8	1.614 5	1.562 8	1.506 9	1.445 0	1.404 0	1.342 9	1.308 3	1.248 4	1.204 9	1.170 1
250	1.731 5	1.684 1	1.612 7	1.561 0	1.504 9	1.443 0	1.401 9	1.340 5	1.305 8	1.245 6	1.201 5	1.166 3
260	1.730 0	1.682 5	1.611 1	1.559 3	1.503 2	1.441 1	1.399 9	1.338 4	1.303 5	1.242 9	1.198 5	1.162 7
270	1.728 5	1.681 1	1.609 6	1.557 8	1.501 6	1.439 4	1.398 1	1.336 4	1.301 4	1.240 4	1.195 6	1.159 3
280	1.727 2	1.679 7	1.608 2	1.556 3	1.500 1	1.437 8	1.396 4	1.334 5	1.299 4	1.238 1	1.192 9	1.156 1

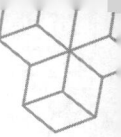

续表

分母自由度 ν_2	分子自由度 ν_1											
	14	16	20	24	30	40	50	75	100	200	500	∞
290	1.726 0	1.678 5	1.606 9	1.555 0	1.498 6	1.436 3	1.394 8	1.332 8	1.297 5	1.235 9	1.190 3	1.153 0
300	1.724 9	1.677 3	1.605 7	1.553 7	1.497 3	1.434 9	1.393 4	1.331 2	1.295 8	1.233 9	1.187 9	1.150 2
310	1.723 8	1.676 2	1.604 5	1.552 6	1.496 1	1.433 6	1.392 0	1.329 6	1.294 2	1.232 0	1.185 7	1.147 5
320	1.722 8	1.675 2	1.603 5	1.551 5	1.494 9	1.432 3	1.390 7	1.328 2	1.292 6	1.230 2	1.183 5	1.144 9
330	1.721 8	1.674 2	1.602 5	1.550 4	1.493 9	1.431 2	1.389 5	1.326 9	1.291 2	1.228 5	1.181 5	1.142 4
340	1.720 9	1.673 3	1.601 5	1.549 4	1.492 8	1.430 1	1.388 3	1.325 6	1.289 8	1.226 9	1.179 6	1.140 1
350	1.720 1	1.672 5	1.600 6	1.548 5	1.491 9	1.429 1	1.387 3	1.324 4	1.288 5	1.225 4	1.177 8	1.137 9
360	1.719 3	1.671 7	1.599 8	1.547 7	1.491 0	1.428 1	1.386 2	1.323 3	1.287 3	1.223 9	1.176 1	1.135 8
370	1.718 6	1.670 9	1.599 0	1.546 8	1.490 1	1.427 2	1.385 3	1.322 2	1.286 2	1.222 6	1.174 5	1.133 7
380	1.717 9	1.670 2	1.598 3	1.546 1	1.489 3	1.426 3	1.384 4	1.321 2	1.285 1	1.221 3	1.172 9	1.131 8
390	1.717 2	1.669 5	1.597 6	1.545 3	1.488 5	1.425 5	1.383 5	1.320 2	1.284 0	1.220 0	1.171 4	1.129 9
400	1.716 6	1.668 8	1.596 9	1.544 6	1.487 8	1.424 7	1.382 7	1.319 3	1.283 1	1.218 9	1.170 0	1.128 1
420	1.715 4	1.667 6	1.595 6	1.543 3	1.486 4	1.423 2	1.381 1	1.317 6	1.281 2	1.216 7	1.167 3	1.124 8
440	1.714 3	1.666 5	1.594 5	1.542 1	1.485 2	1.421 9	1.379 7	1.316 1	1.279 6	1.214 7	1.164 9	1.121 6
460	1.713 3	1.665 5	1.593 4	1.541 1	1.484 1	1.420 7	1.378 4	1.314 7	1.278 0	1.212 8	1.162 7	1.118 7
480	1.712 4	1.664 6	1.592 5	1.540 1	1.483 0	1.419 6	1.377 3	1.313 4	1.276 6	1.211 1	1.160 6	1.116 0
500	1.711 6	1.663 8	1.591 6	1.539 2	1.482 1	1.418 6	1.376 2	1.312 2	1.275 3	1.209 6	1.158 7	1.113 5
600	1.708 3	1.660 4	1.588 1	1.535 5	1.478 2	1.414 5	1.371 9	1.307 3	1.270 1	1.203 3	1.150 8	1.102 9
700	1.705 9	1.658 0	1.585 6	1.532 9	1.475 5	1.411 6	1.368 8	1.303 9	1.266 4	1.198 7	1.145 0	1.094 7
800	1.704 1	1.656 2	1.583 7	1.531 0	1.473 5	1.409 4	1.366 5	1.301 3	1.263 5	1.195 3	1.140 6	1.088 2
900	1.702 8	1.654 8	1.582 2	1.529 4	1.471 9	1.407 7	1.364 7	1.299 3	1.261 3	1.192 5	1.137 1	1.082 9
1 000	1.701 7	1.653 6	1.581 1	1.528 2	1.470 6	1.406 3	1.363 2	1.297 6	1.259 6	1.190 3	1.134 2	1.078 4
∞	1.691 9	1.643 6	1.570 6	1.517 4	1.459 2	1.394 1	1.350 2	1.283 0	1.243 6	1.170 2	1.106 6	1.010 5

附表 5-2　F 分布界值表
（方差分析用，单侧，$\alpha=0.01$）

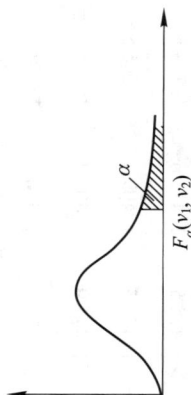

分母自由度 ν_2 / 分子自由度 ν_1

ν_2	1	2	3	4	5	6	7	8	9	10	11	12
1	4 052.180 7	4 999.500 0	5 403.352 0	5 624.583 3	5 763.649 6	5 858.986 1	5 928.355 7	5 981.070 3	6 022.473 2	6 055.846 7	6 083.316 8	6 106.320 7
2	98.502 5	99.000 0	99.166 2	99.249 4	99.299 3	99.332 6	99.356 4	99.374 2	99.388 1	99.399 2	99.408 3	99.415 9
3	34.116 2	30.816 5	29.456 7	28.709 9	28.237 1	27.910 7	27.671 7	27.489 2	27.345 2	27.228 7	27.132 6	27.051 8
4	21.197 7	18.000 0	16.694 4	15.977 0	15.521 9	15.206 9	14.975 8	14.798 9	14.659 1	14.545 9	14.452 3	14.373 6
5	16.258 2	13.273 9	12.060 0	11.391 9	10.967 0	10.672 3	10.455 5	10.289 3	10.157 8	10.051 0	9.962 6	9.888 3
6	13.745 0	10.924 8	9.779 5	9.148 3	8.745 9	8.466 1	8.260 0	8.101 7	7.976 1	7.874 1	7.789 6	7.718 3
7	12.246 4	9.546 6	8.451 3	7.846 6	7.460 4	7.191 4	6.992 8	6.840 0	6.718 8	6.620 1	6.538 2	6.469 1
8	11.258 6	8.649 1	7.591 0	7.006 1	6.631 8	6.370 7	6.177 6	6.028 9	5.910 6	5.814 3	5.734 3	5.666 7
9	10.561 4	8.021 5	6.991 9	6.422 1	6.056 9	5.801 8	5.612 9	5.467 1	5.351 1	5.256 5	5.177 9	5.111 4
10	10.044 3	7.559 4	6.552 3	5.994 3	5.636 3	5.385 8	5.200 1	5.056 7	4.942 4	4.849 1	4.771 5	4.705 9
11	9.646 0	7.205 7	6.216 7	5.668 3	5.316 0	5.069 2	4.886 1	4.744 5	4.631 5	4.539 3	4.462 4	4.397 4
12	9.330 2	6.926 6	5.952 5	5.412 0	5.064 3	4.820 6	4.639 5	4.499 4	4.387 5	4.296 1	4.219 8	4.155 3
13	9.073 8	6.701 0	5.739 4	5.205 3	4.861 6	4.620 4	4.441 0	4.302 1	4.191 1	4.100 3	4.024 5	3.960 3
14	8.861 6	6.514 9	5.563 9	5.035 4	4.695 0	4.455 8	4.277 9	4.139 9	4.029 7	3.939 4	3.864 0	3.800 1
15	8.683 1	6.358 9	5.417 0	4.893 2	4.555 6	4.318 3	4.141 5	4.004 5	3.894 8	3.804 9	3.729 9	3.666 2
16	8.531 0	6.226 2	5.292 2	4.772 6	4.437 4	4.201 6	4.025 9	3.889 6	3.780 4	3.690 9	3.616 2	3.552 7
17	8.399 7	6.112 1	5.185 0	4.669 0	4.335 9	4.101 5	3.926 7	3.791 0	3.682 2	3.593 1	3.518 5	3.455 2
18	8.285 4	6.012 9	5.091 9	4.579 0	4.247 9	4.014 6	3.840 6	3.705 4	3.597 1	3.508 2	3.433 8	3.370 6
19	8.184 9	5.925 9	5.010 3	4.500 3	4.170 8	3.938 6	3.765 3	3.630 5	3.522 5	3.433 8	3.359 6	3.296 5
20	8.096 0	5.848 9	4.938 2	4.430 7	4.102 7	3.871 4	3.698 7	3.564 4	3.456 7	3.368 2	3.294 1	3.231 1

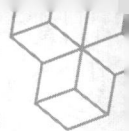

续表

分母自由度 ν2	分子自由度 ν_1											
	1	2	3	4	5	6	7	8	9	10	11	12
21	8.016 6	5.780 4	4.874 0	4.368 8	4.042 1	3.811 7	3.639 6	3.505 6	3.398 1	3.309 8	3.235 9	3.173 0
22	7.945 4	5.719 0	4.816 6	4.313 4	3.988 0	3.758 3	3.586 7	3.453 0	3.345 8	3.257 6	3.183 7	3.120 9
23	7.881 1	5.663 7	4.764 9	4.263 6	3.939 2	3.710 2	3.539 0	3.405 7	3.298 6	3.210 6	3.136 8	3.074 0
24	7.822 9	5.613 6	4.718 1	4.218 4	3.895 1	3.666 7	3.495 9	3.362 9	3.256 0	3.168 1	3.094 4	3.031 6
25	7.769 8	5.568 0	4.675 5	4.177 4	3.855 0	3.627 2	3.456 8	3.323 9	3.217 2	3.129 4	3.055 8	2.993 1
26	7.721 3	5.526 3	4.636 6	4.140 0	3.818 3	3.591 1	3.421 0	3.288 4	3.181 8	3.094 1	3.020 5	2.957 8
27	7.676 7	5.488 1	4.600 9	4.105 6	3.784 8	3.558 0	3.388 2	3.255 8	3.149 4	3.061 8	2.988 2	2.925 6
28	7.635 6	5.452 9	4.568 1	4.074 0	3.753 9	3.527 6	3.358 1	3.225 9	3.119 5	3.032 0	2.958 5	2.895 9
29	7.597 7	5.420 4	4.537 8	4.044 9	3.725 4	3.499 5	3.330 3	3.198 2	3.092 0	3.004 5	2.931 1	2.868 5
30	7.562 5	5.390 3	4.509 7	4.017 9	3.699 0	3.473 5	3.304 5	3.172 6	3.066 5	2.979 1	2.905 7	2.843 1
31	7.529 8	5.362 4	4.483 7	3.992 8	3.674 5	3.449 3	3.280 6	3.148 9	3.042 8	2.955 5	2.882 1	2.819 5
32	7.499 3	5.336 3	4.459 4	3.969 5	3.651 7	3.426 9	3.258 3	3.126 7	3.020 8	2.933 5	2.860 2	2.797 6
33	7.470 8	5.312 0	4.436 8	3.947 7	3.630 5	3.405 9	3.237 6	3.106 1	3.000 3	2.913 0	2.839 7	2.777 1
34	7.444 1	5.289 3	4.415 6	3.927 3	3.610 6	3.386 3	3.218 2	3.086 8	2.981 0	2.893 8	2.820 5	2.758 0
35	7.419 1	5.267 9	4.395 7	3.908 2	3.591 9	3.367 9	3.200 0	3.068 7	2.963 0	2.875 8	2.802 6	2.740 0
36	7.395 6	5.247 9	4.377 1	3.890 3	3.574 4	3.350 7	3.182 9	3.051 7	2.946 1	2.858 9	2.785 7	2.723 2
37	7.373 4	5.229 0	4.359 5	3.873 4	3.557 9	3.334 4	3.166 8	3.035 7	2.930 2	2.843 1	2.769 8	2.707 3
38	7.352 5	5.211 2	4.343 0	3.857 5	3.542 4	3.319 1	3.151 6	3.020 7	2.915 1	2.828 1	2.754 9	2.692 3
39	7.332 8	5.194 4	4.327 4	3.842 5	3.527 7	3.304 7	3.137 3	3.006 4	2.901 0	2.813 9	2.740 7	2.678 2
40	7.314 1	5.178 5	4.312 6	3.828 3	3.513 8	3.291 0	3.123 8	2.993 0	2.887 6	2.800 5	2.727 4	2.664 8
42	7.279 6	5.149 1	4.285 3	3.802 1	3.488 2	3.265 8	3.098 8	2.968 1	2.862 8	2.775 8	2.702 7	2.640 2
44	7.248 4	5.122 6	4.260 6	3.778 4	3.465 1	3.243 0	3.076 2	2.945 7	2.840 5	2.753 6	2.680 4	2.617 9
46	7.220 0	5.098 6	4.238 3	3.757 0	3.444 2	3.222 4	3.055 8	2.925 4	2.820 3	2.733 4	2.660 4	2.597 7
48	7.194 2	5.076 7	4.218 0	3.737 4	3.425 1	3.203 6	3.037 2	2.906 9	2.801 8	2.715 0	2.641 8	2.579 3
50	7.170 6	5.056 6	4.199 3	3.719 5	3.407 7	3.186 4	3.020 2	2.890 0	2.785 0	2.698 1	2.625 0	2.562 5

续表

分母自由度 ν_2	分子自由度 ν_1											
	1	2	3	4	5	6	7	8	9	10	11	12
60	7.0771	4.9774	4.1259	3.6490	3.3389	3.1187	2.9530	2.8233	2.7185	2.6318	2.5587	2.4961
70	7.0114	4.9219	4.0744	3.5996	3.2907	3.0712	2.9060	2.7765	2.6719	2.5852	2.5122	2.4496
80	6.9627	4.8807	4.0363	3.5631	3.2550	3.0361	2.8713	2.7420	2.6374	2.5508	2.4777	2.4151
90	6.9251	4.8491	4.0070	3.5350	3.2276	3.0091	2.8445	2.7154	2.6109	2.5243	2.4513	2.3886
100	6.8953	4.8239	3.9837	3.5127	3.2059	2.9877	2.8233	2.6943	2.5898	2.5033	2.4302	2.3676
110	6.8710	4.8035	3.9648	3.4946	3.1882	2.9703	2.8061	2.6771	2.5727	2.4862	2.4132	2.3505
120	6.8509	4.7865	3.9491	3.4795	3.1735	2.9559	2.7918	2.6629	2.5586	2.4721	2.3990	2.3363
130	6.8339	4.7722	3.9359	3.4669	3.1612	2.9437	2.7797	2.6509	2.5466	2.4602	2.3871	2.3244
140	6.8194	4.7600	3.9246	3.4561	3.1507	2.9333	2.7695	2.6407	2.5365	2.4500	2.3769	2.3142
150	6.8069	4.7495	3.9149	3.4467	3.1416	2.9244	2.7606	2.6319	2.5277	2.4412	2.3681	2.3053
160	6.7960	4.7403	3.9064	3.4386	3.1336	2.9166	2.7528	2.6242	2.5200	2.4335	2.3604	2.2977
170	6.7863	4.7322	3.8989	3.4314	3.1267	2.9097	2.7460	2.6174	2.5132	2.4268	2.3537	2.2909
180	6.7778	4.7250	3.8923	3.4251	3.1205	2.9036	2.7400	2.6114	2.5072	2.4208	2.3477	2.2849
190	6.7702	4.7186	3.8863	3.4194	3.1149	2.8982	2.7346	2.6061	2.5019	2.4154	2.3423	2.2795
200	6.7633	4.7129	3.8810	3.4143	3.1100	2.8933	2.7298	2.6012	2.4971	2.4106	2.3375	2.2747
210	6.7571	4.7077	3.8762	3.4097	3.1055	2.8888	2.7254	2.5969	2.4927	2.4063	2.3332	2.2704
220	6.7515	4.7029	3.8719	3.4055	3.1014	2.8848	2.7214	2.5929	2.4888	2.4023	2.3292	2.2664
230	6.7463	4.6986	3.8679	3.4017	3.0977	2.8812	2.7178	2.5893	2.4852	2.3988	2.3256	2.2628
240	6.7417	4.6947	3.8642	3.3982	3.0943	2.8778	2.7145	2.5860	2.4819	2.3955	2.3223	2.2595
250	6.7373	4.6911	3.8609	3.3950	3.0912	2.8748	2.7114	2.5830	2.4789	2.3925	2.3193	2.2565
260	6.7334	4.6877	3.8578	3.3921	3.0883	2.8719	2.7086	2.5802	2.4761	2.3897	2.3165	2.2537
270	6.7297	4.6846	3.8549	3.3893	3.0856	2.8693	2.7060	2.5776	2.4735	2.3871	2.3140	2.2511
280	6.7263	4.6817	3.8523	3.3868	3.0832	2.8669	2.7036	2.5752	2.4711	2.3847	2.3116	2.2487

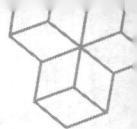

续表

分子自由度 ν_1

分母自由度 ν_2	1	2	3	4	5	6	7	8	9	10	11	12
290	6.7231	4.6791	3.8498	3.3845	3.0809	2.8646	2.7014	2.5730	2.4689	2.3825	2.3093	2.2465
300	6.7201	4.6766	3.8475	3.3823	3.0787	2.8625	2.6993	2.5709	2.4668	2.3804	2.3073	2.2444
310	6.7173	4.6743	3.8454	3.3802	3.0767	2.8605	2.6973	2.5690	2.4649	2.3785	2.3053	2.2425
320	6.7147	4.6721	3.8434	3.3783	3.0748	2.8587	2.6955	2.5671	2.4631	2.3766	2.3035	2.2407
330	6.7123	4.6700	3.8415	3.3765	3.0731	2.8569	2.6938	2.5654	2.4614	2.3749	2.3018	2.2389
340	6.7100	4.6681	3.8397	3.3748	3.0714	2.8553	2.6922	2.5638	2.4598	2.3733	2.3002	2.2373
350	6.7078	4.6663	3.8380	3.3732	3.0699	2.8538	2.6906	2.5623	2.4582	2.3718	2.2987	2.2358
360	6.7058	4.6646	3.8364	3.3716	3.0684	2.8523	2.6892	2.5609	2.4568	2.3704	2.2973	2.2344
370	6.7039	4.6630	3.8350	3.3702	3.0670	2.8509	2.6878	2.5595	2.4555	2.3690	2.2959	2.2330
380	6.7020	4.6614	3.8335	3.3689	3.0657	2.8496	2.6865	2.5582	2.4542	2.3678	2.2946	2.2318
390	6.7003	4.6600	3.8322	3.3676	3.0644	2.8484	2.6853	2.5570	2.4530	2.3666	2.2934	2.2305
400	6.6987	4.6586	3.8309	3.3664	3.0632	2.8472	2.6842	2.5559	2.4518	2.3654	2.2923	2.2294
420	6.6956	4.6560	3.8286	3.3641	3.0610	2.8451	2.6820	2.5537	2.4497	2.3633	2.2901	2.2272
440	6.6928	4.6537	3.8264	3.3620	3.0590	2.8431	2.6801	2.5518	2.4478	2.3613	2.2882	2.2253
460	6.6903	4.6516	3.8244	3.3602	3.0572	2.8413	2.6783	2.5500	2.4460	2.3596	2.2864	2.2235
480	6.6880	4.6496	3.8226	3.3584	3.0555	2.8396	2.6766	2.5484	2.4444	2.3579	2.2848	2.2219
500	6.6858	4.6478	3.8210	3.3569	3.0540	2.8381	2.6751	2.5469	2.4429	2.3565	2.2833	2.2204
600	6.6777	4.6407	3.8144	3.3505	3.0478	2.8321	2.6691	2.5409	2.4369	2.3505	2.2773	2.2144
700	6.6712	4.6356	3.8097	3.3460	3.0434	2.8277	2.6649	2.5367	2.4327	2.3463	2.2731	2.2102
800	6.6667	4.6318	3.8062	3.3427	3.0401	2.8245	2.6617	2.5335	2.4295	2.3431	2.2699	2.2070
900	6.6631	4.6288	3.8034	3.3400	3.0376	2.8220	2.6592	2.5310	2.4270	2.3406	2.2674	2.2045
1 000	6.6603	4.6264	3.8012	3.3380	3.0355	2.8200	2.6572	2.5290	2.4250	2.3386	2.2655	2.2025
∞	6.6351	4.6054	3.7818	3.3194	3.0174	2.8022	2.6395	2.5115	2.4075	2.3211	2.2479	2.1849

续表

分母自由度 ν_2	分子自由度 ν_1											
	14	16	20	24	30	40	50	75	100	200	500	∞
1	6 142.674 0	6 170.101 2	6 208.730 2	6 234.630 9	6 260.648 6	6 286.782 1	6 302.517 2	6 323.561 0	6 334.110 0	6 349.967 2	6 359.500 7	6 365.832 6
2	99.427 8	99.436 7	99.449 2	99.457 5	99.465 8	99.474 2	99.479 2	99.485 8	99.489 2	99.494 2	99.497 2	99.499 2
3	26.923 8	26.826 9	26.689 8	26.597 5	26.504 5	26.410 8	26.354 2	26.278 4	26.240 2	26.182 8	26.148 3	26.125 3
4	14.248 6	14.153 9	14.019 6	13.929 1	13.837 7	13.745 4	13.689 0	13.614 7	13.577 0	13.520 2	13.485 9	13.463 2
5	9.770 0	9.680 2	9.552 6	9.466 5	9.379 3	9.291 2	9.237 9	9.166 0	9.129 9	9.075 4	9.042 4	9.020 5
6	7.604 9	7.518 6	7.395 8	7.312 7	7.228 5	7.143 2	7.091 5	7.021 8	6.986 7	6.933 6	6.901 5	6.880 1
7	6.359 0	6.275 0	6.155 4	6.074 3	5.992 0	5.908 4	5.857 7	5.789 2	5.754 7	5.702 4	5.670 7	5.649 6
8	5.558 9	5.476 6	5.359 1	5.279 3	5.198 1	5.115 6	5.065 4	4.997 6	4.963 3	4.911 4	4.879 9	4.858 9
9	5.005 2	4.924 0	4.808 0	4.729 0	4.648 6	4.566 6	4.516 7	4.449 2	4.415 0	4.363 1	4.331 7	4.310 7
10	4.600 8	4.520 4	4.405 4	4.326 9	4.246 9	4.165 3	4.115 5	4.047 9	4.013 7	3.961 7	3.930 2	3.909 1
11	4.293 2	4.213 4	4.099 0	4.020 9	3.941 1	3.859 6	3.809 7	3.742 1	3.707 7	3.655 5	3.623 8	3.602 5
12	4.051 8	3.972 4	3.858 4	3.780 5	3.700 8	3.619 2	3.569 2	3.501 4	3.466 8	3.414 3	3.382 3	3.360 9
13	3.857 3	3.778 3	3.664 6	3.586 8	3.507 0	3.425 3	3.375 2	3.307 0	3.272 3	3.219 4	3.187 1	3.165 5
14	3.697 5	3.618 7	3.505 2	3.427 4	3.347 6	3.265 6	3.215 3	3.146 8	3.111 8	3.058 5	3.026 0	3.004 1
15	3.563 9	3.485 2	3.371 9	3.294 0	3.214 1	3.131 9	3.081 4	3.012 4	2.977 2	2.923 5	2.890 6	2.868 5
16	3.450 6	3.372 0	3.258 7	3.180 8	3.100 7	3.018 2	2.967 5	2.898 1	2.862 7	2.808 4	2.775 2	2.752 9
17	3.353 3	3.274 8	3.161 5	3.083 5	3.003 2	2.920 5	2.869 4	2.799 6	2.763 9	2.709 2	2.675 7	2.653 1
18	3.268 9	3.190 4	3.077 1	2.999 0	2.918 5	2.835 4	2.784 1	2.713 9	2.677 9	2.622 7	2.588 9	2.566 1
19	3.194 9	3.116 5	3.003 1	2.924 9	2.844 2	2.760 8	2.709 3	2.638 6	2.602 3	2.546 7	2.512 4	2.489 4
20	3.129 6	3.051	2.937 7	2.859 4	2.778 5	2.694 7	2.643 0	2.571 8	2.535 3	2.479 2	2.444 6	2.421 3
21	3.071 5	2.993 1	2.879 6	2.801 0	2.720 0	2.635 9	2.583 8	2.512 3	2.475 5	2.418 9	2.384 0	2.360 4
22	3.019 5	2.941 1	2.827 4	2.748 8	2.667 5	2.583 1	2.530 8	2.458 8	2.421 7	2.364 6	2.329 4	2.305 6
23	2.972 7	2.894 3	2.780 5	2.701 7	2.620 2	2.535 5	2.482 9	2.410 5	2.373 2	2.315 6	2.280 0	2.256 0

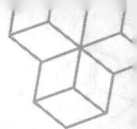

续表

分母自由度 ν_2	分子自由度 ν_1											
	14	16	20	24	30	40	50	75	100	200	500	∞
24	2.9303	2.8519	2.7380	2.6591	2.5773	2.4923	2.4395	2.3667	2.3291	2.2710	2.2351	2.2108
25	2.8917	2.8133	2.6993	2.6203	2.5383	2.4530	2.3999	2.3267	2.2888	2.2303	2.1941	2.1695
26	2.8566	2.7781	2.6640	2.5848	2.5026	2.4170	2.3637	2.2900	2.2519	2.1930	2.1564	2.1316
27	2.8243	2.7458	2.6316	2.5522	2.4699	2.3840	2.3304	2.2564	2.2180	2.1586	2.1217	2.0966
28	2.7946	2.7160	2.6017	2.5223	2.4397	2.3535	2.2997	2.2253	2.1867	2.1268	2.0896	2.0643
29	2.7672	2.6886	2.5742	2.4946	2.4118	2.3253	2.2714	2.1965	2.1577	2.0974	2.0598	2.0343
30	2.7418	2.6632	2.5487	2.4689	2.3860	2.2992	2.2450	2.1698	2.1307	2.0700	2.0321	2.0064
31	2.7182	2.6396	2.5249	2.4451	2.3619	2.2749	2.2205	2.1449	2.1056	2.0444	2.0063	1.9803
32	2.6963	2.6176	2.5029	2.4229	2.3395	2.2523	2.1976	2.1217	2.0821	2.0206	1.9821	1.9559
33	2.6758	2.5971	2.4822	2.4021	2.3186	2.2311	2.1762	2.0999	2.0602	1.9982	1.9594	1.9330
34	2.6566	2.5779	2.4629	2.3827	2.2990	2.2112	2.1562	2.0795	2.0396	1.9772	1.9381	1.9114
35	2.6387	2.5599	2.4448	2.3645	2.2806	2.1926	2.1374	2.0604	2.0202	1.9574	1.9180	1.8911
36	2.6218	2.5430	2.4278	2.3473	2.2633	2.1751	2.1197	2.0423	2.0019	1.9387	1.8991	1.8720
37	2.6059	2.5270	2.4118	2.3312	2.2470	2.1585	2.1030	2.0253	1.9847	1.9211	1.8812	1.8538
38	2.5909	2.5120	2.3967	2.3160	2.2317	2.1430	2.0872	2.0092	1.9684	1.9045	1.8642	1.8366
39	2.5768	2.4978	2.3824	2.3016	2.2171	2.1282	2.0723	1.9940	1.9530	1.8887	1.8481	1.8203
40	2.5634	2.4844	2.3689	2.2880	2.2034	2.1142	2.0581	1.9795	1.9383	1.8737	1.8329	1.8048
42	2.5387	2.4596	2.3439	2.2629	2.1780	2.0884	2.0319	1.9528	1.9112	1.8458	1.8045	1.7760
44	2.5164	2.4373	2.3214	2.2401	2.1550	2.0650	2.0083	1.9285	1.8866	1.8205	1.7786	1.7498
46	2.4962	2.4170	2.3009	2.2195	2.1341	2.0438	1.9867	1.9065	1.8642	1.7974	1.7550	1.7258
48	2.4777	2.3985	2.2823	2.2007	2.1150	2.0244	1.9670	1.8862	1.8436	1.7762	1.7333	1.7037
50	2.4609	2.3816	2.2652	2.1835	2.0976	2.0066	1.9490	1.8677	1.8248	1.7567	1.7133	1.6833

续表

| 分母自由度 ν_2 | 分子自由度 ν_1 | | | | | | | | | | | |
	14	16	20	24	30	40	50	75	100	200	500	∞
60	2.394 3	2.314 8	2.197 8	2.115 4	2.028 5	1.936 0	1.877 2	1.793 7	1.749 3	1.678 4	1.632 7	1.600 8
70	2.347 7	2.267 9	2.150 4	2.067 4	1.979 7	1.886 1	1.826 3	1.741 0	1.695 4	1.622 0	1.574 3	1.540 6
80	2.313 1	2.233 2	2.115 3	2.031 8	1.943 5	1.848 9	1.788 3	1.701 5	1.654 8	1.579 2	1.529 6	1.494 4
90	2.286 5	2.206 4	2.088 2	2.004 4	1.915 5	1.820 1	1.758 8	1.670 7	1.623 1	1.545 6	1.494 3	1.457 6
100	2.265 4	2.185 2	2.066 6	1.982 6	1.893 3	1.797 2	1.735 3	1.646 1	1.597 7	1.518 4	1.465 6	1.427 4
110	2.248 2	2.167 9	2.049 1	1.964 8	1.875 1	1.778 4	1.716 0	1.625 8	1.576 7	1.496 0	1.441 7	1.402 2
120	2.233 9	2.153 6	2.034 6	1.950 0	1.860 0	1.762 8	1.700 0	1.609 0	1.559 2	1.477 0	1.421 5	1.380 7
130	2.221 9	2.141 5	2.022 3	1.937 6	1.847 3	1.749 7	1.686 5	1.594 6	1.544 3	1.460 9	1.404 1	1.362 2
140	2.211 7	2.131 2	2.011 9	1.926 9	1.836 4	1.738 4	1.674 8	1.582 3	1.531 5	1.446 9	1.389 0	1.345 9
150	2.202 8	2.122 3	2.002 8	1.917 7	1.827 0	1.728 6	1.664 8	1.571 6	1.520 4	1.434 7	1.375 7	1.331 6
160	2.195 1	2.114 5	1.994 9	1.909 7	1.818 7	1.720 1	1.655 9	1.562 3	1.510 6	1.424 0	1.364 0	1.318 8
170	2.188 3	2.107 6	1.987 9	1.902 6	1.811 5	1.712 5	1.648 2	1.554 0	1.502 0	1.414 4	1.353 5	1.307 3
180	2.182 3	2.101 6	1.981 8	1.896 3	1.805 0	1.705 9	1.641 3	1.546 6	1.494 2	1.405 9	1.344 0	1.296 9
190	2.176 9	2.096 1	1.976 3	1.890 7	1.799 3	1.699 9	1.635 1	1.540 0	1.487 3	1.398 2	1.335 5	1.287 4
200	2.172 1	2.091 3	1.971 3	1.885 7	1.794 1	1.694 5	1.629 5	1.534 1	1.481 1	1.391 2	1.327 7	1.278 8
210	2.167 7	2.086 9	1.966 8	1.881 1	1.789 4	1.689 6	1.624 4	1.528 7	1.475 4	1.384 8	1.320 6	1.270 9
220	2.163 7	2.082 9	1.962 8	1.877 0	1.785 1	1.685 2	1.619 9	1.523 8	1.470 2	1.379 0	1.314 1	1.263 6
230	2.160 1	2.079 2	1.959 0	1.873 2	1.781 3	1.681 1	1.615 7	1.519 3	1.465 5	1.373 7	1.308 1	1.256 7
240	2.156 8	2.075 9	1.955 6	1.869 7	1.777 7	1.677 4	1.611 8	1.515 1	1.461 1	1.368 8	1.302 6	1.250 4
250	2.153 7	2.072 8	1.952 5	1.866 5	1.774 4	1.674 0	1.608 3	1.511 3	1.457 1	1.364 3	1.297 4	1.244 5
260	2.150 9	2.070 0	1.949 6	1.863 6	1.771 4	1.670 9	1.605 0	1.507 8	1.453 4	1.360 1	1.292 6	1.239 0
270	2.148 3	2.067 4	1.947 0	1.860 9	1.768 6	1.668 0	1.602 0	1.504 6	1.450 0	1.356 2	1.288 2	1.233 8
280	2.145 9	2.064 9	1.944 5	1.858 4	1.766 0	1.665 3	1.599 2	1.501 6	1.446 8	1.352 5	1.284 0	1.228 9

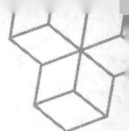

续表

分母自由度 ν_2	分子自由度 ν_1											
	14	16	20	24	30	40	50	75	100	200	500	∞
290	2.1437	2.0627	1.9422	1.8560	1.7636	1.6627	1.5966	1.4987	1.4438	1.3491	1.2801	1.2243
300	2.1416	2.0606	1.9401	1.8538	1.7614	1.6604	1.5942	1.4961	1.4410	1.3459	1.2764	1.2200
310	2.1396	2.0586	1.9380	1.8518	1.7593	1.6582	1.5919	1.4936	1.4384	1.3430	1.2729	1.2159
320	2.1378	2.0567	1.9362	1.8499	1.7573	1.6561	1.5897	1.4913	1.4360	1.3401	1.2697	1.2120
330	2.1361	2.0550	1.9344	1.8481	1.7555	1.6542	1.5877	1.4892	1.4337	1.3375	1.2666	1.2083
340	2.1344	2.0534	1.9327	1.8464	1.7537	1.6524	1.5858	1.4871	1.4315	1.3350	1.2637	1.2048
350	2.1329	2.0518	1.9312	1.8448	1.7521	1.6507	1.5840	1.4852	1.4295	1.3326	1.2609	1.2014
360	2.1315	2.0504	1.9297	1.8433	1.7505	1.6490	1.5824	1.4834	1.4275	1.3304	1.2582	1.1982
370	2.1301	2.0490	1.9283	1.8419	1.7490	1.6475	1.5808	1.4816	1.4257	1.3283	1.2557	1.1952
380	2.1288	2.0477	1.9270	1.8405	1.7477	1.6461	1.5792	1.4800	1.4239	1.3262	1.2534	1.1923
390	2.1276	2.0465	1.9257	1.8392	1.7463	1.6447	1.5778	1.4784	1.4223	1.3243	1.2511	1.1895
400	2.1264	2.0453	1.9245	1.8380	1.7451	1.6434	1.5764	1.4770	1.4207	1.3225	1.2489	1.1868
420	2.1243	2.0431	1.9223	1.8358	1.7428	1.6409	1.5739	1.4742	1.4178	1.3191	1.2449	1.1817
440	2.1223	2.0412	1.9203	1.8337	1.7406	1.6387	1.5716	1.4717	1.4151	1.3160	1.2412	1.1770
460	2.1205	2.0394	1.9185	1.8318	1.7387	1.6367	1.5695	1.4694	1.4127	1.3131	1.2377	1.1727
480	2.1189	2.0377	1.9168	1.8301	1.7370	1.6349	1.5676	1.4673	1.4105	1.3105	1.2346	1.1687
500	2.1174	2.0362	1.9152	1.8285	1.7353	1.6332	1.5658	1.4654	1.4084	1.3081	1.2317	1.1649
600	2.1114	2.0301	1.9091	1.8222	1.7288	1.6263	1.5587	1.4577	1.4001	1.2983	1.2198	1.1491
700	2.1071	2.0258	1.9047	1.8177	1.7242	1.6215	1.5536	1.4521	1.3942	1.2913	1.2110	1.1370
800	2.1039	2.0226	1.9013	1.8144	1.7207	1.6178	1.5498	1.4480	1.3897	1.2860	1.2043	1.1274
900	2.1014	2.0201	1.8988	1.8117	1.7180	1.6150	1.5468	1.4447	1.3863	1.2818	1.1990	1.1196
1000	2.0994	2.0180	1.8967	1.8096	1.7158	1.6127	1.5445	1.4421	1.3835	1.2784	1.1947	1.1130
∞	2.0817	2.0002	1.8785	1.7910	1.6966	1.5925	1.5233	1.4188	1.3583	1.2475	1.1535	1.0148

附表 5-3 F 分布界值表
（两样本方差齐性检验用，双侧，α=0.10）

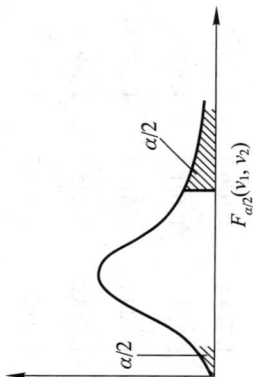

分母自由度 ν_2	分子自由度 ν_1											
	1	2	3	4	5	6	7	8	9	10	11	12
1	161.447 6	199.500 0	215.707 3	224.583 2	230.161 9	233.986 0	236.768 4	238.882 7	240.543 3	241.881 7	242.983 5	243.906 0
2	18.512 8	19.000 0	19.164 3	19.246 8	19.296 4	19.329 5	19.353 2	19.371 0	19.384 8	19.395 9	19.405 0	19.412 5
3	10.128 0	9.552 1	9.276 6	9.117 2	9.013 5	8.940 6	8.886 7	8.845 2	8.812 3	8.785 5	8.763 3	8.744 6
4	7.708 6	6.944 3	6.591 4	6.388 2	6.256 1	6.163 1	6.094 2	6.041 0	5.998 8	5.964 4	5.935 8	5.911 7
5	6.607 9	5.786 1	5.409 5	5.192 2	5.050 3	4.950 3	4.875 9	4.818 3	4.772 5	4.735 1	4.704 0	4.677 7
6	5.987 4	5.143 3	4.757 1	4.533 7	4.387 4	4.283 9	4.206 7	4.146 8	4.099 0	4.060 0	4.027 4	3.999 9
7	5.591 4	4.737 4	4.346 8	4.120 3	3.971 5	3.866 0	3.787 0	3.725 7	3.676 7	3.636 5	3.603 0	3.574 7
8	5.317 7	4.459 0	4.066 2	3.837 9	3.687 5	3.580 6	3.500 5	3.438 1	3.388 1	3.347 2	3.313 0	3.283 9
9	5.117 4	4.256 5	3.862 5	3.633 1	3.481 7	3.373 8	3.292 7	3.229 6	3.178 9	3.137 3	3.102 5	3.072 9
10	4.964 6	4.102 8	3.708 3	3.478 0	3.325 8	3.217 2	3.135 5	3.071 7	3.020 4	2.978 2	2.943 0	2.913 0
11	4.844 3	3.982 3	3.587 4	3.356 7	3.203 9	3.094 6	3.012 3	2.948 0	2.896 2	2.853 6	2.817 9	2.787 6
12	4.747 2	3.885 3	3.490 3	3.259 2	3.105 9	2.996 1	2.913 4	2.848 6	2.796 4	2.753 4	2.717 3	2.686 6
13	4.667 2	3.805 6	3.410 5	3.179 1	3.025 4	2.915 3	2.832 1	2.766 9	2.714 4	2.671 0	2.634 7	2.603 7
14	4.600 1	3.738 9	3.343 9	3.112 2	2.958 2	2.847 7	2.764 2	2.698 7	2.645 8	2.602 2	2.565 5	2.534 2
15	4.543 1	3.682 3	3.287 4	3.055 6	2.901 3	2.790 5	2.706 6	2.640 8	2.587 6	2.543 7	2.506 8	2.475 3
16	4.494 0	3.633 7	3.238 9	3.006 9	2.852 4	2.741 3	2.657 2	2.591 1	2.537 7	2.493 5	2.456 4	2.424 7
17	4.451 3	3.591 5	3.196 8	2.964 7	2.810 0	2.698 7	2.614 3	2.548 0	2.494 3	2.449 9	2.412 6	2.380 7
18	4.413 9	3.554 6	3.159 9	2.927 7	2.772 9	2.661 3	2.576 7	2.510 2	2.456 3	2.411 7	2.374 2	2.342 1

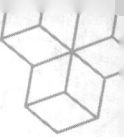

续表

ν_2	分子自由度 ν_1											
	1	2	3	4	5	6	7	8	9	10	11	12
19	4.380 7	3.521 9	3.127 4	2.895 1	2.740 1	2.628 3	2.543 5	2.476 8	2.422 7	2.377 9	2.340 2	2.308 0
20	4.351 2	3.492 8	3.098 4	2.866 1	2.710 9	2.599 0	2.514 0	2.447 1	2.392 8	2.347 9	2.310 0	2.277 6
21	4.324 8	3.466 8	3.072 5	2.840 1	2.684 8	2.572 7	2.487 6	2.420 5	2.366 0	2.321 0	2.282 9	2.250 4
22	4.300 9	3.443 4	3.049 1	2.816 7	2.661 3	2.549 1	2.463 8	2.396 5	2.341 9	2.296 7	2.258 5	2.225 8
23	4.279 3	3.422 1	3.028 0	2.795 5	2.640 0	2.527 7	2.442 2	2.374 8	2.320 1	2.274 7	2.236 4	2.203 6
24	4.259 7	3.402 8	3.008 8	2.776 3	2.620 7	2.508 2	2.422 6	2.355 1	2.300 2	2.254 7	2.216 3	2.183 4
25	4.241 7	3.385 2	2.991 2	2.758 7	2.603 0	2.490 4	2.404 7	2.337 1	2.282 1	2.236 5	2.197 9	2.164 9
26	4.225 2	3.369 0	2.975 2	2.742 6	2.586 8	2.474 1	2.388 3	2.320 5	2.265 5	2.219 7	2.181 1	2.147 9
27	4.210 0	3.354 1	2.960 4	2.727 8	2.571 9	2.459 1	2.373 2	2.305 3	2.250 1	2.204 3	2.165 5	2.132 3
28	4.196 0	3.340 4	2.946 7	2.714 1	2.558 1	2.445 3	2.359 3	2.291 3	2.236 0	2.190 0	2.151 2	2.117 9
29	4.183 0	3.327 7	2.934 0	2.701 4	2.545 4	2.432 4	2.346 3	2.278 3	2.222 9	2.176 8	2.137 9	2.104 5
30	4.170 9	3.315 8	2.922 3	2.689 6	2.533 6	2.420 5	2.334 3	2.266 2	2.210 7	2.164 6	2.125 6	2.092 1
31	4.159 6	3.304 8	2.911 3	2.678 7	2.522 5	2.409 4	2.323 2	2.254 9	2.199 4	2.153 2	2.114 1	2.080 5
32	4.149 1	3.294 5	2.901 1	2.668 4	2.512 3	2.399 1	2.312 7	2.244 4	2.188 8	2.142 5	2.103 3	2.069 7
33	4.139 3	3.284 9	2.891 6	2.658 9	2.502 6	2.389 4	2.303 0	2.234 6	2.178 9	2.132 5	2.093 3	2.059 5
34	4.130 0	3.275 9	2.882 6	2.649 9	2.493 6	2.380 3	2.293 8	2.225 3	2.169 6	2.123 1	2.083 8	2.050 0
35	4.121 3	3.267 4	2.874 2	2.641 5	2.485 1	2.371 8	2.285 2	2.216 7	2.160 8	2.114 3	2.075 0	2.041 1
36	4.113 2	3.259 4	2.866 3	2.633 5	2.477 2	2.363 8	2.277 1	2.208 5	2.152 6	2.106 1	2.066 6	2.032 7
37	4.105 5	3.251 9	2.858 8	2.626 1	2.469 6	2.356 2	2.269 5	2.200 8	2.144 9	2.098 2	2.058 7	2.024 8
38	4.098 2	3.244 8	2.851 7	2.619 0	2.462 5	2.349 0	2.262 3	2.193 6	2.137 5	2.090 9	2.051 3	2.017 3
39	4.091 3	3.238 1	2.845 1	2.612 3	2.455 8	2.342 3	2.255 5	2.186 7	2.130 6	2.083 9	2.044 3	2.010 2
40	4.084 7	3.231 7	2.838 7	2.606 0	2.449 5	2.335 9	2.249 0	2.180 2	2.124 0	2.077 2	2.037 6	2.003 5
42	4.072 7	3.219 9	2.827 0	2.594 3	2.437 7	2.324 0	2.237 1	2.168 1	2.111 9	2.065 0	2.025 2	1.991 0
44	4.061 7	3.209 3	2.816 5	2.583 7	2.427 0	2.313 3	2.226 3	2.157 2	2.100 9	2.053 9	2.014 0	1.979 7
46	4.051 7	3.199 6	2.806 8	2.574 0	2.417 4	2.303 5	2.216 4	2.147 3	2.090 9	2.043 8	2.003 9	1.969 5

续表

分子自由度 ν_1

分母自由度 ν_2	1	2	3	4	5	6	7	8	9	10	11	12
48	4.0427	3.1907	2.7981	2.5652	2.4085	2.2946	2.2074	2.1382	2.0817	2.0346	1.9946	1.9601
50	4.0343	3.1826	2.7900	2.5572	2.4004	2.2864	2.1992	2.1299	2.0734	2.0261	1.9861	1.9515
60	4.0012	3.1504	2.7581	2.5252	2.3683	2.2541	2.1665	2.0970	2.0401	1.9926	1.9522	1.9174
70	3.9778	3.1277	2.7355	2.5027	2.3456	2.2312	2.1435	2.0737	2.0166	1.9689	1.9283	1.8932
80	3.9604	3.1108	2.7188	2.4859	2.3287	2.2142	2.1263	2.0564	1.9991	1.9512	1.9105	1.8753
90	3.9469	3.0977	2.7058	2.4729	2.3157	2.2011	2.1131	2.0430	1.9856	1.9376	1.8967	1.8613
100	3.9361	3.0873	2.6955	2.4626	2.3053	2.1906	2.1025	2.0323	1.9748	1.9267	1.8857	1.8503
110	3.9274	3.0788	2.6871	2.4542	2.2969	2.1821	2.0939	2.0236	1.9661	1.9178	1.8767	1.8412
120	3.9201	3.0718	2.6802	2.4472	2.2899	2.1750	2.0868	2.0164	1.9588	1.9105	1.8693	1.8337
130	3.9140	3.0658	2.6743	2.4414	2.2839	2.1690	2.0807	2.0103	1.9526	1.9042	1.8630	1.8273
140	3.9087	3.0608	2.6693	2.4363	2.2789	2.1639	2.0756	2.0051	1.9473	1.8989	1.8576	1.8219
150	3.9042	3.0564	2.6649	2.4320	2.2745	2.1595	2.0711	2.0006	1.9428	1.8943	1.8530	1.8172
160	3.9002	3.0525	2.6611	2.4282	2.2707	2.1557	2.0672	1.9967	1.9388	1.8903	1.8489	1.8131
170	3.8967	3.0491	2.6578	2.4248	2.2673	2.1523	2.0638	1.9932	1.9353	1.8868	1.8453	1.8095
180	3.8936	3.0461	2.6548	2.4218	2.2643	2.1492	2.0608	1.9901	1.9322	1.8836	1.8422	1.8063
190	3.8909	3.0435	2.6521	2.4192	2.2616	2.1466	2.0580	1.9874	1.9294	1.8808	1.8393	1.8034
200	3.8884	3.0411	2.6498	2.4168	2.2592	2.1441	2.0556	1.9849	1.9269	1.8783	1.8368	1.8008
210	3.8861	3.0389	2.6476	2.4146	2.2571	2.1419	2.0534	1.9827	1.9247	1.8760	1.8345	1.7985
220	3.8841	3.0369	2.6456	2.4127	2.2551	2.1400	2.0514	1.9807	1.9226	1.8739	1.8324	1.7964
230	3.8822	3.0351	2.6438	2.4109	2.2533	2.1381	2.0495	1.9788	1.9207	1.8720	1.8304	1.7944
240	3.8805	3.0334	2.6422	2.4093	2.2516	2.1365	2.0479	1.9771	1.9190	1.8703	1.8287	1.7927
250	3.8789	3.0319	2.6407	2.4078	2.2501	2.1350	2.0463	1.9756	1.9174	1.8687	1.8271	1.7910
260	3.8775	3.0305	2.6393	2.4064	2.2487	2.1335	2.0449	1.9741	1.9160	1.8672	1.8256	1.7895
270	3.8761	3.0292	2.6380	2.4051	2.2474	2.1322	2.0436	1.9728	1.9146	1.8659	1.8242	1.7881

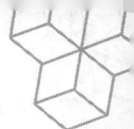

续表

分母自由度 ν_2	分子自由度 ν_1											
	1	2	3	4	5	6	7	8	9	10	11	12
280	3.8749	3.0280	2.6368	2.4039	2.2462	2.1310	2.0424	1.9715	1.9134	1.8646	1.8229	1.7869
290	3.8737	3.0269	2.6357	2.4028	2.2451	2.1299	2.0412	1.9704	1.9122	1.8634	1.8218	1.7857
300	3.8726	3.0258	2.6347	2.4017	2.2441	2.1289	2.0402	1.9693	1.9112	1.8623	1.8206	1.7845
310	3.8716	3.0249	2.6337	2.4008	2.2431	2.1279	2.0392	1.9683	1.9101	1.8613	1.8196	1.7835
320	3.8707	3.0240	2.6328	2.3999	2.2422	2.1269	2.0382	1.9674	1.9092	1.8603	1.8186	1.7825
330	3.8698	3.0231	2.6320	2.3990	2.2413	2.1261	2.0374	1.9665	1.9083	1.8594	1.8177	1.7816
340	3.8690	3.0223	2.6312	2.3982	2.2405	2.1253	2.0365	1.9657	1.9075	1.8586	1.8169	1.7807
350	3.8682	3.0215	2.6304	2.3975	2.2398	2.1245	2.0358	1.9649	1.9067	1.8578	1.8161	1.7799
360	3.8674	3.0208	2.6297	2.3967	2.2391	2.1238	2.0350	1.9641	1.9059	1.8570	1.8153	1.7791
370	3.8667	3.0201	2.6290	2.3961	2.2384	2.1231	2.0343	1.9634	1.9052	1.8563	1.8146	1.7784
380	3.8660	3.0195	2.6284	2.3954	2.2377	2.1224	2.0337	1.9628	1.9045	1.8556	1.8139	1.7777
390	3.8654	3.0189	2.6278	2.3948	2.2371	2.1218	2.0331	1.9622	1.9039	1.8550	1.8132	1.7770
400	3.8648	3.0183	2.6272	2.3942	2.2366	2.1212	2.0325	1.9616	1.9033	1.8544	1.8126	1.7764
420	3.8637	3.0172	2.6261	2.3932	2.2355	2.1202	2.0314	1.9605	1.9022	1.8533	1.8115	1.7753
440	3.8627	3.0162	2.6252	2.3922	2.2345	2.1192	2.0304	1.9594	1.9012	1.8522	1.8104	1.7742
460	3.8618	3.0153	2.6243	2.3913	2.2336	2.1183	2.0295	1.9585	1.9002	1.8513	1.8095	1.7732
480	3.8609	3.0145	2.6235	2.3905	2.2328	2.1175	2.0286	1.9577	1.8994	1.8504	1.8086	1.7724
500	3.8601	3.0138	2.6227	2.3898	2.2320	2.1167	2.0279	1.9569	1.8986	1.8496	1.8078	1.7715
600	3.8570	3.0107	2.6198	2.3868	2.2290	2.1137	2.0248	1.9538	1.8955	1.8465	1.8046	1.7683
700	3.8548	3.0086	2.6176	2.3847	2.2269	2.1115	2.0226	1.9516	1.8932	1.8442	1.8023	1.7660
800	3.8531	3.0070	2.6160	2.3831	2.2253	2.1099	2.0210	1.9500	1.8916	1.8425	1.8006	1.7643
900	3.8518	3.0057	2.6148	2.3818	2.2240	2.1086	2.0197	1.9487	1.8903	1.8412	1.7993	1.7629
1000	3.8508	3.0047	2.6138	2.3808	2.2231	2.1076	2.0187	1.9476	1.8892	1.8402	1.7982	1.7618
∞	3.8416	2.9958	2.6050	2.3720	2.2142	2.0987	2.0097	1.9385	1.8800	1.8308	1.7887	1.7523

续表

分子自由度 ν_1

分母自由度 ν_2	14	16	20	24	30	40	50	75	100	200	500	∞
1	245.3640	246.4639	248.0131	249.0518	250.0951	251.1432	251.7742	252.6180	253.0411	253.6770	254.0593	254.3132
2	19.4244	19.4333	19.4458	19.4541	19.4624	19.4707	19.4757	19.4824	19.4857	19.4907	19.4937	19.4957
3	8.7149	8.6923	8.6602	8.6385	8.6166	8.5944	8.5810	8.5630	8.5539	8.5402	8.5320	8.5265
4	5.8733	5.8441	5.8025	5.7744	5.7459	5.7170	5.6995	5.6759	5.6640	5.6461	5.6353	5.6281
5	4.6358	4.6038	4.5581	4.5272	4.4957	4.4638	4.4444	4.4183	4.4051	4.3851	4.3731	4.3650
6	3.9559	3.9223	3.8742	3.8415	3.8082	3.7743	3.7537	3.7258	3.7117	3.6904	3.6775	3.6689
7	3.5292	3.4944	3.4445	3.4105	3.3758	3.3404	3.3189	3.2897	3.2749	3.2525	3.2389	3.2298
8	3.2374	3.2016	3.1503	3.1152	3.0794	3.0428	3.0204	2.9901	2.9747	2.9513	2.9371	2.9276
9	3.0255	2.9890	2.9365	2.9005	2.8637	2.8259	2.8028	2.7715	2.7556	2.7313	2.7166	2.7067
10	2.8647	2.8276	2.7740	2.7372	2.6996	2.6609	2.6371	2.6048	2.5884	2.5634	2.5481	2.5379
11	2.7386	2.7009	2.6464	2.6090	2.5705	2.5309	2.5066	2.4734	2.4566	2.4308	2.4151	2.4045
12	2.6371	2.5989	2.5436	2.5055	2.4663	2.4259	2.4010	2.3671	2.3498	2.3233	2.3071	2.2963
13	2.5536	2.5149	2.4589	2.4202	2.3803	2.3392	2.3138	2.2791	2.2614	2.2343	2.2176	2.2065
14	2.4837	2.4446	2.3879	2.3487	2.3082	2.2664	2.2405	2.2051	2.1870	2.1592	2.1422	2.1308
15	2.4244	2.3849	2.3275	2.2878	2.2468	2.2043	2.1780	2.1419	2.1234	2.0950	2.0776	2.0659
16	2.3733	2.3335	2.2756	2.2354	2.1938	2.1507	2.1240	2.0873	2.0685	2.0395	2.0217	2.0097
17	2.3290	2.2888	2.2304	2.1898	2.1477	2.1040	2.0769	2.0396	2.0204	1.9909	1.9727	1.9604
18	2.2900	2.2496	2.1906	2.1497	2.1071	2.0629	2.0354	1.9975	1.9780	1.9479	1.9294	1.9169
19	2.2556	2.2149	2.1555	2.1141	2.0712	2.0264	1.9986	1.9601	1.9403	1.9097	1.8909	1.8781
20	2.2250	2.1840	2.1242	2.0825	2.0391	1.9938	1.9656	1.9267	1.9066	1.8755	1.8562	1.8432
21	2.1975	2.1563	2.0960	2.0540	2.0102	1.9645	1.9360	1.8965	1.8761	1.8446	1.8250	1.8118
22	2.1727	2.1313	2.0707	2.0283	1.9842	1.9380	1.9092	1.8692	1.8486	1.8165	1.7966	1.7832
23	2.1502	2.1086	2.0476	2.0050	1.9605	1.9139	1.8848	1.8444	1.8234	1.7909	1.7708	1.7571

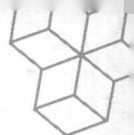

续表

分母自由度 ν_2	分子自由度 ν_1											
	14	16	20	24	30	40	50	75	100	200	500	∞
24	2.129 8	2.088 0	2.026 7	1.983 8	1.939 0	1.892 0	1.862 5	1.821 7	1.800 5	1.767 5	1.747 0	1.733 1
25	2.111 1	2.069 1	2.007 5	1.964 3	1.919 2	1.871 8	1.842 1	1.800 8	1.779 4	1.746 0	1.725 2	1.711 1
26	2.093 9	2.051 8	1.989 8	1.946 4	1.901 0	1.853 3	1.823 3	1.781 6	1.759 9	1.726 1	1.705 0	1.690 7
27	2.078 1	2.035 8	1.973 6	1.929 9	1.884 2	1.836 1	1.805 9	1.763 8	1.741 9	1.707 7	1.686 3	1.671 8
28	2.063 5	2.021 0	1.958 6	1.914 7	1.868 7	1.820 3	1.789 8	1.747 3	1.725 1	1.690 5	1.668 9	1.654 2
29	2.050 0	2.007 3	1.944 6	1.900 5	1.854 3	1.805 5	1.774 8	1.732 0	1.709 6	1.674 6	1.652 7	1.637 7
30	2.037 4	1.994 6	1.931 7	1.887 4	1.840 9	1.791 8	1.760 9	1.717 6	1.695 0	1.659 7	1.637 5	1.622 3
31	2.025 7	1.982 8	1.919 6	1.875 1	1.828 3	1.779 0	1.747 7	1.704 3	1.681 4	1.645 7	1.623 3	1.607 9
32	2.014 7	1.971 7	1.908 3	1.863 6	1.816 6	1.767 0	1.735 6	1.691 7	1.668 7	1.632 6	1.609 9	1.594 3
33	2.004 5	1.961 3	1.897 7	1.852 8	1.805 6	1.755 7	1.724 1	1.679 9	1.656 7	1.620 2	1.597 3	1.581 6
34	1.994 9	1.951 6	1.887 7	1.842 7	1.795 3	1.745 1	1.713 4	1.668 8	1.645 4	1.608 6	1.585 4	1.569 5
35	1.985 8	1.942 4	1.878 4	1.833 2	1.785 6	1.735 1	1.703 2	1.658 3	1.634 7	1.597 6	1.574 2	1.558 1
36	1.977 3	1.933 8	1.869 6	1.824 2	1.776 4	1.725 7	1.693 6	1.648 4	1.624 6	1.587 2	1.563 5	1.547 2
37	1.969 2	1.925 6	1.861 2	1.815 7	1.767 8	1.716 8	1.684 5	1.639 0	1.615 1	1.577 3	1.553 4	1.537 0
38	1.961 6	1.917 9	1.853 4	1.807 7	1.759 6	1.708 4	1.675 9	1.630 1	1.606 0	1.567 9	1.543 8	1.527 2
39	1.954 5	1.910 7	1.845 9	1.800 1	1.751 8	1.700 4	1.667 8	1.621 7	1.597 4	1.559 0	1.534 7	1.517 9
40	1.947 6	1.903 7	1.838 9	1.792 9	1.744 4	1.692 8	1.660 0	1.613 7	1.589 2	1.550 5	1.526 0	1.509 0
42	1.935 0	1.891 0	1.825 8	1.779 6	1.730 8	1.678 7	1.645 6	1.598 8	1.574 0	1.534 7	1.509 7	1.492 4
44	1.923 6	1.879 4	1.813 9	1.767 5	1.718 4	1.665 9	1.632 5	1.585 2	1.560 1	1.520 3	1.494 8	1.477 2
46	1.913 2	1.868 8	1.803 1	1.756 4	1.707 0	1.654 2	1.620 6	1.572 8	1.547 4	1.507 0	1.481 2	1.463 2
48	1.903 7	1.859 2	1.793 2	1.746 4	1.696 7	1.643 5	1.609 6	1.561 4	1.535 7	1.494 8	1.468 6	1.450 3
50	1.894 9	1.850 3	1.784 1	1.737 1	1.687 2	1.633 7	1.599 5	1.550 8	1.524 9	1.483 5	1.456 9	1.438 4

续表

分母自由度 ν_2	分子自由度 ν_1											
	14	16	20	24	30	40	50	75	100	200	500	∞
60	1.860 2	1.815 1	1.748 0	1.700 1	1.649 1	1.594 3	1.559 0	1.508 5	1.481 4	1.437 7	1.409 3	1.389 4
70	1.835 7	1.790 2	1.722 3	1.673 8	1.622 0	1.566 1	1.530 0	1.477 9	1.449 8	1.404 2	1.374 3	1.353 0
80	1.817 4	1.771 6	1.703 2	1.654 2	1.601 7	1.544 9	1.508 1	1.454 8	1.425 9	1.378 6	1.347 2	1.324 8
90	1.803 2	1.757 1	1.688 3	1.638 9	1.585 9	1.528 4	1.491 0	1.436 6	1.407 0	1.358 2	1.325 6	1.302 1
100	1.791 9	1.745 6	1.676 4	1.626 7	1.573 3	1.515 1	1.477 2	1.422 0	1.391 7	1.341 6	1.307 9	1.283 3
110	1.782 7	1.736 3	1.666 7	1.616 7	1.563 0	1.504 3	1.466 0	1.409 9	1.379 1	1.327 9	1.293 1	1.267 5
120	1.775 0	1.728 5	1.658 7	1.608 4	1.554 3	1.495 2	1.456 5	1.399 8	1.368 5	1.316 2	1.280 4	1.254 0
130	1.768 6	1.721 9	1.651 9	1.601 4	1.547 0	1.487 5	1.448 5	1.391 2	1.359 5	1.306 2	1.269 5	1.242 2
140	1.763 0	1.716 2	1.646 0	1.595 4	1.540 8	1.480 9	1.441 6	1.383 8	1.351 7	1.297 5	1.260 0	1.231 9
150	1.758 2	1.711 3	1.641 0	1.590 2	1.535 4	1.475 2	1.435 7	1.377 3	1.344 8	1.289 9	1.251 6	1.222 7
160	1.754 0	1.707 1	1.636 6	1.585 6	1.530 6	1.470 2	1.430 4	1.371 6	1.338 8	1.283 2	1.244 2	1.214 5
170	1.750 4	1.703 3	1.632 7	1.581 6	1.526 4	1.465 7	1.425 8	1.366 6	1.333 5	1.277 2	1.237 5	1.207 1
180	1.747 1	1.700 0	1.629 2	1.578 0	1.522 7	1.461 8	1.421 7	1.362 1	1.328 8	1.271 8	1.231 5	1.200 4
190	1.744 1	1.697 0	1.626 1	1.574 8	1.519 4	1.458 3	1.418 0	1.358 1	1.324 5	1.267 0	1.226 0	1.194 3
200	1.741 5	1.694 3	1.623 3	1.572 0	1.516 4	1.455 1	1.414 6	1.354 5	1.320 6	1.262 6	1.221 1	1.188 7
210	1.739 1	1.691 9	1.620 8	1.569 4	1.513 6	1.452 2	1.411 6	1.351 2	1.317 1	1.258 6	1.216 5	1.183 5
220	1.737 0	1.689 7	1.618 5	1.567 0	1.511 2	1.449 6	1.408 8	1.348 2	1.313 9	1.254 9	1.212 3	1.178 7
230	1.735 0	1.687 6	1.616 4	1.564 8	1.508 9	1.447 2	1.406 3	1.345 4	1.311 0	1.251 5	1.208 4	1.174 3
240	1.733 2	1.685 8	1.614 5	1.562 8	1.506 9	1.445 0	1.404 0	1.342 9	1.308 3	1.248 4	1.204 9	1.170 1
250	1.731 5	1.684 1	1.612 7	1.561 0	1.504 9	1.443 0	1.401 9	1.340 5	1.305 8	1.245 6	1.201 5	1.166 3
260	1.730 0	1.682 5	1.611 1	1.559 3	1.503 2	1.441 1	1.399 9	1.338 4	1.303 5	1.242 9	1.198 5	1.162 7
270	1.728 5	1.681 1	1.609 6	1.557 8	1.501 6	1.439 4	1.398 1	1.336 4	1.301 4	1.240 4	1.195 6	1.159 3
280	1.727 2	1.679 7	1.608 2	1.556 3	1.500 1	1.437 8	1.396 4	1.334 5	1.299 4	1.238 1	1.192 9	1.156 1

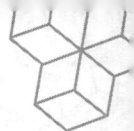

续表

分母自由度 ν_2	分子自由度 ν_1 14	16	20	24	30	40	50	75	100	200	500	∞
290	1.7260	1.6785	1.6069	1.5550	1.4986	1.4363	1.3948	1.3328	1.2975	1.2359	1.1903	1.1530
300	1.7249	1.6773	1.6057	1.5537	1.4973	1.4349	1.3934	1.3312	1.2958	1.2339	1.1879	1.1502
310	1.7238	1.6762	1.6045	1.5526	1.4961	1.4336	1.3920	1.3296	1.2942	1.2320	1.1857	1.1475
320	1.7228	1.6752	1.6035	1.5515	1.4949	1.4323	1.3907	1.3282	1.2926	1.2302	1.1835	1.1449
330	1.7218	1.6742	1.6025	1.5504	1.4939	1.4312	1.3895	1.3269	1.2912	1.2285	1.1815	1.1424
340	1.7209	1.6733	1.6015	1.5494	1.4928	1.4301	1.3883	1.3256	1.2898	1.2269	1.1796	1.1401
350	1.7201	1.6725	1.6006	1.5485	1.4919	1.4291	1.3873	1.3244	1.2885	1.2254	1.1778	1.1379
360	1.7193	1.6717	1.5998	1.5477	1.4910	1.4281	1.3862	1.3233	1.2873	1.2239	1.1761	1.1358
370	1.7186	1.6709	1.5990	1.5468	1.4901	1.4272	1.3853	1.3222	1.2862	1.2226	1.1745	1.1337
380	1.7179	1.6702	1.5983	1.5461	1.4893	1.4263	1.3844	1.3212	1.2851	1.2213	1.1729	1.1318
390	1.7172	1.6695	1.5976	1.5453	1.4885	1.4255	1.3835	1.3202	1.2840	1.2200	1.1714	1.1299
400	1.7166	1.6688	1.5969	1.5446	1.4878	1.4247	1.3827	1.3193	1.2831	1.2189	1.1700	1.1281
420	1.7154	1.6676	1.5956	1.5433	1.4864	1.4232	1.3811	1.3176	1.2812	1.2167	1.1673	1.1248
440	1.7143	1.6665	1.5945	1.5421	1.4852	1.4219	1.3797	1.3161	1.2796	1.2147	1.1649	1.1216
460	1.7133	1.6655	1.5934	1.5411	1.4841	1.4207	1.3784	1.3147	1.2780	1.2128	1.1627	1.1187
480	1.7124	1.6646	1.5925	1.5401	1.4830	1.4196	1.3773	1.3134	1.2766	1.2111	1.1606	1.1160
500	1.7116	1.6638	1.5916	1.5392	1.4821	1.4186	1.3762	1.3122	1.2753	1.2096	1.1587	1.1135
600	1.7083	1.6604	1.5881	1.5355	1.4782	1.4145	1.3719	1.3073	1.2701	1.2033	1.1508	1.1029
700	1.7059	1.6580	1.5856	1.5329	1.4755	1.4116	1.3688	1.3039	1.2664	1.1987	1.1450	1.0947
800	1.7041	1.6562	1.5837	1.5310	1.4735	1.4094	1.3665	1.3013	1.2635	1.1953	1.1406	1.0882
900	1.7028	1.6548	1.5822	1.5294	1.4719	1.4077	1.3647	1.2993	1.2613	1.1925	1.1371	1.0829
1000	1.7017	1.6536	1.5811	1.5282	1.4706	1.4063	1.3632	1.2976	1.2596	1.1903	1.1342	1.0784
∞	1.6919	1.6436	1.5706	1.5174	1.4592	1.3941	1.3502	1.2830	1.2436	1.1702	1.1066	1.0105

附表6 秩和检验 H 界值表

N	n_1	n_2	n_3	α				
				0.10	0.05	0.025	0.01	0.001
7	3	2	2		4.71			
	3	3	1		5.14			
8	5	2	1	4.200	5.000			
	4	2	2	4.458	5.333	5.500		
	4	3	1	4.056	5.208	5.833		
	3	3	2	4.556	5.361	5.556		
9	7	1	1	4.267				
	6	2	1	4.200	4.822	5.600		
	5	2	2	4.373	5.160	6.000	6.533	
	5	3	1	4.018	4.960	6.044		
	4	3	2	4.511	5.444	6.000	6.444	
	4	4	1	4.167	4.967	6.167	6.667	
	3	3	3	4.622	5.600	5.956	7.200	
10	8	1	1	4.418				
	7	2	1	4.200	4.706	5.727		
	6	2	2	4.545	5.345	5.745	6.655	
	6	3	1	3.909	4.855	5.945	6.873	
	5	3	2	4.651	5.251	6.004	6.909	
	5	4	1	3.987	4.985	5.858	6.955	
	4	3	3	4.709	5.791	6.155	6.745	
	4	4	2	4.555	5.455	6.327	7.036	
11	8	2	1	4.011	4.909	5.420		
	7	2	2	4.526	5.143	5.818	7.000	
	7	3	1	4.173	4.952	5.758	7.030	
	6	3	2	4.682	5.348	6.136	6.970	
	6	4	1	4.038	4.947	5.856	7.106	
	5	3	3	4.533	5.648	6.315	7.079	8.727
	5	4	2	4.541	5.273	6.068	7.205	8.591
	5	5	1	4.109	5.127	6.000	7.309	
	4	4	3	4.545	5.598	6.394	7.144	8.909
12	8	2	2	4.587	5.356	5.817	6.663	
	8	3	1	4.010	4.881	6.064	6.804	
	7	3	2	4.582	5.357	6.201	6.839	8.654
	7	4	1	4.121	4.986	5.791	6.986	
	6	3	3	4.590	5.615	6.436	7.410	8.692
	6	4	2	4.494	5.340	6.186	7.340	8.827
	6	5	1	4.128	4.990	5.951	7.182	
	5	4	3	4.549	5.656	6.410	7.445	8.795
	5	5	2	4.623	5.338	6.346	7.338	8.938
	4	4	4	4.654	5.692	6.615	7.654	9.269

N	n_1	n_2	n_3	α				
				0.10	0.05	0.025	0.01	0.001
13	8	3	2	4.451	5.316	6.195	7.022	8.791
	8	4	1	4.038	5.044	5.885	6.973	8.901
	7	3	3	4.603	5.620	6.449	7.228	9.262
	7	4	2	4.549	5.376	6.184	7.321	9.198
	7	5	1	4.035	5.064	5.953	7.061	9.178
	6	4	3	4.604	5.610	6.538	7.500	9.170
	6	5	2	4.596	5.338	6.196	7.376	9.189
	6	6	1	4.000	4.945	5.923	7.121	9.692
	5	4	4	4.668	5.657	6.673	7.760	9.168
	5	5	3	4.545	5.705	6.549	7.578	9.284
14	8	3	3	4.543	5.617	6.588	7.350	9.426
	8	4	2	4.500	5.393	6.193	7.350	9.293
	8	5	1	3.967	4.869	5.864	7.110	9.579
	7	4	3	4.527	5.623	6.578	7.550	9.670
	7	5	2	4.485	5.393	6.221	7.450	9.640
	7	6	1	4.033	5.067	6.067	7.254	9.747
	6	4	4	4.595	5.681	6.667	7.795	9.681
	6	5	3	4.535	5.602	6.667	7.590	9.669
	6	6	2	4.438	5.410	6.210	7.467	9.752
	5	5	4	4.523	5.666	6.760	7.823	9.606
15	8	4	3	4.529	5.623	6.562	7.585	9.742
	8	5	2	4.466	5.415	6.260	7.440	9.781
	8	6	1	4.015	5.015	5.933	7.256	9.840
	7	4	4	4.562	5.650	6.707	7.814	9.841
	7	5	3	4.535	5.607	6.627	7.697	9.874
	7	6	2	4.500	5.357	6.223	7.490	10.060
	7	7	1	3.986	4.986	6.057	7.157	9.871
	6	5	4	4.522	5.661	6.750	7.936	9.961
	6	6	3	4.558	5.625	6.725	7.725	10.150
	5	5	5	4.560	5.780	6.740	8.000	9.920
16	8	4	4	4.561	5.779	6.750	7.853	10.010
	8	5	3	4.514	5.614	6.614	7.706	10.040
	8	6	2	4.463	5.404	6.294	7.522	10.110
	8	7	1	4.045	5.041	6.047	7.308	10.030
	7	5	4	4.542	5.733	6.738	7.931	10.160
	7	6	3	4.550	5.689	6.694	7.756	10.260
	7	7	2	4.491	5.398	6.328	7.491	10.240
	6	5	5	4.547	5.729	6.788	8.028	10.290
	6	6	4	4.548	5.724	6.812	8.000	10.340

续表

N	n_1	n_2	n_3	α				
				0.10	0.05	0.025	0.01	0.001
17	8	5	4	4.549	5.718	6.782	7.992	10.290
	8	6	3	4.575	5.678	6.658	7.796	10.370
	8	7	2	4.451	5.403	6.339	7.571	10.360
	8	8	1	4.044	5.039	6.005	7.314	10.160
	7	5	5	4.571	5.708	6.835	8.108	10.450
	7	6	4	4.562	5.706	6.787	8.039	10.460
	7	7	3	4.613	5.688	6.708	7.810	10.450
	6	6	5	4.542	5.765	6.848	8.124	10.520
18	8	5	5	4.555	5.769	6.843	8.116	10.640
	8	6	4	4.563	5.743	6.795	8.045	10.630
	8	7	3	4.556	5.698	6.671	7.827	10.540
	8	8	2	4.509	5.408	6.351	7.654	10.460
	7	6	5	4.560	5.770	6.857	8.157	10.750
	7	7	4	4.563	5.766	6.788	8.142	10.690
	6	6	6	4.643	5.801	6.889	8.222	10.890
19	8	6	5	4.550	5.750	6.867	8.226	10.890
	8	7	4	4.548	5.759	6.837	8.118	10.840
	8	8	3	4.555	5.734	6.682	7.889	10.690
	7	6	6	4.530	5.730	6.897	8.257	11.000
	7	7	5	4.546	5.746	6.886	8.257	10.920
20	8	6	6	4.599	5.770	6.932	8.313	11.100
	8	7	5	4.551	5.782	6.884	8.242	11.030
	8	8	4	4.579	5.743	6.886	8.168	10.970
	7	7	6	4.568	5.793	6.927	8.345	11.130
21	8	7	6	4.553	5.781	6.917	8.333	11.280
	8	8	5	4.573	5.761	6.920	8.297	11.180
	7	7	7	4.594	5.818	6.954	8.378	11.320
22	8	7	7	4.585	5.802	6.980	8.363	11.420
	8	8	6	4.572	5.779	6.953	8.367	11.370
23	8	8	7	4.571	5.791	6.980	8.419	11.550
24	8	8	8	4.595	5.805	6.995	8.465	11.700
27	9	9	9	4.582	5.845	7.041	8.564	11.950
	∞	∞	∞	4.605	5.991	7.378	9.210	13.820

附表 7　配对样本符号秩和检验 T 界值表

n	单侧:0.05 双侧:0.10	0.025 0.05	0.01 0.02	0.005 0.010
5	0 – 15			
6	2 – 19	0 – 21		
7	3 – 25	2 – 26	0 – 28	
8	5 – 31	3 – 33	1 – 35	0 – 36
9	8 – 37	5 – 40	3 – 42	1 – 44
10	10 – 45	8 – 47	5 – 50	3 – 52
11	13 – 53	10 – 56	7 – 59	5 – 61
12	17 – 61	13 – 65	9 – 69	7 – 71
13	21 – 70	17 – 74	12 – 79	9 – 82
14	25 – 80	21 – 84	15 – 90	12 – 93
15	30 – 90	25 – 95	19 – 101	15 – 105
16	35 – 101	29 – 107	23 – 113	19 – 117
17	41 – 112	34 – 119	27 – 126	23 – 130
18	47 – 124	40 – 131	32 – 139	27 – 144
19	53 – 137	46 – 144	37 – 153	32 – 158
20	60 – 150	52 – 158	43 – 167	37 – 173
21	67 – 164	58 – 173	49 – 182	42 – 189
22	75 – 178	65 – 188	55 – 198	48 – 205
23	83 – 193	73 – 203	62 – 214	54 – 222
24	91 – 209	81 – 219	69 – 231	61 – 239
25	100 – 225	89 – 236	76 – 249	68 – 257
26	110 – 241	98 – 253	84 – 267	75 – 276
27	119 – 259	107 – 271	92 – 286	83 – 295
28	130 – 276	116 – 290	101 – 305	91 – 315
29	140 – 295	126 – 309	110 – 325	100 – 335
30	151 – 314	137 – 328	120 – 345	109 – 356
31	163 – 333	147 – 349	130 – 366	118 – 378
32	175 – 353	159 – 369	140 – 388	128 – 400
33	187 – 374	170 – 391	151 – 410	138 – 423
34	200 – 395	182 – 413	162 – 433	148 – 447
35	213 – 417	195 – 435	173 – 457	159 – 471
36	227 – 439	208 – 458	185 – 481	171 – 495

续表

n	单侧:0.05 双侧:0.10	0.025 0.05	0.01 0.02	0.005 0.010
37	241 – 462	221 – 482	198 – 505	182 – 521
38	256 – 485	235 – 506	211 – 530	194 – 547
39	271 – 509	249 – 531	224 – 556	207 – 573
40	286 – 534	264 – 556	238 – 582	220 – 600
41	302 – 559	279 – 582	252 – 609	233 – 628
42	319 – 584	294 – 609	266 – 637	247 – 656
43	336 – 610	310 – 636	281 – 665	261 – 685
44	353 – 637	327 – 663	296 – 694	276 – 714
45	371 – 664	343 – 692	312 – 723	291 – 744
46	389 – 692	361 – 720	328 – 753	307 – 774
47	407 – 721	378 – 750	345 – 783	322 – 806
48	426 – 750	396 – 780	362 – 814	339 – 837
49	446 – 779	415 – 810	379 – 846	355 – 870
50	466 – 809	434 – 841	397 – 878	373 – 902

附表 8　秩和检验 T 界值表

	$P(1)$	$P(2)$
每组 1 行	0.05	0.1
2 行	0.25	0.05
3 行	0.01	0.02
4 行	0.005	0.01

n_1 （较小者）	$n_2 - n_1$										
	0	1	2	3	4	5	6	7	8	9	10
2				3 ~ 13	3 ~ 15	3 ~ 17	4 ~ 18	4 ~ 20	4 ~ 22	4 ~ 24	5 ~ 25
					3 ~ 19	8 ~ 21	3 ~ 23	3 ~ 25	4 ~ 26		
3	6 ~ 15	6 ~ 18	7 ~ 20	8 ~ 22	8 ~ 25	9 ~ 27	10 ~ 29	10 ~ 32	11 ~ 34	11 ~ 37	12 ~ 39
			6 ~ 21	7 ~ 23	7 ~ 26	8 ~ 28	8 ~ 31	9 ~ 33	9 ~ 36	10 ~ 38	10 ~ 41
					6 ~ 27	6 ~ 30	7 ~ 32	7 ~ 35	7 ~ 38	8 ~ 40	8 ~ 42
							6 ~ 33	6 ~ 36	6 ~ 39	7 ~ 41	7 ~ 44
4	11 ~ 25	12 ~ 28	13 ~ 31	14 ~ 34	15 ~ 37	16 ~ 40	17 ~ 43	18 ~ 46	19 ~ 49	20 ~ 5	21 ~ 55
	10 ~ 26	11 ~ 29	12 ~ 32	13 ~ 35	14 ~ 38	14 ~ 42	15 ~ 45	16 ~ 48	17 ~ 51	18 ~ 54	19 ~ 57
		10 ~ 30	11 ~ 33	11 ~ 37	12 ~ 40	13 ~ 43	13 ~ 47	14 ~ 50	15 ~ 53	15 ~ 57	16 ~ 60

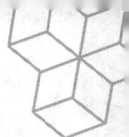

续表

n_1（较小者）	0	1	2	3	4	5	6	7	8	9	10
							$n_2 - n_1$				
			10～34	10～38	11～41	11～45	12～48	12～52	13～55	13～59	14～62
5	19～36	20～40	21～44	23～47	24～51	26～54	27～58	28～62	30～65	31～69	33～72
	17～38	18～42	20～45	21～49	22～53	23～57	24～61	26～64	27～68	28～72	29～76
	16～39	17～43	18～47	19～51	20～55	21～59	22～63	23～67	24～71	25～75	26～79
	15～40	16～44	16～49	17～53	18～57	19～61	20～65	21～69	23～73	22～78	23～82
6	28～50	29～55	31～59	33～63	35～67	37～71	38～76	40～80	42～84	44～88	46～92
	26～52	27～57	29～61	31～65	32～70	34～74	35～79	37～83	38～88	40～92	42～96
	24～54	25～59	27～63	28～68	29～73	30～78	32～82	33～87	34～92	36～96	37～101
	23～55	24～60	25～65	26～70	27～75	28～80	30～84	31～89	32～94	33～99	34～104
7	39～66	41～71	43～76	45～81	47～86	49～91	52～95	54～100	56～105	58～110	61～114
	36～69	38～74	40～79	42～84	44～89	46～94	48～99	50～104	52～109	54～114	56～119
	34～71	35～77	37～82	39～87	40～93	42～98	41～103	45～109	47～114	49～119	51～124
	32～73	34～78	35～84	37～89	38～95	40～100	41～106	43～111	44～117	46～122	47～128
8	51～85	54～90	56～96	59～101	62～106	64～112	67～117	69～123	72～128	75～133	77～139
	49～87	51～93	53～99	55～105	58～110	60～116	62～122	65～127	67～133	70～138	72～144
	45～91	47～97	49～103	51～109	53～115	56～120	58～126	60～132	62～138	64～144	66～150
	43～93	45～99	47～105	49～111	51～117	53～123	54～130	56～136	58～142	60～148	62～165
9	66～105	69～111	72～117	75～123	78～129	81～135	84～141	87～147	90～153	93～159	96～165
	62～109	65～115	68～121	71～127	73～134	76～140	79～146	82～152	84～159	87～165	90～171
	59～112	61～119	63～126	66～132	68～139	71～145	73～152	76～158	78～165	81～171	83～178
	56～115	58～122	61～128	63～135	65～142	67～149	69～156	72～162	74～169	76～176	78～183
10	82～128	86～134	89～141	92～148	96～154	99～161	103～167	106～174	110～180	113～187	117～193
	78～132	81～139	84～146	88～152	91～159	94～166	97～173	100～180	103～187	107～193	110～200
	94～136	77～143	79～151	82～158	85～165	88～172	91～179	93～187	96～194	99～201	102～208
	71～139	73～147	76～154	79～161	81～169	84～176	86～184	89～191	92～198	94～206	97～213

附表 9　等级相关系数检验界值表

n	α			
	0.10	0.05	0.02	0.01
4	1.000			
5	0.900	1.000	1.000	
6	0.829	0.886	0.943	1.000
7	0.714	0.786	0.893	0.929
8	0.643	0.738	0.833	0.881
9	0.600	0.700	0.783	0.833
10	0.564	0.648	0.745	0.794
11	0.536	0.618	0.709	0.755
12	0.503	0.587	0.678	0.727
13	0.484	0.560	0.648	0.703
14	0.464	0.538	0.626	0.679
15	0.446	0.521	0.604	0.654
16	0.429	0.503	0.582	0.635
17	0.414	0.485	0.566	0.615
18	0.401	0.472	0.550	0.600
19	0.391	0.460	0.535	0.584
20	0.380	0.447	0.520	0.570
25	0.337	0.398	0.466	0.511
30	0.306	0.362	0.425	0.467
35	0.283	0.335	0.394	0.433
40	0.264	0.313	0.368	0.405
45	0.248	0.294	0.347	0.382
50	0.235	0.279	0.329	0.363
60	0.214	0.255	0.300	0.331
70	0.198	0.235	0.278	0.307
80	0.185	0.200	0.260	0.287
90	0.174	0.207	0.245	0.271
100	0.165	0.197	0.233	0.257

附表 9　等级相关系数检验界值表

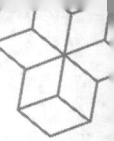

附表 10　单组样本（或配对比较）均数检验所需样本含量

单侧:	α=0.005					α=0.01					α=0.025					α=0.05				
双侧:	α=0.01					α=0.02					α=0.05					α=0.1				
δ/σ ＼ 1−β=	0.99	0.95	0.90	0.80	0.50	0.99	0.95	0.90	0.80	0.50	0.99	0.95	0.90	0.80	0.50	0.99	0.95	0.90	0.80	0.50
0.15																				122
0.20															99				101	70
0.25					110					139				128	64			139	71	45
0.30				134	78				115	90		109	119	90	45		122	97	52	32
0.35			125	99	58			109	85	63		84	88	67	34	101	90	72	40	24
0.40		115	97	77	45		101	85	66	47	101	67	68	51	26	80	70	55	33	19
0.45		92	77	62	37	117	81	68	53	37	80	54	54	41	21	65	55	44	27	15
0.50	100	75	63	51	30	93	66	55	43	30	65	45	44	34	18	54	45	36	22	13
0.55	83	63	53	42	26	76	55	46	36	25	54	38	37	28	15	46	38	30	19	11
0.60	71	53	45	36	22	63	47	39	31	21	46	33	32	24	13	39	32	26	17	9
0.65	61	46	39	31	20	53	41	34	27	18	39	29	27	21	12	34	28	22	15	8
0.70	53	40	34	28	17	46	35	30	24	16	34	26	24	19	10	30	24	19	13	8
0.75	47	36	30	25	16	40	31	27	21	14	30	22	21	16	9	27	21	17	12	7
0.80	41	32	27	22	14	35	28	24	19	13	27	21	19	15	9	24	19	15	11	6
0.85	37	29	24	20	13	31	25	21	17	12	24	19	17	13	8	21	17	14	10	6
0.90	34	26	22	18	12	28	23	19	16	11	21	17	16	12	7	19	15	13	9	5
0.95	31	24	20	17	11	25	21	18	14	10	19	16	14	11	7	18	14	11	8	5
1.0	28	22	19	16	10	23	19	16	13	9	18	14	13	10	6	15	13	11	7	5
1.1	24	19	16	14	9	21	16	14	12	8	15	13	11	9	6	13	11	9	6	
1.2	21	16	14	12	8	18	14	12	10	7	13	12	10	8	5	11	10	8	6	
1.3	18	15	13	11	8	16	13	11	9	6	11	10	9	7		10	8	7	5	
1.4	16	13	12	10	7	14	11	10	9	6	10	9	8	7		9	8	7		
1.5	15	12	11	9	7	13	11	9	8	6	9	9	7	6		8	7	6		
1.6	13	11	10	8	6	12	10	9	7	6	8	8	7	6		8	6	6		
1.7	12	10	9	8	6	11	9	8	7	5	8	8	6	5		7	6	5		
1.8	12	10	9	8	6	10	8	7	7		7	7	6			7	6			
1.9	11	9	8	7	6	10	8	7	6		7	7	6			6	5			
2.0	10	8	8	7	5	9	7	6	6		6	6	5			6				
2.1	10	8	8	7		8	7	6	5		6	6				6				
2.2	9	8	7	6		8	6	6			6	6				5				
2.3	9	7	7	6		7	6	5			5	5								
2.4	8	7	7	6		7	6													
2.5	8	6	6	5		6	5													
3.0	7	6	6			6														
3.5	6	5	5			5														
4.0	6																			

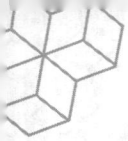

附表 11　两组样本均数检验所需样本含量

δ/σ	单侧:$\alpha=0.005$ 双侧:$\alpha=0.01$					单侧:$\alpha=0.01$ 双侧:$\alpha=0.02$				
	$1-\beta=0.99$	0.95	0.9	0.8	0.5	0.99	0.95	0.9	0.8	0.5
0.05										
0.10										
0.15										
0.20										
0.25										
0.30										123
0.35					110					90
0.40					85					70
0.45				118	68				101	55
0.50				96	55			106	82	45
0.55			101	79	46		106	88	68	38
0.60		101	85	67	39		90	74	58	32
0.65		87	73	57	34	104	77	64	49	27
0.70	100	75	63	50	29	90	66	55	43	24
0.75	88	66	55	44	26	79	58	48	38	21
0.80	77	58	49	39	23	70	51	43	33	19
0.85	69	51	43	35	21	62	46	38	30	17
0.90	62	46	39	31	19	55	41	34	27	15
0.95	55	42	35	28	17	50	37	31	24	14
1.00	50	38	32	26	15	45	33	28	22	13
1.1	42	32	27	22	13	38	28	23	19	11
1.2	36	27	23	18	11	32	24	20	16	9
1.3	31	23	20	16	10	28	21	17	14	8
1.4	27	20	17	14	9	24	18	15	12	8
1.5	24	18	15	13	8	21	16	14	11	7
1.6	21	16	14	11	7	19	14	12	10	6
1.7	19	15	13	10	7	17	13	11	9	6
1.8	17	13	11	10	6	15	12	10	8	5
1.9	16	12	11	9	6	14	11	9	8	5
2.0	14	11	10	8	6	13	10	9	7	5
2.1	13	10	9	8	5	12	9	8	7	5
2.2	12	10	8	7	5	11	9	7	6	4
2.3	11	9	8	7	5	10	8	7	6	4
2.4	11	9	8	6	5	10	8	7	6	4
2.5	10	8	7	6	4	9	7	6	5	4
3.0	8	6	6	5	4	7	6	5	4	3
3.5	6	5	5	4	3	6	5	4	4	
4.0	6	5	4	4		5	4	4	3	

续表

δ/σ	单侧:α=0.025 双侧:α=0.05					单侧:α=0.05 双侧:α=0.1				
	$1-\beta=0.99$	0.95	0.9	0.8	0.5	0.99	0.95	0.9	0.8	0.5
0.05	—	—	—	—	—	—	—	—	—	—
0.10	—	—	—	—	—	—	—	—	—	—
0.15	—	—	—	—	—	—	—	—	—	—
0.20	—	—	—	—	—	—	—	—	—	137
0.25	—	—	—	—	124	—	—	—	—	88
0.30	—	—	—	—	87	—	—	—	—	61
0.35	—	—	—	—	64	—	—	—	102	45
0.40	—	—	—	100	50	—	—	108	78	35
0.45	—	—	105	79	39	—	108	86	62	28
0.50	—	106	86	64	32	—	88	70	51	23
0.55	—	87	71	53	27	112	73	58	42	19
0.60	104	74	60	45	23	89	61	49	36	16
0.65	88	63	51	39	20	76	52	42	30	14
0.70	76	55	44	34	17	66	45	36	26	12
0.75	67	48	39	29	15	57	40	32	23	11
0.80	59	42	34	26	14	50	35	28	21	10
0.85	52	37	31	23	12	45	31	25	18	9
0.90	47	34	27	21	11	40	28	22	16	8
0.95	42	30	25	19	10	36	25	20	15	7
1.00	38	27	23	17	9	33	23	18	14	7
1.1	32	23	19	14	8	27	19	15	12	6
1.2	27	20	16	12	7	23	16	13	10	5
1.3	23	17	14	11	6	20	14	11	9	5
1.4	20	15	12	10	6	17	12	10	8	4
1.5	18	13	11	9	5	15	11	9	7	4
1.6	16	12	10	8	5	14	10	8	6	4
1.7	14	11	9	7	4	12	9	7	6	3
1.8	13	10	8	6	4	11	8	7	5	—
1.9	12	9	7	6	4	10	7	6	5	—
2.0	11	8	7	6	4	9	7	6	4	—
2.1	10	8	6	5	3	8	6	5	4	—
2.2	9	7	6	5	—	8	6	5	4	—
2.3	9	7	6	5	—	7	5	5	4	—
2.4	8	6	5	4	—	7	5	4	4	—
2.5	8	6	5	4	—	6	5	4	3	—
3.0	6	5	4	4	—	5	4	3	—	—
3.5	5	4	4	3	—	4	3	—	—	—
4.0	4	4	3	—	—	4	—	—	—	—

附表 12 λ 值表（多组样本频率检验所需样本含量估计用）（α = 0.05）

ν	β								
	0.9	0.8	0.7	0.6	0.5	0.4	0.3	0.2	0.1
1	0.43	1.24	2.06	2.91	3.84	4.90	6.17	7.85	10.51
2	0.62	1.73	2.78	3.83	4.96	6.21	7.70	9.63	12.65
3	0.78	2.10	3.30	4.50	5.76	7.15	8.79	10.90	14.17
4	0.91	2.40	3.74	5.05	6.42	7.92	9.68	11.94	15.41
5	1.03	2.67	4.12	5.53	6.99	8.59	10.45	12.83	16.47
6	1.13	2.91	4.46	5.96	7.50	9.19	11.14	13.62	17.42
7	1.23	3.13	4.77	6.35	7.97	9.73	11.77	14.35	18.28
8	1.32	3.33	5.06	6.71	8.40	10.24	12.35	15.02	19.08
9	1.40	3.53	5.33	7.05	8.81	10.71	12.89	15.65	19.83
10	1.49	3.71	5.59	7.37	9.19	11.15	13.40	16.24	20.53
11	1.56	3.88	5.83	7.68	9.56	11.57	13.89	16.80	21.20
12	1.64	4.05	6.06	7.97	9.90	11.98	14.35	17.34	21.83
13	1.71	4.20	6.29	8.25	10.23	12.36	14.80	17.85	22.44
14	1.77	4.36	6.50	8.52	10.55	12.73	15.22	18.34	23.02
15	1.84	4.50	6.71	8.78	10.86	13.09	15.63	18.81	23.58
16	1.90	4.65	6.91	9.03	11.16	13.43	16.03	19.27	24.13
17	1.97	4.78	7.10	9.27	11.45	13.77	16.41	19.71	24.65
18	2.03	4.92	7.29	9.50	11.73	14.09	16.78	20.14	25.16
19	2.08	5.05	7.47	9.73	12.00	14.41	17.14	20.56	25.65
20	2.14	5.18	7.65	9.96	12.26	14.71	17.50	20.96	26.13
21	2.20	5.30	7.83	10.17	12.52	15.01	17.84	21.36	26.60
22	2.25	5.42	8.00	10.38	12.77	15.30	18.17	21.74	27.06
23	2.30	5.54	8.16	10.59	13.02	15.59	18.50	22.12	27.50
24	2.36	5.66	8.33	10.79	13.26	15.87	18.82	22.49	27.94
25	2.41	5.77	8.48	10.99	13.49	16.14	19.13	22.85	28.37
26	2.46	5.88	8.64	11.19	13.72	16.41	19.44	23.20	28.78
27	2.51	5.99	8.79	11.38	13.95	16.67	19.74	23.55	29.19
28	2.56	6.10	8.94	11.57	14.17	16.93	20.04	23.89	29.60
29	2.60	6.20	9.09	11.75	14.39	17.18	20.33	24.22	29.99
30	2.65	6.31	9.24	11.93	14.60	17.43	20.61	24.55	30.38
31	2.69	6.41	9.38	12.11	14.82	17.67	20.89	24.87	30.76
32	2.74	6.51	9.52	12.28	15.02	17.91	21.17	25.19	31.13
33	2.78	6.61	9.66	12.45	15.23	18.15	21.44	25.50	31.50
34	2.83	6.70	9.79	12.62	15.43	18.38	21.70	25.80	31.87
35	2.87	6.80	9.93	12.79	15.63	18.61	21.97	26.11	32.23

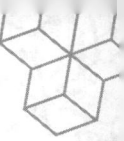

ν	β								
	0.9	0.8	0.7	0.6	0.5	0.4	0.3	0.2	0.1
36	2.91	6.89	10.06	12.96	15.82	18.84	22.23	26.41	32.58
37	2.96	6.99	10.19	13.12	16.01	19.06	22.48	26.70	32.93
38	3.00	7.08	10.32	13.28	16.20	19.28	22.73	26.99	33.27
39	3.04	7.17	10.45	13.44	16.39	19.50	22.98	27.27	33.61
40	3.08	7.26	10.57	13.59	16.58	19.71	23.23	27.56	33.94
50	3.46	8.10	11.75	15.06	18.31	21.72	25.53	30.20	37.07
60	3.80	8.86	12.81	16.38	19.88	23.53	27.61	32.59	39.89
70	4.12	9.56	13.79	17.60	21.32	25.20	29.52	34.79	42.48
80	4.41	10.21	14.70	18.74	22.67	26.75	31.29	36.83	44.89
90	4.69	10.83	15.56	19.80	23.93	28.21	32.96	38.74	47.16
100	4.95	11.41	16.37	20.81	25.12	29.59	34.54	40.56	49.29
110	5.20	11.96	17.14	21.77	26.25	30.90	36.04	42.28	51.33
120	5.44	12.49	17.88	22.68	27.34	32.15	37.47	43.92	53.27

附表 13　λ 值表（多组样本均数检验所需样本含量估计用）

k	$1-\beta=0.80$		$1-\beta=0.90$	
	$\alpha=0.01$	$\alpha=0.05$	$\alpha=0.01$	$\alpha=0.05$
2	11.68	7.85	14.88	10.51
3	13.80	9.64	17.43	12.66
4	15.46	10.91	19.25	14.18
5	16.75	11.94	20.74	15.41
6	17.87	12.83	22.03	16.47
7	18.88	13.63	23.19	17.42
8	19.79	14.36	24.24	18.29
9	20.64	15.03	25.22	19.09
10	21.43	15.65	26.13	19.83
11	22.18	16.25	26.99	20.54
12	22.89	16.81	27.80	21.20
13	23.57	17.34	28.58	21.84
14	24.22	17.85	29.32	22.44
15	24.84	18.34	30.04	23.03
16	25.44	18.82	30.73	23.59
17	26.02	19.27	31.39	24.13
18	26.58	19.71	32.04	24.65
19	27.12	20.14	32.66	25.16
20	27.65	20.56	33.27	25.66

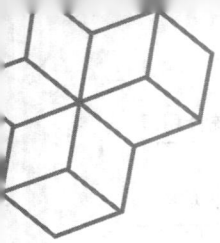

索　引

读者意见反馈

为收集对教材的意见建议，进一步完善教材编写并做好服务工作，读者可将对本教材的意见建议通过如下渠道反馈至我社。

咨询电话　400-810-0598

反馈邮箱　gjdzfwb@pub.hep.cn

通信地址　北京市朝阳区惠新东街4号富盛大厦1座

　　　　　高等教育出版社总编辑办公室

邮政编码　100029

防伪查询说明

用户购书后刮开封底防伪涂层，使用手机微信等软件扫描二维码，会跳转至防伪查询网页，获得所购图书详细信息。

防伪客服电话

　（010）58582300